Un cerveau tonique pour la vie

Un cerveau tonique pour la vie

Sélection
READER'S DIGEST

Un cerveau tonique pour la vie

Publié par Sélection du Reader's Digest

Équipe de Sélection du Reader's Digest

Directeur éditorial : **Éric Jouan**
Directrice éditoriale adjointe : **Elizabeth Glachant**
Directrice artistique : **Dominique Charliat**
Responsable éditoriale : **Anne Grégoire**
Maquette : **Didier Pavois**
Lecture-correction : **Béatrice Argentier, Catherine Decayeux, Emmanuelle Dunoyer**
Iconographie : **Danielle Burnichon**
Prépresse : **Philippe Pétour**
Fabrication : **Marie-Pierre de Clinchamp**

Nous remercions tous ceux qui ont collaboré à cet ouvrage

Auteurs : Gauthier Andujar ; **Sébastien Bohler**, docteur en neurosciences, journaliste et chroniqueur ; **Marie Borrel** ; **Christophe Boujon**, enseignant-chercheur en psychologie cognitive de l'attention ; **Fabrice Bouvier** ; **Valérie Buron**, journaliste scientifique ; **Françoise Caille** ; **Liliane Charrier** ; **Nicolas Chevassus-au-Louis**, docteur en biologie ; **Serge Ciccotti**, docteur en psychologie ; **Laurent Cohen**, professeur de neurologie, hôpital de la Salpêtrière ; **Matthieu Crocq** ; **Frédéric Denhez**, journaliste scientifique ; **Michel Galobardès**, médecin ; **Christophe Hardy** ; **Dominique Imbert** ; **Patrick Lemoine**, psychiatre, spécialiste des troubles du sommeil, directeur de *la Recherche* ; **Véronique Liégeois**, diététicienne nutritionniste ; **Marielle Mayo**, journaliste scientifique ; **Tomaz Mezou**, coach sportif ; **Patrick Philipon**, docteur en biologie ; **Éditions Pole** ; **Laurent Raval** ; **Laure Schalchli**, journaliste scientifique ; **Catherine Vidal**, neurobiologiste, directrice de recherche à l'Institut Pasteur.

Remerciements : Patrick Mac Leod, professeur à l'École pratique des hautes études, ancien directeur du Laboratoire de neurobiologie sensorielle ; **Francis Eustache**, directeur d'études à l'École pratique des hautes études ; **Alain Berthoz**, professeur au Collège de France, Laboratoire de physiologie de la perception et de l'action ; **Jeanne Siaud-Facchin**, psychologue praticienne, fondatrice et directrice du centre Cogito'Z, centre français de diagnostic et de prise en charge des troubles des apprentissages scolaires ; **Cyril Depoix**.

Suivi éditorial : **Anne Cogos**

Réécriture : **Hélène Werner**

Réalisation éditoriale des cahiers pratiques : **MediaSarbacane**

Illustrations : **Laurent Audouin, Delphine Bailly, Grégoire Cirade, Colman Cohen, Bernard Courtois, Sylvie Dessert, Hélène Lafaix, Hélène Perdereau**

Prépresse : **Damien Noirot**

Effets graphiques : **Colman Cohen**

Nous remercions également **Valérie Lecœur** (secrétariat de rédaction et index), **Véronique Zonca** et **Ghislaine Salmon-Legagneur** (maquette).

Première édition

Site Internet : www.selectionclic.com

Pour nous communiquer vos suggestions ou remarques sur ce livre,
utilisez notre adresse e-mail : editolivre@readersdigest.tm.fr

ISBN : 978-2-7098-2101-8

Code projet : GR 1258/G

Avant-propos

Votre cerveau, c'est vous ! Remplacer ou greffer le cœur, les reins, le foie, les poumons, nous savons le faire, et cela ne pose pas de grands problèmes existentiels. Mais remplacer votre cerveau ? Inimaginable ! Les souvenirs d'enfance, le goût pour le tango, la maîtrise de la langue italienne, l'attachement à votre famille, tout cela et bien plus réside dans le réseau enchevêtré des cellules de cet organe. C'est bien pour cela que les affections cérébrales menacent ce qu'il y a pour nous de plus précieux. Il suffit d'avoir vu un proche dont le passé a été effacé par la maladie d'Alzheimer ou qui a été réduit au silence aphasique par un accident vasculaire pour en prendre conscience. Mais de telles maladies ne seront peut-être bientôt plus une fatalité.

D'abord, nous comprenons de mieux en mieux le fonctionnement du cerveau. Ce livre fait le point sur les dernières avancées de ce qu'on appelle aujourd'hui les neurosciences cognitives, qui se penchent sur les mécanismes cérébraux de notre pensée : mémoire, langage, intelligence, créativité, émotions… Or l'une des leçons récentes de ces sciences, c'est que le cerveau reste tout au long de l'existence un organe malléable, plastique, autrement dit un organe qui évolue et apprend sans cesse.

Ensuite, nous commençons à savoir comment protéger notre capital-cerveau le plus longtemps possible. Heureusement, la nature nous a dotés d'un cerveau qui « vieillit bien », comme on le dirait d'un bon vin. Les années qui passent n'ont en elles-mêmes que très peu d'impact sur les performances intellectuelles : un peu moins de rapidité, un peu de mal à gérer plusieurs problèmes à la fois, rien de bien terrible. Mais, hélas, avec l'augmentation de notre espérance de vie, nous sommes confrontés à des maladies dont la fréquence augmente avec l'âge : maladie d'Alzheimer, accidents vasculaires cérébraux, pour ne citer qu'eux. Peut-on prévenir ces maladies ? Vous trouverez dans ce livre des conseils utiles sur l'alimentation, la condition physique, le sommeil, la lutte contre le stress et les tensions… Bref, tout ce qui peut favoriser le maintien d'une bonne santé cérébrale.

Enfin, le seul fait de mener une vie physiquement, intellectuellement et socialement active aide à maintenir ce capital. Les jeux et les exercices de mémoire, de logique ou de langage, comme vous en trouverez aussi dans ce livre, ne peuvent pas faire de mal. Mais surtout, puisque nous avons la chance de pouvoir apprendre, aimer et découvrir à tout âge, profitons-en. Faites du bien à votre cerveau, il vous le rendra.

Laurent Cohen

Professeur de neurologie à l'hôpital de la Salpêtrière, Paris

Sommaire

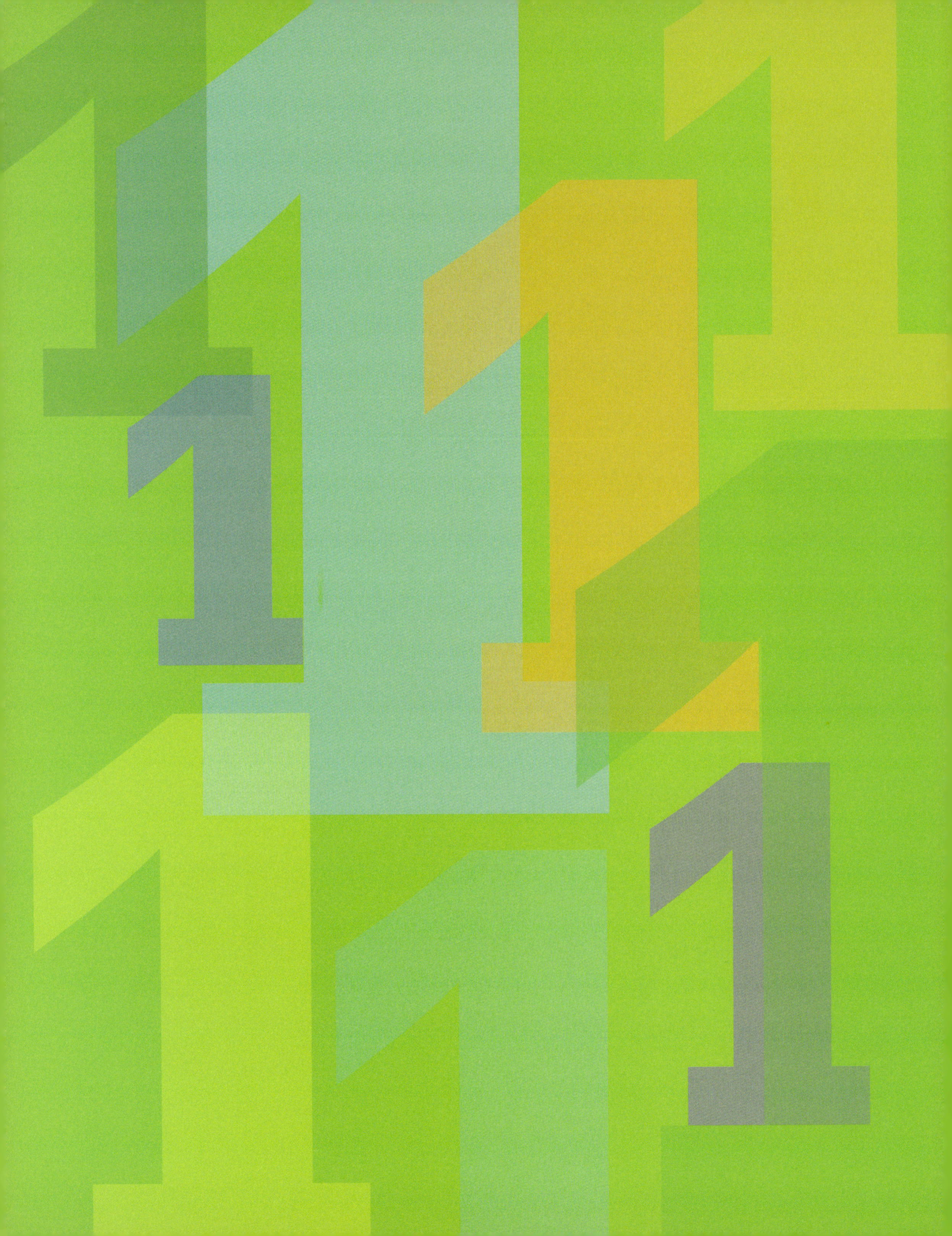

Anatomie du cerveau

Un **organe** énigmatique

Souvent confondu dans le langage courant avec l'encéphale, le cerveau, qui demeura longtemps un organe invisible, n'en constitue cependant qu'une partie.

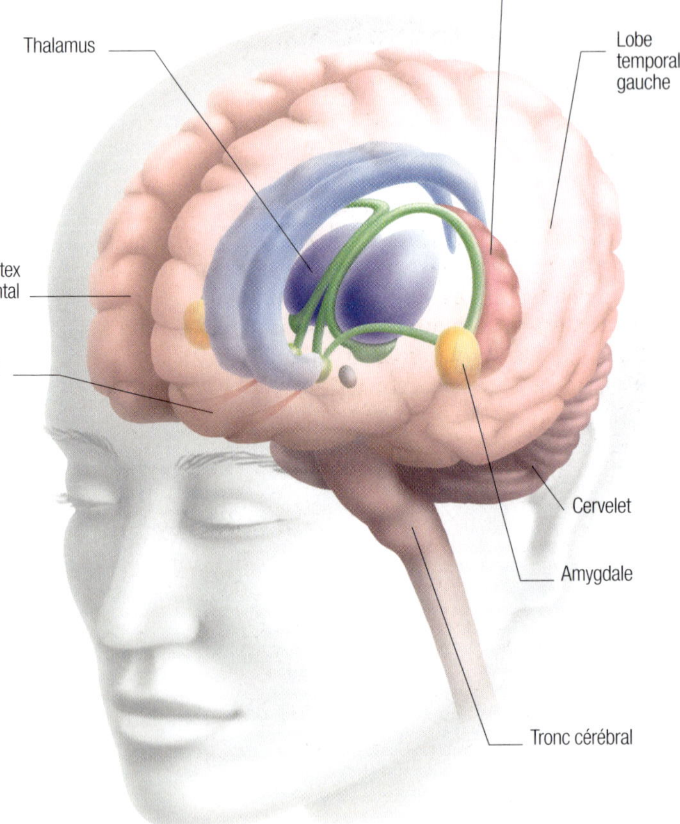

L'encéphale

Protégé par la boîte crânienne et les trois enveloppes que forment les méninges, l'encéphale comprend le cervelet, qui contrôle l'équilibre et la coordination des mouvements, le tronc cérébral – trait d'union entre la moelle épinière et le cerveau –, qui gère notamment les mécanismes de la respiration et le rythme cardiaque, et le cerveau.

La traversée des apparences

Dissimulé au regard, le cerveau ne put réellement être observé qu'à partir du XVIIIe siècle, avec l'introduction de la conservation des organes par l'alcool, technique qui ouvrit la voie à leur examen microscopique. Au début du XXe siècle, l'électroencéphalogramme, encore utilisé aujourd'hui pour diagnostiquer les épilepsies, permit l'enregistrement de l'activité électrique du cerveau. L'exploration approfondie de son fonctionnement et l'étude de son activité ne commencèrent cependant vraiment que dans les années 1970, grâce au développement de techniques d'imagerie médicale de plus en plus sophistiquées. Ainsi, le scanner, qui sert à détecter des tumeurs ou des lésions graves, radiographie par tranches successives un organe, dont l'image en coupes fines est ensuite reconstituée par ordinateur suivant la quantité de rayons X absorbée par chacun de ses tissus.

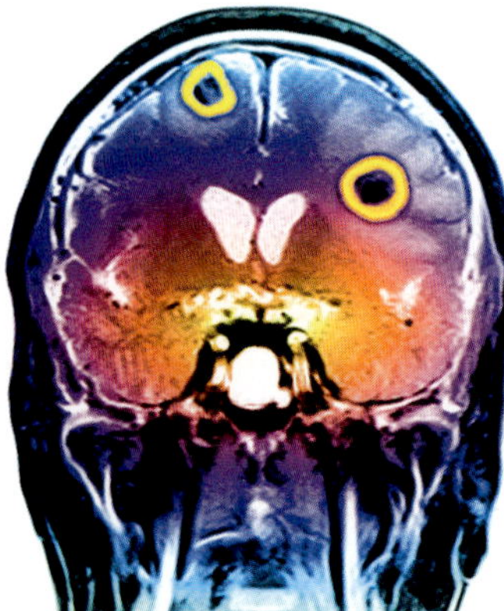
1

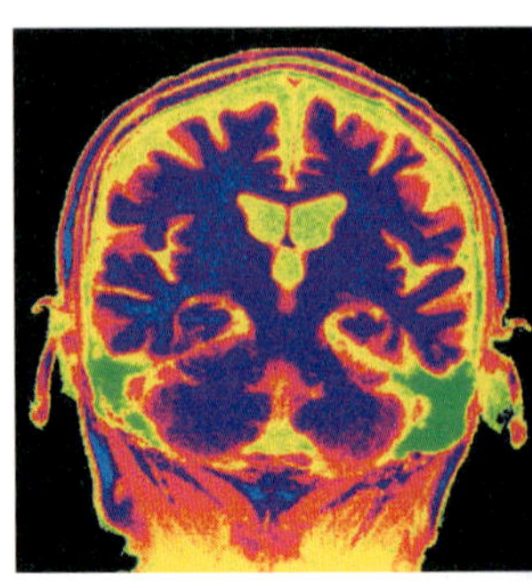
2

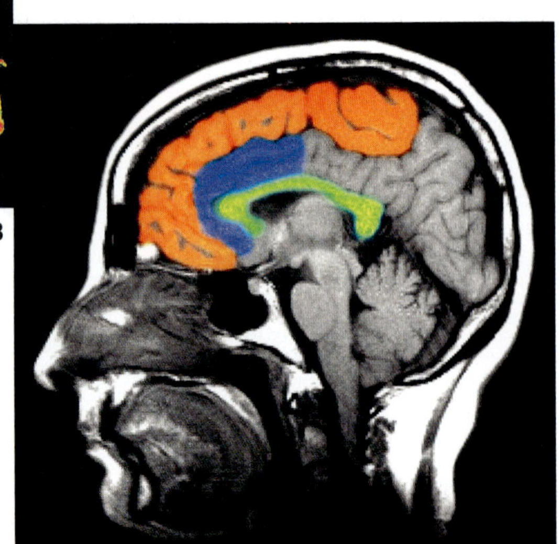
3

L'IRM permet de visualiser le cerveau dans ses moindres détails, et donc de détecter d'éventuelles anomalies. Le cliché **1** met en évidence la présence de tumeurs (entourées en jaune) ; le cliché **2** illustre les amygdales temporales (de chaque côté), le premier relais de la mémoire ; le cliché **3** permet d'illustrer une théorie relative à la schizophrénie : les récepteurs de la dopamine (zones colorées) sont moins nombreux chez les patients atteints de cette maladie.

Utilisant l'énergie fournie par les électrons de l'hydrogène des tissus cérébraux, l'IRM (imagerie par résonance magnétique) anatomique permet de dresser une véritable carte en 3D du cerveau et d'en détecter les anomalies, tandis que l'IRM fonctionnelle témoigne en temps réel de l'activité de ses différentes régions, en analysant les variations du débit sanguin dans le tissu cérébral d'un sujet actif.

Le liquide céphalo-rachidien

Circulant entre la pie-mère et la dure-mère, cette substance incolore, composée d'eau à 99 %, de glucose et de protéines, protège l'encéphale des chocs à la manière d'un airbag. S'écoulant à travers des cavités cérébrales nommées ventricules, le liquide céphalo-rachidien passe ensuite au niveau de la moelle épinière avant d'être réabsorbé par le sang. D'un volume moyen d'environ 1 litre, il est secrété puis résorbé sans cesse et renouvelé trois à quatre fois par vingt-quatre heures. Outre sa fonction d'amortisseur, il protège l'encéphale des atteintes microbiennes et contribue à l'alimenter. Son infection peut provoquer une méningite ; et une entrave à sa circulation (après un traumatisme crânien, par exemple), une hydrocéphalie.

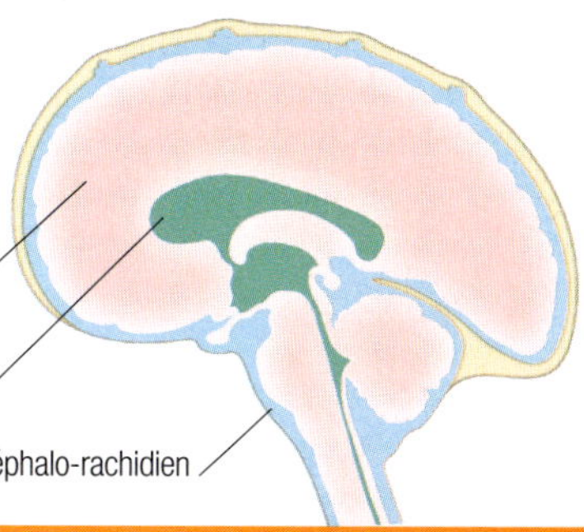

Le Pet Scan ou TEP (tomographie par émission de positons)

Plus ancienne mais toujours utilisée, la TEP fournit, après l'injection au patient d'un dérivé radioactif du glucose émetteur de positons, des images en 3D témoignant de la consommation en glucose des différentes zones cérébrales. Les cellules cancéreuses consommant, du fait de leur grande activité, beaucoup plus de ce glucide que les cellules saines, l'intensité de leur fonctionnement métabolique se traduit, sur les images obtenues, par une coloration spécifique.

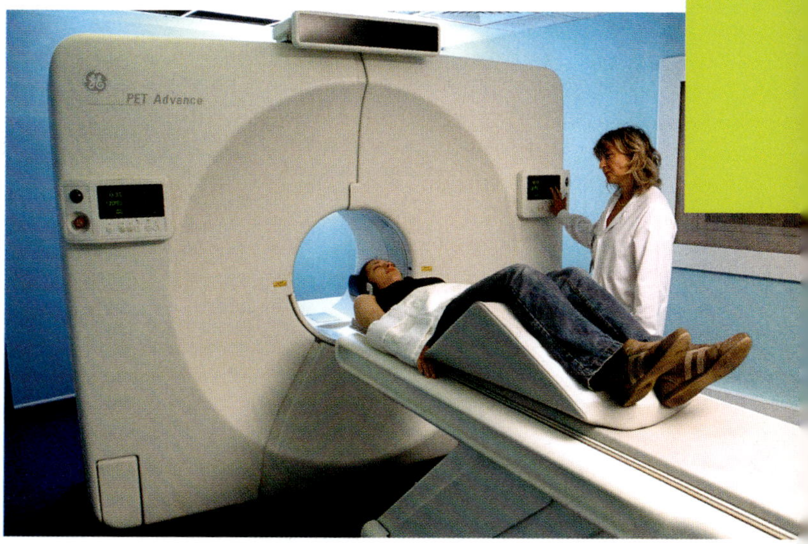

Après injection du traceur radioactif, le patient est placé dans le cylindre du Pet Scan, qui contient des capteurs. L'image en 3D est obtenue par traitement informatique des informations captées.

Le cerveau dans tous les sens

Remettez dans l'ordre les lettres de ces mots en rapport avec le cerveau.

1. **XORTEC** ....
2. **PHOYHYSEP** ....
3. **MALASUTH** ....
4. **PHENCALEE** ....
5. **PICONCEUTRE** ....
6. **PANSSEY** ....
7. **VEERCELT** ....
8. **NUREENO** ....
9. **NOXAE** ....
10. **TUGAMALTE** ....
11. **TRINEDED** ....
12. **BEMIXTRADE** ....
13. **NILEYEM** ....

Solutions : **1.** cortex ; **2.** hypophyse ; **3.** thalamus ; **4.** encéphale ; **5.** nocicepteur ; **6.** synapse ; **7.** cervelet ; **8.** neurone ; **9.** axone ; **10.** glutamate ; **11.** dendrite ; **12.** ambidextre ; **13.** myéline.

Quand un cerveau suit l'autre

La surface de l'écorce (le cortex) du cerveau humain est caractérisée par un nombre impressionnant de plissements. Cette particularité, propre aux mammifères, résulte de l'accroissement spectaculaire du volume cérébral au fil de l'évolution. Comme les dimensions de la boîte crânienne n'ont pu se modifier dans les mêmes proportions, le cerveau a été contraint de se replier en de multiples circonvolutions. S'il était mis à plat, il occuperait une surface de plus de 1 m². Ce phénomène, propre aux espèces les plus évoluées, a entraîné chez ces dernières le développement d'un néocortex (nouveau cortex) appelé à représenter une proportion de plus en plus vaste de leur cerveau. Ainsi, alors qu'il est totalement absent chez le poisson, il représente environ 15 % du volume cérébral du hérisson, 60 % de celui du dauphin, 68 % de celui du gorille, 72 % de celui du chimpanzé et 80 % de celui de l'homme.

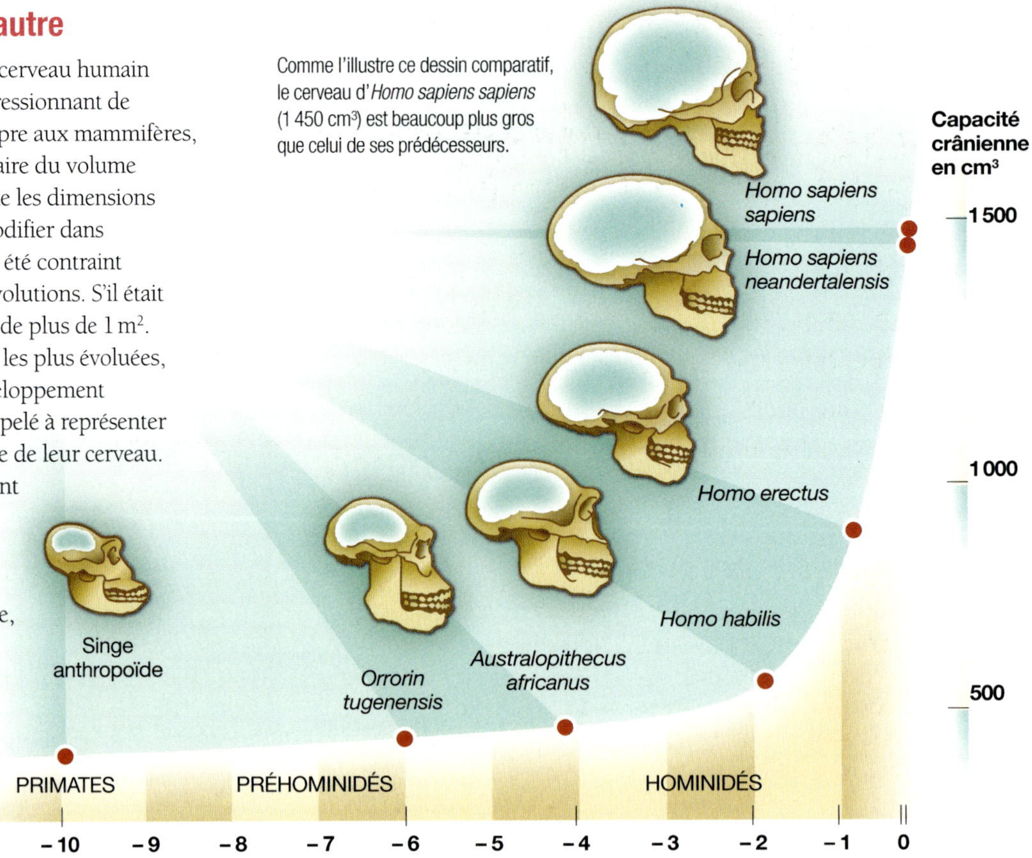

Comme l'illustre ce dessin comparatif, le cerveau d'*Homo sapiens sapiens* (1 450 cm³) est beaucoup plus gros que celui de ses prédécesseurs.

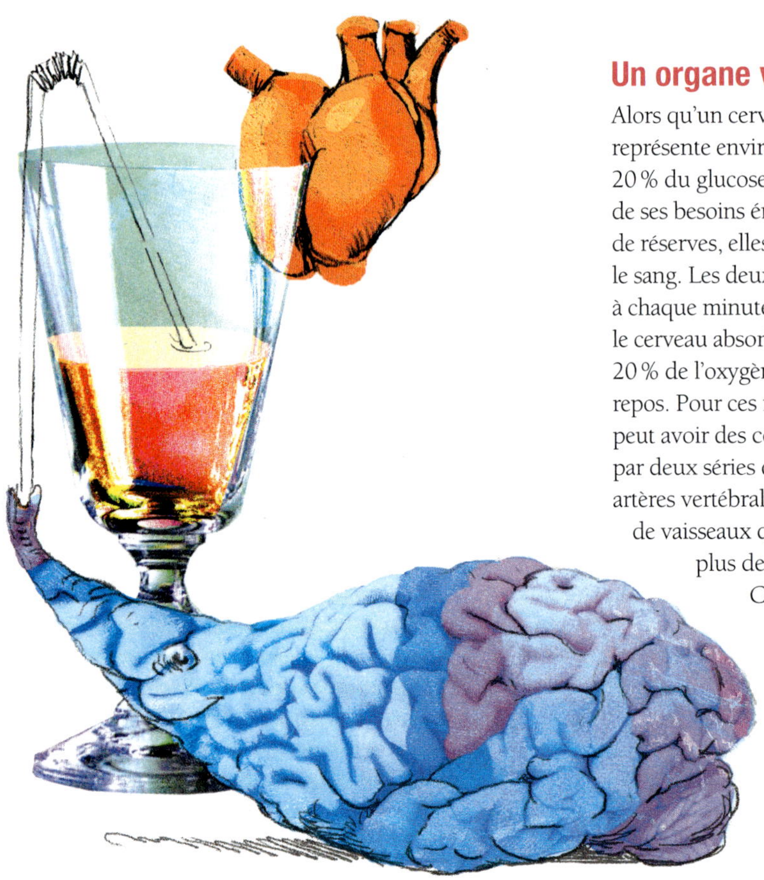

Un organe vorace

Alors qu'un cerveau adulte pèse en moyenne 1,4 kg et qu'il représente environ 2 % de la masse corporelle, il consomme 20 % du glucose de l'organisme, ce qui témoigne de l'ampleur de ses besoins énergétiques. Comme ses cellules ne forment pas de réserves, elles doivent en permanence être ravitaillées par le sang. Les deux tiers de leur glucose sont ainsi renouvelés à chaque minute. Autre corollaire de son intense activité, le cerveau absorbe d'importantes quantités d'oxygène – environ 20 % de l'oxygène pénétrant dans l'organisme lorsqu'il est au repos. Pour ces raisons, la moindre interruption de son irrigation peut avoir des conséquences très graves. Le sang lui est apporté par deux séries d'artères, les artères carotides internes et les artères vertébrales, elles-mêmes ramifiées en une série de vaisseaux qui permettent au cerveau de capter plus de 10 % du flux sanguin corporel. Ces grands axes sont reliés entre eux, notamment à la base du cerveau, où ils forment un axe de circulation sanguine nommé polygone de Willis. Fonctionnant comme un système de suppléance vasculaire, celui-ci peut, dans certaines limites, permettre au cerveau de continuer à recevoir du sang en cas de lésion artérielle.

Voyage au centre des **hémisphères**

Les deux hémisphères cérébraux constituent chacun une moitié du cerveau. Disposés symétriquement de part et d'autre d'un profond sillon, ils ont un aspect de chou-fleur, dû aux plissements de leur cortex, sont constitués des mêmes tissus, présentent quatre lobes distincts et communiquent constamment entre eux par l'intermédiaire de faisceaux de fibres nerveuses.

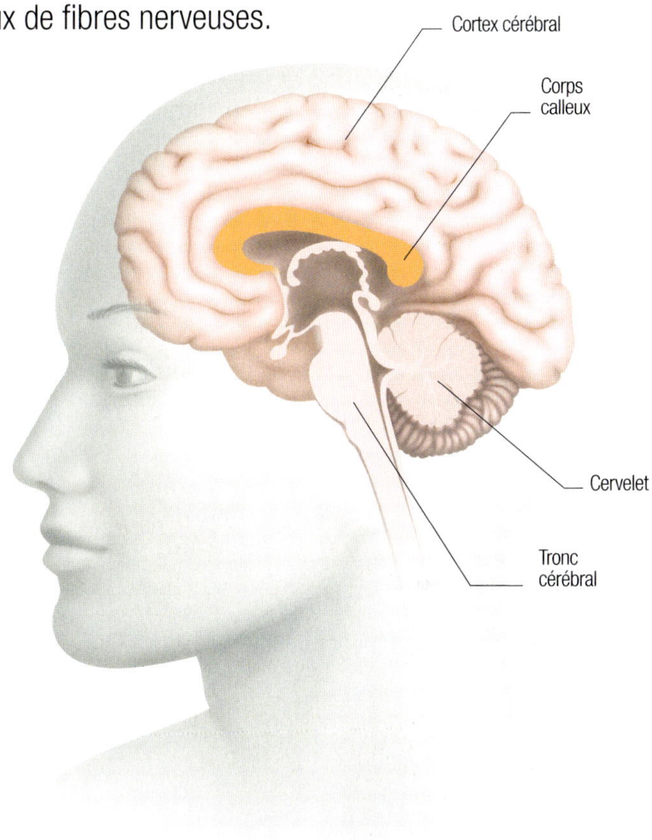

Une répartition des rôles

La ressemblance anatomique entre les deux hémisphères ne s'accompagne cependant pas d'une similitude de leurs fonctions. L'observation de malades victimes de lésions cérébrales ou d'une atteinte du corps calleux ainsi que les techniques d'imagerie fonctionnelle révèlent que chaque hémisphère assume des tâches différentes. L'hémisphère gauche est ainsi chez la plupart des gens associé au langage, à la pensée rationnelle et à l'analyse logique, tandis que le droit est considéré comme le siège de l'émotion, de la création, de l'intuition et de l'analyse spatiale. Le neurologue français Paul Broca fut le premier à établir un lien entre une région du cerveau et la production du langage. Alors que l'un de ses patients ne pouvait plus prononcer que la syllabe -tan, qu'il répétait généralement deux fois d'où son surnom dans la littérature médicale de Tan-Tan, ses facultés de compréhension étaient demeurées intactes, et ses organes de phonation fonctionnaient normalement. Quand il mourut, en 1861, Broca pratiqua une autopsie de son cerveau qui révéla une lésion de la taille d'un œuf dans une zone du lobe frontal gauche nommée depuis aire de Broca.

Des exceptions qui confirment la règle

La latéralisation des fonctions cérébrales peut cependant varier d'un individu à l'autre. Chez 70 % des gauchers, par exemple, la zone du langage se situe, comme pour la grande majorité des droitiers, dans l'hémisphère gauche. Tandis que chez 15 % d'entre eux c'est l'hémisphère droit qui est le plus sollicité pour la parole et que chez les 15 % restants, les zones du langage sont réparties dans les deux hémisphères. La latéralisation fonctionnelle n'est en outre pas figée ; elle peut évoluer, notamment après un accident cérébral. Chez de jeunes enfants, l'hémisphère intact peut ainsi prendre naturellement le relais de l'hémisphère lésé alors que chez l'adulte cela nécessite une stimulation par des orthophonistes, des kinésithérapeutes ou des ergothérapeutes.

Le corps calleux

La majorité des informations passant d'un hémisphère à l'autre est transmise par le corps calleux, une bande de couleur blanche, composée de quelque 200 millions de fibres nerveuses, longue d'environ 8 cm, et dont les ramifications se prolongent jusqu'au cortex. Son absence, qui met en évidence le rôle spécifique de chaque hémisphère ainsi que leur complémentarité, peut se traduire par des problèmes de mémoire et de coordination des mouvements, une perte du sens de l'équilibre, des difficultés d'apprentissage ou des crises d'épilepsie.

Des connexions croisées

La majorité des voies nerveuses commandant la motricité et la sensibilité circulent de façon croisée entre le cerveau et le reste du corps. Celles qui naissent par exemple au niveau de l'hémisphère gauche passent d'abord par le tronc cérébral, puis bifurquent à la jonction de ce dernier et de la moelle épinière, au niveau du bulbe rachidien, du côté droit. Cet état de fait explique par exemple que la main gauche soit commandée par l'hémisphère droit, que les signaux provenant du champ visuel droit soient traités par l'hémisphère gauche ou qu'un accident cérébral touchant l'hémisphère gauche affecte le côté droit, et vice versa.

L'ambidextrie

Un ambidextre est une personne capable de se servir aussi bien de sa main gauche que de sa main droite. Dans les faits, ce type d'aptitude n'existe que très rarement pour une même activité : l'ambidextre utilisera plus l'une de ses mains pour accomplir certains gestes et l'autre pour des gestes différents. Le plus souvent, cette particularité est le propre de gauchers contrariés, l'ambidextrie vraie, c'est-à-dire congénitale, ne concernant que 3 % de la population. Celle-ci se définirait plutôt comme une mauvaise latéralisation, avec des conséquences gestuelles, voire psychologiques, s'apparentant plus à un handicap qu'à un avantage.

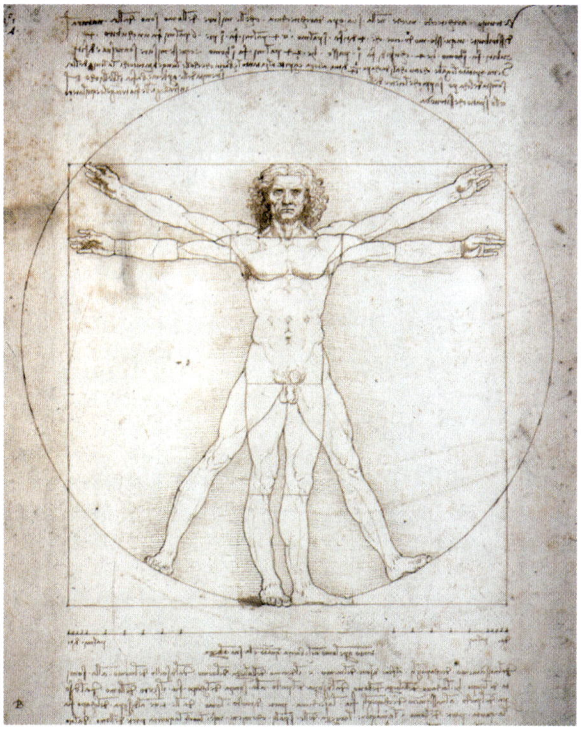

Léonard de Vinci était ambidextre, mais il rédigeait ses notes de la main gauche et à l'envers, c'est-à-dire en écriture miroir.

Évaluez votre latéralité

1. La main dominante

Voici le test le plus fiable aussi bien chez l'enfant que chez l'adulte : taillez un crayon et notez avec quelle main vous tenez le crayon et le taille-crayon.
Le gaucher tient l'outil dans sa main droite et tourne le crayon avec la gauche.

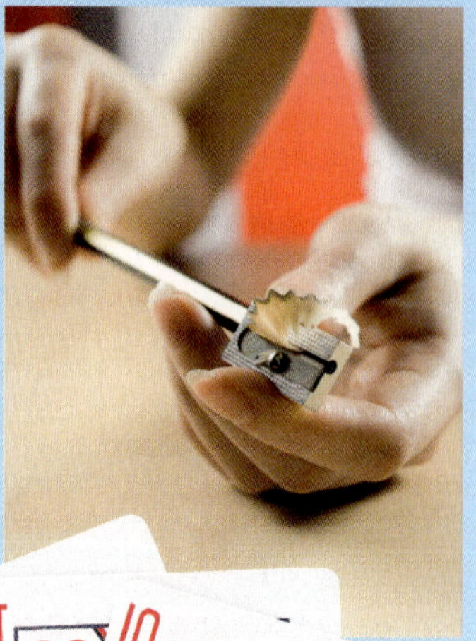

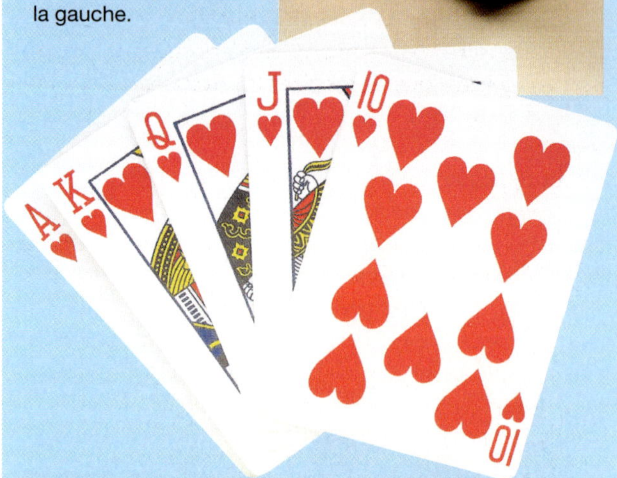

Distribuez des cartes ou dévissez un bouchon en observant bien le mouvement de vos mains.
On tient le paquet de cartes ou le flacon dans la main dominée, et on distribue ou on tourne avec la main dominante.

2. Le pied d'appui

Poussez une personne dans le dos après l'avoir prévenue pour éviter une chute.
C'est sur le pied dominant qu'elle se rétablit en premier.

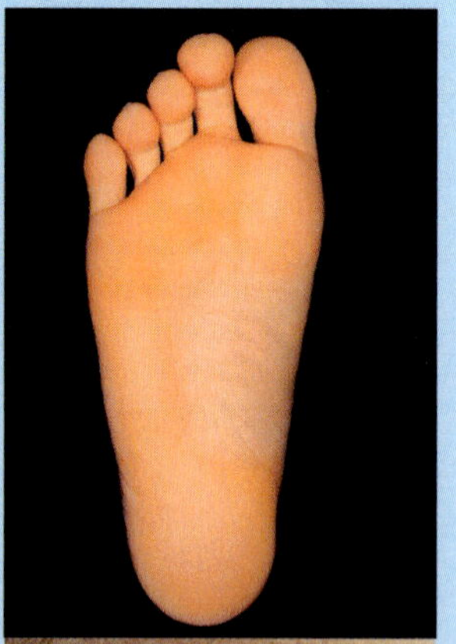

3. L'œil directeur

Les deux yeux ouverts, visez un point à quelques mètres de distance. Puis fermez un œil sans rien bouger (ou mettez un cache). Que s'est-il passé ?
La visée ne se décale brusquement que lorsqu'on obture l'œil directeur.

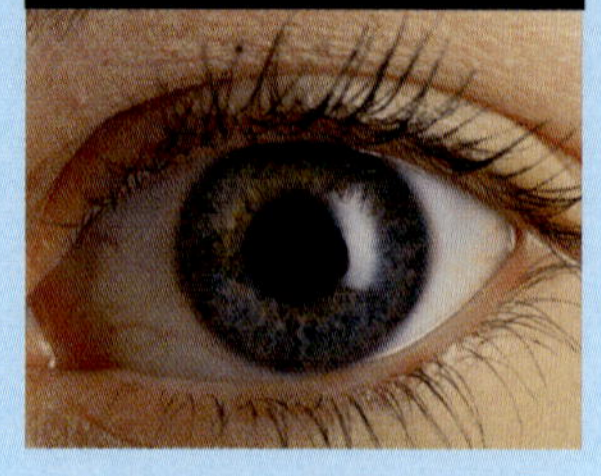

La topographie du cerveau

Le cortex de chaque hémisphère cérébral se compose de quatre lobes, séparés entre eux par de profonds sillons appelés scissures. Leur nom reprend celui des os du crâne qui les recouvrent, et ils sont spécialisés dans des tâches différentes. Les lobes frontaux, qui occupent environ 86 % du cortex, sont les sièges de la coordination, des mouvements, de la pensée, du raisonnement et du langage ; les lobes occipitaux sont responsables de la vision ; les lobes pariétaux reçoivent les informations sensorielles concernant le toucher et l'orientation dans l'espace ; quant aux lobes temporaux, ils sont impliqués dans la gestion de l'audition, de l'olfaction et du goût.
Les différents lobes sont eux-mêmes divisés en 52 aires corticales, réparties en trois grandes catégories, comme l'indiquent leur lésion accidentelle ou l'imagerie médicale. Les aires primaires sensitives reçoivent des informations des organes sensoriels et jouent donc un rôle dans la perception. Elles sont réparties sur les lobes temporaux, occipitaux et pariétaux.
Les aires primaires motrices envoient, via la moelle épinière, des informations aux muscles, permettant ainsi les mouvements. Elles sont localisées dans les lobes frontaux. Elles comprennent entre autres l'aire de Broca, associée notamment à la production du langage. Les aires associatives, qui occupent plus de 75 % de la surface corticale, sont connectées à d'autres aires et ont pour mission de répondre de manière adaptée aux informations sensorielles issues des aires primaires.

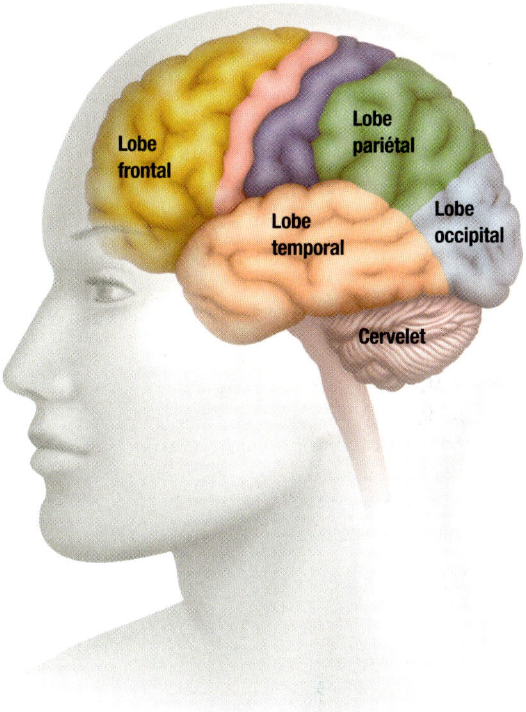

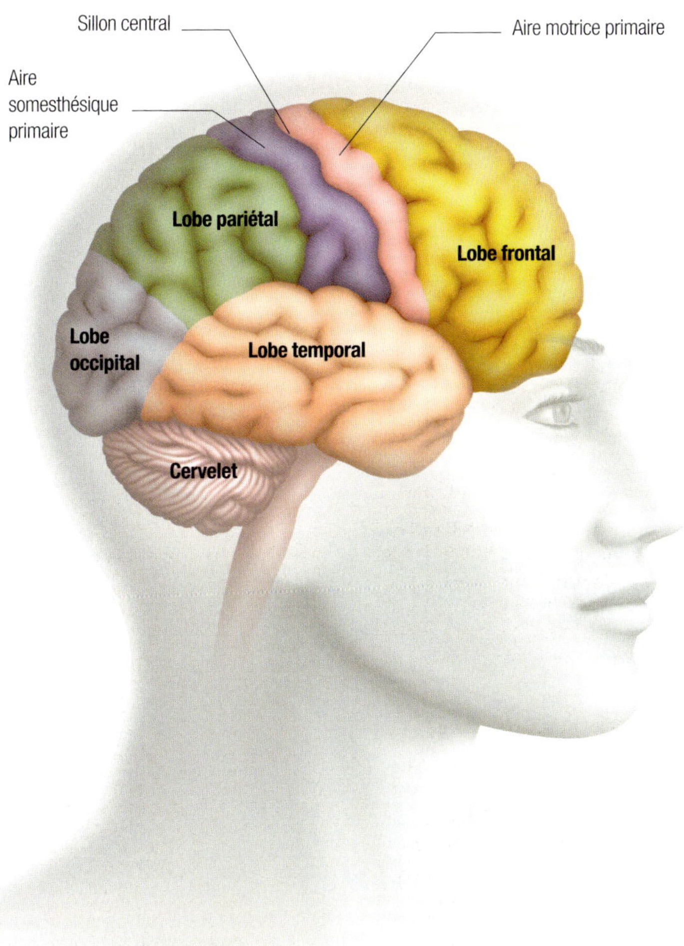

Une aire peut en cacher une autre

Les fonctionnalités les plus complexes peuvent être réparties entre plusieurs aires, qui seront sollicitées simultanément. Ainsi, écouter une onomatopée activera l'aire auditive primaire n° 41, située dans le lobe temporal, tandis qu'écouter un mot activera l'une de ses voisines, la n° 42, située dans le même lobe. Prononcer ce même mot sollicitera l'aire de Broca dans le lobe frontal, mais le lire concernera à la fois les aires primaires de la vision dans le lobe occipital, les aires associatives de ce même lobe chargées de la lecture et l'aire de Broca.

Un **organe branché**

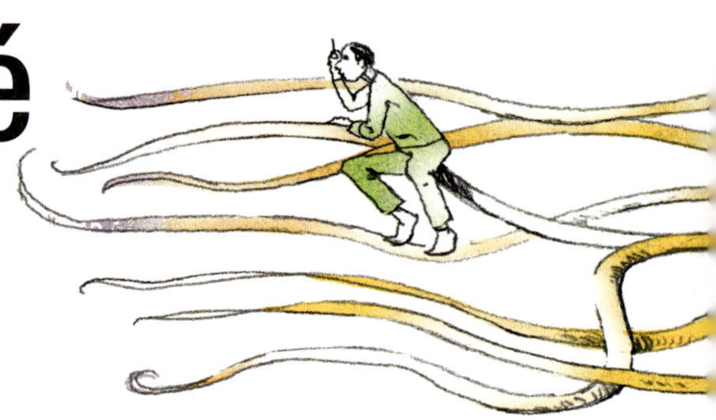

Pour recueillir et communiquer des informations, le cerveau dispose d'environ 100 milliards de cellules nerveuses qui donnent sa couleur grise au cortex : les neurones.

Nos petites cellules grises

Les neurones sont entourés d'une membrane capable de conduire les impulsions électriques et formés d'un corps cellulaire d'où partent des extensions très ramifiées, les dendrites, qui reçoivent et intègrent une multitude de signaux en provenance d'autres neurones. Une fois traité, ce faisceau d'informations électriques, connu sous le nom d'influx nerveux, est transmis à un prolongement fibreux du neurone prenant naissance dans le corps cellulaire : l'axone. Contrairement aux dendrites, qui sont courtes, l'axone possède une longueur pouvant varier de quelques millimètres, quand il se trouve dans le cerveau, à plusieurs décimètres, quand il est chargé de conduire l'influx nerveux du cerveau vers la moelle épinière, et à 1 m lorsqu'il l'achemine via la moelle épinière vers les muscles des orteils.
La vitesse de propagation de l'influx nerveux dépend du diamètre de l'axone – plus celui-ci est important, plus il circule vite. Il parcourt ainsi près de 120 m/s quand il est transmis par un axone gainé de myéline, une enveloppe de lipides susceptible de multiplier par 100 le diamètre de l'axone qu'elle entoure, et seulement 50 cm/s quand il passe par un axone non myélinisé.

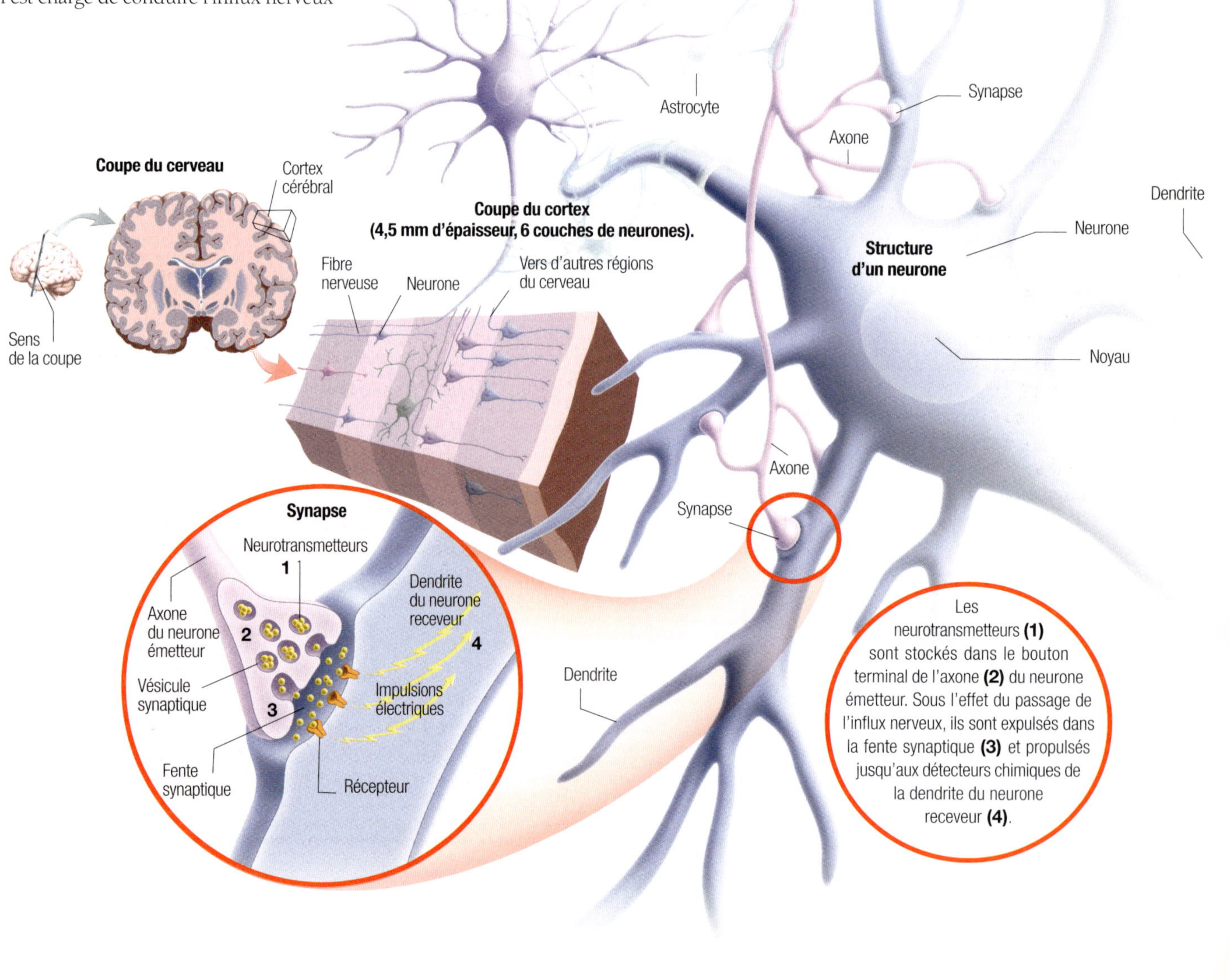

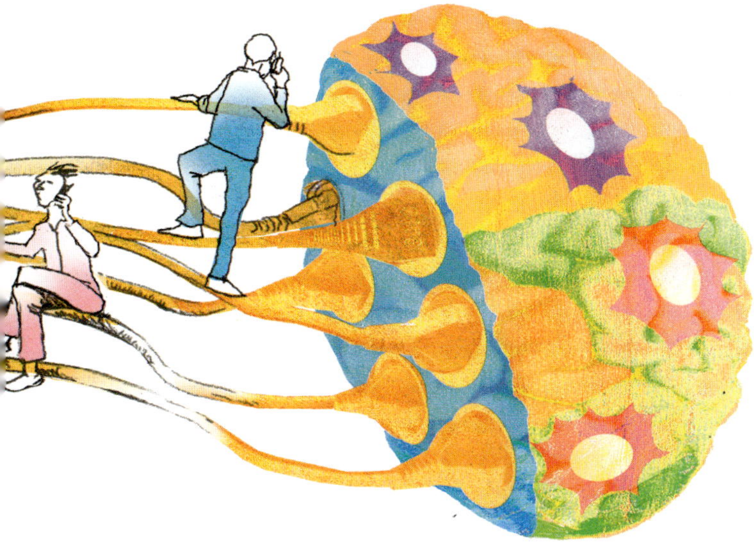

Des as de la communication

En passant de l'axone d'un neurone à la dendrite d'un autre neurone, l'influx nerveux doit franchir la zone de jonction qui les sépare : la synapse. Au total, le cerveau abrite quelque 10 000 milliards de synapses, qui permettent à chaque neurone d'être connecté à 10 000 de ses homologues. Les neurones n'étant donc pas en contact direct les uns avec les autres, ils font appel à des intermédiaires, des molécules chimiques nommées neurotransmetteurs, pour faire transiter l'influx nerveux vers les neurones voisins.

À chacun sa chacune

Chaque récepteur neuronal admet un type de neurotransmetteur ayant un effet excitateur sur le neurone receveur ou, au contraire, un effet inhibiteur. Dans le premier cas, il favorise la propagation de l'influx nerveux, dans le second, il la bloque. Sur la cinquantaine de neurotransmetteurs actuellement recensée, deux d'entre eux, le glutamate et le GABA, sont utilisés par près de 80 % des neurones. Parce qu'il stimule la communication entre les neurones, le glutamate favorise les processus d'apprentissage et de mémorisation, ainsi que le bon fonctionnement moteur et sensoriel. Un déficit entraîne une détérioration des systèmes cognitifs, voire des lésions cérébrales, mais un excès présente aussi des conséquences néfastes. Les neurones ayant reçu trop de glutamate meurent, libérant celui qu'ils contiennent et provoquant ainsi la mort d'autres neurones. Ce type de réaction en chaîne serait associé à certaines pathologies psychiatriques et à des affections neurodégénératives, telles la maladie d'Alzheimer, la maladie de Huntington et la sclérose latérale amyotrophique, qui se traduit par la destruction progressive des neurones moteurs. À l'inverse du glutamate, le GABA inhibe l'activité des neurones cérébraux, contribuant ainsi au contrôle moteur et à la régulation de l'anxiété. Un déficit peut entraîner dépression et angoisse ; un excès, de fortes migraines et une atonie musculaire. De nombreux médicaments anxiolytiques et anticonvulsifs élèvent le niveau de GABA dans le cerveau.

La maladie d'Alzheimer

Cette pathologie représente environ 70 % des démences séniles. En France, elle touche 20 % des personnes âgées de plus de 80 ans, en particulier des femmes. Outre l'âge, elle serait due à une combinaison de facteurs, parmi lesquels des critères génétiques, un diabète de type 2, des accidents vasculaires, un état dépressif, une déficience cognitive légère, des commotions cérébrales répétées et une mauvaise hygiène de vie. Elle se traduit tout d'abord par des troubles de la mémoire et du langage, puis par une mauvaise organisation des mouvements, des problèmes comportementaux, une perte progressive de l'autonomie et une démence. Ces phénomènes s'accompagnent d'une diminution de 10 à 20 % du poids du cerveau, résultat d'une perte neuronale débutant dans l'hippocampe, une structure du cortex ancien très impliquée dans le fonctionnement de la mémoire. Ils sont également associés à la constitution en nombre anormal de plaques séniles, des dépôts de protéine altérant progressivement le fonctionnement du neurone, et à des dégénérescences neurofibrillaires, la présence de filaments enroulés à l'intérieur du neurone, qui provoquent sa destruction. On note aussi une diminution du débit sanguin cérébral et une perturbation de la synthèse des neurotransmetteurs. Les traitements actuellement disponibles tendent à ralentir la progression de la maladie, à freiner la formation des plaques séniles ou à régulariser l'action des neurotransmetteurs impliqués.

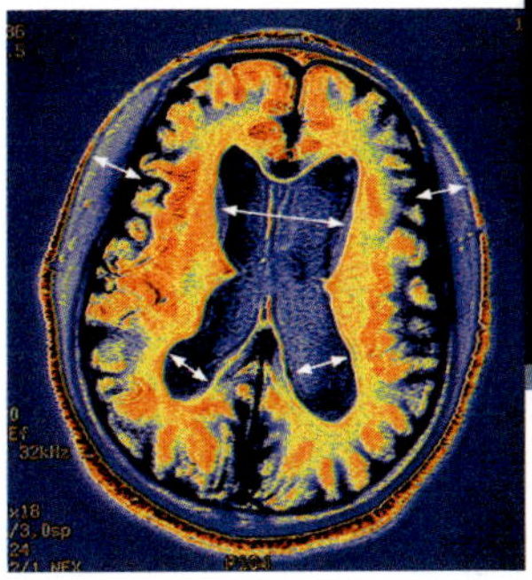

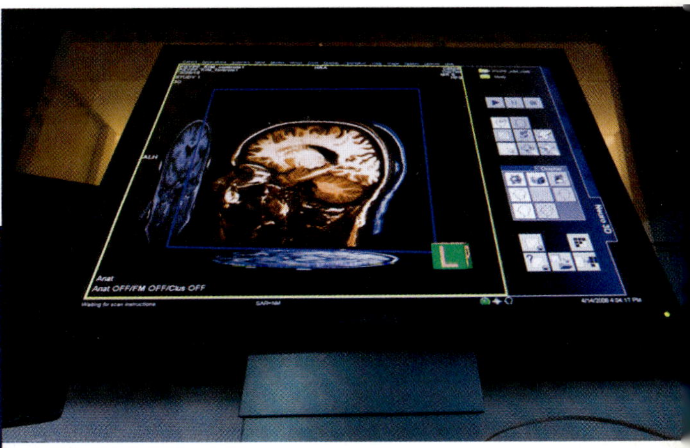

Ci-dessus : enregistrement des données par un scanner.
Ci-contre : les flèches blanches montrent l'atrophie du cerveau engendrée par la démence sénile.

Des superphénix

À 25 ans, notre stock de neurones commencerait à décliner et, à la cinquantaine, nous en perdrions plusieurs dizaines de milliers par jour. Ce phénomène n'est toutefois pas alarmant, dans la mesure où notre patrimoine de départ est très important et où nous n'utilisons pas la totalité de nos neurones. Ces derniers, néanmoins, à l'instar des autres cellules de notre corps, vieillissent et deviennent moins performants avec le temps : ils communiquent moins bien entre eux, perdent leurs terminaisons nerveuses, produisent moins de neurotransmetteurs, et leurs réseaux se désorganisent. Or, contrairement au postulat admis il y a une vingtaine d'années, si les neurones ne peuvent se répliquer, ils sont pourtant aptes à se renouveler et à créer de nouvelles connexions. Ce processus, nommé neurogenèse, repose sur l'existence, notamment à l'intérieur de l'hippocampe, de cellules souches susceptibles de se différencier en nouveaux neurones. Un certain nombre de conditions favorisent cette renaissance, ainsi que le bon fonctionnement (la plasticité) de nos neurones et de nos synapses : l'exercice physique, une stimulation cérébrale régulière et variée, l'entraînement de la mémoire, une vie sociale active, une alimentation riche en antioxydants, un bon sommeil, une consommation d'alcool modérée, l'absence d'hypertension, de cholestérol et de diabète, mais aussi de l'élimination du stress et du tabagisme.

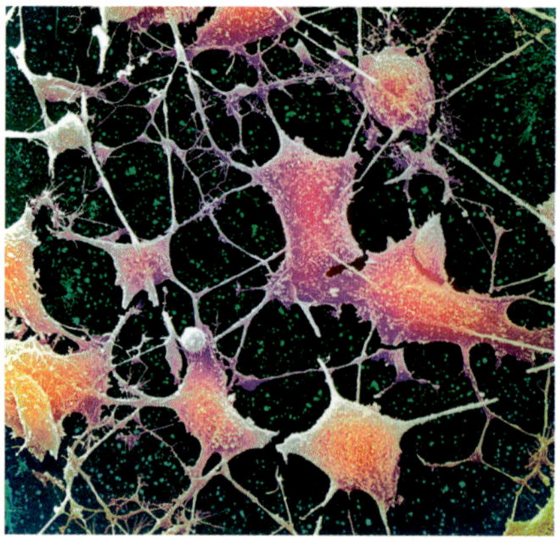

Les neurones, les constituants de base du système nerveux, sont reliés entre eux par d'innombrables connexions. En moyenne, chaque neurone forme ou reçoit en permanence un millier de connexions.

La maladie de Parkinson

Pathologie neurodégénérative la plus répandue après la maladie d'Alzheimer, la maladie de Parkinson touche en France environ 2 % des plus de 65 ans, plus particulièrement des hommes. Selon la plupart des hypothèses, elle serait due à des facteurs génétiques et environnementaux, des substances employées régulièrement, tels certains insecticides, étant plus spécifiquement susceptibles de détruire les neurones impliqués. Elle se traduit par un tremblement au repos, une lenteur des mouvements, une rigidité des muscles et, plus tardivement, une perte d'équilibre, voire une démence pour environ 20 % des malades. Ces symptômes sont occasionnés par un déficit en dopamine, un neurotransmetteur associé au contrôle des mouvements et produit par les neurones de la « substance noire », une minuscule zone située dans le tronc cérébral. Environ 70 % de ces neurones sont déjà détruits quand les premiers signes de la maladie apparaissent, ce qui laisse à penser que ses débuts sont plus précoces.
Les traitements médicamenteux visant à compenser le manque de dopamine donnent de bons résultats, mais ils perdent leur efficacité après quelques années. Environ 10 % des patients présentant des formes sévères de la maladie bénéficient d'une solution neurochirurgicale, la stimulation électrique profonde (ou pacemaker cérébral), qui traite certains symptômes. Des essais de thérapie génique, visant à restaurer la production cérébrale de dopamine, sont actuellement en cours. D'autres impliquent des molécules chimiques susceptibles de protéger les neurones et d'entraîner leur régénération.

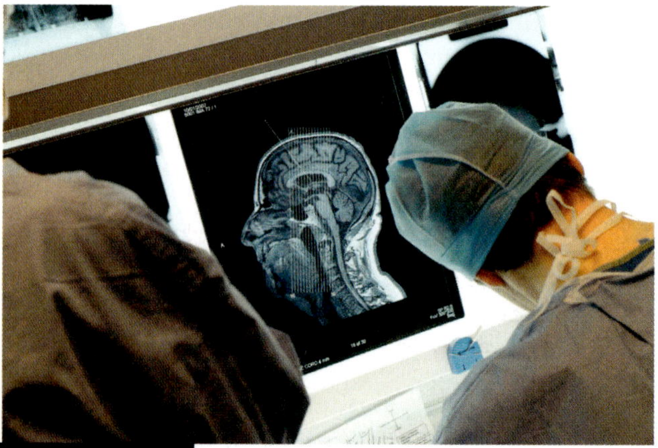

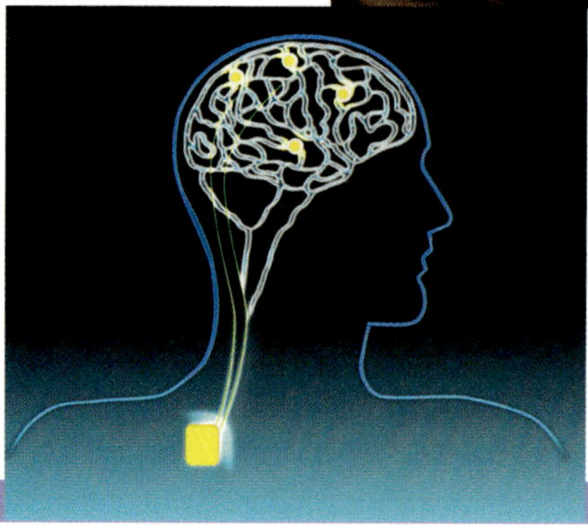

L'électrostimulation profonde consiste à poser une mini-électrode de stimulation électrique dans chaque hémisphère du cerveau. Ces électrodes sont reliées à un pacemaker placé au niveau du thorax, qui déclenche des stimulations électriques de façon continue.

Le système **nerveux**

Le système nerveux est un réseau complexe qui gère la circulation de l'influx nerveux, contrôle nos sensations et nos mouvements, régule nos émotions et notre intellect. Sur le plan anatomique, il est composé de deux entités complémentaires : le système nerveux central et le système nerveux périphérique.

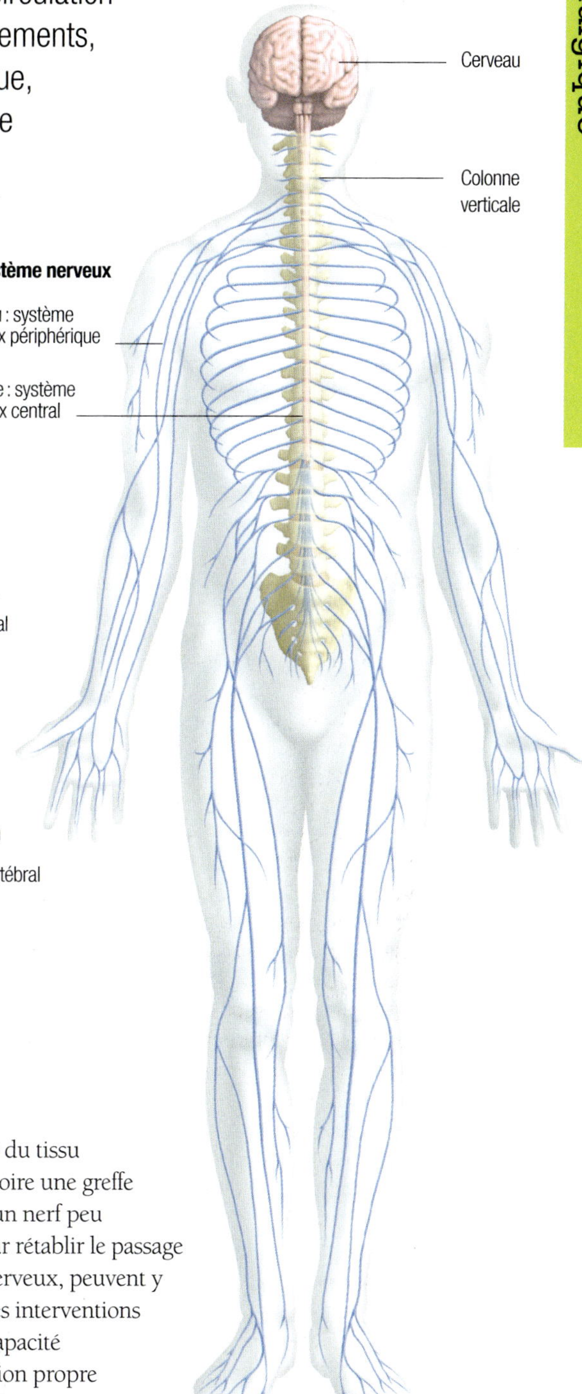

Le système nerveux central

Le système nerveux central comprend l'encéphale et la moelle épinière – cette dernière ayant l'aspect d'un cordon de 45 cm de long, protégé par la colonne vertébrale et relié au cerveau par le bulbe rachidien. Il est notamment constitué d'une substance grise, formée par le corps cellulaire de ses neurones, qui lui permet de faire circuler l'influx nerveux du cerveau jusqu'au reste du corps et réciproquement. Le rôle du système nerveux central consiste à décrypter et à intégrer les informations données par nos organes sensoriels et nos récepteurs internes, puis à fournir une réponse adaptée.

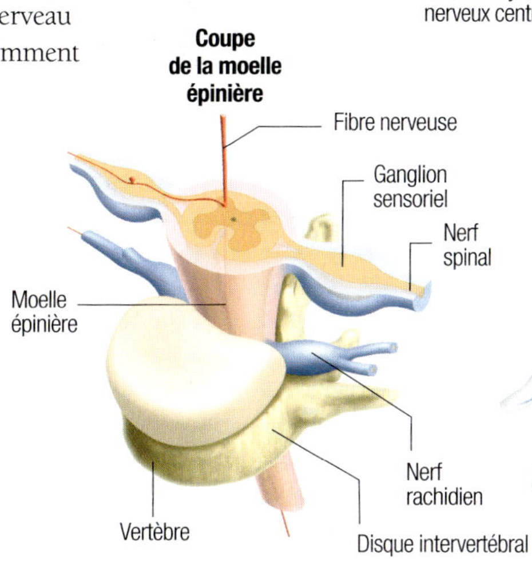

Le système nerveux périphérique

Il est constitué par l'ensemble des nerfs – des faisceaux d'axones gainés de tissu conjonctif, liés au système nerveux central, qui innervent la totalité du corps. Il existe deux types de nerfs périphériques : les nerfs crâniens, issus du tronc cérébral, et les nerfs rachidiens, issus de la moelle épinière. Selon les informations qu'ils véhiculent, les nerfs sont qualifiés de sensitifs quand ils acheminent les messages nerveux provenant des organes sensoriels vers le système nerveux central, et de moteurs quand ils relient ce dernier aux muscles. Certains nerfs peuvent même être mixtes quand ils accomplissent à la fois les deux missions. Le nerf sciatique, par exemple, le plus long de tous, a une fonction motrice quand il permet de plier le genou et une fonction sensorielle quand il donne sa sensibilité au membre inférieur. Sa section entraîne une paralysie de la jambe et une perte des sensations. Une réparation chirurgicale, reconstituant la continuité du tissu conjonctif, voire une greffe impliquant un nerf peu sollicité, pour rétablir le passage de l'influx nerveux, peuvent y remédier. Ces interventions utilisent la capacité de régénération propre aux axones du système nerveux périphérique. Après une lésion, ils bourgeonnent à leur extrémité et poussent de 1 mm par jour environ. Un patient mettra ainsi près de deux ans à récupérer l'usage de la marche.

La magie du mouvement

La préparation d'un mouvement volontaire est assurée par les aires motrices. Ces dernières élaborent, à partir des informations données par le cortex pariétal (situation du corps, emplacement de l'objet visé) et d'un programme moteur déjà connu (se lever, sauter, courir, saisir un objet), un programme spécifiquement adapté à l'accomplissement de ce mouvement. Ce programme, qui identifie les muscles devant intervenir ainsi que la puissance et la vitesse de leur contraction, leur est ensuite transmis par l'intermédiaire du cortex moteur et de la moelle épinière, pour qu'ils exécutent les ordres adéquats. Le cervelet, qui agit comme un dépositaire des séquences de mouvements déjà acquises, va, en tenant compte des informations qui lui sont envoyées, contrôler la bonne exécution du programme moteur pour qu'il soit en adéquation avec la position du corps, lui évitant ainsi une perte d'équilibre. La mémoire musculaire des sportifs ou celles des professions nécessitant une expertise manuelle remarquable constituent des programmes moteurs très élaborés. Ils résultent d'un apprentissage complexe et s'acquièrent au fil du temps, grâce à l'entraînement et à la répétition des mêmes gestes.

Un exemple de mouvement involontaire : le réflexe rotulien

Un réflexe est un mouvement involontaire et rapide qui se produit à la suite d'un stimulus. Son déclenchement fournit une indication sur la bonne santé de notre système nerveux. Ainsi, quand le médecin porte à l'aide d'un petit marteau un coup sur le tendon situé sous la rotule, il stimule des nerfs sensitifs. L'influx nerveux se propage alors jusqu'à la moelle épinière, qui l'envoie, sans qu'il passe par le cerveau, à des nerfs moteurs, provoquant la contraction brusque du quadriceps (l'un des muscles de la cuisse) et la projection en avant du pied. Le parcours de ce circuit nerveux s'effectue en moins de 40 millièmes de seconde. Un réflexe exagéré peut être le signe d'une lésion du nerf moteur, alors qu'une absence de réflexe sera le révélateur d'une anomalie.

Plus vite que son ombre

Nos yeux, nos oreilles, notre peau, nos papilles gustatives et notre muqueuse nasale transforment des informations mécaniques, thermiques, électromagnétiques ou chimiques en un signal électrique, qui sera acheminé aux aires sensitives primaires correspondant à chaque canal sensoriel. Ce message y parvient sous la forme de « nuages de points » (un point par axone), pour être transformé en temps réel en une sensation de son, de lumière, de couleur ou de température. Cet ensemble de sensations élémentaires est ensuite traité, trié et interprété dans les aires associatives pour aboutir à une image mentale globale. Les milliards de neurones du cortex préfrontal étant capables d'intégrer des informations impliquant plusieurs sens, leur caractère plaisant ou déplaisant, ainsi que des mots liés à ces informations, le résultat de leur activité aboutit à une représentation organisée et cohérente de notre environnement. Dans ce contexte strictement sensoriel, les opérations permettant d'identifier un objet et de décider du mouvement à effectuer pour le saisir prennent environ 130 millièmes de seconde. Il faut ensuite 100 autres millièmes de seconde pour exécuter ce mouvement.

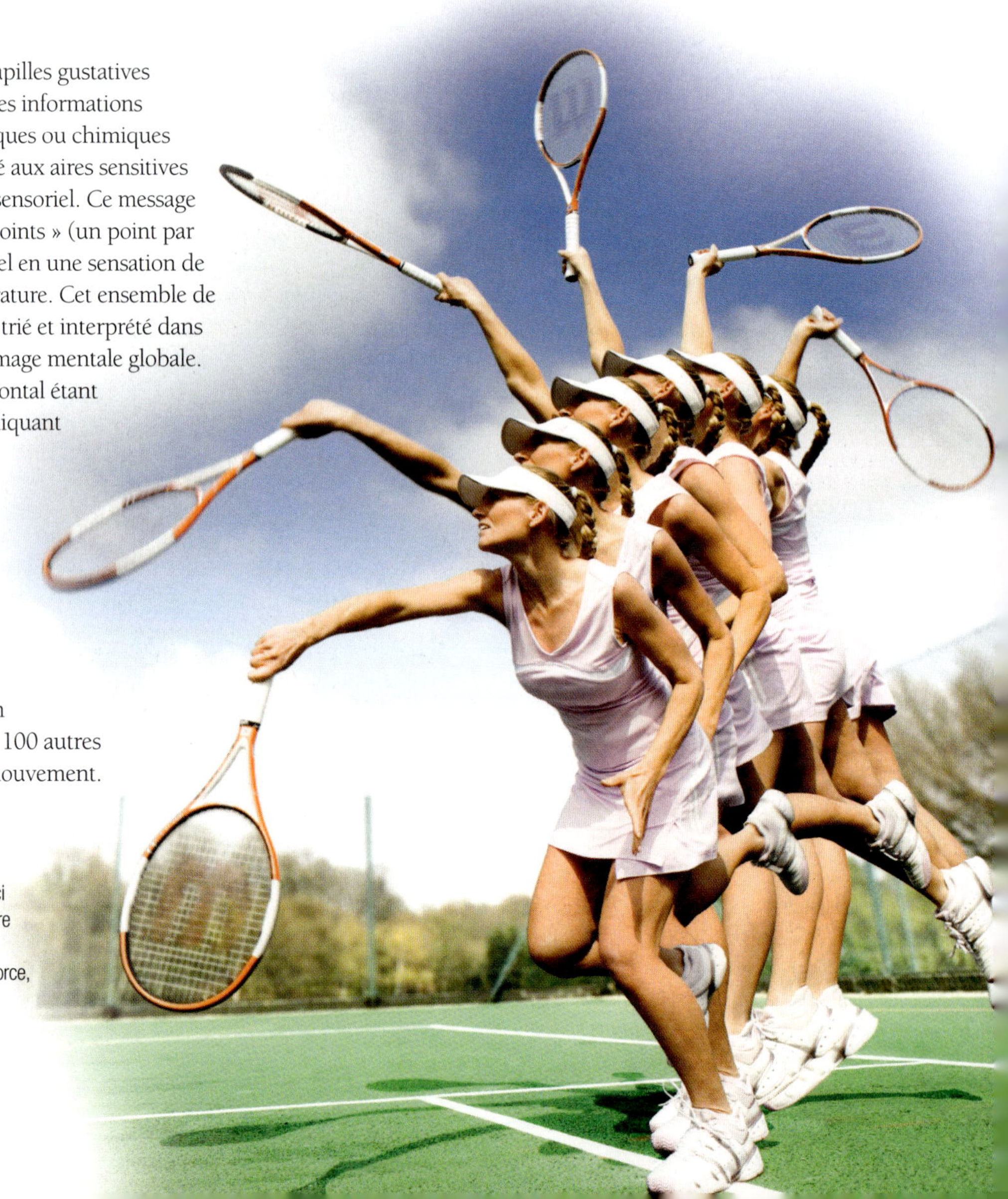

L'exécution d'un mouvement complexe comme celui-ci nécessite la contraction coordonnée d'un grand nombre de muscles et la prise en compte des informations fournies par la vision et par les multiples capteurs de force, d'étirement, d'orientation ou de gravité, qui sont responsables du sens du mouvement.

Le **sens** de la **douleur**

La douleur nous informe d'une agression interne ou externe contre notre organisme et de la nécessité d'y remédier. Elle peut être causée par une lésion physique mais aussi être morale ou liée à un dysfonctionnement des mécanismes de la douleur.

Les mécanismes de la douleur

La douleur déclenche tout d'abord la libération de substances qui activent des récepteurs nerveux spécialisés, les nocicepteurs. Ces derniers sont distribués dans la totalité du corps, que ce soit dans la peau, les muscles, les articulations, les vaisseaux sanguins, les muqueuses ou les parois des viscères, à l'exception de l'encéphale. Le message nerveux est ensuite acheminé le long des nerfs périphériques vers la moelle épinière, où il est atténué par des neurones locaux qui synthétisent des sortes de morphines naturelles : les endomorphines ou endorphines. C'est en atteignant le cerveau qu'il est traité et transformé en sensation douloureuse. En réponse, le cerveau déclenche un programme moteur adapté, s'écarter d'une source de chaleur par exemple, venant le plus souvent compléter la réaction réflexe déjà effectuée, comme retirer sa main d'une surface piquante.

Les zones du cerveau et le réseau nerveux impliqués dans le traitement de la douleur.

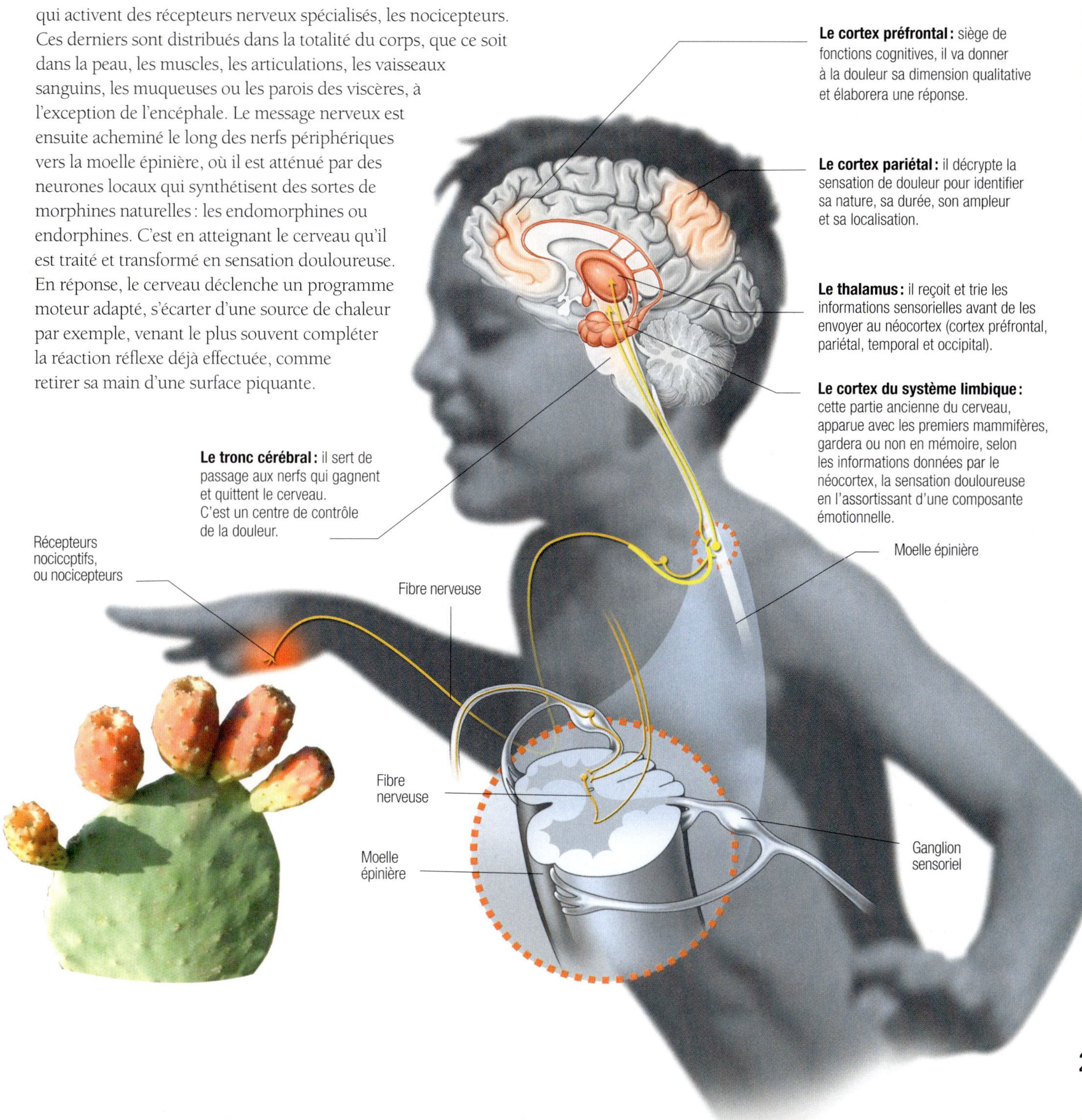

Combattre la douleur

La perception de la douleur étant par définition subjective, les soignants ont mis au point des échelles de la douleur, allant de 0 à 10, destinées à la quantifier. D'autres paramètres, tels que sa localisation, sa durée, sa description, les facteurs d'aggravation ou d'amélioration, sont également pris en compte. Ces outils d'évaluation ont pour but de fournir des réponses thérapeutiques adaptées. Ainsi, l'acide acétylsalicylique, plus connu sous le nom d'aspirine, est une molécule qui a pour effet de bloquer au niveau des tissus lésés la synthèse des prostaglandines, des substances qui augmentent la sensibilité des nocicepteurs et participent de ce fait à la transmission de la sensation douloureuse. Les anesthésiques locaux, qui inhibent localement la conduction nerveuse, ont pour fonction de rendre la zone douloureuse insensible. Beaucoup plus puissants, certains analgésiques à effet central activent les récepteurs morphiniques situés dans la moelle épinière, le tronc cérébral, le thalamus et le système limbique. D'autres inhibent la libération de la substance P (voir ci-dessous) et par là même la transmission du message douloureux.

Le suffixe -algie

Le suffixe -algie signifie douleur. Pourriez-vous relier chaque terme à sa définition ?

a. Névralgie	**1.** Douleur des articulations
b. Otalgie	**2.** Médicament contre la douleur
c. Analgésie	**3.** Douleur dans le bas du dos
d. Dorsalgie	**4.** Douleur à l'oreille
e. Lombalgie	**5.** Douleur sur le trajet d'un nerf sensitif
f. Arthralgie	**6.** Suppression de la sensibilité à la douleur
g. Myalgie	**7.** Douleur à l'estomac
h. Gastralgie	**8.** Douleur musculaire
i. Antalgique	**9.** Douleur dorsale

Solutions : **a.** 5 ; **b.** 4 ; **c.** 6 ; **d.** 9 ; **e.** 3 ; **f.** 1 ; **g.** 8 ; **h.** 7 ; **i.** 2.

Les maux de la douleur

Le mauvais fonctionnement des mécanismes de la douleur peut entraîner d'importantes pathologies. Ainsi dans les pays industrialisés, de 2 à 6 % de la population, essentiellement des femmes, souffrent de fibromyalgie, des douleurs continuelles touchant les muscles, les tendons et les ligaments, sans que des causes organiques soient identifiées. Ces symptômes invalidants s'accompagnent de troubles du sommeil et d'une fatigue chronique. Des examens ont toutefois révélé chez les patients concernés un excès de substance P, un neurotransmetteur lié aux neurones véhiculant la douleur, dans la moelle épinière. Son niveau pourrait entraîner un nombre aberrant de signalements douloureux. Le faible taux de certains autres neurotransmetteurs comme la sérotonine, impliquée dans le contrôle de la douleur, pourrait également être incriminé. À l'inverse, certaines personnes sont affectées par une diminution voire une absence de réaction aux stimuli nociceptifs, nommée asymbolie (perte des symboles permettant une identification) de la douleur, bien que leurs circuits nerveux soient intacts. La mauvaise connexion de certains réseaux de neurones cérébraux, des lésions pariétales ou la mutation d'un gène pourraient alors être en cause. Dans ces deux pathologies, la perturbation de la fonction d'alerte normalement remplie par la douleur constitue un danger pour le patient.

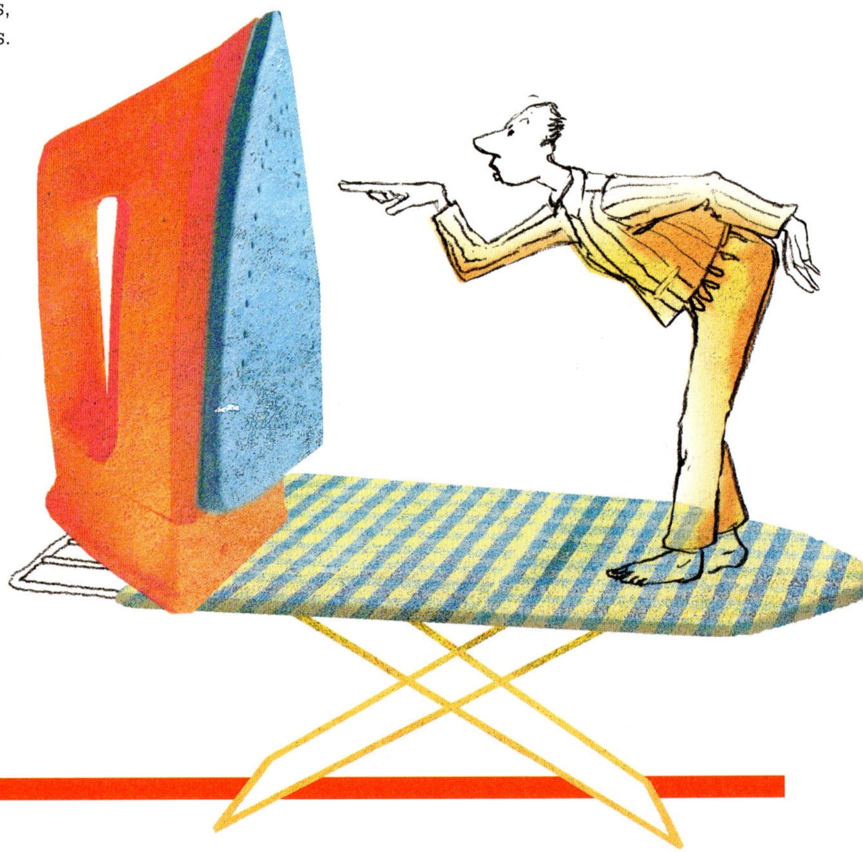

Quand le cerveau **n'en fait qu'à sa tête**

Le fonctionnement de notre organisme obéit à quelques grandes régulations qui doivent être contrôlées en permanence. La température du corps, par exemple, doit avoisiner les 37 °C, et la concentration de sucre dans le sang doit être proche de 1 g.

Le fléau de la balance

L'ensemble des constantes internes de notre organisme, l'homéostasie, dépend à la fois d'un contrôle conscient résultant de notre comportement – s'alimenter quand la faim nous signale une baisse de glucose dans notre sang – et d'un contrôle inconscient, suscité par l'intervention de notre métabolisme – le pancréas sécrète de l'insuline pour libérer les réserves de sucre du foie. L'articulation de ces deux types de régulations est assurée par une zone spécifique du système limbique, l'hypothalamus. Représentant moins de 1 % du volume global du cerveau, cet amas de cellules nerveuses, connecté à la quasi-totalité des autres régions cérébrales, reçoit des signaux nerveux de l'organisme et lui fournit des réponses adéquates d'ordre comportemental ou métabolique. Il participe ainsi à la régulation de fonctions aussi variées que la faim, la soif, le sommeil, le stress, les changements d'humeur, le maintien de la pression artérielle ou la libido. Pour assurer tous ces contrôles, l'hypothalamus procède par voie hormonale, en lien avec l'hypophyse, et par voie nerveuse, à travers le système nerveux autonome.

Le chef d'orchestre endocrinien

L'hypophyse est une glande de moins de 1 g, qui régit les autres glandes du système endocrinien (la thyroïde, le pancréas, les ovaires, les testicules et les glandes surrénales), chargé de secréter des hormones dans le sang. Elle libère notamment des hormones produites par l'hypothalamus – la vasopressine, une hormone antidiurétique agissant sur le rein en limitant l'élimination du liquide contenu dans le corps par l'urine, et l'ocytocine, qui intervient dans le déclenchement de l'accouchement et la montée de lait. Pour sa part, l'hypophyse sécrète sous la commande de l'hypothalamus des hormones à effet direct comme l'hormone de croissance, l'hormone folliculo-stimulante (FSH) et l'hormone lutéinisante (LH), qui agissent sur les glandes génitales, et des hormones à effet indirect comme la TSH, qui stimule la thyroïde, et l'hormone corticotrope, qui agit sur les glandes surrénales. Dans un souci d'équilibre, les quantités de ces productions hormonales sont modulées par leurs destinataires, grâce au contrôle qu'elles effectuent sur leur système de commande, selon un mécanisme en boucle appelé rétroaction.

Un système bien sympathique

L'hypothalamus contrôle également un autre acteur du maintien de l'homéostasie, le système nerveux végétatif – ou système nerveux autonome, parce qu'il fonctionne de manière indépendante, sans intervention de la conscience ni de la volonté. Il est constitué de nerfs sensitifs et moteurs qui innervent le cœur, les glandes, les muscles lisses (des fibres musculaires qui se contractent sans que nous les commandions) de la peau, des vaisseaux sanguins et des viscères (les poumons, l'intestin, le foie, l'utérus, la vessie…). La régulation de ces organes s'opère par le biais de deux sous-systèmes antagonistes et complémentaires – les systèmes nerveux sympathique et parasympathique. Le premier, qui prépare l'organisme à faire face à des situations d'urgence, agit comme un stimulateur. Quand il prend le dessus, pour réagir au stress par exemple, il provoque notamment une accélération du rythme cardiaque, une dilatation des bronches, une augmentation de la pression artérielle et de la sudation. Ses neurones libèrent des neurotransmetteurs excitateurs, principalement l'adrénaline et la noradrénaline. Le système parasympathique a au contraire un effet inhibiteur et ralentit le fonctionnement des organes. L'emportant pendant les phases de récupération et de repos, il entraîne un ralentissement du rythme cardiaque, une diminution de la pression artérielle et une constriction des bronches.

Vingt-quatre heures sur vingt-quatre

Alors que nous connaissons des périodes de repos et que nous dormons souvent d'un sommeil profond, le cerveau, lui, n'interrompt jamais son activité. C'est grâce à cette particularité qu'il nous est possible d'intégrer divers paramètres nécessaires à la conduite d'un véhicule ou d'écouter de la musique ; de rêver, sous l'influence parfois d'un stimulus extérieur qui conditionne nos représentations imagées ; de reconnaître un objet que nous pensions n'avoir jamais vu ; ou bien encore, nous a révélé l'analyse freudienne, d'enregistrer puis de refouler des événements expliquant certains de nos comportements.

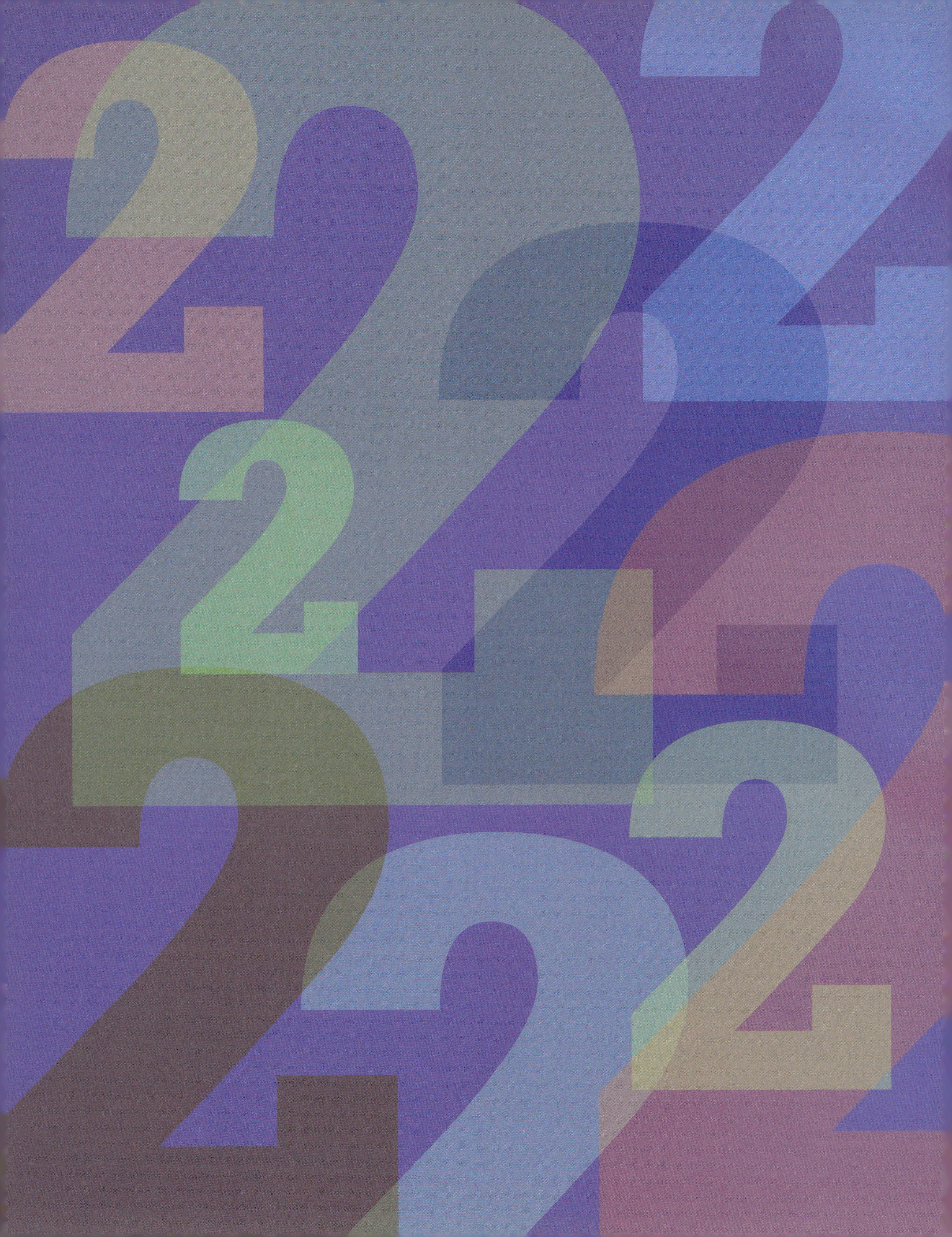

Sensations et perceptions

Du nouveau dans le **monde des sens**

Nous possédons cinq sens, avons-nous appris à l'école – la vue, l'ouïe, le goût, l'odorat et le toucher constituant autant de systèmes sensoriels distincts, et chacun nous informant sur sa propre perception du monde. Ce panorama a été bousculé depuis pour faire place au concept d'unité des sens.
Pour le dire rapidement, si nos organes récepteurs périphériques (œil, oreille, nez, langue, peau) perçoivent chacun un type particulier de signal physique ou chimique, notre cerveau, lui, « mélange » tout cela pour obtenir une représentation globale, unitaire.

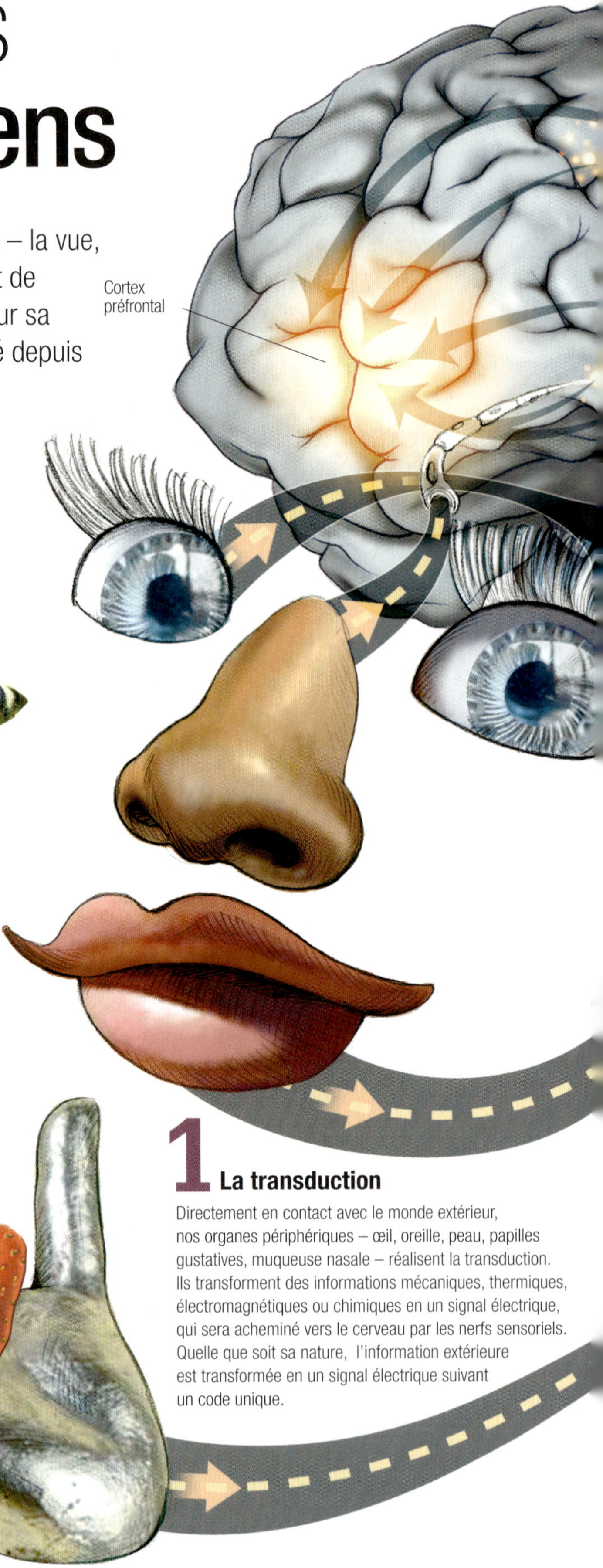

Des sens à code unique

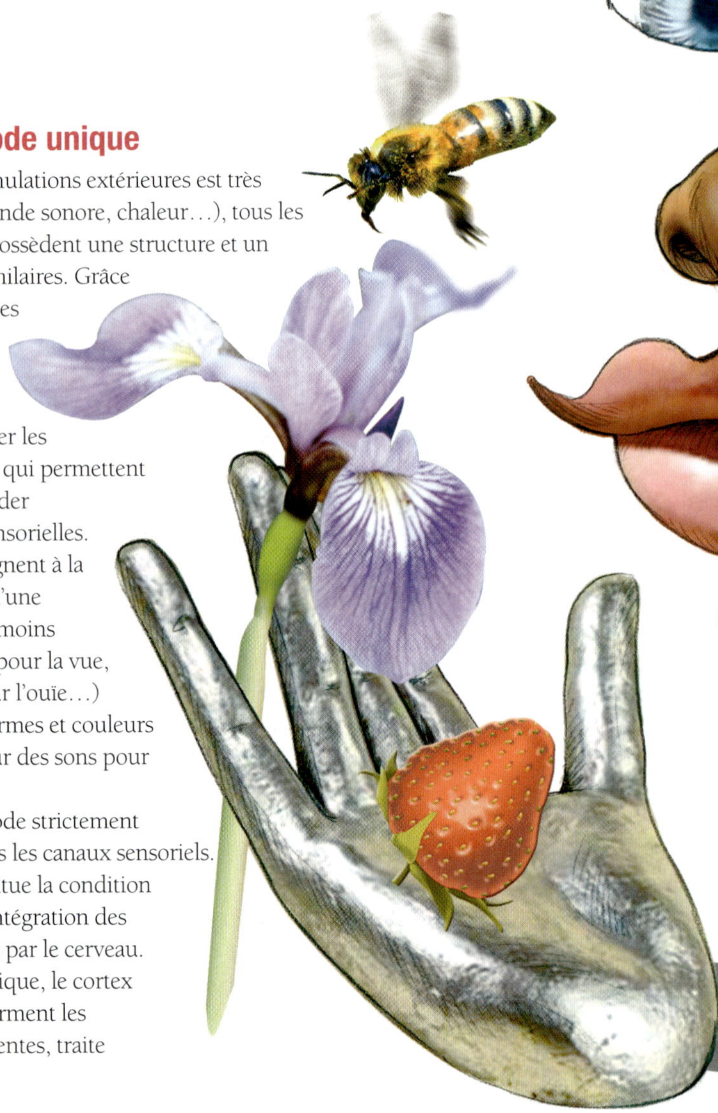

Si la nature des stimulations extérieures est très variable (lumière, onde sonore, chaleur…), tous les canaux sensoriels possèdent une structure et un fonctionnement similaires. Grâce à des microélectrodes implantées dans des neurones, les scientifiques sont parvenus à décrypter les signaux électriques qui permettent au cerveau de décoder les informations sensorielles. Ces signaux renseignent à la fois sur l'intensité d'une sensation (plus ou moins grande luminosité pour la vue, volume sonore pour l'ouïe…) et sur sa qualité (formes et couleurs pour la vue, hauteur des sons pour l'ouïe…).
Il existe donc un code strictement identique pour tous les canaux sensoriels. Cette unicité constitue la condition sine qua non de l'intégration des différents messages par le cerveau. Grâce à ce code unique, le cortex préfrontal, où se forment les perceptions conscientes, traite

1 La transduction

Directement en contact avec le monde extérieur, nos organes périphériques – œil, oreille, peau, papilles gustatives, muqueuse nasale – réalisent la transduction. Ils transforment des informations mécaniques, thermiques, électromagnétiques ou chimiques en un signal électrique, qui sera acheminé vers le cerveau par les nerfs sensoriels. Quelle que soit sa nature, l'information extérieure est transformée en un signal électrique suivant un code unique.

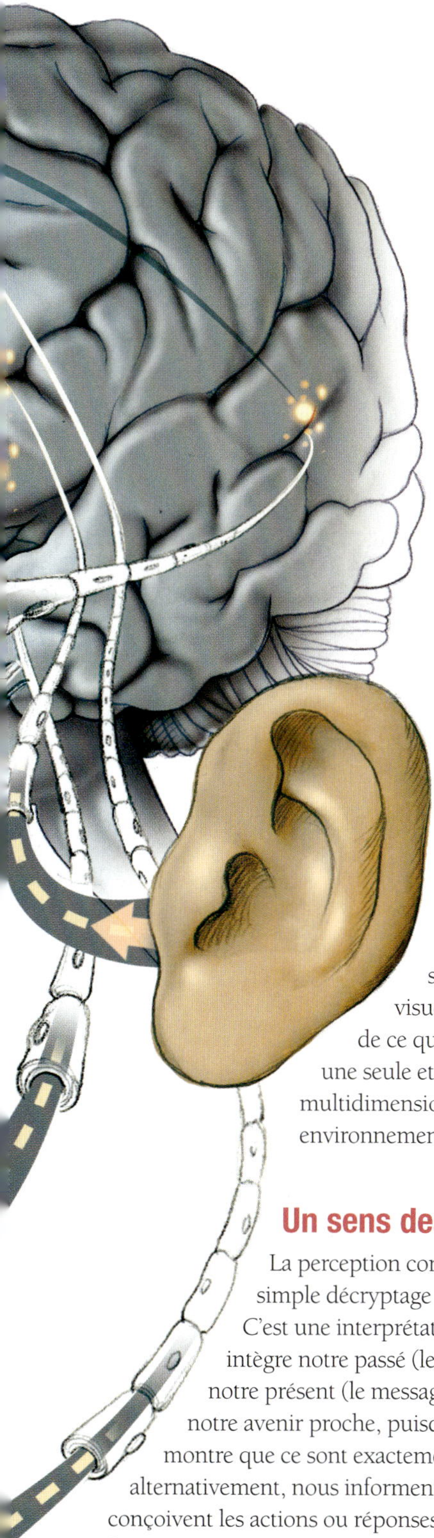

2 La mise en forme

Le signal électrique est transmis aux aires sensitives primaires propres à chaque canal sensoriel. Il arrive sous la forme de « nuages de points » (un point par axone) et il est transformé en temps réel en une sensation de son, de lumière, de couleur ou de température. Ces sensations élémentaires sont ensuite traitées, triées et interprétées dans les aires sensitives associatives pour aboutir à une image mentale.

3 L'intégration

Elle se déroule dans le cortex préfrontal, composé de milliards de neurones formant un immense réseau interconnecté. Les messages échangés à ce niveau étant tous codés de la même manière, les neurones peuvent recevoir et intégrer des informations multisensorielles mais aussi sémantiques (les mots associés à ces sensations) et hédoniques (le caractère plaisant ou déplaisant que nous leur attribuons). Le résultat est une représentation multidimensionnelle des objets perçus.

simultanément les dimensions visuelles, auditives, olfactives… de ce que nous captons, et construit une seule et même représentation multidimensionnelle de notre environnement.

Un sens des mesures

La perception consciente d'un objet n'est pas le simple décryptage d'un signal physique objectif. C'est une interprétation multidimensionnelle, qui intègre notre passé (le filtre de nos souvenirs), notre présent (le message multisensoriel) et même notre avenir proche, puisque l'imagerie cérébrale montre que ce sont exactement les mêmes neurones qui, alternativement, nous informent sur le monde extérieur et conçoivent les actions ou réponses nous permettant de nous adapter à notre environnement. La perception d'un objet procède donc à la fois d'une synthèse des informations issues de tous nos systèmes sensoriels et d'une comparaison ou d'un rapprochement avec notre culture et notre expérience.
Peut-on définir des standards qui permettraient de décrire des perceptions identiques chez tout le monde ? Pour répondre à cette question, il faut distinguer deux grandes catégories de sens.

L'unité des sens au quotidien

Le son et l'image : le cinéma
Il suffit d'aller au cinéma pour comprendre que le cerveau élabore une vision unique à partir de stimuli d'origine et de nature différentes. Lorsqu'un personnage parle, nous avons l'impression que sa voix sort de sa bouche. Or elle provient d'un haut-parleur situé dans la salle. Notre cerveau a donc bien « mélangé » les informations sonores et visuelles, il a unifié les sons et les mouvements.

L'image, le goût, l'odeur : les aliments
Les véritables dégustations comparatives se font dans des conditions définies d'éclairement et d'ambiance sonore pour ne pas fausser le résultat, tant ces éléments extérieurs influencent le goût perçu des aliments. On notera d'ailleurs que, sans l'aide de la vue, bien des dégustateurs professionnels sont incapables de dire si un vin est blanc ou rosé !
Les interactions entre l'odorat et le goût sont bien connues : il suffit de manger en se bouchant le nez pour réaliser à quel point l'odeur des aliments contribue à leur saveur.

Les stimuli physiques. La vue, l'ouïe, le toucher réagissent à des stimuli physiques, qui peuvent être mécaniques (ouïe, toucher), thermiques (toucher) ou électromagnétiques (vue). Ces stimuli dessinent directement une « image » sensorielle sur les zones sensibles de notre corps, comme la rétine pour la vue. Chacun perçoit ces stimuli par le truchement des mêmes « images », et les mêmes mots peuvent évoquer les mêmes catégories d'objets chez tous les observateurs. On peut ainsi définir n'importe quelle couleur par trois constantes universelles : la tonalité chromatique, la clarté, la saturation ; il existe donc bien un observateur visuel « standard ». De même, l'écriture et la lecture de la musique sont possibles car le son et les notes correspondent à des réalités objectives (le *do* est perçu de manière identique chez tous les auditeurs).

Les stimuli chimiques. Il n'en va pas de même pour le goût et l'olfaction, qui correspondent à la perception d'un signal chimique : la présence de telle ou telle molécule dans l'air ou les aliments. Ces molécules sont bien trop petites, et leur cheminement bien trop aléatoire, pour qu'elles puissent former une empreinte à la surface des muqueuses. De plus, la nature et l'implantation des récepteurs chimiques présents dans les muqueuses diffèrent d'un individu à l'autre. Il n'existe donc pas d'observateur standard. On comprend alors que la description des goûts et des odeurs repose essentiellement sur des comparaisons et des évocations : la saveur salée correspond au goût du sel, mais on ignore si nous le percevons tous de la même façon ; le citron « incarne » l'acidité, et le goût de la fraise ne se définit que par rapport à la fraise…

Avez-vous **une bonne vue ?**

La vision est essentielle pour les déplacements et l'accomplissement de la plupart de nos actions. Mais que signifie « avoir une bonne vue » ? Est-ce juste percevoir correctement notre environnement par le biais de la lumière ou s'agit-il d'une réalité autrement plus complexe ?

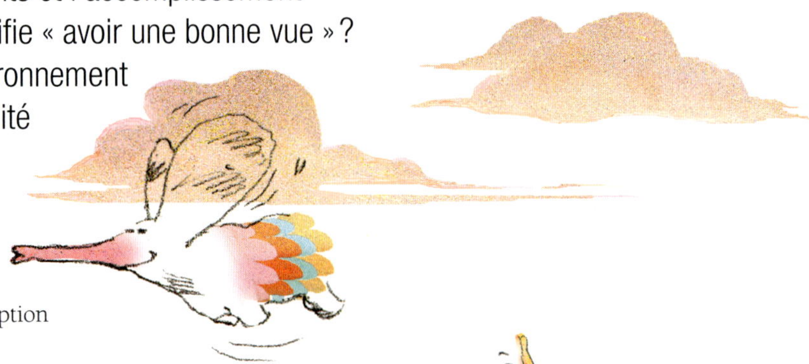

Qu'est-ce que la vision ?

Comme les autres sens, la vision comprend à la fois la perception d'un stimulus extérieur – en l'occurrence, des ondes électromagnétiques – et son interprétation par le cerveau. Voir signifie donc non seulement percevoir une ambiance lumineuse mais aussi, et peut-être surtout, y reconnaître des objets et des mouvements. Les illusions d'optique, qui sont essentiellement des erreurs d'interprétation, sont d'ailleurs une preuve tangible de l'intervention du cerveau.

L'acuité visuelle des ornithologues

Quelques plumes de couleur différente, tout au plus, distinguent le bruant des marais du bruant chanteur. Et pourtant, les ornithologues peuvent reconnaître les deux oiseaux au premier coup d'œil, parfois en ne les voyant passer que durant quelques secondes. Cette exceptionnelle acuité visuelle n'est pas due à des yeux particulièrement performants, mais à une aptitude, née de l'apprentissage, à observer et reconnaître des indices précis (couleur de certaines parties du corps, trajectoire du vol, fréquence des battements d'ailes…) qui permettent de distinguer des espèces très proches. Identifier le maximum d'oiseaux dans leur milieu naturel est d'ailleurs un objectif en soi pour ces passionnés.

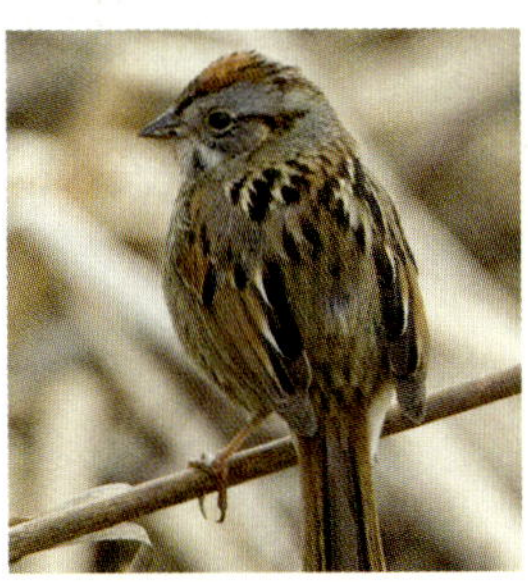

Bruant des marais

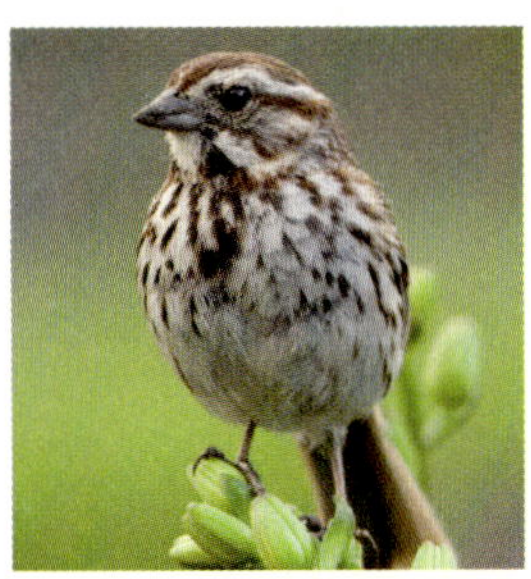

Bruant chanteur

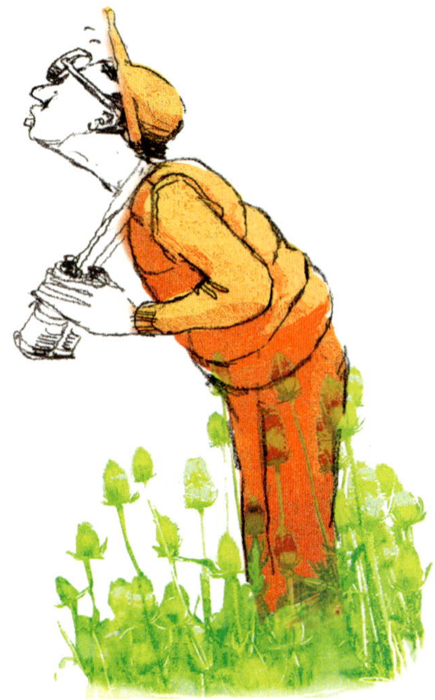

Des yeux de lynx

Au sens que lui donnent les ophtalmologistes, l'acuité visuelle est le pouvoir de distinguer un objet placé le plus loin possible ou un objet le plus petit possible. Elle reflète donc l'angle minimal sous lequel la rétine peut percevoir les rayons en provenance de cet objet. Les ophtalmologistes estiment cet angle grâce à des tableaux standardisés, comportant des lettres ou des chiffres présentés dans des tailles variables. Le résultat s'exprime par une valeur située entre 1 et 10, sachant que 10 correspond à une vision normale et qu'il est possible d'avoir une acuité visuelle supérieure à 10/10.

Le sens de l'observation

Cette acuité visuelle physique, certes nécessaire, ne suffit pas. Bien voir, c'est aussi saisir l'important dans une scène visuelle, ne rien manquer et même se souvenir de ce que l'on vient d'observer. Des facultés qui répondent à deux types de questions :

– « Que voyez-vous ? » ou « Avez-vous remarqué cela ? », faisant appel à la capacité de reconnaissance et au sens de l'observation.

– « Que venez-vous de voir ? », mettant en jeu la mémoire visuelle. Dans un monde changeant, une absence totale de mémoire visuelle, même avec d'excellents yeux, reviendrait à ne rien voir.

Cherchez dans la foule

Retrouvez le portrait d'Elvis Presley dans cette foule en allant le plus vite possible. Vous ferez travailler votre acuité visuelle, votre sens de l'observation et votre rapidité, quelle que soit votre méthode de recherche, balayage aléatoire ou ordonné.

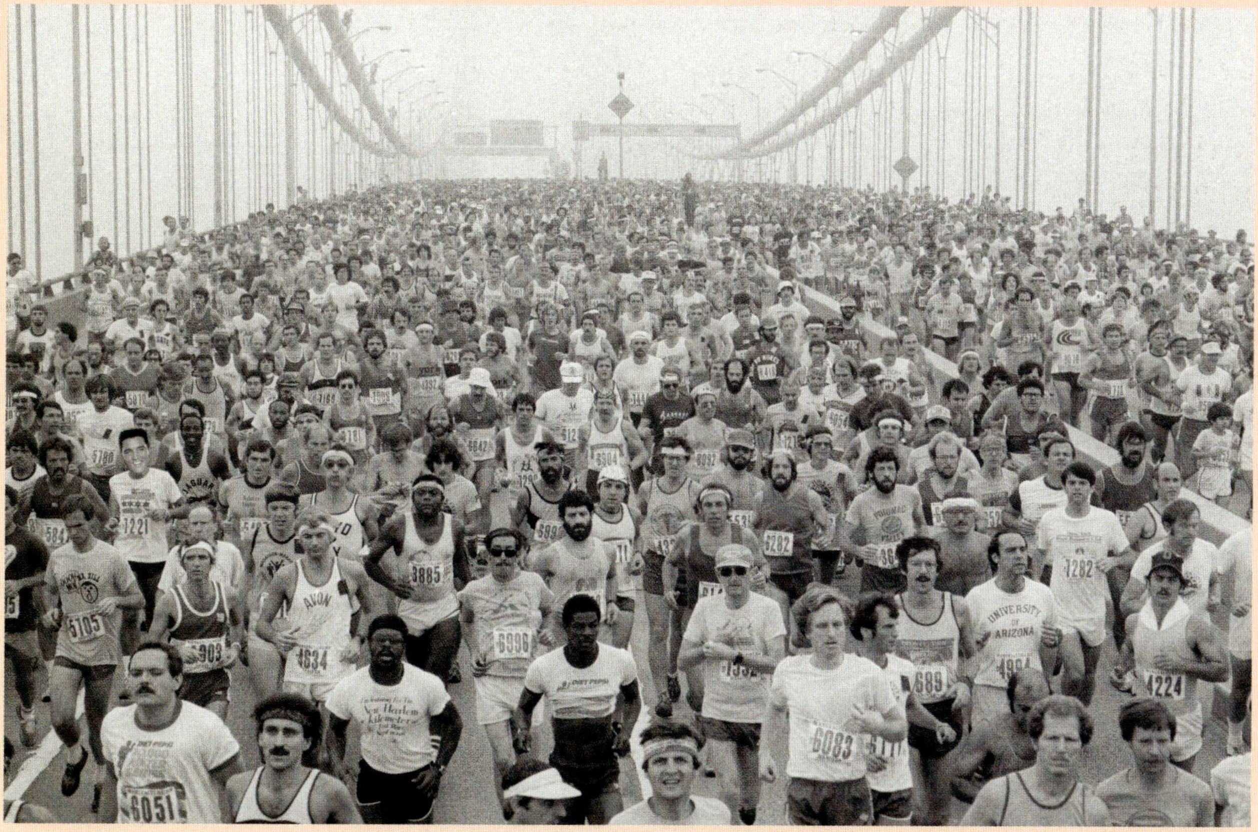

Trouvez les 7 différences

Souvent proposé aux enfants, ce jeu fait travailler le sens de l'observation et de la discrimination visuelle. Il fait également appel à la persévérance : on abandonne souvent avant d'avoir trouvé les 7 différences.

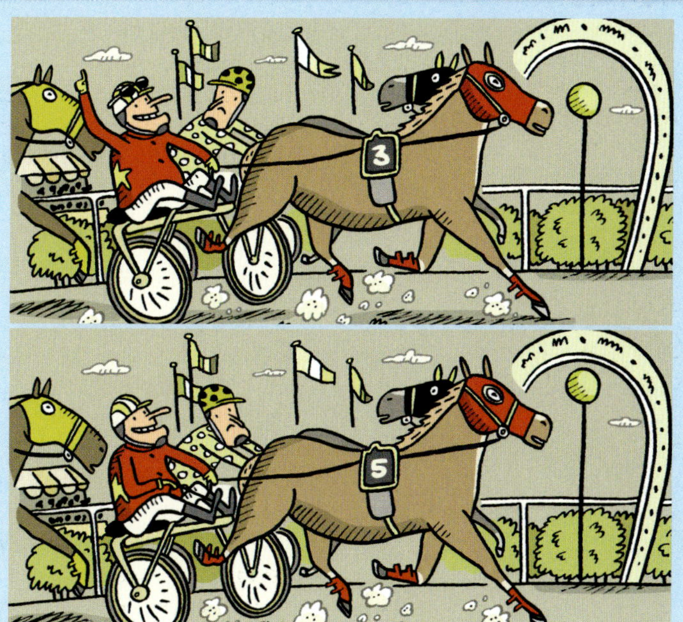

Solutions

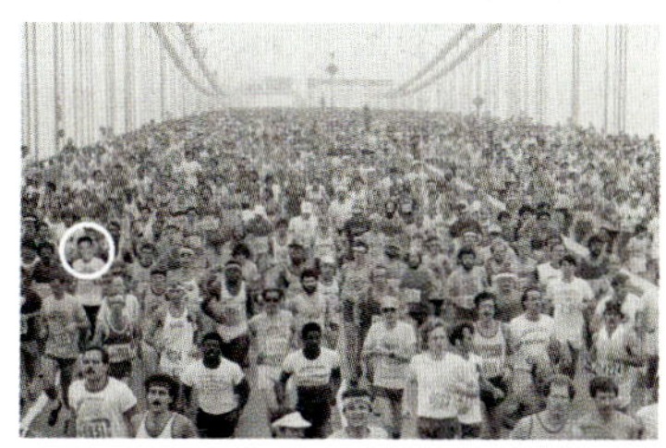

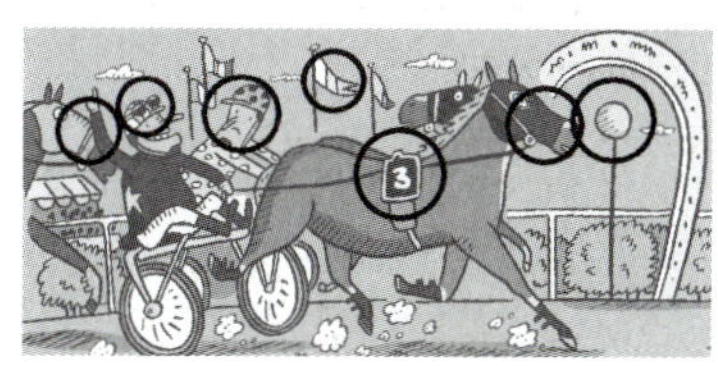

Entraînez votre mémoire visuelle

Ces exercices de mémoire visuelle sont tous organisés en 2 étapes : un temps d'observation puis un questionnement sur ce que vous avez vu. Ils vont vous permettre d'estimer et d'améliorer votre sens de l'observation, tout en sollicitant vos capacités de concentration et de réactivité puisqu'ils doivent être effectués en un temps limité.

L'anniversaire

1. Observez l'image pendant 1 minute, puis cachez-la.

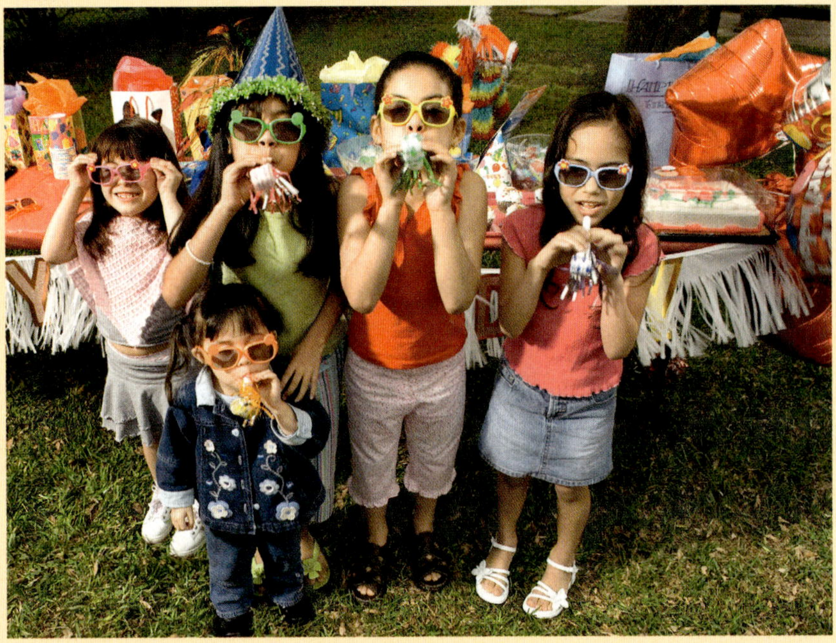

2. Répondez aux questions suivantes.

a. Où se passe la scène ?

……………………………………

b. Combien de personnes compte-t-elle ?

……………………………………

c. Combien d'entre elles portent un chapeau ?

……………………………………

d. Combien d'entre elles portent des lunettes ?

……………………………………

e. Que fait la plus petite d'entre elles ?

……………………………………

f. Quels objets avez-vous vu derrière ces personnes ?

……………………………………

À table !

1. Observez ces 10 objets pendant 1 minute, puis cachez-les.

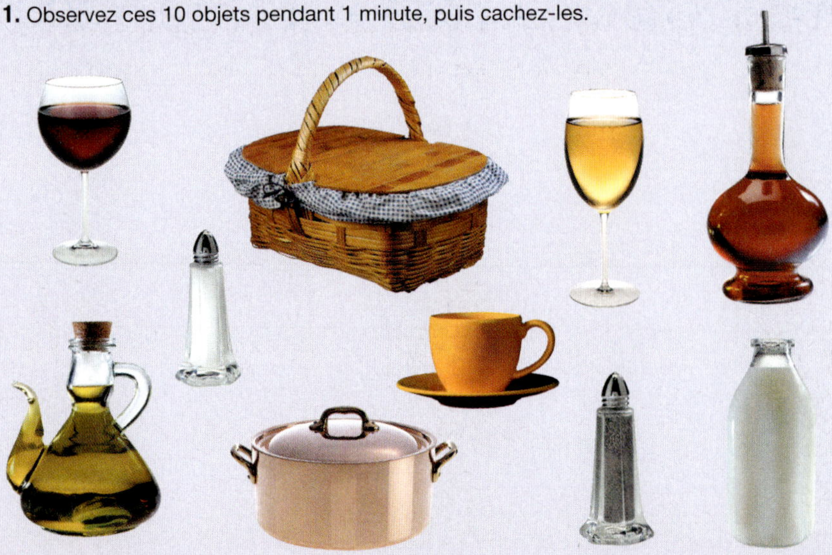

2. Écrivez le nom de chacun d'eux.

……………………………………

……………………………………

……………………………………

……………………………………

……………………………………

……………………………………

……………………………………

……………………………………

……………………………………

……………………………………

Les formes

Pour chaque exercice, observez l'image de gauche pendant 1 minute, puis cachez-la et répondez à la question de droite.

1.

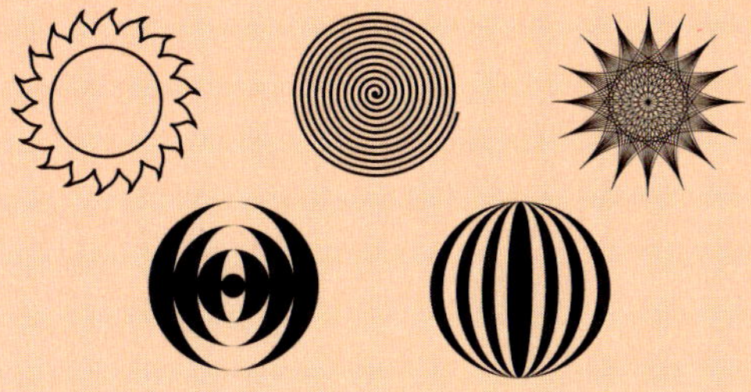

1. Quel dessin a été ajouté ?

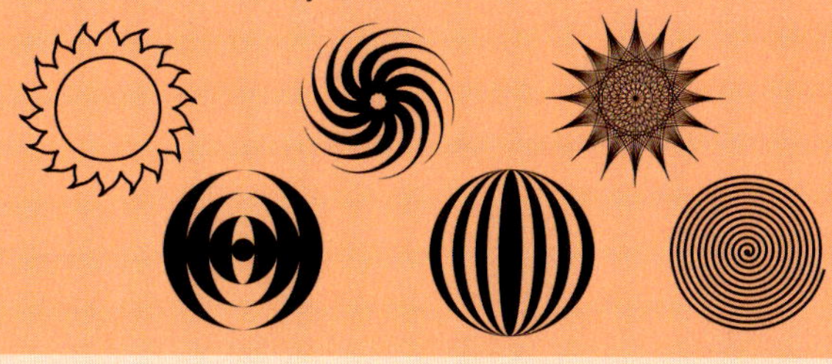

2.

2. Complétez avec la figure qui manque.

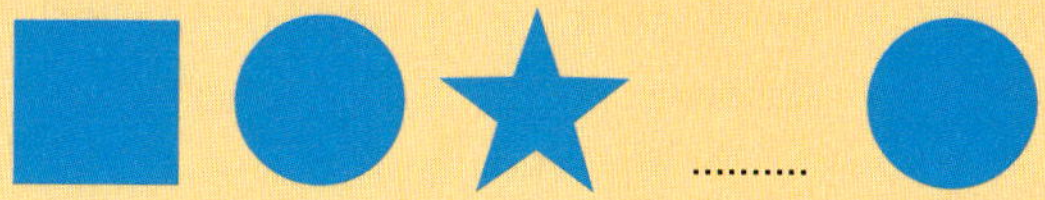

3.

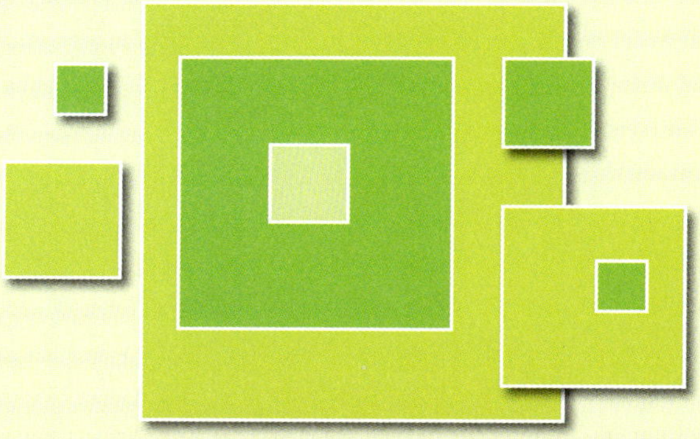

3. Rayez la figure qui a été ajoutée.

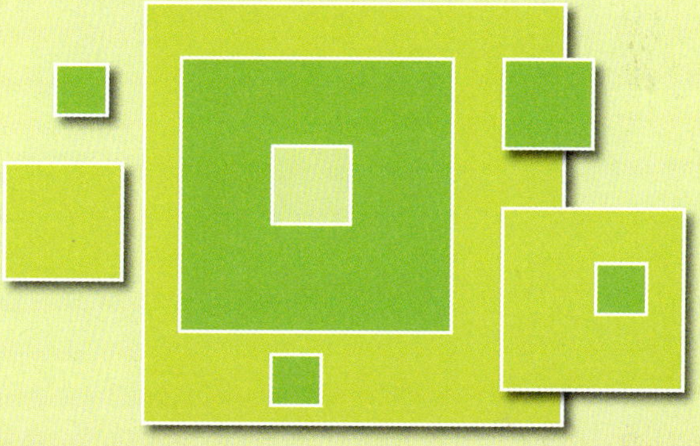

La course cycliste

1. Observez l'image pendant 1 minute, puis cachez-la.

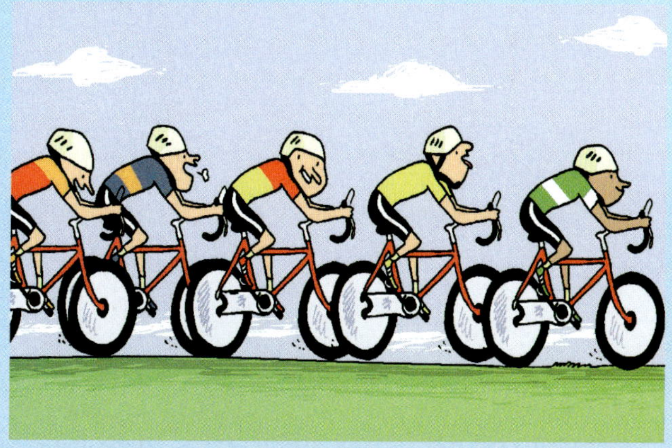

2. Quels cyclistes ont changé de place dans le peloton ?

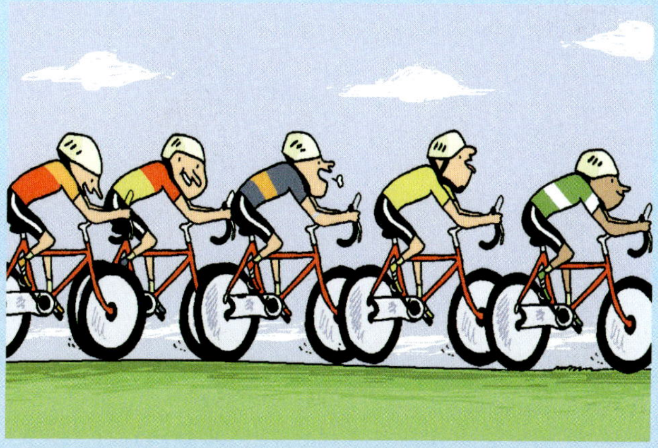

En **voir** de toutes les **couleurs**

Voir, c'est-à-dire identifier des objets dans un ensemble indifférencié et mouvant d'ondes lumineuses, résulte d'une suite complexe d'opérations se déroulant sur différents niveaux de traitement.

Percevoir la lumière

Tout commence lorsque de la lumière pénètre dans l'œil et va frapper la rétine, constituée de deux populations de cellules sensibles. Cinq millions de cônes, surtout présents au centre de la rétine, dans une zone très dense appelée fovéa, peuvent distinguer les couleurs et les détails, mais exigent beaucoup de lumière. Il en existe trois sortes, sensibles au rouge, au vert ou au bleu selon le pigment qu'ils contiennent. Ils sont responsables de la vision diurne, qui détermine l'acuité visuelle.

La périphérie de la rétine, elle, est majoritairement peuplée de bâtonnets (environ cent millions), des cellules qui sont insensibles à la couleur mais peuvent percevoir de très faibles intensités lumineuses (on parle de vision crépusculaire) et sont associées à la perception des mouvements.

1 Des visions croisées

En provenance des rétines, les nerfs optiques se croisent de manière particulière dans le chiasma. Là, les fibres (ou axones) en provenance des demi-rétines intérieures se croisent, alors que les fibres en provenance des demi-rétines extérieures ne le font pas. Résultat : les axones traitant la moitié droite du monde, quel que soit l'œil d'origine, repartent vers l'hémisphère gauche, et inversement.

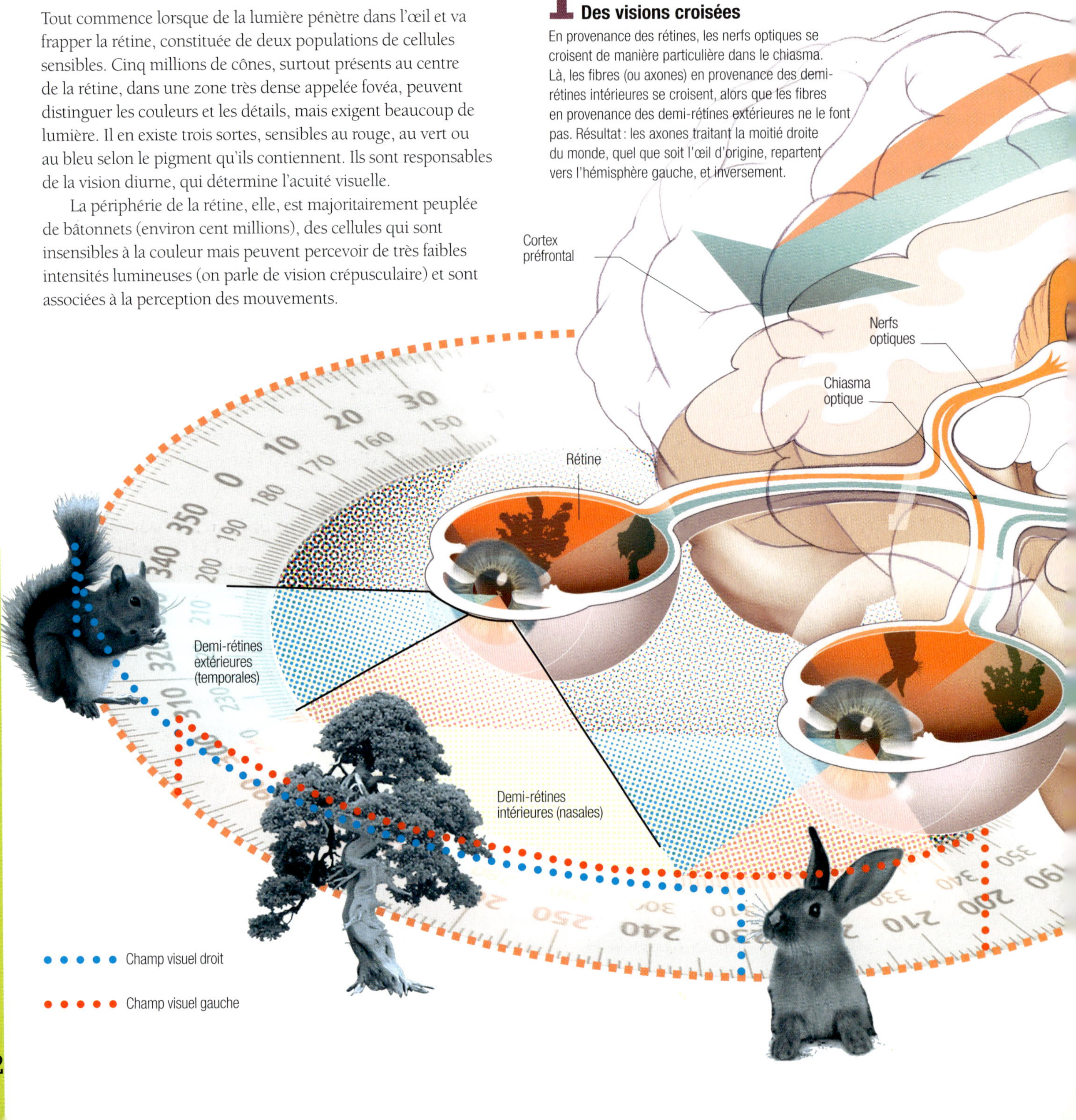

La vision binoculaire

Devenu signal électrique dans la rétine, le message visuel transite par le nerf optique, qui réunit environ un million d'axones en provenance des cellules photosensibles. Dès la « sortie » de l'œil, un premier traitement neuronal renforce les contrastes et diminue les aplats. L'image rétinienne devient plus graphique que photographique.

Comme nous possédons deux yeux, chaque objet du champ visuel est perçu par deux rétines ou, plus précisément, par deux « demi-rétines », puisque la moitié gauche d'une rétine voit la moitié droite de notre environnement, et inversement. La ligne verticale de séparation passe par la fovéa, au centre de la rétine : à cet endroit, une zone très étroite est commune aux deux « demi-images » de chaque œil. Avant d'en arriver au traitement stéréoscopique par le cerveau, ces quatre « demi-images » vont traverser le chiasma, qui est la zone de l'encéphale où une partie des fibres des deux nerfs optiques se croisent.

Le cerveau entre en jeu

Les faisceaux nerveux rejoignent le cortex visuel droit et gauche dans le lobe occipital. L'image est captée par les aires primaires visuelles, puis elle est traitée par une succession d'aires associatives interconnectées. Ces aires repèrent les motifs invariants, qui sont la forme des objets. Elles attribuent à ces objets des couleurs, elles aussi invariantes malgré les différences d'éclairement. Elles introduisent un rapport temporel pour repérer le mouvement des objets. Enfin, les images provenant de chaque œil étant légèrement différentes, les aires visuelles analysent ces différences pour percevoir le relief et la profondeur. C'est le principe de la vision stéréoscopique. Cette vision en relief concerne surtout les quelques mètres qui nous entourent. Au-delà, les images ne donnent pas d'informations de profondeur. Si nous percevons malgré tout l'environnement lointain en 3D, c'est parce que le cerveau interprète les différences de distance, notamment par l'effet de perspective – plus un objet est éloigné, plus il paraît petit.

Les informations sont ensuite dirigées vers le cortex préfrontal. Le message visuel y est intégré aux informations provenant des autres sens, à des savoirs et souvenirs stockés en mémoire, au langage (le nom des objets) et même à des dimensions émotionnelles.

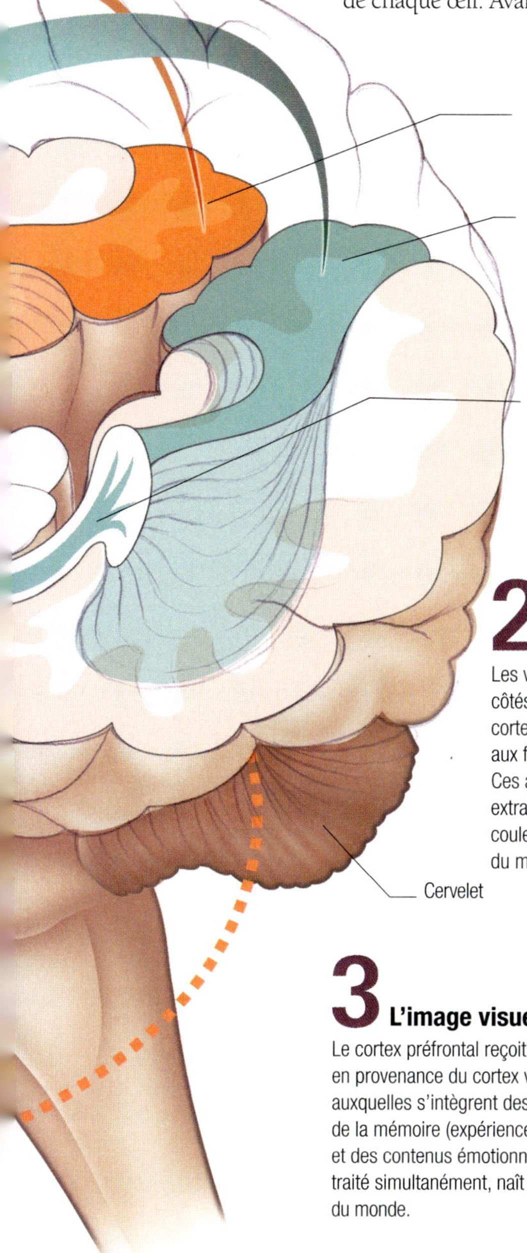

2 De drôles d'aires

Les voies provenant des deux côtés convergent vers les cortex visuels, formés d'aires aux fonctions complémentaires. Ces aires collaborent pour extraire des formes, des couleurs et des mouvements du message initial.

3 L'image visuelle

Le cortex préfrontal reçoit les informations en provenance du cortex visuel et des autres sens auxquelles s'intègrent des éléments issus de la mémoire (expériences personnelles, langage) et des contenus émotionnels. De l'ensemble, traité simultanément, naît une représentation du monde.

Le champ de vision de l'homme

– Le champ de vision de l'homme est assez faible (170 à 190°) comparé à celui de la chèvre ou du lapin (plus de 300°). La différence tient essentiellement à la position des yeux : frontale pour l'homme, latérale pour ces deux herbivores.

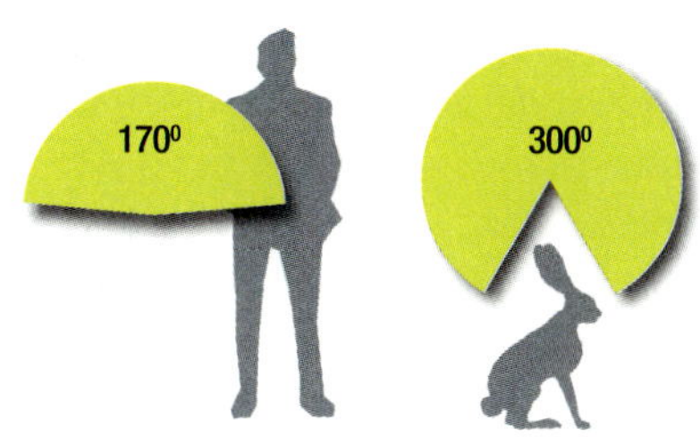

– Au centre, nous percevons bien les couleurs et les détails.
– À la périphérie, nous sommes plus sensibles aux mouvements : nous voyons mal un objet immobile, mais nous percevons ce qui bouge. Cette caractéristique était sans doute bien utile à nos ancêtres pour détecter un éventuel danger.

Les **yeux** ne sont pas des **caméras**

Puisque notre cerveau intervient pour une grande part dans notre vision du monde, il n'est guère étonnant que ce que nous « voyons » diffère parfois notablement de la réalité physique telle qu'elle est perçue par nos yeux.

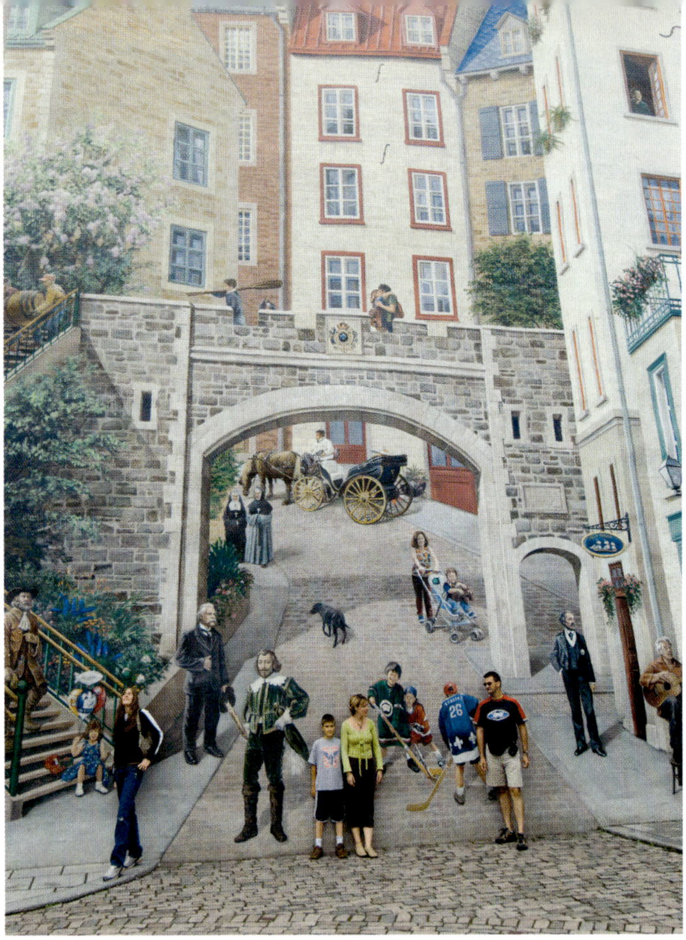

Loin d'être un simple objet décoratif, *la Fresque des Québecois,* sur la place Royale, à Québec, est un trompe-l'œil qui retrace quatre siècles de l'histoire du Québec et rassemble d'illustres personnages tels Samuel de Champlain, Alphonse Desjardins ou encore Félix Leclerc.

Une construction temporo-spatiale

Un objet n'a pas besoin d'être vu en entier pour être reconnu : le cerveau reconstitue la partie manquante ou rétablit une image complète à partir des connaissances acquises, de l'expérience, du stock d'images déjà vues et des émotions éprouvées. La perception visuelle est donc bien plus l'interprétation d'une image par le cerveau que le reflet « photographique » de ce qui est projeté sur la rétine. Le cerveau construit une image consciente à partir de différents matériaux les indices visuels n'en constituant qu'une partie, il faut y ajouter nos connaissances, notre expérience et nos émotions.

Les trompe-l'œil et illusions visuelles

Le caractère « mental » de la représentation de notre environnement est illustré par le phénomène des trompe-l'œil, la perception erronée d'une ou de plusieurs images graphiques.

Le besoin de reconnaissance. Nous percevons ci-dessous un triangle alors que ses contours ne sont pas dessinés. Ce phénomène serait dû à une propension du cerveau à rechercher un sens à des figures aléatoires ou à compléter des figures partielles si elles correspondent à des parties d'objets connus. Il s'agit d'une capacité essentielle pour la survie : en milieu dense, il arrive bien souvent qu'une proie ou un prédateur ne soient pas entièrement visibles. Les identifier immédiatement à partir des fragments visibles est essentiel !

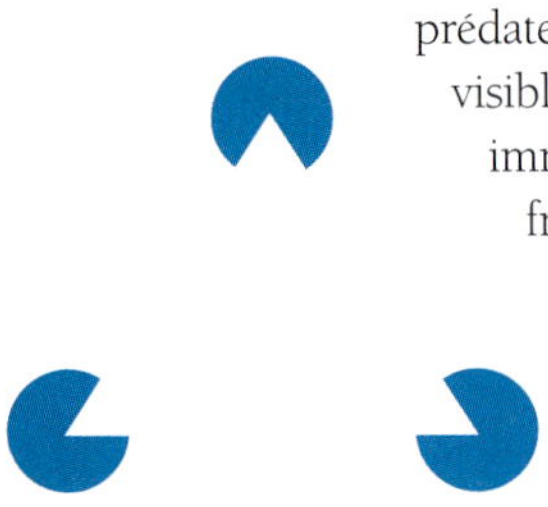

Le cerveau aime la symétrie. Les deux portraits du bas sont formés l'un de la moitié gauche du visage accolée à une image symétrique, l'autre de la moitié droite ayant subi le même traitement. La troisième photo (ci-contre) est authentique. Aucun visage n'est symétrique, mais le cerveau les « voit » ainsi. Il projette sa préférence pour la symétrie, ce qui fausse la perception de la réalité. Faites l'expérience sur votre visage à partir de photocopies d'un portrait en gros plan.

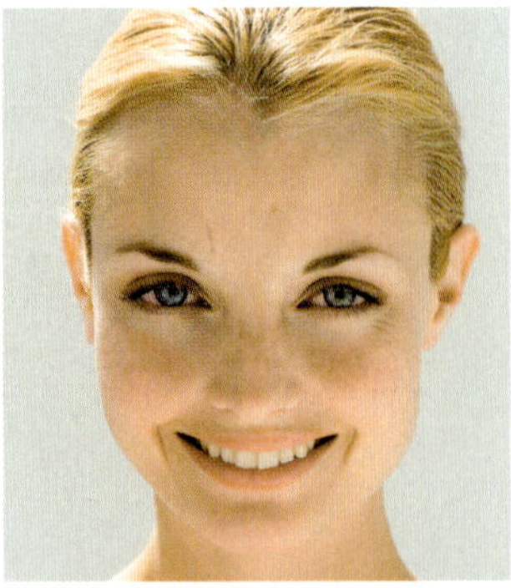

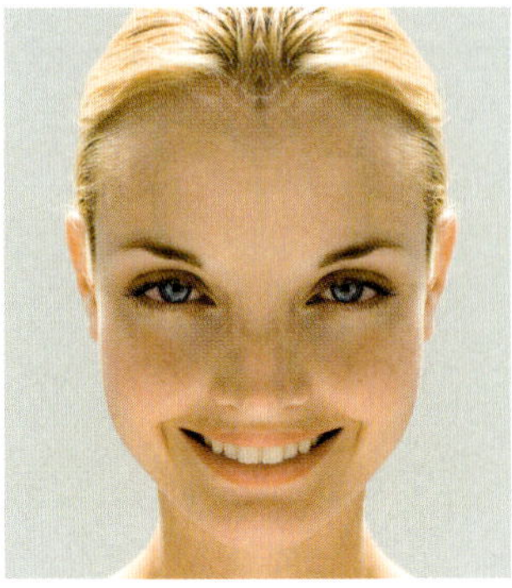

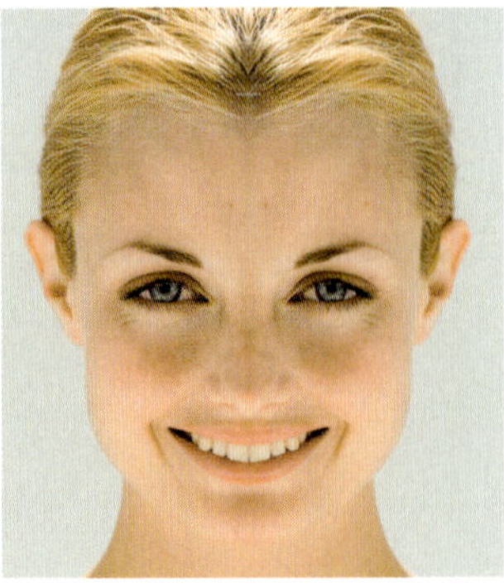

Le cerveau est-il physionomiste ? Regardez ce portrait de Mme Thatcher présenté à l'endroit et à l'envers. Puis retournez le livre. Vous n'aviez probablement pas perçu l'altération pourtant évidente du portrait présenté à l'envers. En fait, votre cerveau a projeté sur l'image réelle votre connaissance du visage de Margaret Thatcher, ce qui l'a empêché de distinguer le trucage (exemple inspiré des travaux de Peter Thomson).

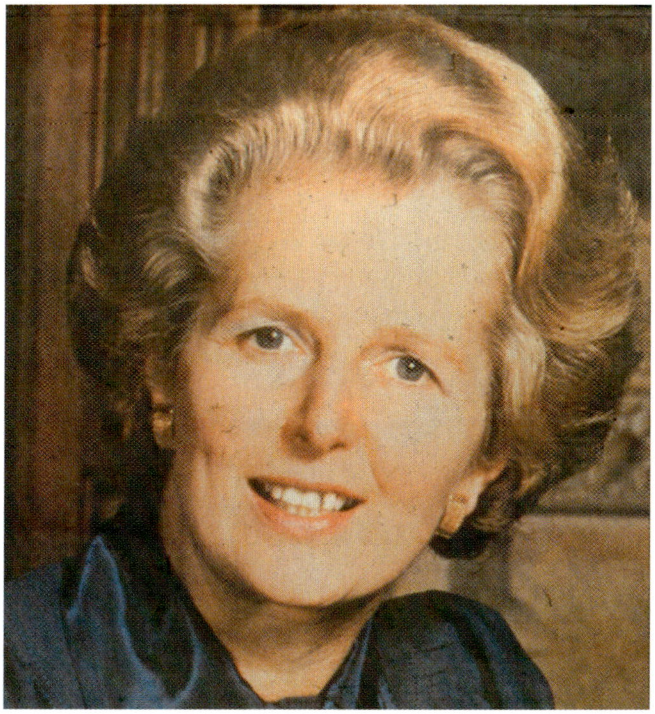

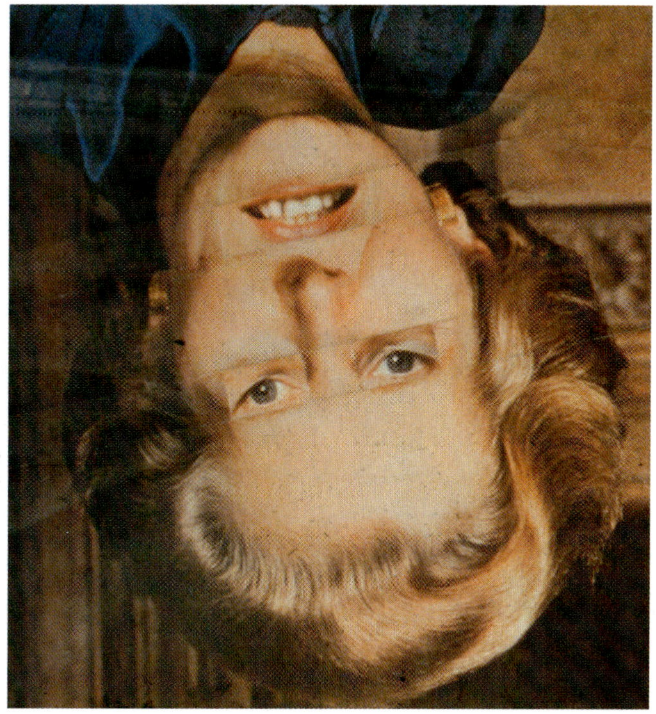

La vue, sens dominant ?

À tort ou à raison, la vue est souvent considérée comme le sens le plus important, celui qui nous donne accès au monde, nous permet de nous faire un « point de vue » et de vérifier la réalité des choses (« il faut le voir pour le croire »). C'est aussi le premier sens du contact amoureux (« dévorer des yeux »).

Avec les mots suivants, composez le maximum d'expressions courantes faisant référence à la vue (17 dans la réponse). Les articles ne sont pas donnés ; un même mot peut être utilisé plusieurs fois.

dans, pied, noir, bon, aux, esprit, rend, propres, de, avoir, chiens, du, faire, prunelle, aveugle, coup, faïence, ses, regard, en, vie, se, coin, rose, sauter, amour, couver, tout, yeux, regarder, doux, d', œil, voir, travers, jeter, vue, mauvais

Solutions : Voir tout en noir. Voir la vie en rose. Une vue de l'esprit. L'amour rend aveugle. Les yeux dans les yeux. Jeter un coup d'œil. Jeter le mauvais œil. Avoir l'œil. Sauter aux yeux. Voir de ses propres yeux. La prunelle de ses yeux. Se regarder en chiens de faïence. Se regarder de travers. Bon pied, bon œil. Regarder du coin de l'œil. Faire les yeux doux. Couver du regard.

Quand notre **cerveau** nous induit en **erreur**

Les effets et illusions d'optique, les mirages et autres pièges visuels mettent bien en évidence la reconstruction des images par le cerveau.

De grandes illusions

Notre cerveau peut nous induire en erreur quand il croit voir ce qui n'existe pas, parce qu'il interprète le message lumineux de manière erronée. Ces illusions montrent les limites des capacités d'interprétation du cerveau. Elles éclairent aussi en partie le mode de fonctionnement du cortex visuel, qui compare ce qui est vu avec des images stockées en mémoire. Ainsi, l'apprentissage induit de nombreuses illusions : le cerveau interprète alors ce qu'il voit « comme il l'a appris ».

Le cerveau a le sens de la démesure. Le cercle central de la figure de gauche paraît plus grand que celui de la figure de droite, alors qu'ils ont le même diamètre. Ce dessin appartient à une vaste famille d'illusions reposant sur une mise en relation des grandeurs. L'erreur provient de ce que le cerveau estime la taille des objets par comparaison, et non en mesurant une valeur absolue. Un objet placé à côté d'un homologue de grande taille paraîtra donc petit, et inversement.

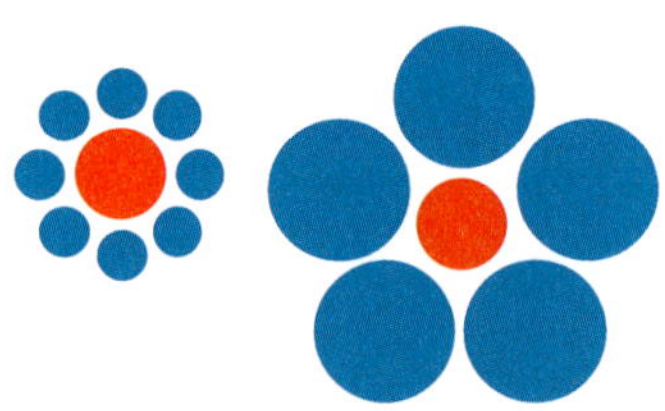

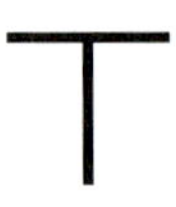

L'horizon comme repère. La branche verticale de ce T majuscule paraît plus longue que l'horizontale alors qu'elles ont la même taille. Cette surestimation provient de ce qu'il est plus facile pour les yeux de balayer l'horizon que de parcourir une direction verticale.

Le cerveau est mauvais en géométrie. Ici, les lignes horizontales semblent courbes alors qu'elles sont parfaitement droites. C'est un effet d'angle : le cerveau a tendance à sous-estimer les angles obtus et à surestimer les angles aigus. En revanche, il surestime la longueur des côtés d'un angle obtus et sous-estime les côtés d'un angle aigu, ce qui explique par exemple l'illusion de Müller Lyer : la ligne horizontale du haut paraît plus courte que celle du bas, alors qu'elles ont la même taille.

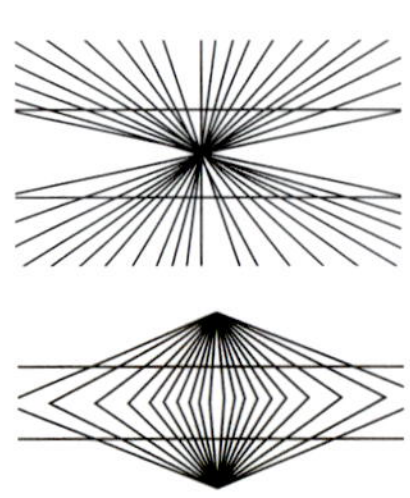

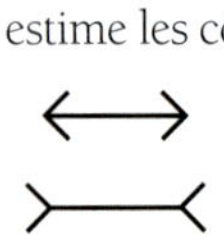

Des phénomènes bien réels

Notre cerveau peut également nous leurrer quand il perçoit correctement une réalité physique mais ne l'interprète pas, comme dans le cas des mirages.

Les mirages

En conduisant en été, on pense parfois voir une flaque d'eau sur une route parfaitement sèche. Cette nappe brillante qui réfléchit le ciel est un mirage. Elle provient du fait que l'indice de réfraction de l'air varie avec sa température. En général, l'air est plus froid en altitude que près du sol. Les rayons lumineux suivent donc une trajectoire courbe, et l'image d'objets aériens semble provenir du sol. Dans le désert, le reflet du ciel sur le sol nous apparaît comme une étendue d'eau. Dans les régions polaires, où le sol est très froid, les rayons se courbent en sens inverse : on voit flotter dans le ciel des objets situés à terre. Les mirages se photographient, preuve que ce ne sont pas des hallucinations.

Le bâton cassé

Qui ne s'est jamais étonné, en plongeant un bâton dans l'eau, de le voir « cassé » ? L'explication est simple : l'eau n'a pas le même indice de réfraction que l'air : elle renvoie donc les rayons lumineux dans une direction légèrement différente. C'est ce que perçoivent nos yeux, et le cerveau ne corrige pas même si l'on sait que le bâton est intact.

Des problèmes de choix. Dans cette figure, le cerveau voit un cube en perspective cavalière mais ne peut décider quelle face est devant ou derrière : le cube peut « basculer » à tout instant. Le cerveau hésite entre deux interprétations possibles (et valides) du dessin, sans pouvoir trancher.

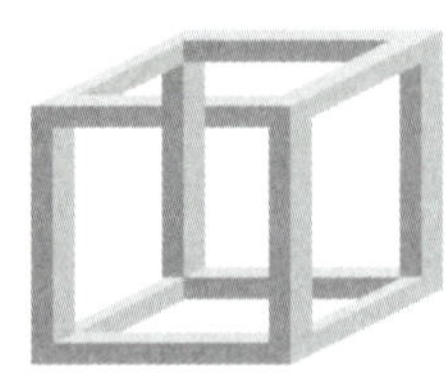

La mise en perspective : le triangle de Penrose. C'est un « objet impossible », c'est un dessin qui ne représente pas une forme plausible en trois dimensions. Le cerveau, habitué à une interprétation en volume via la perspective, veut y voir un objet volumique qui pourtant ne peut exister.

Le **cerveau** en perd la **vue**

Certaines lésions cérébrales ont des effets extrêmement variés sur la vision, selon la structure affectée et sa localisation. Les déficits qu'elles engendrent peuvent aller jusqu'à la cécité.

Quand le cerveau voit mal

La section d'un nerf optique avant le chiasma fait perdre la vision d'un œil, altérant la perception du relief. Il suffit de fermer un œil pour s'en rendre compte. En revanche, une lésion après le chiasma concernera les deux yeux, mais seulement une moitié du champ visuel. En clair, on ne verra plus que la moitié de notre environnement (en relief) !

Des lésions situées plus haut, dans le cortex visuel, auront des effets correspondant à la spécialisation de l'aire touchée. S'il s'agit d'aires repérant les formes ou les couleurs, le sujet aura du mal à reconnaître les objets. Si ce sont les aires affectées au mouvement qui sont lésées, il ne pourra plus suivre des yeux un objet mouvant ou aura du mal à s'orienter. Il existe aussi une aire spécialisée dans la reconnaissance des visages. Une lésion peut entraîner une incapacité à reconnaître les visages connus (prosopagnosie), le reste de la vision comme la mémoire étant épargnés – le sujet peut alors identifier une personne à sa voix ou aux vêtements qu'elle porte.

Les hallucinations

Les hallucinations sont des perceptions ressenties sans que les organes des sens correspondants ne soient sollicités. Elles vont de l'impression soudaine de tomber dans un gouffre quand on s'endort aux voix menaçantes entendues par les schizophrènes en passant par les visions que déclenchent certaines drogues. Les causes en sont très variées. Certaines personnes devenues sourdes « entendent » des morceaux de musique appris autrefois. La schizophrénie, le syndrome de stress post-traumatique, l'alcoolisme et la prise de certains médicaments ou drogues s'accompagnent d'hallucinations. Celles-ci peuvent aussi être provoquées par une migraine, une crise d'épilepsie, une tumeur cérébrale, la sclérose en plaques, les maladies de Parkinson ou d'Alzheimer. Un jeûne prolongé, la fatigue, un stress excessif ou encore l'état d'hypnose et de transe peuvent également être en cause. Comment apparaissent les hallucinations ? Les drogues hallucinogènes perturbent la communication chimique entre les neurones, en agissant sur des neurotransmetteurs comme la dopamine et la sérotonine. Ces mêmes substances pourraient être impliquées dans les autres cas. Grâce à l'imagerie cérébrale, les chercheurs ont découvert que les hallucinations provoquaient une activation des aires sensorielles visuelles, auditives, tactiles, olfactives ou gustatives, selon les cas. La perception d'un tintement de cloche est ainsi liée à l'excitation anormale des neurones du cortex auditif. Chez les schizophrènes qui entendent des voix, le problème viendrait d'un défaut d'interprétation de leur propre langage intérieur, qu'ils attribueraient à quelqu'un d'autre.

La lésion complète d'un cortex visuel peut entraîner un syndrome dit de la vision aveugle. Au début des années 1970, un patient ayant subi une ablation du cortex visuel droit dans un hôpital britannique était capable de tendre la main vers un objet présenté dans son champ visuel gauche alors qu'il disait ne pas le voir ! Ce fut le premier cas bien étudié de « vision aveugle ». Les yeux fonctionnent, mais le message ne peut aller plus loin que la zone lésée, et n'atteint donc pas le cortex préfrontal où se forme la conscience de l'objet observé. Cependant, si l'immense majorité des axones d'origine rétinienne passe par le cortex visuel, une minorité (10 %) la contourne et transmet l'information visuelle au mésencéphale, la partie supérieure du tronc cérébral. C'est suffisant pour impliquer des réponses motrices (tendre la main, suivre des yeux), mais pas pour voir.

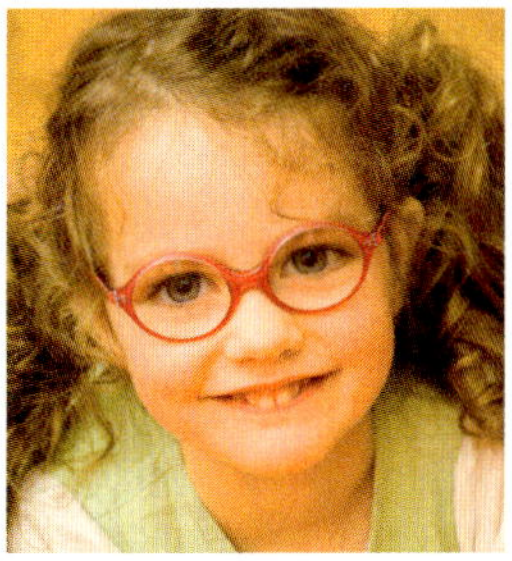

L'amblyopie. Il arrive aussi, en l'absence de lésion cérébrale, que le cerveau ne traite pas l'information provenant d'un œil sain : c'est l'amblyopie, ou perte de vision d'un œil fonctionnel. Cela peut arriver lorsqu'un œil est plus « fort » que l'autre et que le cerveau néglige ou évacue des informations insuffisantes qui ne lui permettent pas de reconstituer une image en relief cohérente. De même, en cas de strabisme, si les deux images se décalent trop, le cerveau en élimine une. Si cela se produit longtemps, en particulier durant l'enfance, la perte de vision peut être définitive. Pour l'éviter, on cache l'œil privilégié pour obliger le cerveau à traiter les informations provenant de l'œil le plus faible.

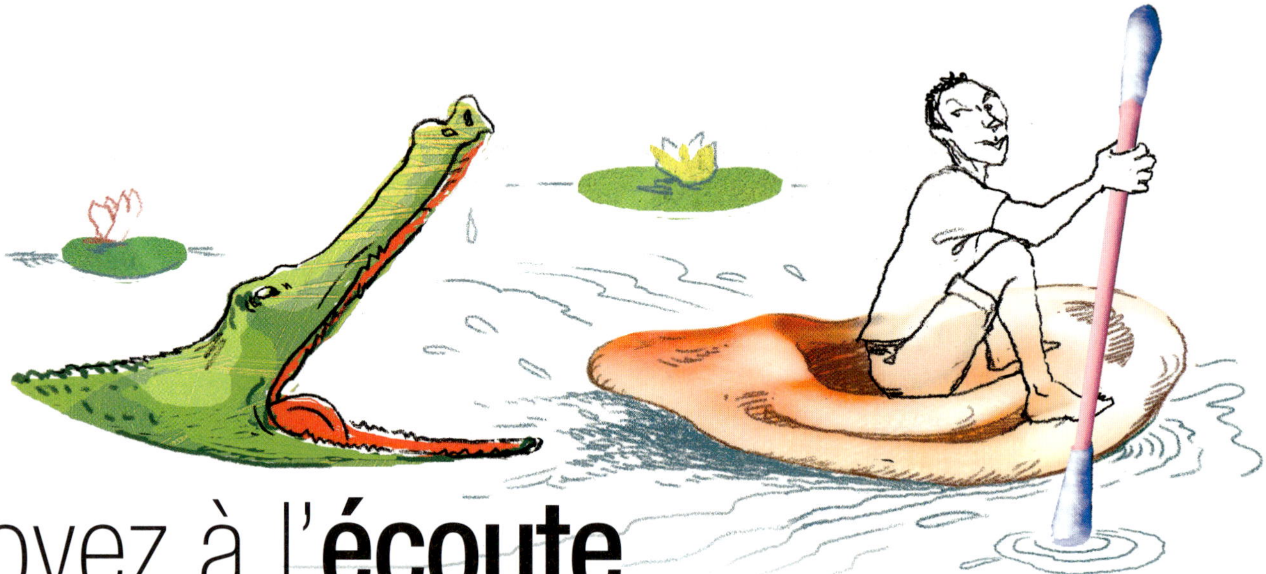

Soyez à l'**écoute**

Souvent considérée comme moins importante que la vue, l'ouïe est pourtant le sens de l'alerte par excellence. L'oreille, qui ne se ferme jamais, explore en effet simultanément toutes les directions.

Le sens de l'alerte et de la communication

À la différence de la lumière, le son contourne les obstacles et peut nous informer sur d'éventuels dangers invisibles, pour peu qu'ils ne se situent pas trop loin, car la portée de l'ouïe est limitée par l'atténuation du son dans l'air. L'ouïe est également un vecteur essentiel de communication : la place du langage dans la vie sociale en fait un sens primordial, dont la perte constitue un grave handicap. Mal entendre n'a donc rien d'anodin, et la perte de la fonction d'alerte de l'ouïe constitue un réel danger (si l'on n'entend plus les voitures, il devient très risqué de traverser une rue…). Ensuite, et surtout, ne plus entendre les autres revient à être coupé de la société des hommes. Et même un simple affaiblissement de l'ouïe peut devenir fort gênant : mal comprendre ses interlocuteurs mène peu à peu à une forme d'exclusion.

Entendez-vous bien ?

Sauf accident, la perte auditive se produit insidieusement chez l'adulte. Un enfant ou un adolescent perçoit des sons d'une fréquence allant de 20 à 20 000 hertz. La perception des aigus baisse ensuite et, vers 60 ans, on n'entend plus au-delà de 12 000 hertz. De même, le seuil auditif (volume sonore minimal que l'on peut percevoir) s'élève avec l'âge. Cette perte auditive, très progressive, est difficilement perçue : inconsciemment, on s'habitue et on adapte son mode de vie à un niveau de perception inférieur. Il faut donc être attentif à des signes comme la difficulté à suivre une conversation à plusieurs ou en milieu bruyant. Quand on commence à régler trop fort le son de la télévision ou de la radio, il est temps de consulter. Dans tous les cas, à partir de 60 ans, il est recommandé de passer un test auditif.

Comment garder une bonne ouïe

Entretenir son ouïe, c'est surtout se protéger des bruits excessifs. La perte d'audition est d'autant plus précoce que l'oreille a déjà été soumise à rude épreuve, car les cellules sensorielles auditives, très fragiles, ne se renouvellent pas. Il ne faut donc pas hésiter à utiliser des protections (bouchons, casques) lorsque le niveau sonore est élevé mais aussi quand on se baigne en mer ou en piscine. Par ailleurs, certains médicaments (antibiotiques, anti-inflammatoires, aspirine), pris à fortes doses, peuvent altérer l'audition. Il convient alors d'en parler au médecin prescripteur.

Dans bien des cas, il existe des traitements contre la perte d'audition. Les prothèses traitent les sons – et non l'oreille – et présentent des limites, dans la localisation spatiale de la source sonore, par exemple. Mais elles préservent l'essentiel : la vie sociale.

Lorsqu'on entend trop !

Certaines personnes souffrent d'hyperacousie : elles perçoivent les bruits et les sons de la vie courante beaucoup plus fort. L'audition devient douloureuse, ce qui provoque une gêne permanente, débouchant sur un véritable handicap social, puisque même une simple conversation devient insupportable.
Plus fréquents, les acouphènes sont la perception de sons (bourdonnements, sifflements, bruits de moteur) n'existant pas physiquement. Ce trouble est le résultat d'une altération des voies auditives, souvent l'oreille interne. Un acouphène peut être transitoire – après une exposition à un bruit excessif – ou permanent.

Le **mécanisme** de l'**audition**

Le son est une vibration de l'air, donc un signal mécanique. Le rôle de l'oreille est de transformer l'ensemble des vibrations reçues en un signal électrique.

Ouvrez grand vos oreilles

Les parties externe et moyenne de l'oreille assument essentiellement la transmission et l'amplification des vibrations. L'oreille interne les transforme en un message nerveux qui emprunte le nerf auditif jusqu'au cerveau. Le fait que nous ayons deux oreilles permet au cerveau de localiser la source sonore en analysant les différences entre les deux signaux nerveux, en particulier leur décalage temporel. Une capacité essentielle pour la fonction d'alerte.

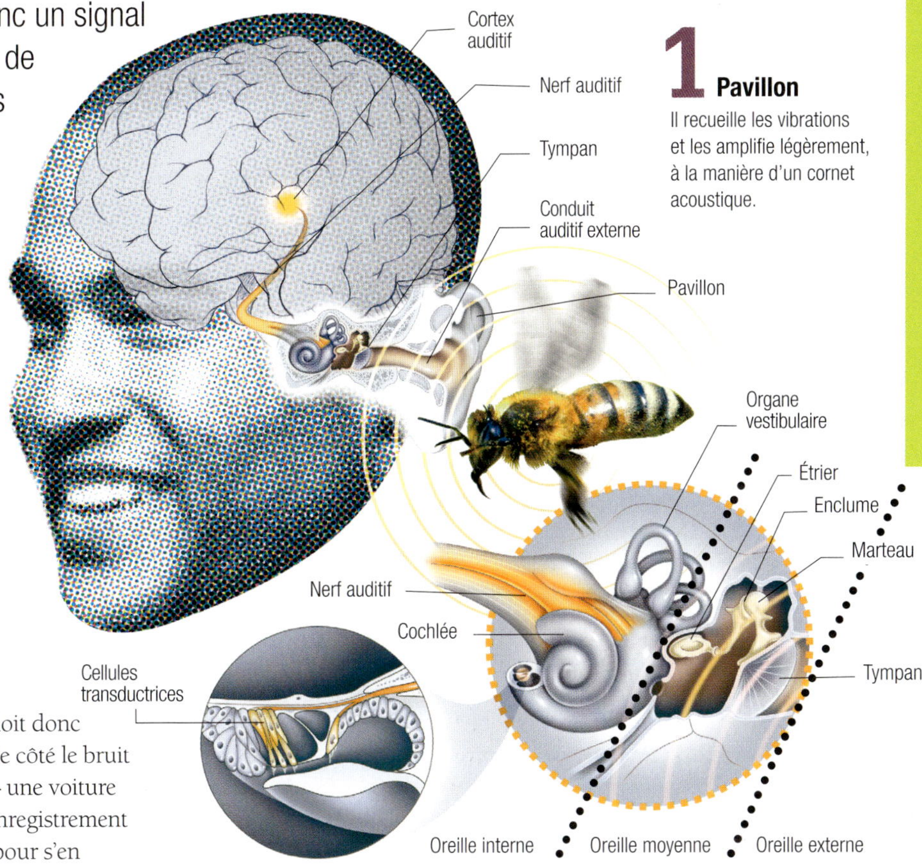

1 Pavillon

Il recueille les vibrations et les amplifie légèrement, à la manière d'un cornet acoustique.

2 Tympan

Il transmet la vibration à une chaîne de petits os (marteau, enclume, os lenticulaire, étrier) qui diminuent l'amplitude des déplacements mécaniques, mais en augmentent la force. Cela permet d'adapter les vibrations sonores à l'étape suivante, l'oreille interne, qui fonctionne en milieu liquide.

3 Organe de Corti

Au centre de la cochlée, il contient des milliers de cellules transductrices. Munies de cils agités par les mouvements du liquide dans lequel elles baignent, ces cellules génèrent des signaux électriques transmis par le nerf auditif.

Organe vestibulaire Il n'intervient pas dans l'audition. Il transforme les mouvements de la tête en signaux nerveux qui renseignent le cerveau sur la position du corps et ses déplacements : c'est l'organe de l'équilibre.

Le cerveau fait le tri

L'oreille est constamment sollicitée. Le cerveau doit donc jouer en permanence un rôle de filtre, mettant de côté le bruit de fond et ne retenant que les sons significatifs – une voiture qui s'éloigne, des paroles… Il suffit d'écouter l'enregistrement d'une conversation tenue dans un lieu bruyant pour s'en convaincre. « Comment avons-nous pu nous entendre dans un tel brouhaha ? » s'étonne-t-on alors. Cette faculté d'attention sélective ne signifie pas pour autant que les autres bruits sont éliminés : l'« effet cocktail party » désigne non seulement cette capacité à focaliser notre perception auditive dans un environnement très bruyant, mais aussi celle de réagir à un son significatif (notre nom, par exemple) noyé dans un bruit de fond. Sans que nous en ayons conscience, notre cerveau capte l'ensemble des stimulations sonores, mais ne nous informe que lorsqu'un mot ou un son revêt une valeur particulière pour nous.

Un processus similaire explique que l'on puisse dormir avec un bruit de fond, mais qu'un son d'alerte, même minime (le gémissement d'un enfant, par exemple), nous réveille. Un bruit de fond régulier peut d'ailleurs être ignoré jusqu'au moment où il s'arrête : la sensation de calme nous fait alors prendre conscience de son existence.

Les bruits, les paroles, les musiques

L'audition fait intervenir un grand nombre d'aires cérébrales, différentes selon la nature des sons perçus. Le nerf auditif transmet l'information sonore au cortex auditif, situé dans le lobe temporal. Des traitements complexes aboutissent à une identification de la catégorie de sons entendus (parole, musique ou bruit). Les paroles sont dirigées vers les aires dédiées au langage, alors que les mélodies mobilisent des circuits cérébraux différents. Les altérations spécifiques de la reconnaissance de la musique témoignent de ces différences de traitement, puisque le langage ou la perception des bruits de l'environnement peuvent rester indemnes.

Une question **d'oreille**

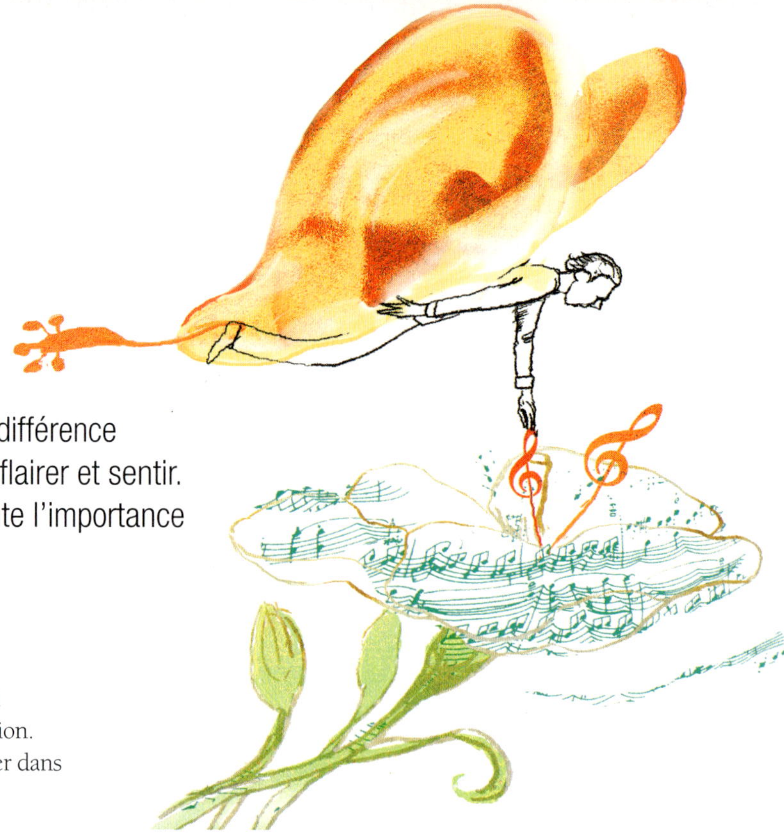

Il existe entre écouter et entendre la même différence qu'entre regarder et voir, palper et toucher, flairer et sentir. La nuance entre ces deux termes montre toute l'importance de l'attention dans la perception.

Savoir écouter

L'écoute est un processus actif, volontaire et conscient, qui mobilise des aires cérébrales différentes de la simple audition. Écouter est essentiel pour tout apprentissage, en particulier dans l'acquisition du langage. Mais savoir écouter s'apprend aussi ! Les musiciens en sont la meilleure preuve. Ils peuvent par exemple suivre le son d'un seul instrument dans un orchestre en faisant abstraction des autres, alors que leur oreille entend l'ensemble de la formation. L'écoute régulière de musique, même sans pratique ni apprentissage, développe les capacités d'écoute. Une étude canadienne récente a même montré que l'apprentissage de la musique chez le jeune enfant modifie son développement cérébral et semble augmenter sa mémoire et sa capacité d'attention.

L'oreille absolue

L'oreille absolue, qui concerne environ une personne sur 10 000, est la capacité à identifier une note – c'est-à-dire la hauteur d'un son – sans devoir la comparer à une référence. L'oreille relative a besoin pour cela d'entendre un diapason ou le *la* du piano. Malgré son nom, cette faculté n'est pas une question d'oreille, mais de cerveau : c'est lui qui identifie la note, alors que l'oreille les entend toutes.

Aptitude innée ou acquise ? Le débat n'est pas encore tranché, mais il est certain que l'apprentissage développe cette faculté.

Radio : devenez un auditeur actif

« Quand il écoute une dramatique ou un documentaire radiophonique, explique Silvain Gire (responsable éditorial d'ArteRadio.com), l'auditeur crée ses propres images à partir des informations que lui apportent les sons. Son cerveau donne à chaque voix un visage, attribue à chaque ambiance une couleur, à chaque bruit une émotion. » En l'absence de sensations visuelles, les fictions et les documentaires laissent ainsi la plus grande place à l'imaginaire, tout comme la lecture. L'écoute de radios élaborées ou créatives suscite aussi une attention très particulière, un état de calme paradoxal et une proximité avec les intervenants, totalement absents avec la télévision. Faites l'expérience : redécouvrez le plaisir d'écouter, laissez-vous emporter par des voix qui ne semblent s'adresser qu'à vous, comme si l'ouïe seule créait finalement une intimité beaucoup plus grande qu'une perception à la fois visuelle et sonore.

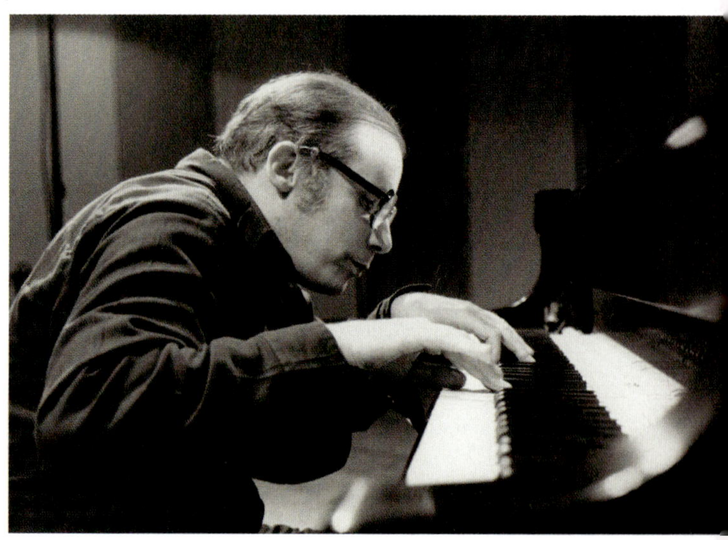

La musique est à elle seule un domaine de recherche des neurosciences. Comme le langage, elle sollicite beaucoup de régions cérébrales, selon que l'on écoute, que l'on interprète ou que l'on compose. Le pianiste Glenn Gould avait aussi la particularité de pouvoir chantonner tout en jouant.

Paroles et musique

Lorsqu'on écoute une chanson, on entend les paroles ; on peut les mémoriser, mais on n'est pas forcément attentif à leur sens. Les modalités d'écoute sont différentes de celles du langage, et on peut diriger son attention sur la mélodie aux dépens des paroles ou inversement. Vous souvenez-vous des paroles ou des thèmes de ces chansons ?

Les prénoms

À quelles chansons appartiennent ces listes de prénoms ?

1. Firmin, Sébastien, Fernand, Francis
 ....
2. Rebecca, Anton, Paula, Ivan, Johanna, Boris, David…
 ....
3. Jean, Pierre, Paul (et compagnie)
 ....
4. Ruth, Anna, Jérémie, Sarah
 ....

Le thème

Retrouvez le titre de chaque chanson d'après son thème principal.

1. Une visite de Moscou en compagnie d'une guide aux cheveux blonds.
 ....
2. Elle attend son retour, mais s'il tarde trop, elle ira se « réchauffer à un autre soleil ».
 ....
3. Un taureau raconte son martyre.
 ....
4. Il marche tout seul et il appelle sa mère à l'aide.
 ....

Personnages ou faits réels

Ces chansons sont inspirées de personnages ou de faits réels. Lesquels ?

1. « C'est un amour mystère/Un secret d'État (…)/ C'est l'histoire d'une étoile et d'un lion. »
 ....
2. « C'est comme une gaieté/Comme un sourire/Quelque chose dans la voix/Qui paraît nous dire « viens »/ Qui nous fait sentir étrangement bien. »
 ....
3. « Alors, chu r'parti/Sur Québec Air/Transwolrd, Nord-East, Eastern, Wester/Puis Pan-American/ Mais ché pu où ch'u rendu »
 ....

Les paroles

Complétez les paroles des chansons suivantes.

1. Maxime Le Forestier « C'est la première fois/ Que je suis amoureux…

- ☐ **a.** Désormais, il n'y a que toi
- ☐ **b.** Mais je poursuis ma voie
- ☐ **c.** De tout un pensionnat

2. Daniel Balavoine « C'est pour ça qu'aujourd'hui/ Je voudrais crier :

- ☐ **a.** Aimer est plus fort que d'être aimé
- ☐ **b.** Je n'suis pas un héros
- ☐ **c.** Je ne t'en veux pas

3. Patrick Bruel « Le jour est venu et moi aussi/Mais j'veux pas être le premier/Si on avait plus rien à se dire et si et si…

- ☐ **a.** Qu'est-ce que j'ai fait de ces années ?
- ☐ **b.** Je fais des détours dans le quartier
- ☐ **c.** Je crains ce qui pourrait se passer

4. Renaud « Y a un mariolle, il a au moins quatre ans/ Y veut t'piquer ta pelle et ton seau/Ta couche-culotte avec tes bonbecs dedans/Lolita, défend-toi, fous-y un coup d'râteau dans l'dos/Attends un peu avant de t'faire emmerder…

- ☐ **a.** Par ces p'tits machos qui pensent qu'à une chose
- ☐ **b.** Par les play-boys des bacs à sable
- ☐ **c.** Par ces gosses bruyants qui t'feront pleurer

Solutions : Les prénoms 1. *La Bicyclette* (paroles : Pierre Barouh ; musique : Francis Lai ; interprète : Yves Montand et d'autres). **2.** *Ivan, Boris et moi* (paroles : Eddy Marnay ; musique : Emil Stern ; interprète : Marie Laforêt). **3.** *Les Copains d'abord* (Georges Brassens). **4.** *Comme toi* (Jean-Jacques Goldman). **Le thème 1.** *Nathalie* (paroles : Pierre Delanoë ; musique et interprète : Gilbert Bécaud). **2.** *Dis, quand reviendras-tu ?* (Barbara). **3.** *La Corrida* (Francis Cabrel). **4.** *Allô maman bobo* (paroles et interprète : Alain Souchon ; musique : Laurent Voulzy). **Personnages ou faits réels 1.** *Marilyn et John* (paroles : Franck Langolff ; musique : Étienne Roda-Gil ; interprète : Vanessa Paradis), une chanson inspirée de la liaison entre Marilyn Monroe et John Kennedy. **2.** *Ella, elle l'a* (paroles et musique : Michel Berger ; interprète : France Gall), une chanson en hommage à Ella Fitzgerald. **3.** *Lindberg* (paroles : Claude Péloquin, musique : Robert Charlebois ; interprètes : Robert Charlebois et Louise Forestier), une chanson en hommage à l'aviateur Charles Lindberg. **Les paroles 1. c.** (*Fontenay-aux-Roses.* Paroles : Kernoa ; musique : Maxime Le Forestier). **2. b.** (*Je ne suis pas un héros.* Paroles et musiques : Daniel Balavoine). **3. b.** (*Place des grands hommes.* Paroles : Bruno Garcin ; musique : Patrick Bruel). **4. a.** (*Morgane de toi.* Paroles et musique : Renaud Séchan).

Le **goût** et l'**odorat** : des sens indissociables

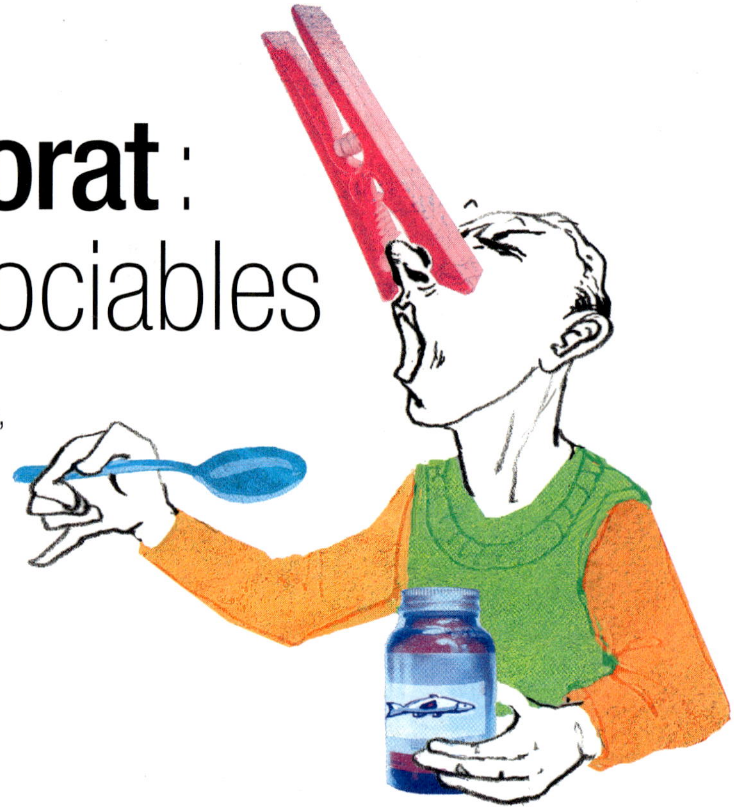

Longtemps considérés comme deux sens distincts, le goût et l'odorat ont beaucoup en commun. Ils sont liés anatomiquement et fonctionnellement, réagissent à des stimuli chimiques et déclenchent des réactions émotionnelles fortes.

Des goûts et des odeurs

Une grande partie de ce que nous appelons le goût des aliments vient en réalité de leur odeur : celle-ci remonte dans les fosses nasales par l'arrière-bouche (on parle de rétro-olfaction). C'est pourquoi on ne sent pas le goût des aliments lorsqu'on est enrhumé.

Contrairement à la vue, à l'ouïe et au toucher, le goût et l'odorat répondent à un stimulus chimique – provoqué par les molécules présentes dans ce que nous absorbons pour le premier, et par celles qui se trouvent dans l'air pour le second. Il existe des centaines de milliers de molécules différentes : même si nous ne les percevons pas toutes, le répertoire de ces deux sens est immense.

Il en découle une autre particularité commune : à la différence des sens dits physiques, il n'existe pas ici d'observateur standard (voir p. 27). Chacun perçoit une odeur ou un goût à sa manière. D'où l'absence de vocabulaire spécialisé – comme « vert » pour la vue, « aigu » pour le son ou « chaud » pour le toucher – pour décrire une odeur ou un goût.

Enfin, les goûts et les odeurs provoquent des réactions très fortes, allant du plaisir au dégoût, voire à la nausée. Notre capacité de mémorisation des odeurs et des saveurs vient sans doute de cette forte charge émotionnelle.

Le marketing olfactif joue sur cette caractéristique des odeurs pour modeler l'image d'un produit. Des agences ont ainsi conçu une odeur spécifique (« de propre ») pour les parkings, avec pour objectif de diminuer l'impression d'insécurité des clients.

Des sens innés ?

Même s'il n'a jamais vu un renard de sa vie, un rat s'immobilise et se montre stressé dès qu'on lui en fait sentir l'odeur. D'autres exemples montrent que la plupart des animaux semblent réagir de manière innée à certaines odeurs. Et l'homme, réagit-il de manière innée à certaines odeurs ou à certains goûts ? Nos gènes déterminent-ils quelles odeurs ou quelles saveurs nous considérons comme attirantes ou repoussantes ? Il suffit de donner à un nouveau-né des gouttes sucrées ou amères pour le voir immédiatement faire des mimiques sans équivoque. Est-ce pour autant génétique ? Certains chercheurs pensent que l'attirance pour le sucré est en fait acquise dans l'utérus. Le fœtus avale le liquide amniotique, dont le goût est légèrement sucré, même s'il change en fonction de l'alimentation de la mère. La même expérience se poursuivra avec le lait.

Ou des sens acquis ?

Si l'on excepte les saveurs simplissimes comme le sucré ou l'amer, nos préférences alimentaires et olfactives résultent de l'apprentissage et varient avec l'âge. Les saveurs complexes ou fortes « n'inspirent » pas plus les enfants que l'amertume. Il faut attendre l'âge adulte pour apprécier des boissons amères (café, bière) ou des plats sophistiqués. Un apprentissage qui ne peut passer par les mots puisque ceux-ci n'existent pas, mais par l'expérience : il faut goûter.

Les préférences gustatives de l'adulte résultent donc essentiellement de ses expériences et de sa culture. Certains aliments qui donneraient la nausée dans un endroit du monde peuvent être très appréciés ailleurs : insectes, fruits de mer, escargots ou karela (légume amer consommé en Inde), par exemple. Seuls les goûts et les odeurs de décomposition semblent rejetés dans toutes les cultures, sans doute parce qu'ils signalent une nourriture avariée.

Même la capacité à détecter et reconnaître une odeur ou une saveur s'apprend. Dans le domaine de l'industrie agroalimentaire, si on cherche à mesurer les odeurs sans s'inquiéter de leur charge émotionnelle, mais uniquement par des procédés physico-chimiques, on n'obtient pas de résultats satisfaisants. Il faut donc recourir à des personnes choisies non pas pour leurs capacités olfactives exceptionnelles, mais pour leur aptitude, liée à l'apprentissage, à identifier les odeurs et à évaluer leur intensité.

Le vocabulaire des odeurs et des saveurs

Remplissez la grille à l'aide des définitions suivantes.

1. Un nom qui s'applique aux suivants : fleurs, vin, Carole (ou Michel)

2. Changez l'une des lettres d'un nom qui désigne « une évidence » et vous aurez une odeur agréable.

3. Synonyme de doux et onctueux.

4. Attendre avant de consommer du gibier.

5. Qualifie un parfum entêtant ou un vin qui enivre.

6. Qui provoque des nausées.

7. Un mot qui s'applique aux suivants : potage, velours, doux.

8. Une odeur à fuir comme la peste.

9. Relève le goût des plats.

10. Changez l'une des lettres d'un adjectif qui désigne « quelque chose de caché que l'on peut trouver ». Vous obtiendrez quelque chose de très agréable.

11. Qualifie un goût et signifie, au sens figuré : ressentiment, tristesse, regret.

12. Qualifie un goût et signifie, au sens figuré : sans relief, ennuyeux, sans intérêt.

13. Les noix, le citron, les fruits verts ont un effet asséchant dans la bouche. Quel est le nom de cette sensation ?

14. L'ensemble des sensations que l'on ressent en mangeant (odeur, saveur, température, consistance…).

15. Son odeur insupportable et piquante est provoquée par l'irritation d'un nerf du visage (le nerf trijumeau) et non par une perception olfactive.

16. La sensibilité olfactive du chien.

17. Elle se déclenche à la seule évocation du repas qui va être servi ou à son odeur.

18. Un phénomène qui explique (entre autres) que l'on ne sent pas sa propre odeur ou plus celle de son parfum après quelques minutes.

19. Une odeur de renfermé.

20. Proche de âpre.

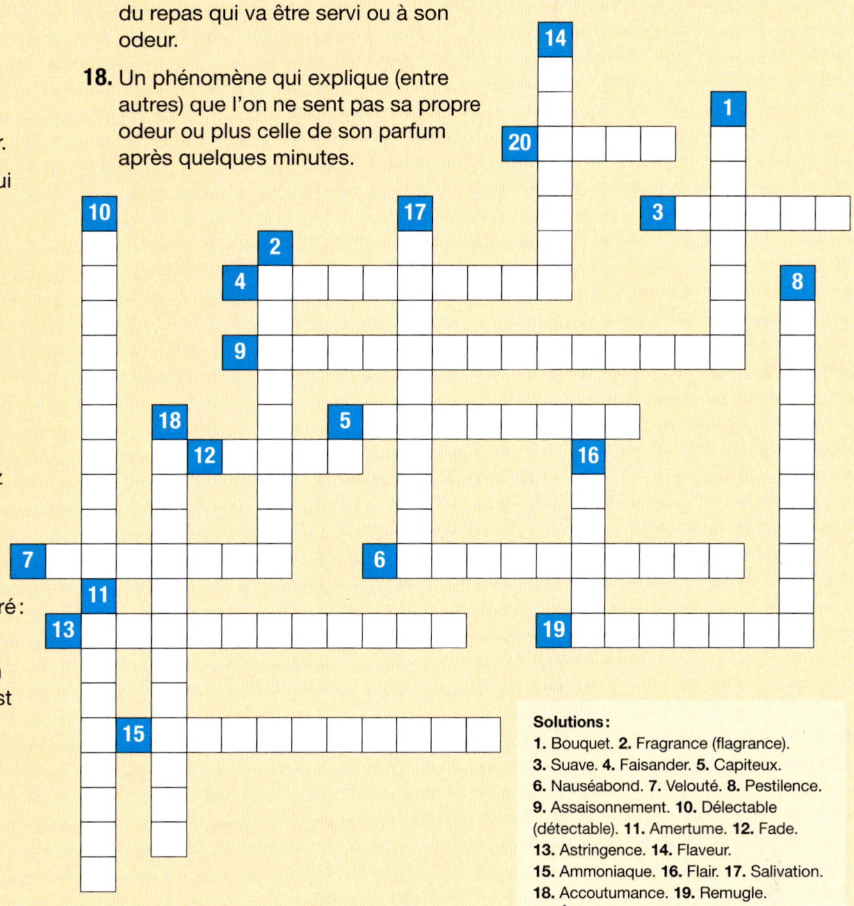

Solutions :
1. Bouquet. **2.** Fragrance (flagrance). **3.** Suave. **4.** Faisander. **5.** Capiteux. **6.** Nauséabond. **7.** Velouté. **8.** Pestilence. **9.** Assaisonnement. **10.** Délectable (détectable). **11.** Amertume. **12.** Fade. **13.** Astringence. **14.** Flaveur. **15.** Ammoniaque. **16.** Flair. **17.** Salivation. **18.** Accoutumance. **19.** Remugle. **20.** Âcre.

La valeur symbolique des aliments

Le plus bel exemple est celui du pain, aliment de base qui symbolise la nourriture en général (« le pain quotidien »), mais aussi la vie (« il vaut mieux aller au boulanger qu'au docteur »), la générosité (« bon comme le pain ») et le travail (« gagner son pain ou sa croûte »). Retrouvez des expressions ou proverbes à partir des définitions suivantes.

Richesse et pauvreté

1. Vouloir gagner sur tous les plans.

....

2. Connaître de durs débuts.

....

3. Améliorer sa situation.

....

4. Faire fortune.

....

Traits de caractère

5. Tomber facilement amoureux.

....

6. Être trop gentil, se laisser faire, céder à tout.

....

7. Mentir.

....

8. Changer d'humeur rapidement.

....

Bonheurs et aléas

9. Éprouver de la satisfaction, être heureux comme un bébé.

....

10. Se faire avoir.

....

11. Duper quelqu'un.

....

12. Être heureux.

....

Solutions :
1. Vouloir le beurre et l'argent du beurre. **2.** Manger de la vache enragée. **3.** Mettre du beurre dans les épinards. **4.** Faire son beurre. **5.** Avoir un cœur d'artichaut. **6.** Être une bonne poire. **7.** Raconter des salades. **8.** Être soupe au lait. **9.** Boire du petit-lait. **10.** Être le dindon de la farce. **11.** Rouler quelqu'un dans la farine. **12.** Être comme un coq en pâte.

Avoir du **nez**

L'odorat est considéré comme le plus primitif des sens. Chez les animaux dits supérieurs, il renseigne sur l'environnement mais porte aussi des messages guidant les interactions sociales – rencontres sexuelles, marquage du territoire ou odeurs répulsives. L'homme s'en sert consciemment pour les activités liées à l'alimentation, et parfois aussi pour détecter un danger, comme le feu, une odeur toxique ou un aliment pourri.

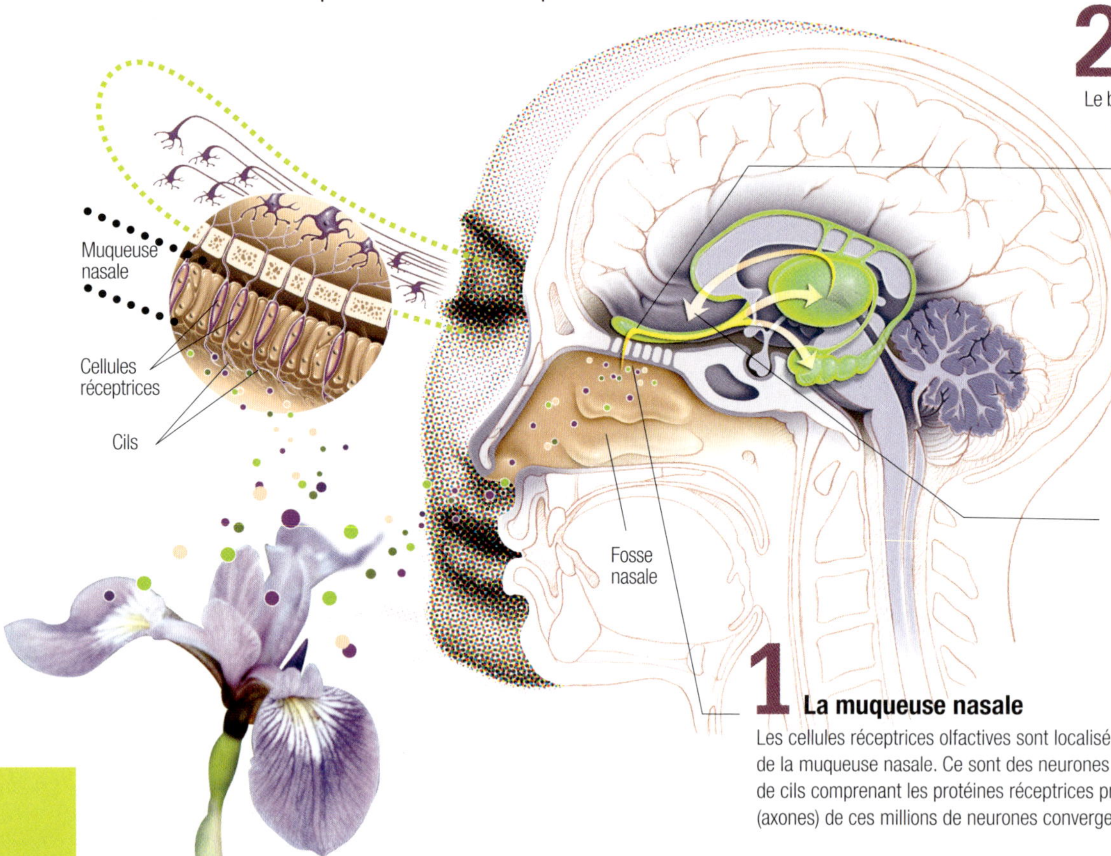

2 Le bulbe olfactif

Le bulbe olfactif est un relais nerveux très organisé spatialement, puisque les axones s'y assemblent non au hasard mais en fonction du type de message « odorant » qu'ils portent. De plus, le bulbe olfactif reçoit des informations du cerveau (vigilance, intérêt, faim, désir) qui affectent la transmission de l'image olfactive. Il en ressort quelques milliers de fibres nerveuses qui se dirigent vers le cortex olfactif.

3 Le cortex olfactif

Les messages sont analysés dans les aires olfactives, puis associés aux autres données sensorielles et traitées par différentes régions du cortex. Le cerveau peut alors identifier l'odeur, mais aussi réagir émotionnellement.

1 La muqueuse nasale

Les cellules réceptrices olfactives sont localisées dans une surface restreinte (5 cm^2) de la muqueuse nasale. Ce sont des neurones particuliers puisqu'ils portent une touffe de cils comprenant les protéines réceptrices proprement dites. Les prolongements (axones) de ces millions de neurones convergent vers le bulbe olfactif.

Dix mille odeurs différentes

Une odeur est en général un mélange de dizaines, voire de centaines de molécules odorantes – près de quatre cents pour une rose, par exemple. En moyenne, nous pouvons distinguer environ dix mille odeurs différentes. Pour réaliser cet exploit, nous disposons de quelques centaines de types de protéines réceptrices, ce qui est à la fois important par rapport aux autres sens (il n'existe que quelques types de récepteurs pour la vision) et insuffisant au regard de l'immense variété des molécules à identifier. Chaque protéine réagit donc à plusieurs types de molécules plus ou moins proches, avec des intensités différentes. Et chaque cellule réceptrice porte une combinaison particulière de protéines. Finalement, une odeur n'excite que certaines cellules, avec des intensités variables.

Nous ne sentons pas nos odeurs corporelles

Le seuil olfactif est la concentration minimale à laquelle un individu détecte une odeur. On distingue deux niveaux de seuil : le premier correspond à la concentration à laquelle l'individu constate la présence d'une molécule odorante, mais sans l'identifier. L'identification, qui requiert une concentration supérieure, constitue le second niveau. Lorsqu'une odeur persiste, le seuil olfactif finit par s'élever jusqu'à en inhiber la perception. Ce phénomène d'habituation ou d'accoutumance régénère la disponibilité du système olfactif, il lui permet d'être réceptif à une éventuelle nouvelle odeur. Ce qui explique qu'on ne sente pas (ou peu) ses odeurs corporelles.

Avez-vous du **goût** ?

Le goût, souvent considéré comme le cinquième sens, permet de percevoir la saveur des aliments, une information complexe qui résulte en fait de l'interaction de plusieurs sens.

L'empire des sens

Notre perception d'un aliment correspond à l'addition de son arôme, perçu par la rétro-olfaction, au niveau de l'arrière-nez, de sa saveur, captée par la langue, et des sensations somesthésiques (associées au toucher) qui nous informent sur sa température ou sur sa texture. Même la vue et l'ouïe interviennent dans l'appréciation de la nourriture. Quant au sens que nous appelons classiquement le goût, c'est-à-dire le traitement des informations de saveur données par la langue, il est aujourd'hui appelé gustation, qui n'est finalement qu'une des facettes du goût.

Combien de saveurs ?

Que se passe-t-il dans notre bouche ? On distingue traditionnellement quatre types de papilles gustatives, réparties dans des zones distinctes de la langue et sensibles à quatre saveurs de base : le sucré, le salé, l'amer et l'acide. Les milliers de goûts que nous ressentons seraient un mélange de ces quatre saveurs, un peu comme toute couleur est une combinaison des trois couleurs primaires. Les Japonais comptent une cinquième saveur de base, l'umami, qui correspond au goût du glutamate de sodium, très utilisé dans la cuisine asiatique.

L'idée que tous les goûts résultent d'une simple combinaison de quelques saveurs de base est aujourd'hui controversée. Selon les spécialistes, il n'existe pas cinq (ou six) populations de papilles étroitement spécialisées. Au contraire, chaque cellule gustative serait capable de réagir à plusieurs molécules, mais avec des intensités différentes. Chaque molécule sapide (d'une saveur) agirait alors sur une combinaison particulière de cellules, en un mécanisme rappelant celui de l'odorat.

L'appétence ou le dégoût

Le goût est essentiel à la survie, puisqu'il renseigne l'individu sur ce qu'il mange. On trouve la trace de cette fonction de protection dans les préférences et répulsions spontanées des jeunes enfants et de bien des adultes. Nous sommes en général attirés par les graisses et les aliments sucrés, c'est-à-dire ceux qui apportent le plus d'énergie. En revanche, l'amertume est souvent considérée comme désagréable ; or elle caractérise les alcaloïdes et les tannins, substances toxiques sécrétées par les plantes pour se défendre. De la même façon, les enfants, comme les animaux, rejettent le goût des aliments inconnus – donc potentiellement dangereux.

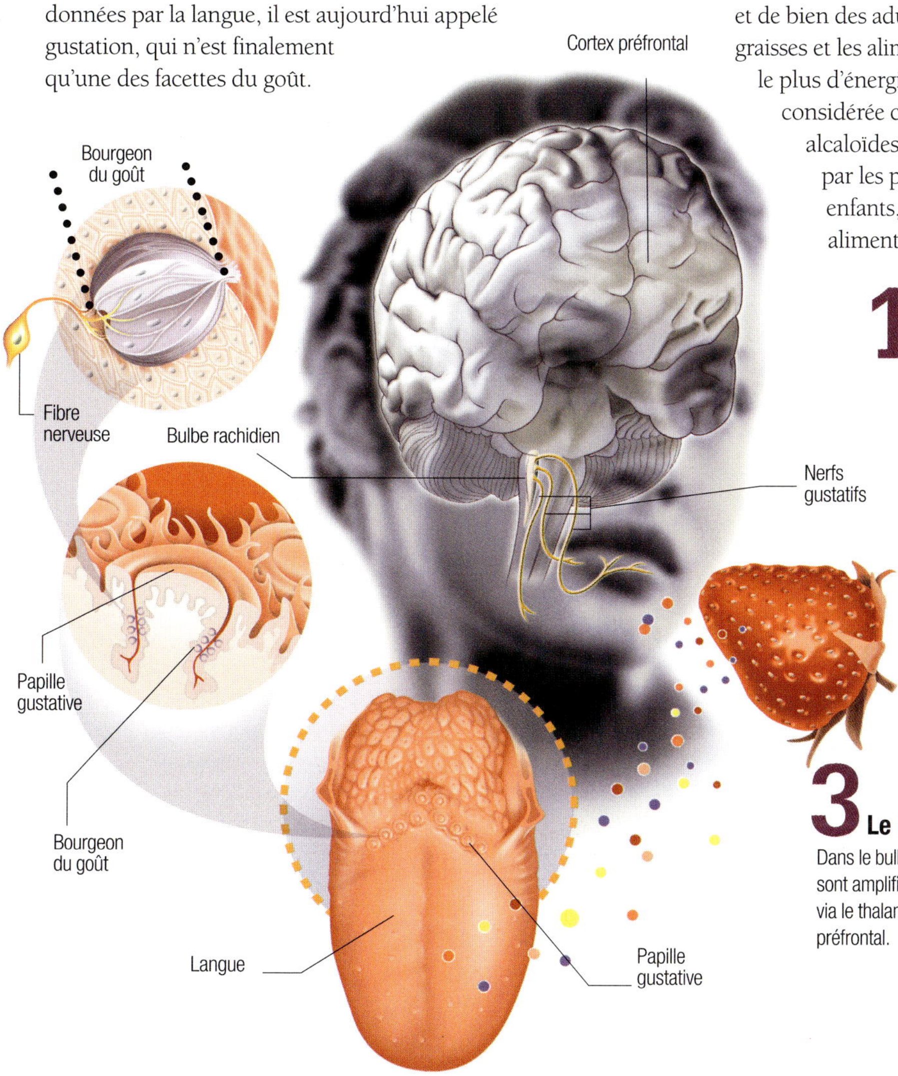

1 La molécule sapide

La molécule sapide, dissoute dans la salive, arrive au contact d'une papille gustative. La bouche en compte quelques milliers, situées essentiellement sur la langue mais aussi dans le voile du palais, l'épiglotte ou le pharynx. Chaque papille contient des dizaines de bourgeons du goût composés de cellules sensibles aux saveurs.

2 Les trois nerfs gustatifs

À la base de chacune de ces cellules, une fibre nerveuse prend le relais. Ces fibres constituent trois nerfs gustatifs distincts qui convergent vers un noyau situé dans le bulbe rachidien.

3 Le bulbe rachidien

Dans le bulbe rachidien, les contrastes entre saveurs sont amplifiés. Le message ainsi prétraité est acheminé via le thalamus vers l'aire gustative puis vers le cortex préfrontal.

Les clés du **toucher**

Le toucher comprend deux systèmes parallèles possédant chacun leurs récepteurs et leurs voies anatomiques. L'un traite les informations mécaniques comme la pression, le contact léger, la vibration, l'autre la température et la douleur.

Questions de tact

Grâce à la peau, nous sommes en contact direct avec notre environnement. Elle peut nous prévenir de certains dangers comme les brûlures, nous permet de compenser certains sens défaillants grâce à ses capteurs répartis sur tout le corps et constitue un vecteur de communication affective avec autrui. Elle héberge plusieurs types de récepteurs mécaniques, offrant différentes dynamiques de réponse. Certains ne réagissent que transitoirement, au début d'un contact – on sent la pression et la texture d'un vêtement quand on l'enfile, puis on l'oublie. D'autres maintiennent l'information tant que la stimulation persiste.

La température ou la douleur ne sont pas ressenties par des récepteurs, mais par des terminaisons nerveuses libres situées pour la première dans la peau et pour la seconde dans tout le corps. Ces terminaisons réagissent directement à la température ou, pour la douleur, à des substances particulières libérées par les tissus lésés. Là encore, il existe des réponses rapides, comme le retrait réflexe en cas de brûlure, ou persistantes, dans le cas d'une douleur chronique.

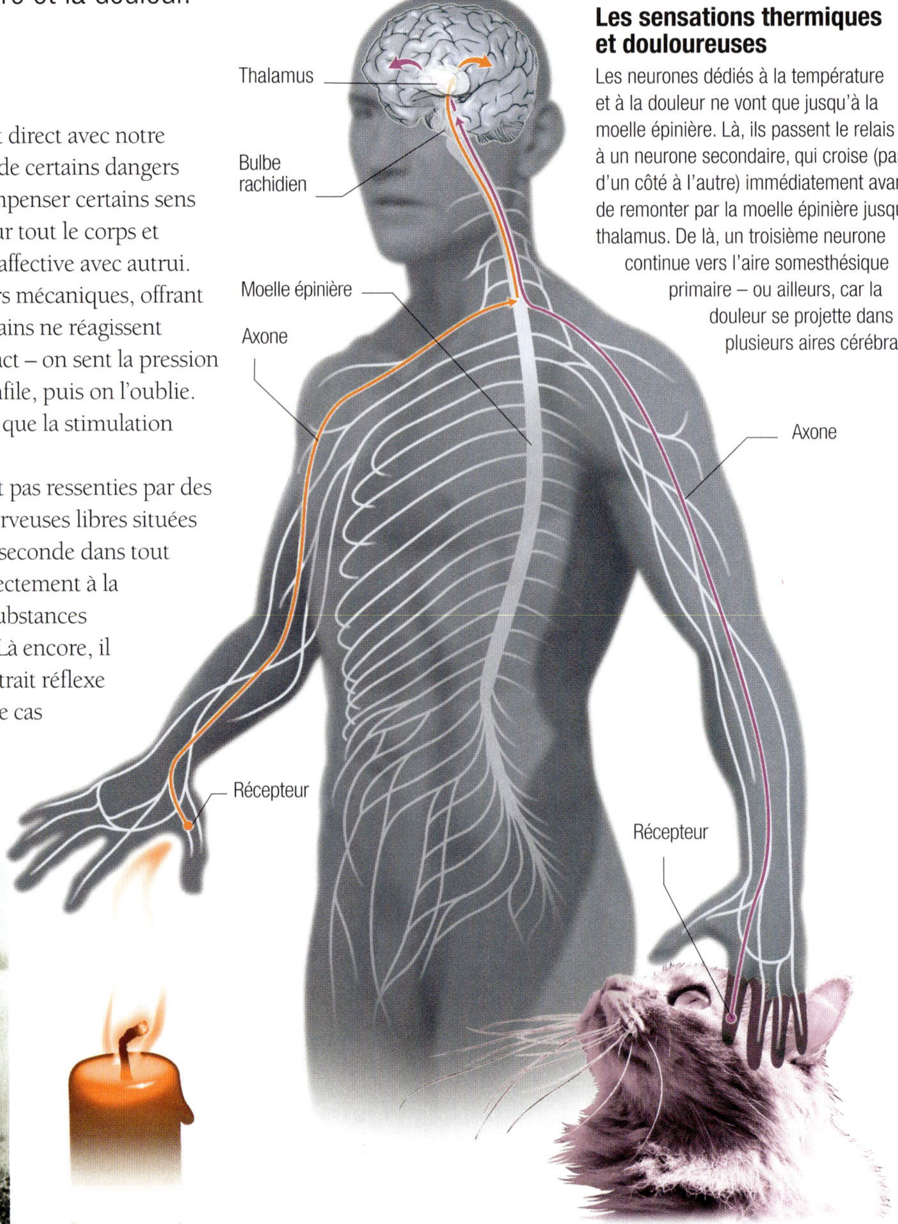

Les sensations thermiques et douloureuses

Les neurones dédiés à la température et à la douleur ne vont que jusqu'à la moelle épinière. Là, ils passent le relais à un neurone secondaire, qui croise (passe d'un côté à l'autre) immédiatement avant de remonter par la moelle épinière jusqu'au thalamus. De là, un troisième neurone continue vers l'aire somesthésique primaire – ou ailleurs, car la douleur se projette dans plusieurs aires cérébrales.

Les sensations mécaniques

Les axones composant les nerfs périphériques vont du récepteur, la zone du corps où l'on ressent une pression, au bulbe rachidien via la moelle épinière. Un seul et même axone fait donc tout le trajet. Dans le bulbe rachidien, il passe le relais à un deuxième neurone, qui croise et remonte au thalamus. Là, un troisième neurone poursuit le chemin jusqu'à l'aire somesthésique primaire.

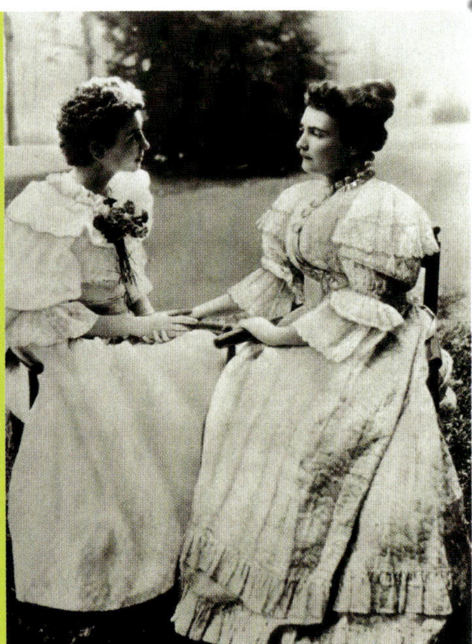

Née en 1880 en Alabama, Helen Keller (à gauche) est coupée du monde à l'âge de 19 mois par ce que l'on pense aujourd'hui être une scarlatine : elle devient aveugle, sourde et muette. Sa gouvernante, Ann Sullivan, elle-même presque aveugle, rompra son isolement en lui épelant dans la paume (avec le doigt) le nom des objets qu'elle lui donne à palper. Helen deviendra une auteure et conférencière célèbre. Privée de la vue et de l'ouïe, elle a donc rétabli le contact avec le monde grâce au toucher.

Le trajet jusqu'au cerveau

Le message doit parfois accomplir un long trajet avant de parvenir au cerveau. Les nerfs qui transportent les messages sensitifs vers le système nerveux central vont de la périphérie du corps à la moelle épinière, puis ils remontent jusqu'au tronc cérébral. L'hémisphère droit traite la partie gauche du corps et inversement, car les voies nerveuses croisent (passent d'un côté à l'autre). Les nerfs chargés de l'information mécanique le font dans le bulbe rachidien, ceux chargés de la douleur et de la température, dès leur arrivée dans la moelle épinière.

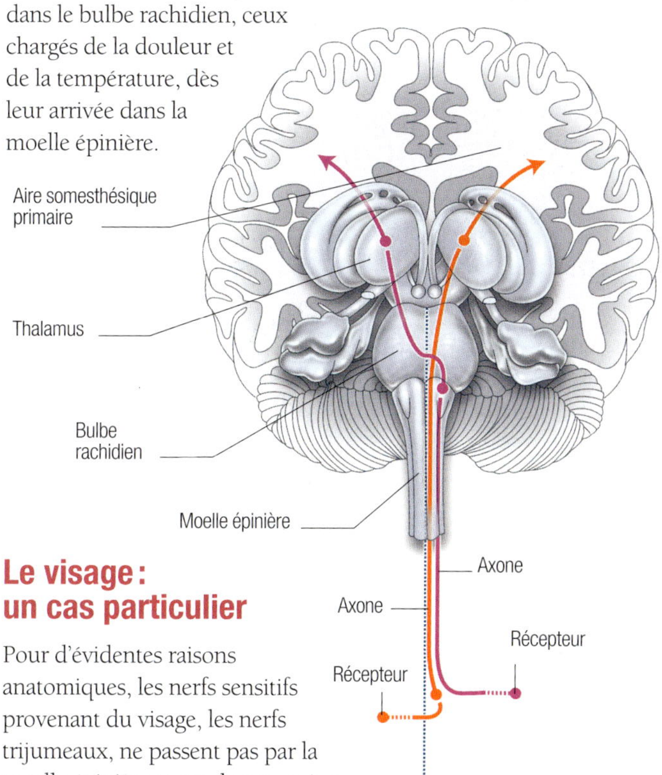

Le visage : un cas particulier

Pour d'évidentes raisons anatomiques, les nerfs sensitifs provenant du visage, les nerfs trijumeaux, ne passent pas par la moelle épinière avant de parvenir au cerveau. Ils se dirigent directement vers le tronc cérébral, puis suivent le même itinéraire que les autres nerfs vers le thalamus. Ces nerfs trijumeaux véhiculent les informations classiques du toucher (mécaniques, thermiques, douloureuses), mais aussi celles concernant des composantes chimiques particulières provenant des capteurs du goût et de l'olfaction – tels le piquant provoqué par la capsaïcine, la molécule présente dans les piments, le « frais » du menthol ou l'âcreté de l'ammoniaque.

Un corps difforme

Les neurones du toucher se projettent à la surface du cortex somato-sensoriel selon une « carte » représentant les différentes régions du corps. Toutes ces parties ne sont pas traitées de manière égale. La main et le visage, pourvoyeurs d'informations essentielles (et recevant des ordres moteurs complexes), sont ainsi surreprésentés. À l'inverse, les jambes et le thorax apparaissent minuscules.

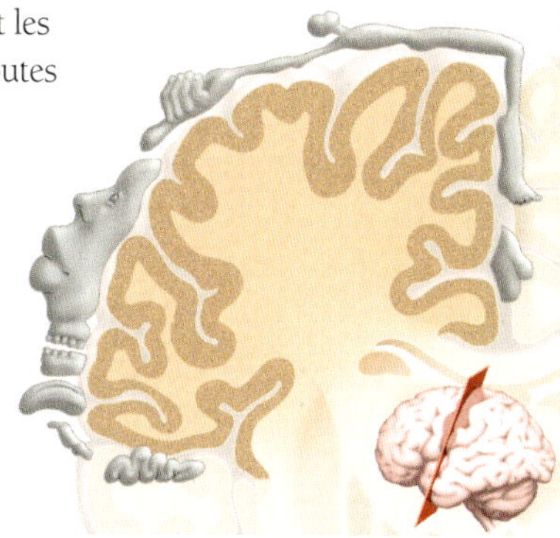

Les mains

Il est impossible d'évoquer le toucher sans souligner la prééminence de la main. Les projections nerveuses en provenance des mains occupent une place énorme, disproportionnée, dans le cortex somato-sensoriel. La peau des doigts ou de la paume recèle jusqu'à deux cents récepteurs mécaniques par centimètre carré, contre cinq sur les jambes ! Seule l'extrémité de la langue est aussi densément pourvue.

Les membres fantômes

La plupart des gens ayant subi une amputation perçoivent des sensations en provenance du membre disparu. En général, ce phénomène de membre fantôme se dissipe assez rapidement. Cependant, chez une minorité d'amputés, il persiste durant des années, voire la vie entière. Son origine pourrait se situer à plusieurs niveaux du système sensoriel ou moteur, ce qui le rend souvent difficile à traiter.

La douleur pourrait provenir de la formation d'un enchevêtrement de fibres nerveuses à l'extrémité du nerf sectionné, ces fibres anormales continuant à envoyer des informations douloureuses même après l'amputation. L'illusion de perception du membre peut aussi se traduire par une confusion dans l'interprétation des sensations par le cerveau : une personne amputée d'un bras aura l'impression qu'on touche ce bras, alors qu'en réalité on lui touche la joue. Ce télescopage entre le membre disparu et le visage résulterait de la réorganisation de la « carte du corps » présente dans le cortex somato-sensoriel primaire après l'amputation. Il arrive que des connexions jusque-là silencieuses s'activent, s'établissant entre la partie du cortex anciennement dédiée au membre disparu et une partie voisine, par exemple celle du visage.

Ces sensations témoignent de la plasticité du cerveau. Habituellement, ce processus de réorganisation favorise la récupération au moins partielle des fonctions endommagées (voir p. 59), mais il agit ici dans un sens défavorable.

10 EXPÉRIENCES TACTILES

1 Marchez pieds nus

Vous ressentirez différemment un plancher lisse et tiède, un sol de marbre froid ou un tapis aux poils doux. Vous pouvez aussi faire l'expérience à l'extérieur : sur l'herbe, le sable, la terre… Chacune de ces surfaces stimulera à sa manière les récepteurs tactiles qui tapissent la plante de vos pieds.

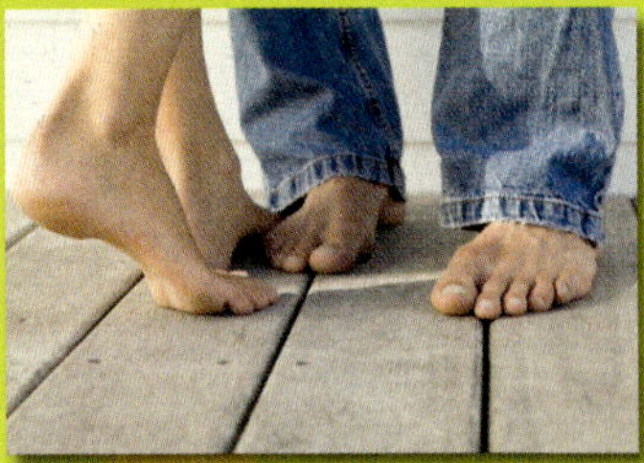

2 Massez et faites-vous masser

La main est l'une des zones du corps où les récepteurs sensoriels sont les plus nombreux. Lorsqu'on masse quelqu'un, on ressent d'infimes variations dans le corps que l'on touche : tensions musculaires, changements de température…

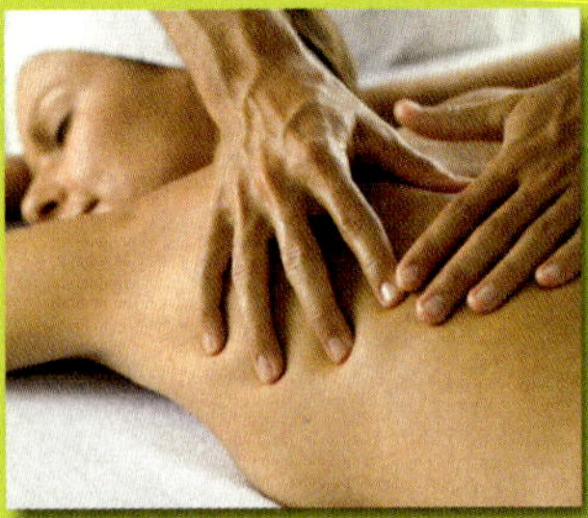

À l'inverse, lorsqu'on se fait masser, on ressent différemment les contours de son propre corps qui se révèlent grâce au contact des mains.

3 Testez votre acuité tactile

Prenez deux crayons bien taillés. Appliquez les mines à 1 cm d'intervalle sur la pulpe de l'un de vos doigts. Puis faites de même sur une cuisse. Dans le premier cas, vous percevez bien deux contacts, tandis que dans le deuxième vous ne ressentez qu'une seule pression. Pour la cuisse, il faut espacer les pointes d'au moins 5 cm pour les sentir séparément. L'acuité tactile varie donc selon la région du corps : plus l'espace nécessaire pour percevoir deux zones distinctes de pression est petit, plus l'acuité est importante.

4 Essayez de vous chatouiller vous-même

Le rire dû aux chatouilles est un réflexe qui se déclenche sous l'effet de la surprise. Deux expériences, menées l'une à l'université de Californie et l'autre à l'Institut de neurologie de Londres, ont montré que nous sommes capables de résister aux chatouilles grâce à l'activation d'une zone cérébrale située dans le cervelet. Lorsque nous essayons de nous chatouiller nous-mêmes, cette zone est automatiquement sollicitée, donc nous ne réagissons pas à nos propres stimulations. Ce mécanisme d'inhibition nous permettrait d'ignorer certaines sensations, et nous laisserait plus réceptifs à d'autres qui, ne pouvant être anticipées, nécessitent une réaction d'adaptation.

5 Touchez avec les mains et les lèvres

Sur toute sa surface, notre peau renferme des récepteurs et des terminaisons nerveuses qui nous permettent de percevoir le chaud et le froid, le doux et le rugueux, l'humide et le sec… Ces récepteurs ne sont pas répartis de façon homogène. Le visage et les mains sont les plus richement pourvus. Si l'on dessine une silhouette humaine en fonction de ces critères, on obtient une figure ayant d'immenses mains, un grand visage à la bouche disproportionnée, des petits membres, des petits pieds et un dos plus réduit que le torse. Cette densité particulière de capteurs sensoriels fait que l'on perçoit différemment les sensations selon que l'on touche avec les mains, les pieds ou les lèvres.

6 Touchez les yeux fermés

Lorsque nous nous apprêtons à poser les mains sur une surface, le fait de la voir avant de la toucher nous permet de prévoir ce que nous allons ressentir. Pour développer la sensorialité tactile, il suffit de toucher… les yeux fermés ! Placez dans une grande boîte des matières différentes : un linge humide, une tasse que vous avez placée pendant une dizaine de minutes au congélateur, un morceau de soie, une feuille de papier de verre, un caillou chauffé par le soleil, une feuille séchée, du carton ondulé, une pelote de laine… Recouvrez la boîte d'une serviette, glissez les mains sous le tissu et promenez vos doigts au hasard. L'effet de surprise et le tâtonnement à l'aveugle vous permettront de ressentir avec plus d'acuité et de mieux apprécier la richesse des sensations tactiles.

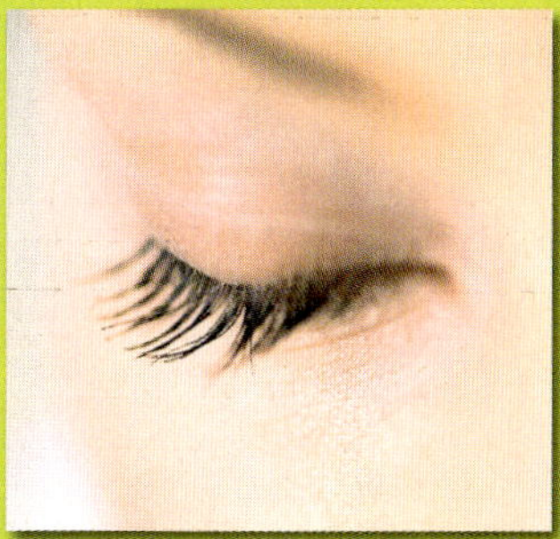

7 Testez vos sensations thermiques

La sensation de froid ou de chaud est relative : nous ressentons moins la température que ses variations. Une expérience simple permet de le vérifier. Plongez une main dans de l'eau froide, l'autre dans de l'eau chaude, puis les deux dans de l'eau tiède. Cette dernière vous paraîtra chaude ou froide selon la main concernée. Cette sensibilité thermique est d'autant plus importante que la variation de température est rapide et que la surface de peau exposée est étendue (tout le corps dans une piscine, par exemple). Pour des températures moyennes, il se produit ensuite une adaptation qui fait que l'on ne ressent plus le froid de la piscine ou la chaleur du bain.

8 Trouvez l'apaisement par le toucher

Les thérapies manuelles reposent sur un échange tactile entre le thérapeute et son patient. Certaines ont pour but de dénouer les tensions musculaires, articulaires ou posturales (ostéopathie, chiropraxie), d'autres intègrent une dimension plus psychologique. Nos émotions douloureuses sont inscrites dans notre corps sous forme de crispations ou de raideurs. En les dénouant par le toucher, le thérapeute parvient à en effacer les traces.

9 « Touchez-moi, les rides ne sont pas contagieuses »

Ce slogan est de Maggie Kuhn (1905-1995), fondatrice de l'association américaine les Panthères grises, dénonçant les discriminations dont sont victimes les personnes âgées. À la différence de la vue et de l'ouïe, le toucher permet un contact direct avec les autres. C'est le premier sens à se développer, et sans doute le plus important, car nous ne pourrions pas vivre totalement privés de stimulations tactiles. Nos échanges relationnels passent par le regard et la parole, mais aussi par le toucher, qui exprime à merveille l'affection et la tendresse.

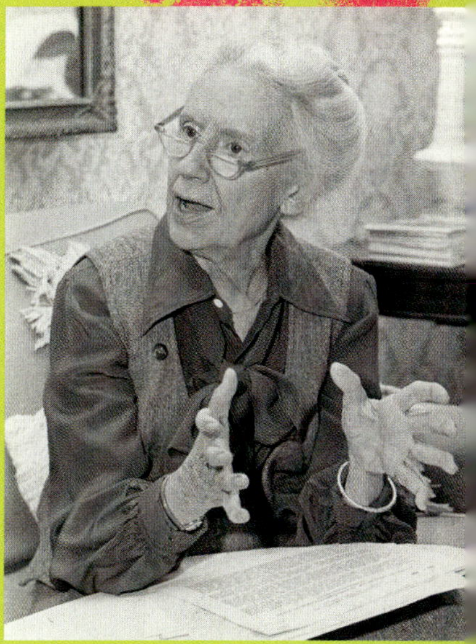

10 Créez avec vos mains

Malaxer la terre glaise pour en faire émerger une forme, étaler des couleurs sur une toile avec les doigts… De nombreuses activités artistiques font intervenir le toucher. Elles aident à enrichir la gamme des sensations, à développer le sens artistique et l'habileté manuelle. Alors que la sensibilité tactile est une propriété plutôt passive de toute la surface de la peau, le toucher est un acte volontaire essentiellement dévolu aux mains. Capable à la fois d'informer (sensibilité tactile) et d'exécuter (préhension, motricité), la main est un organe des sens particulier par ses liens avec l'intelligence, la mémoire ou la créativité.

Entre perception et action : le **sens du mouvement**

La vue, l'ouïe, le toucher, le goût et l'odorat nous renseignent sur le monde extérieur. Ces données sont essentielles, mais, pour survivre, il faut aussi pouvoir nous situer dans l'environnement, y « naviguer » et agir. C'est la fonction de la kinesthésie, le sens du mouvement.

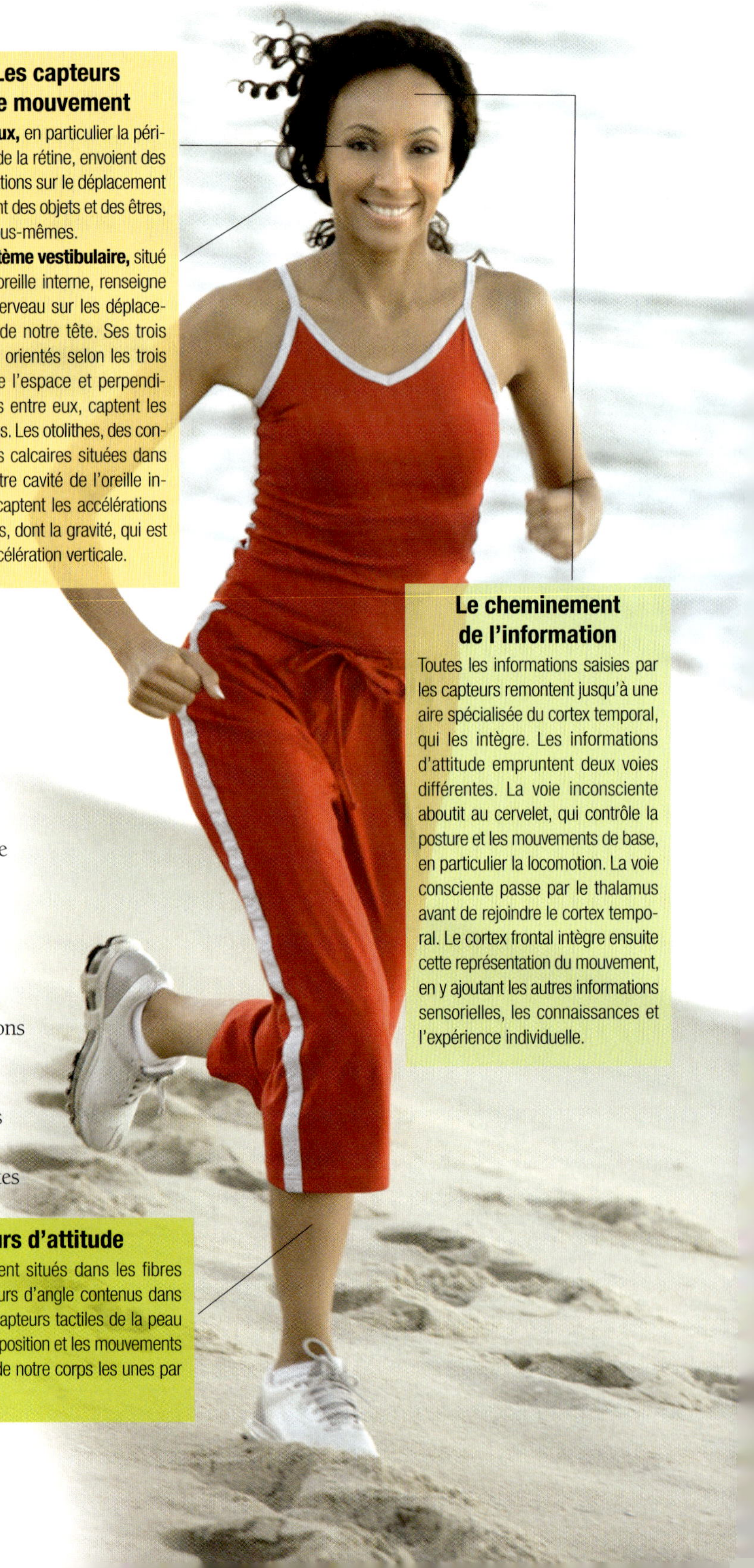

Les capteurs de mouvement

Les yeux, en particulier la périphérie de la rétine, envoient des informations sur le déplacement apparent des objets et des êtres, dont nous-mêmes.

Le système vestibulaire, situé dans l'oreille interne, renseigne notre cerveau sur les déplacements de notre tête. Ses trois canaux orientés selon les trois axes de l'espace et perpendiculaires entre eux, captent les rotations. Les otolithes, des concrétions calcaires situées dans une autre cavité de l'oreille interne, captent les accélérations linéaires, dont la gravité, qui est une accélération verticale.

Le cheminement de l'information

Toutes les informations saisies par les capteurs remontent jusqu'à une aire spécialisée du cortex temporal, qui les intègre. Les informations d'attitude empruntent deux voies différentes. La voie inconsciente aboutit au cervelet, qui contrôle la posture et les mouvements de base, en particulier la locomotion. La voie consciente passe par le thalamus avant de rejoindre le cortex temporal. Le cortex frontal intègre ensuite cette représentation du mouvement, en y ajoutant les autres informations sensorielles, les connaissances et l'expérience individuelle.

Les capteurs d'attitude

Des capteurs d'étirement situés dans les fibres musculaires, des capteurs d'angle contenus dans les articulations et les capteurs tactiles de la peau nous renseignent sur la position et les mouvements des différentes parties de notre corps les unes par rapport aux autres.

Un sens nouveau ?

Cette aptitude à évaluer les mouvements de notre corps dans l'espace n'est paradoxalement considérée comme un sixième sens que depuis quelques années, alors qu'il est sans doute le plus ancestral d'entre eux : sans lui, impossible de contrôler son action ou de réagir à celle des autres, donc de capturer une proie ou d'échapper à un prédateur.

Contrairement aux sens « classiques », la kinesthésie fait appel à plusieurs types de capteurs. La perception du mouvement comprend le recueil d'informations extérieures – ce qui se déplace autour de nous –, mais aussi intérieures – les postures de notre corps. Le cerveau intègre l'ensemble de ces informations pour construire une représentation unique et cohérente des mouvements du corps dans l'espace.

Un mécanisme original

Comme les autres sens, la kinesthésie fait appel à des capteurs périphériques qui codent sous forme électrique des informations envoyées ensuite au cerveau par des voies neuronales. Avec, cependant, deux particularités essentielles.

Différents types de capteurs interviennent, fournissant des informations hétérogènes qu'il faut à tout instant coordonner, mais aussi sélectionner. En effet, si la coopération des différentes sources d'information est en général nécessaire, il arrive que certaines soient inutiles, voire néfastes. Le cerveau sélectionne donc à chaque instant les informations utiles et ignore les autres : l'information visuelle, par exemple, est « coupée » lors de rotations très rapides de la tête.

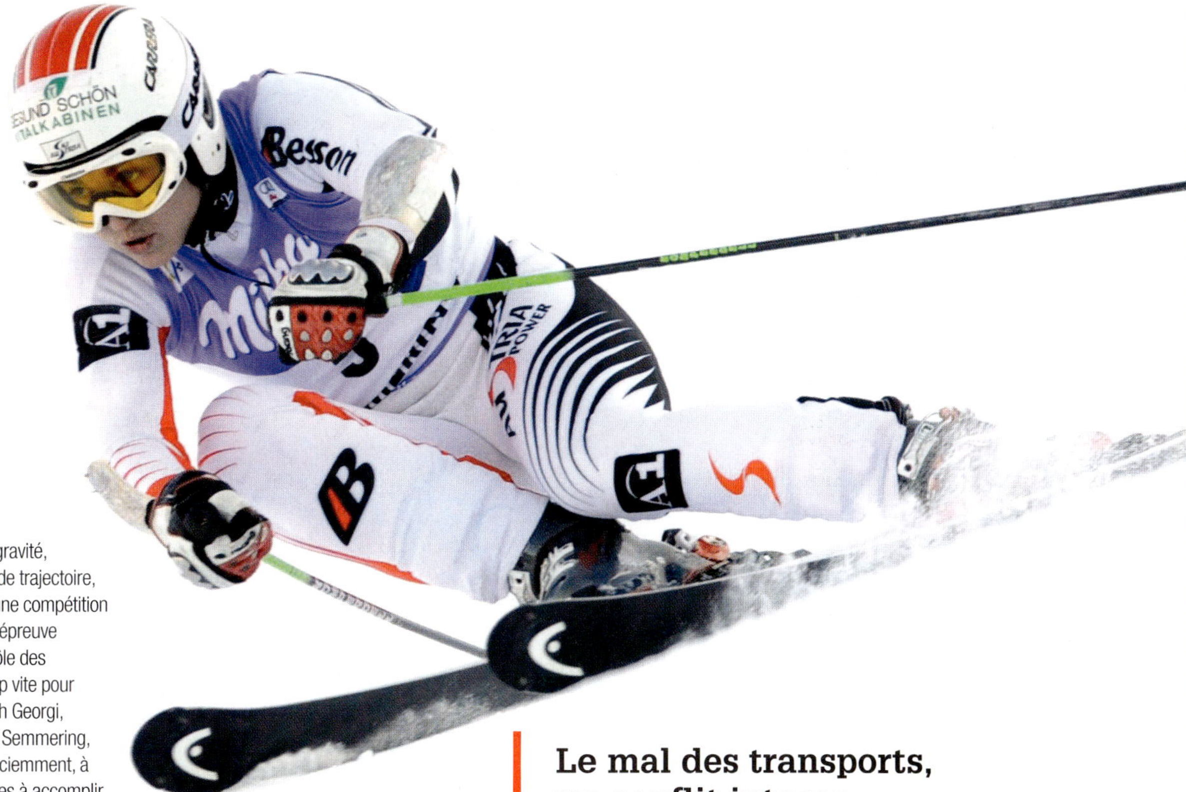

Vitesse, utilisation de la gravité, changements brusques de trajectoire, évitement des piquets : une compétition de slalom géant est une épreuve redoutable pour le contrôle des mouvements. Tout va trop vite pour que le skieur (ici Elizabeth Georgi, le 28 décembre 2008, à Semmering, en Autriche) décide consciemment, à chaque instant, des gestes à accomplir. Son cerveau évalue une trajectoire et le skieur vérifie de temps à autre, à l'aide d'indices sensoriels, qu'il est bien sur la trajectoire projetée. Parfois, il anticipe mal et rate une porte…

Ensuite, puisque la rapidité de réaction conditionne la survie, le cerveau ne peut pas construire a posteriori une représentation du mouvement – alors que pour les autres sens, les sensations sont interprétées par le cerveau après avoir été perçues. Le cerveau doit anticiper nos propres mouvements mais aussi ceux des objets ou des personnes alentour. Il élabore donc a priori des hypothèses de mouvements que la réalité se charge immédiatement de vérifier ou d'infirmer par des chutes, des chocs, des captures… C'est grâce à cette faculté que nous pouvons attraper une balle au bond : notre main se place dans la trajectoire prédite par le cerveau et commence à se fermer avant même que la balle n'arrive. La simulation du mouvement recrute d'ailleurs les mêmes aires cérébrales que son exécution.

La tête et les jambes

Pourquoi notre vision de l'environnement reste-t-elle stable même lorsque nous courons ou sautons ? Tout simplement parce que notre tête, elle, suit une trajectoire parfaitement régulière. À notre insu, les muscles du cou, des yeux et finalement de l'ensemble du corps compensent nos mouvements de telle manière que nos rétines et notre système vestibulaire puissent fonctionner correctement, sur une base stable. La tête est ainsi une véritable plate-forme de guidage inertielle. C'est une des propriétés les plus remarquables de la kinesthésie, que les bébés acquièrent durant leur première année.

Le mal des transports, un conflit interne

Le mal des transports naît d'un conflit entre la vision, qui nous indique un défilement très rapide du paysage, et les capteurs vestibulaires d'accélération, qui ne sont pas sollicités – tant que la voiture ou le train est confortable et roule à vitesse constante. Qui plus est, notre corps est au repos ! Les capteurs d'attitude n'envoient donc aucune information de mouvement. Les mécanismes de résolution des conflits entre capteurs kinesthésiques, adaptés à la course et aux mouvements naturels, peuvent alors être « dépassés », d'où le malaise ressenti.

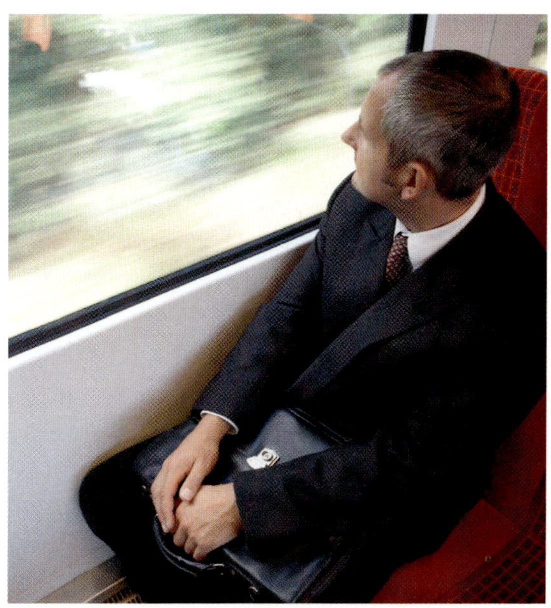

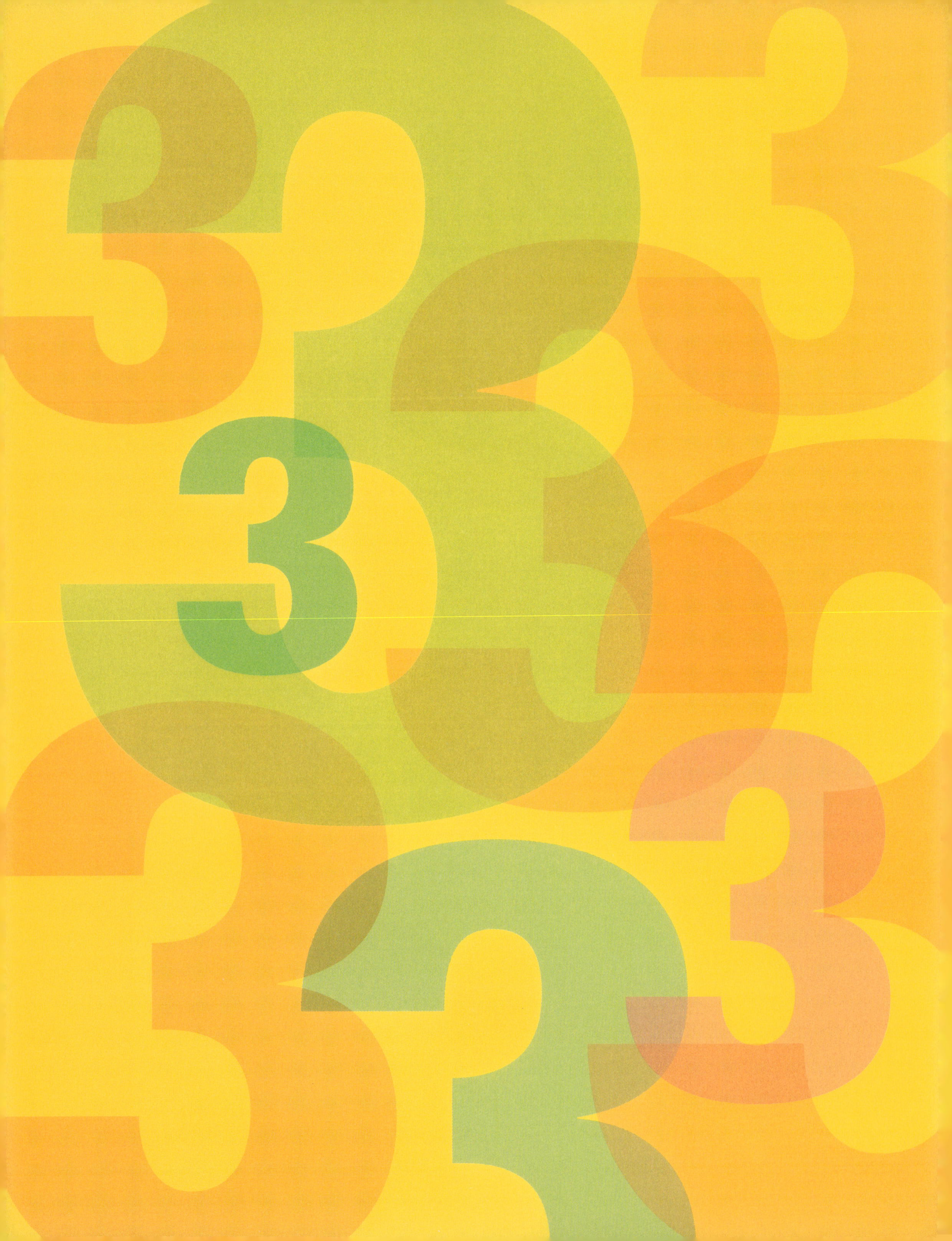
3

La plasticité cérébrale

Le **champion** de **l'évolution**

Homo sapiens possède un cerveau unique en son genre, lié au développement exceptionnel du cortex cérébral, siège des fonctions cognitives les plus élaborées : langage, raisonnement, conscience, capacité de se projeter dans l'avenir, imagination.

Une pièce unique

Au cours de l'évolution, le cortex a dû se plisser en formant des circonvolutions pour arriver à tenir dans la boîte crânienne. Si on le déplisse virtuellement, on constate que sa surface est de 1 à 2 m^2 sur 3 mm d'épaisseur ; elle est environ dix fois plus importante que celle du cortex des singes les plus évolués.

Un animal doué de raison

Ainsi, grâce à son cortex, l'homme a pu acquérir la notion de choix dans ses comportements, alors que, chez les animaux les plus simples, le comportement est déterminé de manière très stricte par les gènes. Avec l'évolution, plus le système nerveux se complexifie et moins les gènes sont directifs. Chez l'homme, le programme génétique n'impose pas les comportements : au contraire, il offre au cerveau un éventail de possibilités grâce aux capacités de plasticité des neurones. C'est ainsi que notre espèce est dotée d'une très grande faculté d'adaptation. Contrairement aux autres animaux, nous savons remettre en cause nos habitudes en fonction des nouvelles expériences vécues. Sinon, nos ancêtres, qui étaient si démunis dans la savane africaine, n'auraient sans doute pas survécu.

C'est donc grâce à la taille de son cerveau que l'homme a pu échapper aux lois dictées par la génétique et acquérir la liberté de penser, de se projeter dans l'avenir, d'imaginer et de rêver.

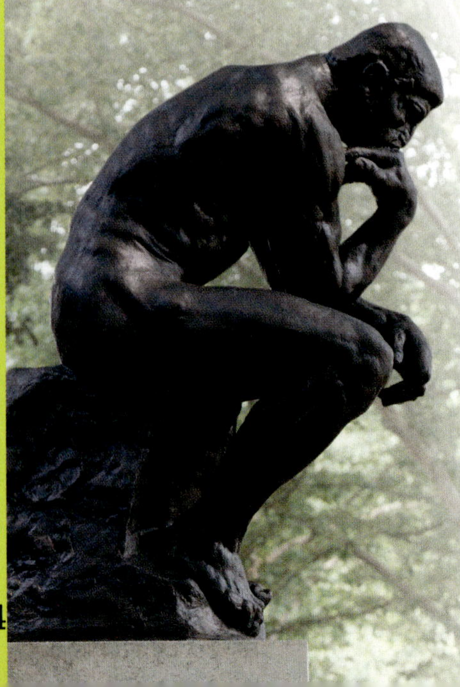

Imperturbable, perdu dans les profondeurs de son âme, *le Penseur* de Rodin illustre parfaitement une aptitude spécifiquement humaine : la liberté de penser et de faire des choix.

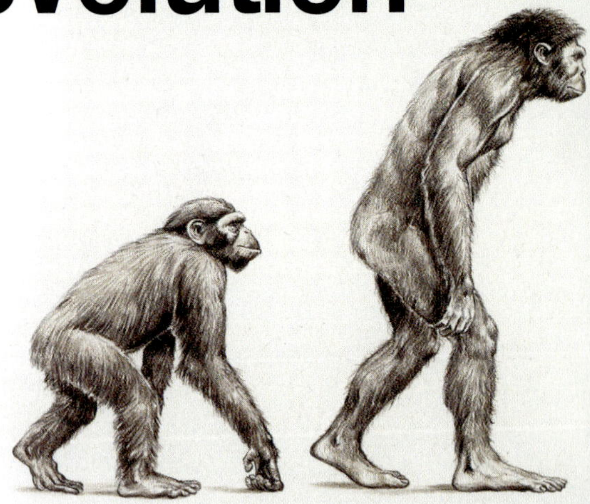

4 ÉTAPES

1 La bipédie

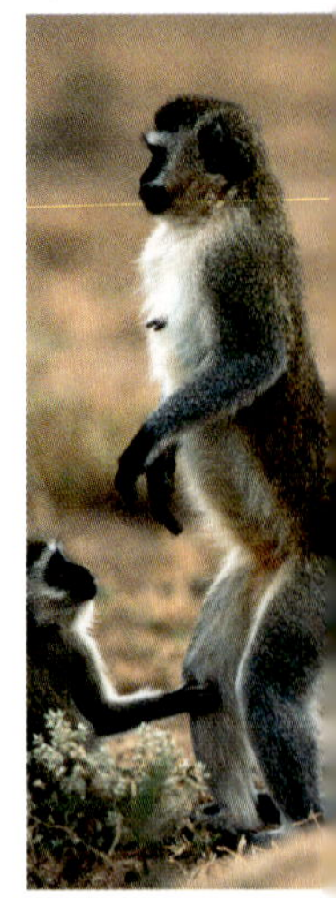

Deux théories s'affrontent quant à l'apparition de la bipédie. Selon la première, la station verticale est une évolution de la quadrupédie, une étape vers l'hominisation. Selon la seconde, plus récente, la bipédie est une caractéristique primitive très ancienne. Ainsi, *Orrorin tugenensis*, un hominidé vivant il y a 6 millions d'années, était déjà bipède. Cette particularité serait devenue permanente chez l'homme, tandis qu'elle se serait effacée, sans toutefois disparaître, chez les grands singes. Quoi qu'il en soit, la bipédie est associée à deux processus : le développement du cerveau (redressée, la colonne vertébrale peut supporter un crâne plus volumineux) et la libération des mains.

2 La libération des mains

Avec la bipédie permanente, les mains ont acquis leur indépendance par rapport aux jambes. Cette disponibilité, associée à la faculté de préhension par le pouce, qui est également présente chez les grands singes, mais de façon plus rudimentaire, a permis le développement d'une habileté manuelle exigeant une très grande coordination sensorimotrice (du cerveau et des mains, mais aussi des sens, notamment de la vision). La main informe et sollicite beaucoup le cerveau, en particulier le cortex frontal et le cervelet. Dextérité et capacités intellectuelles sont donc intimement liées.

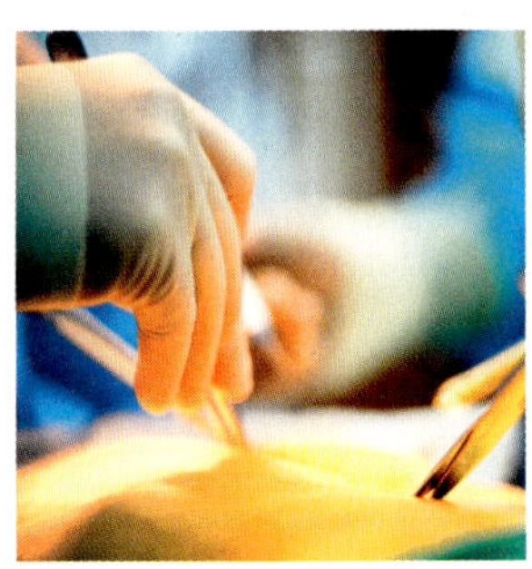

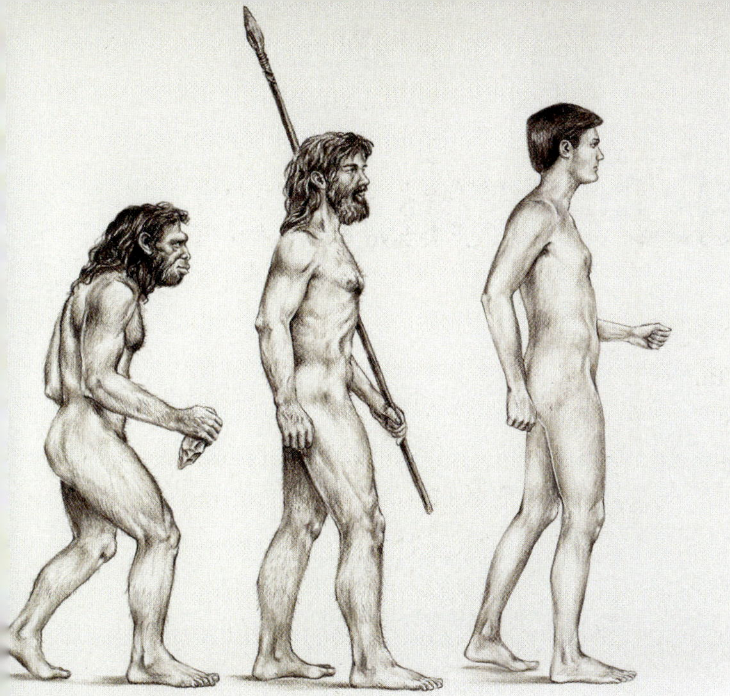

DÉCISIVES

3 Fabriquer des outils avec des outils

Beaucoup d'animaux utilisent des objets comme outils, mais sans les améliorer ni les garder pour s'en resservir plus tard. Seul l'homme est capable d'élaborer un outil en en utilisant un autre, et cela, depuis au moins 2,7 millions d'années. La fabrication d'outils est sans doute apparue en même temps que la pratique des langages primitifs, deux activités complexes sollicitant beaucoup le cerveau.

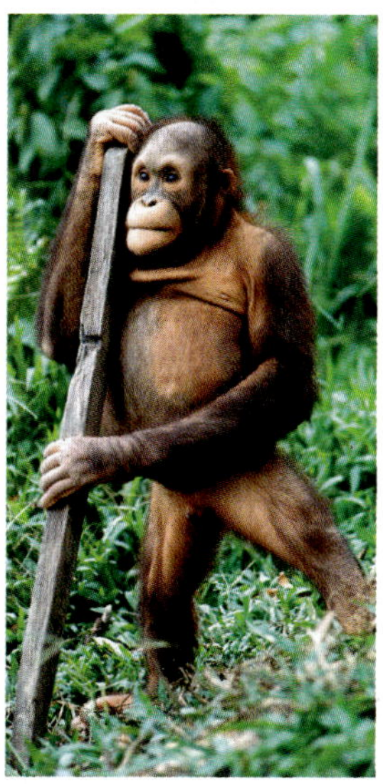

4 Parler

Nul ne sait pourquoi le langage est apparu. Sans doute a-t-il été précédé, chez nos plus lointains ancêtres, d'un langage gestuel élaboré, plus discret dans un monde de prédateurs. Puis un langage primitif, juxtaposition de mots sans grammaire, serait apparu il y a quelque 2 millions d'années et aurait permis de renforcer la cohésion sociale. Notre langage serait né il y a seulement une quarantaine de milliers d'années, alors que l'art humain entrait dans une phase symbolique. Il semble donc que le langage se soit adapté à mesure que la vie et la psychologie des hommes se complexifiaient.

Le propre de l'homme

Le rire n'est plus le propre de l'homme depuis qu'on a vu sourire des chimpanzés se regardant dans une glace. Le sexe pour le sexe non plus : chez les bonobos, qui sont les primates les plus proches de l'homme, on prend aussi plaisir au sexe. Quant à la conscience de l'autre, la capacité à deviner ses intentions, beaucoup de mammifères et même certains oiseaux en disposent. L'intelligence, le langage ou le maniement d'outils ne sont pas non plus des traits distinctifs. Notre singularité ne réside même pas dans la complexité de notre génome : nous partageons 90 % de nos gènes avec la souris, et l'écart avec le bonobo n'est que de 2 %. Et puis les gènes ne sont pas tout : leur expression, leur régulation, l'environnement cellulaire comptent tout autant. Alors, qu'est-ce que le propre de l'homme ? Finalement, c'est peut-être qu'il se pose simplement cette question ! Et qu'il cherche à décrire le monde qui l'entoure afin d'y comprendre sa place… Chez les grands singes, la capacité d'abstraction ou de conceptualisation du monde est limitée : jusqu'à preuve du contraire, la religion, l'art, les contes et les mythes appartiennent à l'univers humain, et il n'y a que l'homme pour avoir inventé le zéro. Quant aux machines, elles calculent plus vite que nous, beaucoup plus vite même, mais aucun processeur ne possède la plasticité de notre cerveau. Aucun ne sait apprendre, désapprendre, réapprendre. C'est la raison pour laquelle il y a encore des pilotes dans les avions : il n'y a qu'eux pour s'adapter en un instant à une situation imprévue.

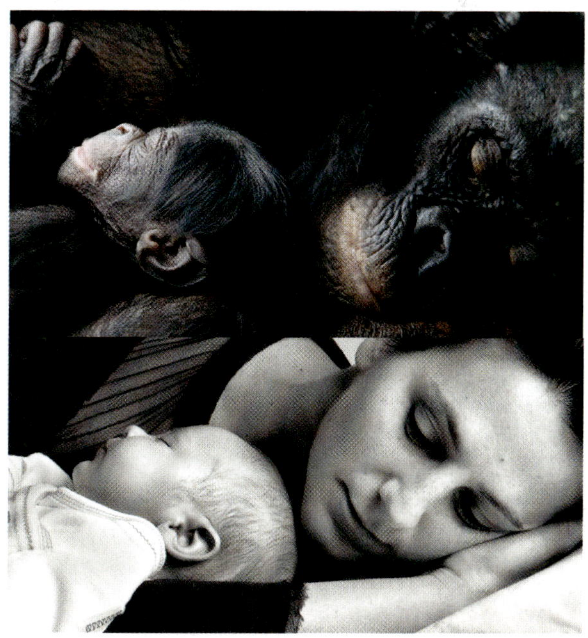

Nous sommes **nés** pour **évoluer**

Quand le nouveau-né voit le jour, son cerveau compte 100 milliards de neurones, qui cessent alors de se multiplier. Mais la fabrication du cerveau est loin d'être terminée, car les connexions entre les neurones, les synapses, commencent à peine à se former.

Des neurones en réseau

À la naissance, seules 10 % des synapses sont présentes, les 90 % restantes se construiront plus tard. Or, pour son développement, le cerveau a besoin de stimulations qui lui permettront de mettre en place les réseaux de neurones chargés d'assurer les grandes fonctions sensorielles, motrices et cognitives. C'est sur ce processus que l'environnement agit, un environnement à la fois interne, conditionné notamment par l'effet des hormones, de l'état nutritionnel ou encore des maladies, et externe, façonné par les influences familiales, sociales et culturelles… Ces dernières vont donc orienter le développement de certaines aptitudes chez l'enfant et contribuer à forger les traits de sa personnalité.

On parle de plasticité pour qualifier cette propriété du cerveau à se modeler en fonction de l'expérience vécue. Grâce à l'IRM, on peut désormais « voir » le cerveau se modifier en fonction de l'apprentissage. Chez les pianistes, par exemple, on observe un épaississement des régions spécialisées dans la motricité des doigts, dans l'audition et dans la vision. Ces changements sont proportionnels au temps consacré à l'apprentissage du piano pendant l'enfance.

Tout ne se joue pas avant 3 ans !

La plasticité cérébrale est également à l'œuvre pendant la vie d'adulte. C'est elle qui permet d'acquérir de nouveaux talents, de changer d'habitudes ou encore de choisir différents itinéraires de vie. Un bel exemple a été observé lors d'une expérience au cours de laquelle des chercheurs ont demandé à des sujets d'apprendre à jongler avec trois balles ; après deux mois de pratique, l'IRM montrait un épaississement des aires spécialisées dans la vision et la coordination des bras et des mains. Puis, quelques mois après, le même examen révélait que ces zones avaient régressé chez les participants qui avaient cessé de s'entraîner.

Ces résultats montrent bien comment l'histoire vécue modifie le fonctionnement cérébral. Voilà pourquoi l'enfant a besoin d'être stimulé par son entourage. Si des manques surviennent, le développement de la personnalité est souvent fragilisé. Au cours de la vie adulte, c'est la plasticité cérébrale qui nous permet d'apprendre, de raisonner et de faire des projets. Car rien n'est jamais figé dans le cerveau, quelles que soient les

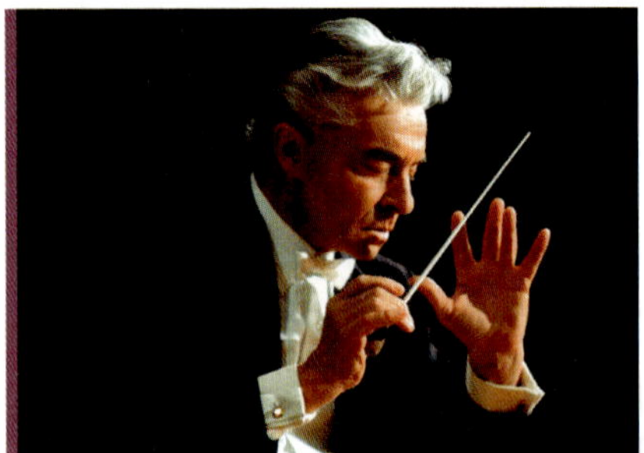

Herbert von Karajan donna son ultime concert avec le Philharmonique de Vienne à l'âge de 81 ans, soit quelques mois avant sa mort.

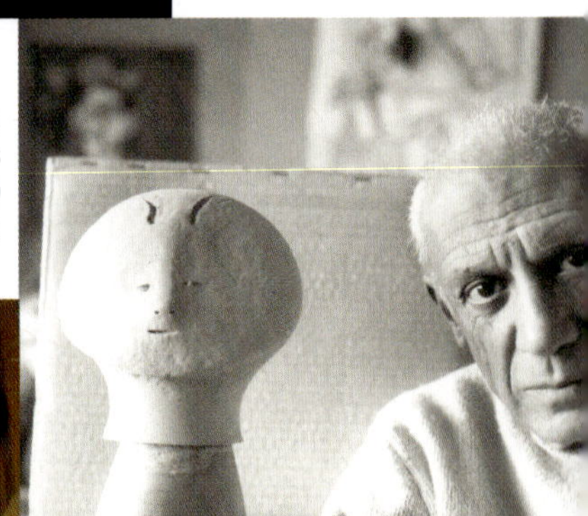

En 1973, à l'âge de 92 ans, Picasso exposa 156 gravures réalisées entre fin 1970 et mars 1972.

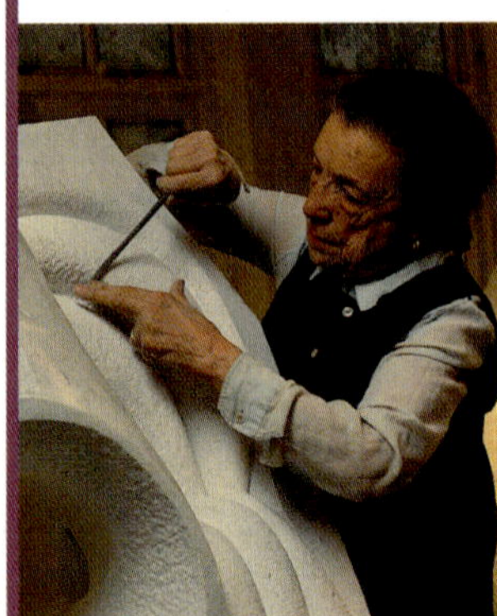

En 2004, le Seattle Art Musem commande à Louise Bourgeois une fontaine. L'artiste plasticienne a alors 93 ans.

La vie intellectuelle et créative n'a pas de limite

Les aptitudes intellectuelles et créatives s'enrichissent avec l'expertise et l'expérience. On apprend peut-être moins vite avec l'âge, on met plus de temps à résoudre de nouveaux problèmes, mais on les appréhende de manière plus globale en combinant des idées et des connaissances acquises au fil du temps. Cette faculté est un facteur à la fois de créativité et de meilleure compréhension du monde.

périodes de la vie. La meilleure façon de préserver sa plasticité est d'interagir avec son environnement, de s'ouvrir au monde, d'échanger et d'apprendre, avec et grâce aux autres. En fait, il suffit d'aimer la vie…

Les mécanismes de la plasticité

Au niveau cellulaire, plusieurs mécanismes entrent en jeu dans la plasticité cérébrale.

Le plus connu est celui du renforcement des connexions, les synapses, entre les neurones en fonction de leur degré d'utilisation. Plus on les sollicite, plus elles synthétisent de neurotransmetteurs (voir p. 16-17) et plus elles créent un courant élevé dans la membrane des dendrites (la partie du neurone qui reçoit l'influx). À l'inverse, des synapses qui ne servent jamais s'étiolent petit à petit, au point de disparaître.

Le second mécanisme est la formation de nouvelles synapses. Au cours d'un apprentissage, l'extrémité des axones bourgeonne et donne naissance à de nouvelles ramifications qui vont entrer en contact avec les dendrites du neurone suivant. De nouveaux réseaux se forment, qui se maintiendront s'ils sont souvent utilisés. Plus le cerveau est stimulé, plus il forme de nouvelles connexions.

Enfin, des découvertes récentes montrent que de nouveaux neurones peuvent se former dans le cerveau adulte. Elles mettent à mal un dogme ancien qui affirmait que la totalité du stock neuronal était constitué durant la vie embryonnaire, et que l'on perdait des neurones dès la naissance. On sait aujourd'hui que c'est faux, car plusieurs régions du cerveau, notamment l'hippocampe – impliqué dans la formation des souvenirs –, peuvent jusqu'à un âge avancé produire de nouveaux neurones (on parle de neurogenèse) qui iront s'insérer dans les réseaux existants en formant de nouvelles connexions.

Un sens exceptionnel de l'adaptation !

Des médecins marseillais ont examiné en 2007 un homme menant une vie tout à fait normale alors que son crâne était rempli de liquide et que son cerveau était aplati sur les parois de sa boîte crânienne. Ce phénomène est dû à une forme d'hydrocéphalie (augmentation anormale du volume du liquide céphalo-rachidien dans les cavités du cerveau), qui s'est développée depuis l'enfance et qui, sous la poussée du liquide intracrânien, a progressivement refoulé la masse cérébrale en périphérie. Or cette anomalie n'a pas affecté la vie sociale, affective et professionnelle de ce patient de 44 ans, père de deux enfants.
Cet exemple est une belle illustration de la plasticité cérébrale, qui permet au cerveau humain de se réorganiser et de s'adapter. Le cas de ce patient prouve aussi une nouvelle fois que, contrairement aux idées reçues, les capacités mentales ne dépendent pas directement de la forme du cerveau.

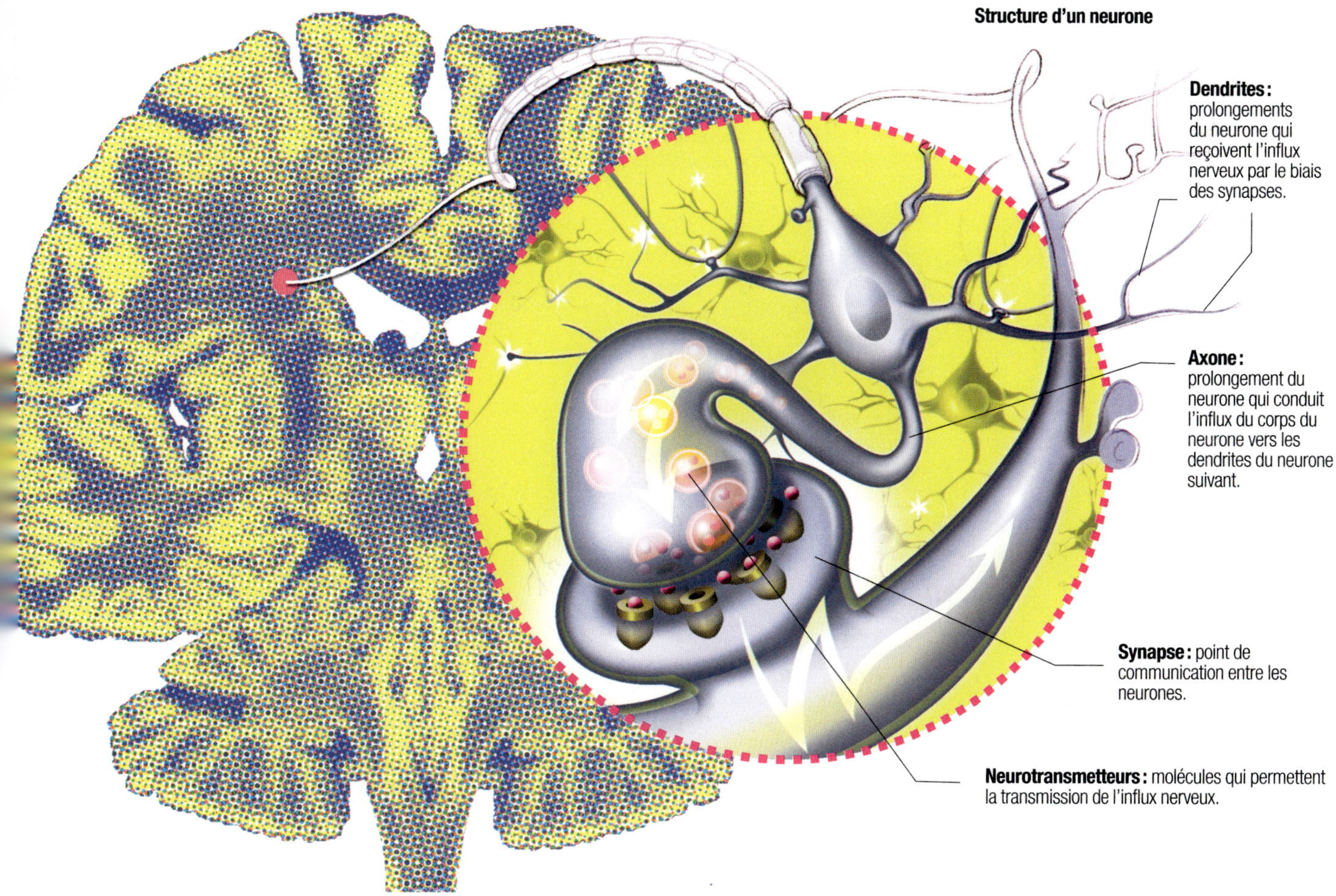

6 CONSEILS POUR STIMULER SES NEURONES

1 Ayez une vie sociale active

Un environnement stimulant est fondamental pour l'entretien des fonctions cérébrales. Les contacts sociaux permettent de rester « en éveil » et garantissent la variété des sollicitations. Les loisirs collectifs offrent de multiples occasions d'apprendre, mais aussi de discuter et d'observer. Le mélange des générations ouvre sur de nouveaux horizons et favorise les découvertes. Une vie amicale, familiale et sentimentale satisfaisante contribue aussi au bien-être indispensable au bon fonctionnement du cerveau.

2 Contrôlez vos émotions

Les effets néfastes d'un stress important sur l'apprentissage et la mémoire sont connus depuis longtemps. La peur et l'angoisse, par exemple, perturbent le jugement et les capacités de réflexion. Les techniques d'imagerie médicale montrent que le stress ou la dépression altèrent l'activité des neurones et la plasticité cérébrale. Apprendre à contrôler ses émotions permet de combattre ces effets néfastes.

3 Faites-vous plaisir

La motivation est le moteur de l'apprentissage et du plaisir intellectuel. Chaque nouvelle expérience vécue crée transitoirement un nouveau circuit de circulation de l'information dans le cerveau. Elle ne peut être stabilisée et consolidée que par un engagement volontaire de votre part.

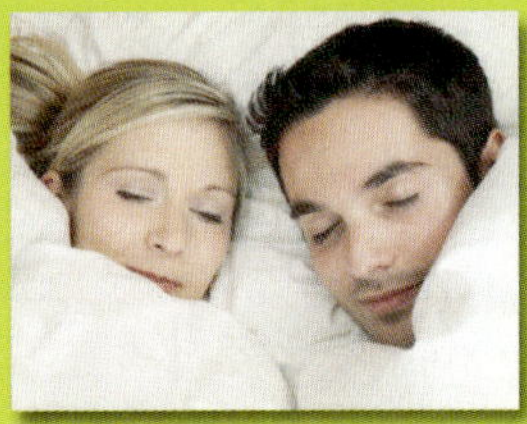

4 Entraînez votre cerveau

Apprendre tout au long de sa vie peut retarder le déclin cérébral et l'apparition de maladies neurodégénératives. Saisissez donc toute occasion de faire travailler votre mémoire ou d'acquérir de nouvelles compétences. Quant aux compétences inutilisées, elles finissent par se perdre. C'est flagrant pour une langue étrangère, qui s'entretient par la pratique. Globalement, les tâches de résolution des problèmes, d'organisation ou de planification améliorent les fonctions cérébrales. Les nombreux programmes d'entraînement cérébral disponibles sur papier, sur Internet ou sur console de jeux sont tous bénéfiques. Vous en trouverez de bons exemples dans notre cahier de jeux (voir p. 184).

5 Dormez bien

Le manque de sommeil a un impact direct sur les facultés de concentration. Un nombre croissant d'études conforte l'hypothèse selon laquelle l'influence du sommeil sur la consolidation des nouveaux apprentissages dans la mémoire est liée à la plasticité cérébrale, les nouvelles connexions neuronales se renforçant pendant que l'on dort.

6 Bien bouger et bien manger

Voir les cahiers Alimentation (p. 66) et Exercices physiques (p. 324).

Les mots clés de la stimulation cérébrale

- **La difficulté**
Pour développer de nouvelles compétences, fixez-vous des objectifs légèrement supérieurs à vos capacités – mais pas trop, car l'échec est un facteur de stress.

- **La rapidité**
L'obligation d'effectuer rapidement des exercices simples est parfois plus stimulante pour le cerveau que la satisfaction de résoudre des problèmes compliqués. Fixez-vous un temps limite que vous diminuerez au fur et à mesure de vos progrès.

- **La nouveauté**
C'est un stimulant cérébral sans égal.

- **La régularité**
Seule la régularité permet de consolider ses acquis, quel que soit le domaine concerné : sport, apprentissage, hobby…

- **La récompense**
C'est le résultat tangible d'un effort ou d'un engagement personnel, qu'il s'agisse d'un beau swing au golf, d'une conversation fluide dans une langue étrangère, de la création d'un blog ou de la réalisation d'un jardin potager.

Le cerveau peut-il **se réparer** ?

Des personnes ayant subi une lésion du cerveau, à la suite d'un accident vasculaire cérébral (AVC) ou d'un traumatisme crânien, et qui suivent une rééducation peuvent récupérer tout ou partie de leurs fonctions cérébrales.

Le médecin malgré lui

L'IRM de patients victimes d'une atteinte cérébrale montre qu'au fil des séances de rééducation leur cerveau met hors circuit ses zones lésées. Les fonctions que celles-ci assuraient sont prises en charge complètement ou partiellement par les neurones des zones voisines, qui pour ce faire créent entre eux de nouvelles connexions.

La plasticité synaptique est un processus naturel, qui nécessite néanmoins de fortes stimulations. En mettant en œuvre certains exercices le plus rapidement possible, le patient fait travailler l'ensemble de ses fonctions ou bien seulement les zones de son cerveau au contact des parties endommagées.

Les scientifiques utilisent également les mécanismes de la plasticité cérébrale pour tenter de trouver de nouveaux traitements contre les maladies neurodégénératives, comme des médicaments susceptibles de stimuler les neurones, des greffes de neurones ou de cellules souches.

Un capital à préserver

Plusieurs études ont montré qu'une vie intellectuelle et sociale riche tout au long de la vie pouvait retarder l'apparition des signes de la maladie d'Alzheimer ou limiter leur importance par des mécanismes de compensation.
Une étude américaine débutée en 1986 et portant sur une communauté de 678 religieuses âgées de 85 ans en moyenne a révélé que la fréquence de la maladie d'Alzheimer était plus basse chez ces dernières que dans la population générale. Différents facteurs ont été avancés pour expliquer ce phénomène, notamment le degré d'instruction de ces femmes et le fait qu'elles poursuivaient des activités intellectuelles et sociales à un âge avancé. Une autre étude, effectuée au Canada en 2007, établit un lien entre le bilinguisme pratiqué de façon régulière et une apparition plus tardive des signes de démence. Le décalage est en moyenne de 4 ans.
Ces recherches, ainsi que de nombreuses autres observations, démontrent que l'activité intellectuelle, quelle que soit sa forme (jeux, lecture, vie sociale, loisirs…), constitue une sorte de « réserve cognitive » capable de retarder le déclin lié aux démences.

Les techniques de rééducation

L'orthophonie est la technique de rééducation cérébrale la plus répandue. Par des exercices d'articulation et d'écriture, par des questions sur la signification des mots et la structure des phrases, l'orthophoniste tente de traiter les troubles du langage et de la lecture. C'est une façon d'encourager la plasticité du cerveau en stimulant l'une de ses fonctions spécifiques.

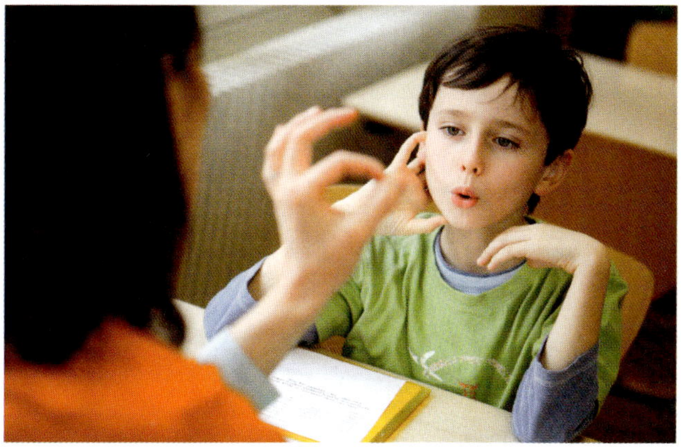

L'ergothérapie fait appel à ces mêmes ressources pour prendre en charge un handicapé physique. Les exercices proposés par le praticien visent à améliorer la sensibilité motrice et à aider le patient à se situer dans l'espace, au moyen de manipulations d'objets et d'entraînements aux gestes de la vie quotidienne. L'ergothérapie est une étape indispensable pour retrouver un peu d'indépendance et d'autonomie après la perte d'une fonction neuromotrice.

La kinésithérapie est une autre discipline rééducative dont la finalité est également de permettre au patient de récupérer le plus possible une fonction altérée ou disparue. Massages, mouvements répétés, contentions, étirements favorisent la plasticité du cerveau, indispensable pour pouvoir espérer à terme retrouver l'usage d'un membre lésé.

Lorsque les traumatismes sont trop importants, le cerveau ne peut compenser complètement les connexions endommagées, ce qui va entraîner de lourdes séquelles. Il arrive même que la plasticité aggrave un problème. La réorganisation des fonctions cérébrales serait ainsi responsable de la sensation de « membre fantôme » (voir p. 47).

L'inné et l'acquis

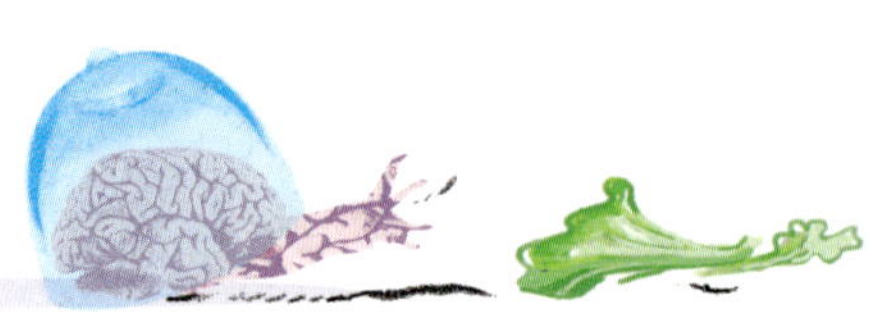

La question de savoir si l'homme est essentiellement façonné par l'inné ou par l'acquis est aujourd'hui dépassée. La prise en compte de l'influence de certains facteurs sur l'expression des gènes et du phénomène de la plasticité cérébrale démontre que ces notions, jadis opposées, ne sont en fait que les deux constituants d'un même tout.

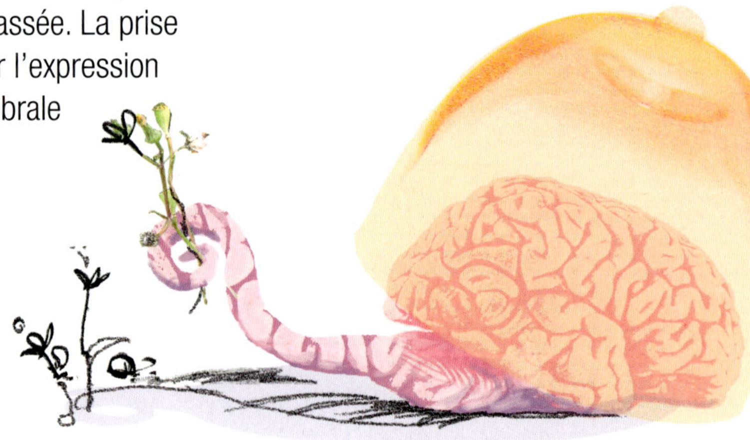

Des êtres génétiquement modifiés

En étudiant plusieurs générations de familles suédoises, des chercheurs ont constaté qu'il existait un lien entre l'alimentation des grands-parents et certains caractères physiologiques de leurs petits-enfants. Les descendants des générations ayant souffert de malnutrition durant leur enfance semblent en effet moins touchés par les maladies cardio-vasculaires et le diabète que les autres, et ce sans que leur génome ne présente d'altération explicative.

La réponse à un facteur externe peut donc être transmise sans passer par les gènes. Des facteurs environnementaux tels les polluants, le tabac, le stress ou, comme nous le montre cet exemple, l'alimentation créent une sorte d'empreinte qui influence la ou les générations suivantes en modifiant la lecture de leur génome. Ce legs de caractères acquis montre bien que l'inné et l'acquis se combinent et que les gènes (l'inné) sont modifiés par l'empreinte environnementale.

D'autre part, le câblage du cerveau étant codé par le génome, il existe à l'évidence une composante génétique de l'intelligence. Celle-ci peut être révisée par les modifications héréditaires de la transcription du génome, ainsi que par l'influence de facteurs sociaux, économiques et culturels sur la plasticité du cerveau.

Les neurones, comme les gènes, forment un réseau, et les connexions neuronales, les synapses, sont modelées par l'expérience et l'apprentissage. Outre les gènes – qui fixent le nombre de neurones, leur répartition dans les aires cérébrales et les aptitudes d'un individu –, il y a aussi les leçons de la vie, tout simplement. Au final, ce qui construit un adulte, c'est un héritage précoce, distillé progressivement durant l'enfance et l'adolescence.

Bon sang saurait-il mentir ?

Une bonne façon d'explorer la part héréditaire de l'intelligence est de l'étudier chez de vrais jumeaux élevés séparément. Si l'intelligence est uniquement héréditaire, alors deux vrais jumeaux ont une intelligence égale. C'est ce qu'avait réussi à démontrer le psychologue anglais Cyril Burt dans les années 1940 et 1950. Les résultats de ses travaux étaient sans appel : la corrélation entre le QI de vrais jumeaux élevés séparément était de 0,77 ; contre 0,54 pour les faux jumeaux. Pour Burt, l'intelligence était donc essentiellement héréditaire. Mais, dans les années 1970, on a pu prouver que le psychologue avait falsifié ses données afin qu'elles correspondent à sa vision de l'intelligence.

En réalité, malgré les nombreuses études engagées, nul n'est parvenu jusqu'à présent à démontrer le caractère purement héréditaire de l'intelligence. Pour des raisons méthodologiques avant tout : les vrais jumeaux élevés séparément sont rares, et ceux qui le sont vivent souvent chez des parents proches. L'étude de jumeaux ou de frères et sœurs qui grandissent avec leurs parents biologiques n'est pas vraiment probante : comment, dans ce cas, déterminer la part de l'hérédité et celle de l'imprégnation familiale dans les capacités de chacun ?

La neurogénétique

Cette discipline récente cherche à comprendre les maladies du système nerveux, en particulier les affections neurodégénératives et neuromusculaires, en analysant le génome des patients. Le but est de localiser des gènes anormaux ou qui pourraient prédisposer à telle ou telle maladie, comme le cancer ou le diabète, et de déceler des risques héréditaires ou des mécanismes pathogènes plus intimes. Les chercheurs s'intéressent aux gènes et aux protéines que ces gènes codent, mais aussi à l'influence de l'environnement : pourquoi et comment un facteur extérieur réveille-t-il un gène de prédisposition ou, au contraire, perturbe-t-il les gènes nécessaires à certains neurones ?

En fait, rien ne prouve que l'intelligence soit totalement héréditaire… et rien ne prouve le contraire ! Le hasard peut expliquer l'intelligence commune d'un père et de sa fille, mais peut-il justifier celle d'un père, d'une mère et de tous leurs enfants ? Il existe sans doute une part d'hérédité dans l'intelligence. On naît avec des capacités, que le milieu social, la culture familiale, mais aussi de bonnes écoles reconnaissent, nourrissent et accroissent. Un enfant sans beaucoup d'aptitudes adopté par une famille avide de contacts et de culture développera au maximum les atouts qu'il possède. Un enfant élevé dans une famille ne présentant pas une grande curiosité intellectuelle évoluera modestement, à moins que des éléments extérieurs, comme l'école, ne le révèlent à lui-même.

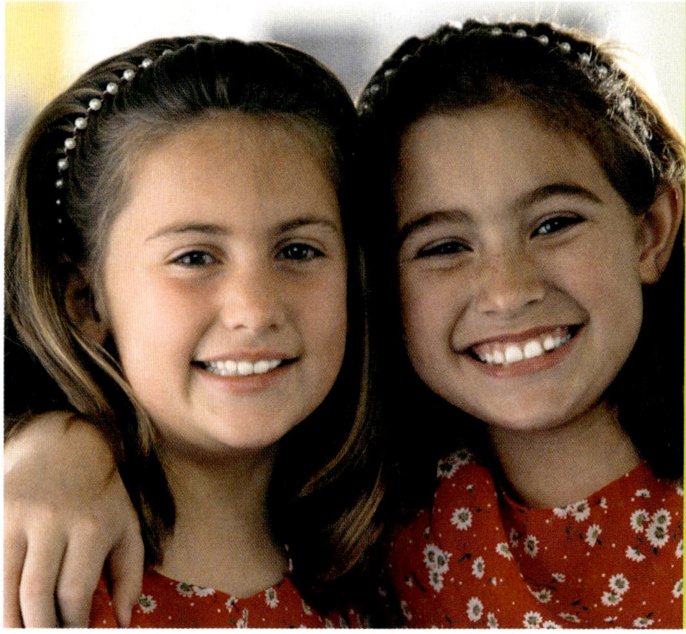

La culture éveille la curiosité

Se cultiver, c'est développer des connaissances, des savoirs, mais aussi apprendre à les structurer et à les utiliser. En enrichissant notre culture dans des domaines variés, nous finissons presque inconsciemment par faire communiquer les savoirs entre eux, par acquérir une culture transdisciplinaire. Apprendre et réapprendre sous d'autres formes nous aide à synthétiser et à hiérarchiser la masse d'informations lues, vues et entendues.

Cette maturité culturelle permet d'avoir l'esprit sans cesse en éveil : un mot ou une image inconnus déclenchent alors un sentiment de familiarité parce que l'esprit leur a trouvé des équivalents, une correspondance, dans la culture générale. Ainsi, des notions de langues anciennes nous aident à saisir le sens de termes inconnus, l'Histoire éclaire l'actualité géopolitique et les bases scientifiques permettent de comprendre l'univers du vivant…

Ce sentiment d'appropriation que procure la connaissance éveille la curiosité, donne envie d'en savoir plus. Et être cultivé permet de mieux appréhender le monde parce que l'on a plus facilement le sentiment de lui appartenir.

Grandes lignées

Retrouvez le nom de ces familles d'intellectuels ou d'artistes.

1. Des frères jumeaux qui évoluent professionnellement ensemble, entre la science et la science-fiction.
   ....
2. Trois sœurs, femmes de lettres.
   ....
3. Une grande famille dans les domaines du journalisme, de la politique et de l'édition.
   ....
4. Cinq générations d'acteurs de théâtre et de cinéma.
   ....
5. Quatre frères acteurs de cinéma.
   ....
6. Un journaliste, un chimiste, un généticien : trois frères qui se sont distingués dans leur domaine.
   ....

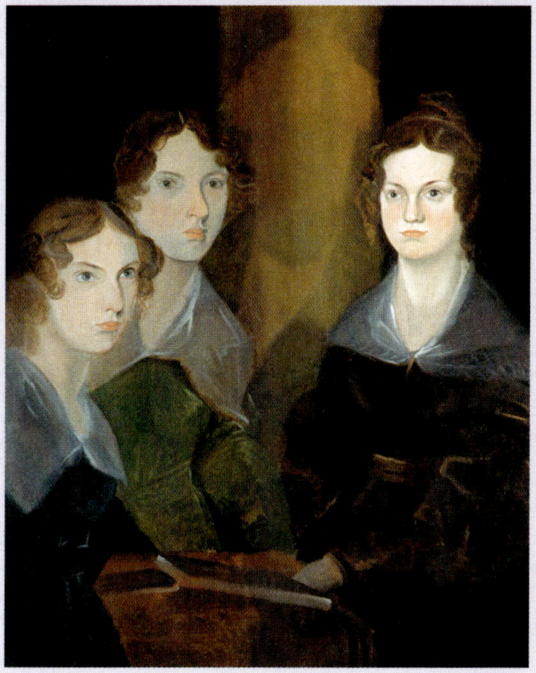

Dans *Fratrie heureuse*, on ne distingue que la silhouette de l'auteur, Branwell Brontë, le frère de Charlotte, Anne et Emily.

Solutions

1. Igor et Grichka Bogdanoff.
2. Charlotte, Emily et Anne Brontë.
3. Les Servan-Schreiber.
4. Les Brasseur.
5. Alec, William, Daniel et Stephen Baldwin.
6. Jean-François, Olivier et Axel Kahn.

Une vie pour **apprendre**

C'est en partie grâce à la plasticité du cerveau que nous sommes capables d'apprendre tout au long de notre vie dans les domaines aussi bien intellectuels que manuels.

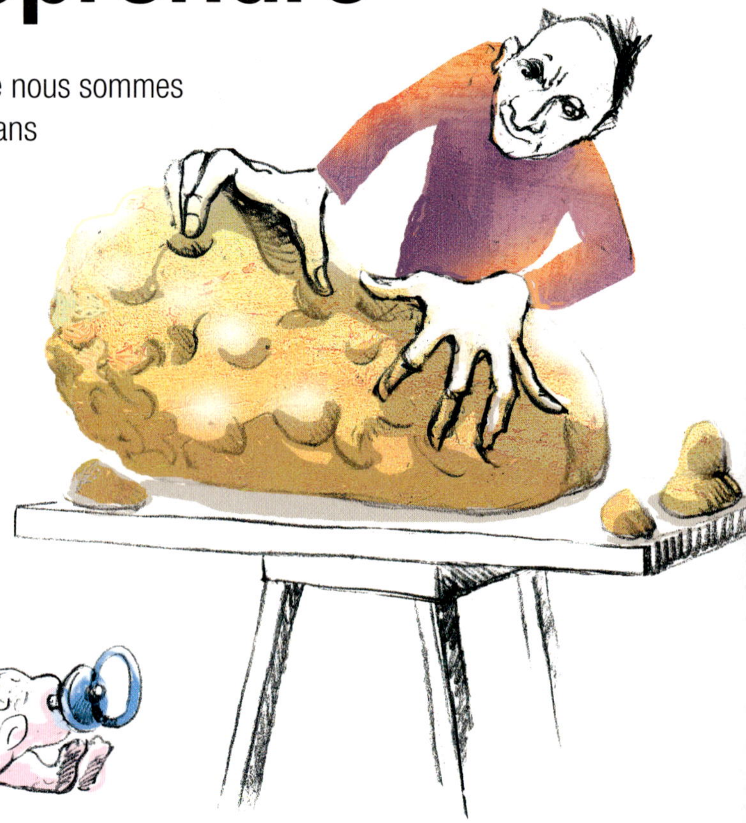

L'apprentissage et la nécessité

L'apprentissage n'est pas le propre de l'homme. Les lionceaux apprennent à chasser en accompagnant leur mère. Chez les grands singes, l'apprentissage de gestes, comme celui d'effeuiller une branche, n'est pas le même d'un groupe à l'autre : il y a véritablement un enseignement du jeune par l'adulte, fruit d'une culture tribale. Chez l'homme, qui naît encore plus dépendant que le singe, l'apprentissage va nécessairement prendre beaucoup plus de temps.

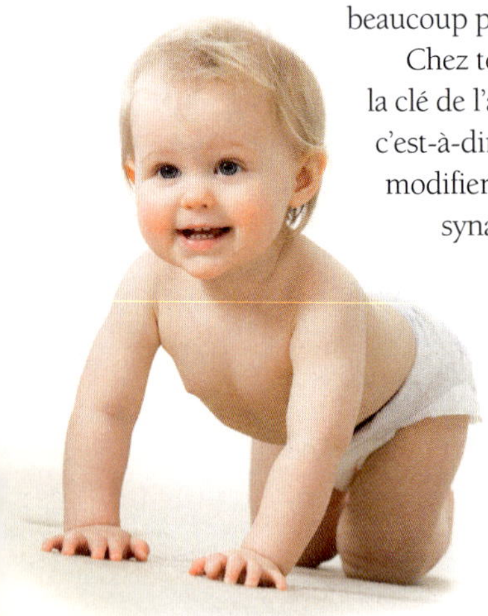

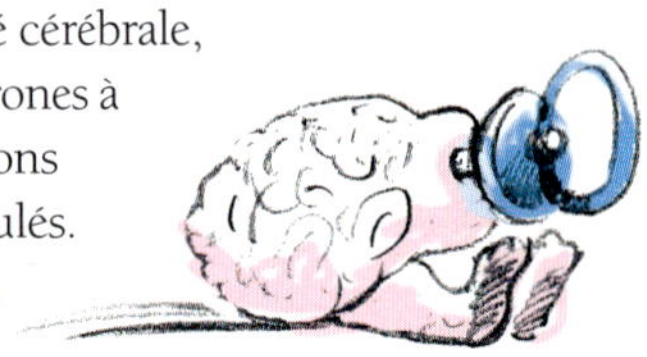

Chez tous les animaux comme chez l'homme, la clé de l'apprentissage est la plasticité cérébrale, c'est-à-dire la capacité qu'ont les neurones à modifier l'efficacité de leurs connexions synaptiques lorsqu'ils sont stimulés. En conséquence, pour bien apprendre, nul besoin de posséder un gros cerveau ou un nombre plus important de neurones. L'essentiel réside dans le nombre de connexions existant entre les neurones, ainsi que dans la fréquence de leurs évolutions. L'apprentissage a besoin d'un cerveau malléable. Et le cerveau de l'homme, grâce sans doute à sa densité en neurones miroirs, possède une capacité de mémorisation et d'imitation rare.

Je répète, donc je sais

Il n'y a pas d'apprentissage sans mémoire. Et, pour mémoriser, c'est-à-dire favoriser le transfert des informations dans la mémoire à long terme, il faut répéter. Pour que le souvenir s'imprègne ensuite durablement, il faut y revenir, c'est-à-dire réviser régulièrement.

Pour retenir certaines informations, il n'y a pas d'autres solutions que d'apprendre par cœur. Quoique critiqué, ce mode d'apprentissage fait travailler la mémoire et, surtout, il permet d'acquérir des automatismes qui déchargent le cerveau. Il suffit d'imaginer le temps et l'énergie qu'il nous faudrait pour faire des calculs sans connaître nos tables de multiplication, pour écrire sans maîtriser un minimum de règles de grammaire et d'orthographe, ou pour résoudre un problème de mathématiques en étant obligé de redémontrer tous les théorèmes requis. De même, un comédien qui a suffisamment répété son texte peut, lors des représentations, se consacrer pleinement à l'interprétation de son rôle car il s'est libéré de la contrainte que constitue l'effort de remémoration.

La répétition ne se limite d'ailleurs pas au par-cœur. Répéter, c'est aussi diversifier les contextes d'apprentissage, ce qui a pour effet de pérenniser les souvenirs et, surtout, de mener à une meilleure compréhension des données complexes. Nos connaissances ne sont pas stockées telles quelles dans notre mémoire, elles sont décomposées et reliées ou associées à d'autres informations. La preuve en est que le rappel d'un même souvenir n'est jamais identique d'une fois sur l'autre : il surgit avec d'autres souvenirs, chaque fois différents. En multipliant les associations, la répétition renforce à la fois la mémorisation et la compréhension.

De la compréhension avant toute chose

Mémoriser un texte, un raisonnement, des connaissances exige une imprégnation lente afin de laisser au cerveau le temps d'encoder le souvenir mais aussi pour provoquer le déclic qui signe la totale compréhension d'un sujet complexe. Si l'on souhaite savoir comment fonctionnent une voiture, un avion, un accélérateur de particules ou ce que sont l'équilibre comptable, un trou noir, la dialectique transcendantale ou le métabolisme, une explication bien faite, avec une décomposition des mécanismes par étapes progressives, doit permettre de tout comprendre, même des données techniques parfois très spécialisées.

L'entraînement et l'apprentissage en continu jouent aussi un rôle essentiel : plus on a l'occasion d'apprendre et d'exercer ses facultés cérébrales, que ce soit par le biais d'universités pour adultes, de l'enseignement à distance ou d'activités sociales, plus on gagne en efficacité, en aisance et en rapidité.

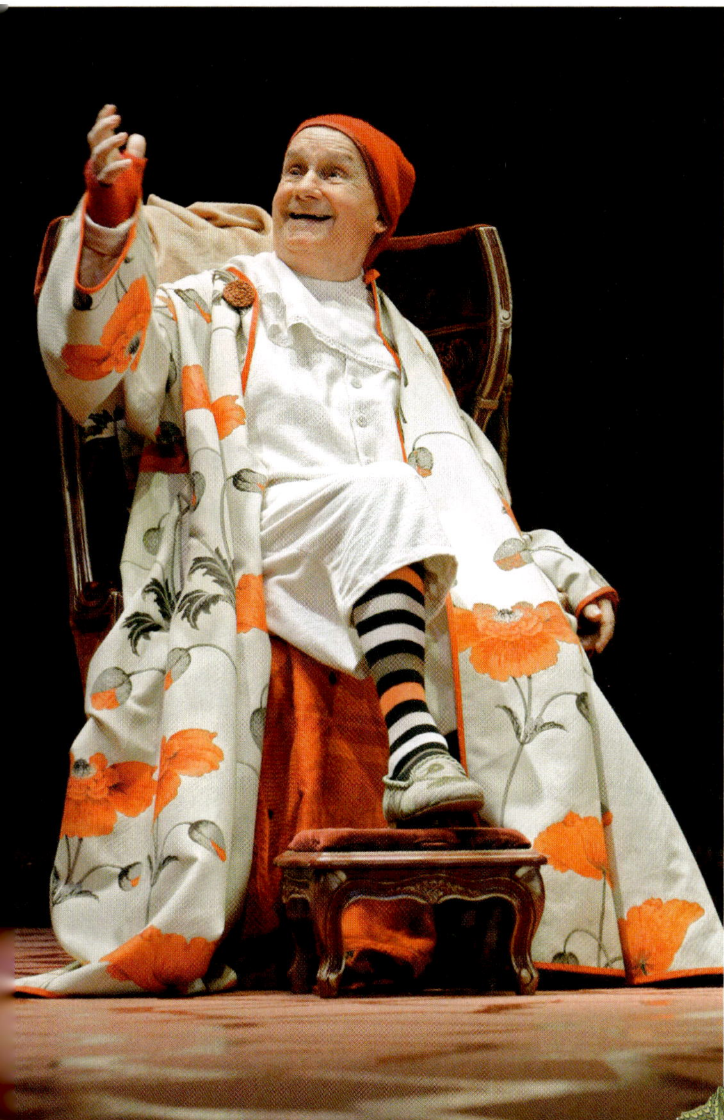

À 82 ans, Michel Bouquet a repris *le Malade imaginaire*, donnant au personnage d'Argan une justesse inégalée, un rôle qu'il avait déjà incarné vingt ans plus tôt.

La beauté du geste

Les tours de main ou savoir-faire, les gestes fluides et maîtrisés dans les domaines artistiques, sportifs ou artisanaux s'acquièrent par la pratique et la répétition. Ces apprentissages exigent pour la plupart de la patience et de la persévérance, mais la récompense (le feedback) est tangible : de novice, on passe peu à peu à compétent, voire, pourquoi pas, à expert !

- **Le swing du golfeur**
On saisit la subtilité et l'efficacité du mouvement, le fameux balancement des bras, après des heures de répétition.
- **Les tours de main**
La cuisine est un art du quotidien qui combine un héritage (les traditions culinaires), des techniques et de la créativité.
- **Les nœuds marins**
Comme d'autres habiletés manuelles, ils appartiennent à une culture technique, à un ensemble de savoir-faire, de gestes qui permettent d'agir sur la réalité et se transmettent par l'imitation et la pratique.
- **La danse**
Elle illustre bien ce qu'est l'intelligence du corps : la maîtrise de techniques, l'expressivité dans l'interprétation, la mémorisation d'un enchaînement de mouvements…
- **Battre les cartes**
jouer du piano, sculpter, coudre… Les performances de la main résultent en grande partie d'un apprentissage pratique.
- **Le dessin, la peinture**
L'apprentissage démarre par la reproduction pas à pas à l'identique, puis on peut passer à l'imitation avant de trouver éventuellement son propre style.
- **Les origamis**
Cet art du pliage exige une grande maîtrise des gestes, de la précision et un soin extrême. De la copie d'un modèle, on peut, avec la pratique, passer à l'étape supérieure : la création.

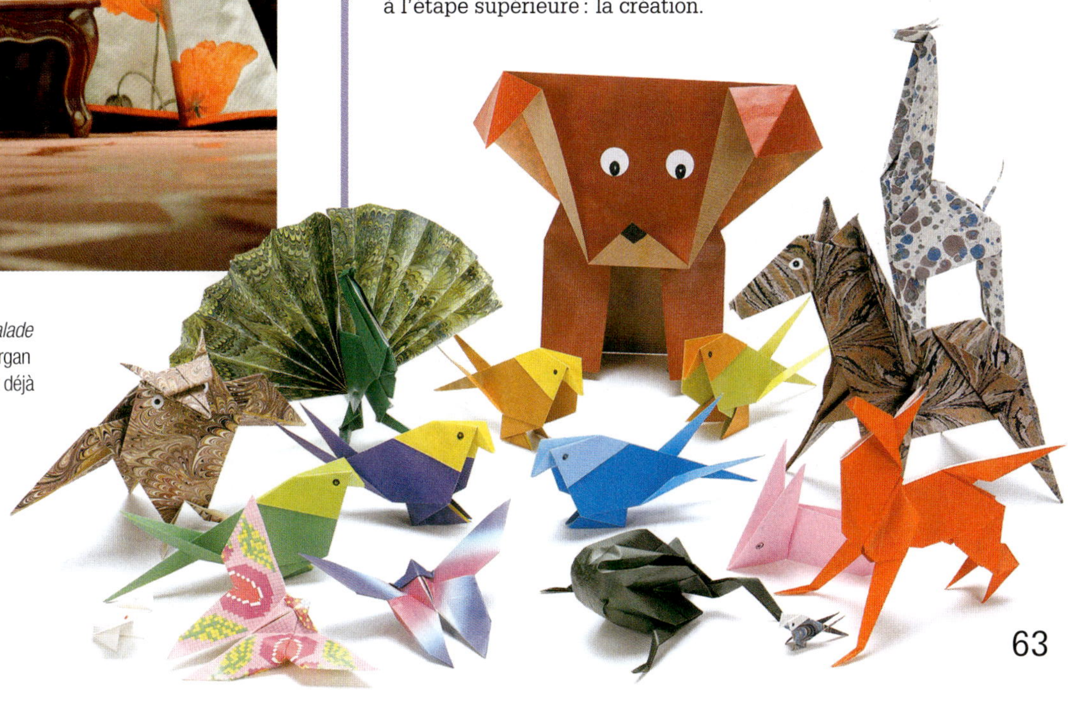

Apprendre par l'imitation

Les primates et certains oiseaux comme les perroquets sont des imitateurs. Ils s'imitent les uns les autres ou ils imitent l'homme parce qu'ils savent observer pour reproduire. Chez l'homme, l'imitation est à l'œuvre dès les premières semaines de la vie, quand le bébé sourit si on lui sourit, quand il crie parce qu'il a entendu crier. Vers 12 mois, son pouvoir d'imitation serait déjà un acte volontaire. L'enfant a soif d'apprendre et cherche à s'imprégner de son univers quotidien. C'est ainsi qu'il apprend à parler, en reproduisant les sons et les intonations entendus.

L'imitation par l'observation patiente et attentive est un mode essentiel d'apprentissage et d'évolution. Les gestes techniques, manuels, artistiques ou sportifs ne peuvent être entièrement normalisés par la parole ou l'écrit. Leur apprentissage repose sur la pratique, ainsi que sur une suite d'échecs et de corrections, qui revêtent aussi une valeur pédagogique car ils participent à l'apprentissage, que la discipline soit théorique ou manuelle. D'abord parce qu'ils supposent une participation active, une implication de celui qui désire apprendre, et permettent finalement de comprendre pleinement le sens de la bonne démarche. Ensuite parce que les tâtonnements permettent d'éliminer les stratégies, les comportements ou les gestes erronés et inefficaces, pour aboutir au bout du compte à une réussite stimulante.

Dans le domaine de l'esprit, l'imitation est d'ordre social. Si l'on admire une personne, on souhaite inconsciemment parvenir à son niveau. L'imitation est alors une motivation qui stimule le cerveau lors de l'apprentissage, force l'attention et favorise la mémorisation parce qu'elle associe des sentiments positifs au savoir.

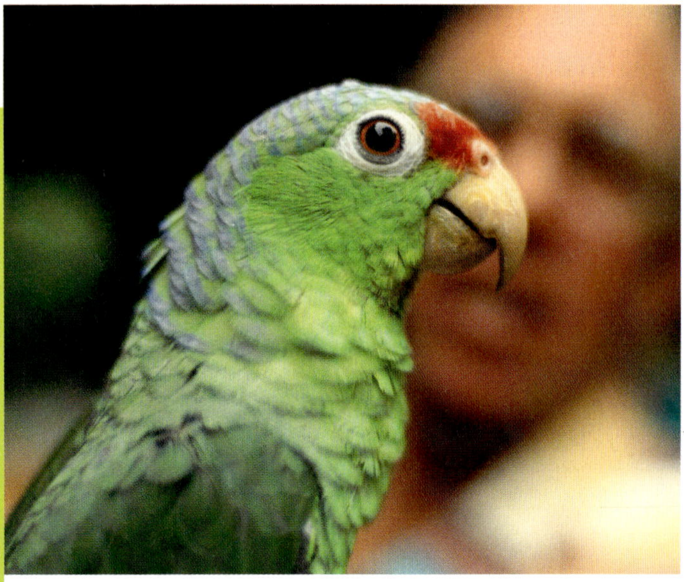

Charlie, le perroquet de Winston Churchill, avait appris à jurer et maudissait Hitler et les nazis en reproduisant l'inflexion exacte de la voix de son propriétaire. Plus récemment, à Tokyo, un perroquet qui s'était égaré a pu regagner son foyer après avoir décliné le nom de son maître et son adresse au vétérinaire qui venait de le recueillir !

Vous souvenez-vous ?

Ces jeux font appel à une culture générale surtout apprise à l'école ou au lycée. Vous avez sans doute oublié une partie de ces connaissances, mais, pour d'autres, vous retrouverez des automatismes liés à l'apprentissage par cœur.

Les poèmes

Essayez de vous souvenir de la suite des poèmes suivants.

1. La biche brame au clair de lune/Et ....
2. Les sanglots longs/Des violons/De ....
3. Sous le pont Mirabeau coule la Seine/Et ....
4. Souvent, pour s'amuser, les hommes d'équipage/Prennent ....
5. Heureux qui, comme Ulysse, a fait un beau voyage/Ou ....
6. Sur mon cahier d'écolier/Sur mon pupitre et les arbres/Sur ....
7. Demain, dès l'aube, à l'heure où blanchit la campagne,/ Je ....
8. Maître corbeau, ...
9. Il dit non avec la tête/Mais ....
10. Frères humains qui après nous vivez,/ N'ayez ....

Qui a dit ?

Qui a dit :

	a. Benjamin Franklin	b. Pablo Picasso	c. Confucius	d. Louis Pauwels	e. Jean-Pierre Chevènement
1. « Le meilleur moyen d'apprendre à apprendre, c'est encore d'apprendre. »	☐	☐	☐	☐	☐
2. « Tu me dis, j'oublie ; tu m'enseignes, je me souviens ; tu m'impliques, je comprends. »	☐	☐	☐	☐	☐
3. « L'enseignement : apprendre à savoir, à savoir faire, à faire savoir. L'éducation : apprendre à savoir être. »	☐	☐	☐	☐	☐
4. « J'essaie toujours de faire ce que je ne sais pas faire, c'est ainsi que j'espère apprendre à le faire. »	☐	☐	☐	☐	☐
5. « Quand un homme a faim, mieux vaut lui apprendre à pêcher que de lui donner un poisson. »	☐	☐	☐	☐	☐

Maths et géométrie

Reliez chaque mot à sa définition.

a. Produit	**1.** Dans un triangle rectangle, le côté opposé à l'angle droit.
b. Parallélogramme	**2.** La distance du centre à la courbe d'un cercle.
c. Périmètre	**3.** Le résultat d'une multiplication.
d. Hypoténuse	**4.** Un quadrilatère dont les diagonales se coupent au milieu.
e. Quotient	**5.** La mesure d'une longueur.
f. Rayon	**6.** Le résultat d'une division.

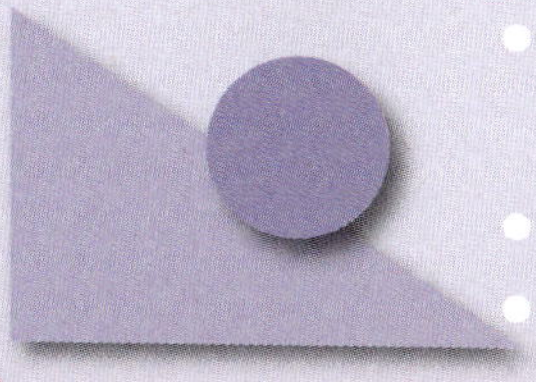

QCM géographie

1. Quelle proposition est fausse ?

- ☐ **a.** Le détroit de Gibraltar est situé entre l'Europe et l'Afrique
- ☐ **b.** Le cap de Bonne-Espérance est la pointe sud-ouest de l'Amérique du sud.
- ☐ **c.** La baie des Cochons se trouve sur la côte de Cuba.

2. Après la Chine et l'Inde, les pays les plus peuplés sont, dans l'ordre décroissant :

- ☐ **a.** L'Indonésie, les États-Unis, le Pakistan
- ☐ **b.** Les États-Unis, l'Indonésie, la Russie
- ☐ **c.** Les États-Unis, l'Indonésie, le Brésil

3. Le deuxième plus haut sommet du monde est :

- ☐ **a.** Le Kilimandjaro (Afrique)
- ☐ **b.** L'Aconcagua (Amérique du Sud)
- ☐ **c.** Le mont Blanc (Europe)

4. Dans quelle liste ces départements français sont-ils frontaliers ?

- ☐ **a.** Doubs, Ain, Aisne
- ☐ **b.** Bas-Rhin, Pyrénées-Atlantiques, Aude
- ☐ **c.** Hautes-Alpes, Ariège, Vosges

5. L'Union européenne est née :

- ☐ **a.** En 1951 avec l'institution de la Communauté européenne du charbon et de l'acier
- ☐ **b.** En 1992 après le traité de Maastricht
- ☐ **c.** En 1957 après le traité de Rome

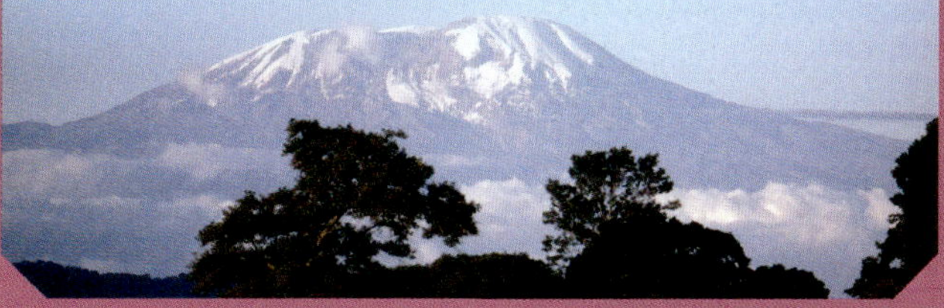

Rois de France

Reliez chaque événement à un roi de France en cochant au bon endroit dans la colonne de droite.

	a. Charlemagne	b. Saint Louis	c. François 1er	d. Louis XIV
1. Il a 12 ans quand il est sacré roi à Reims. La régence est assurée par sa mère, Blanche de Castille.	☐	☐	☐	☐
2. Le cardinal Mazarin fut son parrain et son Premier ministre.	☐	☐	☐	☐
3. C'est grâce à lui que *la Joconde* appartient à la France.	☐	☐	☐	☐
4. Roland meurt à Roncevaux.	☐	☐	☐	☐
5. Molière avait ses faveurs.	☐	☐	☐	☐
6. Avec l'ordonnance de Villers-Cotterêts, l'emploi de la langue française devient obligatoire dans tous les actes administratifs.	☐	☐	☐	☐
7. La bataille de Marignan.	☐	☐	☐	☐
8. Il est mort de la peste à Tunis, lors de la huitième croisade.	☐	☐	☐	☐
9. D'Artagnan effectua des missions pour lui, notamment celle d'arrêter le surintendant des Finances Nicolas Fouquet.	☐	☐	☐	☐
10. Il a été couronné empereur romain d'Occident.	☐	☐	☐	☐
11. Son grand rival fut Charles Quint.	☐	☐	☐	☐
12. Il a interdit les jeux et la prostitution, fait punir le blasphème et pris des mesures discriminatoires contre les juifs.	☐	☐	☐	☐
13. Son père est Pépin le Bref.	☐	☐	☐	☐
14. La révocation de l'édit de Nantes.	☐	☐	☐	☐
15. Dante, Gengis Khan, saint Thomas d'Aquin et Marco Polo ont vécu à la même époque que lui.	☐	☐	☐	☐
16. Il a ordonné l'ouverture d'écoles élémentaires gratuites dans chaque évêché.	☐	☐	☐	☐

Solutions : Les poèmes 1. …pleure à se fondre les yeux :/Son petit faon délicieux/A disparu dans la nuit brune… (Maurice Rollinat). **2.** …l'automne/Blessent mon cœur/D'une langueur/Monotone… (*Chanson d'automne,* Paul Verlaine). **3.** …nos amours/Faut-il qu'il m'en souvienne/La joie venait toujours après la peine… (*le Pont Mirabeau*, Guillaume Apollinaire). **4.** … des albatros, vastes oiseaux des mers,/Qui suivent, indolents compagnons de voyage,/Le navire glissant sur les gouffres amers/… (*l'Albatros,* Charles Baudelaire). **5.** … comme cestuy-là qui conquit la toison,/Et puis est retourné, plein d'usage et raison,/Vivre entre ses parents le reste de son âge !/… (*Heureux qui, comme Ulysse…*, Joaquim Du Bellay). **6.** … le sable sur la neige/J'écris ton nom… (*Liberté,* Paul Eluard). **7.** …partirai. Vois-tu, je sais que tu m'attends… (*Demain, dès l'aube…*, Victor Hugo). **8.** … sur un arbre perché,/Tenait en son bec un fromage… (*le Corbeau et le Renard,* Jean de La Fontaine). **9.** … il dit oui avec le cœur… (*le Cancre,* Jacques Prévert). **10.** … les cœurs contre nous endurcis,/Car, si pitié de nous pauvres avez,/Dieu en aura plus tôt de vous merci… (*Ballade des pendus,* François Villon). **Qui a dit ? 1.** e ; **2.** a ; **3.** d ; **4.** b ; **5.** c. **Maths et géométrie 1.** d ; **2.** f ; **3.** a ; **4.** b ; **5.** c ; **6.** e. **QCM géographie 1**. b (c'est l'Afrique du Sud). **2.** c. **3.** b. **4.** a. **5.** b. **Rois de France 1.** b. **2.** d. **3.** c. **4.** a. **5.** d. **6.** c. **7.** c. **8.** b. **9.** d. **10.** a. **11.** c. **12.** b. **13.** a. **14.** d. **15.** b. **16.** a.

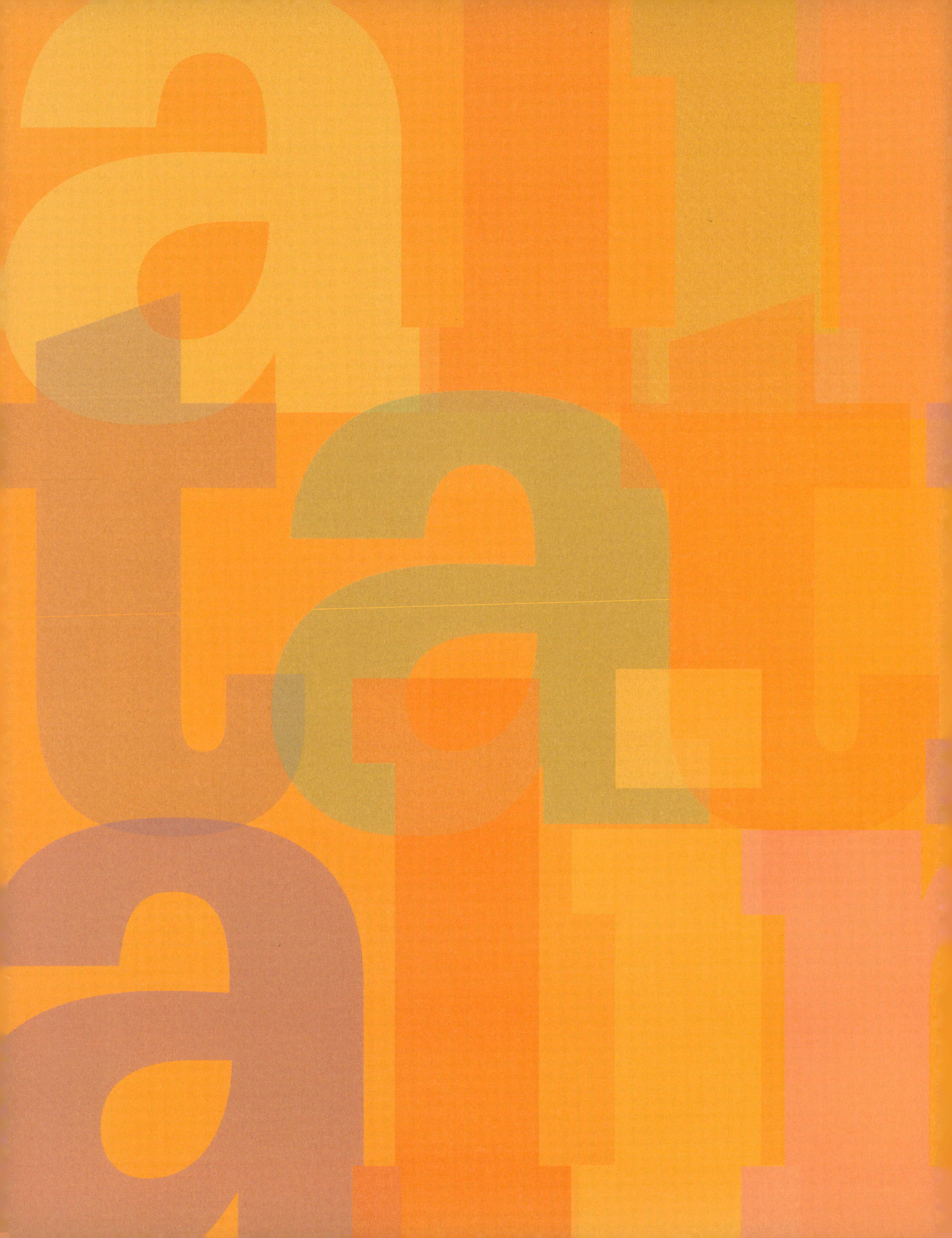

20 jours pour bien nourrir votre cerveau

Le cerveau est un organe bien particulier dont les besoins nutritionnels commencent à peine à être connus. Consommateur d'énergie (glucose), il demande aussi un apport spécifique en vitamines et en certains minéraux tout au long de la vie pour fonctionner efficacement. Au fil des années, l'alimentation doit aussi l'aider à retarder les effets du vieillissement cellulaire prématuré. En mangeant mieux, vous pouvez améliorer vos facultés cognitives, protéger votre cerveau, et même améliorer ses capacités de récupération. Nous vous proposons donc un programme très simple à suivre : en vingt jours et vingt nouveaux réflexes alimentaires, vous allez changer vos habitudes et mettre toutes les chances de votre côté pour un cerveau tonique !

À chaque étape, l'importance d'un nutriment ou d'un comportement alimentaire vous est expliquée en détail, avec une application pratique au quotidien : comment améliorer vos apports en oméga-3, dîner léger pour mieux dormir ou consommer davantage de magnésium, par exemple…

Au fil des pages, vous pourrez appliquer ces nouvelles règles en vous régalant grâce à nos recettes aussi simples que délicieuses.

Car mieux manger, cela passe inévitablement par le plaisir de la table !

Effeuillez les pages du cahier au gré de vos envies, en variant vos menus au fil des saisons : les exemples que nous vous donnons sont bien sûr adaptables à vos goûts et vos besoins spécifiques… Chacun pourra donc les décliner selon ses habitudes, en gardant le fil conducteur de ses bonnes résolutions quotidiennes. Alors, bon appétit !

1er jour Stimuler les papilles et les neurones : l'amer et l'acide

Les stimulations sensorielles extérieures sont en permanence perçues, analysées et décryptées par notre cerveau. Celles d'ordre gustatif et olfactif sont de première importance : de nouvelles saveurs, des fumets inhabituels et des textures inédites obligent le cerveau à travailler pour décoder et mémoriser ces données jusqu'alors inconnues. Ainsi régulièrement mis à contribution, le cerveau reste en éveil, alerte et performant. Alors n'hésitez plus : jouez la carte de la diversité alimentaire !

Ma résolution du jour !

J'agrémente les plats que je cuisine d'épices variées. Cela évite la monotonie, stimule les papilles et éveille les sens. Certaines épices favorisent en outre la digestion.

Les goûts alimentaires

Avec le temps, nos goûts alimentaires ont tendance à se figer : nous consommons de préférence ce que nous aimons, ce que nous croyons bon pour notre santé ou, plus simplement, ce qui est facile à préparer. Cette confortable monotonie endort nos sens. Les informations relayées par nos capteurs sensoriels étant toujours parfaitement connues, celles-ci ne créent plus ni surprise ni obligation d'adaptation. Nous n'avons plus vraiment conscience du goût et de l'odeur des aliments, tant nous y sommes habitués.

À l'occasion, faites cette petite expérience. Promenez-vous parmi les étals de votre marché : vous vous apercevrez que vous ne remarquez quasiment aucun des parfums, pourtant nombreux, qui s'en exhalent. Entrez ensuite dans une épicerie asiatique : les effluves vont vous sembler extrêmement marqués (crevettes séchées, fruits exotiques…), parfois même incommodants. L'exercice est excellent pour votre cerveau : toutes ces nouvelles informations l'obligent à composer. Il en va de même à table : plats inconnus et associations inhabituelles vont le contraindre à se réveiller, à remettre en service des circuits neuronaux jusqu'alors négligés.

Saveurs	Aliments
Amer	Endive, pamplemousse jaune, quinoa, zeste d'orange et de citron, salade frisée, roquette, feuilles et jus d'artichaut.
Acide	Citron, orange, pomelo, pomme granny-smith, groseilles, airelles, vinaigre, cornichons, fruits encore un peu verts.
Piquant	Piment, poivre, curry indien, curry vert (thaïlandais), piment d'Espelette, gingembre, cresson, radis noir.
Soufré	Chou, brocoli, radis, ail, oignon, poireau…
Astringent	Thé très infusé, pommes rustiques (à cidre…), kaki, vin rouge.

Réveillez votre assiette !

L'alimentation occidentale moderne est plus fade et plus douce qu'autrefois, notamment concernant les fruits et les légumes : les producteurs d'endives, par exemple, ont réussi à éliminer en grande partie l'amertume typique de cette variété de chicorée ; les pommes sont aujourd'hui plus sucrées et rarement astringentes… Voici quelques conseils pour sortir des sentiers battus et réveiller vos sens.

– Recherchez les variétés de fruits et de légumes oubliées : pommes anciennes, courges, panais, cerfeuil tubéreux…
– Optez pour les légumes biologiques, qui, grâce à leur croissance lente, sont plus concentrés en goût.
– Réintégrez une touche d'amertume dans vos plats. L'amer est une saveur quasi inexistante dans nos menus, alors que les végétaux qui en contiennent sont excellents pour la santé (roquette, agrumes peu sucrés, pissenlit…).
– Usez et abusez des épices, des herbes fraîches, de l'ail, de l'oignon, qui contiennent eux aussi des nutriments protecteurs. Pour changer, essayez le cumin, les cives (ou cébettes), l'oignon rouge…
– Aussi souvent que possible, goûtez de nouveaux plats, exotiques ou traditionnels. L'important, pour stimuler votre cerveau, est de sortir de la routine.

Salade de quinoa aux tomates et aux radis roses

Pour 4 personnes
Préparation : 20 min
Cuisson : 10 min

- 100 g de quinoa
- 2 tomates
- 10 radis roses
- 1 oignon nouveau
- 1 cuill. à soupe de vinaigre de vin
- 2 cuill. à café de graines de sésame
- 2 cuill. à soupe d'huile de colza
- 2 cuill. à soupe de persil plat ciselé
- Gros sel, sel fin, poivre

1. Mettez le quinoa dans une passoire fine et rincez-le sous l'eau froide. Faites-le cuire 10 min à l'eau bouillante salée, puis égouttez-le avec soin.
2. Lavez et épongez les tomates. Coupez-les en dés. Lavez les radis, ôtez-en la queue, puis taillez-les en fines rondelles. Pelez l'oignon et hachez-le, ainsi que sa tige.
3. Mélangez le quinoa et les légumes dans un saladier. Dans un bol, mélangez le vinaigre avec les graines de sésame, du sel et du poivre. Puis émulsionnez avec l'huile. Versez cette vinaigrette sur la salade. Ajoutez le persil et mélangez.
4. Réservez au réfrigérateur jusqu'au moment de servir, bien frais.

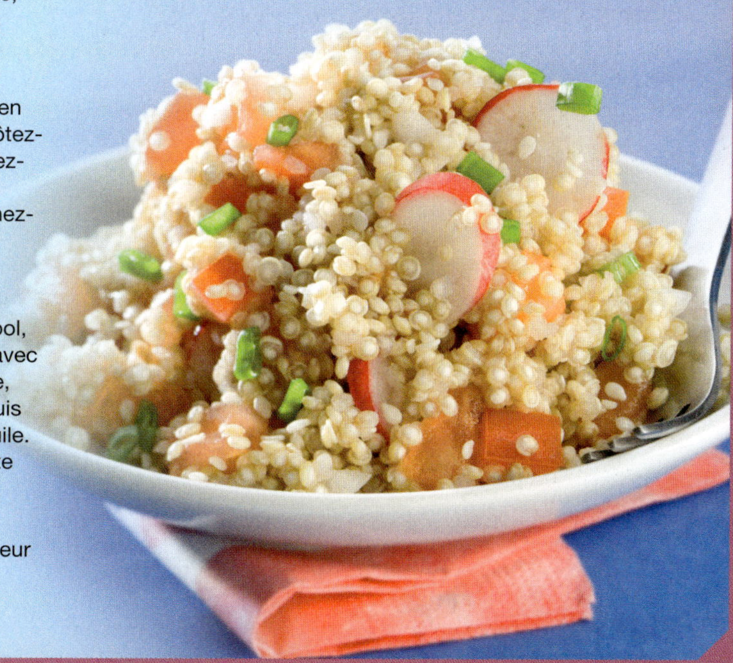

Cocktail acidulé

Pour 4 personnes
Préparation : 10 min
Réfrigération : 2 h

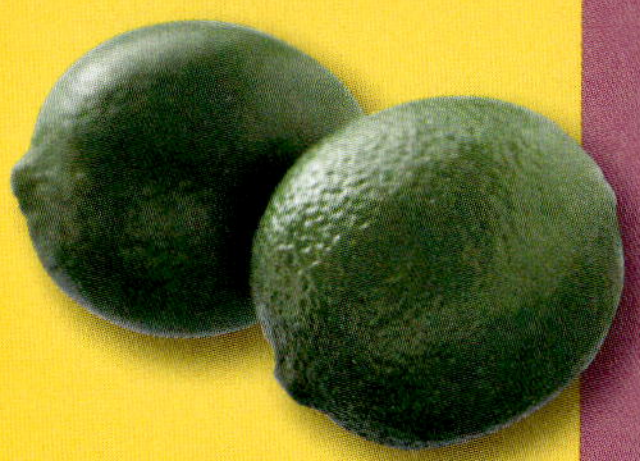

- 1 carotte nouvelle
- 1 pomme type granny
- 1 mangue
- 1 pomelo
- 2 cm de racine de gingembre
- Le jus de 1 citron vert
- Poivre noir

1. Placez la carotte et les fruits au moins 2 h au réfrigérateur avant de commencer la recette.
2. Lavez et épongez la carotte et la pomme. Supprimez les bouts de la carotte. Coupez la pomme en quatre. Pelez la mangue, puis coupez-la en morceaux en tournant autour du noyau. Pelez le pomelo et le gingembre.
3. Passez la carotte, la pomme, la mangue, le pomelo et le gingembre à la centrifugeuse.
4. Ajoutez le jus de citron vert et 1 pincée de poivre noir. Mélangez. Dégustez sans attendre.

Astuce Si vous n'avez pas de centrifugeuse, réalisez ce cocktail avec des jus « 100 % pur jus » du commerce. Ajoutez-y simplement un peu de racine de gingembre finement râpée, de jus de citron vert fraîchement pressé et de poivre noir juste avant de servir.

Menu été

Petit déjeuner
- Café
- ½ pomelo
- Baguette et confiture d'oranges
- Fromage blanc à la vanille

Déjeuner
- Concombre à l'estragon
- Poulet au curry
- Riz basmati
- Yaourt nature
- Carpaccio de melon
- Pain complet

Goûter
- Cocktail acidulé
- Yaourt au soja

Dîner
- Salade de quinoa aux tomates et aux radis roses
- Fromage de chèvre
- Cerises
- Pain aux noix

Menu hiver

Petit déjeuner
- Galettes de riz et miel de montagne
- Comté
- Clémentines
- Thé fumé

Déjeuner
- Salade de chou rouge
- Foie de veau persillé
- Carottes et céleri vapeur
- Munster
- Kiwi
- Pain au pavot

Goûter
- Pain d'épice
- Thé au gingembre

Dîner
- Potage au cresson
- Pizza aux fruits de mer
- Salade de roquette
- Pomme au four à la cannelle

2e jour Réveiller le cerveau : le petit déjeuner

Ma résolution du jour !
Pour faire le plein d'énergie, je compose toujours mon petit déjeuner d'au moins trois éléments : un laitage, un fruit et du pain. Sans oublier une boisson pour me réhydrater.

Le petit déjeuner est le repas le plus important de la journée. Au réveil, après huit à douze heures de jeûne, le cerveau fonctionne en effet au ralenti, puisant dans les faibles réserves en sucres encore présentes dans l'organisme. Seul un petit déjeuner équilibré et complet permet de remettre efficacement en route les fonctions cérébrales et vous évite de souffrir, jusqu'à l'heure du déjeuner, d'un manque cruel d'efficacité et de concentration, ou encore de coups de fatigue…

Pourquoi faut-il prendre un petit déjeuner ?

L'intérêt nutritionnel du petit déjeuner a été démontré par de nombreuses études. Les sujets qui déjeunent suffisamment le matin présentent ainsi une meilleure efficacité intellectuelle dans la matinée : vigilance accrue, réduction des accidents du travail, performances supérieures aux tests de logique et de réflexion… On sait par ailleurs que les personnes qui prennent un petit déjeuner risquent moins de grossir. Encore un argument en faveur de ce repas trop souvent négligé.

Groupes d'aliments*	Apport nutritionnel	Aliments au choix
Boisson	Eau, minéraux.	Café, thé, infusion, eau, jus de légumes.
Produit céréalier	Glucides complexes, vitamines du groupe B, minéraux, fibres.	Pain (de préférence complet), biscottes, céréales de petit déjeuner peu sucrées ou flocons d'avoine, muesli, gâteau maison peu sucré. Brioche ou viennoiserie (une fois par semaine au maximum).
Produit laitier et dérivés du soja	Protéines, calcium, vitamines A et D.	Lait, yaourt, fromage blanc, fromage, lait de soja, yaourt au soja.
Fruit	Glucides, eau, fibres, antioxydants.	Fruit frais, jus de fruits, compote.
Complément énergétique	Glucides ou lipides.	Miel, confiture, beurre ou margarine enrichie en oméga-3, fruits secs, chocolat, sucre dans la boisson.
Complément protidique (facultatif)	Protéines, fer.	Œuf, jambon, viande froide, poisson fumé ou en conserve.

* Pour un petit déjeuner équilibré, choisissez un ingrédient dans chaque groupe.

Car le petit déjeuner est loin d'être ancré dans nos habitudes : par manque de temps ou d'appétit le matin, la majorité d'entre nous se contente d'une boisson chaude, parfois accompagnée d'une tartine. Alors que, selon les recommandations nutritionnelles actuelles, le petit déjeuner devrait représenter 25 % de nos apports énergétiques quotidiens, soit 500 à 600 kcal.

Comme les autres repas de la journée, le petit déjeuner doit fournir des nutriments variés, condition indispensable au bon fonctionnement de l'organisme. Pendant les heures de sommeil, le cerveau continue à utiliser du glucose, qui est quasiment sa seule source d'énergie. Au petit matin, les stocks sont en grande partie épuisés, et il devient urgent d'approvisionner votre corps en carburant. Boire un café noir ne peut donc en aucun cas suffire.

Idéalement, le petit déjeuner doit comprendre au moins trois types d'aliments : un produit céréalier, qui apporte des glucides complexes (sucres lents), un fruit, source de vitamines, et un laitage pour le calcium. Une boisson vient compléter ce menu, pour garantir la réhydratation de l'organisme.

Comment avoir de l'appétit le matin ?

Le manque d'appétit au petit déjeuner est souvent lié à un mauvais rythme alimentaire au cours de la journée précédente : vous dînez trop tard ou trop copieusement, ou vous avez tendance à grignoter tout au long de la journée. Votre appareil digestif ne connaît alors plus les phases de repos qui lui sont nécessaires.

Commencez par alléger votre dîner et diversifiez progressivement votre petit déjeuner. Ajoutez une tartine beurre-confiture à votre café noir puis, au bout de quelques jours, complétez avec un jus de fruits et, enfin, un laitage. Augmentez ensuite les doses et variez les aliments qui composent votre repas du matin. D'ici à quelques semaines, vous ne pourrez plus vous passer de ce moment privilégié.

Œufs brouillés au parmesan

Pour 4 personnes
Préparation : 15 min
Cuisson : 10 min

- 6 œufs
- 10 cl (100 ml) de lait demi-écrémé
- 30 g de parmesan fraîchement râpé
- 1 tranche de jambon
- 10 g de margarine enrichie en oméga-3
- Sel, poivre

1. Cassez les œufs dans un bol. Battez-les à la fourchette avec le lait, du sel et du poivre. Ajoutez le parmesan et mélangez bien.
2. Coupez la tranche de jambon en dés.
3. Chauffez la margarine dans une sauteuse antiadhésive. Mettez-y les dés de jambon à dorer 3 min à feu doux, en remuant.
4. Versez les œufs battus dans la sauteuse et laissez prendre 5 à 7 min, toujours à feu doux, en remuant régulièrement à la spatule. Dégustez sans attendre, bien chaud.

Astuce Pour un parfait équilibre nutritionnel, servez ces œufs brouillés avec des tranches de pain aux céréales grillées.

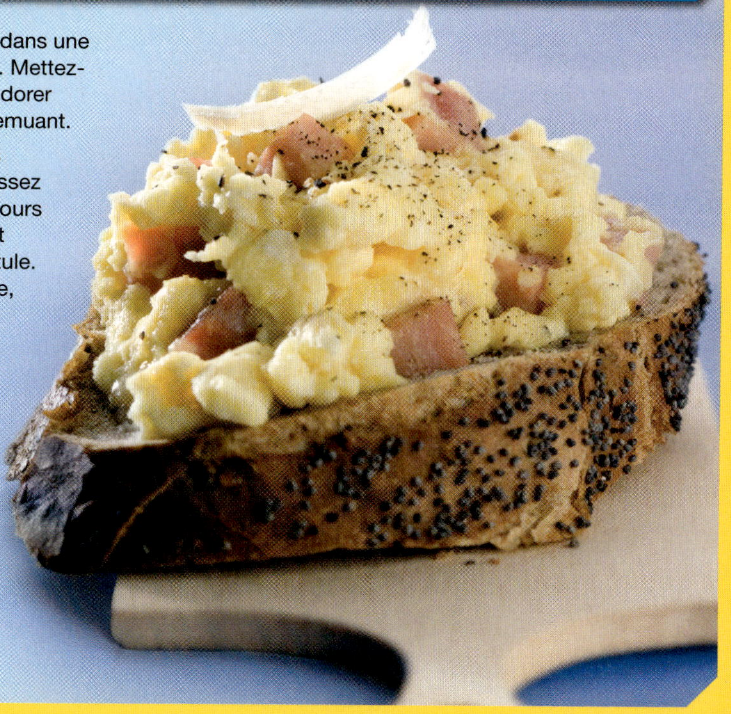

Pancakes aux raisins et au miel

Pour 10 pancakes environ
Préparation : 20 min
Réfrigération : 1 h
Cuisson : 1 h

- 30 g de margarine enrichie en oméga-3
- 200 g de farine
- 30 g de sucre roux
- 1 sachet de levure chimique
- 2 œufs
- 25 cl (250 ml) de lait demi-écrémé
- 40 g de raisins secs
- 30 g de noisettes concassées
- 1 cuill. à soupe d'huile de tournesol
- ½ citron
- 60 g de miel liquide

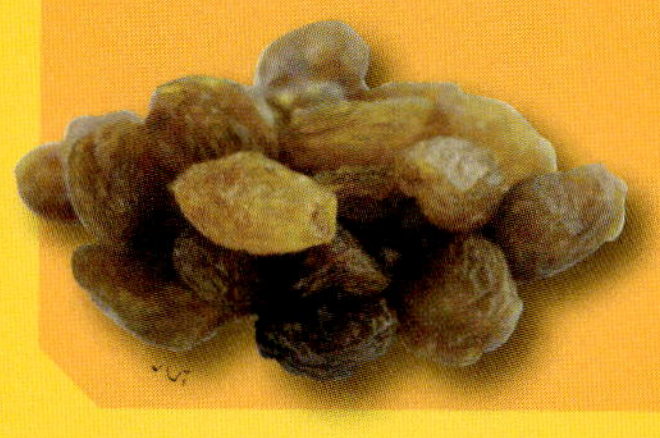

1. Faites fondre la margarine à feu doux dans une petite casserole, puis laissez-la tiédir.
2. Versez la farine, le sucre et la levure dans une jatte. Ménagez un puits au centre. Cassez-y les œufs, puis ajoutez le lait et la margarine fondue. Travaillez le tout jusqu'à obtention d'une pâte homogène.
3. Ajoutez les raisins secs et les noisettes. Mélangez, couvrez de film alimentaire et laissez reposer 1 h environ au réfrigérateur.
4. Faites chauffer une poêle à blinis légèrement huilée au pinceau. Versez-y 1 petite louchée de pâte. Faites cuire chaque pancake 2 à 3 min à feu moyen sur chaque face. Réservez-les au chaud au fur et à mesure entre deux assiettes.
5. Pressez le demi-citron. Faites tiédir le jus de citron et le miel dans une petite casserole, 2 min en remuant. Dégustez les pancakes bien chauds, nappés de miel citronné.

Astuce Vous pouvez préparer ces pancakes la veille et les réchauffer à la poêle au moment de les déguster.

Menus matin

1. Petit déjeuner riche en protéines
- Thé ou café
- Œufs brouillés au parmesan
- Pain grillé au sésame
- Jus d'ananas

2. Petit déjeuner gourmand
- Chocolat chaud
- Pancakes aux raisins et au miel
- Kiwi

3. Petit déjeuner léger
- Thé ou café
- Pain suédois et margarine enrichie en oméga-3
- Édam
- Compote de poires

4. Petit déjeuner spécial hiver
- Chicorée au lait
- Cake aux fruits secs
- Clémentines

3e jour Permettre au cerveau de récupérer : dîner léger

La nuit, le cerveau trie et relie les informations reçues dans la journée, il se repose, rêve… Autant de phases indispensables pour que, le lendemain, les performances intellectuelles soient au beau fixe. Pour améliorer le sommeil, et donc le fonctionnement cérébral, rien ne vaut un dîner léger et équilibré.

Ma résolution du jour !

Pour avoir un sommeil de meilleure qualité, j'évite de cumuler viande, charcuterie et fromage au cours du dîner. L'apport en protéines serait alors trop important, et ma digestion trop longue.

Ni trop, ni trop peu

Lorsqu'on dort, l'organisme change de rythme : le système cardio-respiratoire fonctionne au ralenti et les cellules brûlent moins de calories. Seul le cerveau continue à fonctionner pleinement, compilant les informations et les stimulations sensorielles accumulées dans la journée. Or, pour que ce travail soit efficace, les autres organes doivent rester au repos. Veillez donc à ne pas surcharger votre appareil digestif avec un repas trop copieux, car la digestion réclame beaucoup d'énergie : sécrétions digestives, contractions gastriques et intestinales, dégradation et assimilation des nutriments… À l'inverse, si un dîner trop riche peut perturber le cycle cérébral nocturne, un repas insuffisant (une soupe et un laitage, par exemple) affame encéphale et tissu nerveux, qui fonctionnent alors au ralenti. Or, la nuit, le cerveau a toujours besoin de glucose. Comment savoir si votre dîner permet une bonne récupération cérébrale nocturne ? Voici quelques signes qui doivent vous alerter si vous les ressentez souvent :

– Vous vous sentez lourd et ballonné après le dîner.
– La nuit, vous avez des aigreurs d'estomac ou des remontées acides.
– Vous vous endormez dans l'heure qui suit le repas, pour vous réveiller un peu plus tard, et vous avez finalement du mal à trouver le sommeil.
– Vous faites des cauchemars ou vous rêvez d'aliments.
– Vous avez soif ou faim pendant la nuit.
– Au réveil, vous manquez d'appétit ou vous êtes nauséeux.

Une seule solution à tous ces petits maux : réadaptez votre dîner !

Aliments	Apport en protéines
Protéines animales	
50 g de bœuf, poulet, porc…	9 g
1 petite tranche de jambon blanc (50 g)	11 g
1 œuf	6 g
1 verre de lait (25 cl/250 ml)	10 g
30 g de fromage	8 g
1 yaourt	5 g
1 entremets lacté aux œufs (125 g)	6 g
Protéines végétales	
180 g de légumineuses (lentilles, par exemple)	12 g
1 « steak » de soja (100 g)	8 g
50 g de pain	3,5 g

Comment composer votre dîner ?

Le dîner doit être complet, c'est-à-dire comprendre tous les groupes d'aliments. Pour faciliter la digestion, limitez les quantités et optez pour des plats pauvres en matières grasses. Construisez votre menu autour des aliments suivants.

– 1 portion de légumes ou de féculents (en alternant avec le déjeuner). Vous pouvez également associer les deux : salade de riz et tomates, pommes de terre et carottes vapeur, potage aux vermicelles…
– 1 petite portion de protéines : un reste de viande, 1 œuf, 1 tranche de jambon ou de la salade de thon.
– 1 laitage (ou 1 petite portion de fromage, si vous n'en avez pas consommé au déjeuner).
– 1 fruit et 1 tranche de pain pour l'apport en glucides, nécessaires au bon fonctionnement du cerveau.

Si vous ne souhaitez pas manger de viande le soir, ne négligez pas pour autant les protéines. Choisissez une source de protéines végétales (voir tableau).
Et n'oubliez pas de boire 1 à 2 verres d'eau au cours du dîner, et 1 tisane dans la soirée : la déshydratation fait souffrir le cerveau.

Salade de mâche aux betteraves et au bœuf cuit

Pour 4 personnes
Préparation : 20 min

- 120 g de mâche
- 2 betteraves cuites
- 150 g de bœuf cuit
- 1 oignon rouge
- ½ bouquet de persil (plat ou frisé)
- 1 cuill. à café de moutarde
- 1 cuill. à soupe de vinaigre de vin
- 2 cuill. à soupe d'huile de colza
- Sel, poivre

1. Rincez la mâche avec soin sous l'eau froide, puis essorez-la. Disposez-la dans un plat creux. Pelez les betteraves et coupez-les en dés. Répartissez-les sur la salade.
2. Détaillez le bœuf cuit en fines lamelles. Répartissez-les également dans le plat.
3. Pelez l'oignon. Hachez-le finement, ainsi que le persil. Dans un bol, mélangez la moutarde avec le vinaigre, du sel et du poivre. Émulsionnez avec l'huile, puis ajoutez l'oignon et le persil.
4. Nappez la salade de vinaigrette et servez sans attendre.

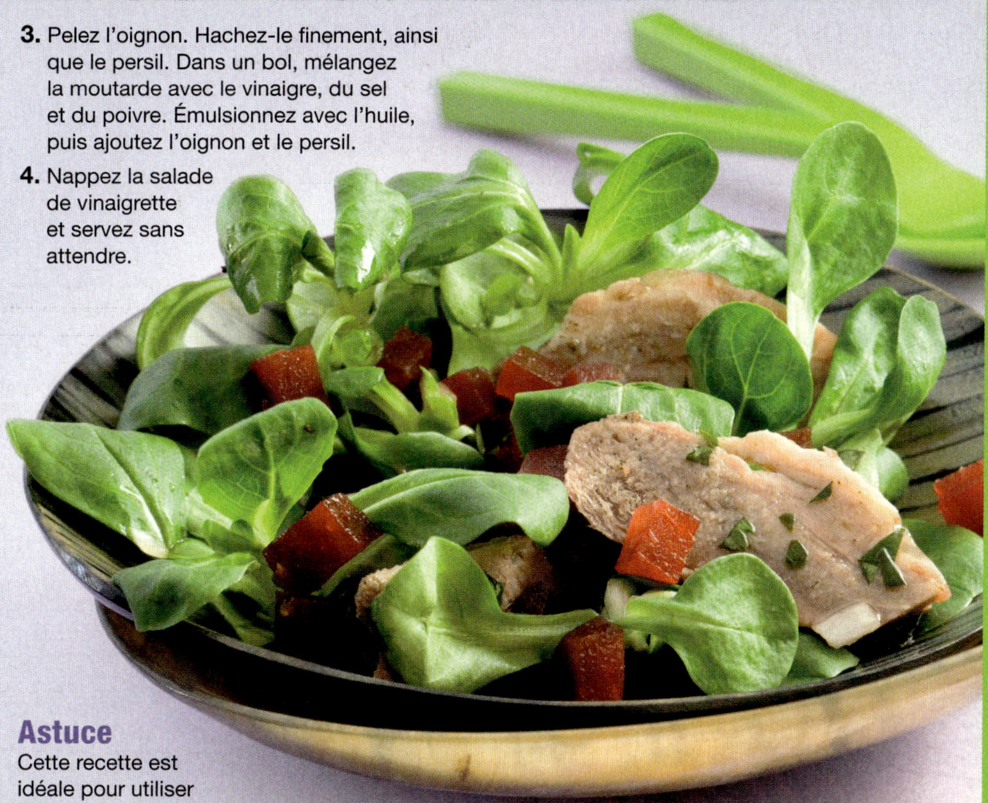

Astuce
Cette recette est idéale pour utiliser un reste de pot-au-feu.

Gratin à la florentine

Pour 4 personnes
Préparation : 20 min
Cuisson : 30 min environ

- 1 kg d'épinards en branches surgelés
- 1 gousse d'ail
- 10 cl (100 ml) de crème allégée
- Noix muscade râpée
- 4 gros œufs
- 120 g de mozzarella
- Sel, poivre

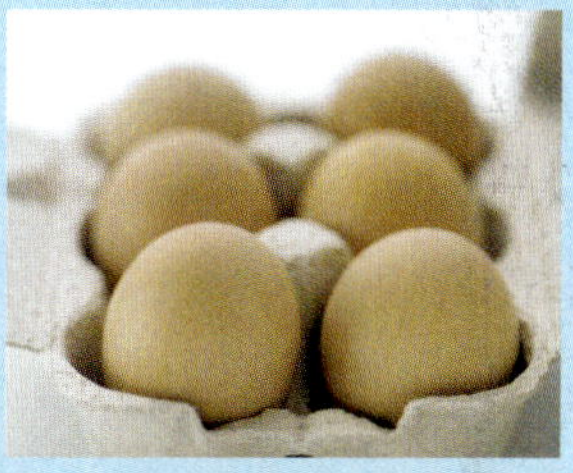

1. Préchauffez le four à 210 °C (th. 7). Mettez les épinards dans une casserole avec 1 verre d'eau et du sel. Couvrez et faites cuire 10 min à feu moyen. Égouttez les épinards si besoin, puis disposez-les dans un grand plat à gratin.
2. Pelez et hachez l'ail. Ajoutez-le dans le plat, ainsi que la crème. Poivrez et muscadez à votre goût. Mélangez bien.
3. Ménagez 4 creux bien espacés dans les épinards, avec le dos d'une cuillère, et cassez 1 œuf dans chaque creux.
4. Coupez la mozzarella en fines tranches. Couvrez les épinards de mozzarella et enfournez pour 20 min environ : le fromage doit être bien doré et le blanc des œufs suffisamment cuit.

Astuce Il est inutile de décongeler les épinards surgelés avant de les faire cuire. Vous gagnerez ainsi un temps précieux.

Dîners légers

1. Dîner fraîcheur
- Salade de mâche aux betteraves et au bœuf cuit
- Petit-suisse, sucre roux
- Abricots
- Pain au lin

2. Dîner réconfortant
- Bouillon aux vermicelles
- Gratin à la florentine
- Raisin
- Pain aux noix

3. Dîner entre amis
- Tarte au saumon et aux poireaux
- Salade de mesclun
- Yaourt brassé, confiture maison
- Pommes au four
- Pain complet

4. Dîner rustique
- Potage à la tomate
- Omelette à la ciboulette
- Salade frisée
- Semoule au lait
- Pain de campagne

4e jour
Pour un cerveau plus sain : stop au toxines !

De nombreuses substances présentes dans les aliments que nous consommons ont des effets neurotoxiques : les additifs permettant leur conservation, les pesticides, l'alumine, les métaux lourds comme le mercure et, plus simplement, l'alcool. Ces produits nocifs, même s'ils sont ingérés le plus souvent en très faibles quantités, nuisent au bon fonctionnement du système cérébral. Alors, pour que votre cerveau reste actif et en bonne santé le plus longtemps possible, autant les éviter.

Ma résolution du jour !
– J'opte le plus possible pour les produits biologiques et sans conservateurs.
– Je privilégie les aliments bruts et les plats maison.
– Je remplace l'aluminium ménager par du papier sulfurisé.

Comment éviter les toxiques ?

Supprimer totalement l'ingestion de toxiques est pratiquement impossible. Les produits alimentaires contiennent tous, à des doses variables, des résidus de polluants (traitements phytosanitaires, pesticides…) ainsi que des substances destinées à en améliorer le goût, la couleur, la texture, la conservation… Pour limiter le problème, soyez vigilant lors de vos achats.

– Privilégiez les produits issus de l'agriculture biologique, de plus en plus facile à se procurer, y compris en grande distribution. Même s'ils peuvent contenir des traces de polluants, du fait de la contamination des champs voisins, de l'eau ou de l'air, ils ne reçoivent aucun traitement chimique au cours de leur culture, et sont donc toujours moins chargés en engrais et autres pesticides que les denrées conventionnelles.

– Évitez d'utiliser de l'aluminium ménager pour couvrir les aliments acides (légumes, fruits…) – préférez le film alimentaire – ou pour les cuire en papillote – optez pour le papier sulfurisé. L'acidité du citron ou de la tomate, par exemple, peut favoriser la migration d'alumine nocive dans vos préparations. Pour la même raison, les ustensiles en aluminium sont à proscrire de votre batterie de cuisine : remplacez-les par des équivalents en Inox, non toxique.

– Consommez toujours les aliments très frais. Méfiez-vous des végétaux présentant des moisissures (noix, pommes mal conservées…), car ces champignons peuvent sécréter des substances neurotoxiques et cancérigènes. Il en va de même avec les fruits de mer, dont la récolte sauvage peut s'avérer dangereuse pour la santé.

– D'une façon générale, privilégiez les aliments bruts, non transformés. Ils ne renferment pas d'additifs (colorants, conservateurs, exhausteurs de goût…), dont les effets à long terme sur l'organisme restent mal connus. Retrouvez le plaisir des plats maison.

– Variez votre consommation de produits de la mer : selon les espèces et le lieu de capture, les poissons et crustacés contiennent des polluants différents (mercure, micro-organismes toxiques…). Les poissons d'élevage, très surveillés, présentent de ce point de vue certaines garanties de qualité.

– Enfin, attention à l'alcool : c'est une véritable drogue dont les effets toxiques sont aujourd'hui bien connus. Il détériore notamment les membranes des neurones et dérègle le fragile équilibre des neurotransmetteurs, ces petites molécules qui font circuler l'information entre les neurones. Rappelons que les quantités actuellement tolérées sont de 1 à 2 verres de vin par jour… pas davantage !

Boissons	Teneur en alcool
1 chope de bière de luxe (25 cl/250 ml)	15 g
1 flûte de champagne (12,5 cl/125 ml)	12 g
1 verre de vin rouge ou blanc (12,5 cl/125 ml)	12 g
1 verre de rhum-orange ou de whisky-coca	10 g
1 canette de bière	10 g
1 whisky (3 cl/30 ml)	10 g
1 verre de vin cuit (7 cl/70 ml)	10 g
1 quart de cidre (25 cl/250 ml)	7 g
1 apéritif ou 1 bière « sans alcool »	Moins de 1 g

Papillote de truite aux petits légumes

Pour 4 personnes
Préparation : 25 min
Cuisson : 30 min

- 4 filets de truite de 120 g chacun environ
- 1 carotte
- 1 courgette
- ½ poivron rouge
- 1 gousse d'ail
- 1 cuill. à soupe d'huile d'olive
- 30 g de tomates confites à l'huile
- 1 branche de basilic
- Sel, poivre

1. Préchauffez le four à 210 °C (th. 7). Rincez les filets de truite, puis épongez-les dans du papier absorbant.
2. Lavez la carotte, la courgette et le demi-poivron. Pelez la carotte. Ôtez les bouts de la courgette et le pédoncule du demi-poivron, puis épépinez-le. Coupez le tout en dés. Pelez et hachez finement l'ail.
3. Chauffez l'huile dans une cocotte. Faites-y revenir les légumes et l'ail 10 min à feu vif. Salez et poivrez. Coupez les tomates en morceaux. Effeuillez et ciselez le basilic.
4. Découpez 4 grands carrés de papier sulfurisé. Répartissez les filets de truite, les légumes, les tomates confites et le basilic dessus. Repliez les papillotes. Enfournez pour 20 min. Servez chaud.

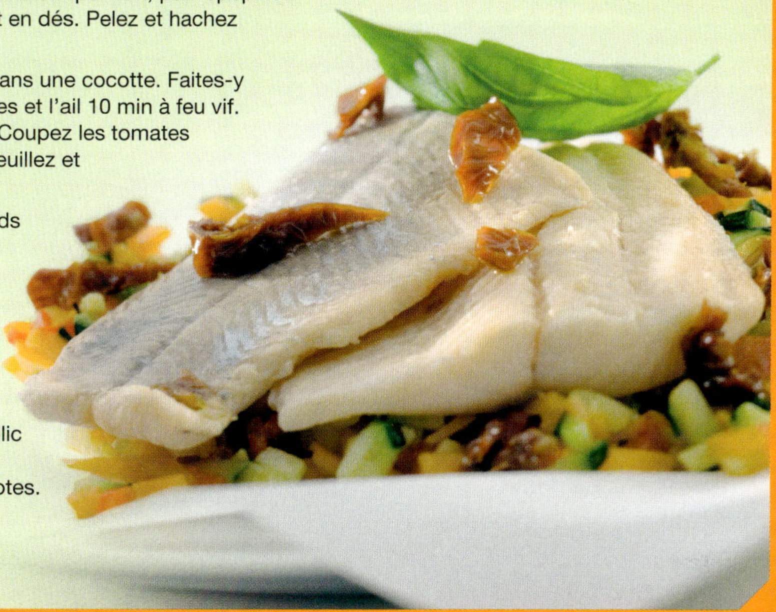

Cocktail fruité sans alcool

Pour 4 personnes
Préparation : 10 min
Réfrigération : 2 h

- 1 petit melon
- 300 g de raisin blanc
- 200 g de framboises
- Quelques feuilles de mélisse ou de menthe
- Le jus de 1 citron

1. Placez les fruits au moins 2 h au réfrigérateur avant de commencer la recette. Coupez le melon en tranches, épépinez-le et pelez-le. Lavez le raisin avec soin à l'eau froide, puis égrenez-le.
2. Essuyez délicatement les framboises avec un linge.
3. Passez le melon, le raisin et les framboises à la centrifugeuse.
4. Répartissez le jus obtenu dans 4 verres. Ajoutez les feuilles de mélisse ou de menthe et 1 filet de jus de citron. Dégustez sans attendre.

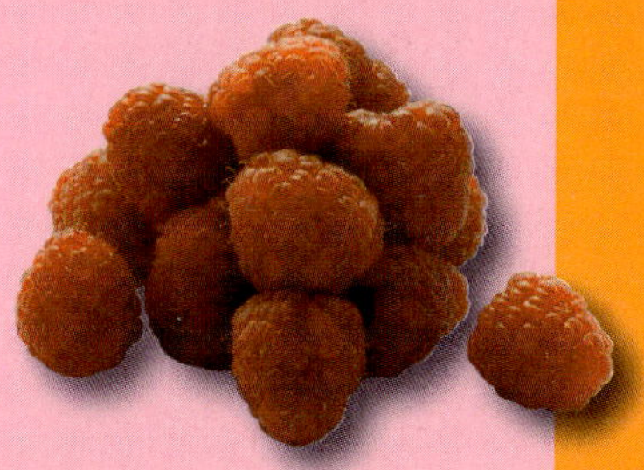

Menu été

Petit déjeuner
- Pain complet
- Yaourt brassé
- Jus de pomelo
- Café

Déjeuner
- Carpaccio de melon
- Sauté de dinde à la tomate
- Riz complet
- Fromage blanc au miel
- Pêche jaune
- Pain au son

Goûter
- Thé à la pêche
- Abricots

Dîner
- ● Cocktail fruité sans alcool
- Salade de crevettes au citron vert
- Farfalles à l'ail et au basilic
- Yaourt au soja
- Pain au levain

Menu hiver

Petit déjeuner
- Chocolat chaud
- Pain aux noisettes et beurre
- Orange

Déjeuner
- Céleri vinaigrette
- ● Papillote de truite aux petits légumes
- Pommes vapeur
- Yaourt nature
- Kiwi
- Baguette

Goûter
- Citronnade chaude au miel
- Biscuit à la figue

Dîner
- Bouillon de légumes
- Fromage de chèvre
- Salade d'endives aux noix
- Ananas frais
- Pain complet

5e jour
Un stimulant cérébral antidéprime : le chocolat

Le chocolat – ou, plus précisément, le cacao qu'il renferme – présente des vertus à la fois stimulantes et apaisantes. Il est en effet relaxant, antidépresseur, et améliore la vigilance. Source de magnésium et d'antioxydants, c'est un aliment concentré en substances protectrices. Une drogue douce qu'il n'est pas interdit de consommer régulièrement, à condition de rester raisonnable, car le cacao et ses dérivés sont aussi particulièrement caloriques.

Ma résolution du jour !

– J'évite le chocolat blanc, très gras et sans atouts santé.
– Je choisis de préférence du chocolat noir riche en cacao (au moins 50 %).
– J'en consomme 1 ou 2 carrés par jour, pas davantage.

Les bienfaits du chocolat

L'impact du chocolat sur la vigilance est bien connu. Il contient de la caféine et de la théobromine, deux substances qui augmentent le rythme cardiaque et contribuent à maintenir en éveil. On estime toutefois que 1 tablette de chocolat noir en fournit autant que 1 tasse de café fort. L'effet reste donc très doux du fait des quantités ingérées.

Le chocolat est également réputé pour ses propriétés antidépressives, qui seraient dues à sa teneur d'une part en sérotonine, un neurotransmetteur naturellement présent dans le cerveau, et d'autre part en magnésium, un minéral aux vertus relaxantes indispensable au fonctionnement neuromusculaire. La consommation de chocolat libère en outre des endorphines, les hormones du bien-être, ce qui pourrait aussi expliquer son effet calmant sur l'anxiété. Même si consommer du chocolat pour lutter contre le stress et la déprime peut passer pour une excuse un peu facile, c'est effectivement un des rares aliments à réunir toutes ces substances apaisantes, sans compter que les produits sucrés dépourvus de chocolat ne présentent pas d'effets positifs sur l'humeur aussi marqués…

Et les bienfaits du chocolat ne s'arrêtent pas là. Il possède effectivement une action antioxydante précieuse, de par sa richesse en polyphénols, des molécules qui protègent les cellules contre le vieillissement prématuré dû à l'excès de radicaux libres.

Comment le consommer utilement ?

Comme nous venons de le voir, le chocolat possède une haute teneur nutritionnelle comparé à d'autres produits sucrés (sucre, miel, bonbons…). Mais il est également très calorique, avec 550 kcal en moyenne pour 100 g. Aussi, consommez-le avec modération – 10 à 15 g par jour suffisent amplement pour profiter de ses bienfaits – et choisissez une teneur en cacao d'au moins 50 % et plus si possible (les chocolats de dégustation en contiennent 70 à 80 %) –, c'est la seule garantie d'une faible proportion de sucre ajouté et d'une bonne concentration en substances protectrices.

Méfiez-vous enfin des dérivés chocolatés riches en sucre et en graisses mais pauvres en cacao : le chocolat en poudre sucré, le chocolat blanc, les crèmes dessert, les barres et toutes les friandises au chocolat n'offrent pas les mêmes atouts nutritionnels qu'un chocolat noir de qualité. Tout aussi caloriques, mais riches en sucre, ces produits ne stimuleront aucunement votre cerveau.

Aliments	Apport énergétique
1 mini-chocolat de dégustation (5 g)	25 kcal
1 cuill. à café de cacao amer en poudre (10 g)	35 kcal
2 cuill. à café de chocolat en poudre sucré (10 g)	40 kcal
2 carrés de chocolat noir ou au lait (15 g)	75 kcal
1 truffe au chocolat (15 g)	75 kcal
1 cuill. à soupe de pâte à tartiner chocolatée (20 g)	100 kcal
1 barre chocolatée (40 g)	220 kcal
1 portion de mousse au chocolat (100 g)	300 kcal

Fondue au chocolat et aux fruits frais

Pour 4 personnes
Préparation : 20 min
Cuisson : 1 min 30

- 1 pomme acidulée
- 2 kiwis
- 1 banane
- 2 clémentines
- Le jus de 1 citron
- 4 madeleines longues
- 120 g de chocolat noir à 50 % de cacao
- 4 cuill. à soupe de lait demi-écrémé
- 10 cl (100 ml) de crème liquide

1. Lavez la pomme. Pelez-la ainsi que les kiwis, puis coupez-les en rondelles. Pelez la banane et taillez-la en rondelles épaisses. Épluchez les clémentines et séparez les quartiers.
2. Disposez les fruits dans des bols séparés. Arrosez-les d'un peu de jus de citron pour éviter qu'ils ne noircissent.
3. Coupez les madeleines en deux ou en quatre et disposez-les également dans un bol.
4. Cassez le chocolat en carrés et mettez-les dans un récipient adapté au micro-ondes. Ajoutez le lait et la crème. Faites fondre 1 min 30 au four à micro-ondes (ou au bain-marie). Lissez le mélange à la spatule et versez-le dans un bol de service. Chaque convive y trempera les fruits de son choix et les morceaux de madeleine à l'aide de piques en bois.

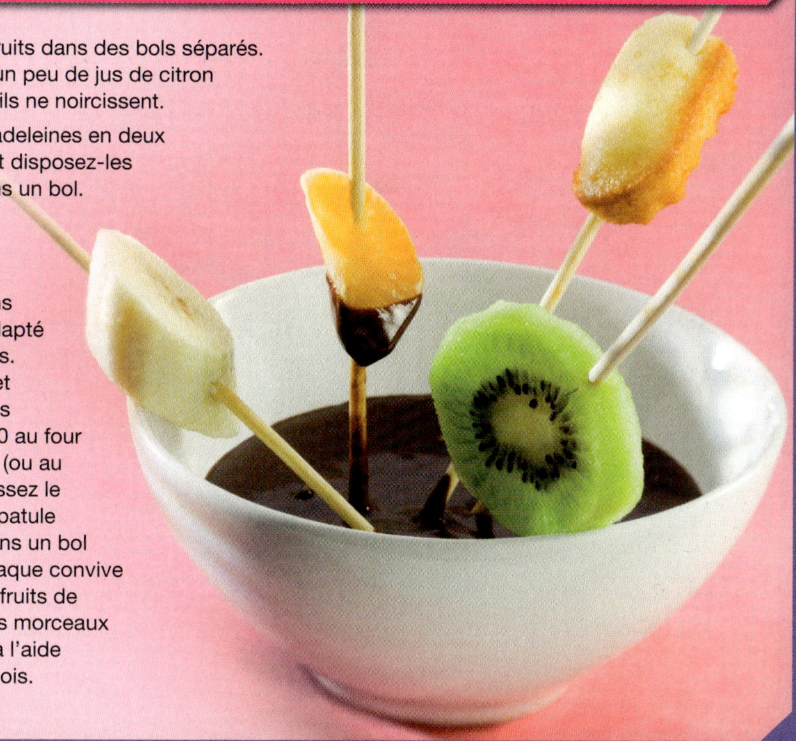

Brownies choco-framboise

Pour 4 personnes
Préparation : 25 min
Cuisson : 15 min

- 60 g de chocolat noir à 50 % de cacao
- 15 g de beurre
- 1 sachet de sucre vanillé
- 1 œuf
- 30 g de fécule de maïs
- 100 g de framboises
- 1 cuill. à soupe de sucre roux

1. Préchauffez le four à 180 °C (th. 6). Cassez le chocolat en carrés et mettez-les dans un récipient adapté au micro-ondes. Ajoutez le beurre et le sucre vanillé. Faites fondre 1 min au four à micro-ondes (ou au bain-marie). Lissez le mélange à la spatule et laissez-le tiédir.
2. Incorporez l'œuf et la fécule.
3. Essuyez délicatement les framboises avec un linge. Incorporez-les doucement à la pâte, pour ne pas les écraser.
4. Versez le tout dans un petit moule rectangulaire (10 x 18 cm), tapissé de papier sulfurisé. Lissez la surface à la spatule et poudrez-la de sucre roux. Enfournez pour 15 min. Laissez refroidir, puis démoulez, coupez en carrés et servez.

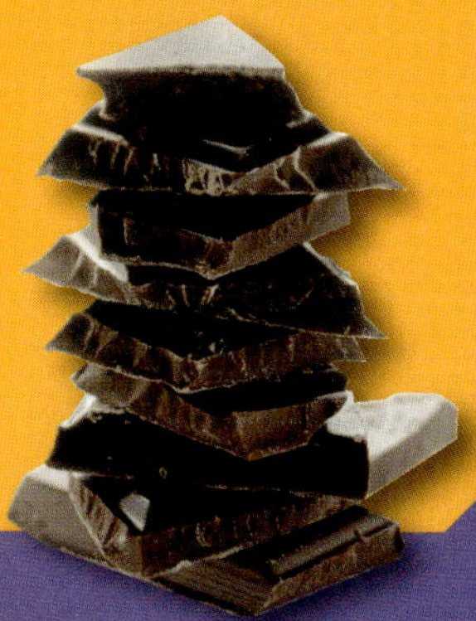

Menu été

Petit déjeuner
- Lait de soja froid au cacao
- Biscottes et beurre
- Melon

Déjeuner
- Salade de fenouil à la mozzarella
- Lapin à la sauge
- Jardinière de légumes
- Prunes
- Pain au sésame

Goûter
- ● Brownies choco-framboise
- Thé vert

Dîner
- Soupe de tomate au basilic
- Œuf poché
- Salade frisée
- Fromage blanc, confiture maison
- Pain aux noix

Menu hiver

Petit déjeuner
- Café
- Smoothie orange-banane
- Pain complet, confiture de figues
- Yaourt brassé

Déjeuner
- Carottes et céleri râpés
- Dorade au four
- Purée de brocolis
- ● Fondue au chocolat et aux fruits frais

Goûter
- Infusion aux fruits
- Clémentines

Dîner
- Potage aux lentilles
- Salade d'endives au comté, au jambon et aux noix
- Poire

6e jour
Hydrater le cerveau : boire suffisamment

Principal constituant du cerveau, l'eau est indispensable à son bon fonctionnement : elle permet non seulement la circulation des nutriments, notamment du glucose, mais aussi l'élimination des substances inutiles… Alors, pensez à boire, pour hydrater votre cerveau tout au long de la journée !

Reconnaître la soif

La soif est une sensation floue : nombreux sont ceux, notamment les jeunes enfants et les personnes âgées, qui peinent à l'identifier. Or il faut boire avant d'avoir soif. C'est important pour les muscles, mais aussi pour les tissus nerveux et cérébraux. Une légère déshydratation peut provoquer des maux de tête, une sensation de confusion ou de perte d'équilibre : le cerveau doit être parfaitement hydraté pour fonctionner de façon optimale. Nos besoins quotidiens s'élèvent à 2,5 litres d'eau, dont une partie (1 litre environ) est apportée par ce que nous mangeons. En effet, les fruits et les légumes, ainsi que la viande et le poisson ou encore les produits laitiers contiennent entre 75 et 95 % d'eau. Le reste des apports (soit 1,5 litre) est couvert par les boissons (eau, thé, café, jus de fruits, bouillon…).

Ma résolution du jour !

– Je bois 1 à 2 verres d'eau par repas, pas davantage.
– Je pense à boire au goûter et après le dîner.
– Je bois plusieurs eaux en bouteille différentes, car leurs bienfaits varient.

Nos besoins peuvent-ils changer ?

La température ambiante et l'activité physique influent également sur nos besoins en eau, qui peuvent aller jusqu'à 3 litres lorsqu'il fait très chaud. Si vous n'appréciez pas l'eau, compensez avec des boissons chaudes, de préférence sans sucre : tisane, thé vert, café léger ou décaféiné, chicorée… Pensez également à aromatiser l'eau d'un trait de jus de citron ou d'orange, ou de quelques gouttes d'antésite (extrait de réglisse), puis réservez-la au frais. L'eau pétillante, quant à elle, est souvent riche en bicarbonates, en calcium et, parfois, en magnésium, ce qui représente un petit plus pour l'équilibre du corps.

Granité ananas-citron

Pour 4 personnes
Préparation : 15 min
Congélation : 2 h environ

. 3 citrons jaunes
. 4 cuill. à soupe de jus d'ananas 100 % pur jus
. 3 cuill. à soupe de sucre (ou d'édulcorant) en poudre

1. Pressez les citrons. Versez le jus obtenu (15 cl/150 ml environ) dans un récipient à bec verseur. Ajoutez le jus d'ananas et 25 cl (250 ml) d'eau.
2. Ajoutez le sucre (ou l'édulcorant, pour limiter l'apport calorique). Mélangez au fouet pour bien le dissoudre.
3. Répartissez le mélange dans 2 bacs à glaçons. Laissez prendre environ 2 h au congélateur.
4. Au moment de déguster, démoulez les glaçons directement dans le bol du mixeur. Actionnez l'appareil quelques secondes, jusqu'à obtention de paillettes de glace. Versez le granité obtenu dans 4 verres et dégustez aussitôt.

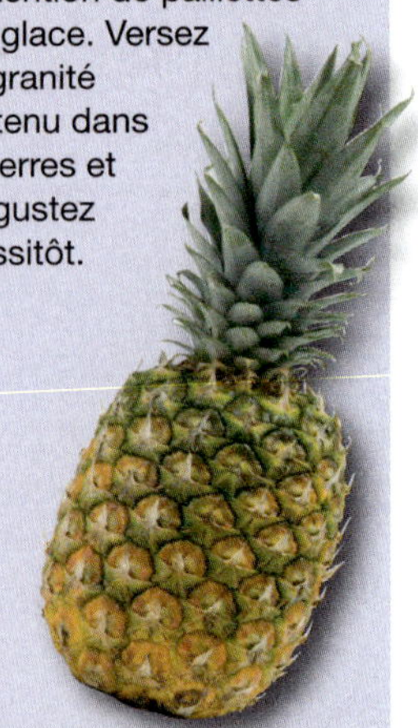

Astuce Vous pouvez également réaliser cette boisson glacée avec une sorbetière.

Menu hydratant

Total/jour : environ 1,5 litre d'eau

Petit déjeuner
– 1 boisson chaude (20 cl/200 ml de thé, café ou infusion) et 1 verre de jus de fruits (15 cl/150 ml)

Matinée
– 1 verre d'eau (15 cl/150 ml)

Déjeuner
– 2 verres d'eau (30 cl/300 ml) au cours du repas

Goûter
• 1 verre de granité ananas-citron (25 cl/250 ml) ou 2 verres d'eau (30 cl/300 ml)

Dîner
– 1 potage (25 cl/250 ml) et 1 verre d'eau (15 cl/150 ml)

Soirée
– 1 infusion (20 cl/200 ml)

7e jour
Protéger les artères cérébrales : modérer votre ajout de sel

Ma résolution du jour !
– Je goûte toujours un plat avant de le resaler.
– Je donne du goût à ma cuisine sans y ajouter de sel en l'agrémentant plutôt d'herbes aromatiques et d'épices variées.

L'excès de sel favorise la survenue de l'hypertension et endommage les artères, y compris celles qui irriguent le cerveau. Fragilisées, moins souples, elles ne permettent plus une bonne irrigation de ce dernier. Même si vous pensez consommer peu de sel, soyez vigilant : il se cache dans la plupart des aliments.

Notre surconsommation de sel (ou sodium) est moins liée à celui dont nous parsemons nos plats maison et nos assiettes qu'aux fromages, charcuteries, pains, biscuits, viennoiseries et autres produits industriels. Pas question pour autant de se mettre au régime sans sel : le sodium est une substance indispensable à notre santé. Alors comment éviter l'excès ?

– Remplacez les biscuits apéritifs par des graines non salées, des crudités…
– Limitez votre ration de fromage à 1 portion (30 à 40 g) par jour.
– Consommez de la charcuterie seulement 1 ou 2 fois par semaine.
– Alternez les légumes frais, surgelés et en conserve.
– Relevez vos plats d'épices et d'herbes fraîches, plutôt que de sel.
– Optez pour la cuisson à la vapeur, qui préserve les saveurs et limite l'adjonction de sel.

Aliments	Teneur en sodium
50 g de jambon cru ou de saucisson	1 g
1 bol de soupe en sachet	1 g
30 g de roquefort	0,6 g
180 g de haricots verts en conserve	0,5 g
1 poignée de biscuits apéritifs ou de graines salées (30 g)	0,4 g
30 g de camembert	0,3 g
60 g de pain (¼ de baguette)	0,3 g
180 g de haricots verts frais	0,008 g

Menu peu salé

Petit déjeuner
– Café au lait
– Muesli aux fruits secs
– Yaourt au bifidus
– Jus de pomme

Déjeuner
– Concombre
– Filet de rouget au curry en papillote
– Poivrons marinés à l'huile d'olive
– Fromage de chèvre frais
– Pêche

Goûter
– Entremets à la vanille
– Thé vert

Dîner
– Salade de pissenlit aux dés de poulet
– Risotto au safran,
• sauce tomate sans sel
– Mirabelles

Sauce tomate sans sel

Pour 4 personnes
Préparation : 15 min
Cuisson : 25 min

. **800 g de tomates bien mûres**
. **1 gousse d'ail**
. **1 oignon**
. **2 cuill. à soupe d'huile d'olive**
. **1 pincée de paprika**
. **Poivre**
. **2 branches de basilic**

1. Faites cuire les tomates 2 min à l'eau bouillante. Égouttez-les, passez-les aussitôt sous l'eau froide et pelez-les. Coupez-les en dés au-dessus d'une jatte pour en recueillir le jus.

2. Pelez l'ail et l'oignon, puis hachez-les. Chauffez l'huile dans un faitout. Faites-y revenir l'ail et l'oignon 5 min à feu moyen, en remuant.

3. Lorsque le mélange est bien coloré, ajoutez les dés de tomate, le paprika et du poivre. Laissez mijoter le tout 15 min à feu doux, sans couvrir.

4. Pendant ce temps, effeuillez et ciselez le basilic. Ajoutez-le à la sauce juste avant de servir.

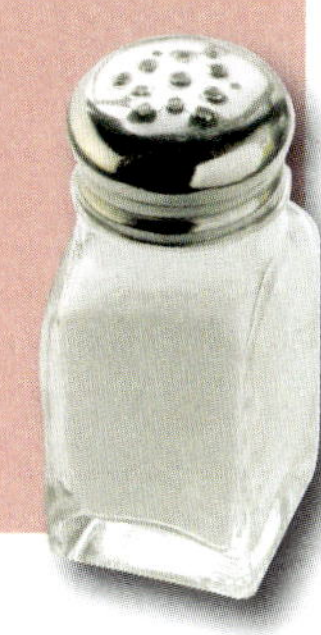

8e jour De l'énergie instantanée : les sucres rapides

Le glucose, issu de la transformation du sucre présent dans les aliments, est la source d'énergie privilégiée du cerveau et du tissu nerveux, qui en consomment au moins 120 g par jour. Mais cela ne signifie pas pour autant que manger sucré soit indispensable au bon fonctionnement cérébral. Bien au contraire, le sucre et les denrées qui en contiennent ne doivent représenter qu'une faible partie de nos apports énergétiques. Ce sont avant tout des aliments plaisir, qu'il convient de consommer avec modération.

Le carburant du cerveau

Le cerveau est un grand consommateur de glucose : un apport insuffisant se traduit aussitôt par un coup de fatigue et une baisse de la vigilance, que l'on peut toutefois contrer facilement, en mangeant un bonbon ou un biscuit, par exemple. Mais cet effet n'est qu'un leurre, et consommer des produits très sucrés ne fait en réalité qu'aggraver le problème : après un semblant d'amélioration, la fatigue revient, encore plus intense… Car l'ingestion de sucre seul fait rapidement remonter le taux de glucose sanguin (glycémie) – et votre cerveau profite certes de cet apport énergétique –, cependant, en réaction à cet afflux soudain, l'organisme va sécréter de l'insuline, une hormone qui fait chuter la glycémie. Vous ressentez de nouveau une lassitude, un manque d'efficacité et, souvent, une faim dévorante. En revanche, consommés en petite quantité et au cours d'un repas équilibré, les sucres rapides n'ont pas un effet aussi marqué sur la glycémie : inutile, donc, de vous en priver totalement.

Ma résolution du jour !

– Je ne mets plus que 1 morceau de sucre (ou pas du tout) dans mon café, mon thé ou ma tisane.
– Je réduis le sucre dans les desserts en augmentant la quantité de fruits et d'épices.

L'excès de produits sucrés a un autre effet pervers sur la santé : la plupart d'entre eux ne contenant quasiment pas de vitamines, de minéraux et autres nutriments essentiels, leur surconsommation peut déséquilibrer votre alimentation. Si vous abusez de sucreries, très caloriques mais pauvres en substances bénéfiques, vous perdez progressivement votre tonus musculaire et votre énergie, tout en prenant du poids. C'est ainsi que les calories apportées par les denrées sucrées, ou calories vides, loin d'améliorer vos performances physiques et intellectuelles, vous épuisent peu à peu.

Aliments	Teneur en sucre
1 morceau de sucre (5 g)	5 g
1 cuill. à café de confiture (10 g)	8 g
2 madeleines	10 g
35 g de céréales de petit déjeuner	10 g
1 yaourt aux fruits	12 g
1 cornet de glace (80 ml)	20 g
1 religieuse au café	25 g
1 canette de soda (33 cl/330 ml)	25 g

Comment limiter vos apports en sucre ?

Comme pour le sel, n'accusez pas le carré de sucre que vous ajoutez dans votre café, mais traquez plutôt le sucre caché dans vos aliments. Limitez non seulement biscuits, viennoiseries, boissons sucrées ou bonbons, mais aussi desserts lactés, entremets et compotes sucrées. Nombre de plats salés du commerce contiennent également du sucre, ce dont on est rarement conscient : lisez attentivement la composition indiquée sur l'emballage.

Au quotidien, diminuez la quantité de sucre que vous ajoutez à vos boissons chaudes et laitages : contentez-vous de 25 g par jour, soit 5 morceaux de sucre ou 5 cuill. à café de sucre en poudre. Si vous souhaitez consommer des boissons sucrées (sirop, limonade, cola…), optez pour les versions *light* et vérifiez toujours l'étiquetage, qui doit indiquer « zéro sucre ». Préparez si possible vos desserts vous-même, en allégeant d'environ 30 % les doses de sucre préconisées. De cette façon, vous retrouverez petit à petit le vrai goût des aliments et éviterez de vous accoutumer à des mets toujours plus sucrés.

Crumble express aux poires et aux épices

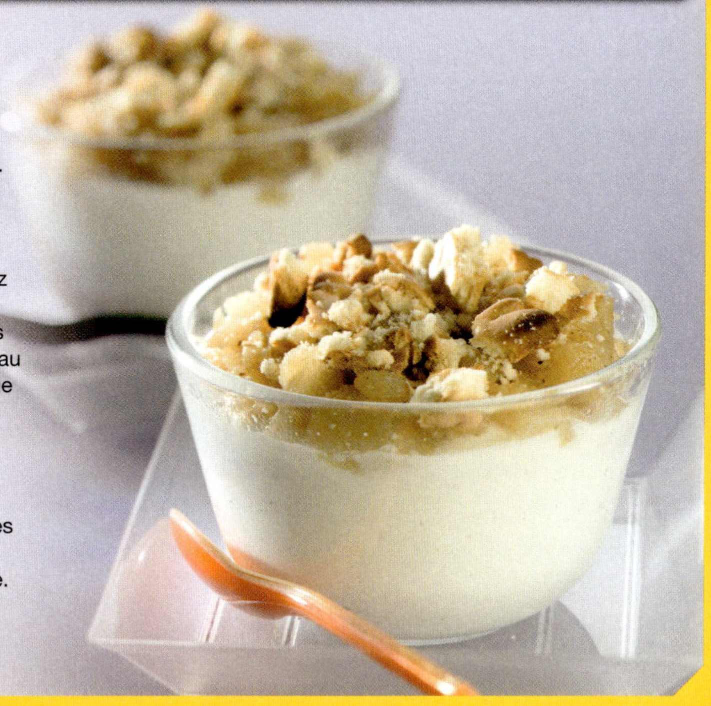

Pour 4 personnes

Préparation : 15 min
Cuisson : 15 min environ

- 4 poires
- Le jus de ½ citron
- 1 étoile de badiane
- 1 pincée de cannelle en poudre
- 400 g de fromage blanc à 20 % de MG bien froid
- 1 gousse de vanille
- 6 petits-beurre

1. Lavez et pelez les poires, puis coupez-les en dés. Arrosez-les aussitôt de jus de citron pour éviter qu'ils ne noircissent.
2. Mettez les dés de poire dans une petite casserole. Ajoutez la badiane et la cannelle. Faites cuire à feu vif, en remuant régulièrement, 15 min environ : vous devez obtenir une compote légèrement caramélisée. Ôtez l'étoile de badiane et laissez tiédir.
3. Versez le fromage blanc dans un saladier. Fendez la gousse de vanille en deux, grattez les graines avec la lame d'un couteau et ajoutez-les au fromage blanc. Mélangez bien. Émiettez les biscuits dans une assiette.
4. Répartissez le fromage blanc vanillé dans 4 jolies coupes et nappez de la compote de poires tiède. Parsemez des miettes de petits-beurre et dégustez sans attendre.

Tarte aux pommes noisettée

Pour 4 personnes

Préparation : 40 min
Réfrigération : 30 min
Cuisson : 50 min

- 150 g de farine + un peu pour le plan de travail
- 1 pincée de sel
- 75 g de beurre
- 30 g de noisettes
- 800 g de pommes
- Le jus de ½ citron

1. Mettez la farine dans une jatte. Ajoutez le sel et le beurre coupé en dés. Travaillez le tout du bout des doigts jusqu'à obtention d'un mélange granuleux. Ajoutez 10 cl (100 ml) d'eau tiède, amalgamez rapidement et façonnez la pâte en boule. Couvrez-la de film alimentaire et réservez-la 30 min au réfrigérateur.
2. Préchauffez le four à 180 °C (th. 6). Hachez grossièrement les noisettes au couteau. Lavez les pommes, pelez-les et coupez-les en dés.
3. Versez les deux tiers des pommes dans une casserole et faites-les compoter 15 min à feu doux, en remuant. Citronnez le reste des dés de pomme et réservez-les.
4. Étalez la pâte au rouleau sur le plan de travail fariné et garnissez-en un moule à tarte de 22 cm de diamètre. Piquez le fond avec une fourchette. Garnissez-le de compote, puis ajoutez les dés de pomme réservés. Parsemez des noisettes concassées. Enfournez pour 35 min. Servez tiède ou froid.

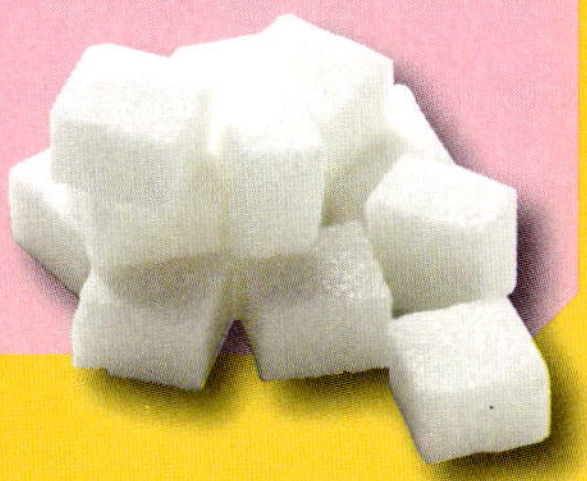

Menu été

Petit déjeuner
– Thé au lait
– Pain de campagne
– Fromage frais aux herbes
– Jus d'orange

Déjeuner
– Taboulé libanais
– Brochettes de thon au basilic
– Courgettes sautées
– Saint-marcellin
– Cerises
– Pain aux céréales

Goûter
● Crumble express aux poires et aux épices
– Thé

Dîner
– Tarte à la tomate
– Salade d'endives rouges
– Yaourt brassé
– Pêche jaune

Menu hiver

Petit déjeuner
– Infusion de verveine
– Pain au sésame et margarine de soja
– Comté ou cheddar
– Orange

Déjeuner
– Poireaux vinaigrette
– Noisettes d'agneau à l'estragon
– Jardinière de légumes
– Saint-nectaire
– Ananas frais
– Pain au levain

Goûter
● Tarte aux pommes noisettée
– Café léger

Dîner
– Gratin de pommes de terre
– Salade frisée
– Petit-suisse nature
– Salade kiwis-clémentines
– Pain complet

9e jour De l'énergie longue durée : les sucres lents

Le cerveau présente un fonctionnement très particulier : il consomme continûment du glucose et n'en possède aucune réserve.
Il est donc primordial de l'alimenter régulièrement et en quantité appropriée. Les sucres lents (ou glucides complexes) contenus dans les pâtes et les légumes secs délivrent progressivement leur énergie dans le sang, ce qui permet d'avoir un cerveau performant toute la journée.

Ma résolution du jour !
– Je consomme 1 portion de pain (40 à 50 g) à chaque repas.
– Je mange des légumineuses au moins 2 fois par semaine.
– J'ajoute des fruits secs oléagineux dans mes plats ou je les consomme en collation.

L'index glycémique des aliments

Les aliments riches en sucres lents sont dits à index glycémique (IG) bas, car les glucides qu'ils renferment ont l'avantage d'être assimilés lentement par l'organisme tout au long de la digestion. Ils libèrent leur énergie de façon progressive, sans perturber la glycémie, évitant ainsi fringales et baisses de régime : votre cerveau fonctionne tranquillement, grâce à une énergie douce.

En pratique, la consommation d'aliments à IG bas permet d'être plus efficace à long terme, tant physiquement qu'intellectuellement, mais aussi de maintenir plus facilement un poids stable. Ils ont par conséquent de nombreux atouts.

Comment consommer plus de sucres lents ?

Les aliments renfermant des glucides complexes, d'assimilation lente, sont surtout les pâtes, les légumes secs, les fruits frais et séchés, les fruits secs oléagineux et les graines. À l'inverse, le sucre, les boissons sucrées et les bonbons contiennent des glucides simples qui dispensent rapidement de l'énergie, très vite utilisée par le corps. Voici quelques conseils pour équilibrer vos apports en glucides et consommer davantage de sucres lents.

– Choisissez de préférence des céréales complètes, les fibres ralentissant l'assimilation des glucides. L'IG d'un pain complet agrémenté de graines entières est ainsi plus bas que celui d'une baguette blanche.

– Consommez des fruits frais : leur IG est bas, car ils recèlent du fructose, un sucre naturel lentement utilisé par les tissus organiques. De même, les fruits séchés (abricots, pruneaux, figues, raisins secs…) sont parfaits pour combler les petits creux et maintenir la vigilance (au volant ou en randonnée, par exemple).

– Faites cuire vos pâtes al dente, en les gardant légèrement fermes : leur IG est alors plus bas que quand elles sont bien cuites.

– Pour les pommes de terre, le mode de cuisson a également des répercussions importantes : privilégiez la cuisson à la vapeur, avec la peau ; elles seront plus énergétiques à long terme qu'une purée.

– Les légumes ont un IG élevé, mais ils sont le plus souvent consommés avec d'autres aliments, au cours d'un repas complet, ce qui modère leur impact sur la glycémie.

– Méfiez-vous des faux amis : la plupart des céréales de petit déjeuner (sauf les flocons d'avoine, par exemple), les biscottes ou les barres de céréales renferment des sucres rapides. Préférez le muesli ou les flocons d'avoine, un bon pain complet ou des biscuits de type petits-beurre, dont l'énergie sera disponible plus progressivement pour votre cerveau.

Aliments	Index glycémique (IG)
Sucre	100
Biscottes	80
Pain blanc, riz blanc	75
Pain complet, céréales complètes	60
Pâtes	50
Lentilles, haricots en grains	40
Pommes, prunes	40
Chocolat noir	40
Amandes, noix, fruits secs	30

Soupe de pois chiches au curry

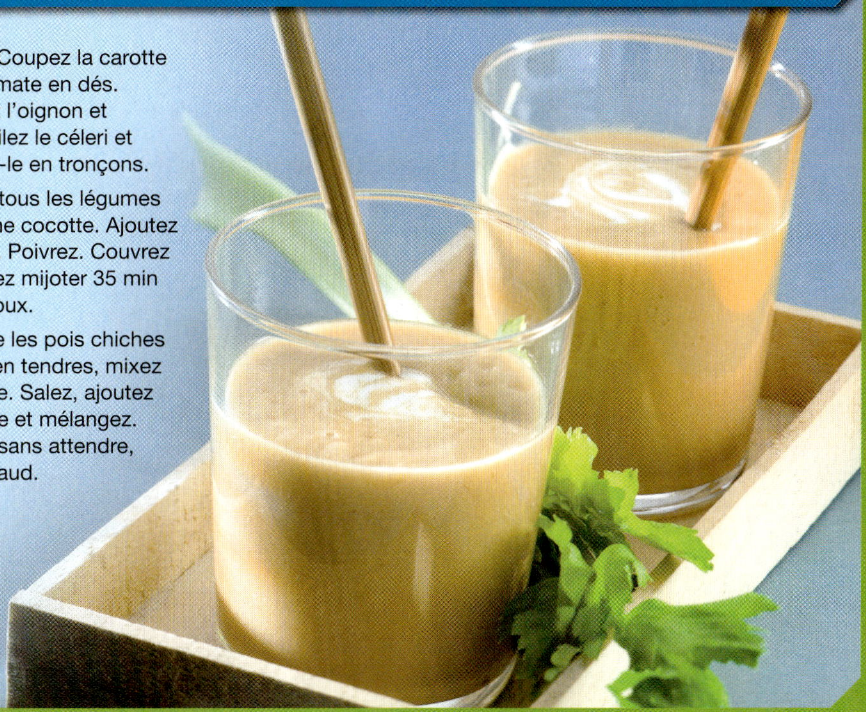

Pour 4 personnes
Préparation : 25 min
Cuisson : 35 min

- 1 grande boîte de pois chiches au naturel
- 1 carotte
- 1 tomate
- 1 tige de céleri
- 1 oignon
- 1 gousse d'ail
- 2 cuill. à café de curry
- 2 cuill. à soupe de crème fraîche allégée
- Sel, poivre

1. Rincez les pois chiches et égouttez-les avec soin.
2. Lavez la carotte, la tomate et le céleri. Pelez la carotte, ainsi que l'oignon et l'ail. Coupez la carotte et la tomate en dés. Hachez l'oignon et l'ail. Effilez le céleri et coupez-le en tronçons.
3. Mettez tous les légumes dans une cocotte. Ajoutez le curry. Poivrez. Couvrez et laissez mijoter 35 min à feu doux.
4. Lorsque les pois chiches sont bien tendres, mixez la soupe. Salez, ajoutez la crème et mélangez. Servez sans attendre, bien chaud.

Pâtes pimentées à la tomate

Pour 4 personnes
Préparation : 15 min
Cuisson : 15 min

- 3 tomates
- 2 gousses d'ail
- 2 filets d'anchois
- 5 tiges de ciboulette
- 2 cuill. à soupe d'huile d'olive
- 1 piment séché
- 240 g de spaghettis
- Sel, poivre

1. Lavez les tomates et coupez-les en dés. Pelez les gousses d'ail et hachez-les. Coupez les anchois en petits morceaux. Ciselez finement la ciboulette.
2. Chauffez l'huile dans une sauteuse. Faites-y revenir l'ail et les tomates avec le piment. Salez et poivrez. Laissez mijoter 10 min à feu moyen, sans couvrir. Ôtez le piment.
3. Pendant ce temps, faites cuire les spaghettis à l'eau bouillante salée 7 à 8 min, pour les garder al dente. Égouttez-les rapidement.
4. Versez les spaghettis dans la sauteuse. Ajoutez les anchois et la ciboulette. Mélangez 2 min à feu vif, versez dans un plat et servez sans attendre.

Astuce Cette sauce tomate bien relevée fera également merveille avec d'autres types de pâtes, comme les farfalles ou les tagliatelles.

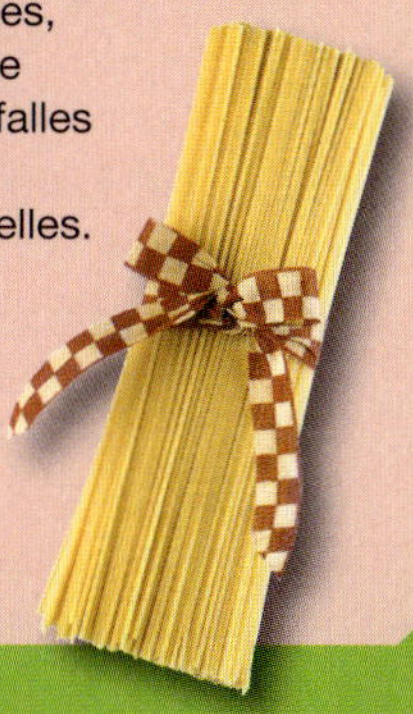

Menu été

Petit déjeuner
- Café
- Pain aux céréales et margarine de soja
- Fromage à tartiner
- Pomme

Déjeuner
- Concombre au cerfeuil
- Escalope de poulet poêlée
- ● Pâtes pimentées à la tomate
- Gorgonzola
- Fraises citronnées
- Baguette

Goûter
- Thé au citron
- Pain complet et beurre

Dîner
- Salade de riz complet, tomates, thon et maïs
- Fromage blanc au miel
- Fruits rouges à la menthe
- Pain au pavot

Menu hiver

Petit déjeuner
- Thé au citron
- Porridge aux raisins secs
- Petit-suisse au kiwi

Déjeuner
- Salade de boulgour
- Escalope de porc grillée
- Endives braisées
- Yaourt au soja
- Compote de pommes et pruneaux
- Pain d'épeautre

Goûter
- 2 petits-beurre
- 1 clémentine

Dîner
- ● Soupe de pois chiches au curry
- Salade de frisée aux dés de jambon
- Fromage blanc à la vanille
- Pain aux graines de lin

10e jour Améliorer ses connexions neuronales : les oméga-3

Les membranes des cellules qui constituent le cerveau et les nerfs sont en partie formées d'oméga-3, dont la présence dans l'organisme est le garant d'une communication optimale entre les neurones. Or les oméga-3 sont des acides gras dits essentiels : le corps, qui ne sait pas les synthétiser, doit obligatoirement les puiser dans les aliments. Comme il ne stocke ces acides gras bénéfiques qu'en très petites quantités, il est en outre impératif d'en consommer chaque jour.

Ma résolution du jour !

Pour couvrir mes besoins quotidiens en acides gras oméga-3, soit environ 2 g, je consomme :
– 2 cuill. à soupe d'huile de colza ou de noix par jour ;
– 1 ou 2 noix par jour.

Où trouver des oméga-3 ?

Les aliments contiennent deux types d'oméga-3, dont les rôles sont complémentaires : les uns d'origine végétale, notamment l'acide alpha-linolénique (ALA), les autres d'origine animale, notamment les acides docosa-hexaénoïque (DHA) et eicosa-pentaénoïque (EPA). Pour augmenter vos apports en oméga-3, et ainsi préserver au mieux la santé de votre cerveau, consommez très régulièrement des aliments de ces deux familles, quitte à modifier vos habitudes alimentaires.

Les principales sources végétales d'oméga-3 sont les noix, les graines de colza et les graines de lin. Pour couvrir vos besoins, grignotez des noix en guise d'en-cas, assaisonnez vos crudités avec de l'huile de colza ou ajoutez des graines de lin (en vente dans les magasins de produits diététiques) à vos pains et biscuits maison. Les légumes à feuilles sont aussi de bonnes sources d'oméga-3, à condition d'en consommer régulièrement et en quantité suffisante : la mâche, le pourpier (une petite salade rustique), le fenouil ou le cresson en sont particulièrement bien pourvus. Les principales sources animales d'oméga-3 sont les poissons gras. N'hésitez donc pas à mettre au menu saumon, truite de mer, thon, sardine ou maquereau. Ces derniers peuvent également être consommés en boîte, car ce procédé de conservation n'altère pas les oméga-3. Bon marché et très facile à stocker, le poisson en boîte est une excellente alternative au poisson frais, à condition de le choisir au naturel. Certaines viandes, notamment le lapin, le poulet et le cheval, contiennent aussi de petites quantités d'oméga-3. Les produits laitiers, de même, en renferment une part non négligeable, raison pour laquelle il ne faut pas vous priver totalement de beurre, de lait et de fromage.

Aliments	Apport en oméga-3	Pourcentage des ANC *
1 darne de saumon frais (100 g)	1 g	50 %
2 sardines grillées (100 g)	1 g	50 %
3 noix entières	1 g	50 %
1 cuill. à soupe d'huile de noix	1 g	50 %
1 noix de margarine enrichie en oméga-3	0,5 g	25 %
1 bol de mâche (50 g)	0,2 g	10 %
1 blanc de poulet (100 g)	0,3 g	15 %

* Apports nutritionnels conseillés

L'équilibre oméga-3/oméga-6

Les acides gras oméga-3 aident à réduire l'inflammation, tandis que la plupart des oméga-6 (présents en particulier dans l'huile de tournesol) tendent au contraire à la favoriser. Or, aujourd'hui, la majorité d'entre nous consomme trop d'oméga-6 et pas assez d'oméga-3. Pour rétablir l'équilibre entre les deux, indispensable à la santé du système cardio-vasculaire et garant d'une bonne irrigation du cerveau, il suffit de réduire les apports en huile et margarine à base de tournesol ou de maïs et d'augmenter, en parallèle, votre consommation d'huile de noix ou de colza, de fruits secs oléagineux (noix), de graines (lin) ainsi que de poissons gras (saumon, thon, maquereau…).

Tartare aux deux saumons

Pour 4 personnes
Préparation : 25 min

- 200 g de saumon frais
- 80 g de saumon fumé
- 1 oignon blanc
- 1 bouquet de ciboulette
- 1 pincée de piment d'Espelette
- 1 cuill. à soupe d'huile de noix
- Jus de citron vert
- Sel, poivre

1. Retirez la peau du saumon frais, passez-le rapidement sous l'eau froide et épongez-le avec du papier absorbant. Pelez l'oignon, puis émincez-le finement. Ciselez la ciboulette.
2. Hachez grossièrement les deux saumons au couteau, puis versez le hachis obtenu dans un saladier.
3. Ajoutez l'oignon émincé, du sel, du poivre, le piment d'Espelette, la ciboulette et l'huile de noix. Arrosez de jus de citron vert selon votre goût. Mélangez délicatement et répartissez le tartare dans 4 verrines.
4. Servez très frais, avec du pain aux noix coupé en tranches fines et légèrement toasté.

Astuce Proposez éventuellement des quartiers de citron vert à vos convives.

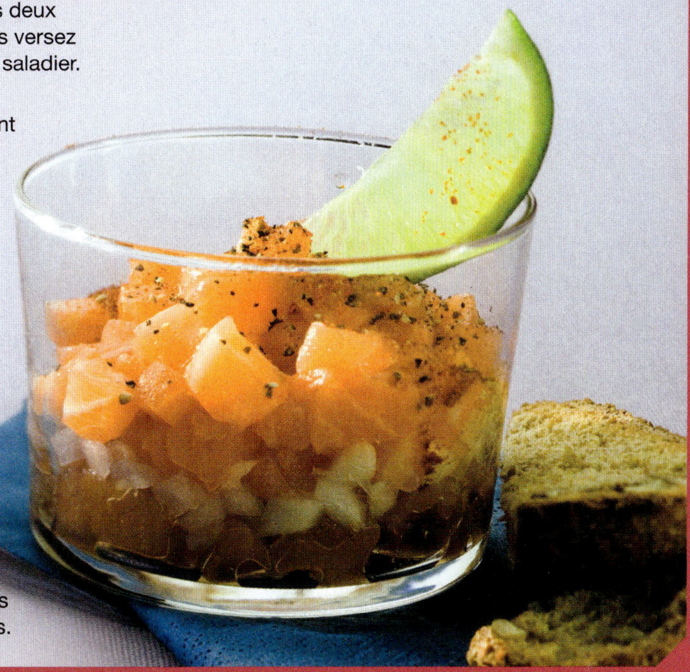

Gâteau aux noix

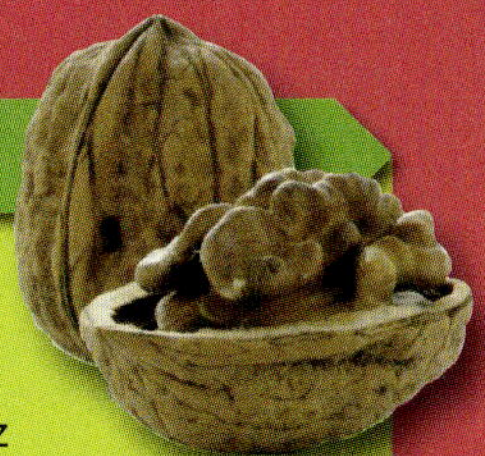

Pour 6 à 8 personnes
Préparation : 25 min
Cuisson : 30 min environ

- 3 œufs
- 60 g de beurre mou
- 70 g de sucre roux
- 180 g de farine
- 1 sachet de levure chimique
- 120 g de cerneaux de noix

1. Préchauffez le four à 150 °C (th. 5). Cassez les œufs en séparant les blancs des jaunes. Dans un saladier, travaillez les jaunes avec le beurre et le sucre jusqu'à ce que ce dernier soit complètement dissous.
2. Ajoutez la farine et la levure, puis mélangez le tout à la spatule. Hachez grossièrement les noix au couteau, puis incorporez-les à la pâte.
3. Montez les blancs d'œufs en neige ferme, puis incorporez-les délicatement à la pâte, en soulevant la masse à la spatule.
4. Versez la pâte dans un moule à manqué de 22 cm de diamètre et enfournez pour 30 min environ : une lame de couteau enfoncée à cœur doit ressortir sèche. Laissez tiédir le gâteau avant de le démouler. Dégustez froid.

Astuce Ne hachez jamais les fruits secs oléagineux au mixeur. Vous obtiendriez une pâte huileuse, difficile à incorporer à la pâte.

Menu été

Petit déjeuner
- 2 tranches de pain aux graines de lin et beurre
- Café
- Yaourt au soja
- ½ pomelo

Déjeuner
- ● Tartare aux deux saumons
- Steak grillé aux herbes
- Pommes vapeur, margarine enrichie en oméga-3
- Petit-suisse
- Abricots
- Pain complet

Goûter
- Thé vert
- ● 1 part de gâteau aux noix

Dîner
- Potage à la tomate
- Salade mâche-pignons, vinaigrette au colza
- Fromage de chèvre
- Nectarine
- Pain complet

Menu hiver

Petit déjeuner
- Thé
- 1 verre de lait de soja
- Pain aux noix et beurre
- Orange pressée

Déjeuner
- Salade de fenouil, vinaigrette au soja
- Lapin en cocotte
- Carottes braisées
- Brie
- Crumble pommes-noisettes
- Pain complet

Goûter
- Thé vert
- 1 poignée de fruits secs

Dîner
- Potage aux épinards
- Quiche au thon
- Frisée, vinaigrette au colza
- Yaourt et dés de poire
- Pain complet

11e jour
Bien protéger le cerveau : polyphénols et caroténoïdes

Derrière ces deux noms savants se cachent des molécules dont le rôle bénéfique pour l'organisme est de mieux en mieux connu. Ces constituants végétaux sont de puissants antioxydants et protègent les cellules des effets délétères du temps qui passe. Ralentissant de façon naturelle le vieillissement cellulaire, certains améliorent également la microcirculation. Alors, pour un cerveau jeune et bien oxygéné, faites une cure de végétaux colorés !

Ma résolution du jour !

– J'augmente mes apports en polyphénols en buvant 1 tasse de thé vert chaque jour.
– Je privilégie des légumes de saison, pour varier ma consommation annuelle.
– Je choisis des fruits mûrs et colorés.

Quelles sont les actions de ces micronutriments ?

On a longtemps cru que ces molécules n'avaient aucun impact sur notre santé. Mais de nombreuses études ont démontré leur action antioxydante : elles s'opposent aux radicaux libres qui, en excès, accélèrent le vieillissement des cellules et ont, à ce titre, un réel effet protecteur vis-à-vis des maladies dégénératives (cancer, maladies cardio-vasculaires, diabète, maladie d'Alzheimer…). Les polyphénols, outre leur pouvoir antioxydant, contribuent à neutraliser les substances toxiques pour notre organisme. Certains d'entre eux améliorent également la microcirculation, garantissant ainsi une bonne circulation cérébrale et, partant, le parfait fonctionnement du cerveau. On trouve les polyphénols et les caroténoïdes dans les végétaux : fruits, légumes, légumineuses, céréales, herbes aromatiques, thé, café, cacao et épices.

Sources de micronutriments protecteurs
Caroténoïdes
Carotte, mangue, abricot, melon, poivron, persil, brocoli, chou vert, épinards, tomate, papaye, fruit de la Passion et tous les légumes et fruits orange, rouges ou verts.
Polyphénols
Acides phénoliques : café.
Anthocyanes : chou rouge, raisin noir, cassis et fruits rouges…
Catéchines : thé, cacao.
Flavonoïdes : pomme de terre, oignon, pomme, agrumes…
Lignanes : graines de lin, riz…
Tanins : thé, vin rouge, champignons, pomme…

Comment en consommer suffisamment ?

Si vous appréciez les fruits et les légumes, si vous consommez régulièrement du chocolat noir (à au moins 50 % de cacao) et si vous buvez du thé, il y a de grandes chances pour que vos apports soient satisfaisants. En revanche, vos besoins seront plus difficilement couverts si vous appréciez davantage la charcuterie que les crudités ou si vous terminez volontiers votre repas par du fromage, en omettant de consommer un fruit. Pour augmenter vos apports en polyphénols et en caroténoïdes, suivez ces quelques conseils.

– Essayez de consommer au moins 5 portions de fruits et de légumes par jour, conformément aux recommandations actuellement en vigueur.
– Variez les fruits et les légumes que vous mangez pour profiter des bienfaits de chacun.
– Consommez le plus souvent possible des crudités ou de la salade verte (en variant les espèces) en entrée et limitez la charcuterie à 2 fois par semaine.
– Veillez à ce que votre portion de légumes ou de féculents soit plus importante que votre portion de viande ou de poisson.
– Si vous appréciez le thé et le café, n'hésitez pas à en boire 1 à 2 tasses par jour.
– Ajoutez des herbes aromatiques (persil, basilic, ciboulette…) et des épices (curcuma, cannelle, curry…) à vos plats.
– Le vin rouge est également réputé pour ses apports en polyphénols. Mais, attention, sa teneur en alcool (toxique pour le cerveau) impose de ne pas dépasser 1 à 2 verres par jour !

Chou rouge à la pomme

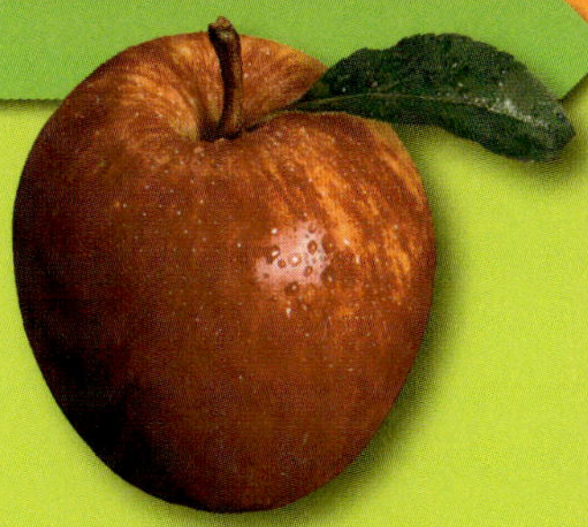

Pour 4 personnes
Préparation : 15 min
Cuisson : 2 min

- . 350 g de chou rouge
- . 1 pomme
- . 1 échalote
- . 1 cuill. à soupe de vinaigre de cidre
- . 2 cuill. à soupe d'huile de colza
- . 20 g de raisins secs
- . 20 g de pignons de pin
- . Sel, poivre

1. Lavez le chou rouge, ôtez-en le trognon et râpez-le finement au robot. Lavez la pomme, ôtez-en le cœur, puis coupez-la en fins bâtonnets sans la peler. Pelez et émincez l'échalote. Versez le tout dans un saladier.
2. Dans un bol, mélangez le vinaigre avec du sel et du poivre, puis émulsionnez avec l'huile. Ajoutez cette vinaigrette à la salade, ainsi que les raisins secs. Mélangez délicatement le tout, puis couvrez de film alimentaire et réservez au réfrigérateur jusqu'au moment du repas.
3. Juste avant de servir, faites dorer les pignons à sec 2 min dans une poêle antiadhésive, en remuant. Disposez-les sur la salade et servez bien frais.

Astuce Pour cette recette, utilisez de préférence une pomme au goût acidulé, comme une breaburn ou une belle de Boskoop.

Soupe de fruits rouges

Pour 4 personnes
Préparation : 20 min
Cuisson : 20 min

- . 250 g de cerises
- . 200 g de fraises
- . 100 g de cassis
- . 200 g de framboises
- . 1 citron non traité
- . Le jus de 1 orange
- . 40 g de sucre en poudre
- . 1 bâton de cannelle
- . 1 gousse de vanille
- . Feuilles de menthe

1. Lavez rapidement les cerises, les fraises et le cassis. Épongez-les délicatement. Dénoyautez les cerises, égrenez le cassis et équeutez les fraises. Coupez les fraises et les cerises en morceaux si elles sont trop grosses. Mettez tout les fruits dans une casserole en Inox.
2. Prélevez 2 rubans de zeste sur le citron.
3. Ajoutez les zestes dans la casserole, ainsi que le jus d'orange, le sucre, la cannelle et la gousse de vanille fendue en deux.
4. Faites cuire 20 min à feu moyen. Ôtez la cannelle. Grattez l'intérieur de la gousse de vanille pour recueillir les graines et incorporez-les à la préparation. Servez tiède ou froid, décoré de menthe.

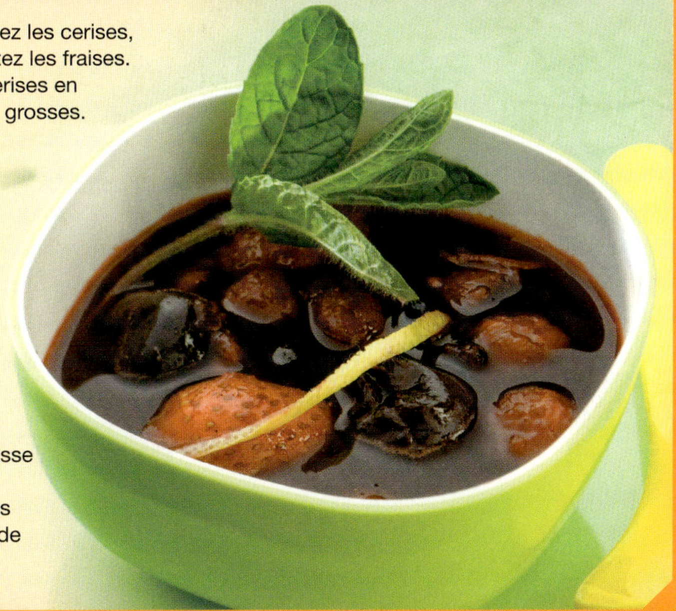

Menu été

Petit déjeuner
– Thé au citron
– Pain aux céréales, confiture de framboises
– Fromage blanc
– Jus de pomelo

Déjeuner
– Avocat vinaigrette
– Rouget en papillote
– Riz rouge thaïlandais
– Cabécou
● Soupe de fruits rouges
– Pain aux graines de lin

Goûter
– Raisin noir
– Citronnade maison

Dîner
– Pizza poivron-tomate
– Salade de trévise
– Yaourt au soja
– Prunes violettes

Menu hiver

Petit déjeuner
– Café
– Muesli aux fruits secs
– Yaourt au bifidus
– Poire émincée

Déjeuner
● Chou rouge à la pomme
– Bœuf mode
– Purée de pommes de terre
– Faisselle aux herbes
– Clémentines
– Baguette

Goûter
– Clafoutis aux pommes
– Thé nature

Dîner
– Soupe de potiron
– Sardines à la tomate
– Salade frisée
– Papaye

12e jour Bonne humeur et bon sommeil : le tryptophane

Ma résolution du jour !
– Je consomme 3 produits laitiers par jour.
– Je remets au menu les petits entremets traditionnels (semoule, riz au lait…).
– Le soir, je bois 1 verre de lait avant d'aller me coucher.

Le tryptophane est un acide aminé que contiennent les protéines et qui permet à l'organisme de synthétiser la sérotonine. Cette substance est un neurotransmetteur, c'est-à-dire qu'elle assure le transport des informations entre les neurones. La sérotonine, souvent appelée « molécule du bonheur », joue également un rôle important dans la régulation de l'humeur et la qualité du sommeil. Une petite molécule dont il serait dommage de se priver !

Qu'est-ce que le tryptophane ?

Le tryptophane est un acide aminé dit essentiel : bien qu'il soit indispensable au bon fonctionnement du corps, ce dernier ne sait pas le fabriquer. Il doit ainsi être fourni en quantité suffisante par notre alimentation et, pour qu'il parvienne jusqu'au cerveau, dans des conditions permettant une bonne assimilation. Le tryptophane suit en effet un métabolisme complexe, qui peut être facilement perturbé. On sait par exemple que certains acides aminés présents dans les aliments entravent son utilisation par le cerveau, alors que les glucides, eux, la favorisent.

À quoi sert-il ?

Le tryptophane est un précurseur de la sérotonine, un neurotransmetteur dont l'insuffisance provoque de nombreux troubles. Ce type de carence est ainsi fréquemment observé chez les personnes dépressives, et beaucoup d'antidépresseurs agissent principalement en augmentant le taux de sérotonine cérébrale. Les épisodes de dépression saisonnière, qui apparaissent à l'automne, sont souvent liés à un manque de sérotonine. D'une façon plus générale, il est aujourd'hui reconnu que cette molécule est un régulateur de l'humeur : son action apaisante réduit l'anxiété et permet de mieux résister aux situations de stress.

La sérotonine est elle-même un précurseur de la mélatonine, véritable « hormone du sommeil », qui est synthétisée au niveau cérébral. Elle favorise l'endormissement et améliore la qualité du sommeil. Certaines insomnies légères peuvent par conséquent être facilement améliorées par une consommation accrue d'aliments riches en tryptophane : c'est un remède simple à mettre en œuvre et sans effets secondaires.

Enfin, le tryptophane est aussi un modérateur naturel de l'appétit : boulimies et frénésies de sucreries sont souvent le fait d'une baisse de sérotonine. La consommation d'aliments sucrés, riches en glucides, permettant au tryptophane d'être mieux utilisé par le cerveau, ce grignotage compulsif apporte un réel mieux-être momentané.

Même si le tryptophane est l'acide aminé le moins abondant de notre alimentation, les produits laitiers en représentent néanmoins une excellente source, particulièrement biodisponible. Pour favoriser l'utilisation du tryptophane au niveau cérébral, il est conseillé de cumuler les glucides : par exemple, une portion de riz au lait (lait + sucre et amidon) ou un plat de pâtes au fromage sont des associations parfaitement adaptées. En revanche, le steak-salade, qui apporte une multitude d'acides aminés différents mais aucun glucide, est moins efficace pour faire le plein de tryptophane. Sachez également que cet acide aminé, fragile, est détruit par une exposition prolongée à la chaleur : préférez les modes de cuisson express. Et, pour profiter au mieux de son effet régulateur sur le sommeil, il est conseillé d'ingérer les aliments qui en sont bien pourvus à partir de 17 heures.

Remèdes de grand-mère

L'habitude de proposer un verre de lait légèrement sucré aux enfants (et aux plus grands) au moment du coucher n'était pas dénuée de bon sens. Le tryptophane du lait, associé au sucre en poudre, favorise effectivement la synthèse de la sérotonine et, partant, de la mélatonine. Ce remède étant sans danger, ne vous privez pas de le tester pour une nuit calme et douce !

Lait de poule vanille-caramel

Pour 4 personnes
Préparation : 10 min
Infusion : 5 min
Cuisson : 10 min environ

. 1 litre de lait demi-écrémé
. 1 gousse de vanille
. 40 g de sucre semoule
. 4 jaunes d'œufs

1. Versez le lait dans une casserole et ajoutez la gousse de vanille fendue en deux. Portez à ébullition, ôtez du feu et laissez infuser 5 min.
2. Pendant ce temps, mettez le sucre dans une petite casserole avec 3 cuill. à soupe d'eau. Portez à ébullition à feu vif et laissez cuire pendant 4 min environ, sans remuer, jusqu'à obtention d'un caramel bien blond.
3. Grattez l'intérieur de la gousse de vanille avec la pointe d'un couteau pour recueillir les graines et incorporez-les au lait chaud.
4. Dans un saladier, battez légèrement les jaunes d'œufs. Versez le lait chaud dessus, en filet, sans cesser de fouetter. Ajoutez le caramel et fouettez jusqu'à obtention d'un mélange bien mousseux.
5. Répartissez le lait de poule dans 4 tasses et servez aussitôt, bien chaud.

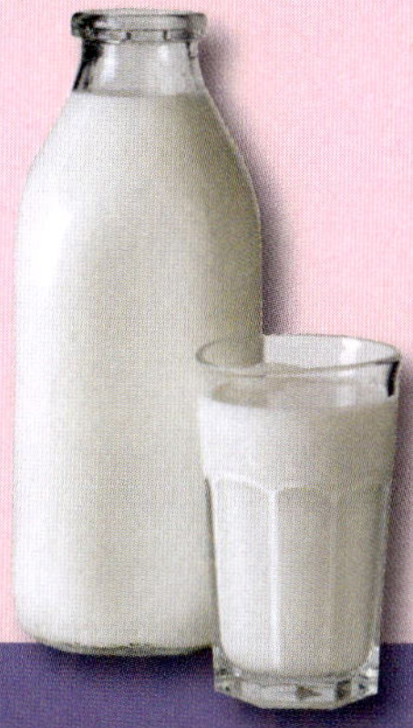

Menu été

Petit déjeuner
– Café au lait
– Céréales de petit déjeuner peu sucrées, lait demi-écrémé
– Jus d'abricot

Déjeuner
– Salade de blé au concombre
– Brochette de saumon à l'ananas
– Haricots verts vapeur à la ciboulette
● Blanc-manger au yaourt
– Pain complet

Goûter
– Lait froid chocolaté

Dîner
– Crumble de courgettes au basilic
– Salade de pousses d'épinard
– Yaourt aromatisé
– Raisin
– Pain au levain

Menu hiver

Petit déjeuner
– Chocolat au lait
– Pain brioché toasté
– Jus de fruits exotiques

Déjeuner
– Radis noir vinaigrette
– Rôti de bœuf
– Purée de carottes
– Gouda au cumin
– Compote de pommes à la cannelle
– Pain aux noix

Goûter
● Lait de poule vanille-caramel

Dîner
– Bouillon de légumes
– Tarte aux poireaux et au maroilles
– Salade frisée
– Salade de fruits d'hiver

Blanc-manger au yaourt

Pour 4 personnes
Préparation : 25 min
Trempage : 10 min
Cuisson : 1 min
Réfrigération : 3 h minimum

. 4 feuilles de gélatine
. 4 yaourts au lait entier
. 30 g de sucre roux
. 1 sachet de sucre vanillé
. 1 petite mangue
. 1 kiwi

1. Faites tremper la gélatine 10 min dans de l'eau froide, puis essorez-la.
2. Versez 1 yaourt dans un saladier supportant la chaleur. Faites-le tiédir 1 min au four à micro-ondes. Ajoutez-y les feuilles de gélatine essorées, une par une, vigoureusement.
3. Ajoutez les 3 autres yaourts, le sucre roux et le sucre vanillé. Fouettez jusqu'à ce que les sucres soient entièrement dissous. Réservez au réfrigérateur.
4. Pelez la mangue et le kiwi, puis découpez leur chair en petits cubes. Ajoutez-les à la préparation au yaourt et mélangez.
5. Répartissez le mélange obtenu dans 4 ramequins et faites prendre au moins 3 h au réfrigérateur. Démoulez les blancs-mangers et servez sans attendre.

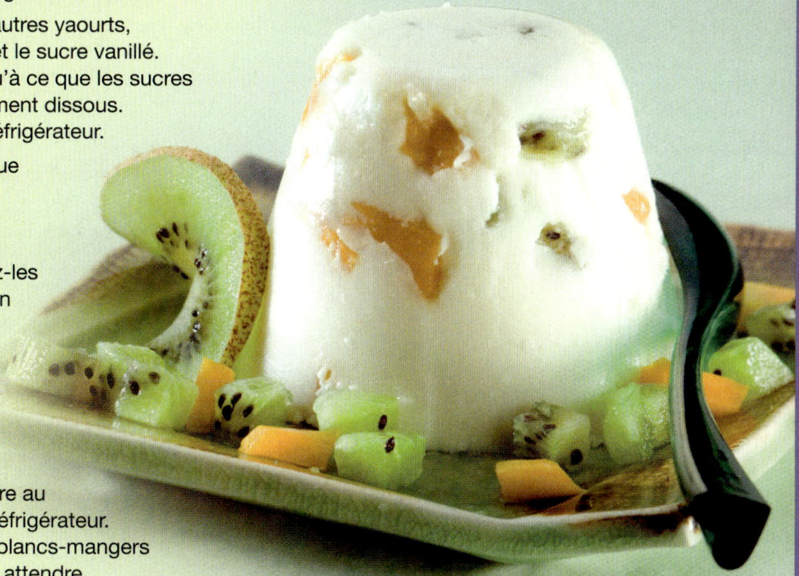

13e jour Protéger le système nerveux : la vitamine B1

> **Ma résolution du jour !**
> – Je saupoudre régulièrement mon yaourt ou ma salade de levure de bière.
> – Je consomme de préférence du pain et des céréales complets.
> – Je mange des légumes secs 2 fois par semaine.

La vitamine B1, ou thiamine, est indispensable à l'utilisation du glucose par le cerveau, son carburant de prédilection. Elle contribue également à la transmission de l'influx nerveux et intervient dans la neutralisation des déchets métaboliques qui peuvent endommager le système nerveux… C'est dire son importance au niveau cérébral. Les carences en vitamine B1 peuvent entraîner des névrites et des troubles psychiques, mais elles sont très rares en Occident.

Qu'est-ce que le béribéri ?

Décrit pour la première fois en Extrême-Orient, le béribéri est le stade ultime de la carence en vitamine B1. Il entraîne une insuffisance cardiaque et des troubles neurologiques, ainsi qu'une extrême fatigue. Aujourd'hui, chez nous, seules des subcarences en thiamine sont observées, notamment chez les gros consommateurs d'alcool, celui-ci en inhibant l'absorption par l'organisme, ou chez les personnes qui consomment beaucoup de café, l'acide caféique détruisant en partie la vitamine B1. Reste qu'une alimentation bien diversifiée couvre en principe nos besoins quotidiens en vitamine B1, estimés à 1,5 mg en moyenne. Les aliments qui en contiennent le plus sont la viande et les abats, ainsi que les céréales complètes et les légumes secs.

Aliments	Apport en vitamine B1
1 cuill. à soupe de germes de blé (15 g)	1 mg
1 cuill. à soupe de levure de bière (15 g)	1 mg
100 g de filet de porc	1 mg
100 g de jambon cru	1 mg
180 g de haricots blancs cuits	0,2 mg
8 châtaignes (100 g)	0,2 mg
60 g de pain complet (3 tranches)	0,18 mg
35 g de noisettes (1 poignée)	0,15 mg
180 g de riz complet cuit	0,15 mg
60 g de baguette (¼ de baguette)	0,05 mg
180 g de riz blanc cuit	0,03 mg

Comment consommer davantage de vitamine B1 ?

Pour couvrir vos besoins, pensez surtout à consommer régulièrement les aliments suivants.
– Les abats de bœuf ou de veau (foie, cœur), 2 ou 3 fois par mois, et la viande de porc, en priorité les morceaux maigres (filet, côte dégraissée, jarret, jambon…), 1 ou 2 fois par semaine.
– Les légumes secs : haricots en grains, lentilles, pois… Pensez à en ajouter dans vos potages et à les proposer en entrée, pour changer (lentilles vinaigrette, salade de haricots rouges au thon…).
– Les fruits secs oléagineux, comme les amandes, les pignons de pin ou les noisettes, à ajouter chaque jour à vos plats, ou à consommer en guise d'en-cas.
– Les céréales (riz, pâtes, pain…), complètes de préférence, le raffinage éliminant une grande partie de la vitamine B1. Sachez que le riz blanc, par exemple, en est presque totalement dépourvu.
– Les pommes de terre, les fruits et les légumes en sont une source complémentaire.
– Pour une couverture optimale de vos besoins, saupoudrez vos salades, potages, céréales de petit déjeuner ou yaourts de levure de bière ou de germe de blé en paillettes. Ce sont les deux aliments qui en contiennent le plus.
Sachez également que, concernant ce nutriment, il n'y a aucun risque de surdosage, car l'excès de thiamine est naturellement éliminé dans les urines. La vitamine B1 est en outre beaucoup moins fragile que la vitamine C, réputée pour son instabilité. L'oxygène de l'air et la cuisson n'altèrent presque pas la teneur en thiamine des viandes et des céréales, ce qui permet de les consommer parfaitement cuites.

Rôti de porc au lait

Pour 4 personnes
Préparation : 15 min
Cuisson : 1 h

- . 1 oignon
- . 15 g de margarine enrichie en oméga-3
- . 1 rôti de porc dans le filet de 1,2 kg environ
- . 5 feuilles de sauge
- . 1 brin de romarin
- . 2 cuill. à soupe de moutarde
- . 25 cl (250 ml) de lait entier
- . Sel, poivre

1. Pelez et émincez l'oignon. Chauffez la margarine à feu doux dans une cocotte à fond épais. Faites-y dorer le rôti de tous côtés, 10 min environ. Ôtez du feu, retirez le rôti de la cocotte et lavez-la.

2. Remettez la viande dans la cocotte. Ajoutez l'oignon, la sauge et le romarin. Laissez dorer 5 min en remuant.

3. Délayez la moutarde dans le lait. Salez et poivrez. Versez ce mélange autour du rôti.

4. Couvrez la cocotte et laissez mijoter 45 min à feu très doux. Ôtez le rôti et faites réduire la sauce. Servez bien chaud, avec une purée de pommes de terre maison.

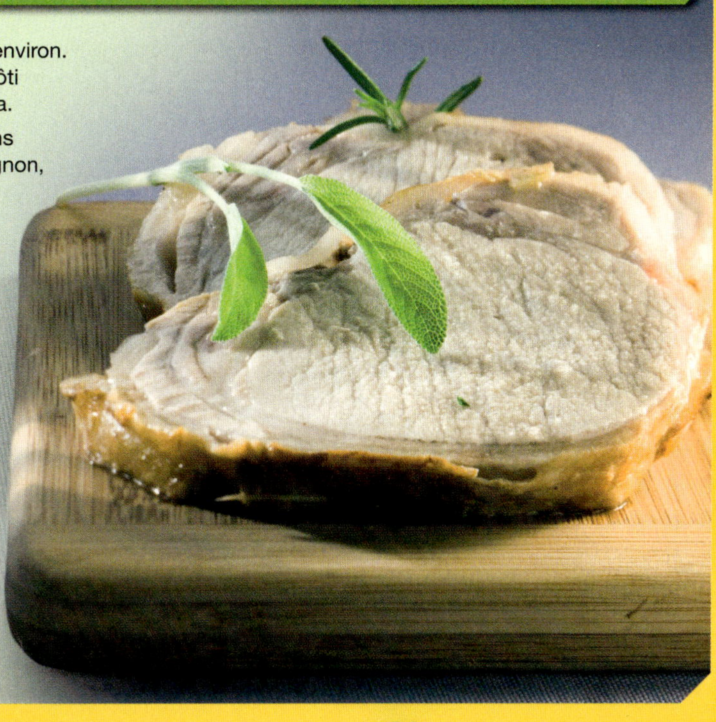

Lentilles à la coriandre

Pour 4 personnes
Préparation : 20 min
Cuisson : 40 min

- . 1 grosse carotte
- . 1 gros oignon
- . 100 g de bacon
- . 2 cuill. à soupe d'huile d'olive
- . 300 g de lentilles vertes du Puy
- . 1 branche de thym
- . 1 feuille de laurier
- . 1 cuill. à café de graines de coriandre
- . 5 branches de coriandre
- . Sel, poivre

1. Pelez et lavez la carotte. Pelez l'oignon. Émincez-les. Coupez le bacon en fines lanières.

2. Chauffez l'huile dans une cocotte à fond épais. Faites-y revenir la carotte, l'oignon et le bacon 10 min à feu doux, en remuant.

3. Ajoutez les lentilles, le thym, le laurier et les graines de coriandre. Arrosez avec 1 litre d'eau, poivrez et laissez mijoter 30 min à feu doux.

4. Effeuillez la coriandre et ajoutez-la aux lentilles. Salez. Servez très chaud, par exemple avec du saumon poêlé ou un filet mignon.

Info Les lentilles vertes du Puy sont les tout premiers légumes à avoir obtenu une appellation d'origine contrôlée (AOC), en 1996.

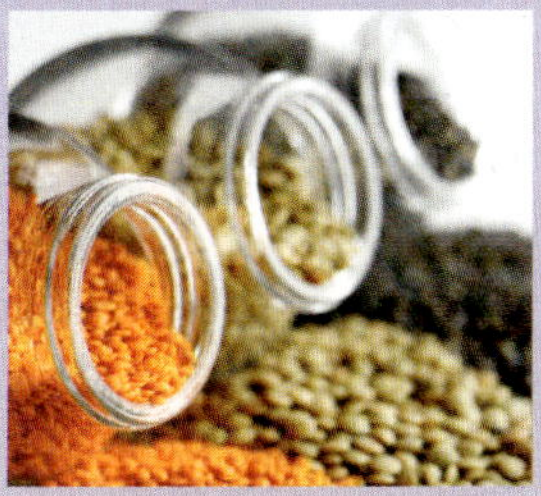

Menu été

Petit déjeuner
- Thé au lait
- Biscottes aux céréales et margarine de soja
- Faisselle de fromage blanc, miel liquide
- Nectarine

Déjeuner
- Salade tomates-mozzarella
- ● Rôti de porc au lait
- Boulgour complet
- Yaourt au soja
- Framboises
- Pain complet

Goûter
- Cerises
- Infusion à la camomille

Dîner
- Gaspacho
- Tartine jambon-fromage gratinée
- Salade de pissenlit
- Poire

Menu hiver

Petit déjeuner
- Café
- Pain aux noisettes grillé et beurre
- Smoothie mangue-ananas
- Fromage blanc, sucre roux

Déjeuner
- Crevettes
- Épaule de veau au four
- ● Lentilles à la coriandre
- Petit-suisse
- Clémentines
- Pain au sésame

Goûter
- 1 poignée de noix de cajou
- Chicorée

Dîner
- Potage au chou-fleur
- Jambon blanc
- Salade de betteraves
- Riz au lait
- Pain au levain

14e jour
Tonifier les neurones : la vitamine C

La vitamine C est connue pour ses effets stimulants : c'est la vitamine du tonus, indispensable tout au long de l'année, et surtout en hiver. Mais ses bienfaits ne s'arrêtent pas là : elle est antioxydante, nécessaire au bon fonctionnement du système immunitaire, ainsi qu'à la synthèse de certaines protéines. Présente dans de nombreux aliments, elle est cependant très fragile et peut être détruite en quelques minutes par l'oxygène de l'air.

Une vitamine antivieillissement

La vitamine C, comme la vitamine E ou les caroténoïdes, est un puissant antioxydant : elle contribue à neutraliser les radicaux libres, des molécules produites naturellement par l'organisme mais qui, en excès, accélèrent le vieillissement des cellules. Elle intervient également dans le bon fonctionnement des défenses immunitaires, et son rôle contre les petits maux de l'hiver n'est pas usurpé. Même si ses effets sur la vigilance ne sont pas démontrés scientifiquement, la plupart d'entre nous ressentent un petit coup de fouet après avoir mangé une orange ou un kiwi. C'est d'ailleurs pour cette raison qu'il est préférable de consommer des agrumes au petit déjeuner plutôt qu'au dîner.
Si la carence en vitamine C ne se rencontre plus chez nous que chez les sujets qui se nourrissent de façon trop peu variée, nos apports quotidiens, qui s'élèvent à 110 mg, sont à surveiller. La pollution et le tabac, par exemple, augmentent significativement nos besoins.

Ma résolution du jour !
– Je mange 1 fruit ou 1 légume cru à chaque repas.
– En hiver, je consomme 1 orange ou 1 kiwi par jour pour couvrir mes besoins en vitamine C.
– J'ajoute régulièrement du persil frais dans mes plats.

De plus, seuls les fruits et les légumes, crus de préférence, contiennent de la vitamine C. Une alimentation basée uniquement sur les produits alimentaires transformés (pizzas, biscuits…), les féculents, les laitages et la viande n'en contient donc pas suffisamment.
Par ailleurs, il faut savoir que notre corps ne stocke presque pas la vitamine C. Il est par conséquent indispensable de consommer des aliments qui en sont bien pourvus chaque jour, et même plusieurs fois par jour.

Aliments	Apport en vitamine C
150 g de chou rouge	90 mg
1 kiwi	80 mg
1 orange	50 mg
1 tranche de melon (150 g)	35 mg
200 g de pommes de terre vapeur	30 mg
15 radis	25 mg
15 g de persil (1 cuill. à soupe)	20 mg
1 banane	12 mg
150 g de carottes râpées	10 mg
150 g de carottes cuites	2 mg

Comment consommer davantage de vitamine C ?

Pour couvrir vos besoins, suivez ces conseils.
– Consommez très régulièrement des aliments riches en vitamine C : kiwi, orange, fraise, cassis et autres fruits rouges, mangue, chou, brocoli, épinards, fenouil, chou-fleur…
– Mangez une crudité (fruit ou légume) à chaque repas.
– La cuisson détruisant en partie la vitamine C, préférez le mode vapeur, qui la respecte au mieux, et consommez vos légumes légèrement croquants.
– Les herbes fraîches (persil, cerfeuil, estragon, ciboulette…), tout comme le jus de citron, sont riches en vitamine C : prenez l'habitude d'en ajouter au moins 1 fois par jour dans vos plats.
– La pomme de terre est le seul féculent qui contienne de la vitamine C. N'hésitez pas à la cuisiner régulièrement, si possible à la vapeur et avec la peau, pour préserver sa teneur en ce précieux nutriment. Sachez que les pommes de terre nouvelles en sont particulièrement bien pourvues : profitez-en au début de l'été.

Salade orange-pomelo aux épices

Pour 4 personnes

Préparation : 20 min
Réfrigération : 2 h

- 4 oranges douces
- 1 pomelo
- 1 pincée de piment d'Espelette en poudre
- 1 pincée de cannelle en poudre
- 1 pincée de cumin en poudre
- 2 cuill. à soupe d'huile d'olive
- Sel, poivre

1. Placez les oranges et le pomelo au moins 2 h au réfrigérateur avant de commencer la recette. Puis pelez-les à vif, en éliminant la peau blanche, qui est amère. Procédez au-dessus d'une jatte pour recueillir le jus.
2. Coupez les oranges et le pomelo en fines rondelles et disposez-les sur un grand plat. Arrosez-les avec le jus recueilli.
3. Saupoudrez de piment, de cannelle et de cumin. Salez légèrement et poivrez généreusement. Arrosez d'huile et réservez au réfrigérateur jusqu'au moment de servir.

Astuce Pour limiter la perte de vitamine C, couvrez le plat de film alimentaire et dégustez-le rapidement.

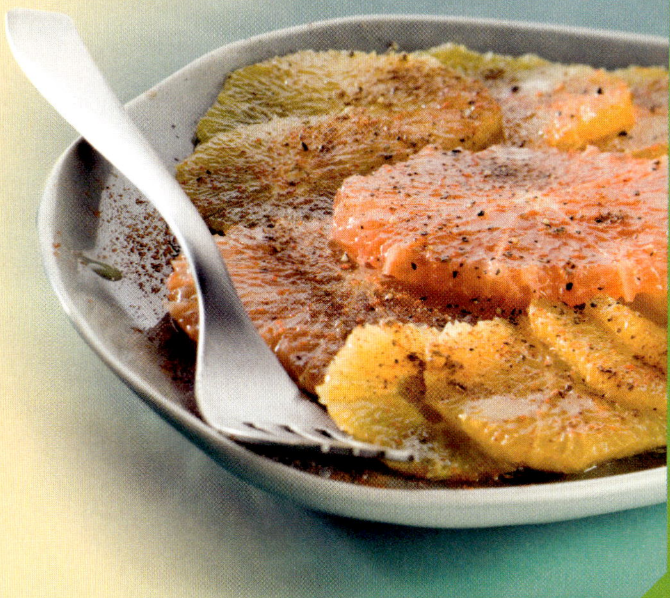

Salade estivale

Pour 4 personnes

Préparation : 20 min
Cuisson : 2 min

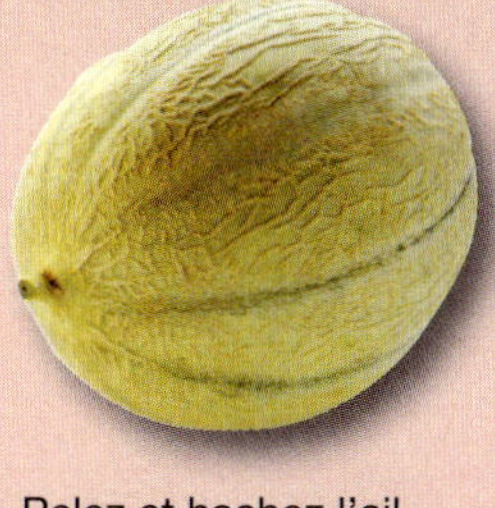

- 60 g de pousses d'épinard
- 1 melon charentais
- 80 g de feta
- 1 gousse d'ail
- 1 cuill. à soupe de vinaigre balsamique
- 2 cuill. à soupe d'huile d'olive
- 20 g de pignons de pin
- Sel, poivre

1. Lavez et essorez les pousses d'épinard. Disposez-les dans un saladier.
2. Lavez le melon. Épépinez-le avec soin, pelez-le et coupez sa chair en cubes. Coupez la feta en dés. Ajoutez le tout au contenu du saladier.
3. Pelez et hachez l'ail. Dans un bol, mélangez le vinaigre avec du sel, du poivre et l'ail haché. Émulsionnez avec l'huile, en fouettant, et versez cette vinaigrette sur la salade.
4. Faites dorer les pignons à sec 2 min dans une poêle antiadhésive. Répartissez-les sur la salade. Mélangez délicatement et servez sans attendre.

Astuce Pour changer, confectionnez cette salade avec un melon galia, à la chair vert pâle bien sucrée.

Menu été

Petit déjeuner
- Café
- Céréales de petit déjeuner peu sucrées, lait demi-écrémé
- Yaourt au soja
- Jus d'agrumes

Déjeuner
- ● Salade estivale
- Brochette de bœuf grillée
- Épi de maïs rôti
- Sorbet à la fraise maison
- Pain à la figue

Goûter
- Abricots
- Yaourt

Dîner
- Tartare de rouget au citron vert
- Salade de pomelo et d'avocat
- Fromage de chèvre
- Pêche
- Pain au sésame

Menu hiver

Petit déjeuner
- Café
- Cake aux raisins secs
- Yaourt
- Kiwi

Déjeuner
- ● Salade orange-pomelo aux épices
- Tajine de poulet aux oignons
- Semoule complète
- Yaourt brassé
- Mangue

Goûter
- Smoothie banane-kiwi au lait de soja

Dîner
- Velouté de carottes
- Tomme des Pyrénées
- Salade de mâche
- Clémentines

15e jour Entretenir la jeunesse du cerveau : la vitamine E

À l'instar de la vitamine C, avec laquelle elle fonctionne en synergie, la vitamine E est un véritable bouclier contre les agressions des substances sur nos cellules. Son action protectrice cible les acides gras insaturés présents dans les membranes cellulaires. Le cerveau et les nerfs étant particulièrement riches en ces lipides particuliers, la vitamine E garantit leur intégrité et améliore leur fonctionnement.

Ma résolution du jour !

– Je consomme 1 cuillerée à soupe d'huile riche en vitamine E (maïs, germe de blé) chaque jour.
– J'alterne les matières grasses animales et végétales.
– J'ajoute du germe de blé à mes pâtes à tarte et à gâteau.

Lipides et cerveau

Le cerveau est l'organe le plus riche en lipides, notamment en acides gras insaturés (oméga-3, oméga-6…), très fragiles. Lorsque ceux-ci sont détériorés, les cellules se trouvent fragilisées, ce qui provoque le vieillissement prématuré du tissu cérébral et diminue la communication intercellulaire. La vitamine E participe à leur protection, et elle est également impliquée dans la santé du système cardio-vasculaire. Elle évite en effet la formation de plaques riches en cholestérol (athérome) sur les artères et favorise la diminution du taux de cholestérol sanguin, garantissant ainsi la parfaite vascularisation du cerveau, indispensable à son bon fonctionnement.

Nos besoins quotidiens en vitamine E s'élèvent à 15 mg environ. En Occident, les carences en ce nutriment sont très rares. Pour que l'action de cette vitamine soit bénéfique pour la santé du cerveau, l'apport doit aller de pair avec une alimentation riche en lipides insaturés.

Aliments	Apport en vitamine E
1 cuill. à soupe d'huile de germe de blé (10 g)	15 mg
35 g d'amandes (1 poignée)	15 mg
1 cuill. à soupe d'huile de maïs (10 g)	10 mg
1 gros kiwi (100 g)	3 mg
1 cuill. à soupe d'huile de tournesol	6 mg
100 g de fenouil	5 mg
180 g de petits pois, de chou ou d'épinards	3 mg
1 verre de lait de soja	2 mg
1 cuill. à soupe de germe de blé en paillettes (10 g)	2 mg

Comment couvrir vos besoins en vitamine E ?

Dans les aliments, la vitamine E est liée aux lipides : on la retrouve en quantité importante dans les huiles et les fruits secs oléagineux, par exemple. En effet, les matières grasses animales (beurre, crème fraîche…) en contiennent beaucoup moins que les matières grasses d'origine végétale : c'est pourquoi il est indispensable de consommer chaque jour 1 à 2 cuillerées à soupe d'huile ou de margarine végétale.
En pratique, il est conseillé de privilégier les aliments suivants.
– Les huiles de germe de blé, de maïs, de tournesol… sont les mieux pourvues en vitamine E.
– Les margarines végétales enrichies en oméga-3 sont souvent également enrichies en vitamine E. De texture molle, elles sont en outre très pratiques pour les tartines et les pâtisseries. On les utilisera en alternance avec le beurre.
– Les fruits secs oléagineux (amandes et noisettes surtout) et les graines (tournesol) constituent de bonnes alternatives aux biscuits apéritifs.
– Le lait de soja et le lait d'amandes sont aussi de bonnes sources de vitamine E. On les utilisera en alternance avec le lait de vache.
– Certains fruits et légumes, comme le kiwi, le fenouil et les choux, contribuent également à couvrir nos besoins.
– Bien pourvu en vitamine E, le germe de blé en paillettes est très facile à intégrer dans les desserts maison (pâte à tarte, à gâteau…).
– Enfin, les poissons gras (saumon, thon, maquereau…) en contiennent environ 1 g pour une portion de 100 g. C'est loin d'être négligeable.

Salade avocat-kiwi aux graines germées

Pour 4 personnes
Préparation : 15 min

- . 15 tomates cerises
- . 2 petits avocats
- . 2 kiwis
- . 1 bonne poignée de graines germées
- . Le jus de 1 citron
- . 1 cuill. à soupe d'huile d'olive
- . 1 cuill. à soupe d'huile de maïs
- . 20 g de noix de pécan
- . Sel, poivre

1. Lavez et épongez les tomates cerises. Pelez les avocats, dénoyautez-les et coupez leur chair en lamelles. Disposez-les dans un plat de service. Pelez les kiwis et coupez-les en lamelles. Ajoutez-les au contenu du plat, ainsi que les graines germées et les tomates cerises.
2. Dans un bol, mélangez le jus de citron avec du sel et du poivre. Émulsionnez avec les deux huiles. Versez la vinaigrette sur la salade et mélangez délicatement.
3. Concassez grossièrement les noix de pécan avec les doigts. Parsemez-en la salade et servez sans attendre.

Astuce Vous trouverez les graines germées en barquette, au rayon des salades en sachet.

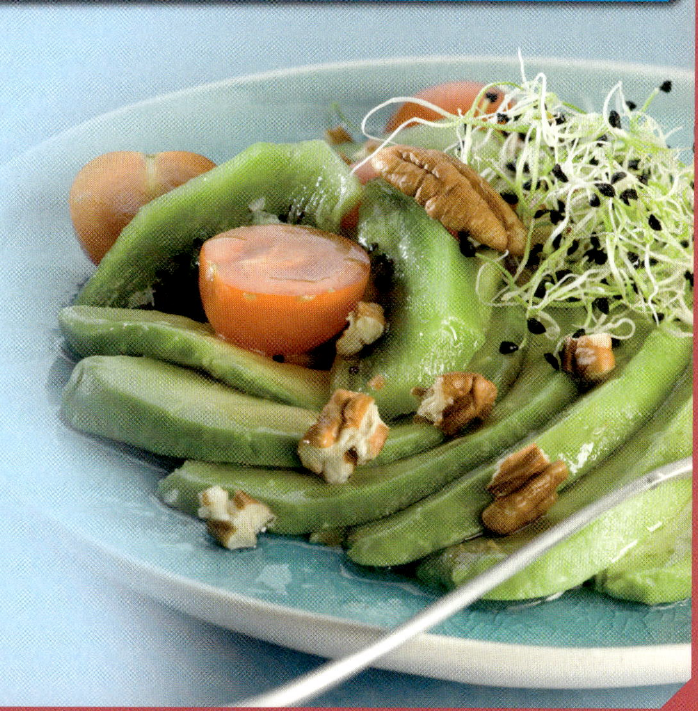

Poulet pané aux noisettes

Pour 4 personnes
Préparation : 25 min
Cuisson : 10 min

- . 60 g de noisettes
- . 30 g de pétales de maïs (corn flakes)
- . 1 œuf
- . 30 g de farine
- . 4 fines escalopes de poulet
- . 2 cuill. à soupe d'huile de tournesol
- . 1 citron
- . Sel, poivre

1. Concassez grossièrement les noisettes au couteau. Émiettez les pétales de maïs *(voir Astuce ci-contre)*. Mélangez le tout dans une assiette creuse.
2. Cassez l'œuf dans une deuxième assiette creuse et battez-le à la fourchette. Versez la farine dans une troisième assiette creuse.
3. Passez rapidement les escalopes d'abord dans la farine, puis dans l'œuf battu, enfin dans le mélange noisettes-pétales de maïs.
4. Chauffez l'huile dans une grande poêle antiadhésive. Faites-y dorer les escalopes panées à feu doux, 5 min de chaque côté. Servez bien chaud, avec le citron coupé en quartiers.

Astuce Pour émietter facilement les pétales de maïs, enfermez-les dans un sac en plastique alimentaire et passez-les au rouleau à pâtisserie.

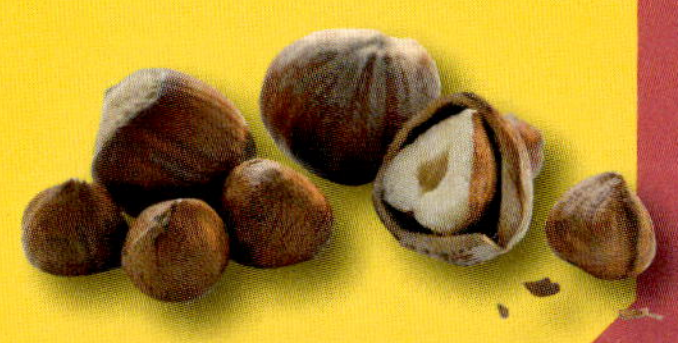

Menu été

Petit déjeuner
- Café
- Melon
- Yaourt brassé, miel
- Biscottes aux céréales et beurre

Déjeuner
- Carottes râpées, huile de soja
- ● Poulet pané aux noisettes
- Ratatouille et semoule
- Crottin de Chavignol
- Pêche
- Pain de campagne

Goûter
- Fromage blanc aux fruits rouges
- Thé glacé

Dîner
- Melon
- Gratin fenouil-mozzarella
- Semoule au lait
- Pain au pavot

Menu hiver

Petit déjeuner
- Café
- Pain aux noisettes et margarine végétale
- Jus de raisin
- Yaourt au soja

Déjeuner
- ● Salade avocat-kiwi aux graines germées
- Pintade au chou
- Yaourt nature
- Poire
- Pain aux noix

Goûter
- 2 biscuits aux noisettes
- 1 verre de lait

Dîner
- Soupe de lentilles
- Salade de mâche, huile de maïs
- Fromage de brebis
- Mangue
- Pain aux graines de lin

16e jour Bien irriguer le cerveau : le cuivre

Le cuivre, oligoélément présent en infime quantité dans notre corps, remplit des rôles multiples : il participe à la synthèse des globules rouges, améliore l'intégrité des vaisseaux, lutte contre les radicaux libres et intervient également dans la synthèse de la dopamine – un messager chimique du cerveau. Un nutriment multifonction dont il ne faut cependant pas abuser, car il devient toxique en cas de surdosage.

À quoi sert le cuivre ?

Le cuivre est stocké dans le foie. Il fonctionne en synergie avec le fer et en favorise l'assimilation par l'organisme. Il participe de ce fait à la synthèse des globules rouges et, partant, à l'oxygénation du tissu cérébral. Cet oligoélément assure également le transport de l'oxygène au cœur des cellules, permettant l'utilisation de l'énergie et de l'oxygène par tous les tissus.

Le cuivre fait également partie des antioxydants. Comme le zinc ou la vitamine C, il protège nos cellules des agressions des radicaux libres en excès. Il contribue ainsi à ralentir le vieillissement cellulaire, favorisant la jeunesse de nos tissus, notamment ceux du cerveau. Au niveau cérébral, le cuivre intervient dans la synthèse de la dopamine, un neurotransmetteur assurant la transmission des informations entre les neurones. Enfin, il est indispensable aux membranes et aux cellules tapissant les vaisseaux, dont il améliore l'élasticité et la longévité – un rôle de premier ordre pour assurer une bonne circulation cérébrale et réduire les risques d'anévrysme ou d'hémorragie cérébrale.

Ma résolution du jour !

– Je mange des légumineuses 2 fois par semaine.
– Si j'apprécie le foie, j'en prépare 1 ou 2 fois par mois.
– J'essaie de consommer 5 portions de fruits et de légumes par jour.

Aliments	Apport en cuivre
100 g de foie de veau ou d'agneau	14 mg
6 huîtres	4 mg
½ litre de moules	4 mg
180 g de pommes de terre vapeur	1,5 mg
180 g de fèves	0,8 mg
30 g de noisettes ou de noix	0,5 mg
180 g d'épinards	0,4 mg
180 g d'artichaut ou de petits pois	0,35 mg
180 g de carottes ou de haricots verts	0,2 mg
150 g de raisin ou de prunes	0,15 mg
1 tranche de rôti de porc (100 g)	0,1 mg

Le cuivre, un nutriment à deux facettes

Les besoins quotidiens en cuivre vont de 1,5 à 2 mg en moyenne et sont, en principe, couverts par une alimentation variée et équilibrée. Cet élément étant largement présent dans les produits animaux (abats, fruits de mer…), seuls les végétariens doivent surveiller de près leurs apports, en compensant avec des légumes secs, des fruits secs oléagineux, des légumes et des fruits frais. Attention toutefois à ce nutriment car si, à dose nutritionnelle, le cuivre n'est jamais dangereux, il devient neurotoxique en cas d'excès, provoquant vomissements et paralysies musculaires. Les compléments alimentaires de cuivre sont donc déconseillés.

Pour couvrir vos besoins, faites tout simplement preuve de bon sens. Les aliments concentrés en cet oligoélément, comme le foie ou les crustacés, doivent représenter des apports de sécurité dont il ne faut pas abuser : contentez-vous d'en manger 1 ou 2 fois par mois seulement. Les autres sources alimentaires, beaucoup moins riches, permettent des apports de cuivre modérés et réguliers : légumes secs (1 ou 2 fois par semaine), fruits secs oléagineux (30 g par jour), viande de porc ou de volaille (plusieurs fois par semaine). Enfin, les fruits et les légumes frais, qui en contiennent de petites quantités, compléteront l'apport sans aucun risque de surdosage.

Salade de foies de volaille

Pour 4 personnes
Préparation : 20 min
Cuisson : 5 min

- 150 g de foies de volaille
- 60 g de mesclun
- 1 tomate
- ¼ de radis noir
- 3 cuill. à soupe d'huile d'olive
- 1 cuill. à soupe de vinaigre de xérès
- Sel, poivre

1. Découpez les foies de volaille en dés. Lavez et essorez le mesclun. Lavez la tomate et coupez-la en dés. Pelez et lavez le radis noir, puis taillez-le en fins bâtonnets.
2. Dans un saladier, disposez joliment le mesclun, puis les dés de tomate et les bâtonnets de radis noir.
3. Assaisonnez avec 2 cuill. à soupe d'huile et le vinaigre. Salez et poivrez, puis mélangez bien.
4. Chauffez le reste d'huile dans une poêle. Faites-y revenir les dés de foie de volaille 5 min à feu vif, en remuant. Salez et poivrez. Répartissez les foies de volaille sur la salade et servez sans attendre.

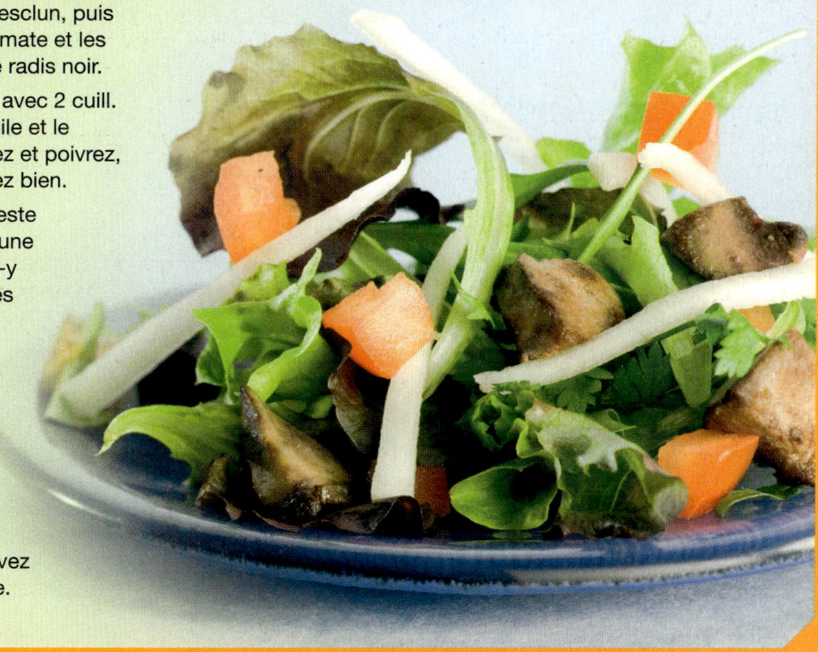

Fèves printanières

Pour 4 personnes
Préparation : 25 min
Cuisson : 30 min

- 250 g de fèves écossées
- 2 petits artichauts poivrades
- 1 petite botte d'asperges vertes
- 1 gousse d'ail
- 1 échalote
- 2 cuill. à soupe d'huile d'olive
- 1 branche de thym
- 10 brins de ciboulette ciselés
- Sel, poivre

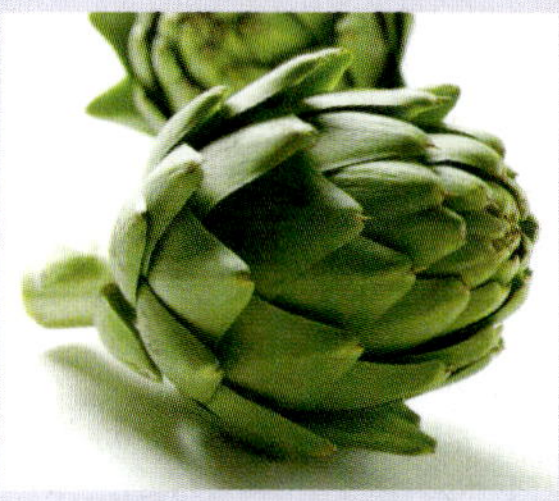

1. Faites cuire les fèves 5 min à l'eau bouillante, puis pincez-les entre deux doigts pour éliminer la pellicule qui les entoure.
2. Parez les artichauts, puis lavez-les et coupez-les en six. Lavez les asperges, ôtez-en les bouts et coupez-les en tronçons de 2 cm environ. Pelez la gousse d'ail et l'échalote, puis hachez-les.
3. Chauffez l'huile dans une cocotte. Faites-y revenir l'ail et l'échalote 5 min à feu doux, en remuant.
4. Ajoutez le thym, les fèves, les artichauts et les asperges. Salez, poivrez et mouillez avec ½ verre d'eau. Laissez mijoter 20 min à feu doux. Servez parsemé de ciboulette, avec une viande blanche grillée, par exemple.

Menu été

Petit déjeuner
- Café
- Baguette aux céréales et beurre
- Fromage blanc, sucre roux
- Jus carotte-pomme

Déjeuner
- Salade de champignons crus, jus de citron
- Foie de veau poêlé
- Galettes de pommes de terreq
- Yaourt au soja
- Kaki
- Pain de campagne

Goûter
- 2 abricots
- Thé

Dîner
- ● Fèves printanières
- Jambon cru
- Petit-suisse
- Framboises fraîches
- Pain aux noix

Menu hiver

Petit déjeuner
- Lait chaud au miel
- Jus d'orange
- Pain brioché nature

Déjeuner
- ● Salade de foies de volaille
- Escalope de dinde sautée
- Salsifis persillés
- Pomme au four
- Pain au sésame

Goûter
- Fromage blanc à la vanille
- Jus de fruits

Dîner
- Céleri-rave et betteraves vinaigrette
- Œuf cocotte au parmesan
- Compote de pommes aux raisins secs
- Pain de campagne

17e jour Bien oxygéner le cerveau : le fer

Ma résolution du jour !
– Je mange de la viande rouge ou des abats 1 fois par semaine.
– Je consomme régulièrement moules, crevettes ou huîtres.
– Je privilégie le fer végétal : légumes verts, fruits secs et légumineuses.

Le fer, indispensable à la formation des globules rouges, permet d'oxygéner tous les tissus, et notamment le cerveau. Sans un apport d'oxygène suffisant et régulier, ce dernier ne fonctionne plus à plein régime : c'est un peu comme s'il s'essoufflait au moindre effort. Et les besoins en fer ne sont pas toujours couverts : les femmes et les végétariens doivent être particulièrement vigilants.

Quels sont nos besoins ?

L'anémie (diminution du nombre des globules rouges) provoque une hypoxie, c'est-à-dire une mauvaise oxygénation des tissus. Or, sans oxygène, le métabolisme cellulaire ne peut pas se dérouler correctement, que ce soit au niveau musculaire ou cérébral. Vous avez peut-être déjà fait l'expérience d'une marche en haute montagne, où l'oxygène de l'air se raréfie : le moindre effort demande une énergie considérable, et l'on ressent un certain ralentissement cérébral. C'est la même chose lorsque vous manquez de fer.

Les besoins en fer sont relativement faibles (10 à 15 mg par jour en moyenne), car l'organisme est très économe dans ce domaine : son métabolisme s'opère quasiment en circuit fermé, les pertes étant systématiquement compensées. Néanmoins, les apports journaliers doivent être assez élevés, car le fer des aliments n'est absorbé qu'à hauteur de 5 à 20 % environ.

Aliments	Apport en fer
Fer d'origine animale	
1 litre de moules	15 mg
1 portion de boudin noir (100 g)	18 mg
1 steak de bœuf (100 g)	3 mg
100 g de crevettes cuites	3,3 mg
2 œufs	2,5 mg
1 filet de poisson (100 g)	1 mg
Fer d'origine végétale	
180 g de lentilles cuites	6 mg
180 g d'épinards cuits	5 mg
180 g de pois cassés	3 mg
30 g de noisettes	1,3 mg
35 g de flocons d'avoine	1,1 mg
30 g de pruneaux ou de raisins secs	0,8 mg

Par ailleurs, les femmes, de l'adolescence à la ménopause, doivent reconstituer chaque mois leurs réserves de globules rouges. Elles sont donc plus sujettes à l'anémie que les hommes. Il en va de même pour les végétariens, qui ne consomment pas de viande.

Fer animal et fer végétal

Le fer est présent dans notre alimentation sous deux formes : le fer héminique, d'origine animale (viande, abats, œufs, poisson, fruits de mer), et le fer non héminique, d'origine végétale (légumes, légumineuses, fruits séchés…). Le fer animal est mieux assimilé par l'organisme que le fer végétal, sauf si ce dernier est ingéré en même temps que du fer héminique ou beaucoup de vitamine C, qui favorisent tous deux son absorption. Ainsi, pour favoriser la biodisponibilité du fer végétal, arrosez vos crudités et légumes cuits de jus de citron, ou consommez des plats complets (palette de porc aux lentilles, salade de haricots rouges au thon…).

En pratique, pour couvrir vos besoins en fer et garantir ainsi à votre cerveau une parfaite oxygénation, suivez ces quelques conseils.

– Si vous appréciez la viande rouge, n'hésitez pas à en consommer 1 ou 2 fois par semaine. Foie, rognons, boudin noir et langue sont également de bonnes sources de fer : intégrez-les 1 ou 2 fois par mois à vos menus.

– La viande blanche, l'œuf et le poisson sont 2 ou 3 fois moins riches en fer héminique que la viande rouge mais restent des aliments intéressants.

– Une excellente alternative à la viande rouge est la consommation de coquillages et de fruits de mer (moules, huîtres, palourdes, coques, crevettes, crabe…).

– Si le fer végétal est moins bien assimilé par le corps, il en reste cependant une source non négligeable. Les lentilles, par exemple, en renferment beaucoup.

Salade de pommes de terre au boudin

Pour 4 personnes
Préparation : 25 min
Cuisson : 25 min

- 400 g de pommes de terre à chair ferme
- 50 g de mâche
- 1 échalote
- 10 brins de persil plat
- 1 cuill. à soupe de vinaigre
- 1 cuill. à soupe d'huile de colza
- 1 boudin noir de 150 g
- Gros sel, sel fin, poivre

1. Brossez les pommes de terre sous l'eau courante. Faites-les cuire 20 min à l'eau bouillante salée. Laissez-les tiédir, pelez-les et coupez-les en rondelles.
2. Lavez et essorez la mâche. Disposez-la dans un plat de service et ajoutez les rondelles de pomme de terre.
3. Pelez et émincez l'échalote. Lavez et essorez le persil, puis hachez-le. Dans un bol, mélangez le vinaigre avec du sel, du poivre, le persil et l'échalote. Émulsionnez avec l'huile. Versez cette vinaigrette sur la salade.
4. Coupez le boudin en rondelles assez épaisses, puis faites-les revenir à sec dans une poêle antiadhésive bien chaude, 2 min environ de chaque côté. Disposez-les dans le plat et servez sans attendre.

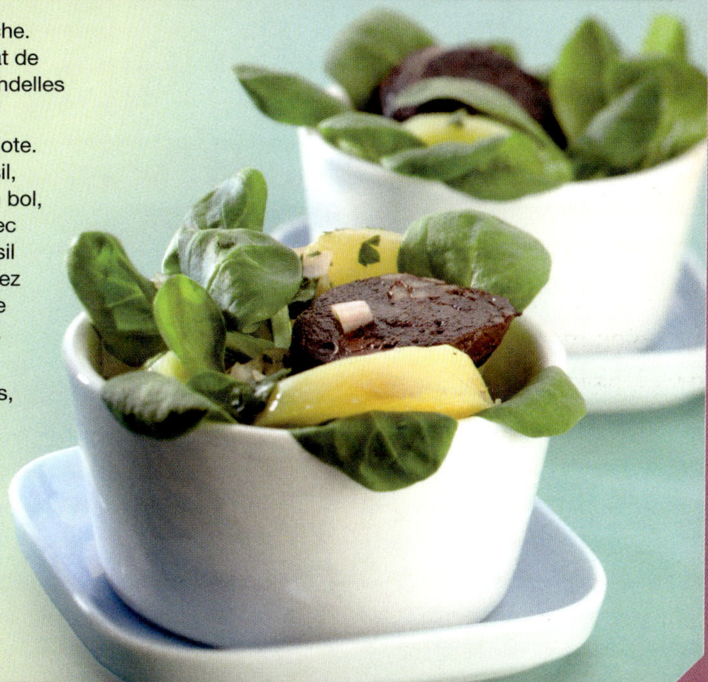

Bœuf sauté aux oignons

Pour 4 personnes
Préparation : 25 min
Cuisson : 20 min

- 400 g de bœuf à griller (tende-de-tranche, poire…)
- 250 g d'oignons
- 2 brins de coriandre
- 2 cuill. à soupe d'huile de maïs
- 1 cuill. à café de fécule de maïs
- 2 cuill. à soupe de sauce soja
- 1 cuill. à soupe de nuoc-mâm
- Poivre

1. Coupez le bœuf en très fines lanières. Pelez les oignons et émincez-les finement. Lavez et essorez la coriandre, puis effeuillez-la.
2. Chauffez la moitié de l'huile dans une grande poêle antiadhésive (ou un wok). Faites-y revenir le bœuf 5 min à feu vif, en remuant. Réservez-le sur une assiette.
3. Chauffez le reste d'huile dans la poêle. Faites-y suer les oignons 10 min à feu doux, en remuant. Poudrez de fécule, ajoutez la sauce soja et le nuoc-mâm, puis les lanières de bœuf. Poivrez et mélangez.
4. Laissez mijoter 5 min à feu doux. Ajoutez les feuilles de coriandre et servez aussitôt.

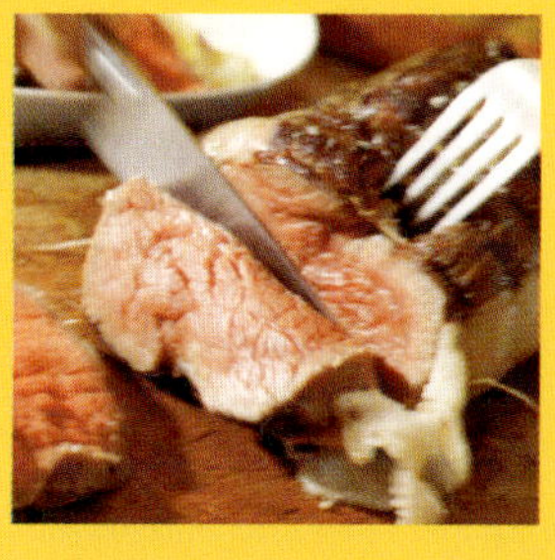

Menu été

Petit déjeuner
- Café
- Pain complet, purée d'amandes
- Fromage blanc
- Raisin

Déjeuner
- Salade de soja
- Bœuf sauté aux oignons
- Boulgour
- Petit-suisse
- Coupe de fruits rouges
- Pain aux raisins secs

Goûter
- 2 figues fraîches
- Infusion glacée

Dîner
- Moules marinière
- Salade de pousses d'épinards
- Semoule au lait
- Pêche
- Pain complet

Menu hiver

Petit déjeuner
- Café
- Flocons d'avoine aux fruits séchés
- Yaourt nature
- Jus de clémentine

Déjeuner
- Salade de pommes de terre au boudin
- Filet de bar vapeur persillé
- Brocolis
- Fromage frais
- Grenade
- Baguette

Goûter
- Flan aux pruneaux
- Infusion

Dîner
- Salade d'avocat, pomelo et fenouil
- Chèvre cendré
- Banane
- Pain aux noix

18e jour
Pour un sommeil réparateur : le magnésium

Ma résolution du jour !
– Je consomme 1 poignée de fruits secs 2 ou 3 fois par semaine.
– Je privilégie les légumes riches en magnésium (épinards, chou, artichaut, haricots verts…).
– Je complète mes apports grâce à une eau minérale adaptée.

Indispensable au fonctionnement neuromusculaire, le magnésium favorise la relaxation et améliore la qualité du sommeil. La carence en magnésium est pourtant assez courante en Occident, car nos besoins sont élevés et nos apports alimentaires ne suffisent pas toujours à les couvrir. Alors apprenez à y remédier, pour bien dormir et rester zen !

À quoi sert le magnésium ?

Le magnésium est un minéral majeur, indispensable au bon fonctionnement de l'organisme. Il joue de nombreux rôles au niveau cellulaire et il est garant de l'équilibre nerveux. Nécessaire au stockage et à l'utilisation de l'énergie permettant le travail des neurones, ce nutriment participe également à la transmission de l'influx nerveux. Sédatif naturel, le magnésium favorise enfin le relâchement des muscles et contribue pour beaucoup à la qualité du sommeil.

Nos besoins quotidiens, qui s'élèvent à 400 mg en moyenne, sont difficiles à couvrir, car les aliments qui sont riches en magnésium s'avèrent également riches en calories : en limitant la consommation de pain, de céréales, de fruits secs ou de légumineuses par crainte de grossir, nombre d'entre nous réduisent par là même leurs apports en magnésium. En outre, dans les situations de stress où l'élimination urinaire du magnésium augmente, nos besoins sont également accrus. Autant de facteurs qui favorisent les carences.

Aliments	Apport en magnésium
1 litre d'eau minérale riche en magnésium (type Hépar®)	110 mg
180 g d'épinards	90 mg
180 g de flageolets cuits	90 mg
180 g de riz complet	75 mg
30 g d'amandes	75 mg
1 cuill. à soupe de germe de blé (15 g)	60 mg
30 g de cacahuètes	60 mg
60 g de pain complet	50 mg
2 carrés de chocolat noir à 50 % de cacao minimum (15 g)	45 mg
180 g de pommes de terre	35 mg

Que faire en cas de carence ?

Un sommeil agité et non réparateur, des crampes, une sensation de fourmillements, des maux de tête ou une grande lassitude sont les signes révélateurs d'un manque de magnésium. La prise de compléments, en comprimés ou en ampoules, peut alors s'avérer utile pendant quelques jours, sur avis médical. Si vous avez tendance à manquer de magnésium, essayez, au quotidien, de consommer les aliments qui en sont bien pourvus : vous éviterez ainsi les carences. Privilégiez notamment les aliments suivants.

– Les légumes secs et les fruits secs oléagineux renferment une grande quantité de magnésium. N'hésitez pas à les inclure régulièrement dans vos menus.

– Les céréales complètes sont plus concentrées en magnésium que les céréales raffinées (pain blanc, riz blanc…) : privilégiez-les également chaque fois que c'est possible.

– Le cacao et le chocolat noir (à 50 % de cacao minimum) ont la réputation d'être riches en magnésium ; or les quantités consommées sont relativement faibles. Reste que cet apport n'est pas négligeable : c'est même un complément intéressant pour tous ceux qui consomment du chocolat noir régulièrement.

– Les légumes verts apportent également du magnésium : encore une bonne raison de manger au moins 3 portions de légumes par jour.

– Le germe de blé en paillettes est aussi un complément de très bonne qualité pour augmenter les apports quotidiens en magnésium.

– Enfin, certaines eaux minérales, comme l'Hépar®, sont riches en magnésium : une façon idéale d'augmenter vos apports, sans aucun risque pour votre ligne.

Salade de haricots au thon

Pour 4 personnes
Préparation : 20 min

- 150 g de haricots rouges au naturel en boîte
- 1 tomate
- 2 oignons nouveaux
- 100 g de thon au naturel en boîte
- 1 cuill. à soupe de vinaigre balsamique
- 1 pincée de paprika
- 1 cuill. à soupe d'huile d'olive
- 1 cuill. à soupe d'huile de colza
- 5 brins de basilic
- Sel, poivre

1. Rincez et égouttez les haricots rouges. Lavez la tomate et coupez-la en dés. Pelez les oignons nouveaux et émincez-les finement. Égouttez le thon et émiettez-le avec une fourchette.
2. Dans un saladier, disposez les haricots, les dés de tomate, les oignons nouveaux et le thon. Mélangez délicatement le tout, pour ne pas écraser les haricots.
3. Dans un bol, mélangez le vinaigre avec du sel, du poivre et le paprika, puis émulsionnez avec les deux huiles. Lavez et essorez le basilic, puis effeuillez-le et ciselez-le.
4. Nappez la salade de cette vinaigrette, parsemez du basilic et mélangez délicatement. Servez aussitôt, à température ambiante.

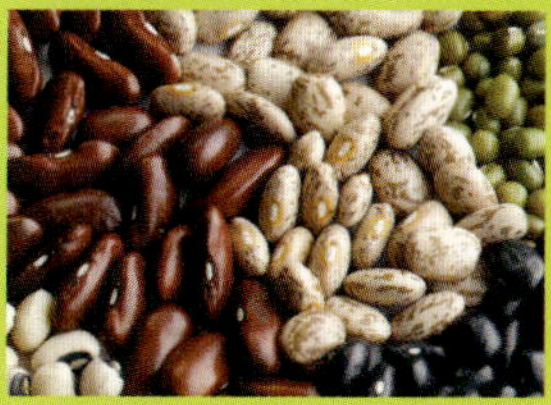

Menu été

Petit déjeuner
- Thé au citron
- Muesli aux noisettes
- Fromage blanc
- Nectarine

Déjeuner
- Salade de haricots au thon
- Côte de porc grillée
- Blettes à la tomate
- Yaourt au soja
- Quetsches
- Pain de campagne

Goûter
- 2 carrés de chocolat noir à au moins 50 % de cacao
- Café

Dîner
- Bigorneaux, pain beurré
- Salade de tomates, concombre et maïs
- Tomme de Savoie
- Cerises
- Pain au pavot

Menu hiver

Petit déjeuner
- Chicorée au lait
- Pain complet, confiture de figues
- Clémentines

Déjeuner
- Salade de cresson
- Filet de saumon au four
- Quinoa aux courgettes
- Édam
- Pomme
- Pain aux graines de courge

Goûter
- Nems de banane sauce au chocolat
- Thé

Dîner
- Potage paysan (légumes variés, haricots blancs)
- Fromage de chèvre
- Salade d'endives
- Orange

Nems de banane sauce au chocolat

Pour 4 personnes
Préparation : 20 min
Cuisson : 15 min

- 4 petites bananes
- 20 g de beurre
- 4 feuilles de brick
- 15 g de graines de sésame blond
- 30 g de chocolat noir à 50 % de cacao
- 3 cuill. à soupe de lait demi-écrémé

1. Préchauffez le four à 180 °C (th. 6). Pelez les bananes et coupez-les en rondelles. Faites fondre le beurre 30 secondes au four à micro-ondes.
2. Étalez les feuilles de brick sur le plan de travail. Badigeonnez-les de beurre fondu au pinceau. Disposez des rondelles de banane au centre de chaque feuille, puis refermez-les pour former des nems : repliez le bord supérieur sur 3 cm, puis les deux bords latéraux et, enfin, roulez les nems sur eux-mêmes.
3. Disposez les nems sur une plaque, parsemez-les de graines de sésame et enfournez pour 10 min.
4. Cassez le chocolat en carrés dans un petit récipient résistant à la chaleur et ajoutez le lait. Faites fondre 30 secondes au four à micro-ondes et lissez. Servez les nems bien chauds, avec cette sauce au chocolat.

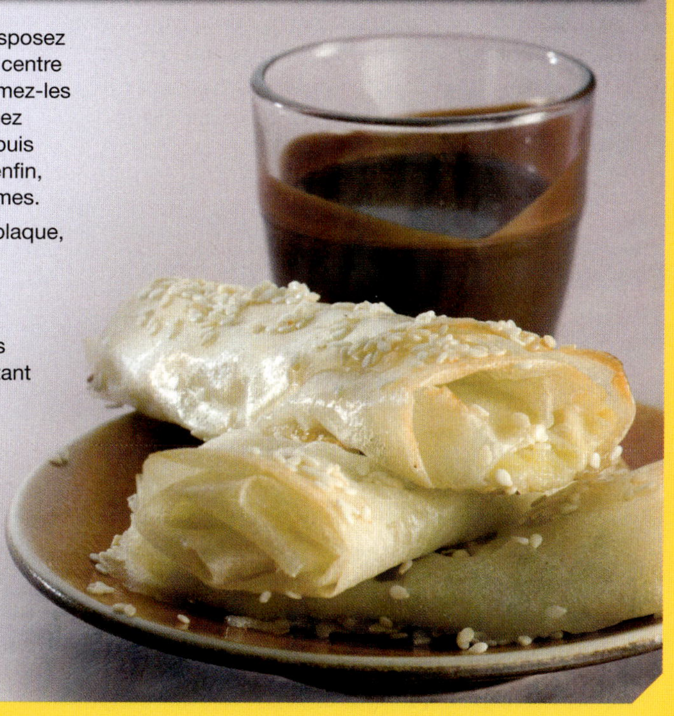

19e jour Lutter contre le vieillissement : le sélénium

Le sélénium, comme tous les antioxydants, est un nutriment dont on parle beaucoup depuis quelques années : grâce à son effet bouclier, qui contribue à neutraliser les radicaux libres en excès, il est en effet classé dans les molécules antivieillissement. Des études ont également montré son rôle dans la prévention des cancers. Mais, comme le cuivre, le sélénium se révèle toxique à trop forte dose. Le bon sens doit donc – encore et toujours ! – guider vos choix alimentaires.

À quoi sert le sélénium ?

Le sélénium, bien que présent en infime quantité dans notre corps, est un nutriment extrêmement important pour notre santé. Antioxydant majeur, il fait partie de l'arsenal que déploient nos cellules pour limiter les effets agressifs des radicaux libres, des substances produites naturellement par l'organisme mais qui, en excès, détériorent les cellules saines. Le sélénium contribue ainsi, avec les autres antioxydants, à protéger nos cellules du vieillissement prématuré et de la dégénérescence. Il intervient également dans la production des prostaglandines (utiles notamment au travail des plaquettes sanguines) et a un effet stimulant sur le système immunitaire.

En cas d'apports trop faibles, l'organisme redirige automatiquement ce nutriment vers le cerveau et les glandes endocrines (thyroïde, par exemple), organes vitaux dont il faut absolument assurer le bon fonctionnement. Le sélénium contribue en outre à neutraliser les substances toxiques et les métaux lourds (plomb, mercure…), néfastes à la fonction cérébrale.

Ma résolution du jour !
– Je consomme des légumes bien pourvus en sélénium 1 ou 2 fois par semaine.
– Si je n'aime pas la viande, je compense avec des œufs et des produits laitiers.
– Je choisis des céréales complètes.

Aliments	Apport en sélénium
6 huîtres	60 µg
100 g de moules (½ litre environ)	60 µg
100 g de pétoncles ou de saint-jacques	60 µg
1 escalope de volaille ou 1 steak (100 g)	40 µg
100 g de foie de volaille ou de génisse	40 µg
60 g de pain complet (3 tranches)	35 µg
2 œufs	20 µg
180 g de poireaux ou de champignons	20 µg
180 g de riz complet cuit	10 µg
180 g de lentilles cuites	10 µg
30 g de fromage	1,5 µg

Comment couvrir vos besoins en sélénium ?

L'appauvrissement progressif des aliments en oligoéléments a fait baisser nos apports de sélénium de près de 30 % en quelques décennies. Cette baisse est surtout liée aux transformations que subissent les aliments industriels (raffinage des farines ou précuisson…), denrées que nous privilégions au détriment des plats maison. Par ailleurs, les végétaux puisent le sélénium dans le sol où ils sont cultivés : selon les régions, les céréales et les légumes en sont plus ou moins bien pourvus – les sols européens, par exemple, en sont beaucoup moins riches que les sols américains.

Nos besoins quotidiens s'élèvent à 70 µg en moyenne, une quantité très faible qui n'est cependant pas toujours totalement couverte par nos apports alimentaires. Reste que, comme pour la plupart des oligoéléments, la surconsommation de sélénium est dangereuse pour la santé car, à dose élevée, il devient toxique. Par conséquent, il vaut mieux essayer de couvrir ses besoins en micronutriments par un choix judicieux d'aliments plutôt que par une supplémentation médicamenteuse.

Le sélénium est surtout présent dans les crustacés et les abats, comme le zinc et le cuivre. Le conseil est donc identique : 1 à 2 portions de ces aliments par mois permettent de couvrir les apports de sécurité. Au quotidien, vous trouverez du sélénium en quantité suffisante dans la viande, le poisson, les œufs et les produits laitiers, ainsi que dans les céréales complètes (préférez-les aux céréales raffinées), les légumineuses et les légumes frais. D'une façon générale, les aliments bruts sont toujours plus riches en sélénium que les produits industriels raffinés et déjà préparés.

Omelette champêtre

Pour 4 personnes
Préparation : 15 min
Cuisson : 15 min

- 150 g de champignons de Paris
- 50 g de pousses d'épinard
- 1 gousse d'ail
- 1 cuill. à soupe d'huile d'olive
- 1 pincée de curcuma
- 1 pincée de noix muscade râpée
- 8 œufs
- Sel, poivre

1. Rincez rapidement les champignons, épongez-les et coupez la base de leur pied. Émincez-les en fines tranches. Rincez et essorez les pousses d'épinard, puis émincez-les. Pelez et émincez la gousse d'ail.
2. Chauffez l'huile dans une grande poêle antiadhésive. Faites-y revenir les champignons, les épinards et l'ail 5 min à feu moyen, en remuant. Salez et poivrez. Ajoutez le curcuma et la muscade. Réservez sur une assiette.
3. Battez les œufs dans une jatte. Salez et poivrez.
4. Chauffez la poêle et versez-y les œufs battus. Faites cuire l'omelette 10 min à feu moyen, en ramenant les œufs du bord de la poêle vers le centre à l'aide d'une spatule. À mi-cuisson, ajoutez les champignons et les épinards et poursuivez la cuisson à feu doux. Servez bien chaud.

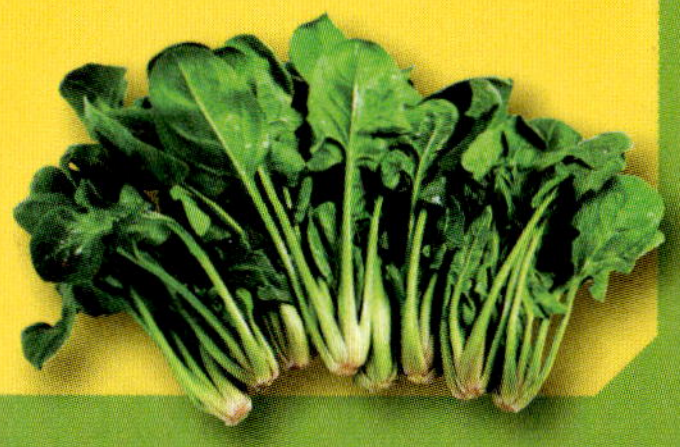

Menu été

Petit déjeuner
- Thé au lait
- Pain complet, confiture de figues
- Fromage de brebis
- Jus de pomelo

Déjeuner
- Radis roses
- Sardines au barbecue
- Pommes de terre sous la cendre
- Camembert
- Sorbet à l'abricot

Goûter
- Pastèque

Dîner
- Omelette champêtre
- Salade de mesclun
- Fromage de chèvre
- Prunes
- Pain au levain

Menu hiver

Petit déjeuner
- Café
- Pain suédois, margarine enrichie en oméga-3
- Fromage blanc
- Kiwi

Déjeuner
- ½ pomelo rose
- Pétoncles à la crème safranée
- Riz complet
- Munster
- Clémentines

Goûter
- Chocolat chaud
- Pain complet

Dîner
- Soupe à l'oignon gratinée
- Salade de mâche aux noix
- Yaourt nature
- Compote de poires
- Pain complet

Pétoncles à la crème safranée

Pour 4 personnes
Préparation : 20 min
Cuisson : 20 min

- 400 g de pétoncles
- 10 brins de ciboulette
- 1 endive
- 10 g de margarine enrichie en oméga-3
- 15 cl (150 ml) de crème épaisse allégée
- 2 dosettes de filaments de safran
- Sel, poivre

1. Rincez et épongez les pétoncles. Lavez et essorez la ciboulette, puis ciselez-la finement.
2. Lavez l'endive, retirez la base, puis émincez-la finement.
3. Chauffez la margarine dans une poêle. Faites-y revenir l'endive et les pétoncles 5 min à feu vif, en remuant. Baissez le feu et poursuivez la cuisson 10 min.
4. Ajoutez la crème, le safran, du sel et du poivre. Remuez délicatement et laissez mijoter 5 min à feu très doux. Parsemez de ciboulette et servez aussitôt, bien chaud, avec du riz complet ou des courgettes vapeur.

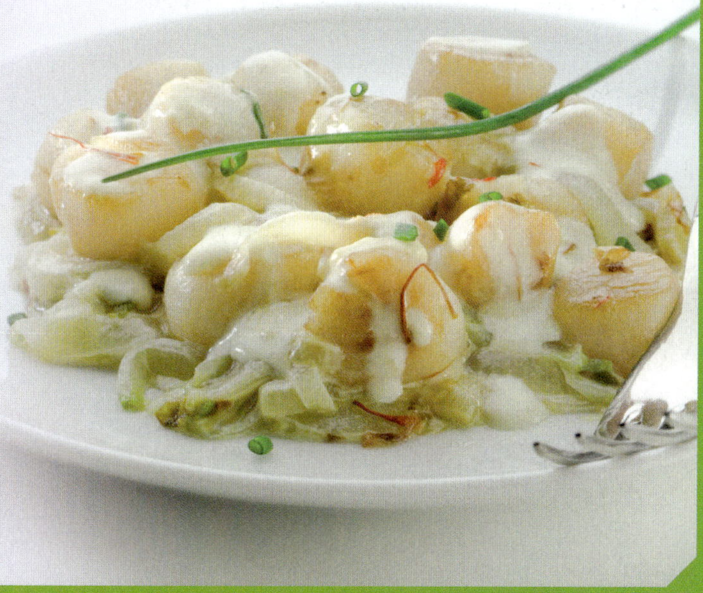

20e jour Favoriser l'apprentissage : le zinc

Ma résolution du jour !
– Je consomme régulièrement des fruits de mer en entrée ou en plat principal.
– Je prends régulièrement des fruits secs en guise d'en-cas.
– Je mange de la viande, qui est une bonne source de zinc.

Le zinc est un oligoélément aux multiples fonctions, dont on ne cesse de redéfinir l'importance pour l'organisme. Il est indispensable au bon fonctionnement cérébral, comme l'attestent les carences observées chez certains patients atteints de maladies psychiatriques, mais aussi chez les personnes dyslexiques et celles présentant des troubles de l'acquisition du langage. C'est également un antioxydant de première importance : la jeunesse et le dynamisme du cerveau passent par des apports en zinc adéquats.

À quoi sert le zinc ?

Présent en infime quantité dans notre corps, le zinc y joue pourtant un rôle de premier plan. Il est indispensable à la croissance, à la reproduction et au système immunitaire. Il contribue également à l'action de très nombreuses enzymes, ce qui favorise les défenses de l'organisme contre les agressions des radicaux libres en excès, limitant ainsi le vieillissement prématuré des tissus. Le zinc est concentré au niveau de l'hippocampe, une région cérébrale extrêmement active. C'est peut-être ce qui explique qu'une carence provoque des états dépressifs graves, mais aussi une perte du goût et de l'odorat, ainsi que d'importants retards de développement cérébral chez les enfants. Le déficit en zinc semble aussi causer des difficultés d'apprentissage, notamment du langage. Les quelques milligrammes de zinc présents dans notre alimentation sont donc primordiaux pour le bon fonctionnement cérébral.

Aliments	Apport en zinc
6 huîtres	20 mg
100 g de rognons ou de foie	10 mg
1 steak de bœuf (100 g)	5 mg
60 g de pain complet (3 tranches)	5 mg
2 œufs	2 mg
100 g de crevettes	2 mg
150 g de haricots blancs	2 mg
200 g de légumes (1 assiettée)	1 mg
35 g d'amandes ou de noisettes (1 poignée)	0,5 mg

Comment couvrir les besoins en zinc ?

Une alimentation variée et contenant des produits d'origine animale couvre, en principe, les besoins quotidiens, qui sont estimés à 10-12 mg. Les meilleures sources alimentaires de zinc sont les crustacés (huîtres, palourdes…), la viande et les abats (cervelle, rognons…), les œufs et le poisson. Le pain complet, les légumes secs et les fruits secs oléagineux en contiennent également. Les fruits et les légumes frais, pour leur part, ne sont que des sources secondaires. Enfin, le germe de blé (disponible en paillettes), un complément alimentaire naturel intéressant à plus d'un titre, est lui aussi une source non négligeable de zinc ; en saupoudrer quotidiennement vos salades, potages ou yaourts est donc une excellente habitude.

Le zinc n'est pas détruit par la chaleur. Évitez simplement la cuisson à l'eau, qui favorise les pertes de minéraux, et suivez ces quelques conseils.

– Faites cuire les abats au gril, dans une poêle antiadhésive ou à l'étouffée (rognons).
– La viande (bœuf, veau…) doit également cuire rapidement au gril.
– Pour le poisson, préférez la cuisson à la poêle, au four ou en papillote (dans du papier sulfurisé).
– Enfin, les légumes garderont leur goût ainsi que leurs minéraux si vous les faites cuire à la vapeur ou à l'étouffée (ratatouille…).
– Conservez et consommez l'eau de végétation des huîtres : c'est un concentré d'oligoéléments qu'il serait dommage de jeter. Et, si vous faites cuire vos coquillages (moules, par exemple), essayez dans la mesure du possible d'utiliser leur jus de cuisson pour réaliser une sauce.

Boulettes de bœuf au basilic

Pour 4 personnes
Préparation : 25 min
Cuisson : 25 min

- 1 bouquet de basilic
- 1 gousse d'ail
- 400 g de bœuf haché à 10 % de MG
- 1 tranche de pain de mie complet
- 20 g de pignons de pin
- 1 jaune d'œuf
- 2 cuill. à soupe d'huile d'olive
- 10 cl (100 ml) de coulis de tomates
- Sel, poivre

1. Lavez et essorez le basilic, puis effeuillez-le et ciselez-le finement. Pelez et hachez la gousse d'ail.
2. Mettez la viande hachée dans un saladier. Ajoutez le pain émietté, le basilic, l'ail, les pignons, ainsi que le jaune d'œuf. Salez, poivrez et mélangez bien le tout. Formez des boulettes de la taille d'une noix entre vos mains humides.
3. Chauffez l'huile dans une poêle. Faites-y revenir les boulettes 5 min à feu moyen, en les retournant plusieurs fois pour bien les dorer de tous côtés.
4. Ajoutez le coulis de tomates et laissez mijoter 20 min à feu doux. Servez bien chaud, par exemple avec du riz.

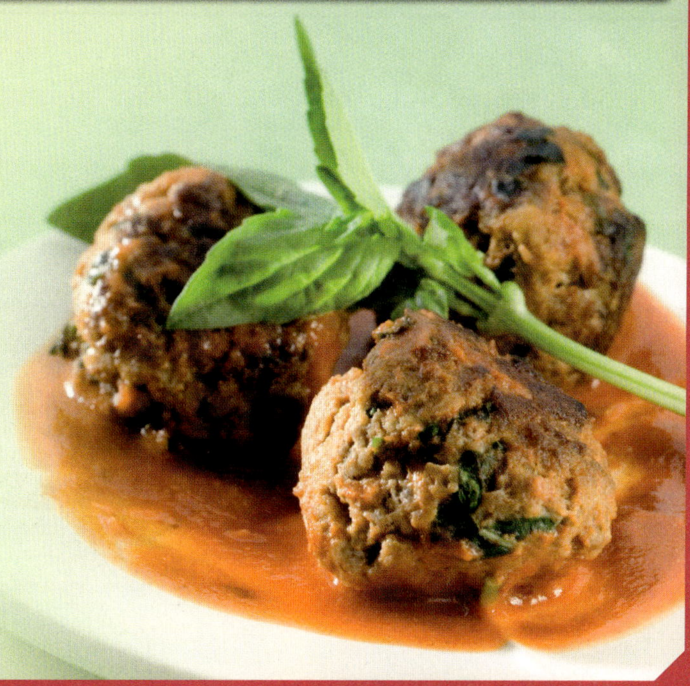

Purée de haricots amandine

Pour 4 personnes
Préparation : 20 min
Cuisson : 10 min

- 500 g de haricots blancs au naturel en boîte
- 1 cuill. à soupe d'huile d'olive
- 1 pincée de cumin en poudre
- 1 oignon
- 10 brins de ciboulette
- 50 g d'amandes nature
- Poivre

1. Rincez et égouttez les haricots. Versez-les dans une casserole. Ajoutez l'huile, le cumin et du poivre. Couvrez et laissez mijoter 10 min à feu très doux.
2. Pelez et hachez l'oignon. Lavez et essorez la ciboulette, puis ciselez-la.
3. Faites dorer les amandes à sec dans une poêle antiadhésive, 5 min à feu doux. Puis concassez-les grossièrement à l'aide d'un couteau à lame large.
4. Mettez les haricots et l'oignon dans le bol du mixeur. Mixez quelques instants, jusqu'à obtention d'une purée, puis transférez-la dans un plat de service creux. Incorporez la ciboulette et rectifiez au besoin l'assaisonnement.
5. Parsemez des amandes concassées et servez aussitôt, bien chaud, en accompagnement d'une tranche de foie de veau ou d'une côtelette d'agneau grillées…

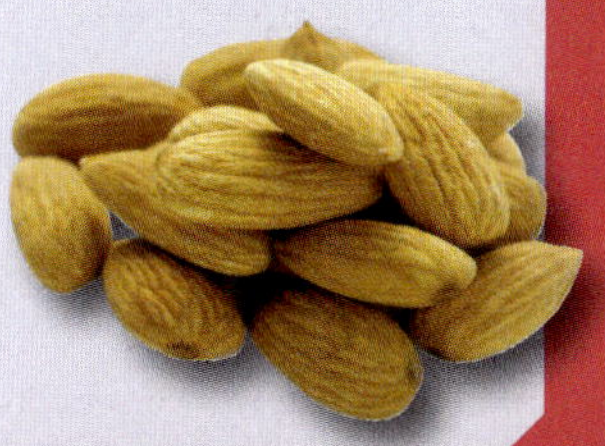

Menu été

Petit déjeuner
- Thé glacé au citron
- Œufs brouillés
- Pain de seigle
- Yaourt nature
- Abricots

Déjeuner
- 6 huîtres
- ● Boulettes de bœuf au basilic
- Spaghettis complets
- Salade de fruits
- Pain aux noisettes

Goûter
- Thé
- 2 biscuits au sésame

Dîner
- Soupe de melon
- Crevettes sautées au piment
- Salade de tomates
- Fromage frais aux herbes
- Baguette

Menu hiver

Petit déjeuner
- Café au lait
- Muffin aux raisins et beurre
- Jus d'orange
- Petit-suisse

Déjeuner
- Salade de chou blanc
- Rognons poêlés au persil
- ● Purée de haricots amandine
- Fromage blanc
- Mangue
- Pain au son

Goûter
- 1 poignée d'amandes et de raisins secs
- Thé à la bergamote

Dîner
- Soupe de carottes
- Tartine gratinée au bleu
- Salade de batavia
- Pomme

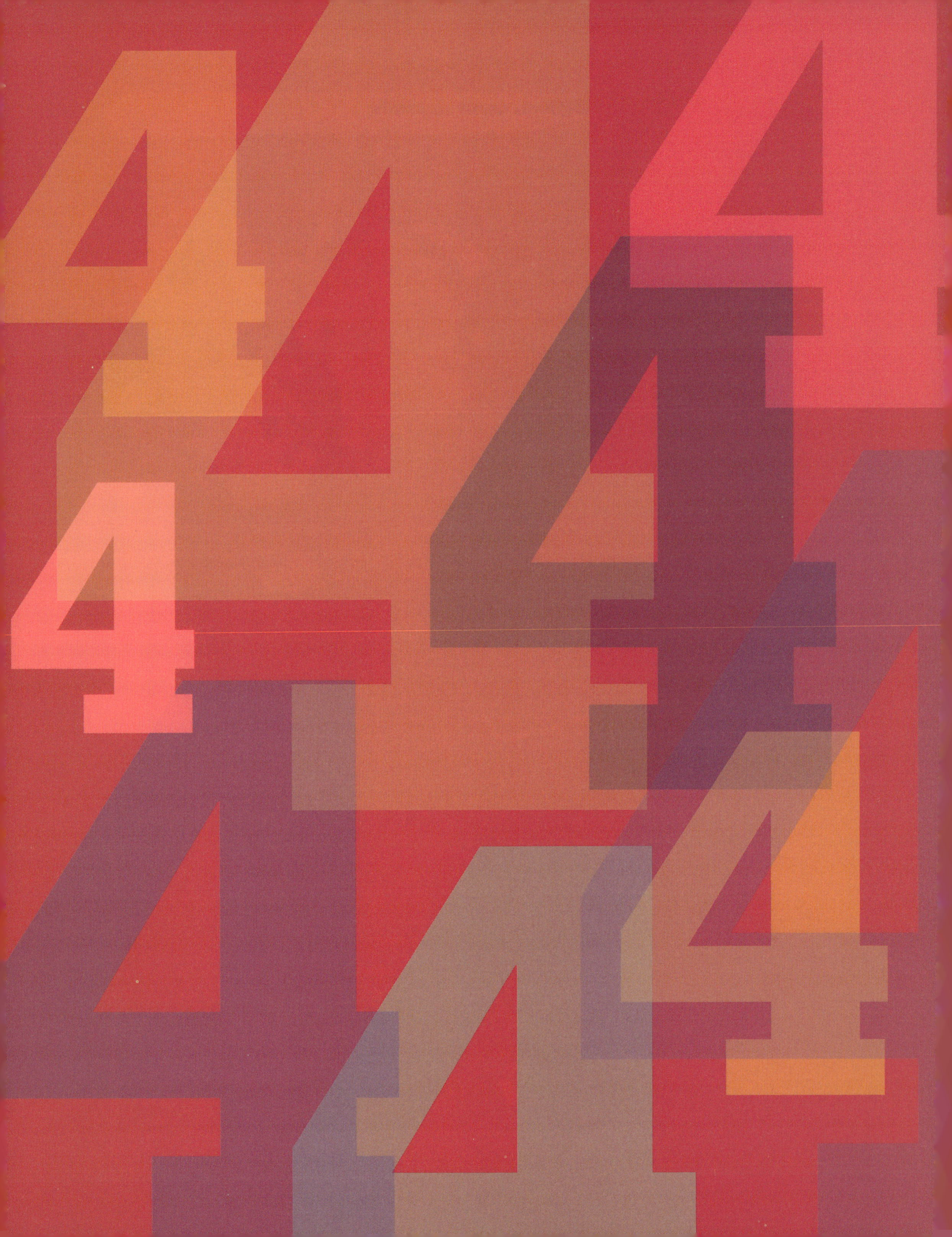

L'intelligence

Débats autour de **l'intelligence**

Les philosophes, les psychologues et les neurobiologistes cherchent encore à percer le mystère de l'intelligence. Cette notion est difficile à appréhender. Peut-on, d'ailleurs, la définir autrement que par les possibilités qu'elle offre : comprendre, raisonner, nous adapter à des situations nouvelles… ?

Une ou multiple ?

Le concept même d'intelligence est l'objet de débats. Certains estiment qu'il existe effectivement une intelligence globale, s'exerçant dans tous les domaines. D'autres distinguent plusieurs formes d'intelligence plus ou moins spécialisées et indépendantes les unes des autres. Les chercheurs s'interrogent aussi sur les bases biologiques de l'intelligence. Existe-t-il un ou plusieurs gènes de l'intelligence ? Peut-on attribuer la rapidité de compréhension à une plus grande efficacité des connexions interneuronales ? Peut-on associer certaines aires ou régions cérébrales au processus de raisonnement ?

Ces questions, qui restent ouvertes, donnent lieu à des débats concrets sur l'éducation, l'apprentissage et le vieillissement. Que nous enseignent les neurosciences que nous pourrions appliquer à tous les âges de la vie pour développer notre potentiel, l'enrichir et le maintenir ? Faut-il valoriser l'intelligence académique, celle du quotient intellectuel, ou mettre sur le même plan la créativité ou l'intelligence émotionnelle ? Faut-il cantonner l'intelligence à la sphère purement intellectuelle ou la définir de façon plus large en y incluant des qualités comme l'aptitude au bonheur, la réussite individuelle ou la capacité à agir efficacement sur le réel ?

L'intelligence en théories

Depuis le début du XXe siècle et l'apparition des premières tentatives de mesure de l'intelligence, de nombreux scientifiques ont élaboré des théories sur cette fonction majeure. Mais aucune de ces théories ne peut prétendre à une vérité absolue : elles offrent différents éclairages sur un ensemble de capacités réunies à tort ou à raison sous le terme d'intelligence.

Le facteur G. Pour le psychologue anglais Charles Spearman (1863-1945), toutes les aptitudes sont liées : il existe une intelligence générale, appelée « facteur G », qui détermine le niveau de nos aptitudes dans les domaines de la logique, du langage, de la représentation spatiale ou de la mémoire. Dans cette perspective, les tests d'intelligence faisant appel à une grande diversité de compétences donnent des résultats assez équilibrés : on est plus ou moins bon ou mauvais dans chacune des matières.

Intelligence fluide ou cristallisée. À la suite de Spearman, les psychologues ont cherché à définir des « sous-ensembles » composant l'intelligence générale. Raymond Cattell (1905-1998) a ainsi établi une distinction entre une intelligence fluide et une intelligence cristallisée. La première est indépendante de la culture : c'est la faculté de réflexion, d'adaptation et d'apprentissage. La deuxième correspond aux connaissances, à l'expérience, à la capacité de mémorisation et de mise en application des acquis. Elle se renforce avec l'âge, alors que l'intelligence fluide a plutôt tendance à décliner.

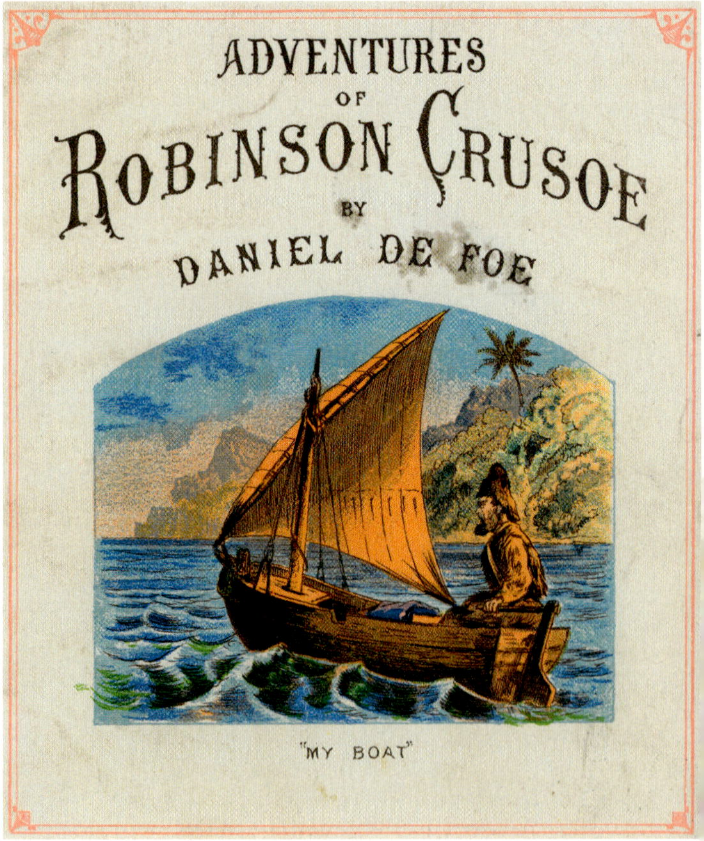

L'intelligence est souvent assimilée à la faculté d'adaptation aux situations nouvelles, à l'élaboration de stratégies pertinentes face à l'inconnu. À l'extrême, c'est l'ingéniosité dont font preuve certains naufragés. Dans la vie quotidienne, c'est notre attitude face à un problème auquel nous n'avons encore jamais été confrontés.

Les 8 formes d'intelligence d'Howard Gardner

- **L'intelligence verbale** est l'aptitude à exprimer des idées et des sentiments par le langage. Elle fait partie des compétences mesurées dans les tests de QI et englobe la richesse du vocabulaire, la maîtrise des règles grammaticales, la qualité du style, la capacité à communiquer et à se faire comprendre.

- **L'intelligence logico-mathématique** nous permet de raisonner, de calculer, de résoudre des problèmes scientifiques. Comme l'intelligence verbale, elle occupe une part importante dans les tests de QI.

- **L'intelligence spatiale** est la capacité à percevoir et à se représenter le monde en trois dimensions. C'est la forme d'intelligence des architectes ou des ingénieurs, la capacité à se repérer dans une ville ou dans la nature, à comprendre rapidement des plans de montage, des modes d'emploi ou des mécanismes techniques, à concevoir des plans de circulation…

- **L'intelligence kinesthésique** est la capacité à diriger son corps, à imiter et mémoriser des mouvements ou des gestes. Elle s'applique aussi bien au sport qu'à la dextérité requise pour exercer certains métiers de l'artisanat, la sculpture, la chirurgie… C'est « l'intelligence du geste ».

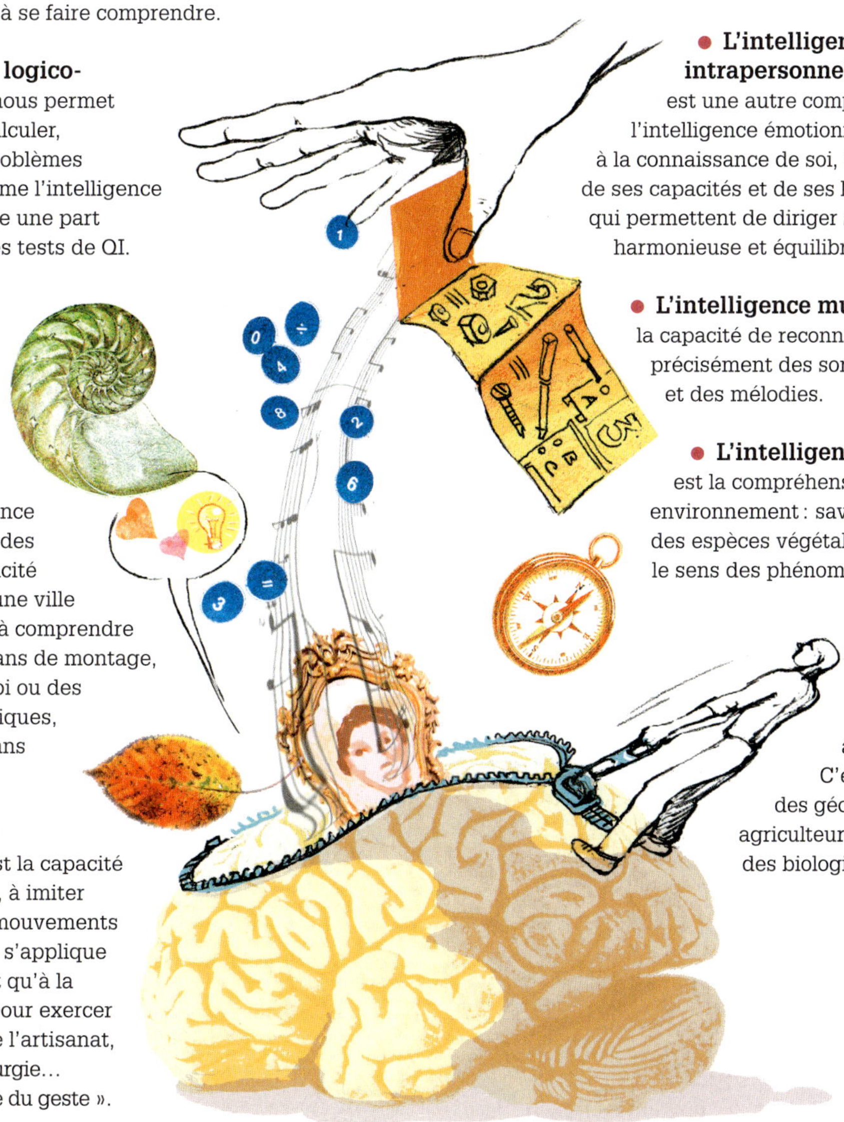

- **L'intelligence interpersonnelle** détermine la qualité de nos relations avec les autres, notre aptitude à les comprendre et à nous adapter à tous les milieux. Elle peut être rapprochée de l'intelligence émotionnelle (voir p. 292).

- **L'intelligence intrapersonnelle** est une autre composante de l'intelligence émotionnelle. Elle correspond à la connaissance de soi, à la bonne évaluation de ses capacités et de ses limites, des qualités qui permettent de diriger sa vie de façon harmonieuse et équilibrée.

- **L'intelligence musicale** est la capacité de reconnaître et d'analyser précisément des sons, des rythmes et des mélodies.

- **L'intelligence naturaliste** est la compréhension de notre environnement : savoir identifier des espèces végétales ou animales, saisir le sens des phénomènes naturels (les marées, le cycle de l'eau, les vents…), s'intéresser à la minéralogie, à l'astronomie, à l'écologie… C'est l'intelligence des géologues, des agriculteurs, des paysagistes, des biologistes…

L'intelligence efficace. Le psychologue américain Robert Sternberg distingue trois formes d'intelligence : l'analytique (mesurée par le QI), la créative et la pratique. L'intelligence efficace est une combinaison de ces trois qualités. Un bon leader, selon lui, doit posséder ces trois facettes : « La créativité pour trouver des idées, l'intelligence analytique pour s'assurer que celles-ci sont bonnes, l'intelligence pratique pour les faire accepter et appliquer. » Et il ajoute une quatrième qualité indispensable à la fonction de dirigeant : la sagesse.

Les intelligences multiples. Dans les années 1980, un autre psychologue américain, Howard Gardner, avance une nouvelle classification en distinguant huit formes d'intelligence, que nous possédons toutes à des degrés divers et qui se développent différemment selon les individus pour constituer, finalement, notre « profil intellectuel ». Celui-ci peut évoluer avec l'apprentissage, l'initiation, la pratique et la motivation.

Le **QI** à la loupe

En 1905, le psychologue français Alfred Binet et son confrère Théodore Simon furent chargés de concevoir un outil de mesure de l'intelligence pour l'Instruction publique. L'objectif était d'évaluer les enfants jugés déficients pour savoir lesquels pouvaient néanmoins suivre une scolarité normale.

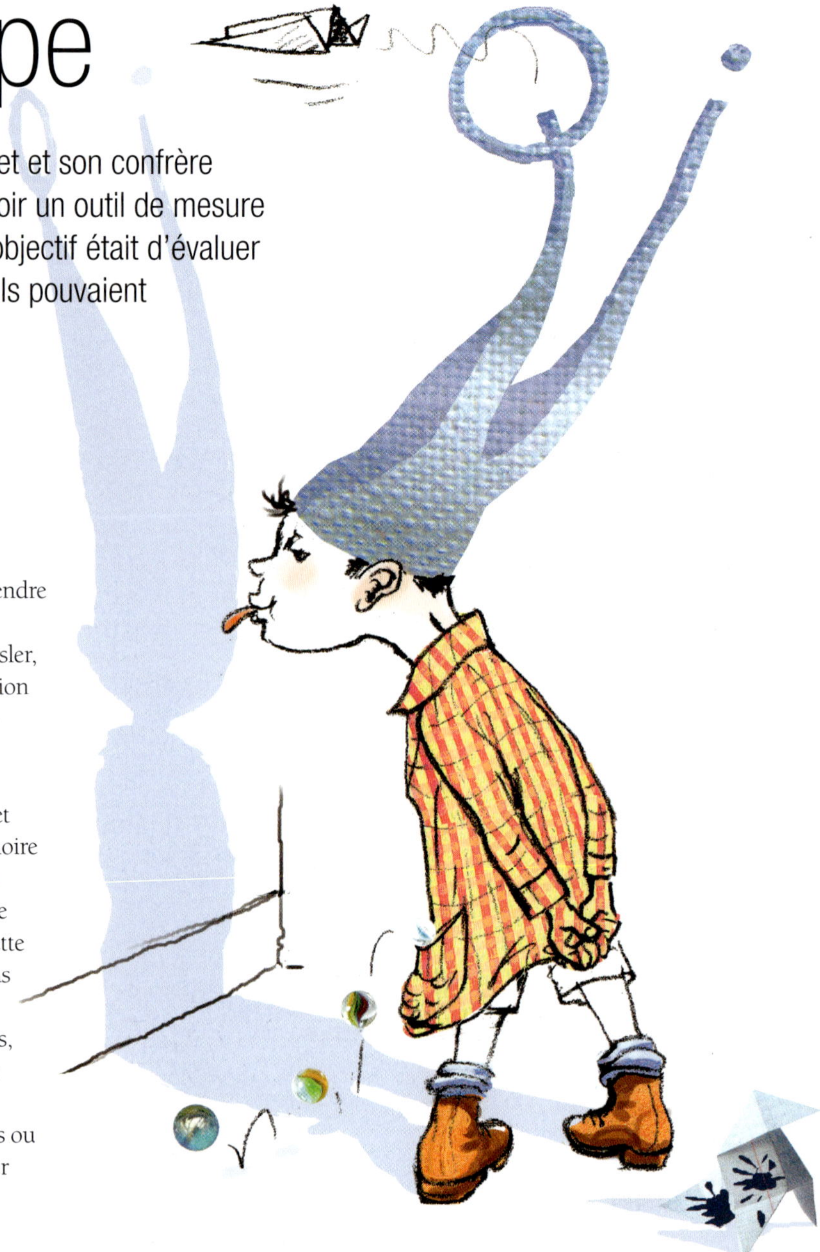

Les règles du QI

L'outil élaboré par Binet, appelé échelle métrique de l'intelligence, fut adapté par d'autres psychologues pour prendre la forme des tests de QI que nous connaissons aujourd'hui. L'échelle la plus utilisée est celle de l'Américain David Wechsler, conçue en 1939 et dont il existe plusieurs versions en fonction de l'âge. Adaptés à chaque culture, actualisés et réétalonnés environ tous les dix ans, ces tests mesurent, non pas l'intelligence, mais le résultat de son fonctionnement dans certains domaines (compréhension verbale, raisonnement et logique, facultés visuo-spatiales, vitesse de traitement, mémoire de travail). Ils permettent de situer un individu par rapport à une moyenne fixée à 100. Une intelligence dite normale se définit statistiquement par un QI de 85 à 115, cette fourchette regroupant plus de 68,2 % de la population. Ces évaluations restent malgré tout partielles et ne prétendent pas mesurer l'intelligence de façon absolue. Associées à d'autres éléments, elles permettent simplement aux psychologues de cerner le fonctionnement cognitif d'un enfant ou d'un adulte afin de l'aider à dépasser certaines difficultés et à orienter ses études ou sa carrière. Ces tests sont également utilisés pour déterminer l'impact d'une pathologie ou d'une lésion cérébrale.

Le cas des surdoués

Au-delà d'un score de 130 aux tests de QI, on parle d'enfant surdoué ou précoce, ou bien d'adulte à « haut potentiel » (HP). Les statistiques montrent qu'un peu plus de 2 % de la population serait concernée. Les surdoués ne sont pas forcément des génies ou des encyclopédies vivantes, mais leur système de pensée et leur mémoire leur permettent de comprendre plus vite et, par conséquent, de s'intéresser à plus de choses. Leurs connexions neuronales seraient plus rapides et se déploieraient simultanément dans l'ensemble du cerveau. Parallèlement, les surdoués ont tendance à absorber sur le même plan toutes les informations perçues, d'où une activité cérébrale très intense. Ils raisonnent intuitivement et en images, traitent les données par association d'idées, et ce parfois si rapidement qu'ils peuvent avoir du mal à structurer et à formuler leur pensée.

Ils peuvent avoir un profil affectif particulier, qui les fragilise. Ils évaluent sans cesse les risques d'échec ou d'erreur, qu'ils supporteraient difficilement. Cette sensibilité exacerbée devient douloureuse à mesure que s'accentue le décalage avec l'entourage, à l'origine de difficultés d'intégration. Certains surdoués développent une fausse personnalité qui correspond, non pas à ce qu'ils sont, mais à ce que l'on attend d'eux, d'où un stress d'adaptation parfois difficile à vivre. Ils peuvent avoir besoin d'aide psychologique pour gérer leur différence, développer un goût de l'effort auquel leurs aptitudes ne les préparent pas et aborder leur vie avec suffisamment de maturité. C'est pour pallier ces problèmes que des associations de surdoués (Mensa, par exemple) facilitent les échanges entre jeunes ou adultes présentant la même différence.

Des compétences paradoxales

Certaines personnes présentent à la fois un retard mental et des compétences extraordinaires dans des domaines précis. Kim Peek, l'autiste qui inspira le personnage de Raymond Babbitt dans *Rain Man*, en est certainement l'exemple le plus connu.

Ces talents exceptionnels allient généralement une mémoire prodigieuse et des habiletés ou domaines de connaissances très circonscrits : calcul de dates, interprétation musicale, mathématiques, dessin ou habiletés spatiales (estimations de distances, construction de maquettes ou de modèles réduits…). Ce syndrome, appelé syndrome savant, est associé à certaines formes d'autisme (dont le syndrome d'Asperger), mais pas seulement : les spécialistes ont observé le même phénomène chez des personnes souffrant d'autres troubles du développement ou présentant des lésions cérébrales situées, en général, dans l'hémisphère gauche. Le syndrome savant pourrait ainsi être induit par un mécanisme de compensation de l'hémisphère droit, en réponse à ces mêmes lésions. Certains chercheurs vont plus loin encore en supposant que ces compétences, relevant selon eux de l'hémisphère droit, seraient la manifestation d'aptitudes préexistantes mais étouffées par la dominance de l'hémisphère gauche.

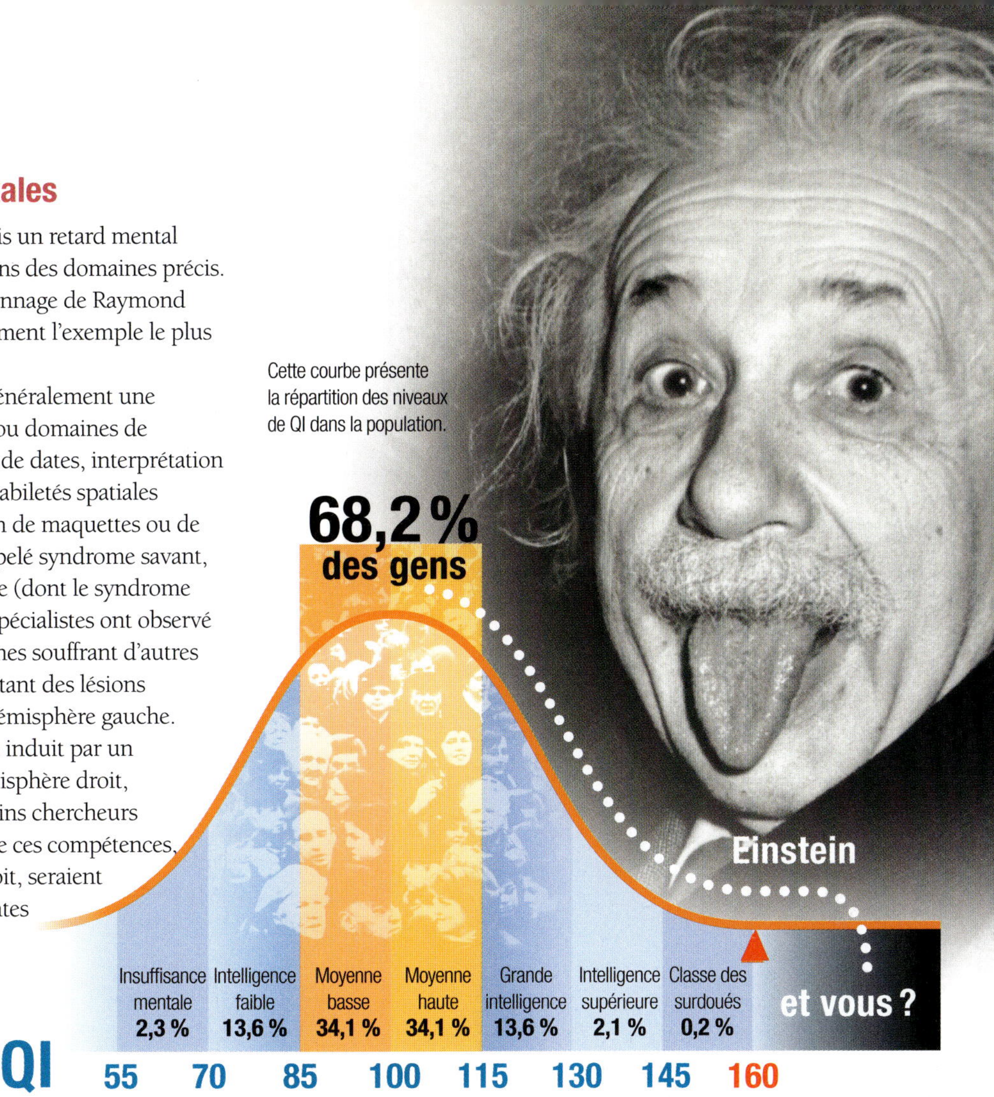

Cette courbe présente la répartition des niveaux de QI dans la population.

Une affaire de QI

1. À partir de quel niveau de QI un individu peut-il intégrer Mensa (l'une des associations de surdoués) ?

- [ ] **a.** 121
- [ ] **b.** 131
- [ ] **c.** 141

2. Quelle actrice américaine est membre de Mensa ?

- [ ] **a.** Sharon Stone
- [ ] **b.** Jodie Foster
- [ ] **c.** Julia Roberts

3. À quel âge a été admise la plus jeune membre de Mensa en 2009, avec un QI estimé à 156 ?

- [ ] **a.** 2 ans
- [ ] **b.** 8 ans
- [ ] **c.** 12 ans

4. En 1926, la psychologue Catherine Morris Cox a mis au point une méthode pour évaluer le QI des auteurs disparus à partir de leurs écrits. Quel auteur a le QI le plus élevé selon cette méthode ?

- [ ] **a.** Descartes
- [ ] **b.** Goethe
- [ ] **c.** Voltaire

5. Selon une étude de l'université de l'Uster parue en 2006, quel est le QI moyen des Français ?

- [ ] **a.** 74
- [ ] **b.** 84
- [ ] **c.** 94

6. William James Sidis (1898-1944) était réputé avoir le QI le plus élevé du monde. Que faisait-il à l'âge de 11 ans ?

- [ ] **a.** Il étudiait à Harvard
- [ ] **b.** Il lisait Homère en grec
- [ ] **c.** Il maîtrisait le russe, l'allemand, l'hébreu, le turc et l'arménien

7. Quel pourcentage de la population adulte française a un QI supérieur à 180 ?

- [ ] **a.** 1 %
- [ ] **b.** 2,5 %
- [ ] **c.** 3 %

Solutions : 1. b. **2.** b. Sharon Stone a avoué en avril 2002 avoir menti quant à son appartenance à cet organisme. **3.** a. **4.** b. On estime que Voltaire avait un QI de 170, Descartes, un QI de 180 et Goethe, un QI de 210. **5.** c. **6.** a. **7.** a.

Testez votre intelligence

Ces questions vous aideront à mettre en lumière les domaines dans lesquels vous êtes à l'aise et ceux qu'il vous faut approfondir. Si vous ne trouvez pas la réponse au bout de 1 minute environ, ne bloquez pas : passez à la suivante.

Les aptitudes testées

Un code couleur vous permet de repérer quelle compétence correspond à chaque question.

- **La logique, le raisonnement**
- **Le langage**
- **Le calcul**
- **La mémoire**
- **L'observation et la perception spatiale**

1

1. Observez avec attention ces 2 ensembles de formes géométriques, puis cachez-les.

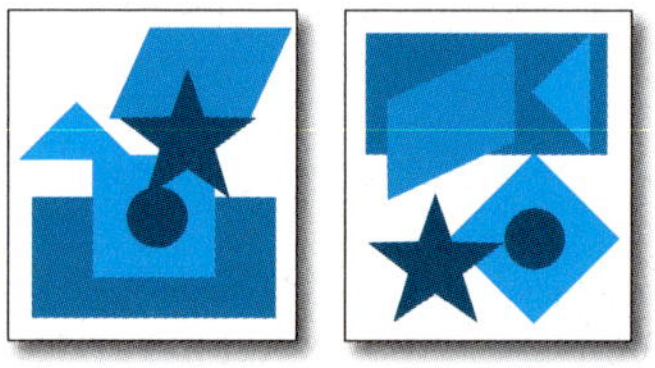

2. Quelle forme est absente du dessin ci-dessous ?

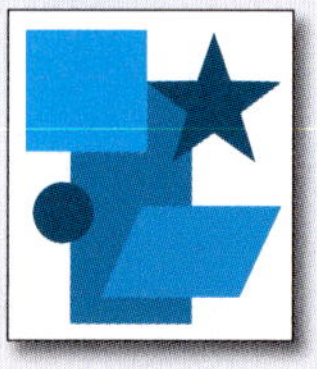

☐

2

Quel terme peut s'associer à chacun de ces 3 mots pour former une expression courante ?

civile — absolue — silencieuse — ....

☐

3

Si vous faites deux pas à droite, deux pas en avant et un pas à gauche, où êtes-vous par rapport à votre point de départ ?

- ☐ **a.** un pas en avant
- ☐ **b.** deux pas en arrière et un pas sur la droite
- ☐ **c.** deux pas en avant et un pas sur la droite
- ☐ **d.** un pas en avant et un pas sur la gauche

☐

4

1. Observez attentivement ce dessin, puis masquez-le.

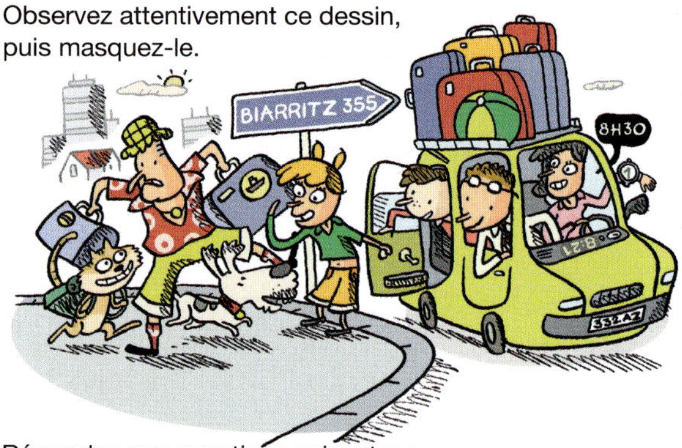

2. Répondez aux questions suivantes :
- À quelle distance se trouve Biarritz ? ....
- De combien de minutes la montre de la conductrice est-elle en décalage avec l'horloge du tableau de bord ? ....
- Combien d'objets y a-t-il sur le toit de la camionnette ? ....

☐

5

Observez cette suite logique. Quel nombre devez-vous inscrire dans la dernière case ?

4319 — 7410 — 1151 — 266 — ....

☐

6

Comment trouver 92,5 avec les nombres proposés ? Vous pouvez les additionner, les soustraire, les multiplier et les diviser.

Attention, chaque terme ne peut être utilisé qu'une seule fois et tous ne sont pas utiles.

10 — 5 — 3 — 2 — 4 — 75

.... = 92,5

☐

7

Trouvez l'intrus parmi ces 5 dessins.

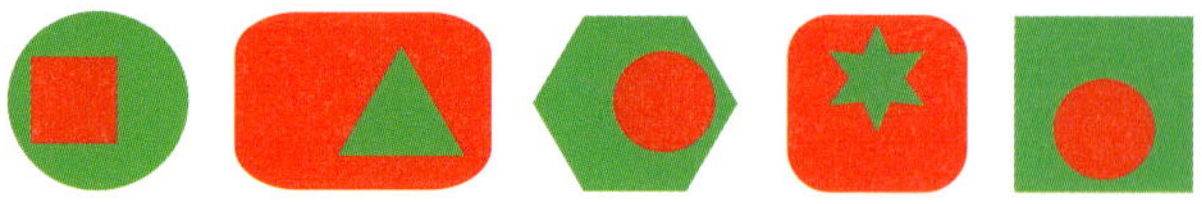

☐ 1 ☐ 2 ☐ 3 ☐ 4 ☐ 5

☐

8

1. Regardez attentivement ces groupes de pictogrammes pendant 30 secondes, puis cachez-les.

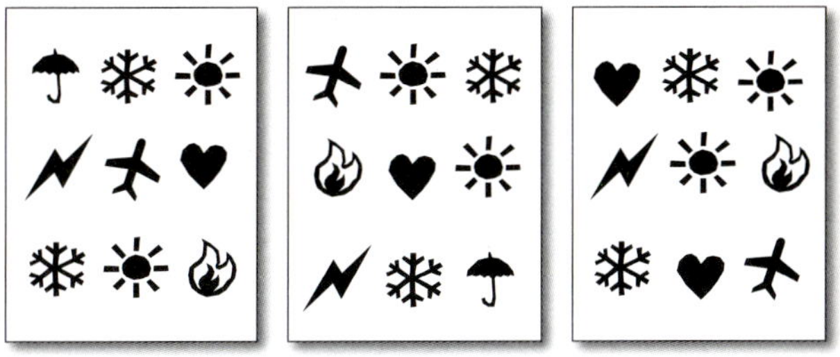

2. Répondez à ces 3 questions :

– Quel pictogramme est systématiquement présent dans la ligne du bas ? ....

– Combien de pictogrammes météo différents sont représentés ? ....

– Avez-vous vu une fleur ? ....

☐

9

Remettez ces mots dans l'ordre pour retrouver 2 vers du *Cid,* de Pierre Corneille.

n' – aux – le – valeur – années. – suis – nées – mais – Je – vrai ; – La – jeune, – il – attend – âmes – point – des – est – bien – nombre

....

....

☐

10

Ces 2 figures sont-elles identiques ?

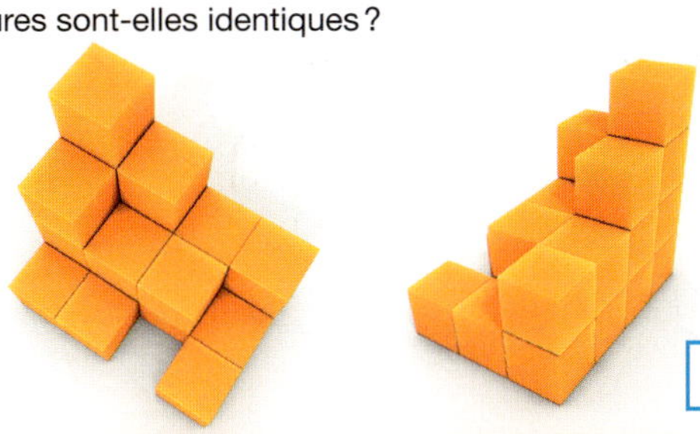

☐ **Oui**

☐ **Non**

☐

11

Trouvez l'intrus parmi ces 6 mots.

☐ **étui** ☐ **commode**

☐ **bouillotte** ☐ **tableau**

☐ **cartable** ☐ **carton**

☐

12

1. Regardez bien cette image.

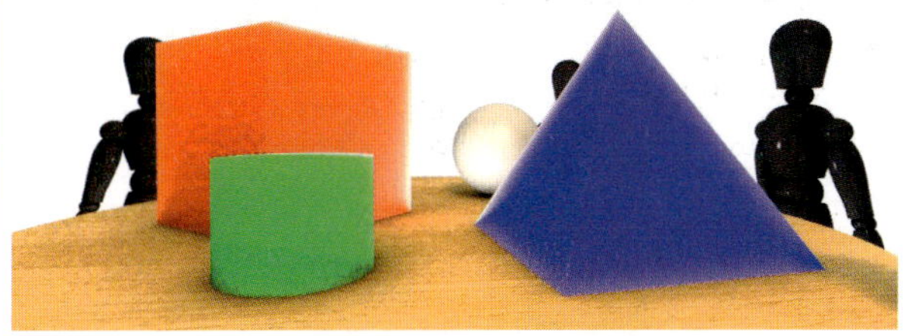

2. Indiquez sur le dessin ci-dessous où se trouve la personne qui voit l'image du dessus.

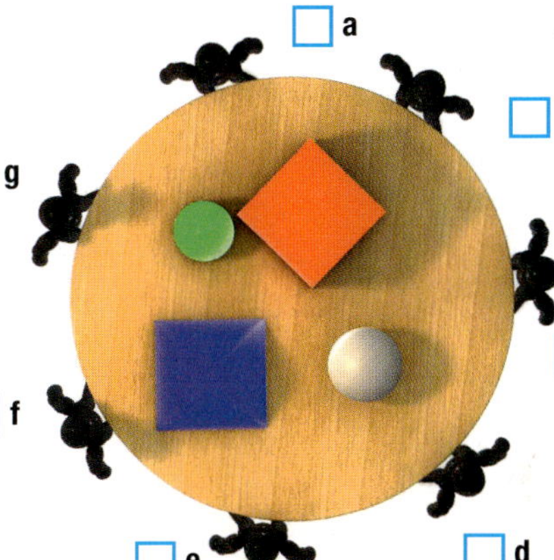

☐ a ☐ b ☐ c ☐ d ☐ e ☐ f ☐ g

☐

13

Quel est le mot le plus proche d'**obséquieux** dans cette liste :

☐ **obscène** ☐ **habile**

☐ **misogyne** ☐ **subtil**

☐ **servile** ☐ **partial**

☐

14

Si Camille est la fille du frère du père de Virgile, Virgile est :

☐ **a.** L'oncle de Camille ☐ **c.** Le frère de Camille

☐ **b.** Le neveu de Camille ☐ **d.** Le cousin de Camille

☐

15

Je porte au moins un vêtement bleu, je m'attache les cheveux, je ne mets jamais de bijoux et j'ai au moins deux des caractéristiques suivantes : des lunettes, une ceinture, des talons hauts. Qui suis-je ?

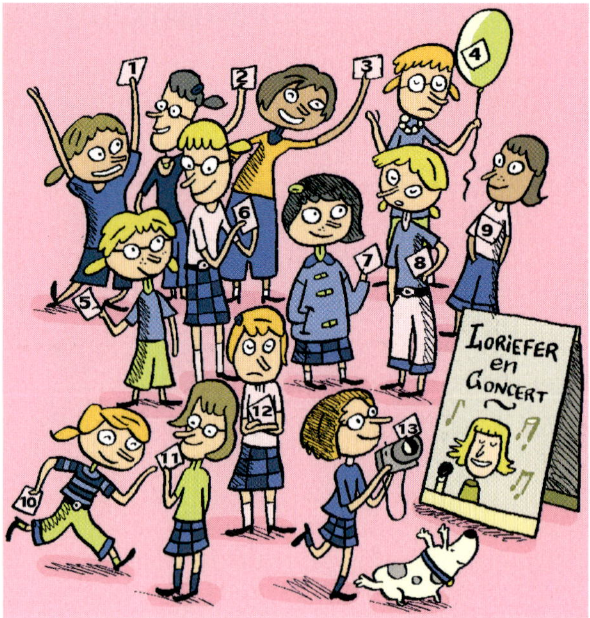

.... ☐

16

1. Observez pendant 1 minute cette liste de mots, puis cachez-la.

avancer	foncer	grand
faim	démocratie	fusion
allumer	exécuter	altruisme

2. Les mots ci-dessous sont les contraires de ceux de la liste précédente (dans le même ordre), sauf un : lequel ?

☐ reculer	☐ éclaircir	☐ petit
☐ satiété	☐ dictature	☐ scission
☐ éteindre	☐ diriger	☐ générosité

☐

17

Quel est l'âge de la présentatrice du 20-heures, sachant que si on multiplie son âge par 3 et que l'on retire 7 au résultat, on obtient 98 ?

(......... x 3) – 7 = 98 ☐

18

Complétez cette suite logique avec le nombre qui convient.

400 404 412 419 433 443 ....

☐

19

Dans une loterie, les 3 numéros gagnants sont des nombres consécutifs dont la somme est 2007. Quels sont-ils ?

.... + ... + ... = 2007 ☐

20

Quel mot a le sens le plus proche d'**empirique** ?

☐ pyramidal	☐ irrationnel
☐ scientifique	☐ déductif
☐ pragmatique	☐ dictatorial

☐

21

Nicolas a 3 euros de plus que Cyril. Si Cyril avait 3 fois plus d'euros que ce qu'il a, il aurait 12 euros de plus que les deux garçons réunis.
Combien possède Nicolas ?

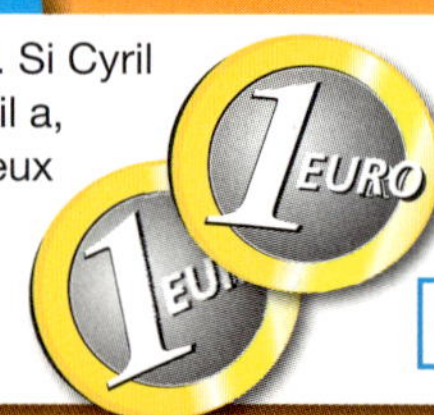

.... € ☐

22

1. Mémorisez l'association lettres/chiffres suivante, puis cachez-la.

P O S T I E R
7 4 8 3 9 1 2

2. Écrivez le mot **riposte** en chiffres à l'aide du même code.

R I P O S T E
. . . .

☐

23

1. Regardez attentivement ces mots, puis cachez-les.

vert GRAS bleu
souligné rayé
noir majuscules
vert
OMBRÉ violet
ITALIQUES rouge
minuscules MAJUSCULES

2. Répondez aux questions qui suivent.
– Combien de mots sont écrits dans la forme ou la couleur qu'ils désignent ? ....
– Quelle couleur est citée 2 fois ? ....

24

Dans une salle de cinéma dont toutes les rangées sont occupées, il y a 5 personnes à ma droite et 3 à ma gauche. Au total, il y a 2 rangées devant moi et 4 derrière. Combien y a-t-il de spectateurs ? ....

25

1. Observez les dominos suivants.

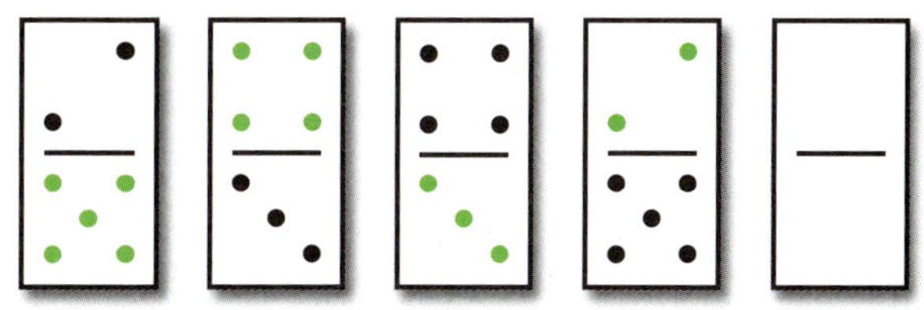

2. Lequel allez-vous utiliser pour compléter la série ?

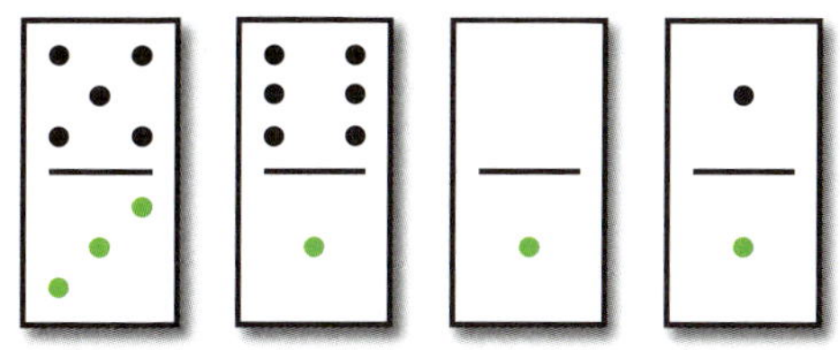

☐ a ☐ b ☐ c ☐ d

Interprétation des résultats

Comptez 1 point par réponse juste et ½ point si vous avez au moins une bonne réponse aux questions 4, 8 et 19.

- Vous obtiendrez un score sur 25. Ce test n'est pas conçu comme une épreuve de QI : on ne peut donc pas en déduire un quotient précis. On peut simplement estimer qu'un résultat compris entre 10 et 16 vous situe dans la moyenne, c'est-à-dire dans la fourchette regroupant une grande majorité de la population.
- Le plus intéressant est de faire le compte de vos points par type d'aptitude (scores sur 5) pour avoir une idée de vos domaines de prédilection et de ceux que vous pouvez améliorer.

Aptitude	Questions	Points	Pour travailler cette aptitude
La logique, le raisonnement	5, 14, 15, 18, 25	5	Voir chapitre 8, p. 250
Le langage	2, 9, 11, 13, 20	5	Voir chapitre 6, p. 164
Le calcul	6, 17, 19, 21, 24	5	Voir chapitre 8, p. 250
La mémoire	4, 8, 16, 22, 23	5	Voir chapitre 5, p. 122
L'observation et la perception spatiale	1, 3, 7, 10, 12	5	Voir chapitre 7, p. 236
		total 25	

Solutions

1 - Le triangle.
2 - Majorité.
3 - c.
4 - 355 km ; la montre a 9 minutes d'avance par rapport à l'heure indiquée sur le tableau de bord ; 6 objets.
5 - 812 (on prend le nombre précédent, ici 266, et on additionne deux à deux les chiffres qui le composent : 8 (2 + 6) 12 (6 + 6).
6 - (3 x 10 + 5) : 2 = 17,5, auquel on ajoute 75.
7 - Le dessin 2 n'a aucun axe de symétrie, alors que les 4 autres en ont un.
8 - Le flocon de neige ; 3 pictogrammes météo ; il n'y a pas de fleur.
9 - « Je suis jeune, il est vrai ; mais aux âmes bien nées /La valeur n'attend point le nombre des années. »
10 - Oui.
11 - Tableau. Tous les autres mots désignent des contenants.
12 - g.
13 - Servile.
14 - d, le cousin de Camille.
15 - 6.
16 - Générosité.
17 - 35 ans.
18 - 454. On ajoute au nombre qui précède la somme des chiffres qui le composent. 454 = 443 + 11 (4 + 4 + 3).
19 - 668 + 669 + 670.
20 - Pragmatique.
21 - 18 euros.
22 - 2 9 7 4 8 3 1.
23 - 9 mots. **Vert** est écrit 2 fois.
24 - 63 spectateurs.
25 - b. Le haut et le bas sont tour à tour noir et vert. La partie verte perd un point à chaque fois, la partie noire en gagne un.

Savoir utiliser son **intelligence**

Les facultés intellectuelles ne déterminent ni notre réussite ni la vie que nous menons. Notre personnalité, la façon dont nous exploitons nos compétences mais aussi notre mode de fonctionnement peuvent être de puissants moteurs ou, au contraire, des freins nous empêchant d'optimiser notre potentiel.

Êtes-vous spécialiste ou généraliste ?

Certaines personnes semblent extrêmement savantes et compétentes dans un domaine auquel elles consacrent toute leur énergie, mais démunies dans d'autres qui appartiennent pourtant à la culture collective. Un spécialiste peut résoudre brillamment un problème juridique exigeant une expertise très pointue, analyser finement un fait historique et se montrer ignorant sur d'autres thèmes comme le sport, l'économie ou l'art.

Le généraliste navigue entre plusieurs domaines pour satisfaire sa curiosité ; il cumule des connaissances variées. Cela peut l'aider à avoir une vision globale des problèmes, à évaluer tous les paramètres d'une situation. Parfois, il court le risque d'engranger des connaissances superficielles, peu opérationnelles, l'idéal de l'« honnête homme » du XVIIe siècle étant aujourd'hui hors de notre portée.

Ces deux portraits sont naturellement caricaturaux : nous ne sommes ni l'un, ni l'autre, mais certainement un peu plus l'un que l'autre. En outre, la société a besoin de « spécialistes généralistes » capables de résoudre des problèmes complexes, nécessitant une vision d'ensemble sur de nombreux paramètres (mettre au point un nouveau produit en tenant compte de ses répercussions écologiques ou en anticipant sa diffusion dans des pays culturellement différents, par exemple). L'idéal est donc, comme souvent, un bon équilibre entre ces deux tendances.

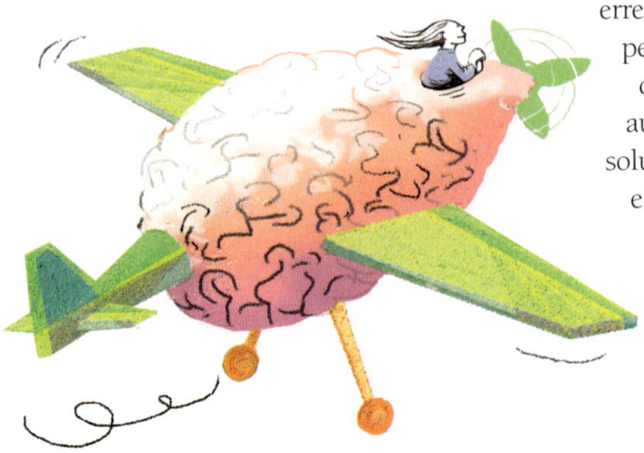

Le perfectionnisme

Le perfectionnisme est un puissant moteur de réussite, tant que l'exigence qui nous pousse à mieux faire ne devient pas contre-productive. Un perfectionniste épanoui accepte de progresser à petits pas et éprouve une vraie sensation de plaisir devant le travail bien fait. De ses erreurs, il tire des enseignements constructifs sans en faire un drame. Un perfectionniste névrosé, en revanche, peut s'entêter pendant des heures pour atteindre une perfection impossible ou inutile. Il n'est jamais content de lui, n'arrive pas à déléguer, fait toujours passer les contraintes avant le plaisir et n'accepte pas de se tromper. Seules nos émotions peuvent nous renseigner sur le seuil à ne pas dépasser, sur le moment où il est temps de lâcher la bride avant de s'enliser dans la frustration et de ne plus pouvoir avancer.

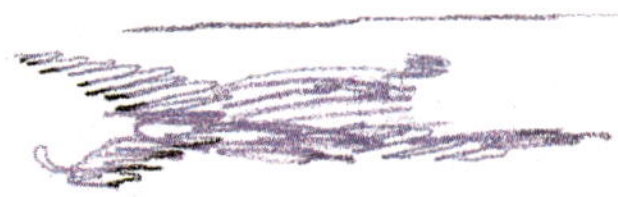

Quand persévérance rime avec motivation

Autant l'effort subi, imposé, ressenti comme une source d'ennui est peu efficace, autant l'effort qui a une raison d'être apporte un plaisir et une satisfaction qui génèrent l'envie de persévérer, d'en découvrir plus et de se dépasser. C'est ce mécanisme qui incite à apprendre une langue étrangère, à vaincre un sommet, à faire des recherches sur un écrivain que l'on a aimé, à passer des heures à répéter quelques mesures d'une partition pour un court moment de plénitude. Ainsi, plus encore que le QI, la motivation comme l'ambition et la volonté de se dépasser sont des facteurs majeurs de réussite.

L'ingéniosité

L'histoire du Petit Poucet et de ses cailloux blancs illustre bien ce qu'est l'ingéniosité, même si le héros commet ensuite une erreur. Poussé dans ses retranchements, l'homme peut déployer des trésors d'innovation et d'adaptation pour optimiser ses ressources, aussi minces soient-elles, et trouver une solution astucieuse. L'ingéniosité, cette gestion efficace des contraintes de la vie quotidienne, naît du mariage de la créativité avec le génie technique. Mise au service d'un objectif ou d'un projet, elle est la ressource essentielle des inventeurs et des avant-gardistes.

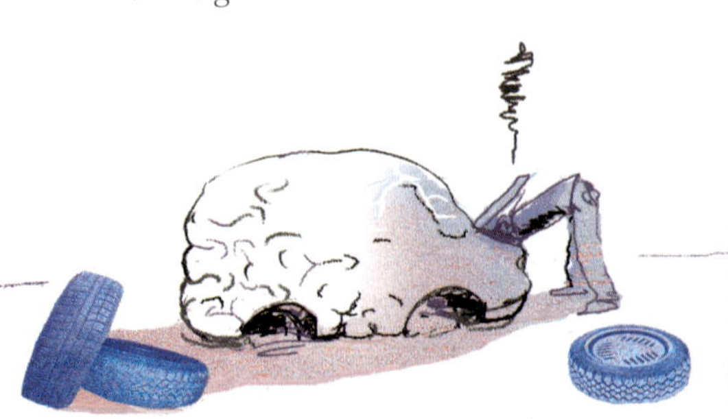

Mettez votre ingéniosité à l'épreuve

Lisez plusieurs fois les consignes pour relever tous les indices et prenez le temps d'observer attentivement les dessins et figures qui vous sont fournis. Ensuite, faites preuve d'un peu d'astuce… et ces jeux en apparence complexes vous paraîtront enfantins.

Les 9 points à relier

Reliez ces 9 points à l'aide de 4 lignes droites sans interrompre le trait.

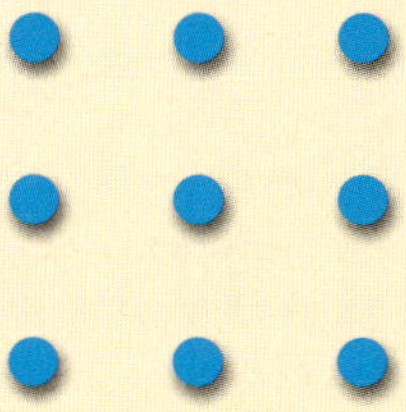

Les allumettes

Bougez une seule allumette pour que cette figure ne comporte plus 5 mais 6 carrés.

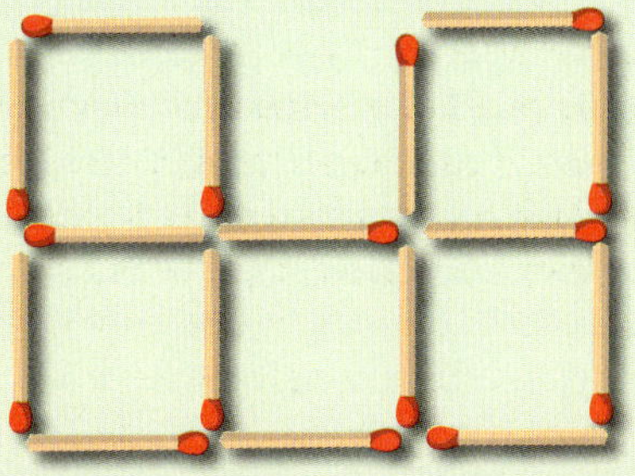

Les dossards

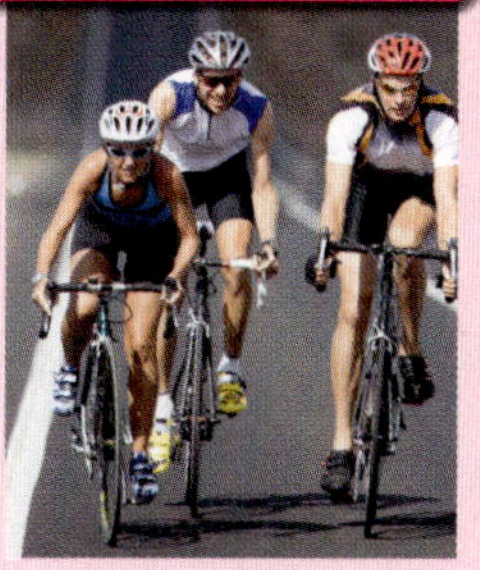

On dispose de 3 dossards bleus et de 2 dossards rouges. 3 d'entre eux sont placés dans le dos de 3 cyclistes qui se suivent, du n° 1, en tête, au n° 3. Chacun ne connaît ni la couleur de son propre dossard, ni celle de ceux qui le suivent.

On demande au n° 3 s'il connaît la couleur de son dossard : il répond par la négative. Même question et même réponse de la part du n° 2.

On pose enfin la question au n° 1. Il répond oui. Chacun a entendu la réponse des autres.

Quelle est la couleur du dossard du n° 1 ?

……………………………………

Jeu d'argent

10 pièces de monnaie sont disposées ainsi :

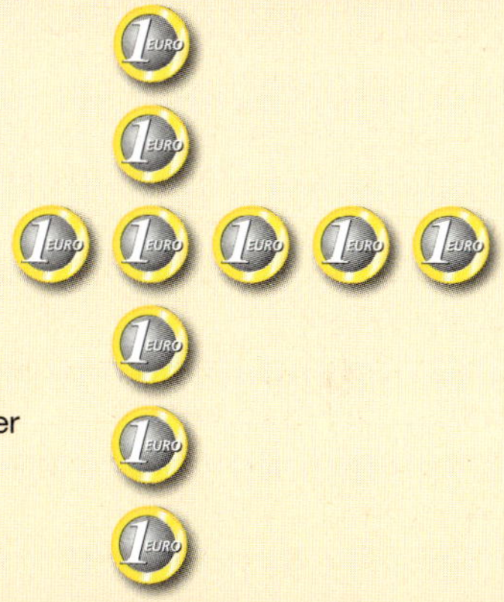

En déplaçant une seule pièce, essayez de former 2 rangées de 5 pièces.

Histoire d'eau

Vous devez remplir un seau de 5 litres d'eau exactement. Vous disposez d'un robinet d'eau et de deux jerrycans, l'un d'une contenance de 3 litres et l'autre de 4 litres.

Comment faites-vous ?

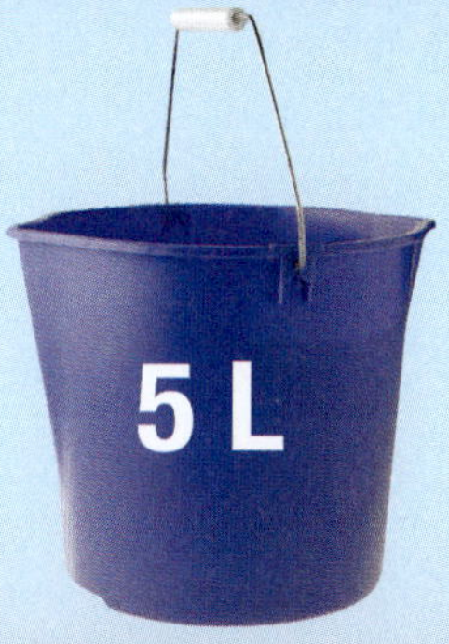

Solutions

Les 9 points à relier

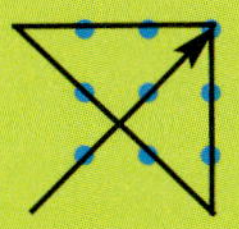

Les dossards. Les dossards des deux premiers ne sont pas tous les deux rouges, car le n° 3 aurait alors su, puisqu'il les suit, que le sien est bleu. Ces dossards sont donc soit tous les deux bleus, soit bleu et rouge. Si le n° 1 avait un dossard rouge, le n° 2 aurait su que le sien était bleu (voir la première phrase). Comme il affirme ignorer la couleur de son dossard, c'est qu'il voit un dossard bleu sur le cycliste n° 1. Bien que ne voyant rien, le cycliste n° 1 peut donc annoncer qu'il porte un dossard bleu.

Histoire d'eau. Remplissez le jerrycan de 4 litres et transvasez l'eau dans le seau. Remplissez de nouveau ce jerrycan et versez l'eau dans le jerrycan de 3 litres jusqu'à ce qu'il soit plein. Il reste donc 1 litre dans le jerrycan de 4 litres que vous versez dans le seau pour parvenir à 5 litres.

Les allumettes. On a perdu 1 carré, mais on en a ajouté 2, formés par les deux tiers gauche et droit de la figure.

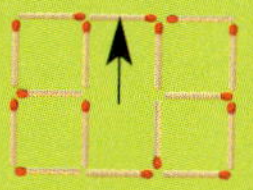

Jeu d'argent. Il faut empiler une pièce de la rangée de 6 pièces sur celle de l'intersection.

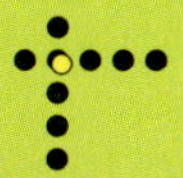

Le mystère de l'intuition

Pourquoi dit-on que la première impression est souvent la bonne ? Pourquoi a-t-on parfois le sentiment de savoir, mais sans savoir pourquoi ? En dehors de la réflexion logique et raisonnée, une partie de notre cerveau semble capable de tirer des conclusions pertinentes à partir d'un minimum d'informations.

Les chercheurs nomment « inconscient d'adaptation » cette capacité du cerveau à opérer à la surface de la conscience, sans passer par les circuits rationnels. Tout se passe comme si, au fil du temps, le cerveau enregistrait les données des expériences passées pour en tirer des schémas comportementaux qu'il réactive en certaines circonstances. Ainsi notre inconscient peut-il, à certains moments, filtrer et éliminer l'excès d'informations pour réagir efficacement en une fraction de seconde. Le cerveau va droit au but, sans nous informer de la démarche qui l'y a conduit. Si certains sont plus à l'écoute de leurs intuitions que d'autres, il est probable que les décisions les plus pertinentes reposent sur un juste équilibre entre pensée délibérée et pensée instinctive.

La curiosité

« Ne pas savoir est mauvais, ne pas vouloir savoir est pire », dit un proverbe africain. La curiosité bien dirigée est un moteur de l'intelligence et de la connaissance. C'est en observant, en lisant, en posant des questions que nous développons notre capacité à résoudre les problèmes, à élaborer des stratégies, à trouver des solutions et à les confronter avec d'autres.

La curiosité s'acquiert et s'autoalimente : plus elle est aiguisée et associée au plaisir d'en savoir plus, plus elle renaît et plus ses objets se multiplient. Lire un quotidien peut sembler fastidieux au début, mais, après quelques semaines d'initiation, ce lien avec l'actualité devient un plaisir, un moment privilégié de connexion au monde. L'ouverture d'esprit et la soif d'apprendre sont aussi à la base de nos relations amicales ou sociales, non seulement par la qualité ou la richesse des échanges qu'elles induisent, mais aussi parce que l'intérêt que nous portons aux autres est une condition essentielle d'attachement mutuel.

À l'inverse, le manque de curiosité ou l'indifférence peuvent conduire à l'ennui, au repli sur soi, à l'étroitesse d'esprit, voire à une régression liée à l'absence de stimulation cérébrale.

Évaluez votre curiosité

Pas facile de se tenir informé dans tous les domaines ! À combien de questions en rapport avec l'actualité êtes-vous capable de répondre ?

Par milliards

1. Quelle était l'entreprise française la plus importante par le chiffre d'affaires (187,28 milliards de dollars) en 2008 ?

....

2. Quellles étaient les deux plus importantes sociétés du monde en termes de chiffre d'affaires en 2008 ?

- ☐ **a.** Alcan (Canada)
- ☐ **b.** Renault (France)
- ☐ **c.** Exxon Mobil (USA)
- ☐ **d.** Shell (G-B)
- ☐ **e.** Wal Mart Store (USA)
- ☐ **f.** Volkswagen (Allemagne)

Les médailles olympiques

Combien de médailles la France a-t-elle remportées aux jeux Olympiques de Pékin en août 2008 ?

...... médailles d'or

...... médailles d'argent

...... médailles de bronze

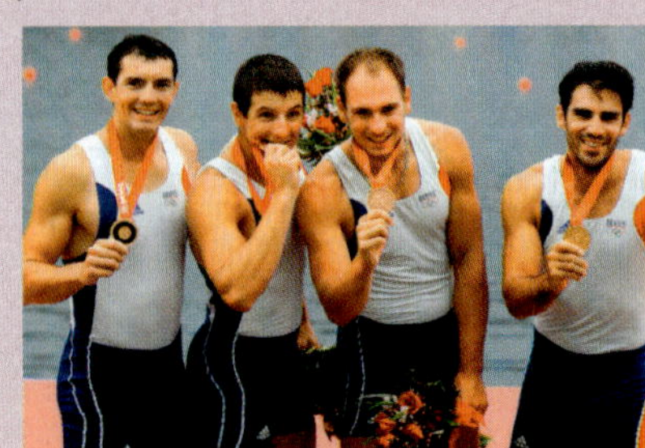

Les langues

Laquelle de ces langues n'est pas une langue officielle de l'Union européenne ?

- ☐ **a.** Le maltais
- ☐ **b.** Le norvégien
- ☐ **c.** Le grec
- ☐ **d.** Le roumain

Le prix du blé

Entre juin 2006 et avril 2008, le prix du blé a doublé sur le marché mondial. Avez-vous une idée de ce prix à la tonne au printemps 2008 ?

- ☐ **a.** 65 dollars
- ☐ **b.** 250 dollars
- ☐ **c.** 650 dollars

L'audience

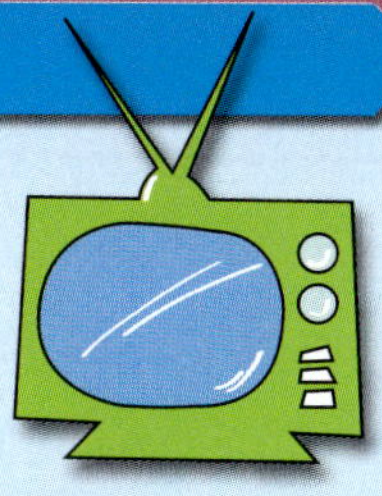

Pour calculer l'audience des émissions de télévision (audimat) :

- ☐ **a.** On analyse les ondes électromagnétiques qui émanent de chaque poste de télévision allumé.
- ☐ **b.** On place un appareil appelé audimètre sur le poste de télévision d'un panel de foyers représentatifs de la population.
- ☐ **c.** Chaque chaîne organise des sondages quotidiens qui sont financés par les annonceurs publicitaires et validés par un organisme.

Maastricht

La ville de Maastricht est située :

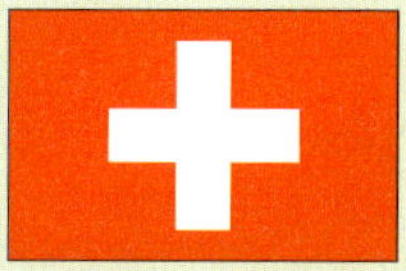

☐ **a.** En Suisse

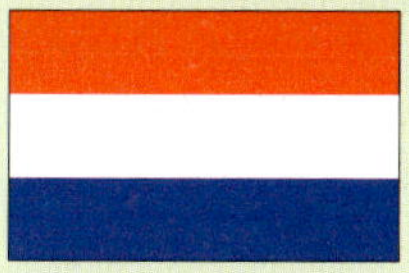

☐ **b.** Aux Pays-Bas

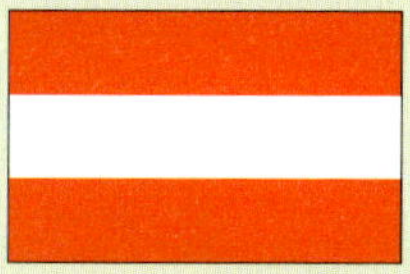

☐ **c.** En Autriche

La démarque

En France, la démarque représente environ :

- ☐ **a.** 2 % du chiffre d'affaires des magasins.
- ☐ **b.** 7 % du chiffre d'affaires des magasins.
- ☐ **c.** 15 % du chiffre d'affaires des magasins.

Obama

Le 4 novembre 2008, la population américaine a élu Barack Obama au suffrage universel.

- ☐ **Vrai**
- ☐ **Faux**

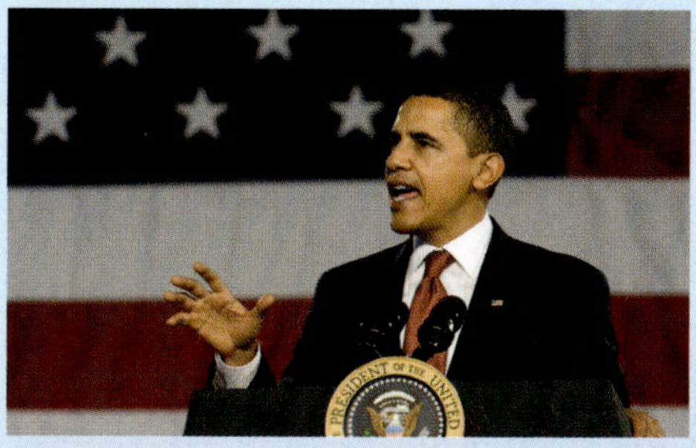

Prix Nobel de la paix

Qui est le prix Nobel de la paix 2008 ?

....

....

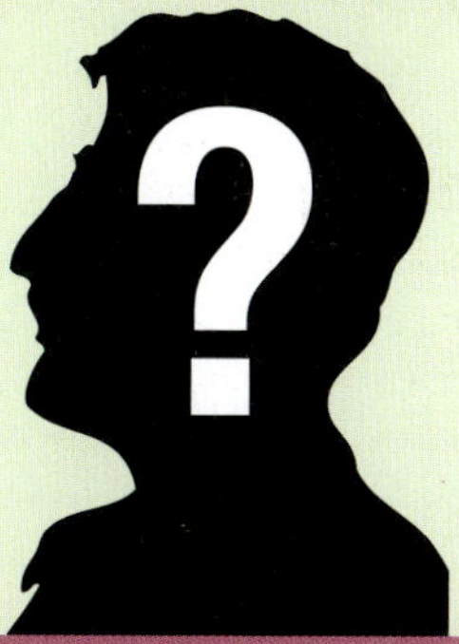

IMC

Savez-vous calculer votre IMC ?

IMC

....

....

....

Solutions : Par milliards. 1. Total. **2.** c (Exxon Mobil, avec 372,8 milliards de dollars) et e (Wal Mart Store, avec 278,7 milliards de dollars). **Les médailles olympiques.** 40 médailles (7 d'or, 16 d'argent, 17 de bronze). **Les langues.** b. La Norvège ne fait pas partie de l'Union européenne. **Le prix du blé.** b. **Maastricht.** b. **Obama.** Faux. Aux États-Unis, le Président est élu au suffrage indirect par des grands électeurs désignés en même temps que les candidats lors des élections primaires dans chaque État. Le jour du vote populaire, les Américains élisent un ticket (Président et vice-Président) dans leur État. Le ticket gagnant remporte la totalité des grands électeurs de l'État. Enfin, l'ensemble des grands électeurs élit le Président. **IMC.** L'IMC (indice de masse corporelle) se calcule en divisant le poids (en kg) par la taille (en cm) élevée au carré. Il est considéré comme normal entre 18,5 et 25. En deçà, on parle de maigreur ; au-delà, de surpoids, puis d'obésité. **L'audience.** b. **La démarque.** a. La démarque correspond aux vols à l'étalage, aux vols internes par les employés, aux erreurs des fournisseurs et aux erreurs administratives (dans la saisie des achats ou le suivi des stocks, par exemple). **Prix Nobel de la paix**. Le Finlandais Martti Ahtisaari, pour son action de médiation dans plusieurs conflits internationaux.

Une affaire de **sexe**

Au cours de son développement, le cerveau intègre les influences du milieu extérieur : celles de la famille, de la société et de la culture. Il en résulte qu'hommes et femmes ont des cerveaux différents, mais au même titre que le cerveau d'une cantatrice se distingue de celui d'une championne de natation !

Questions de cervelle

En moyenne, un cerveau d'homme pèse 1,350 kg et celui d'une femme, 1,2 kg. Au XIXe siècle, cette différence servait d'argument pour justifier une prétendue moindre intelligence féminine. En réalité, compte tenu des différences de carrure entre l'homme et la femme, aucun des deux n'a un cerveau plus gros que celui de l'autre. De plus, il n'existe aucun rapport entre le poids du cerveau et les capacités intellectuelles : ce n'est pas la quantité qui compte, mais la qualité des connexions entre les neurones. Hommes et femmes ont bien, en moyenne, le même quotient intellectuel ! Quant aux différences entre leurs cerveaux, elles se situent dans les régions qui contrôlent la reproduction sexuée. Pour ce qui concerne les fonctions supérieures, comme la mémoire, le raisonnement, l'attention ou le langage, la diversité est de règle, et ce indépendamment du sexe.

Les hommes sont de droite, les femmes de gauche

Les hommes solliciteraient plus leur hémisphère droit, spécialisé dans la représentation spatiale, tandis que les femmes mobiliseraient plus leur hémisphère gauche, voué au langage. Cette théorie, qui date de 1968, a été balayée avec l'apparition de l'IRM (imagerie par résonance magnétique), qui montre que les aires du langage et de la représentation spatiale ne présentent pas de différences liées au sexe. De plus, on sait aujourd'hui que les deux hémisphères sont en communication permanente et qu'une fonction n'est jamais localisée dans une seule région.

Des tests neuropsychologiques montrent effectivement que les hommes sont plus performants que les femmes pour se repérer dans l'espace en trois dimensions, mais pas en deux dimensions, ce qui est surprenant. Quelle est la cause de cette différence ? Elle n'est en tout cas pas présente à la naissance et ne se détecte qu'à l'adolescence. D'autre part, il suffit d'une semaine d'entraînement à des tests du même type pour que les scores des hommes et des femmes s'égalisent. C'est donc bien l'éducation qui fait la différence, avec un exemple probant : le football. En majorité pratiqué par les garçons, il constitue une excellente façon d'apprendre à se repérer dans l'espace !

Les femmes sont-elles plus émotives que les hommes ? Non, hommes et femmes ressentent les mêmes émotions, mais ils ne les expriment pas de la même façon. Les femmes en parlent plus facilement, contrairement aux hommes, qui sont plus dans l'action. Mais ce n'est qu'une question d'éducation et de stéréotypes socioculturels.

Ce constat se retrouve dans les études comparant le fonctionnement du cerveau des hommes et des femmes alors qu'ils parlent, calculent ou exercent leur mémoire. En fait, dès que l'on dispose d'un nombre suffisamment élevé de sujets, les différences entre les individus d'un même sexe l'emportent sur les différences entre les sexes, qui, au final, se trouvent gommées.

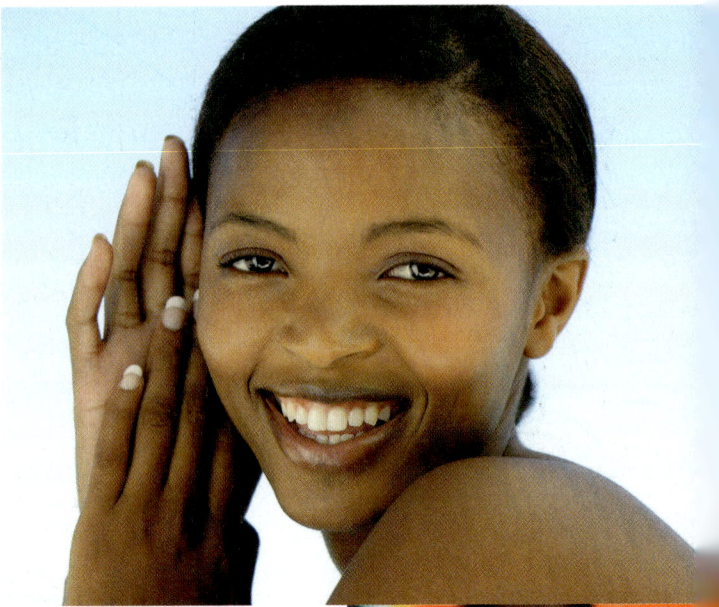

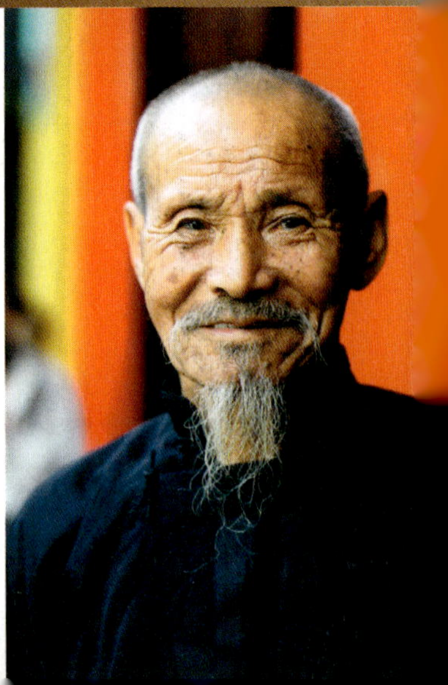

Chez l'animal, l'action des hormones sur le cerveau induit les comportements de rut et d'accouplement associés aux périodes d'ovulation de la femelle. Sexualité et reproduction vont de pair. L'être humain échappe à ce déterminisme.
Le fonctionnement des organes sexuels est certes lié aux hormones, mais pas le moment des rencontres ni le choix du partenaire. Quant au rôle des hormones sexuelles, aucune étude scientifique ne montre de relation de cause à effet entre les taux d'hormones et les variations de nos états d'âme, en dehors des périodes de bouleversements physiologiques majeurs (grossesse, ménopause) ou de maladies hormonales.

Le cerveau s'éduque

Si nous échappons à la loi des hormones, c'est grâce au développement exceptionnel de notre cortex cérébral, qui supervise tous nos comportements, y compris nos instincts fondamentaux : faim, soif et reproduction. Les hormones peuvent y participer, mais elles sont loin de jouer un rôle prépondérant. Les comportements féminins et masculins relèvent avant tout de constructions mentales liées à l'histoire de chacun et à l'empreinte culturelle de la société qui forge nos identités de femmes et d'hommes.
Si, d'ailleurs, les contraintes biologiques jouaient un rôle majeur dans les comportements des unes et des autres, on devrait s'attendre à observer des traits invariants communs à toutes les populations, quelles que soient les civilisations. Ce n'est manifestement pas le cas. Qu'on se place à l'échelle individuelle ou collective, il n'apparaît pas de loi universelle guidant nos conduites. La règle générale est celle de la diversité culturelle, rendue possible par les formidables propriétés de plasticité du cerveau humain.

Un exemple de stéréotype

Un test simple permet d'illustrer la force des préjugés hommes/femmes. « Pierrette est réservée, très timide, elle aime servir les autres mais s'intéresse peu à la vie sociale et au monde réel. Elle est douce, aime l'ordre, est très méticuleuse. Quelle est sa profession ? Avocate, commerciale, bibliothécaire ou pilote de ligne ? »
La plupart des gens répondent « bibliothécaire », même si on leur a dit que, dans l'échantillon au sein duquel Pierrette a été sélectionnée, il y a dix fois plus de commerciaux que de bibliothécaires : la description est conforme à l'idée que l'on se fait d'une bibliothécaire.

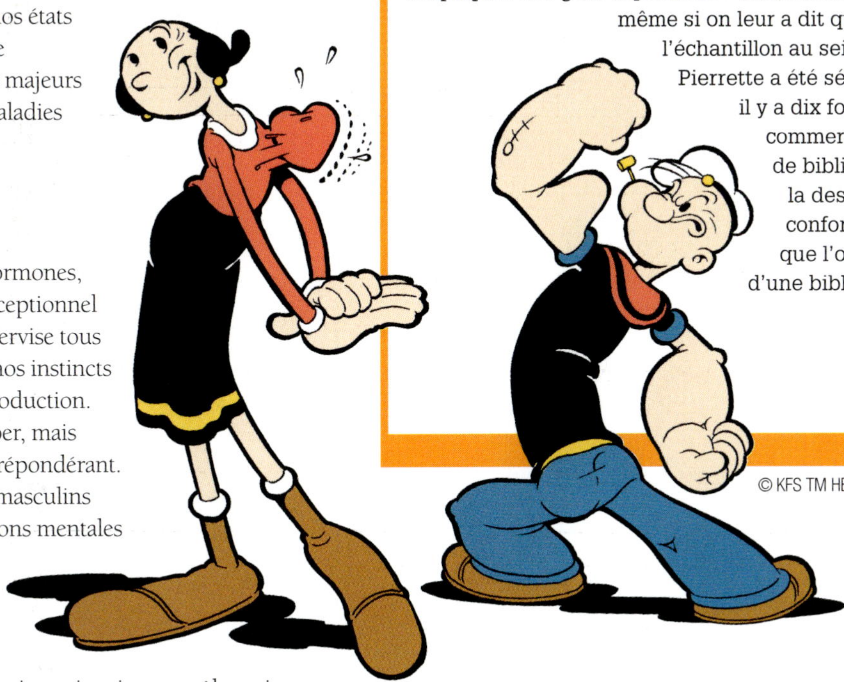

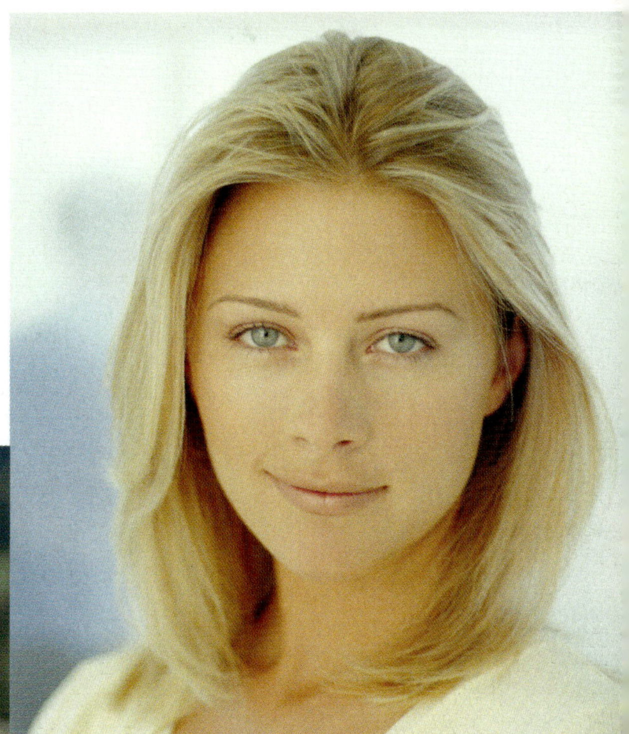

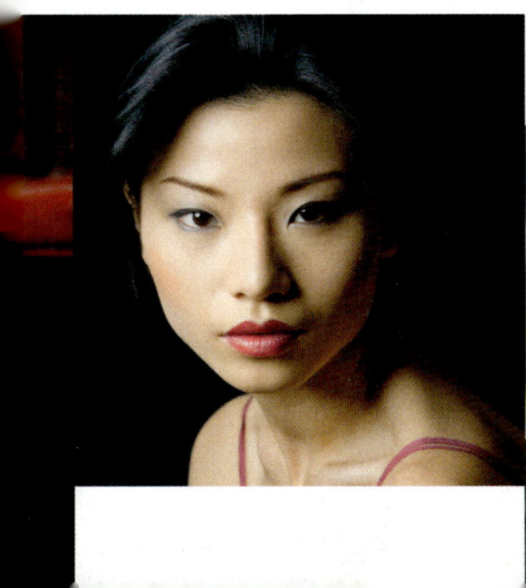

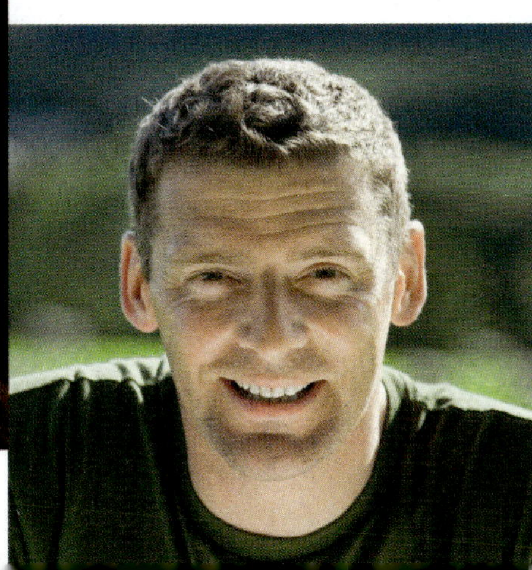

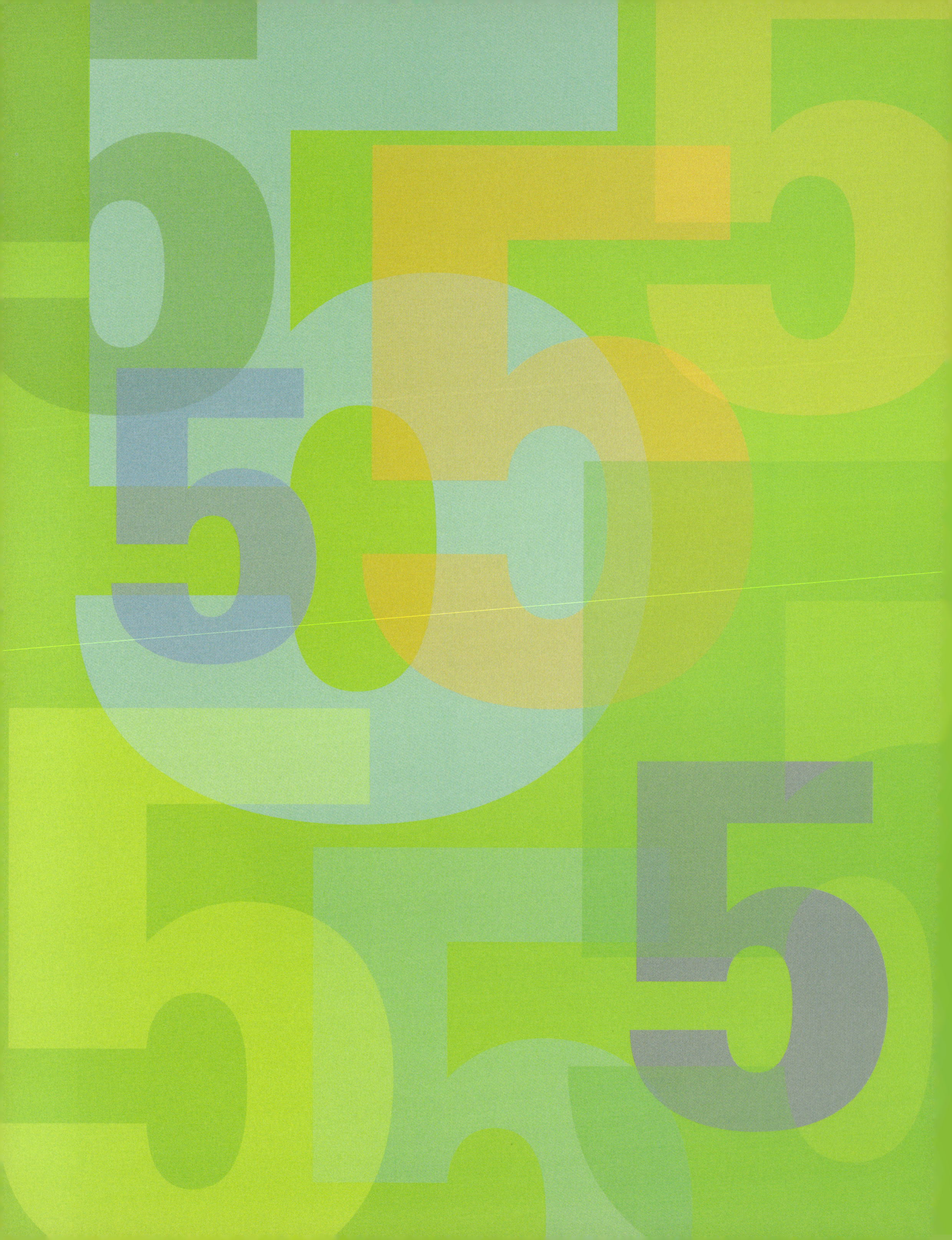

La mémoire

Un capital **précieux**

Retenir un numéro de téléphone, nous rappeler où nous avons posé nos clés ou reconnaître le visage de nos proches : à chaque instant, nous faisons appel à notre mémoire, cette étonnante faculté que possède le cerveau à enregistrer des informations, les conserver pendant une durée variable et les restituer à un moment précis.

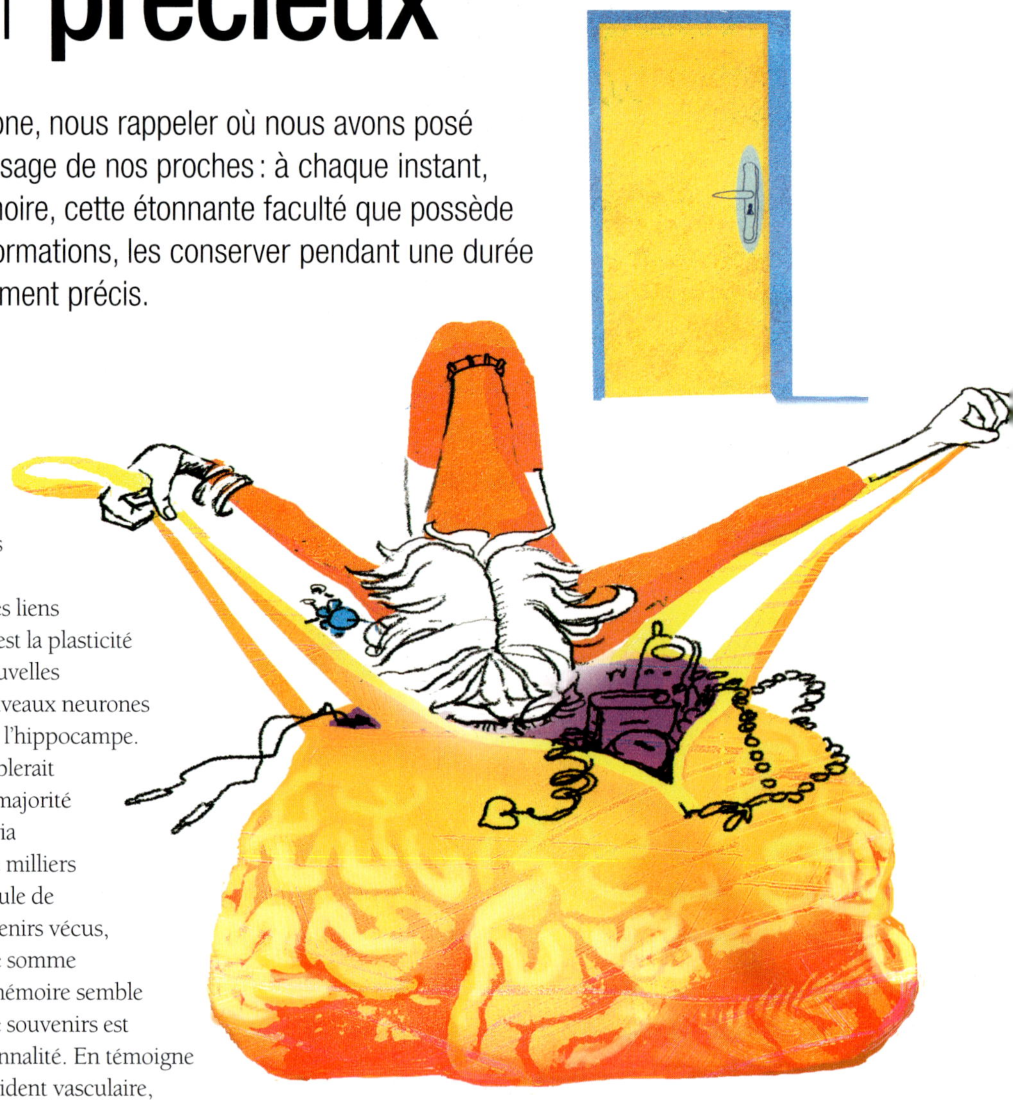

Le stockage des souvenirs

La mémoire repose sur l'extraordinaire capacité du cerveau à reconfigurer en permanence ses circuits. On sait aujourd'hui que le stockage des souvenirs fait intervenir non seulement des changements durables dans l'efficacité des liens (synapses) existant entre les neurones (c'est la plasticité synaptique), mais aussi la création de nouvelles connexions, et même l'apparition de nouveaux neurones dans certaines zones du cerveau, comme l'hippocampe.

Sans mémoire, notre cerveau ressemblerait à une bibliothèque aux rayons vides. La majorité de nos connaissances s'acquiert en effet via l'expérience. Un vocabulaire composé de milliers de mots, des rudiments d'algèbre, une foule de visages et une longue succession de souvenirs vécus, nous accumulons et conservons une telle somme d'informations que la capacité de notre mémoire semble illimitée. Ce stock de connaissances et de souvenirs est essentiel à la construction de notre personnalité. En témoigne l'exemple des malades qui, suite à un accident vasculaire, deviennent amnésiques et qui, en oubliant leur propre histoire, perdent par là même leur identité.

Une fonction à part

Élément central de notre vie mentale, la mémoire serait cependant indépendante des autres fonctions cognitives. C'est ce que semble montrer l'étude de sujets frappés d'amnésie sévère : devenus incapables d'engranger de nouveaux souvenirs, de se rappeler des épisodes importants de leur vie, ou parfois même de reconnaître leur conjoint, ils parlent néanmoins normalement, n'ont pas de déficit de perception, exécutent correctement les gestes de la vie quotidienne et présentent des résultats normaux aux tests d'intelligence. On sait aujourd'hui que la mémoire fonctionne en plusieurs modules et que, chez ces amnésiques, tous ne sont pas touchés.

Un outil de travail

La mémoire n'est pas seulement un stock d'informations : c'est aussi un instrument de travail. Comment suivre une conversation si nous oublions les phrases au fur et à mesure ? Comment dérouler un raisonnement sans nous appuyer sur des connaissances antérieures ? La mémoire des événements nous permet par ailleurs de prédire les conséquences de nos actes et d'adapter notre comportement aux circonstances et aux résultats escomptés. Elle nous permet donc de nous projeter dans l'avenir, contrairement aux grands amnésiques, qui vivent figés dans le présent et ont donc le plus grand mal à planifier leurs actions.

Il n'y a **pas** que **les éléphants**

Certaines personnes font preuve d'une mémoire phénoménale. C'est le cas des calculateurs prodiges, capables de trouver en quelques secondes la racine d'un nombre de cent chiffres ou bien d'égrener par cœur le nombre *pi* avec ses milliers de décimales. Aucun facteur génétique n'a pour l'instant pu être identifié pour expliquer ces performances, même si des centaines de gènes impliqués dans l'apprentissage et la mémoire ont été recensés chez les souris de laboratoire.

Les conditions d'une bonne mémoire

Les gens dotés d'une mémoire prodigieuse avouent généralement qu'ils recourent à diverses stratégies pour améliorer leurs performances. Certains associent les chiffres à des couleurs ou à des formes ; d'autres mettent en scène des personnages, intègrent des informations dans un récit ou encore les associent à des lieux précis. Pour avoir en tête une liste de courses, par exemple, il suffit de parcourir mentalement l'endroit où l'on vit pour retrouver ce que l'on doit acheter. L'entraînement et la motivation entrent également en ligne de compte. Un élève qui apprend mal à l'école peut en revanche parfaitement mémoriser les performances de son équipe sportive préférée. Des astuces mnémotechniques, qui donnent de la signification à des données en apparence disparates (comme « Mais où est donc Ornicar ? » pour retenir les conjonctions de coordination) peuvent également être utilisées pour améliorer ses performances et mieux se souvenir d'un type d'informations. Cependant, aucune méthode n'est universelle : la poursuite d'une activité intellectuelle, la qualité de la vie sociale ainsi qu'une bonne hygiène de vie restent les meilleurs auxiliaires de la mémoire.

Des lecteurs sous influence

Afin de montrer que certaines informations pouvaient agir sur la qualité de la mémoire, des chercheurs ont donné à lire à des personnes âgées un article au contenu inexact traitant du vieillissement. Certaines d'entre elles ont reçu un article insistant sur le déclin inévitable de la mémoire ; les autres, un article expliquant comment préserver sa mémoire le mieux possible.

On leur fit ensuite passer un test de mémorisation portant sur une liste de mots. Les résultats furent instructifs : les sujets ayant lu l'article résolument positif avaient mémorisé 30 % plus de mots que les autres ! Chez ces derniers, le caractère négatif des informations qu'ils avaient lues avait en effet activé un stéréotype selon lequel la perte de mémoire est inévitable avec l'âge ; ce qui suscita une réaction d'anxiété et une baisse de leur performance mémorielle.

La spécialisation de la mémoire

La gymnastique cérébrale a des effets ciblés : plus on fait de mots croisés, meilleur on devient dans le domaine des jeux de vocabulaire ; un comédien a beaucoup plus de facilités à apprendre un texte par cœur que les autres, car il s'entraîne régulièrement. Cependant, ni les mots croisés ni la répétition d'un rôle n'aident à retrouver ses clés ! Les progrès concernent uniquement le type de tâche sur laquelle a porté l'exercice. De même, les prouesses des experts, qu'ils soient exceptionnellement doués pour les chiffres ou qu'ils se souviennent, comme les champions d'échecs, de chacune de leurs parties, ne signifient pas pour autant qu'ils ont une mémoire exceptionnelle dans tous les domaines, mais plutôt que leur cerveau s'est spécialisé pour traiter et retenir certains types d'informations. Un constat logique, puisque l'on sait aujourd'hui qu'il n'existe pas un seul type de mémoire, mais plusieurs, contrôlés par des structures cérébrales distinctes.

Cette expertise de la mémoire peut être associée à des modifications visibles du cerveau. Une étude menée à Londres chez les chauffeurs de taxi, qui doivent connaître parfaitement de multiples itinéraires, a ainsi montré une hypertrophie de la partie postérieure de leur hippocampe droit, une petite zone qui joue un rôle fondamental dans la mémoire spatiale.

Le déclin de la mémoire

À partir de 50 ans, en moyenne, la capacité à retenir temporairement une information et à la manipuler mentalement s'étiole. Ce phénomène est particulièrement flagrant quand il s'agit d'effectuer plusieurs activités en même temps. Il devient, par exemple, plus difficile de retenir un numéro de téléphone tout en suivant le fil d'une conversation ou de se souvenir de l'endroit où l'on a posé ses clés tout en étant focalisé sur sa liste des courses. Avec le temps, nous avons également plus de mal à nous souvenir des noms propres ou à trouver rapidement le mot juste. Par ailleurs, les souvenirs des événements récents laissent moins de traces et sont plus difficiles à situer dans le temps, alors que les souvenirs de jeunesse deviennent comparativement plus vivaces.

En revanche, en vieillissant, nous disposons d'un solide atout : la somme des expériences et des connaissances engrangées au long de notre vie. Cette « réserve cognitive » peut permettre de rester très performants dans nos domaines d'expertise. D'une manière générale, un bon niveau de scolarité retarde le déclin de la mémoire. Il favorise en effet le développement d'un vaste répertoire de connaissances et de stratégies, qui permettront le moment venu de combler certaines failles.

Le signal d'alarme

Selon les enquêtes, un bon tiers de la population souffre de ce déclin de la mémoire, et cette proportion augmente avec l'âge. Comment distinguer les troubles bénins de ceux qui annoncent un problème plus grave, en particulier les prémices d'une maladie d'Alzheimer ?

Première question à se poser : qui a remarqué le problème ? Si c'est la personne elle-même qui se plaint, il n'y a pas vraiment lieu de s'inquiéter. En effet, dans les cas de patients atteints de la maladie d'Alzheimer, c'est souvent l'entourage qui consulte, car le malade méconnaît ou minimise ses difficultés, il « oublie qu'il oublie ». Il a aussi tendance à se replier sur lui-même, à être désorienté et à affabuler.

Deuxième point important : quel type d'informations le patient oublie-t-il ? Dans les troubles bénins, il s'agit surtout de noms propres, de points de détail, et l'oubli concerne aussi bien le passé ancien que les événements récents. Dans la maladie d'Alzheimer ou dans les amnésies vraies, les lacunes touchent davantage les informations récentes.

Enfin, face à de simples trous de mémoire, il suffit souvent de donner des indices pour qu'une personne retrouve l'information qu'elle cherchait. Cette stratégie fonctionne mal en cas de maladie d'Alzheimer, car c'est le processus même de la mémorisation qui est touché.

En cas de doute, seul un examen neuropsychologique comportant des tests spécifiques permet de poser un diagnostic.

Testez votre mémoire au quotidien

Cochez a, b ou c dans les colonnes de droite.

A | B | C

1

Le programme que vous avez regardé la veille au soir à la télévision

a. Vous pouvez en donner le titre ou le thème, citer le nom des principaux comédiens ou des intervenants, en raconter l'histoire ou rappeler les sujets abordés…

b. Vous vous en souvenez surtout quand cela vous a plu ou intéressé.

c. Vous avez souvent du mal à retrouver ce que vous avez vu ou fait la veille au soir.

2

Les vacances, les voyages

a. Vous êtes capable de raconter vos vacances jour par jour, de donner l'itinéraire que vous avez suivi, de vous souvenir de chaque étape dans le bon ordre, des visites que vous avez effectuées, des événements particuliers, de vos rencontres…

b. Vous pouvez raconter les grandes lignes de vos vacances ou de votre séjour.

c. Vous conservez en mémoire quelques anecdotes ou moments importants, une impression générale, mais pas plus.

3

Votre voiture

a. Vous vous souvenez toujours de l'endroit où vous l'avez garée.

b. Il vous arrive de la chercher dans les parkings.

c. Vous regrettez généralement de ne pas avoir noté l'endroit où elle était garée (numéro de rue, emplacement de parking), car vous perdez souvent du temps à la chercher.

4

Le nom des gens

a. Il suffit que l'on vous présente quelqu'un une fois pour que vous mémorisiez son nom.

b. Vous pouvez avoir des difficultés, mais vous vous souvenez bien du nom des personnes qui comptent pour vous ou que vous avez vues au moins deux fois.

c. Vous avez du mal à retenir prénoms et noms de famille, vous devez souvent trouver des subterfuges pour ne pas avoir à présenter telle ou telle personne à une autre, vous oubliez le prénom des enfants de vos relations…

A	B	C

5

Vos rendez-vous

a. Vous vous souvenez bien de vos rendez-vous de la semaine ou du jour, vous ne consultez votre agenda que pour vérifier l'horaire ou l'adresse.

b. Vous consultez votre agenda chaque matin. Cela vous suffit pour mémoriser vos rendez-vous.

c. Même avec un agenda, il vous arrive d'oublier totalement un rendez-vous ou de vous tromper de date.

6

Le repas pris la veille

a. Vous vous rappelez sans problème tout ce que vous avez mangé, y compris les grignotages.

b. Vous vous souvenez des plats principaux.

c. Vous avez du mal à vous en souvenir.

7

Le jour et la date

a. Vous les connaissez toujours spontanément.

b. Vous avez parfois besoin d'un temps de réflexion.

c. Vous êtes parfois obligé de consulter un calendrier.

8

Ce que vous portiez la veille

a. Vous vous en souvenez très bien spontanément.

b. Vous devez faire l'effort de vous revoir mentalement pour en parler.

c. Vous avez oublié.

9

Les codes (carte bancaire, porte d'immeuble, alarme, numéro de Sécurité sociale, numéro d'immatriculation de votre voiture…)

a. Vous en connaissez une dizaine ou plus.

b. Vous vous rappelez ceux que vous utilisez régulièrement.

c. Vous connaissez le code de votre carte bancaire, éventuellement un autre code, c'est tout.

A	B	C

10

Avant de quitter votre domicile

a. Vous n'oubliez jamais rien (téléphone portable, agenda, lunettes, clés…).

b. Vous devez vérifier le contenu de votre sac ou de vos poches pour vous assurer que vous emportez bien tout ce dont vous avez besoin ; s'il vous arrive d'oublier quelque chose, vous vous en rendez généralement compte à temps.

c. Vous oubliez souvent quelque chose, et vous êtes obligé de retourner chez vous ou de vous débrouiller sans.

11

Le prix du pain que vous achetez habituellement

a. Vous le connaissez exactement.

b. Vous le connaissez à quelques centimes près.

c. Vous l'ignorez.

12

Les dates d'anniversaire

a. Vous en connaissez plus de 15, vous vous souvenez de celles de vos amis d'enfance.

b. Vous connaissez celles de votre famille très proche (parents, conjoints, enfants, petits-enfants) et de quelques amis.

c. Vous connaissez celles de votre conjoint et de vos enfants, pas plus.

13

Le montant exact de votre dernier achat

a. Vous le connaissez.

b. Vous vous rappelez plus ou moins un montant mais pas forcément celui du tout dernier achat.

c. Vous l'ignorez.

14

Les adresses de vos proches

a. Vous les connaissez par cœur.

b. Vous les connaissez, mais vous avez besoin de vérifier le numéro des rues ou les codes postaux.

c. Vous avez toujours besoin de votre carnet d'adresses.

15

Vos affaires (clés, lunettes, sac à main, téléphone, papiers administratifs…)

a. Vous savez toujours où elles se trouvent, vous ne les égarez jamais.

b. Vous les cherchez parfois, si vous ne les avez pas rangées à leur place habituelle ou si vous n'êtes pas chez vous (dans une chambre d'hôtel, une location…).

c. Vous perdez souvent du temps à les chercher. Il vous arrive de les égarer ou de les oublier quelque part.

16

Les courses

a. Vous n'avez pas besoin de faire une liste. Vous pensez généralement à tout.

b. Vous avez besoin d'une liste, au moins pour vérifier que vous n'avez rien oublié.

c. Vous oubliez fréquemment quelque chose, y compris des achats habituels. Il vous arrive même de laisser le sac de courses chez le commerçant.

17

Les derniers livres que vous avez lus

a. Vous connaissez le titre et l'auteur de tous les livres que vous avez lus depuis douze mois.

b. Vous pouvez en citer quelques-uns.

c. Vous avez du mal à les citer, y compris le dernier (terminé ou en cours).

18

3. Le nombre de numéros de téléphone que vous connaissez par cœur

a. Plus de 20.

b. 10 à 20.

c. Moins de 10.

A	B	C

19

Vous êtes capable de retrouver la date exacte de votre dernier départ en vacances

a. Oui, spontanément.

b. Plus ou moins, en faisant des recoupements.

c. Non.

20

La première question de ce test

a. Vous vous en souvenez immédiatement.

b. Vous devez faire un effort et vous vous trompez peut-être (vous citez une autre question).

c. Vous ne vous rappelez pas.

A	B	C

Total	A	B	C

Interprétation des résultats

Maximum de a.
Vous avez une bonne mémoire des faits et données de la vie quotidienne. Ce résultat montre que vous êtes quelqu'un d'attentif et d'organisé, et que vous êtes capable de vous concentrer sur des tâches routinières.

Maximum de b.
Vous retenez ce qui vous intéresse et vous évacuez ce qui vous paraît anodin. Vous affectez sans doute votre mémoire à d'autres éléments de votre vie privée ou professionnelle.

Maximum de c.
Si vous avez toujours été distrait, peu attentif aux détails du quotidien, ce test n'est pour vous qu'une confirmation. Cela peut vous gêner, mais c'est votre mode de fonctionnement. Ces oublis relèvent plus d'un manque d'attention (voir p. 136), d'organisation et d'intérêt que d'une mémoire défaillante. Vous pouvez le vérifier très simplement. Si vous avez répondu « c » à la question 10, par exemple, vous verrez qu'il vous suffit de prêter attention au prix affiché lors de votre prochain achat pour le mémoriser durablement. Si vos oublis sont récents, commencez par vous demander si vous n'êtes pas fatigué ou perturbé. Sachez aussi que les personnes qui souffrent d'un vrai trouble de la mémoire n'ont, la plupart du temps, pas conscience de leurs oublis (voir p. 134). Si malgré tout ce phénomène vous inquiète, faites pratiquer un vrai bilan dans une consultation mémoire.

Les **différentes formes** de mémoire

On divise aujourd'hui la mémoire en cinq modules principaux, qui interagissent les uns avec les autres : la mémoire de travail, les mémoires à long terme épisodique, sémantique et perceptive, et la mémoire procédurale.

La mémoire sous toutes ses formes

- **La mémoire de travail** est une mémoire à court terme. Nous l'utilisons pour retenir pendant quelques secondes un numéro de téléphone avant de le composer ou pour nous rappeler ce que nous sommes venus chercher dans une pièce. C'est aussi ce type de mémoire qui nous permet de garder à l'esprit les informations dont nous avons besoin pour parler, calculer ou réfléchir. Nous l'utilisons donc constamment dans la vie quotidienne.

- **La mémoire perceptive** correspond à l'empreinte laissée dans le cerveau par les images, les sons et les odeurs que nous avons perçus avant même qu'ils revêtent une signification. Elle permet au cerveau de reconstituer des représentations globales à partir de fragments, de détails d'éléments analytiques.

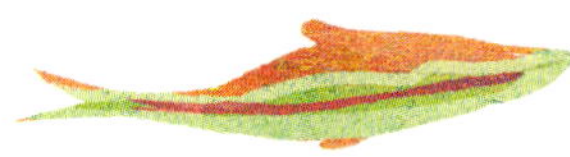

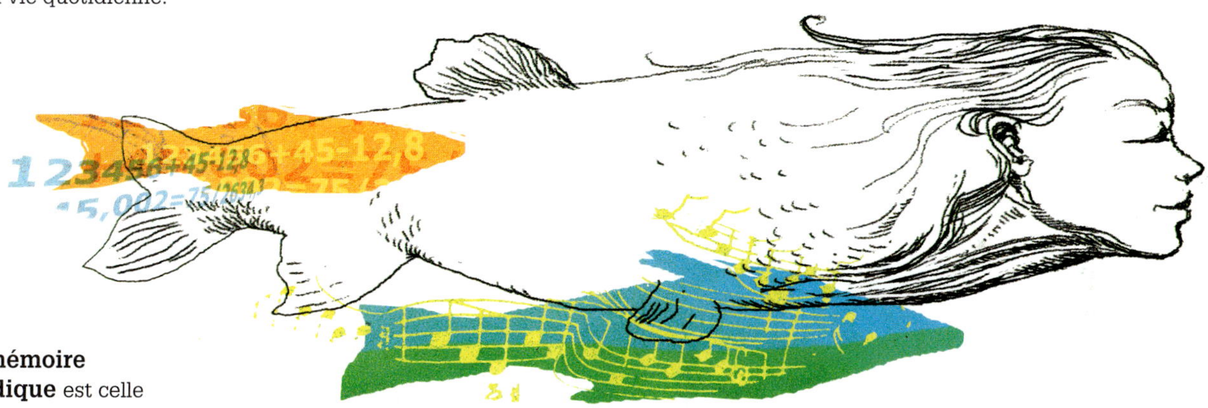

- **La mémoire épisodique** est celle des souvenirs personnels et d'événements vécus bien localisés dans le temps et l'espace. C'est elle qui nous permet de nous souvenir de scènes du passé avec toute leur intensité émotionnelle. Ce type de mémoire est fréquemment touché lors des amnésies.

- **La mémoire sémantique** correspond à des connaissances générales telles que le vocabulaire, des concepts ou des faits historiques, mais aussi à des informations sur nous-mêmes et nos proches, comme des noms ou des dates d'anniversaire. Ces données ne sont pas associées à un contexte particulier de mémorisation : nous ne savons généralement pas où et quand nous les avons stockées.

- **La mémoire procédurale** comprend le répertoire de nos aptitudes : savoir faire du vélo, jouer de la flûte, réciter un poème appris par cœur ou même marcher ; des savoir-faire acquis au fil des entraînements et qui sont devenus des automatismes.

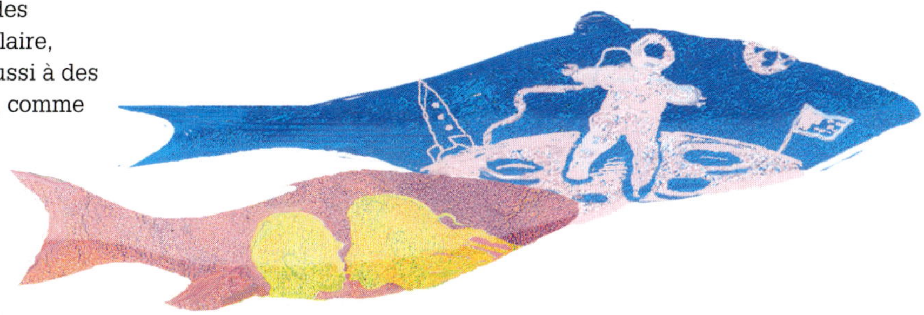

Une autre approche : mémoire explicite ou mémoire implicite

Les chercheurs subdivisent aussi la mémoire en deux grandes catégories : la mémoire explicite et la mémoire implicite, recouvrant plus ou moins les notions de mémoire déclarative et non déclarative. Selon cette dichotomie, les mémoires épisodique et sémantique sont explicites car elles mettent en jeu un rappel conscient des informations, et elles sont déclaratives car nous pouvons parler de ces informations (restituer nos connaissances sur le monde, raconter nos souvenirs personnels). À l'inverse, les mémoires procédurale et perceptive sont implicites car elles sont sollicitées de manière automatique, sans que nous en ayons conscience ; la mémoire procédurale est aussi non déclarative, car les automatismes sont difficilement verbalisables et s'expriment dans l'action.

Un moteur à trois temps

Faire fonctionner sa mémoire nécessite trois étapes : acquérir des informations, les stocker, puis les récupérer.

L'encodage. L'efficacité de la mémoire dépend d'abord de la première de ces étapes, l'encodage. C'est le traitement des informations entrant en mémoire et la manière dont elles sont associées à celles déjà stockées (le mot menthe, par exemple, pourra être relié à herbe, fraîcheur, thé, ou parfum…). L'encodage peut être volontaire, quand nous voulons par exemple apprendre une liste de mots, ou automatique, quand une image fugace nous reste en mémoire.

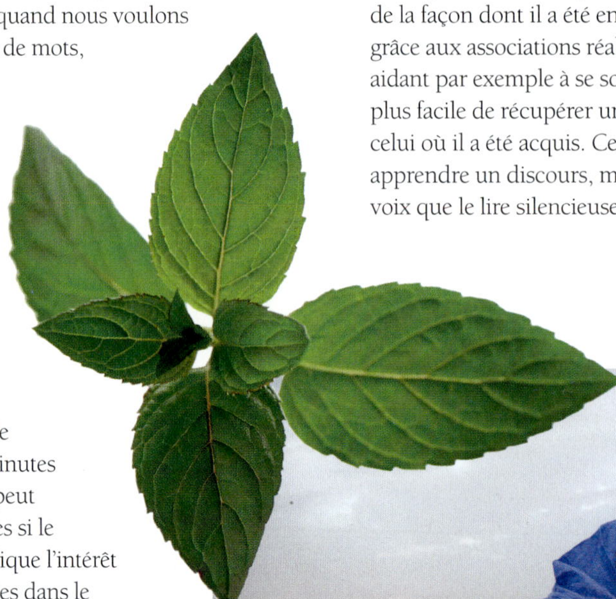

La consolidation. Pour ne pas disparaître, la trace du souvenir doit être consolidée. Cette étape se traduit par le renforcement de l'efficacité de certaines synapses et la création de connexions dans les circuits du cerveau activés lors de l'encodage. Débutant dans les minutes qui suivent l'apprentissage, elle peut se poursuivre pendant des années si le souvenir est réactivé, ce qui explique l'intérêt des séances d'entraînement étalées dans le temps. Le sommeil aussi joue un rôle fondamental dans ce processus de consolidation des souvenirs.

Le rappel. Une fois qu'un souvenir est gravé dans le cerveau, il faut pouvoir le récupérer. Cette opération dépend beaucoup de la façon dont il a été encodé, le rappel fonctionnant en effet grâce aux associations réalisées lors de l'encodage (le mot thé aidant par exemple à se souvenir du terme menthe). Il est aussi plus facile de récupérer un souvenir dans un contexte rappelant celui où il a été acquis. Ce qui explique pourquoi, pour apprendre un discours, mieux vaut le déclamer debout à haute voix que le lire silencieusement, assis à son bureau.

Je l'ai sur le bout de la langue !

Qui n'a jamais eu la sensation frustrante d'avoir un mot sur le bout de la langue ? Des études le confirment : nous sommes tous confrontés une fois par semaine en moyenne à cette situation. Cet oubli momentané, favorisé par l'âge ou la fatigue, concerne surtout les noms propres. Et, pourtant, l'information recherchée n'a pas disparu de notre mémoire : elle est simplement momentanément inaccessible. Pour la retrouver, il nous faut des indices. Solution facile lorsqu'il s'agit de termes courants associés à une multitude d'informations, mais plus compliquée à mettre en œuvre quand il s'agit de retrouver le nom d'une personne que nous sommes seuls à connaître. On peut se rappeler son visage ou sa profession sans qu'ils aient pour autant de lien direct avec son nom. La sensation que l'information recherchée est sur le point d'émerger de notre cerveau pour gagner le bout de notre langue vient du fait que nous ne retrouvons pas le nom associé à cette personne alors que les souvenirs qu'elle évoque sont intacts.

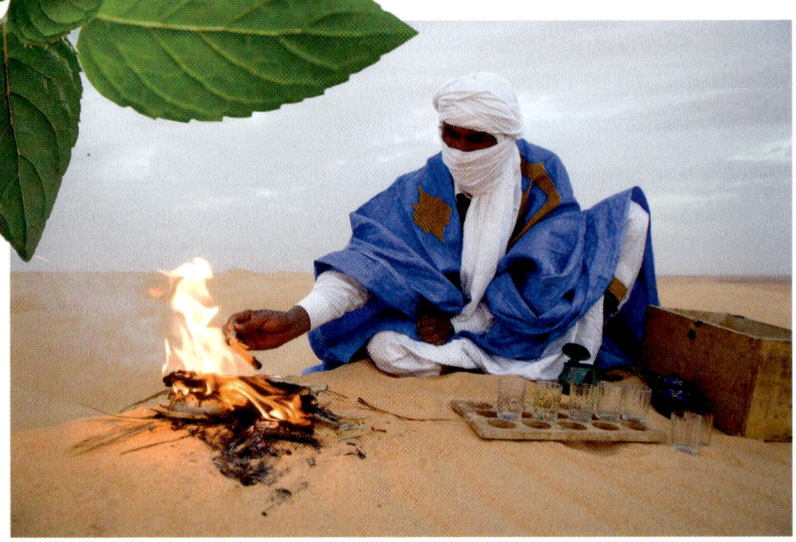

L'association des mots thé et menthe peut être liée à la répétition d'une pratique ancestrale. La transmission des traditions fait intervenir à la fois l'encodage, la consolidation et le rappel.

Les mots mystérieux

Quand on cherche un mot, on essaie souvent de le faire « venir » en évoquant tout ce que l'on sait à son sujet. C'est le type de démarche que vous propose ce jeu : à l'aide d'indices successifs, vous devez identifier des noms propres ou communs. Munissez-vous d'une feuille en guise de cache et découvrez les indices un à un, en essayant d'en utiliser le minimum.

Ils ont marqué l'Histoire

Qui suis-je ?

1. Je suis né à Saint-Germain-en-Laye au XVIIe siècle.
2. Je suis monté sur le trône de France à l'âge de 5 ans.
3. J'ai agrandi le territoire de la France, donnant à Vauban le soin de fortifier les villes conquises.
4. J'ai mis en place l'État centralisé.
5. J'ai choisi moi-même mon surnom, en rapport avec un astre.

a. ....

Qui suis-je ?

1. Je suis un navigateur français du XVIe siècle, originaire de Saint-Malo.
2. Je suis aussi connu pour mes talents d'interprète français-portugais.
3. J'ai fait trois voyages en terre canadienne.
4. J'ai baptisé une montagne Mont-Royal qui donnera plus tard Montréal.
5. Je suis à l'origine de l'expression « faux comme des diamants du Canada ».

b. ....

Qui suis-je ?

1. Ma statue a été érigée sur la place d'Iéna, à Paris.
2. Mon effigie figure sur les billets de 1 dollar et les pièces de 25 cents.
3. J'ai participé à la rédaction de la Constitution américaine.
4. Une grande ville américaine porte mon nom.
5. J'ai été élu président des États-Unis en 1789.

c. ....

Ils nous enchantent

Qui sommes-nous ?

1. Notre groupe s'appelait à l'origine les Quarrymen.
2. Nous sommes les artistes qui ont vendu le plus de disques au monde.
3. Nous nous sommes officiellement séparés il y a plus de 30 ans.
4. Les initiales de l'un de nos tubes phares sont LSD.
5. Nous étions quatre garçons dans le vent.

d. ....

Qui suis-je ?

1. J'ai joué dans la version française de *la Légende de Jimmy.*
2. En 2008, j'ai joué dans la comédie musicale *Je m'voyais déjà*.
3. Originaire du Québec, je vis aujourd'hui à Biarritz.
4. J'ai épousé Pierre Arostéguy en 2004.
5. Mon premier titre célèbre en France : *Si j'étais un homme*.

e. ....

Qui suis-je ?

1. Je suis née à Belleville en 1915.
2. Mon nom d'artiste désigne aussi familièrement un moineau.
3. J'ai sauvé l'Olympia de la faillite grâce à quelques concerts.
4. Quand il me prend dans ses bras, qu'il me parle tout bas, je vois…
5. Marion Cotillard m'a incarnée au cinéma en 2007.

f. ....

Tellement communs mais si utiles

Qui suis-je ?

1. Vert, je deviens noir pour vous séduire.
2. Je me présente sous la forme de grains ou de poudre.
3. J'interviens souvent à la fin du repas.
4. Je suis aussi un lieu de convivialité.
5. On me déguste au lait, glacé, frappé, liégeois, turc, italien.

g. ....

Qui suis-je ?

1. Je fonctionne toujours par paire.
2. Je complète souvent la parole.
3. Petite, je suis une apprentie couturière.
4. Aux cartes, je reviens à celui dont c'est le tour de jouer.
5. Je peux être de justice, de Fatma, courante ou encore chaude.

h. ....

Qui suis-je ?

1. On m'écarte au début d'une partie de tarot.
2. « De mer », je regroupe de nombreux squales.
3. Je peux désigner les personnes méprisables.
4. Les femmes qui m'ont sont remarquées pour leur allure.
5. J'incarne le meilleur ami de l'homme.

i. ....

Solutions : a. Louis XIV. **b.** Jacques Cartier. **c.** George Washington. **d.** Les Beatles. **e.** Diane Tell. **f.** Édith Piaf. **g.** Café. **h.** Main. **i.** Chien.

Des **lieux** de mémoire

Le cerveau n'abrite pas un centre unique de la mémoire où serait stocké l'ensemble de nos souvenirs et de nos savoirs. Ces derniers sont au contraire distribués dans les deux hémisphères cérébraux.

Petits dîners entre amis

Le souvenir d'un dîner entre amis, par exemple, peut être comparé à une mosaïque associant des visages familiers – traités par les aires visuelles du cortex –, la musique écoutée ce soir-là – dont la trace persiste dans les aires auditives –, et l'odeur des plats – ayant flatté le cortex olfactif. Évoquer ce bon moment revient à activer des neurones dans ces différentes zones, car les expériences vécues laissent des traces dans le cerveau en modifiant l'efficacité de certaines synapses et en en créant de nouvelles. C'est cette capacité du cerveau à remodeler ses circuits qui sous-tend la mémoire. Dans le cas du dîner entre amis, c'est la vigueur des connexions entre les neurones des différentes aires concernées (visuelles, auditives, olfactives) qui conditionne la qualité du souvenir.

Même si les souvenirs sont ainsi distribués, il n'en reste pas moins que le fonctionnement des différents types de mémoire dépend de structures particulières du cerveau. L'étude de patients amnésiques puis les techniques d'imagerie médicale ont permis d'identifier les principales zones-clés de la mémoire.

L'hippocampe

L'hippocampe et les régions cérébrales qui le jouxtent (les cortex cingulaire et entorhinal) jouent un rôle fondamental dans la formation des nouveaux souvenirs (la mémoire épisodique) ainsi que dans la mémoire spatiale. L'hippocampe est relié par des voies nerveuses à l'ensemble du cortex. Il reçoit ainsi des informations en provenance des différentes régions cérébrales et leur envoie d'autres informations en retour. C'est cette boucle de rétroaction qui permet de relier les éléments épars des souvenirs et de les consolider. L'hippocampe participe aussi au rappel des informations et permet de revivre les événements – même si, à long terme, certains souvenirs pourraient s'en affranchir et être évoqués sans sa participation.

L'amygdale

L'amygdale est essentielle à la mémoire émotive. Activée notamment lors d'épisodes de peur, elle traite l'aspect émotionnel des souvenirs. L'hippocampe et l'amygdale appartiennent tous deux à un ensemble de structures cérébrales connues pour leur rôle dans la mémoire et les émotions : le système limbique.

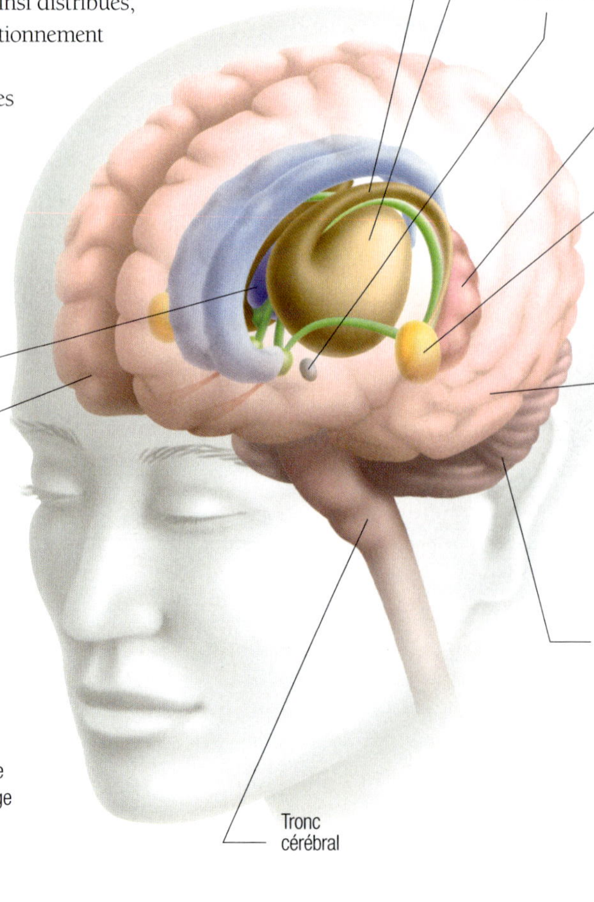

Les lobes temporaux

Les lobes temporaux sont surtout impliqués dans la mémoire sémantique.

Les lobes frontaux

Les lobes frontaux interviennent dans l'acquisition et la récupération des informations gardées en mémoire, le lobe gauche étant plutôt utilisé pour l'encodage et le lobe droit pour le rappel. Ils sont également activés dans la mémoire de travail quand ils coopèrent avec d'autres régions du cortex, qui leur fournissent des informations à court terme.

Le striatum et le cervelet

Le striatum et le cervelet jouent un rôle important dans la mémoire procédurale, celle des habiletés, des savoir-faire. Le premier fait partie d'un ensemble de structures, appelées ganglions de la base, intervenant dans la motricité. Le cervelet joue un rôle fondamental dans l'équilibre et la planification des mouvements.

L'**oubli**, une faculté **au service** de la **mémoire**

Oublier une information est souvent perçu comme un handicap. L'oubli, c'est-à-dire l'impossibilité transitoire ou définitive d'évoquer un souvenir ou un savoir, est pourtant essentiel au bon fonctionnement de la mémoire.

Un sélectionneur efficace

La mémoire remplit deux fonctions qui peuvent paraître contradictoires : elle enregistre le plus fidèlement possible certaines informations et, d'autre part, elle organise, compare, dégage des points communs et opère des généralisations. Ces différentes opérations impliquent l'oubli des détails. Elles permettent par exemple d'associer au mot chien un concept générique, et non un catalogue de représentations animales. En pratique, sauf pour les événements particulièrement heureux ou malheureux, qui restent vivaces toute la vie, la majorité des souvenirs disparaît ou s'estompe avec le temps.

La vraie nature de l'oubli

La nature de l'oubli fait encore débat. L'information est-elle définitivement effacée de la mémoire ou bien reste-t-elle présente, mais inaccessible ? Des études neurobiologiques menées sur des animaux de laboratoire confortent la première théorie, celle de l'effacement (ou du déclin) de la trace. Dans les heures ou les jours qui suivent un apprentissage, les modifications intervenues dans les circuits neuronaux ont tendance à régresser spontanément si elles ne sont pas consolidées par une répétition de la tâche. Selon une première hypothèse, ce phénomène serait lié à l'effacement définitif de certains circuits, à l'image de chemins qui ne seraient plus empruntés. Mais on peut aussi penser que l'information considérée comme oubliée n'est pas réellement perdue, mais seulement difficile à retrouver. Les connaissances ou les souvenirs ont tendance à interférer les uns avec les autres, ce qui rend parfois leur récupération plus difficile. L'acquisition de nouvelles informations peut ainsi gêner le rappel de données anciennement acquises ou, à l'inverse, des souvenirs anciens peuvent entraver la mémorisation de faits nouveaux. Enfin, d'après une autre théorie, proche de la psychanalyse, celle de l'oubli motivé, des souvenirs désagréables ou traumatiques sont refoulés dans l'inconscient, sans pour autant disparaître définitivement puisqu'une thérapie peut les faire resurgir.

L'oubli en courbe

Après avoir mémorisé une liste d'informations, nous en oublions rapidement près de 70 %. Ensuite, cette perte se ralentit. Établie à partir des travaux du psychologue allemand Hermann Ebbinghaus (1850-1909), la courbe ci-contre montre en effet que, contrairement à ce que l'on pourrait croire (courbe bleue du schéma), l'oubli est massif peu de temps après l'apprentissage, puis beaucoup plus lent. Nous préservons ainsi environ 20 % des souvenirs de départ, lesquels seront susceptibles d'être mémorisés très longtemps. Plus le stock initial d'informations est riche, plus ce qui nous en reste au bout de quelques semaines (les 20 %) est naturellement important. Mais, surtout, cette courbe n'est pas figée, les différentes techniques d'apprentissage et de mémorisation (voir p. 62-64 et 158-163) permettant précisément d'augmenter la proportion des souvenirs à long terme.

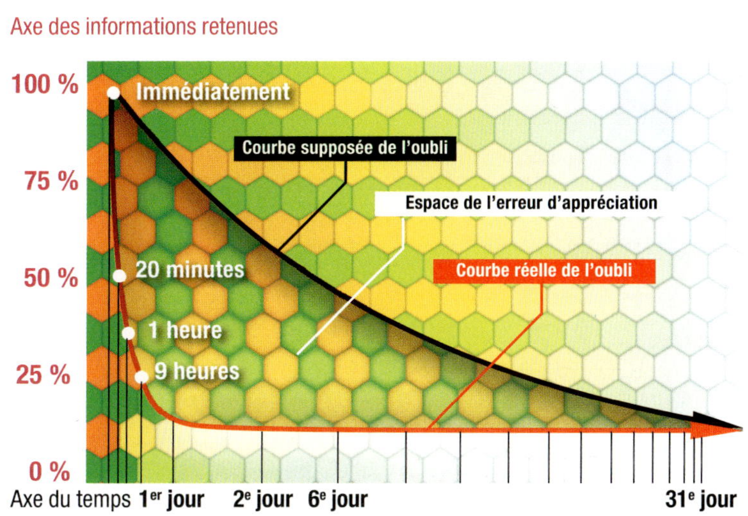

Quand **la mémoire flanche**

L'amnésie est le principal trouble de la mémoire. Un symptôme dont les causes comme les manifestations sont aussi diverses que variées.

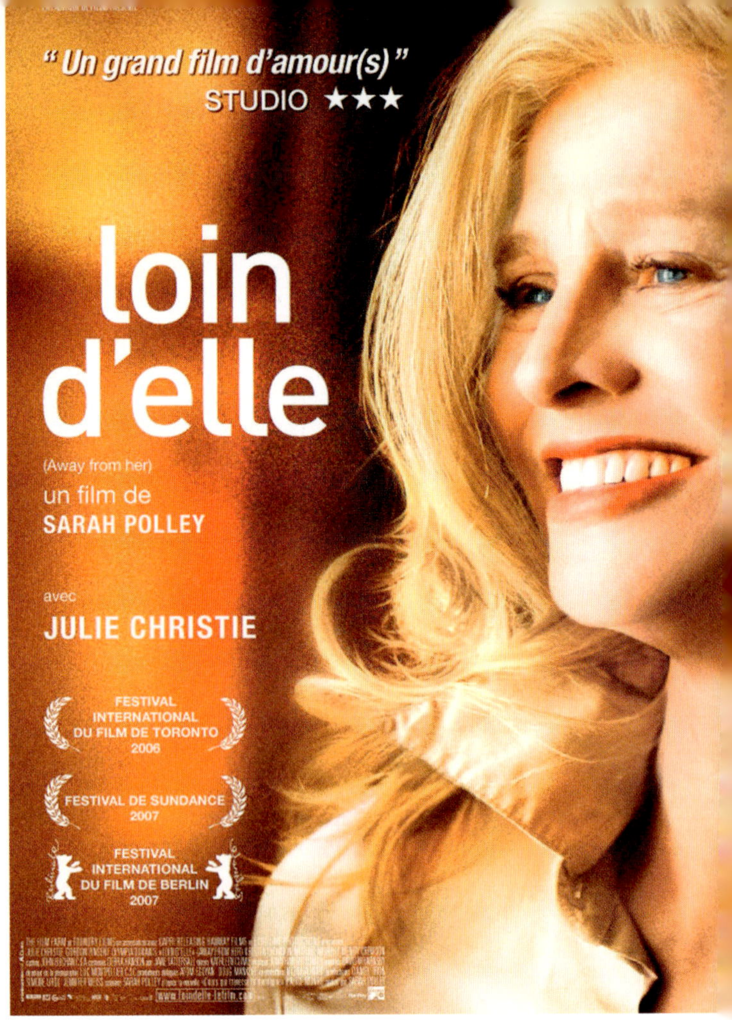

L'amnésie résultant d'un accident ou d'une maladie dégénérescente mais aussi son impact sur la vie de l'individu et ses proches ont été racontés par de nombreux réalisateurs comme dans *la Mémoire dans la peau* (2002), *Se souvenir des belles choses* (2002) ou *Loin d'elle* (2007, ci-dessus).

Le syndrome amnésique

C'est sans doute la forme la plus grave d'amnésie. Dans la plupart des cas, elle est causée par des lésions touchant les deux côtés du cerveau, dans des régions liées à la mémoire épisodique.

La perte de mémoire se limite parfois aux minutes précédant un accident, après un traumatisme crânien ayant entraîné une brève perte de conscience, par exemple. Mais, dans les cas les plus graves, elle peut s'étendre sur plusieurs décennies : le malade perd alors une partie substantielle de son passé. Ce déficit, qui porte sur les souvenirs stockés, n'est pourtant pas le plus invalidant. Les malades souffrant de syndrome amnésique ont également des difficultés à mémoriser de nouveaux souvenirs. Ils oublient au fur et à mesure ce qu'ils ont fait dans la journée, la teneur des conversations, le nom et le visage des personnes rencontrées, ce qu'ils ont vu… Cette incapacité à fixer de nouveaux souvenirs peut figer le patient dans le temps. il ne perçoit pas le passage des ans et pense avoir le même âge qu'au moment de son accident.

Certains volets de la mémoire sont préservés, comme la mémoire de travail. L'amnésique peut retenir pendant quelques minutes une courte liste de mots ou de chiffres, puis la restituer, mais il l'oublie dès qu'il arrête de concentrer son attention sur l'exercice. La mémoire des habiletés, ou mémoire procédurale, est également maintenue. En outre, des études récentes indiquent que ces malades peuvent acquérir de nouvelles connaissances générales, tels les noms de nouvelles célébrités ou des mots récemment entrés dans le vocabulaire : leur mémoire sémantique semble donc préservée.

Le syndrome de Korsakoff

Chez les grands buveurs, l'abus d'alcool entraîne une carence en vitamine B1 qui engendre des lésions cérébrales. La conséquence en est une incapacité à fixer de nouveaux souvenirs doublée d'une amnésie concernant aussi le passé. Le malade, qui est souvent inconscient de son trouble, a tendance à fabuler. Sa mémoire implicite semble néanmoins préservée. Sergueï Korsakoff (1854-1900), le psychiatre russe qui a identifié ce syndrome, raconte ainsi que l'un de ses malades, qui ne se rappelait pas l'avoir déjà vu dans la journée, lui redisait bonjour chaque fois qu'il le croisait, mais, sans lui tendre la main – ce qui tendait à montrer qu'il avait gardé le souvenir implicite de leur première rencontre.

Des amnésies sélectives

D'autres amnésies concernent un type précis d'informations. Dans la démence sémantique, liée à la dégénérescence de certains neurones du lobe temporal externe, les malades perdent le sens des mots et des concepts : c'est donc essentiellement la mémoire sémantique qui est touchée. Dans l'amnésie frontale, causée par des lésions des lobes frontaux, c'est surtout le rappel spontané des informations qui est défectueux : le sujet est incapable de répéter une liste de mots, mais il peut en reconnaître un certain nombre ; ce qui révèle à la fois un défaut d'attention et une incapacité à récupérer des informations ayant une finalité précise. Enfin, certaines amnésies portent sur les visages, les objets ou les gestes.

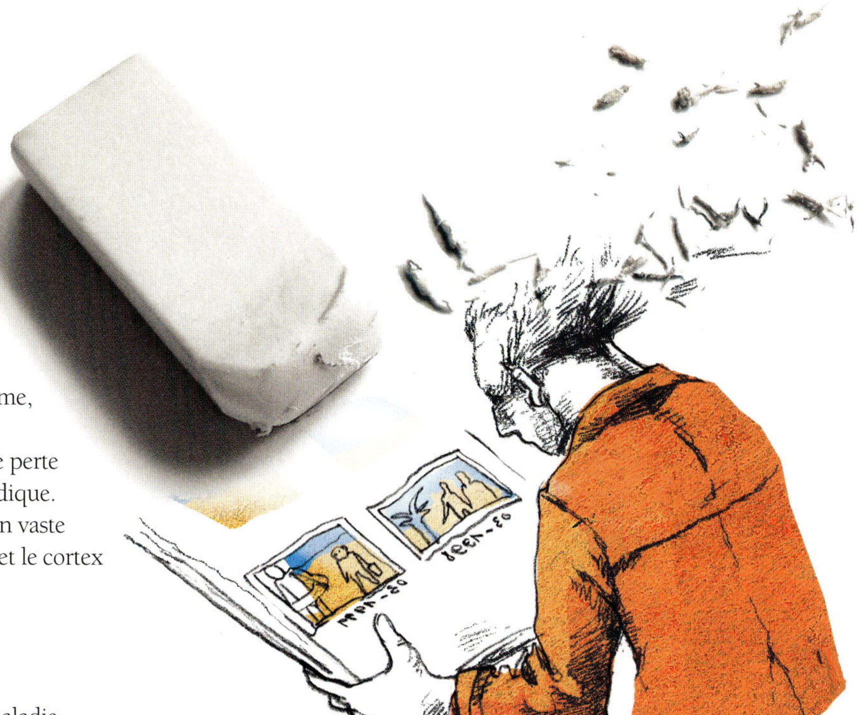

Le syndrome du trou noir

Cet étrange syndrome peut survenir chez une personne en bonne santé, ayant généralement dépassé la cinquantaine. Pendant la crise, qui ne dure que quelques heures, le sujet perd un pan de son passé et oublie instantanément tout ce qui vient de se dérouler. Il reste pourtant parfaitement capable de conduire sa voiture ou même, s'il est professeur, de donner un cours !

Cet « ictus » amnésique correspond donc à une perte brutale, sélective et transitoire de la mémoire épisodique. Il serait dû à un dysfonctionnement temporaire d'un vaste circuit cérébral incluant la région de l'hippocampe et le cortex préfrontal.

La maladie d'Alzheimer

L'atteinte de la mémoire est le premier signe de la maladie d'Alzheimer, qui est caractérisée par une atrophie de l'hippocampe. Les souvenirs anciens sont mieux préservés que les faits récents, mais la mémoire de travail et la mémoire sémantique sont assez vite touchées. À mesure que la maladie évolue, les pertes peuvent prendre des proportions dramatiques, le malade oubliant même qu'il a une famille.

La mémoire procédurale, celle des automatismes acquis au fil des années, reste en revanche longtemps préservée. Un malade pourra ainsi chanter une comptine ou exécuter des pas de danse alors qu'il n'est plus capable de parler. Même si, à la longue, le répertoire des gestes n'est pas épargné (écrire, s'habiller, se laver…), la programmation automatique reste plus longtemps efficace que l'exécution volontaire d'un mouvement. Désorienté devant une table dressée, un malade se mettra ainsi à manger si on lui met une fourchette dans la main. D'où l'idée de créer des programmes de rééducation s'appuyant sur cette partie encore fonctionnelle de la mémoire, pour tenter d'instaurer de nouveaux automatismes facilitant la vie quotidienne. Le principe est de favoriser l'apprentissage implicite par la répétition des gestes, sans donner de consigne orale, autrement dit de « faire faire » plutôt que de « dire de faire ». Pour aider un malade à se repérer dans son nouveau lieu de vie, par exemple, mieux vaudra lui faire parcourir un trajet en silence plusieurs fois en le prenant par le bras que lui expliquer le parcours en détaillant chaque étape (première à droite, deuxième à gauche…).

Les principales causes d'amnésie

- Un accident entraînant un traumatisme crânien.
- Un accident vasculaire cérébral, une tumeur cérébrale, une crise d'épilepsie, une infection cérébrale, un trouble neurodégénératif (maladie d'Alzheimer, par exemple), une maladie psychiatrique…
- Une carence en vitamine B1 (liée à l'alcoolisme chronique, par exemple).
- Une intoxication causée par des émanations de monoxyde de carbone, l'abus de certains médicaments…
- Un choc psychologique.
- Une chirurgie du cerveau ayant causé une lésion cérébrale.

Les symptômes varient beaucoup selon l'origine du trouble. Mais, dans la plupart des cas, les souvenirs relevant de la mémoire épisodique sont particulièrement fragiles.

Le syndrome de stress post-traumatique

Guerre, attentat, agression : un événement violent peut provoquer un syndrome de stress post-traumatique très invalidant. Son souvenir tend à envahir le quotidien du malade, qui se le remémore en boucle et reste hanté par ce qu'il a vécu. Chez lui, le processus normal d'effacement du souvenir ne s'est pas déclenché.

Un événement de ce type peut exceptionnellement avoir un effet inverse : la victime oublie alors un pan entier de son passé, et parfois même son nom et son adresse. Cette amnésie dite psychogène peut ne durer que quelques heures ou se prolonger plusieurs mois.

L'impact de telles expériences sur la mémoire résulte d'une stimulation de l'amygdale, une structure impliquée dans le traitement des émotions, en particulier de la peur. Cette réaction pourrait être enrayée par l'administration, dans les heures qui suivent une agression, de propanol (un bêtabloquant habituellement prescrit dans le traitement de l'hypertension artérielle), susceptible d'effacer non pas le souvenir de l'événement traumatique, mais la souffrance qui y est associée.

L'attention dans tous ses **états**

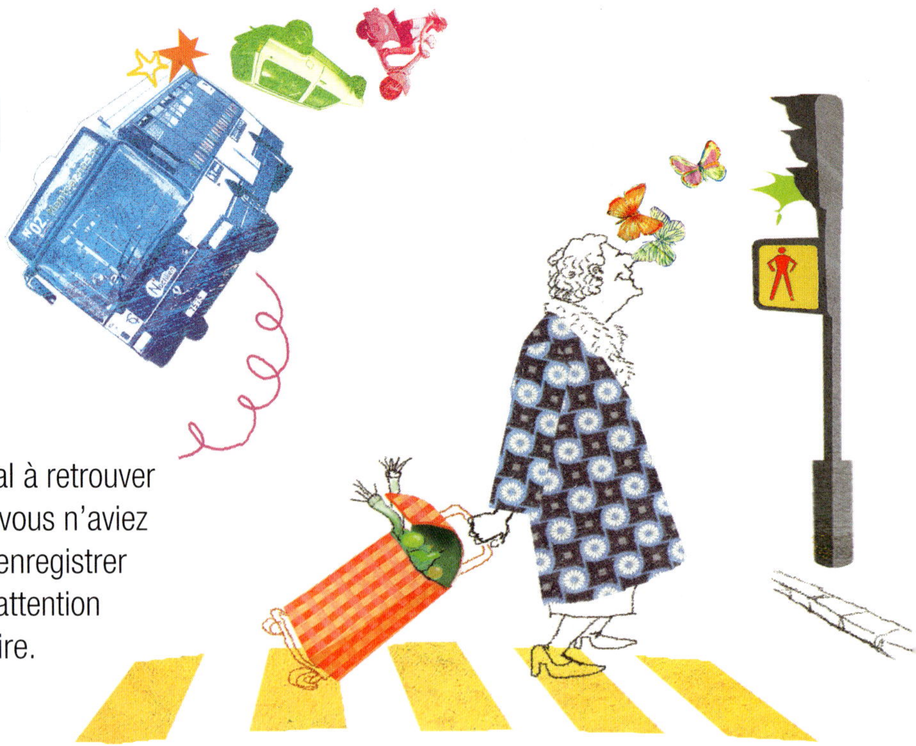

Vous est-il déjà arrivé d'avoir du mal à retrouver votre voiture dans un parking ? Si vous n'aviez pas au préalable pris la précaution d'enregistrer quelques repères visuels, c'est votre attention qui était en cause et non votre mémoire.

L'effort d'attention

L'attention est au centre du fonctionnement de la mémoire de travail (voir p. 142) : elle sélectionne et stocke temporairement des informations perçues et d'autres issues de la mémoire afin de les traiter – de les comparer, dans le cas présent.
L'attention est une fonction qui agit à la fois sur nos sens et sur notre mémoire, quand cette dernière récupère des éléments qu'elle a stockés et les compare avec ce que nous avons perçu. Cette double activité implique des efforts et ne peut être maintenue très longtemps sans être accompagnée d'une baisse des performances et d'une sensation de fatigue. Pour cette raison, les psychologues l'ont définie comme un mécanisme gérant des capacités limitées : la prise en compte d'une seule idée ou d'une seule suite d'idées, ou bien la sélection d'une partie seulement de notre environnement sensoriel, tels un détail d'un tableau ou le son d'un seul instrument dans une symphonie. Elle sert donc principalement à faire le tri entre plusieurs informations, que ces dernières soient sensorielles ou mnésiques (issues de la mémoire). Des études récentes ont élargi sa fonction sélective à la préparation de nos actes moteurs, une opération qui nous permet d'effectuer le bon geste au bon moment.

L'attention peut être spontanée (quand elle répond à une curiosité immédiate, à une stimulation soudaine provenant de notre environnement, comme un bruit inattendu) ou volontaire (lorsqu'elle vise un objectif à atteindre à plus ou moins longue échéance). Nous pouvons alternativement passer de l'une à l'autre de ces deux formes, comme c'est le cas lorsque nous nous focalisons sur une tâche et qu'un élément inhabituel de l'environnement nous distrait ou nous alerte.

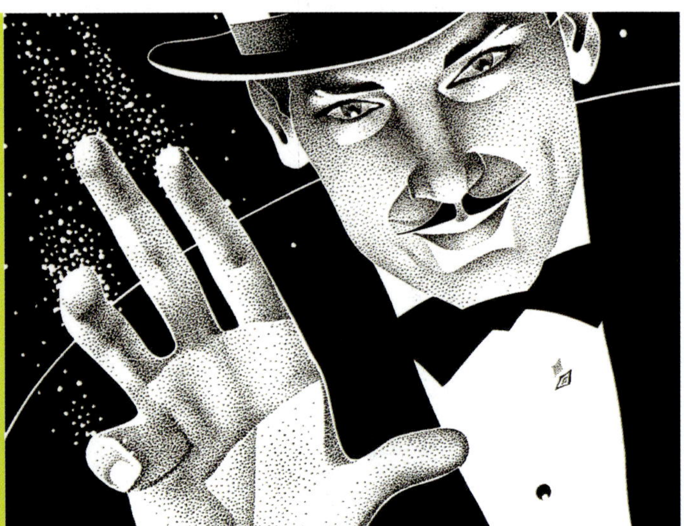

La prestidigitation repose sur l'attention visuelle. Par ses gestes ou ses paroles, le magicien détourne ou oriente votre attention tout en réalisant une manipulation « sous vos yeux ».

La vigilance

La vigilance correspond à un niveau d'éveil, de réceptivité ou d'alerte pouvant varier selon notre état de fatigue ou le moment de la journée. Elle est nécessaire à l'attention, mais pas suffisante : on peut être plus ou moins vigilant sans pour autant être attentif.

Lorsque nous réalisons des activités routinières ou monotones (conduite automobile, par exemple), il nous arrive souvent de « décrocher » : notre attention s'envole et nous fonctionnons en « mode automatique ». Cette distraction peut avoir des conséquences plus ou moins graves, de la simple étourderie à l'accident (chute, collision routière…). Cependant, notre cerveau maintient un niveau minimal d'éveil, la vigilance, qui nous permet, le plus souvent, de repérer des erreurs comportementales et de les éviter.

La concentration

La concentration est le maintien durable et astreignant d'un bon niveau d'efficacité lors d'une activité particulière. L'une des premières études sur la concentration, publiée en Angleterre en 1958, reposait sur l'observation de contrôleurs aériens. Leur travail exige une attention très soutenue et prête à recevoir à la fois des informations visuelles, comme celles données par les écrans de contrôle radar, et des informations auditives pour communiquer avec leurs collègues et les pilotes. Cet effort de concentration ne peut être maintenu très longtemps, ce qui explique les horaires de travail limités de ces professionnels et la fréquence de leurs pauses.

Les difficultés de concentration

La capacité de concentration varie selon les individus, en fonction de critères personnels et environnementaux, de la fatigue, des préoccupations, du moment de la journée, de l'environnement (calme, bruyant…), de l'intérêt ou de l'importance que revêt l'activité.

La difficulté de la tâche génère un état de concentration optimal. Si le niveau de réussite fixé ne peut être atteint ou si la pression du milieu est trop forte, les performances chutent : l'effort d'attention sur une activité trop complexe ne peut être maintenu longtemps. Mais une tâche trop simple ou répétitive a finalement le même effet : elle fait baisser l'attention et les performances par manque de stimulation et d'intérêt.

La tristesse mobilise toute notre énergie et provoque un désintérêt pour les autres préoccupations. Une étude publiée en 2004 montre, par exemple, que le risque de collision sur la route est multiplié par quatre dans la période qui suit un divorce. Plus généralement, on sait que les états dépressifs ou un stress prolongé s'accompagnent de difficultés de concentration.

L'effort dépend non seulement de l'intérêt que revêt la tâche, mais aussi du sentiment de satisfaction lié à sa réussite. Plus le plaisir est grand, moins la sensation d'effort semble importante. Un sportif qui gagne un match éprouve moins de fatigue que celui qui le perd, bien que les deux aient fourni autant d'efforts.

Peut-on faire attention à plusieurs choses en même temps ?

Les actions qui relèvent d'une même activité ou qui sont dirigées vers un même but peuvent être produites en même temps sans difficulté. Nous pouvons ainsi simultanément : percevoir l'odeur d'une fleur et la distinguer des autres par sa couleur, sa forme, la disposition de ses pétales et de ses feuilles ; observer un papillon qui s'approche ; identifier cette fleur et ce papillon en cherchant dans notre mémoire le souvenir d'autres fleurs et d'autres papillons dont nous connaissons le nom. Les réponses motrices que nous pouvons effectuer en même temps que cette analyse d'informations sont nombreuses : diriger notre regard vers le papillon, sourire, nous pencher, avancer la main vers la fleur ou le papillon…

Cette possibilité est due au fait que toutes ces opérations concourent à un même objectif : l'observation naturaliste. En revanche, s'il nous faut en plus répondre au téléphone, les données recueillies ne pourront pas toutes être prises en compte simultanément, mais successivement.

Deux activités distinctes peuvent néanmoins être effectuées en même temps si l'une d'elles s'exerce de façon automatique : suivre une conversation (activité contrôlée) et marcher ou conduire (activités automatiques), par exemple. Les automatismes diminuent l'effort d'attention et libèrent la conscience, qui peut se porter sur d'autres activités mentales ou motrices (voir aussi p. 140).

Malgré tout, il arrive qu'une activité contrôlée prenne le pas sur une activité automatique, notamment si la charge émotionnelle est trop importante. Ainsi, nous pouvons téléphoner tout en conduisant, mais, si nous apprenons un événement grave, l'analyse de la conversation devient prioritaire sur la conduite. Dans ce cas, le risque d'accident est élevé si on ne s'arrête pas.

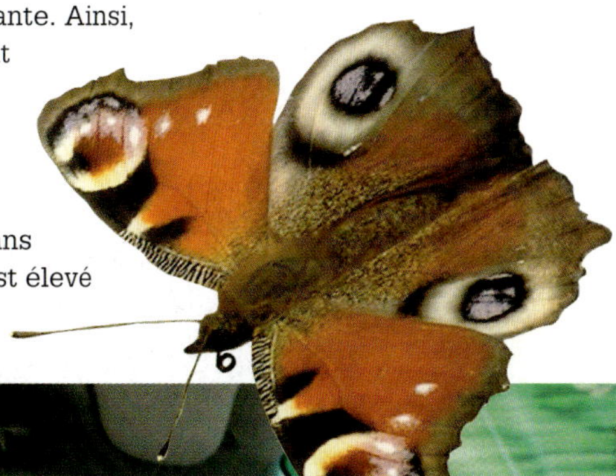

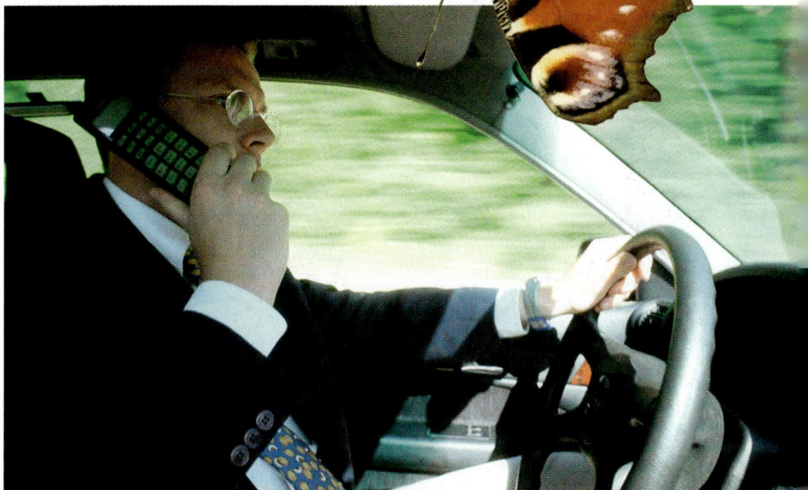

Quel est votre degré d'attention visuelle ?

Les jeux rassemblés dans ces pages ont pour but de vous aider à stimuler votre attention visuelle mais aussi à accroître votre capacité de concentration. Essayez de faire ces jeux le plus rapidement possible, sans jamais dépasser 5 minutes.

Vie courante

1. Observez ce dessin pendant 3 minutes, puis cachez-le.

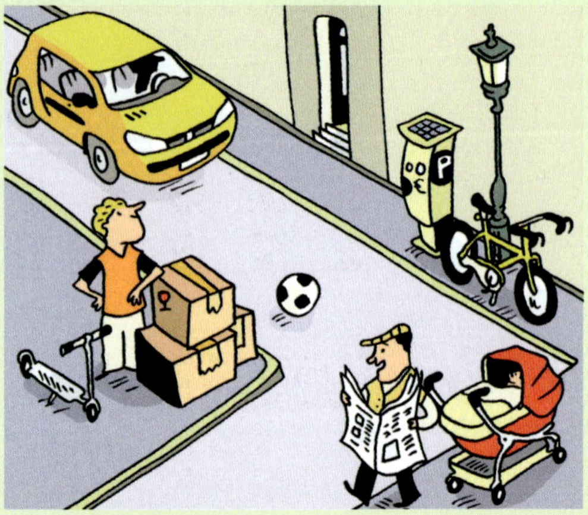

2. Reportez au bon emplacement le numéro des vignettes placées sur le côté.

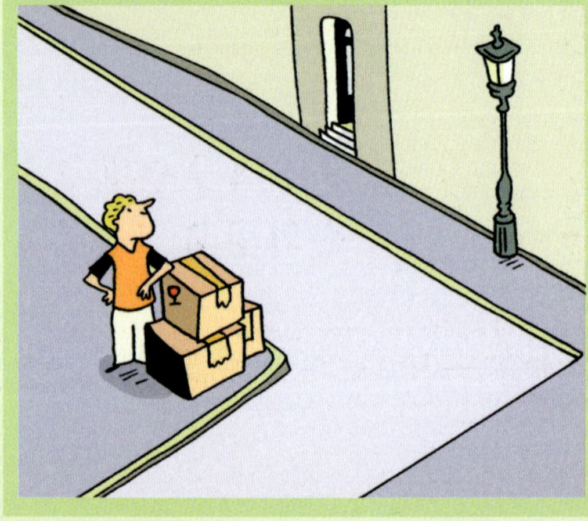

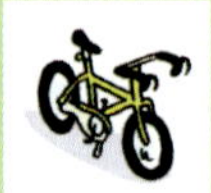
a

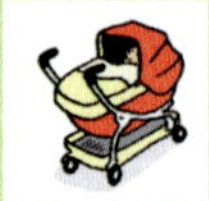
b

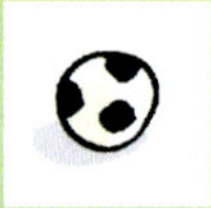
c

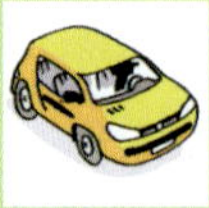
d

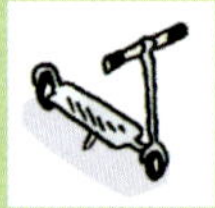
e

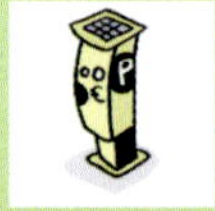
f

Jeu de mots

En changeant une seule lettre dans chacun des mots ci-dessous, vous pourrez faire appartenir chaque série de mots à un seul domaine.

BIGOT ....

CARTE ....

FONDRE ....

SOUTE ....

Domaine ....

BROSSE ....

BALCON ....

PALOT ....

SACRE ....

Domaine ....

Figures entremêlées

Retrouvez les 3 figures qui, enchevêtrées, forment le dessin ci-contre.

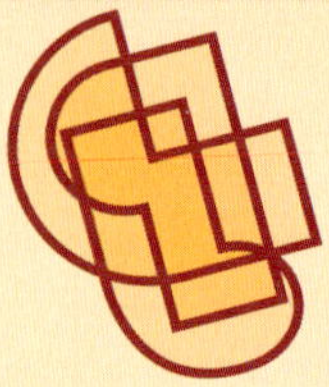

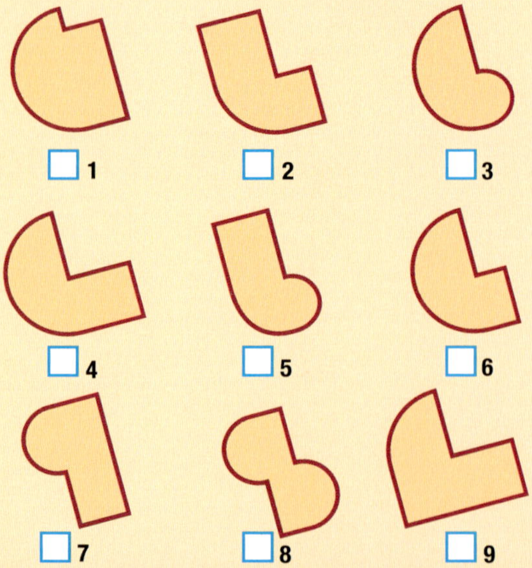

☐ 1 ☐ 2 ☐ 3

☐ 4 ☐ 5 ☐ 6

☐ 7 ☐ 8 ☐ 9

Épreuve de barrage

Barrez le symbole-cible à chaque fois qu'il se présente dans la série qui suit.

Cible 1 =  **Cible 2 =** ♄ **Cible 3 =** 

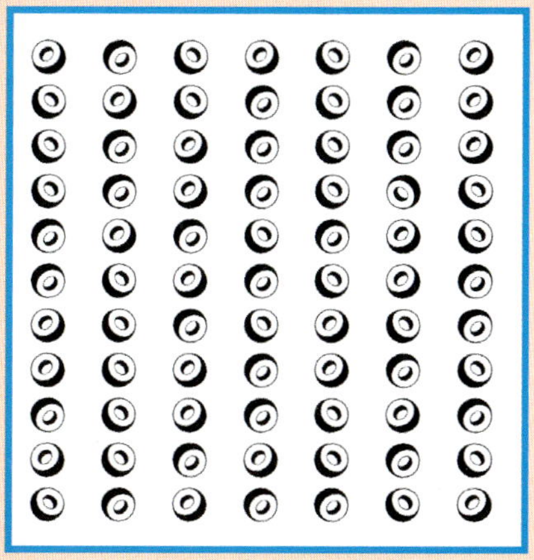

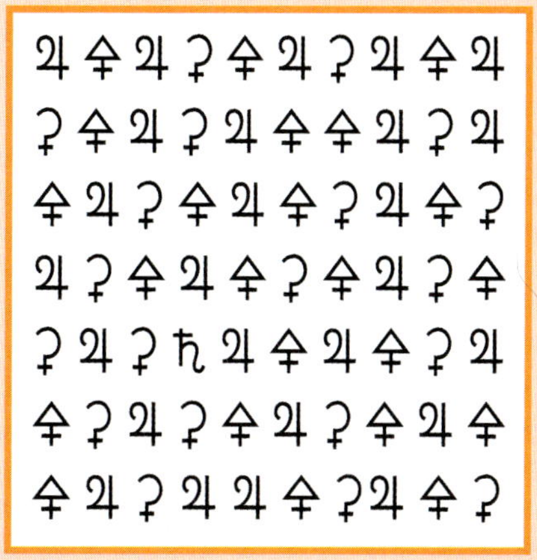

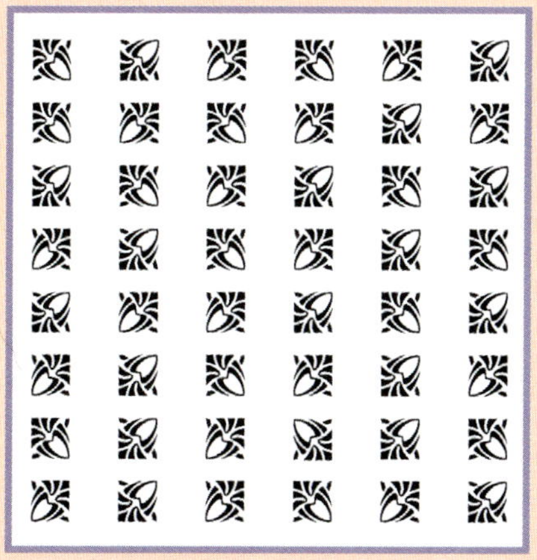

Des chiffres et des lettres

1. Suite de chiffres

Combien de fois la série de chiffres 467 apparaît-elle dans cette suite ? Comptez au maximum 1 minute pour répondre.

2765146794634189467148672

4390467741546290346798290

3646756746294467725467725

.... **467**

2. Lettres

Combien comptez-vous de E dans la phrase suivante ? Comptez au maximum 1 minute pour répondre.

« L'usage intempestif du téléphone portable témoigne souvent de difficultés à se concentrer, ainsi que d'un besoin d'évacuer ses problèmes ou ses émotions en les transmettant à ses interlocuteurs. »

.... **E**

L'épreuve de Stroop

Cette épreuve montre toute la difficulté qu'il y a à traiter simultanément deux informations contradictoires, dont l'une semble contrôlée (la reconnaissance des couleurs) et l'autre automatique (la lecture). L'objectif est de nommer le plus rapidement possible la couleur de l'encre d'un mot qui désigne une couleur différente.

Dites à haute voix de quelle couleur sont les mots suivants.

Violet **Orange** **Vert**

Violet **Rouge** **Vert**

Bleu **Bleu**

Vous êtes obligé de faire un effort de concentration car la lecture du mot vient automatiquement, s'impose à vous, et fait obstacle à la verbalisation de la couleur. Avec l'entraînement, l'exercice devient certes plus facile, car vous vous familiarisez avec cette gymnastique mentale inhabituelle, mais l'effet Stroop persiste quand même.

Solutions : Jeu de mots : Gigot, tarte, fondue, soupe appartiennent au domaine de la cuisine. Crosse, ballon, palet et sabre sont du domaine du sport. **Figures entremêlées :** 4, 5, 7. **Épreuve de barrage :**

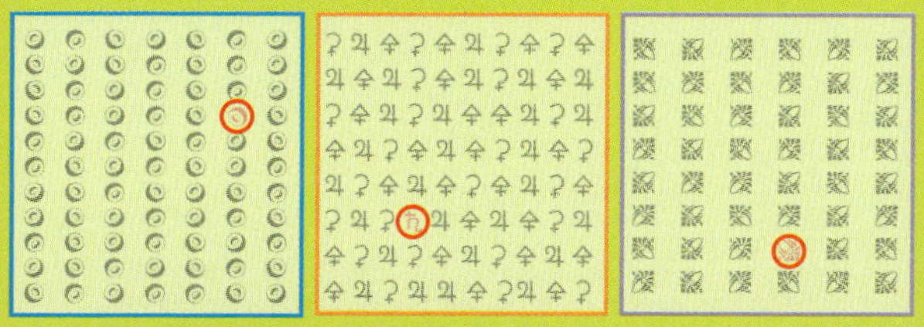

Des chiffres et des lettres : 1. 7 fois. **2.** 30 E.

La **mémoire procédurale**, c'est **automatique** ?

Il suffit d'avoir appris à faire du vélo dans sa jeunesse pour s'en souvenir toute sa vie. Le simple fait de se mettre en selle déclenche toute une série de gestes appropriés : tenir le guidon, pédaler et freiner, sans avoir besoin de réfléchir. Même si nous avons du mal à expliquer comment nous nous y prenons pour garder l'équilibre, les réflexes sont toujours là. Ce type d'apprentissage correspond à une partie relativement archaïque et très robuste de notre mémoire : la mémoire procédurale.

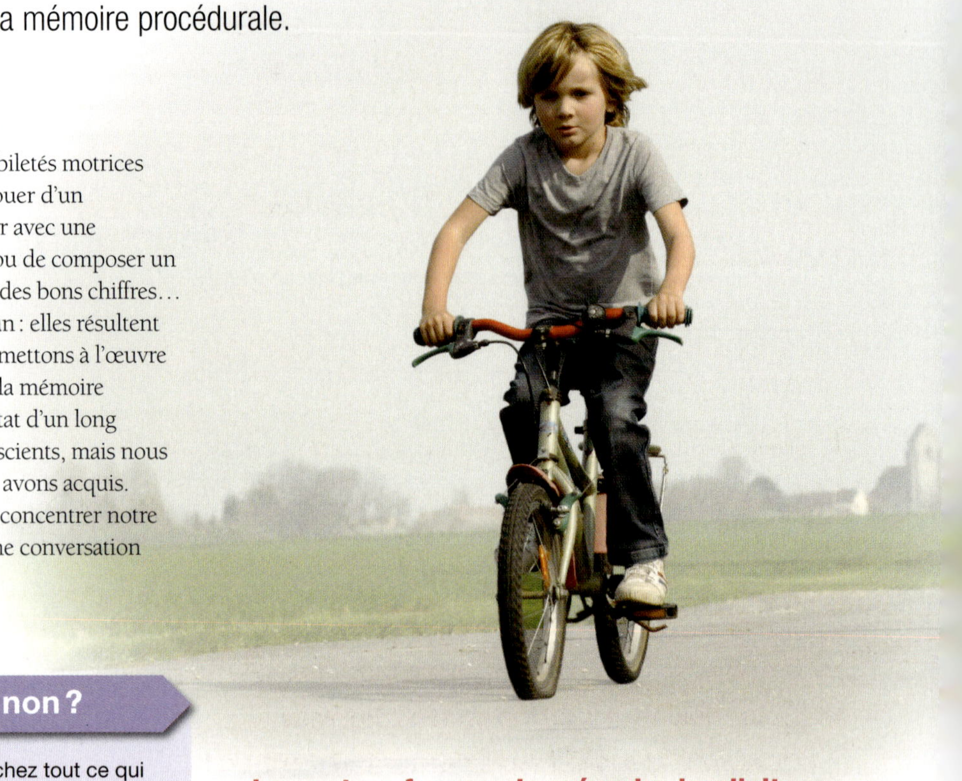

La mémoire des automatismes

Les automatismes constituent le stock des habiletés motrices complexes, qui nous permet de skier ou de jouer d'un instrument de musique, mais aussi de manger avec une fourchette, d'ouvrir et de fermer un robinet, ou de composer un code sans avoir conscience de nous souvenir des bons chiffres… Toutes ces compétences ont un point commun : elles résultent d'automatismes si bien intégrés que nous les mettons à l'œuvre sans y penser. Ces automatismes constituent la mémoire implicite. La plupart d'entre eux sont le résultat d'un long apprentissage, ayant nécessité des efforts conscients, mais nous avons oublié où, quand et comment nous les avons acquis. Leur exécution automatique nous permet de concentrer notre attention sur autre chose, comme soutenir une conversation tout en mangeant.

Automatismes ou non ?

Lisez attentivement la liste suivante et cochez tout ce qui ne relève pas de la mémoire procédurale.

- ☐ La conduite
- ☐ Le ski
- ☐ Le jour de votre mariage
- ☐ L'écriture
- ☐ L'odeur du jasmin
- ☐ La date d'anniversaire de votre conjoint
- ☐ Votre liste de courses
- ☐ Le calcul mental
- ☐ Votre code bancaire
- ☐ La couture

Solutions : le jour de votre mariage, l'odeur du jasmin, la date d'anniversaire de votre conjoint, votre liste de courses.

Les autres formes de mémoire implicite

La mémoire procédurale, qui est sollicitée de manière automatique, n'est pas le seul type de mémoire implicite. D'autres informations influencent notre comportement sans que nous en ayons conscience.

C'est le cas des réflexes conditionnés qui associent des réactions physiologiques ou certains comportements face à une situation donnée – l'accélération des battements du cœur et la production de sueur quand nous éprouvons une sensation de peur, une montée de salive si nous pensons à un bon repas…

Autre phénomène bien connu lors des tests de mémoire : l'effet d'amorçage, qui échappe lui aussi à la conscience et repose sur la mémoire perceptive. Il existe également des effets d'amorçage portant sur le sens des mots. La lecture d'un mot, par exemple, influence la compréhension des mots suivants car la mémoire stocke des associations de sens. En lisant « Deux droites par… », on complétera plus fréquemment par « parallèles » que par « particulières » ou « parsemées ».

Ce fonctionnement de notre mémoire à notre insu joue un rôle déterminant dans nos prises de décision et nos jugements. Un phénomène bien connu des professionnels du marketing : même si nous ne les mémorisons pas consciemment, les spots publicitaires, qui activent notre mémoire perceptive ou qui jouent sur notre conditionnement émotionnel, influencent fortement nos décisions d'achat.

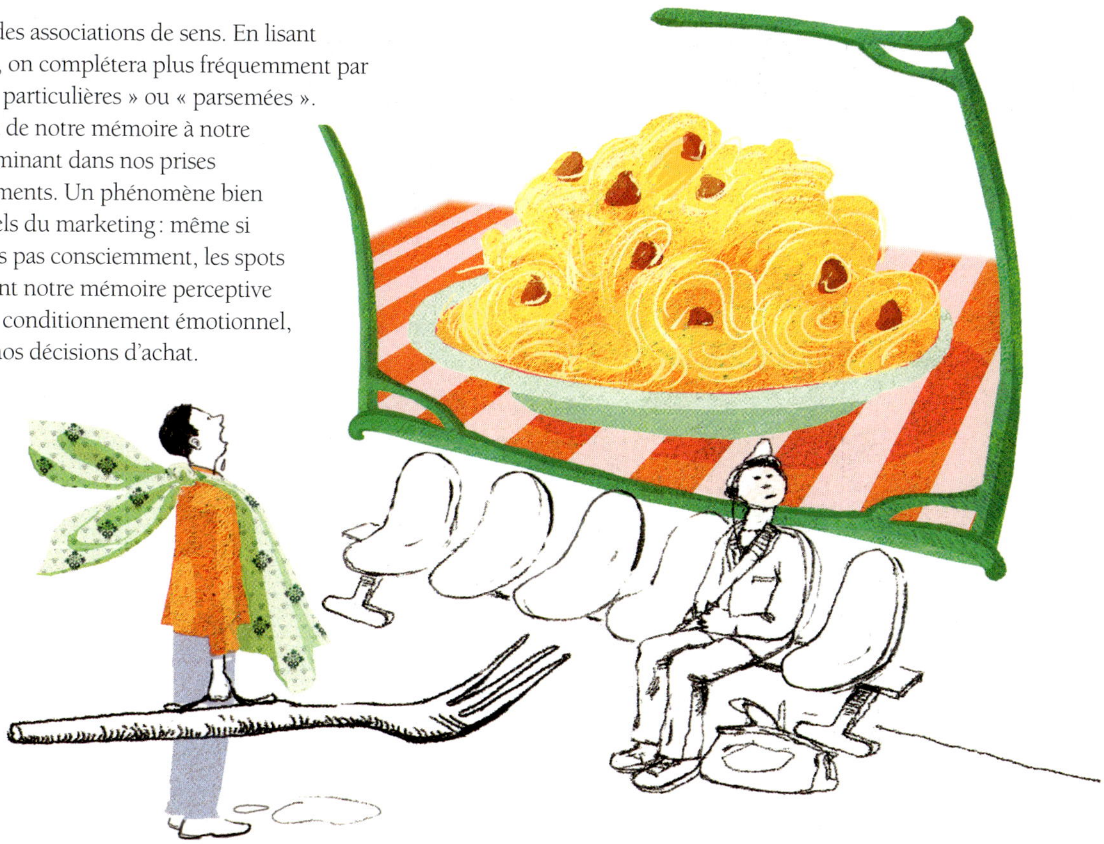

Êtes-vous sensible à la suggestion ?

1. Lisez ce texte, puis faites autre chose pendant une dizaine de minutes.

Les personnes qui ont connu et utilisé les francs évaluent encore la valeur de ce qu'elles achètent dans cette monnaie et non en euros, comme nos parents et grands-parents le faisaient en anciens francs. Même si elles ne convertissent plus systématiquement les euros en francs, leur référence, celle qui est inscrite dans leur mémoire implicite, reste le franc. Le psychologue Romain Guilloux prend ainsi l'exemple d'une pâtisserie, la bugne, vendue 2 euros les 100 g : « lorsqu'on lit 2 euros, la convention sociale inscrite dans notre mémoire implicite nous fait éprouver cette somme comme « 2 francs ». Bien sûr, nous savons que 2 euros, c'est beaucoup plus que 2 francs, mais nous n'éprouvons pas encore la différence exacte de valeur. »

2. Complétez ensuite les mots suivants en remplaçant chaque tiret par une lettre.

a. V _ _ E U _

b. O _ D _ _ A _ _ U _

c. P _ _ E _ _ S

d. M _ _ A _ E

e. P _ _ I _ S _ _ _ E

f. C _ _ D _ _ _ R

Solutions : a. valeur ; **b.** ordinateur ; **c.** parents ; **d.** ménage ; **e.** pâtisserie ; **f.** cendrier.
Normalement, les mots pâtisserie, parents et valeur ont été trouvés plus rapidement que les autres car vous les avez lus dans le texte. C'est ce qu'on appelle l'« amorçage perceptif » : le souvenir implicite des mots vus auparavant vous permet de les identifier plus rapidement, alors que cet exercice ne portait pas sur un travail de mémorisation et de restitution.

La mémoire de **travail** : une faculté à court terme

La mémoire de travail est temporaire, sa principale caractéristique étant sa faible capacité : elle se sature vite. Les tests psychologiques montrent que nous pouvons retenir en moyenne sept éléments non reliés (des lettres, des mots ou des chiffres, par exemple) pendant quelques minutes. C'est ce qu'on appelle l'empan.

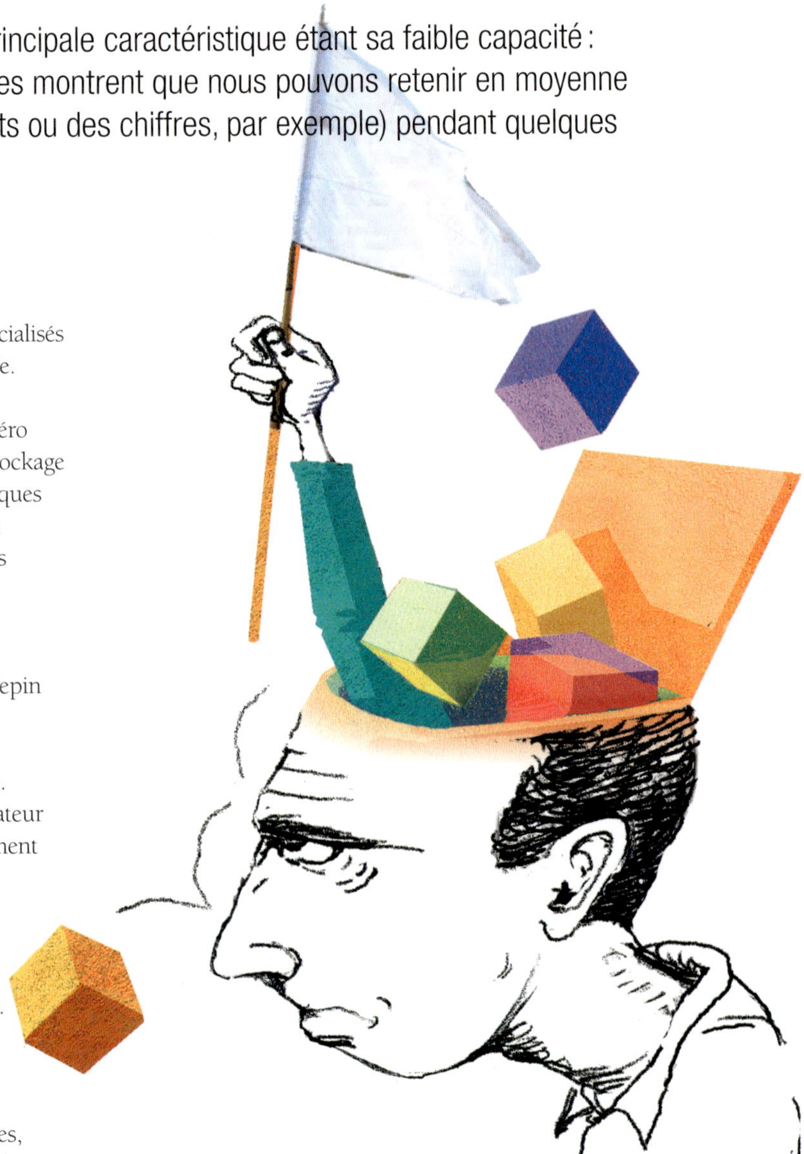

Des sous-systèmes spécialisés

Il existerait en fait plusieurs stocks de travail distincts, spécialisés chacun dans un type d'informations et opérant en parallèle.

L'un d'eux, la boucle phonologique, traite les sons du langage. Il permet de retenir une liste de mots ou un numéro de téléphone, par exemple, et comprend un système de stockage passif de capacité limitée, dont la durée n'excède pas quelques secondes, et des procédures de répétition de l'information qui permettent de rafraîchir la mémoire de travail le temps nécessaire. C'est ce système qui fonctionne lorsque nous répétons mentalement un numéro de téléphone le temps d'attraper un papier pour le noter.

Un autre sous-système de la mémoire de travail, le calepin visuo-spatial, code les informations sous forme visuelle. Il permet de garder brièvement en tête des arrangements spatiaux ou des images mentales, des visages par exemple.

Ces systèmes semblent supervisés par un « administrateur central », qui coordonne les diverses opérations de traitement et oriente l'attention vers tel ou tel type de données.

Un dernier module de la mémoire de travail, le relais épisodique, assurerait la jonction avec la mémoire à long terme. Il permettrait de maintenir temporairement des souvenirs plus élaborés, intégrés dans l'espace et le temps.

L'esprit de groupe

Même si les capacités de la mémoire de travail sont limitées, il est possible de les augmenter. L'une des techniques les plus efficaces pour cela est le groupement.

Les expériences montrent que nous sommes capables de retenir en moyenne sept éléments (cinq à neuf selon les personnes), quelle que soit leur nature (chiffres, mots, images) et, surtout, leur longueur. Au-delà, le risque d'erreur devient important. Pour augmenter ce que les spécialistes appellent l'empan de la capacité de la mémoire de travail, il faut regrouper les éléments en unités plus longues. On retient difficilement dix lettres, mais, si on les assemble en un mot, comme au Scrabble, on peut en mémoriser environ sept fois plus. Pour mémoriser une liste de chiffres aléatoires, par exemple, l'astuce consiste à les associer par deux ou par trois, voire à former des nombres ayant une signification : dans 752 389 693 256 781, par exemple, 75 est le département de Paris, 23 l'âge de ma fille, 89 la date de la Révolution française, 69, l'année érotique de Serge Gainsbourg… Vous pouvez aussi relier les nombres selon un ordre logique. Pour mémoriser le code 6035, retenez que 35 – 5 est la moitié de 60. Ce procédé fonctionne comme un moyen de confirmation lorsqu'on hésite entre plusieurs chiffres.

Créer des indices de rappel

Pour mémoriser des listes de noms propres, on peut imaginer un code comportant un indice de rappel : l'initiale ou les toutes premières lettres du mot, par exemple.

– Groupez les initiales de tous les mots de la liste par deux ou trois. Ainsi, pour se souvenir des huit planètes du Système solaire (la neuvième, Pluton, a été reclassée avec les planètes naines) de la plus proche du Soleil à la plus éloignée, on peut mémoriser : MVT MJS UN (Mercure, Vénus, Terre, Mars, Jupiter, Saturne, Uranus, Neptune). Vous pouvez aussi faire la même chose avec des pays et leur capitale, des données d'anatomie, la liste des présidents, les commandes des clients si vous travaillez dans un restaurant…

– Créez une phrase, plus facile à retenir qu'un ensemble de noms propres, à partir de l'initiale de chaque mot. Vous risquez d'aboutir à un résultat un peu absurde, mais cette méthode est souvent efficace. Par exemple, pour les huit planètes : « Mes Vérifications Terminées, Ma Jumelle Savoure Un Nem. »

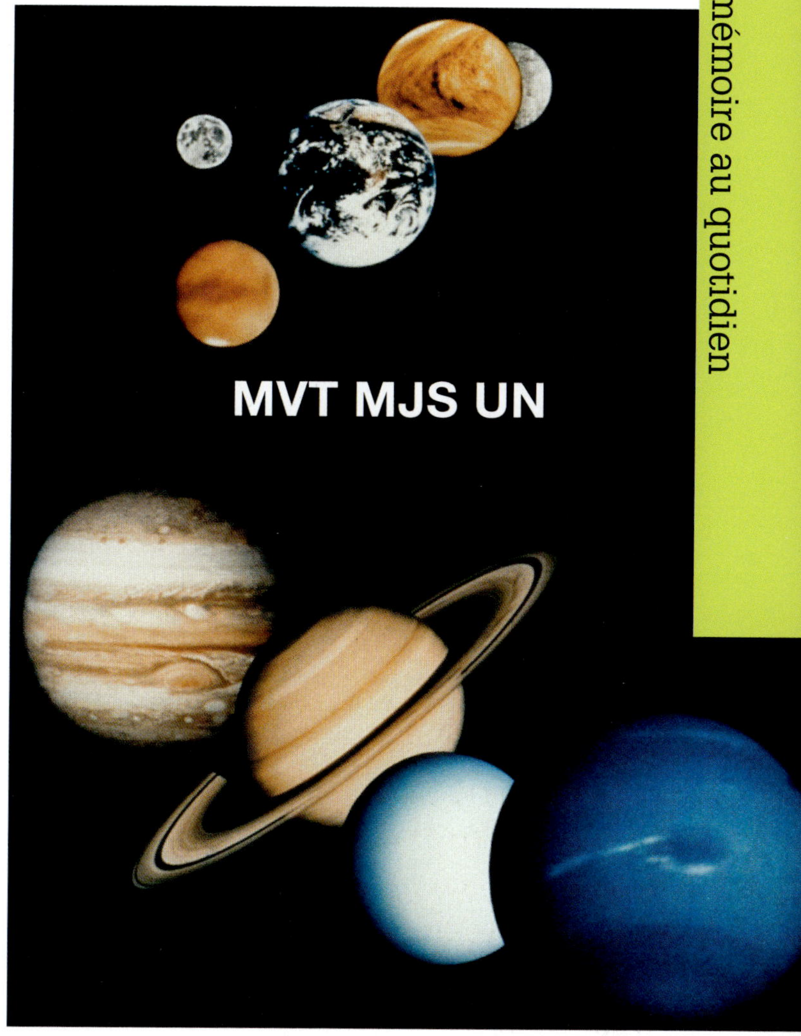

L'effet de position

Si l'on doit retenir une liste de mots et la restituer dans l'instant, on se souvient davantage du début et de la fin de la liste que du milieu. L'effet de primauté (bonne mémorisation des mots du début) reflète le transfert des informations de la mémoire de travail vers la mémoire à long terme. L'effet de récence est lié au maintien des derniers mots dans la mémoire de travail. Trente secondes après avoir lu la liste, les éléments du début ont une plus forte probabilité de rappel que ceux de la fin : les derniers éléments disparaissent avant les premiers car ils sont stockés dans la mémoire de travail, dont la durée est très limitée.

Mémoriser un code

1. Essayez de mémoriser ces symboles et les chiffres qui y sont associés pendant quelques minutes, puis cachez-les.

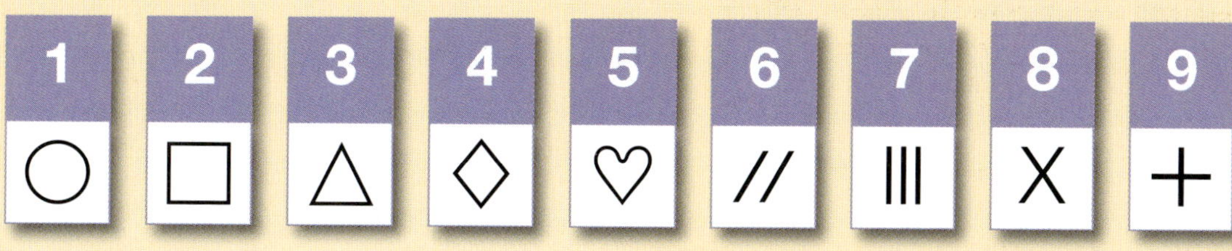

2. Retrouvez le symbole qui correspond à chacun des chiffres ci-dessous.

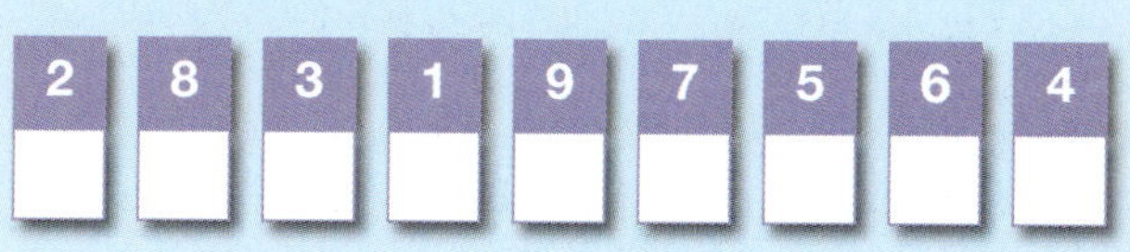

3. Retrouvez les symboles ou les chiffres qui manquent dans les cases blanches et les cases mauves.

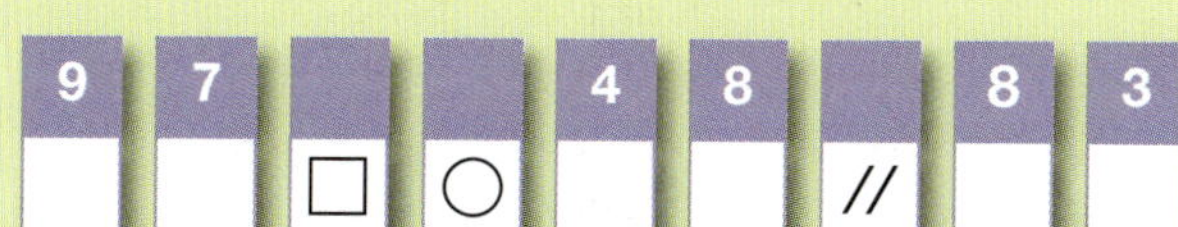

Mémoriser des listes

1. Essayez pendant 1 à 2 minutes de mémoriser ces 22 mots en formant si nécessaire des associations ou des regroupements (voir p. 160) pour alléger le travail de votre mémoire.

polaire – pomme – dragée – cache – patron – menthe – Noël – rideau – doublon – lumière – ascenseur – amande – commissaire – grenier – croissance – taille – maille – sosie – compote – courbe – tricot – général

2. Cachez les mots, puis essayez les différentes façons de tester votre capacité à mémoriser une liste : le rappel libre, le rappel indicé et le rappel en reconnaissance (ci-contre).

a) Rappel libre : vous devez restituer la liste spontanément, dans l'ordre où vous le souhaitez.

1. ....
2. ....
3. ....
4. ....
5. ....
6. ....
7. ....
8. ....
9. ....
10. ....
11. ....
12. ....
13. ....
14. ....
15. ....
16. ....
17. ....
18. ....
19. ....
20. ....
21. ....
22. ....

b) Rappel indicé : un indice vous aide à trouver les mots de la liste.

- Po_ _ _ _ _
- Fraîche ....
- Un fruit ....
- On la prépare avec le fruit précédent.....
- Monte-charge ....
- Anagramme d'INGÉRER ....
- Pondérale ou staturale ....
- Pas une droite.........
- Élément de base d'un grillage ....
- T_ _ _ _t
- Pas toujours un modèle ....
- Stature...................
- Anagramme de MEULIER ....
- Le 25 ....
- Voilage..................
- La moitié d'un jeu enfantin ....
- Dr_ _ _ _
- Punition si on remplace le A par un E ....
- Répétition..............
- Le même ....
- _ _ _ _ _ _al
- _ _ _ mi_ _ _ _ _ _

c) Rappel en reconnaissance : vous devez identifier les mots de la liste en les reconnaissant parmi d'autres, nommés distracteurs, certains ayant un sens ou une forme proche de ceux de la liste de base. Parmi ces 70 mots, cochez ceux de la liste de la page de gauche.

bougie
courbe
ascenseur
jardin
cerfeuil
polaire
compote
déguisement
marche
cadence
postiche
couture
poire
thermomètre
grenier
séquence
droiture
doublon
aromate
embrase
plagiat
mariage
pommier
tricot
rideau
menthe
lumière
cave
taille
Maroc
clafoutis
écossais
baptême
Noël
dragée
cadeaux
nappe
sosie
table
pomme
mixeur
cache
Lyon
noisette
luminaire
redondance
escalier
commissaire
croissance
sable
général
ours
kimono
pédiatre
écharpe
colonel
imitation
directeur
échantillon
gendarme
réveillon
maison
thé
mètre
maille
patron
store
amande
P-DG
indice

La mémoire **sémantique** : un patrimoine culturel

Le 14 juillet 1789, la Révolution française ; Rome, la capitale de l'Italie ; 1 km = 1 000 m ; l'orange, un agrume ; Zorro, un justicier masqué… L'immense stock de nos connaissances générales sur les faits abstraits, les concepts, le vocabulaire, correspond à ce que l'on nomme la mémoire sémantique. Tous ces savoirs ont été mémorisés, mais nous avons généralement oublié où, quand et comment.

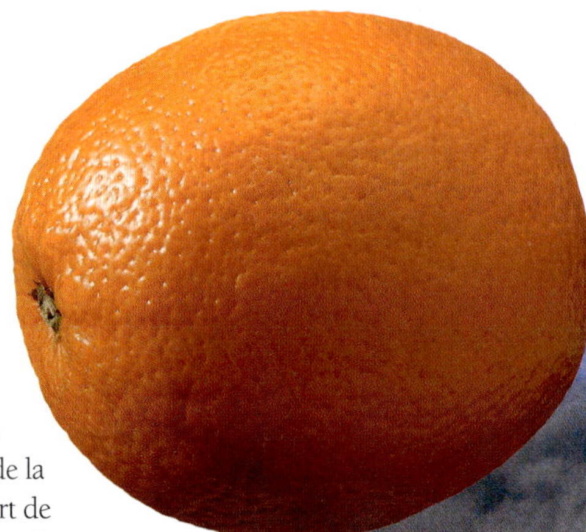

Des formes de mémoire complémentaires

La mémoire sémantique se distingue de la mémoire épisodique, qui est celle de nos souvenirs personnels. Nous nous rappelons parfaitement les péripéties de notre dernier voyage en Italie, qui relève de la mémoire épisodique, mais nous pouvons aussi, sans l'avoir jamais vue, parler de la tour de Pise et même la dessiner, ce qui est du ressort de notre mémoire sémantique. En réalité, ces deux types de mémoire se recoupent fréquemment lorsque nous évoquons des événements du passé : c'est grâce à notre mémoire sémantique que nous connaissons par exemple le résultat des élections présidentielles de 1981. Mais l'importance politique de l'événement nous permet également de nous remémorer les souvenirs personnels qui y sont associés et qui font appel à la mémoire épisodique. Nous sommes aussi probablement tous capables de dire où nous nous trouvions le 11 septembre 2001. Cependant, même si nous avons un souvenir précis de ces circonstances, cela n'implique pas pour autant qu'il soit exact. Dans une expérience menée aux États-Unis après l'explosion de la navette Challenger, des étudiants furent interrogés le lendemain du drame, puis deux ans et demi plus tard : 40 % d'entre eux en donnèrent alors des témoignages différents et même inexacts (Neisser & Harsch, 1989).

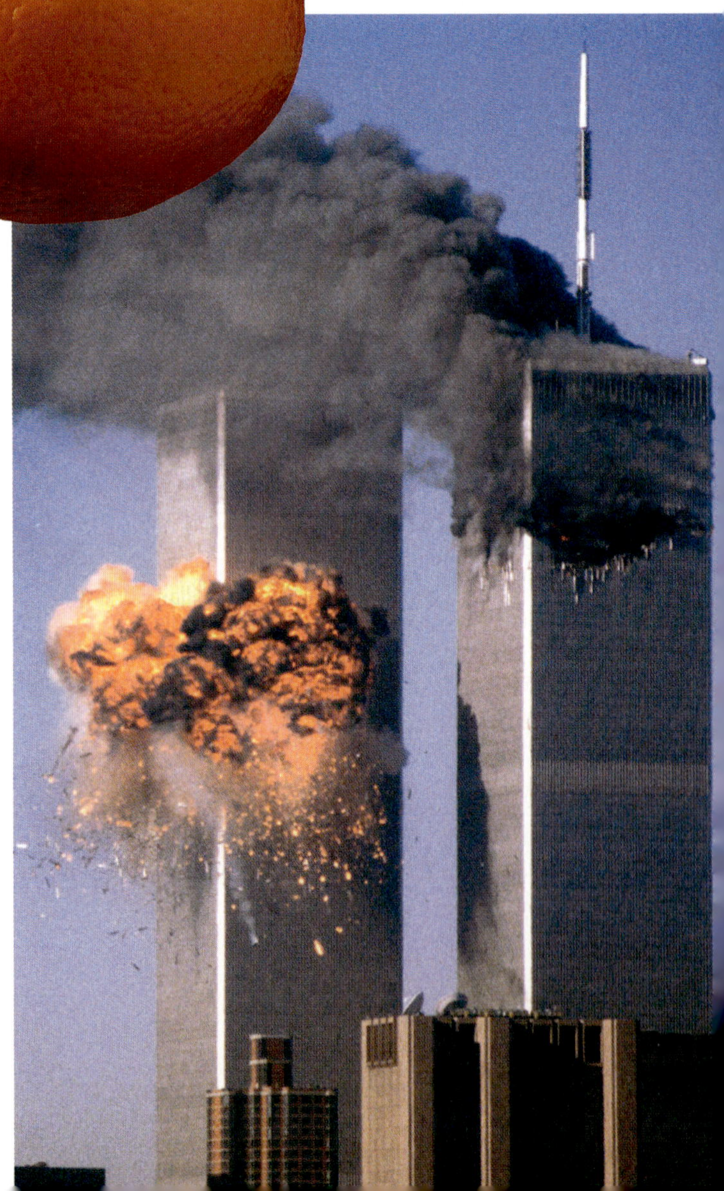

Tout individu qui voit une orange sait de quoi il s'agit. Pourtant, nul ne sait à quel moment il a été amené à mémoriser cet objet. En revanche, à la question : « Où vous trouviez-vous le 11 septembre 2001 ? » ou encore : « Que faisiez-vous ce jour-là ? », tout le monde sait répondre, sans être nécessairement allé aux États-Unis, ni le 11 septembre 2001 ni à un autre moment. L'impact de cet événement est tel qu'il a été intégré dans la mémoire de chacun et reste très souvent associé à un souvenir personnel.

Les processus d'acquisition du savoir

Comment notre cerveau peut-il emmagasiner une telle palette de savoirs généraux? L'éducation, l'école, l'expérience, les lectures.... nous permettent d'acquérir une bonne partie de nos connaissances. En parallèle, il existe aussi une forme d'imprégnation inconsciente que les spécialistes appellent la sémantisation des souvenirs. Au départ, notre mémoire engrange un épisode précis de notre vie (notre premier voyage en avion, par exemple) puis, petit à petit, avec la répétition d'expériences similaires, le souvenir se généralise. Ainsi, à force de multiplier les voyages aériens, nous en retirons un ensemble de connaissances abstraites sur les avions.

D'autre part, de nombreux savoirs semblent pouvoir être acquis sans jamais passer par la « case » souvenir. C'est ce que montre une étude récente portant sur certains enfants amnésiques. À leur naissance ou dans les premières semaines de leur vie, leur cerveau a subi de très graves lésions dans la région de l'hippocampe, une zone qui joue un rôle essentiel dans la mémoire épisodique. En conséquence, ces enfants ne se souviennent pas de ce qu'ils ont fait dans la journée et souffrent de désorientation temporo-spatiale. Ils parviennent pourtant à acquérir de nombreuses connaissances ; ils apprennent à parler, et leur quotient intellectuel, qui est presque dans la moyenne, leur permet de suivre une scolarité pratiquement normale. Cette observation plaide en faveur de l'absence de toute dépendance entre mémoire épisodique et mémoire sémantique.

La mémoire collective

Chaque culture se caractérise par des croyances, une histoire, des valeurs et savoir-faire communs. Cet ensemble de représentations, construit de génération en génération, ancré dans l'esprit des hommes, mais aussi dans les livres, les outils ou les rites, forme la mémoire collective.

Au-delà de la diversité individuelle, il existe donc un socle commun constitué, à des degrés divers selon la nature du groupe (une région, un pays, le monde occidental...), d'une histoire, d'une langue, de références culturelles, de traditions culinaires, de figures emblématiques et de conventions sociales...

Jadis, les informations étaient surtout transmises oralement, par les paroles et les gestes. Chaque être humain était ainsi le dépositaire d'un fragment de mémoire collective, qu'il pouvait éventuellement modifier et véhiculer. Aujourd'hui, ce sont les médias, la télévision notamment, qui sont les principaux vecteurs de cette mémoire, d'où un certain renforcement de nos références communes, mais aussi une uniformisation des différentes mémoires collectives.

Vous connaissez ?

Même sans y être allé, vous devriez reconnaître la plupart des sites suivants.

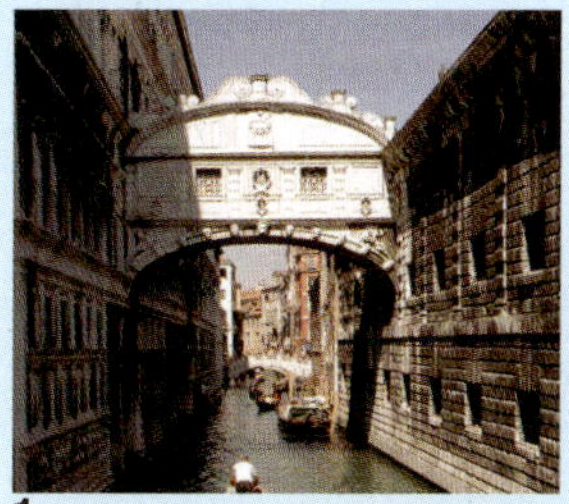
1. ....

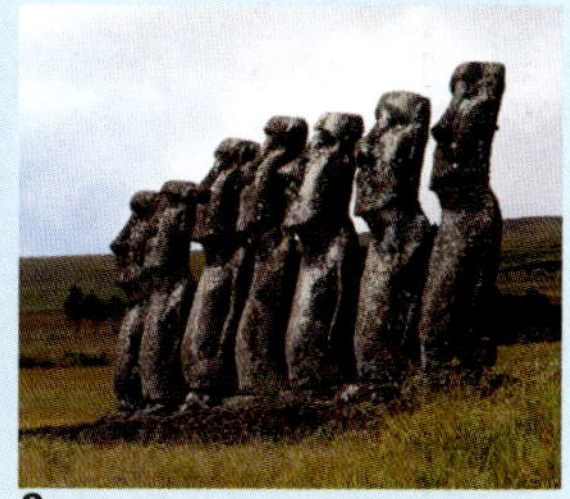
2. ....

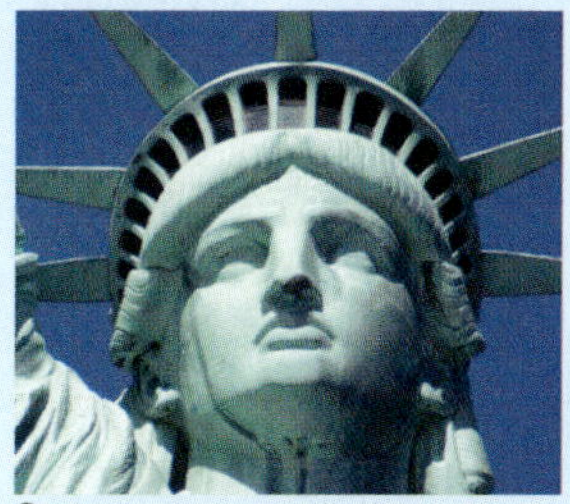
3. ....

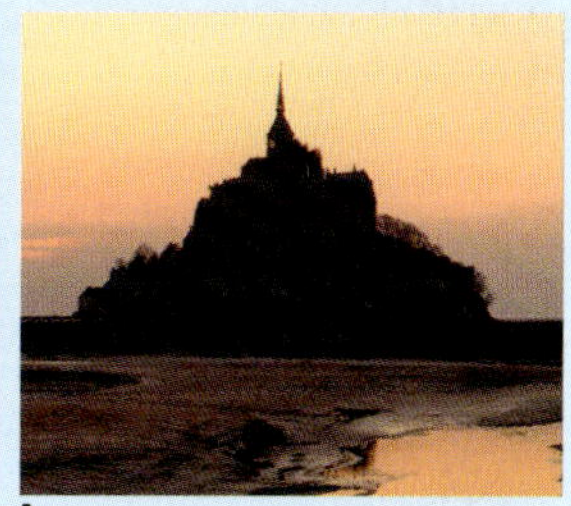
4. ....

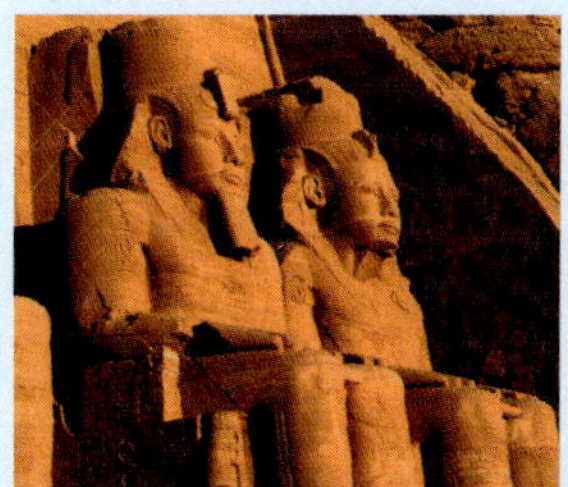
5. ....

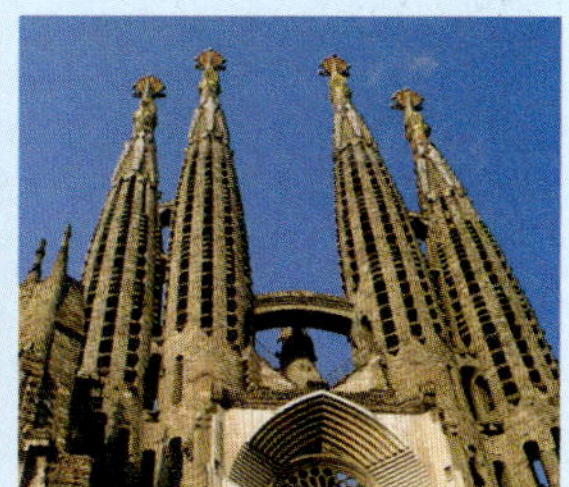
6. ....

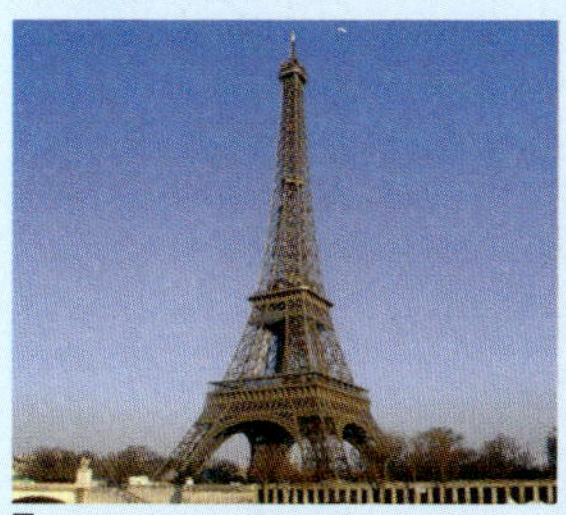
7. ....

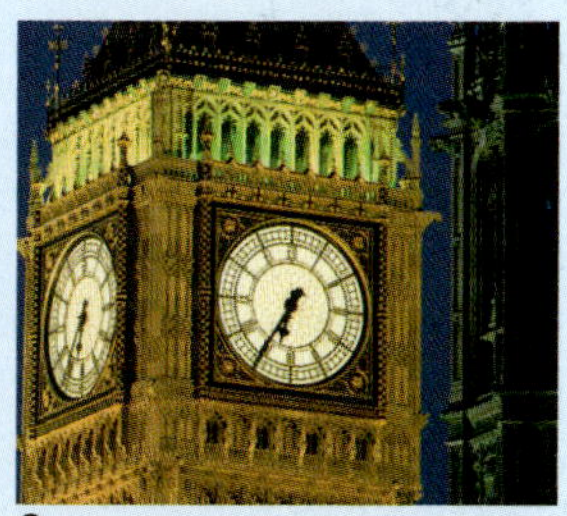
8. ....

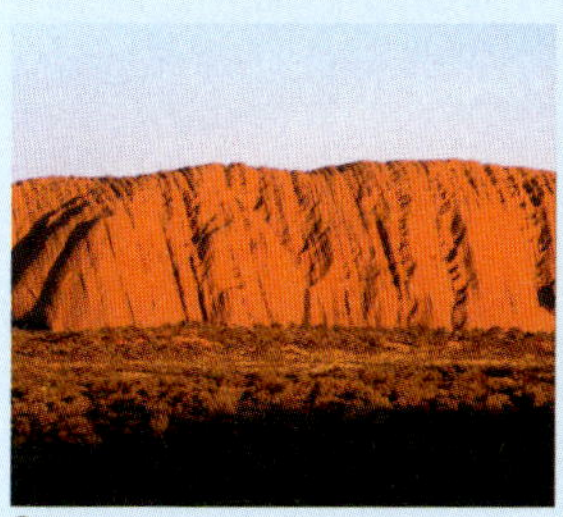
9. ....

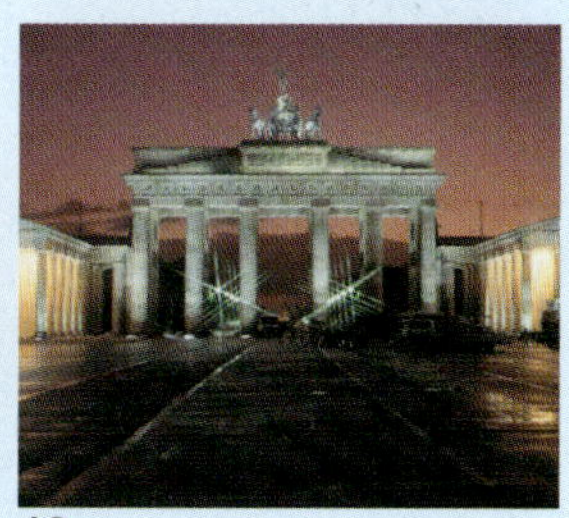
10. ....

Solutions : 1. Le pont des Soupirs, Venise. **2.** L'île de Pâques. **3.** La statue de la Liberté, New York. **4.** Le Mont-Saint-Michel. **5.** Le temple d'Abou-Simbel, Égypte. **6.** La cathédrale de la Sagrada Familia, Barcelone. **7.** La tour Eiffel, Paris. **8.** La tour de Big Ben, Londres. **9.** Uluru (ou Ayers Rock), Australie. **10.** La porte de Brandebourg, Berlin.

Enrichir sa mémoire sémantique

Certains d'entre nous aiment apprendre pour apprendre : c'est ce que les psychologues nomment la compulsion, qui s'apparente à la collection. Le collectionneur porte en effet toujours son attention sur l'objet qu'il ne possède pas encore. Pour ce qui concerne la culture, le goût de la collection permet certes d'être imbattable à des jeux de culture générale, mais cela nécessite de s'astreindre à une mémorisation frôlant la maniaquerie : connaître par exemple les capitales de tous les pays, le nom et les vocations des neuf Muses, les douze travaux d'Hercule, les noms et dates de règne des rois de France et d'Angleterre ou l'ordre complet des batailles livrées par Napoléon Ier.

Un étudiant est capable d'emmagasiner très vite énormément de savoirs dans la perspective d'un examen ou d'un concours, mais il oubliera progressivement une bonne partie de cet acquis pour ne retenir que ce qui est utile à la poursuite de son parcours. Avec la maturité, les principes d'intérêt et de plaisir règlent beaucoup d'apprentissages. Aussi, lorsqu'on désire acquérir des compétences et des savoirs nouveaux, se tourne-t-on spontanément vers des matières et des activités qui rejoignent une passion, un centre d'intérêt. Le développement d'une compétence botanique, par exemple, est comme le prolongement naturel d'un amour du jardinage. La pratique de la peinture en amateur va pour sa part gagner en qualité si elle s'appuie sur une connaissance solide des beaux-arts, car celle-ci, en tutoyant les chefs-d'œuvre et en fournissant des clés pour les comprendre, donne à l'œil une acuité plus grande, directement utilisable.

Internet, la caverne d'Ali Baba des connaissances

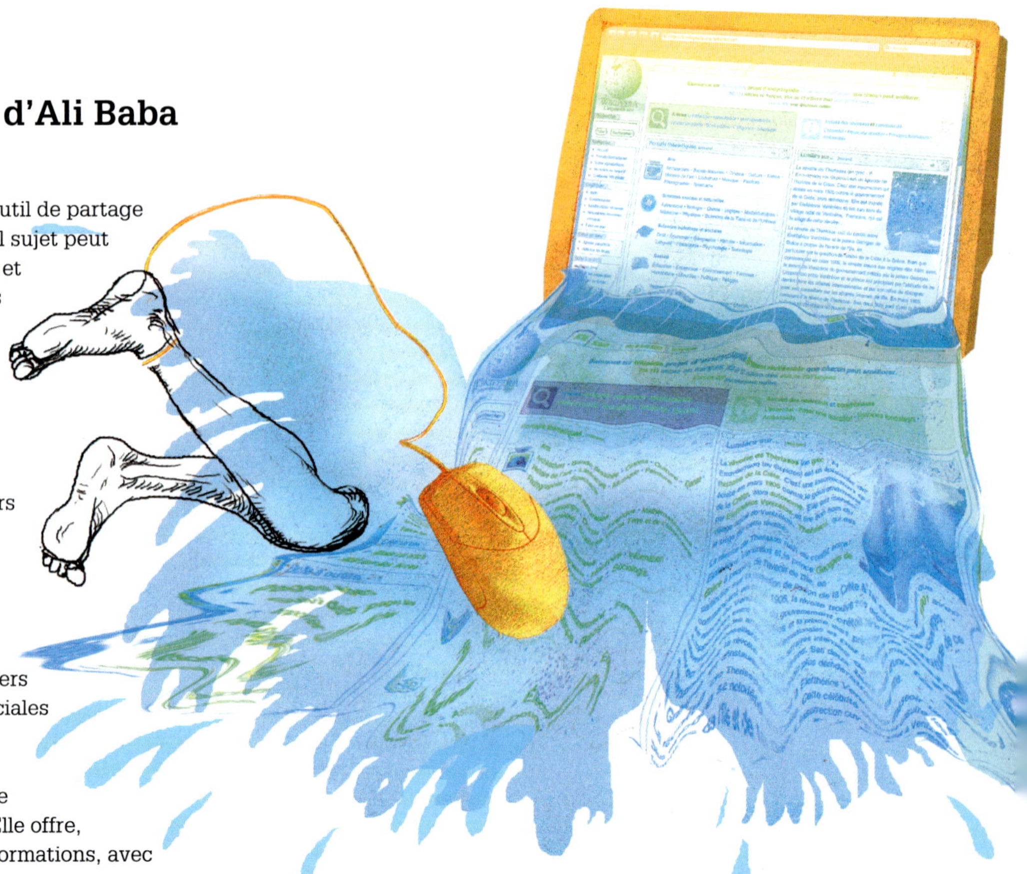

Internet constitue un formidable outil de partage des connaissances. N'importe quel sujet peut être traité sous ses divers aspects et contextes, que ce soit en quelques mots ou en 300 pages, destinés au néophyte comme à l'expert. Le mot main, par exemple, donne accès à des sites sur le corps humain, la préhistoire (bipédie et habileté manuelle), l'art (dessiner, sculpter), la latéralisation (gauchers et droitiers), la voyance (lignes de la main), la beauté (manucure), la langue française (étymologie, dérivations, expressions, sens figurés…), l'enseignement (qui ambitionne de revaloriser les métiers manuels), et les marques commerciales intégrant ce mot…

Cette avalanche de données disponibles en temps réel présente néanmoins un double tranchant. Elle offre, certes, un stock monumental d'informations, avec des liens permettant de passer d'un sujet à l'autre au gré de nos curiosités (c'est ce qu'on appelle le maillage des connaissances) et une interactivité enrichissante (forums de discussion, possibilité de poser des questions ou de réagir…). Mais l'absence de tri, d'organisation, de hiérarchisation et de certitudes sur les contenus peut aussi aboutir à une confusion totale, à l'impossibilité d'extraire les données pertinentes et de se faire une idée générale sur un sujet.

Autre interrogation majeure : la place que doit occuper Internet dans l'éducation. Faut-il faire l'effort de mémoriser certaines données alors qu'elles sont constamment disponibles sur la Toile ? Plus généralement, à force d'assister notre mémoire, ces aides (Internet, les GPS, les répertoires électroniques…) ne risquent-elles pas au contraire de l'affaiblir ?

Notre cerveau s'est en tout cas adapté à ces outils, en développant de nouvelles compétences pour les gérer et les utiliser au mieux. Selon une étude américaine de l'université de Californie parue en 2008, l'utilisation des moteurs de recherche sur Internet serait même bénéfique pour les fonctions cérébrales !

La mémoire des mots

Combien de mots commençant par fi- êtes-vous capable de citer ? La question paraît simple et, pourtant, on bute relativement vite. Ce type de question-inventaire fait appel à la mémoire lexicale (un rapport avec la mémoire sémantique, non ?), celle de la « morphologie » des mots, à la différence d'autres tests qui concernent plutôt le sens des mots. C'est le principe du jeu du baccalauréat, qui sollicite avant tout la richesse du vocabulaire et la réactivité de la mémoire lexicale.

Essayez de remplir ce tableau sans vous aider d'un dictionnaire ni y passer plus de 10 minutes.

1. Trouvez 10 mots (adjectifs, noms, verbes, sans reprendre 2 mots de la même famille) commençant par la syllabe fi-.

Fi...................................... Fi......................................
Fi...................................... Fi......................................
Fi...................................... Fi......................................
Fi...................................... Fi......................................
Fi...................................... Fi......................................

2. Trouvez 10 noms d'objets de la vie courante commençant par la lettre M.

M...................................... M......................................
M...................................... M......................................
M...................................... M......................................
M...................................... M......................................
M...................................... M......................................

3. Trouvez 5 mots commençant par ortho- (du grec *orthos*, droit).

Ortho.............................. Ortho..............................
Ortho.............................. Ortho..............................
Ortho..............................

4. Trouvez 10 spécialités ou métiers se terminant par -logue (du grec *logos*, parole, discours, étude).

..............................logue ....logue
..............................logue ....logue
..............................logue ....logue
..............................logue ....logue
..............................logue ....logue

5. Trouvez 5 mots se terminant par -graphe (du grec *graphein*, écrire).

............................graphe ....graphe
............................graphe ....graphe
............................graphe

6. Trouvez 10 mots commençant par bio- (du grec *bios*, la vie).

Bio.................................. Bio..................................
Bio.................................. Bio..................................
Bio.................................. Bio..................................
Bio.................................. Bio..................................
Bio.................................. Bio..................................

Solutions possibles

1. Fidèle, fissure, film, figuration, filer, filiation, fin, fibre, fiable, ficelle…
2. Montre, micro-onde, moule, meuble, magnétoscope, malle, mortier, mappemonde, marmite, marqueur…
3. Orthographe, orthodontie, orthodoxe, orthopédie, orthogonal, orthophonie…
4. Ornithologue, astrologue, zoologue, cardiologue, paléontologue, sociologue, gérontologue, musicologue, radiologue, climatologue…
5. Télégraphe, géographe, orthographe, démographe, chorégraphe… (Attention : pas agrafe !)
6. Biotope, biologie, biographie, biosphère, biopsie, biochimie, biodégradable, biodiversité, biocarburant, biosynthèse…

Quiz : la mémoire sémantique, réservoir de notre culture générale

Amusez-vous à tester votre mémoire sémantique avec ces séries de quiz qui font appel aux connaissances de culture générale que vous avez emmagasinées depuis l'enfance.

Histoire

1. Quel est le lien commun entre Aristote et Alexandre le Grand, Abélard et Héloïse, Sénèque et Néron, Frédérique de La Harpe et le tsar Alexandre Ier ?

....

2. Où se trouve le site de Waterloo ?

- ☐ **a.** En Grande-Bretagne
- ☐ **b.** En Belgique
- ☐ **c.** En Suède
- ☐ **d.** En Allemagne

3. Qui était président des États-Unis au moment de la capitulation du Japon, le 2 septembre 1945 ?

....

4. Classez ces personnages dans l'ordre chronologique en les numérotant de 1 à 6.

- ☐ **Nabuchodonosor II**
- ☐ **Jules César**
- ☐ **Constantin Ier**
- ☐ **Platon**
- ☐ **Toutankhamon**
- ☐ **Mahomet**

5. Quel événement historique vous évoquent ces deux dates : 1961 et 9 novembre 1989 ?

....

Géographie

1. La distance entre le pôle Nord et le pôle Sud est de 40 075,017 km.

☐ **Vrai** ☐ **Faux**

2. Quelles sont les capitales de la Turquie, de l'Australie et du Honduras ?

....

3. Les îles Aléoutiennes sont situées :

- ☐ **a.** Entre l'Australie et la Nouvelle-Zélande
- ☐ **b.** Entre le Japon et la presqu'île du Kamtchatka
- ☐ **c.** Entre la Sibérie et l'Alaska
- ☐ **d.** Entre Madagascar et la Tanzanie

4. L'Irlande du Nord ne fait pas partie de la Grande-Bretagne. ☐ **Vrai** ☐ **Faux**

5. Classez ces villes françaises du nord au sud, en les numérotant de 1 à 9.

- ☐ **Bordeaux**
- ☐ **Saint-Étienne**
- ☐ **La Rochelle**
- ☐ **Besançon**
- ☐ **Perpignan**
- ☐ **Reims**
- ☐ **Quimper**
- ☐ **Nancy**
- ☐ **Nîmes**

Vocabulaire

1. Les phobies

a. Vous êtes thalassophobe, vous avez peur de
....

b. Vous êtes acrophobe, vous avez peur de
....

c. Vous êtes nyctaphobe, vous avez peur de
....

d. Vous êtes rupophobe, vous avez peur de
....

2. Qu'est-ce qu'une esperluète ?
....

3. Que signifie *annus mirabilis* ?
....

4. À quelle forme linguistique fait-on référence lorsque l'on écrit : « Il sort la tente/Il tente le sort » ?
....

5. D'où vient l'expression « vieux comme Mathusalem » ?

- ☐ **a.** D'un personnage de l'Ancien Testament supposé avoir vécu 969 ans
- ☐ **b.** Du nom donné au premier vestige d'homme préhistorique découvert au XIXe siècle dans la région de Mathusalem, au Portugal
- ☐ **c.** Du nom d'un sorcier de Salem, Charles Mathus, supposé avoir découvert le secret de la jeunesse éternelle (une potion dont il fallait boire exactement 6 litres, d'où le nom de mathusalems donné aux bouteilles de champagne de 6 litres)

Sciences et techniques

1. Que signifie ADN ?

....

2. Qu'est-ce que l'électrolyse ?

- ☐ **a.** Une technique de séparation moléculaire destinée à purifier des solutions
- ☐ **b.** Une réaction chimique déclenchant une activité électrique
- ☐ **c.** La transformation d'énergie électrique en énergie chimique

3. Qui a dit : « Asseyez-vous une heure près d'une jolie fille, cela passe comme une minute ; asseyez-vous une minute sur un poêle brûlant, cela passe comme une heure ; c'est cela, la relativité » ?

- ☐ **a.** Pierre Dac
- ☐ **b.** Jean Yanne
- ☐ **c.** Albert Einstein

4. La relation de parallélisme est transitive. ☐ **Vrai** ☐ **Faux**

5. À qui doit-on attribuer chacune de ces inventions ou avancées scientifiques ?

a. La Terre tourne autour du Soleil •	• **1. Alexander Fleming**
b. Le téléphone •	• **2. Alexander Graham Bell**
c. La classification périodique des éléments chimiques •	• **3. Gregor Mendel**
d. La base de la génétique moderne •	• **4. Dmitri Ivanovitch Mendeleïev**
e. L'ampoule électrique •	• **5. Nicolas Copernic**
f. La pénicilline •	• **6. Thomas Edison**

Arts et littérature

1. Qui a emballé le pont Neuf à Paris, le Reichstag à Berlin et des îlots en Floride ?

....

2. En peinture, qu'appelle-t-on une vanité ?

....

3. Comment s'appelle le librettiste de ces trois opéras de Mozart : *les Noces de Figaro, Cosi fan tutte* et *Don Giovanni* ?

....

4. Comment appelle-t-on l'auteur d'un journal intime ?

....

5. Qui a écrit quoi ? Reconstituez les bonnes paires.

a. ***Croc-Blanc*** •	• **1. Robert Louis Stevenson**
b. ***Lord Jim*** •	• **2. Herman Melville**
c. ***L'Île au trésor*** •	• **3. Jack London**
d. ***Moby Dick*** •	• **4. Herbert George Wells**
e. ***La Guerre des mondes*** •	• **5. Joseph Conrad**

6. Picasso a peint son célèbre tableau *Guernica* en noir et blanc.

☐ **Vrai** ☐ **Faux**

7. Le premier prix du festival du film de Venise est la Gondole d'or.

☐ **Vrai** ☐ **Faux**

8. Dans les romans de Conan Doyle, Sherlock Holmes n'a jamais dit : « Élémentaire, mon cher Watson. »

☐ **Vrai** ☐ **Faux**

Solutions

Histoire : 1. Les premiers furent les précepteurs des seconds. **2.** b. **3.** Harry Truman (depuis la mort de Roosevelt, le 2 avril 1945). **4.** 1. Toutankhamon (vers 1345-1327 av. J.-C.). 2. Nabuchodonosor II (vers 630-562 av. J.-C.). 3. Platon (427-348 av. J.-C.). 4. Jules César (100-44 av. J.-C.). 5. Constantin Ier (274-337). 6. Mahomet (570-632). **5.** La construction et la chute du mur de Berlin.

Géographie : 1. Faux. 40 075,017 km est la circonférence de la Terre à l'équateur. La Terre étant légèrement aplatie aux pôles, sa circonférence méridienne est légèrement inférieure, soit 40 007,864 km ; la distance pôle Nord–pôle Sud est donc d'environ 20 004 km. **2.** Ankara, Canberra, Tegucigalpa. **3.** c. **4.** Vrai. La Grande-Bretagne comprend l'Angleterre, le pays de Galles et l'Écosse. Le Royaume-Uni intègre ces trois territoires, plus l'Irlande du Nord. **5.** 1. Reims. 2. Nancy. 3. Quimper. 4. Besançon. 5. La Rochelle. 6. Saint-Étienne. 7. Bordeaux. 8. Nîmes. 9. Perpignan.

Vocabulaire : 1. a. La mer. **b.** Du vide et des hauteurs. **c.** La nuit. **d.** La saleté. **2.** C'est le signe &, qui signifie et. On l'appelle aussi perluète ou éperluète. **3.** « Année merveilleuse ». L'expression est notamment utilisée par la communauté scientifique pour caractériser une année particulièrement féconde en découvertes : 1666, grâce à Isaac Newton, ou 1905, grâce à Albert Einstein, par exemple. L'inverse est une *annus horribilis*. La reine Élisabeth II d'Angleterre qualifia ainsi l'année 1992 (deux divorces et une séparation parmi ses enfants, l'incendie du château de Windsor). **4.** L'homonymie. **5.** a.

Sciences et techniques : 1. Acide désoxyribonucléique. **2.** c. **3.** c. **4.** Vrai. Si la droite A est parallèle à la droite B et si la droite B est parallèle à la droite C, alors A et C sont parallèles. **5.** a. 5 ; b. 2 ; c. 4 ; d. 3 ; e. 6 ; f. 1.

Arts et littérature : 1. Christo Vladimiroff Javacheff, dit Christo, un artiste contemporain, américain d'origine bulgare. **2.** Une catégorie de natures mortes qui symbolise la brièveté de la vie, la fuite du temps, la vanité des désirs humains (richesses, plaisirs, pouvoir, connaissances) confrontés au caractère inéluctable de la mort. On peut souvent y voir des crânes et/ou des sabliers. **3.** Lorenzo Da Ponte. **4.** Un diariste. **5.** a. 3 ; b. 5 ; c. 1 ; d. 2 ; e. 4. **6.** Vrai. **7.** Faux. Il s'agit d'un lion d'or. **8.** Vrai.

La mémoire **épisodique :** une machine à remonter le temps

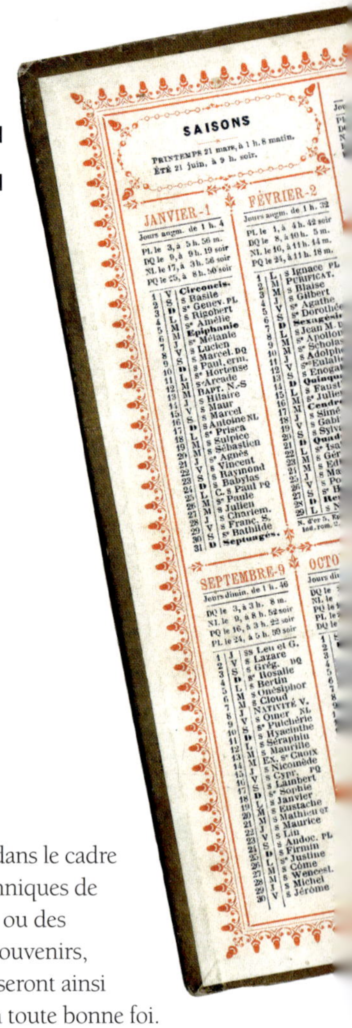

Consultez votre agenda de l'année dernière et vous constaterez que vous avez oublié une bonne partie des événements qui s'y trouvent notés. Avec le temps, les souvenirs s'estompent. Nous pouvons raconter en détail un film vu la veille, mais, au bout de quelques semaines, seules nous restent en mémoire son intrigue et les scènes les plus fortes.

Souvenirs, souvenirs…

Lorsque nous vivons un événement, celui-ci est d'abord stocké de manière provisoire dans notre cerveau. Puis son souvenir peut s'effacer ou se stabiliser à plus long terme. Cette phase de consolidation peut durer des mois et des années. Ce n'est pas un processus passif : nous retiendrons mieux un événement si nous y pensons souvent, si nous en parlons ou si nous vivons d'autres situations semblables. Retourner par exemple dans un lieu connu fait resurgir les événements que nous y avons vécus. Des souvenirs peuvent aussi nous envahir devant un visage connu, à l'énoncé d'une phrase ou encore à la perception d'une odeur.

La mémoire est subjective

À force d'être évoqué ou répété, le souvenir d'un événement peut être renforcé, mais aussi déformé. Certains détails peuvent revêtir plus d'importance, des éléments nouveaux s'y ajouter, et il nous arrive d'en modifier le sens en réinterprétant le passé.

La mémoire n'est donc pas une copie conforme du passé. Nos souvenirs se modifient, ce qui ne nous empêche pas de croire qu'ils sont exacts, et même d'avoir l'impression de les revivre en temps réel. Il est même facile d'inculquer de faux souvenirs à une personne. Des expériences ont ainsi montré qu'après avoir écouté des mots comme sucré, manger, acidulé ou candi, la majorité des sujets étaient persuadés d'avoir entendu le mot bonbon, alors que celui-ci n'avait jamais été prononcé (voir aussi p. 141). Nous pouvons même être convaincus d'avoir vu des images d'un accident alors que nous en avons seulement lu le récit.

Cette adaptabilité de la mémoire ne doit pas être considérée comme un handicap : elle nous permet, par exemple, d'effectuer des généralisations à partir d'expériences passées et d'en tirer des leçons. Dans certaines circonstances, néanmoins, elle peut constituer un problème. Par exemple, dans le cadre d'une affaire judiciaire, lorsque des techniques de suggestion utilisées par des psychiatres ou des policiers induisent la création de faux souvenirs, notamment chez des enfants. Certains seront ainsi conduits à faire de faux témoignages en toute bonne foi.

Je te l'avais bien dit !

« J'étais sûr qu'il ne fallait pas voter pour lui », « Je pensais bien que ce serait un garçon », « J'étais sûr que tu allais dire ça », « Je le savais ».
Ces petites phrases souvent irritantes sont moins des preuves de mauvaise foi ou de dons divinatoires que des illustrations d'un biais que les spécialistes appellent biais rétrospectif, et que l'on peut définir comme « une projection de nouvelles connaissances dans le passé, accompagnée d'un démenti formel que le fait d'avoir été informé du résultat ait pu influencer notre jugement » (Hawkins & Hastie, 1990). Il est parfois utilisé par vanité, pour montrer que l'on est particulièrement bien informé et très savant, mais, la plupart du temps, il s'agit d'un biais involontaire résultant de ce qu'un événement nous semble rétrospectivement évident. Un exemple issu d'une série d'expériences illustre bien cette attitude : si des personnes ont connaissance des bonnes réponses avant un test, elles surestimeront par la suite le score qu'elles auraient dû réaliser spontanément.

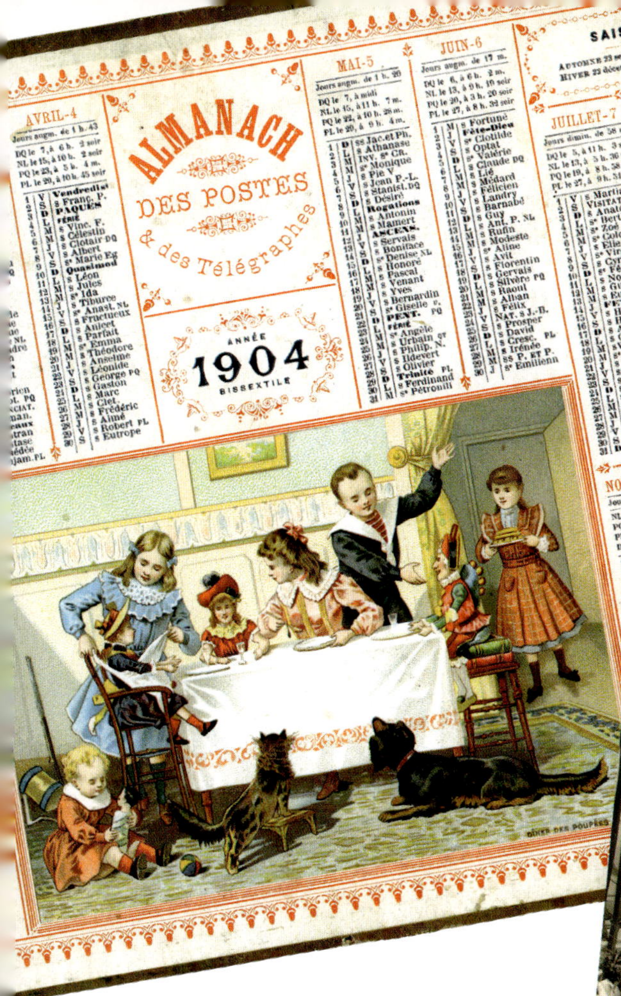

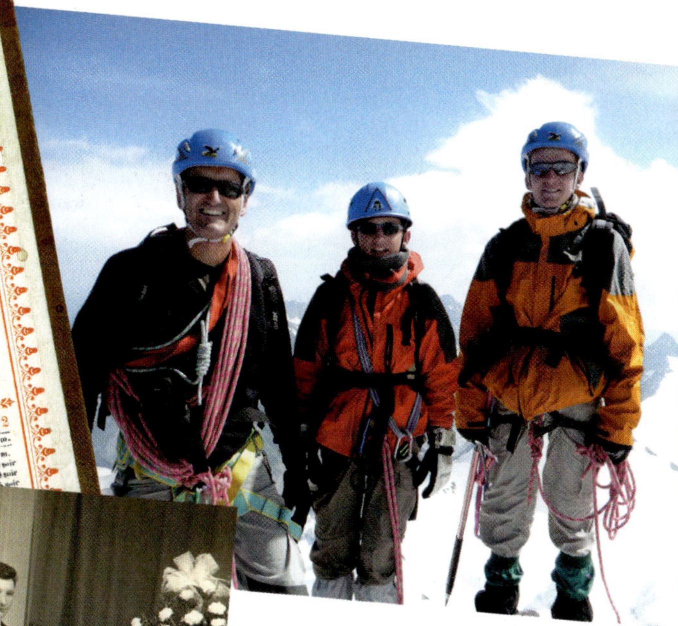

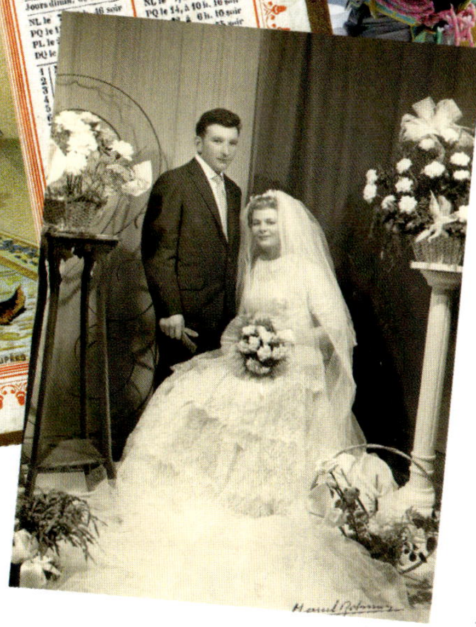

Le poids des émotions

Il est des moments dont nous nous souvenons toute notre vie. La mort de notre premier animal, l'instant où nous avons dit oui devant monsieur le maire… Positives ou négatives, les émotions favorisent la conservation des souvenirs – à l'exception de cas extrêmes où l'événement est si intense qu'il provoque, au contraire, une amnésie.

Un tri s'effectue ainsi dans notre mémoire : nous oublions la plupart des expériences répétitives du quotidien (mais pas ce qu'elles nous ont appris, comme des concepts ou des savoir-faire), et seul un petit nombre d'événements marquants laisseront une trace dans notre mémoire épisodique, celle des souvenirs associés à un contexte, une date ou un lieu. Il pourra s'agir de rencontres, d'une fête ou d'un instant de bonheur intense, d'un moment de transition ou de rupture dans notre vie.

D'une manière générale, nous retenons mieux des événements agréables que des situations déplaisantes. Les émotions, surtout positives, renforcent la précision du souvenir, qui comporte alors davantage de détails visuels, auditifs ou olfactifs, et paraît plus réel. Leur rôle sur la mémoire a été confirmé lorsqu'il s'agit de retenir des listes de mots. Si celles-ci comportent des termes émotionnellement neutres (comme table ou porte) et d'autres faisant appel à des sentiments (comme joie ou douleur), ces derniers seront mieux retenus. D'autres expériences concernant la reconnaissance des visages ont montré une meilleure mémorisation des visages joyeux que de ceux exprimant la colère. Ce qui tendrait à prouver que nous mémorisons mieux les expressions qui nous renvoient une bonne image de nous-mêmes.

Comment les émotions agissent-elles sur notre mémoire ? Plus que sur l'étape de l'encodage du souvenir, elles semblent intervenir dans sa consolidation, c'est-à-dire son stockage à long terme. Les états d'âme influencent aussi le rappel des souvenirs. Ainsi, lorsque nous sommes mélancoliques, nous avons plutôt tendance à nous remémorer des événements tristes, alors que, quand nous sommes gais, les expériences positives nous reviennent plus facilement à l'esprit. En outre, certaines études indiquent que les personnes contrôlant davantage leurs émotions se souviennent de manière moins détaillée des événements du passé.

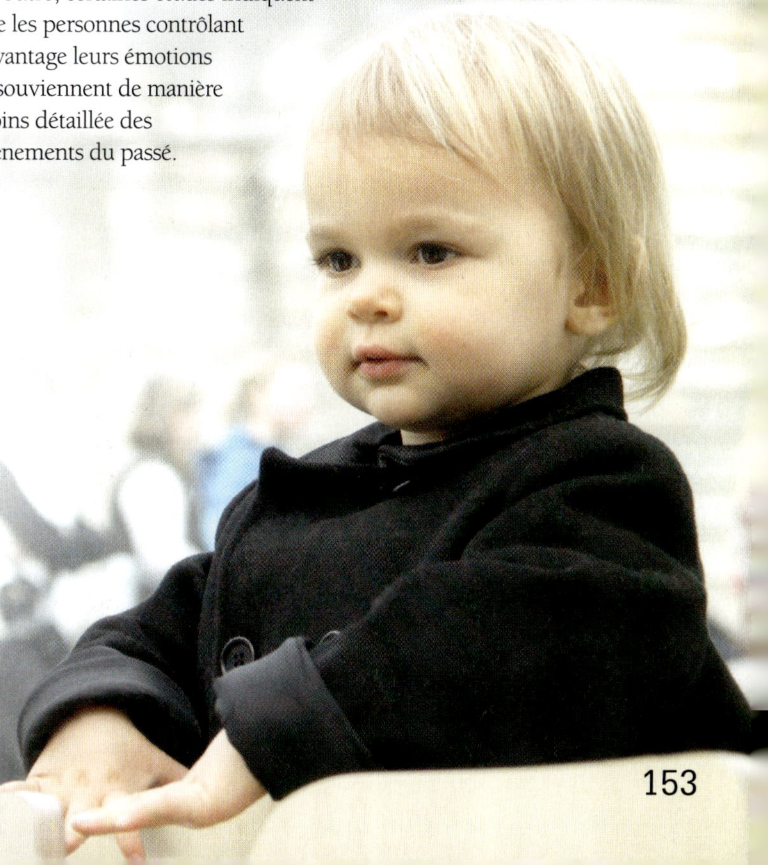

Nos premiers souvenirs

Demandez à une personne de 50 ans de se rappeler son passé. Vous constaterez probablement qu'elle se souvient de nombreux événements vécus durant ces dernières années. Puis ses souvenirs se raréfient à mesure qu'elle remonte vers ses 30 ans. Leur nombre croît en revanche quand ils concernent l'adolescence et l'entrée dans l'âge adulte, une période riche en expériences nouvelles (premier baiser, premier emploi…) : c'est ce qu'on appelle le pic de réminiscence.

Si nous remontons encore plus loin, dans l'enfance, nous observons que nos souvenirs antérieurs à 6 ou 7 ans sont très rares, et ceux d'avant 3 ans, exceptionnels : on parle d'amnésie infantile. Cette dernière semble due à l'immaturité de la mémoire épisodique, celle des souvenirs autobiographiques. Cela ne signifie pas que les jeunes enfants n'ont pas de mémoire, bien au contraire ! Ils sont capables d'engranger une quantité exceptionnelle de connaissances et de savoir-faire, et réussissent l'exploit d'apprendre à parler et à écrire en un temps record. Mais ils ont des difficultés à mémoriser de manière épisodique les expériences vécues (en leur associant et à les associer à un lieu, une date et un contexte précis). Cela explique pourquoi nous nous souvenons si mal de nos premières années. La plupart des bribes de passé remontant à cette époque semblent d'ailleurs ne pas correspondre à de vrais souvenirs, mais à des reconstructions ultérieures, opérées à l'aide de récits familiaux ou de photos. Cela n'implique pas pour autant que les expériences vécues par les très jeunes enfants ne leur laissent pas de marques psychologiques durables. Un traumatisme précoce pourra avoir des conséquences désastreuses sur la construction de leur personnalité, mais le souvenir de l'épisode lui-même ne sera pas accessible à leur conscience.

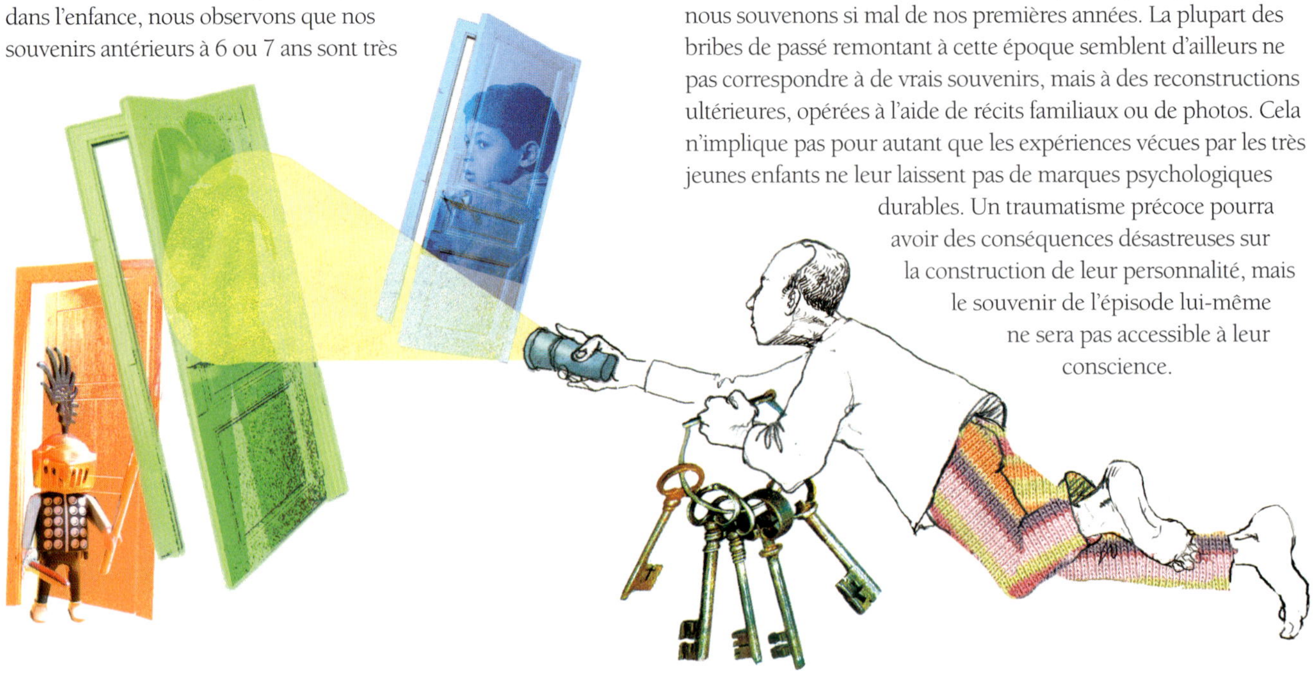

Les mémoires du *Titanic*

Le film *Titanic,* de James Cameron (1997), illustre bien les différentes composantes de la mémoire à long terme.

Le naufrage du paquebot est un événement enregistré dans notre mémoire sémantique, celle des connaissances. La tragédie appartient aussi à la mémoire collective pour sa valeur symbolique : un emblème du progrès humain est anéanti par les éléments naturels. Pour la vieille dame, Rose, qui conte l'histoire quatre-vingt-quatre ans plus tard, les quelques jours de bonheur passés avec Jack restent précisément gravés dans sa mémoire épisodique, en raison de leur intensité émotionnelle et parce qu'ils ont en grande partie déterminé sa vie et ses choix ultérieurs.

Pour les spectateurs qui ont vu le film, l'histoire d'amour entre Rose et Jack est peut-être devenue un idéal, l'incarnation de l'amour romantique : elle s'est alors inscrite dans leur mémoire autobiographique. La mémoire implicite, celle des conditionnements (voir p. 141), n'est certainement pas en reste : quelques notes de *My heart will go on* leur suffisent pour visualiser les deux protagonistes debout les bras écartés, à l'avant du paquebot.

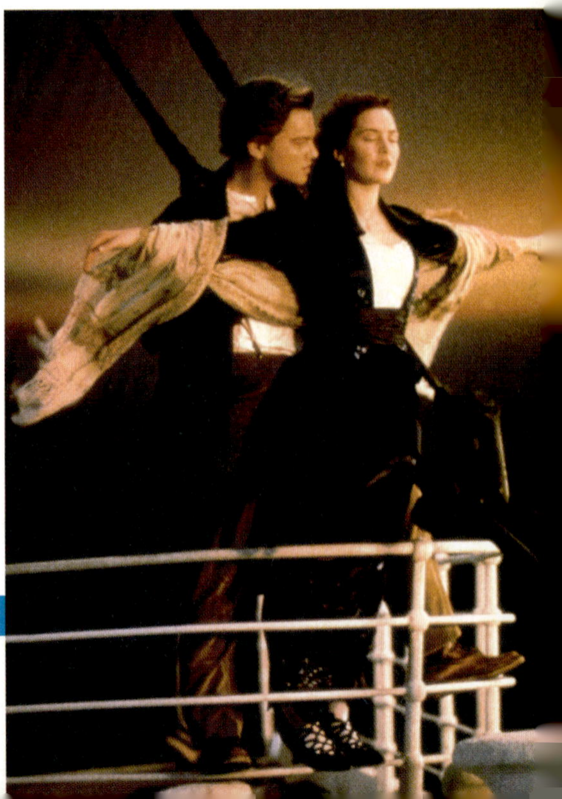

8 CONSEILS POUR SE SOUVENIR DE SA VIE

Pour thésauriser le plus grand nombre de souvenirs possibles, il faut en garder des traces au fur et à mesure, jalons pour le rappel futur. Bien plus tard, des sentiments, des anecdotes, des ambiances remonteront à la surface, alors que vous pensiez les avoir oubliés. Cela ne signifie pas qu'il faut vivre avec l'obsession d'engranger des souvenirs ou se complaire dans la nostalgie du passé. Cela constitue simplement une manière de consolider son histoire personnelle, d'enrichir la vision de sa vie et de la transmettre aux générations futures.

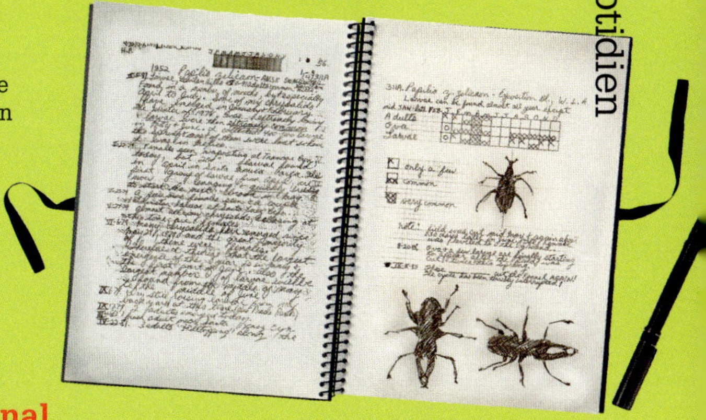

1 Faites des photos

ou des films, et légendez-les avant d'oublier le contexte du moment.

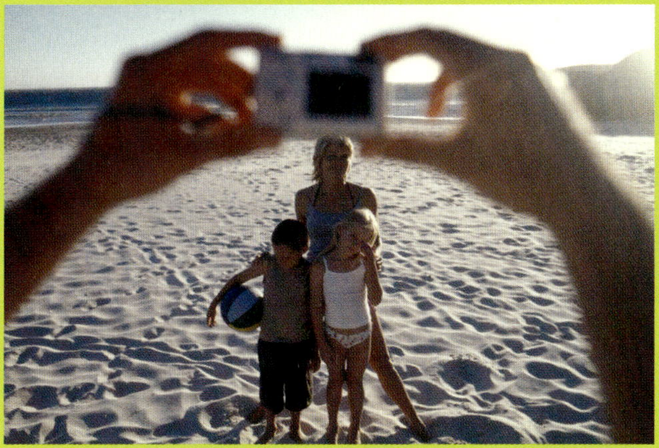

2 Tenez un journal,

des carnets de voyage, un blog : l'écriture au jour le jour est, par définition, une excellente façon de fixer les événements. C'est aussi un exercice créatif et enrichissant. Le blog permet en plus le maniement de l'informatique et une communication avec les autres.

3 Notez le titre des livres

qui vous plaisent et les passages que vous aimeriez relire, conservez une trace des expositions que vous avez vues, des musées ou des monuments visités… Tous ces éléments participent à l'élaboration de votre culture personnelle.

4 Conservez les recettes

liées à votre enfance ou à certaines rencontres, ou encore des enregistrements, afin de réactiver un jour la part inconsciente de votre mémoire par des saveurs, des parfums ou des mélodies.

5 Gravez sur CD vos films et photos

pour ne pas risquer de les égarer, sans oublier de les légender afin de limiter la « perte autobiographique ».

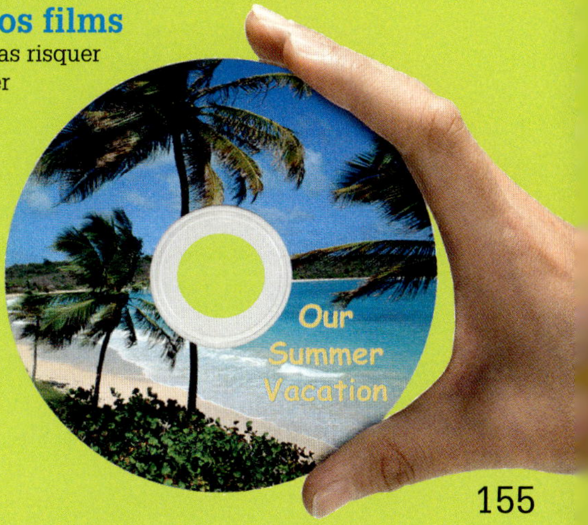

6 Écrivez le prénom

et le nom des camarades de vos enfants sur leurs photos de classe.

7 Conservez une trace des relations,

collègues ou voisins que vous avez appréciés et que vous perdrez peut-être un jour de vue.

8 Avant un déménagement,

n'oubliez pas de photographier les lieux où vous avez vécu : revoir sa chambre d'enfant ou d'adolescent, son studio d'étudiant ou les appartements que l'on a occupés ensuite permet de revivre des souvenirs.

La mémoire **prospective :** la vie devant soi

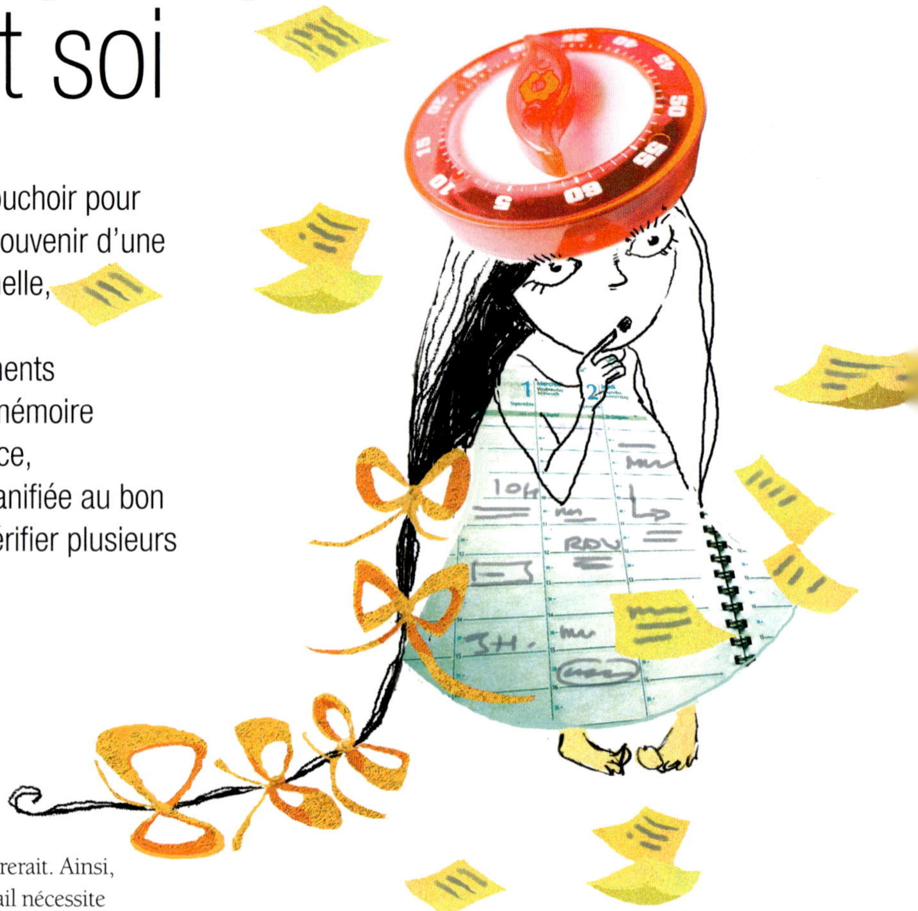

Qui n'a jamais fait un nœud à son mouchoir pour ne pas oublier quelque chose ? Se souvenir d'une tâche à accomplir, qu'elle soit occasionnelle, comme aller chez le dentiste, ou bien routinière, comme prendre ses médicaments avant d'aller se coucher, fait appel à la mémoire prospective. Pour que celle-ci soit efficace, il faut en premier lieu réaliser l'action planifiée au bon moment, et éviter de la rééditer ou de vérifier plusieurs fois qu'elle a bien été exécutée.

Une mémoire distincte ?

Le bon fonctionnement de la mémoire prospective implique que l'on associe mentalement une action donnée à un contexte : un lieu, un événement ou un individu que l'on rencontrerait. Ainsi, se souvenir de prendre du pain en quittant son travail nécessite un processus de surveillance et de contrôle pour détecter le signal pertinent (la devanture de la boulangerie entraperçue dans notre champ visuel, par exemple) et nous obligeant à interrompre notre activité du moment – que nous soyons au volant ou en train de penser à autre chose – afin de nous acquitter de cette tâche. Nous pourrons ensuite récupérer la liste des achats à effectuer stockée dans notre mémoire : acheter deux pains, un croissant…

La mémoire prospective refléterait ainsi l'interaction entre deux grandes structures du cerveau : le cortex préfrontal, impliqué dans la planification temporelle des actions et le maintien temporaire des informations dans la mémoire de travail ; et l'hippocampe, associé aux régions voisines du lobe temporal, responsables de l'acquisition et du stockage des informations concernant la tâche à effectuer.

Les aide-mémoire

À tout âge, nous avons recours à des aides externes, des béquilles, pour soulager notre mémoire prospective : noter un rendez-vous dans notre agenda, établir une liste des choses urgentes à faire, laisser un objet en évidence pour ne pas oublier de le rendre à un ami, programmer un minuteur… Ce type d'aide facilite l'organisation de notre vie quotidienne et décharge notre mémoire d'informations « techniques » (horaires, adresses…) qu'il n'est pas nécessairement utile de connaître par cœur. Et cela est d'autant plus important pour les personnes qui souffrent de troubles mémoriels : pour elles, ces aides sont des outils indispensables, des repères précieux qui permettent de mieux maîtriser leur vie, de ne pas se sentir perdu ou gêné, voire dévalorisé par de multiples oublis.

Lorsqu'on n'a pas eu l'habitude d'utiliser un agenda, il faut apprendre à s'en servir, et surtout ne pas oublier de le consulter ! La formule la plus utilisée est le carnet mémoire conçu sur mesure, avec des rubriques spécifiques (noms, trajets, rendez-vous, messages à transmettre, etc.).

Certains médecins, cependant, sont contre l'usage de ces procédés : ils estiment que ces derniers empêchent leurs patients d'exercer leur mémoire. Ce faisant, ils les privent pourtant d'une aide très utile au quotidien pour un gain non démontré. Cette attitude est contestée, car l'autonomie et la capacité à organiser sa vie quotidienne importent largement plus que les efforts destinés à mémoriser le jour et l'horaire des rendez-vous, la visite de telle ou telle personne ou des échéances, quelles qu'elles soient.

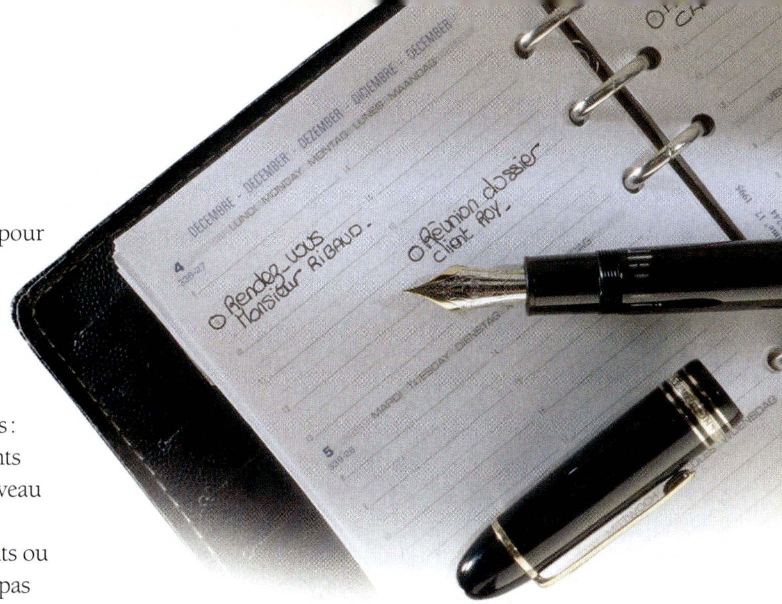

Les avantages de la planification

La planification consiste à lister des actions à accomplir pour atteindre un objectif, dont on peut préciser la date, ce qui ajoute une contrainte de délai (les achats de Noël, par exemple, doivent être achevés le 24 décembre), et déterminer le budget, ce qui implique une contrainte de coût à répartir.

La planification est plus ou moins complexe selon les cas : préparer un dîner entre amis, perdre du poids, subir différents examens avant une intervention chirurgicale, lancer un nouveau produit avant l'été, monter un meuble en kit, organiser des vacances ou un mariage, prévoir les sorties d'école des enfants ou faire construire une maison…, toutes ces actions n'exigeant pas le même investissement intellectuel. La planification est d'autant plus compliquée que l'échelle de temps est large (réserver une salle des mois à l'avance, prendre rendez-vous le jour même chez le coiffeur…) et que les actions à mener sont hétérogènes (acheter le carrelage, changer les adresses d'abonnements…), avec, pour compliquer le tout, des aléas susceptibles de modifier le déroulement du plan initial (le plombier a du retard, il faut décaler le travail du peintre et donc l'emménagement ; le mauvais temps empêche de réaliser des photos pour un catalogue, tous les intervenants doivent être décommandés et reprogrammés…).

Pour planifier une tâche un peu complexe, il est donc essentiel de commencer par déterminer des étapes, attribuer à chacune un délai et les ordonner dans le temps. À l'aide d'un calendrier, on commence par classer ces étapes dans l'ordre chronologique en prévoyant des marges de sécurité, mais aussi des chevauchements lorsque plusieurs actions peuvent être menées de front. Si, en procédant ainsi, la date ultime est dépassée, il faut resserrer certains délais, annuler des marges de sécurité ou réorganiser la répartition des tâches. Il est parfois indispensable aussi d'établir un rétroplanning, c'est-à-dire un planning inversé, en partant d'une date butoir incontournable pour remonter jusqu'au point de départ.

Comme les enfants qui barrent les devoirs faits sur leur cahier de texte, il est ensuite très rassurant de rayer chaque étape atteinte sur le calendrier ou l'agenda planning pour matérialiser l'avancement de son projet.

La tour de Hanoï

Ce jeu de réflexion sollicite la capacité à planifier, c'est-à-dire à concevoir des opérations intermédiaires aussi économes que possible (un minimum de déplacements d'anneaux) pour atteindre la configuration finale.

L'objectif est de faire passer des anneaux d'une tour de départ à une tour d'arrivée en passant par une tour intermédiaire et en respectant deux contraintes.

1. Vous ne pouvez déplacer qu'un anneau à la fois.
2. Vous devez respecter, à toutes les étapes, l'ordre décroissant des anneaux (on ne pose qu'un anneau plus petit au-dessus d'un autre plus grand).

La version proposée ici comporte 3 anneaux et peut, au mieux, être réalisée en 7 déplacements.

Solution

1. Anneau 1 en tour 3.
2. Anneau 2 en tour 2.
3. Anneau 1 sur anneau 2 en tour 2.
4. Anneau 3 en tour 3.
5. Anneau 1 en tour 1.
6. Anneau 2 sur anneau 3 en tour 3.
7. Anneau 1 sur anneau 2 sur anneau 3 en tour 3.

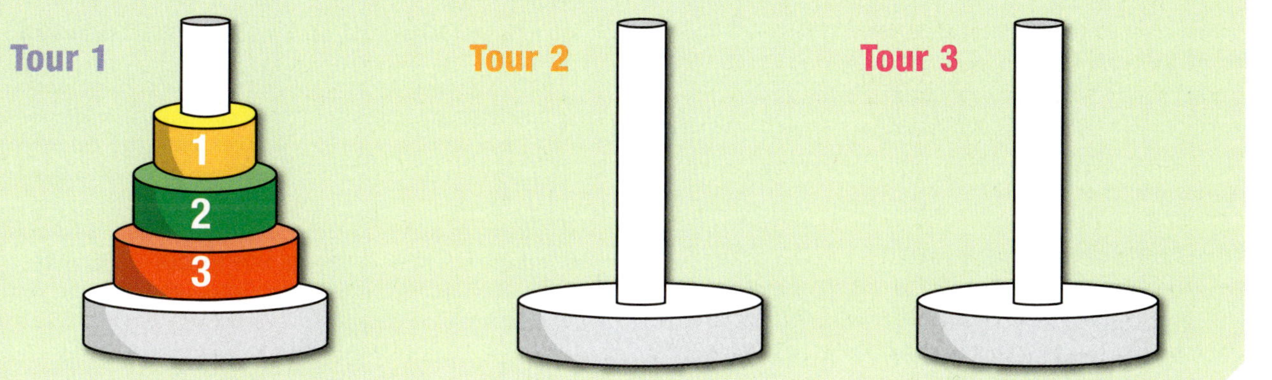

L'**image mentale :** le recours à l'image

Lorsque nous percevons une information, nous la traitons de deux façons : par le langage – en traduisant par des mots ce que nous voyons, entendons ou sentons – et par l'image, en visualisant mentalement une interprétation de l'information donnée par le cerveau. C'est cette reformulation intérieure des sensations élémentaires, réalisée par le biais des aires associatives du cerveau, qui constitue l'image mentale.

Une condition sine qua non

L'information que nous percevons est transcrite et enregistrée selon un code visuel et un code verbal. Les données concrètes suscitent plus volontiers des images que les concepts abstraits, comme la démocratie ou le surmenage, qui génèrent plutôt des représentations verbales.

La faculté de construire des images mentales est la première étape du processus de mémorisation : on ne peut retenir qu'à condition de s'approprier ce que les sens captent. Cela suppose que nous soyons attentifs à notre environnement. En effet, sans attention ni désir de retenir et de restituer ensuite nos impressions ou nos apprentissages, nous ne créons que des perceptions fugaces qui ne pourront s'inscrire durablement dans notre mémoire.

Susciter des images mentales

Ces exemples évoquant des situations ou des cas de figure fréquents permettent de bien comprendre ce qu'est une image mentale.

1. Quel est le nombre de fenêtres de votre maison ? Combien y a-t-il de pharmacies dans votre quartier ?

Pour répondre à ces questions, vous ne faites pas appel à vos connaissances. Vous parcourez visuellement les pièces de votre maison ou les rues de votre quartier grâce à votre mémoire, et vous comptez mentalement les fenêtres ou les pharmacies. Vous effectuez la même recherche d'images mentales lorsqu'une personne vous interroge sur un itinéraire et que vous le parcourez dans votre tête pour le lui décrire ou que vous revivez mentalement vos gestes et déplacements chez vous pour savoir où vous avez posé vos clés.

2. Ne pensez pas à un éléphant rose.

C'est un jeu classique, en général assorti d'une promesse de gain si vous y parvenez : inévitablement, vous cherchez par tous les moyens à ne plus penser à un éléphant rose et… vous ne voyez que lui.

3. Observez les noms suivants pendant quelques minutes.

– Mickey
– Marilyn Monroe
– Mère Teresa
– Le Père Noël

Vous avez sans doute visualisé ces personnages dont l'image est ancrée dans toutes les mémoires. L'image mentale donne une présence « physique » à ce qui est visuellement absent.

La vue en rose

Notre capacité à élaborer des images mentales peut nous aider à nous préparer à une situation et influencer notre humeur en chassant des émotions négatives. Par le pouvoir de l'imagination, nous sommes capables de créer des scénarios qui nous permettent de mieux appréhender une épreuve (compétition sportive, appréhension avant un voyage en avion, sevrage tabagique…) et de renforcer notre volonté.

Dirigée par un thérapeute, la visualisation est une technique de relaxation et de bien-être qui repose sur le pouvoir de l'esprit sur le corps, sur les effets biologiques des émotions et de l'humeur. On l'emploie pour lutter contre le stress, l'insomnie, l'anxiété ou les dépendances en complément d'autres traitements.

Images mentales et procédés mnémotechniques

La méthode des localisations consiste à imaginer des endroits qui nous sont très familiers, comme les pièces d'un appartement ou les façades d'une rue. On associe ensuite à chacun de ces lieux l'une des informations à mémoriser. Pour se souvenir d'une liste de courses, nous pouvons nous imaginer le lait en train de déborder dans la cuisine, le pain dans le toaster, etc. Il suffit ensuite de parcourir mentalement l'appartement pour retrouver les éléments.

Des images et des mots

Les études montrent que l'on retient mieux les informations qui sont codées à la fois de façon imagée et verbale. Vous pouvez le vérifier avec cet exercice de mémorisation d'une liste.

Première étape

1. Essayez de retenir la liste de mots suivante. Lisez-la pendant 1 à 2 minutes, puis cachez-la.

lumière

radio

bol

valise

chandail

chat

sapin

chaise

brosse à cheveux

lunettes

sens interdit

2. Écrivez maintenant tous les mots dont vous vous souvenez.

1. ....
2. ....
3. ....
4. ....
5. ....
6. ....
7. ....
8. ....
9. ....
10. ....
11. ....

Seconde étape

1. Essayez de retenir les mots suivants en les observant avec leur photo pendant 1 à 2 minutes, puis cachez-les.

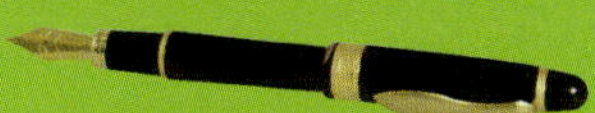

stylo-plume

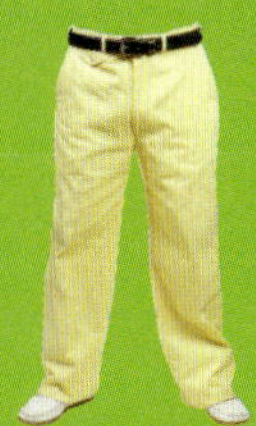

pantalon

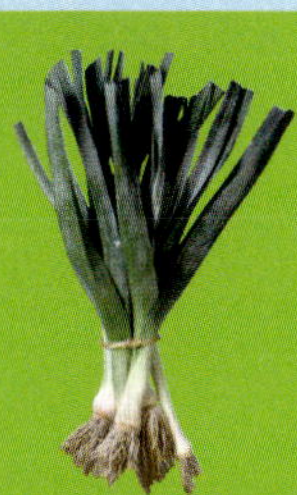

poireaux

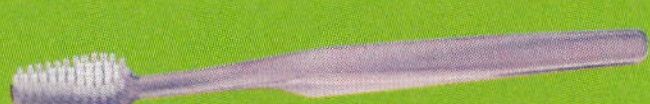

brosse à dents

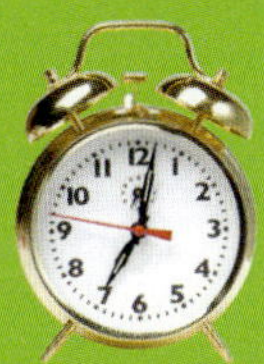

réveil

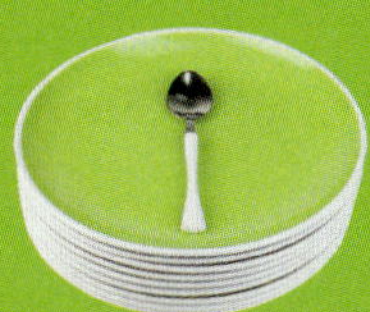

assiettes

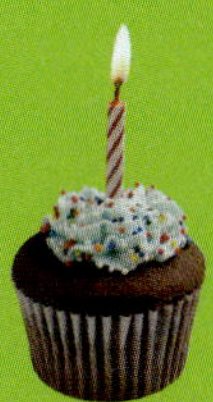

gâteau

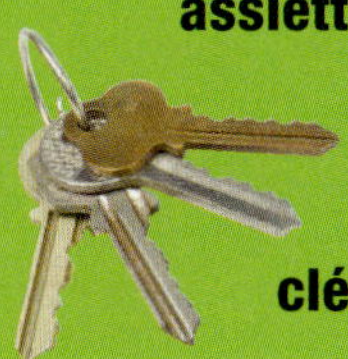

clés

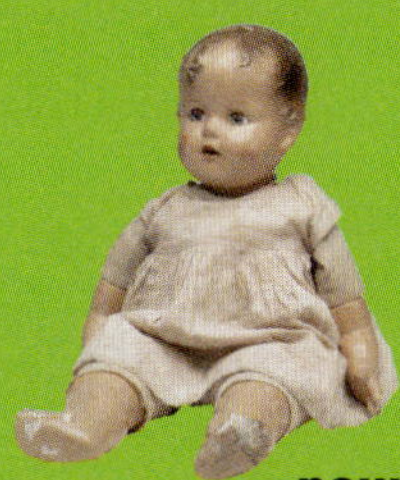

poupée

2. Écrivez maintenant tous les mots dont vous vous souvenez.

1. ....
2. ....
3. ....
4. ....
5. ....
6. ....
7. ....
8. ....
9. ....
10. ....
11. ....

Comparez vos résultats : normalement, vous devriez avoir retenu plus de mots à la seconde étape, car vous les avez codés sous deux formes, imagée et verbale. Plus généralement, on enregistre mieux des informations si on les perçoit et traite de plusieurs façons : un texte à apprendre peut être lu silencieusement ou à voix haute, il peut être entendu, recopié, résumé ou retranscrit sous forme de schéma, par exemple.

Une chaîne d'informations

Il est très difficile de mémoriser des informations disparates, sans lien ni hiérarchie entre elles. Tout comme nous avons besoin de ranger notre bureau ou de classer nos dossiers pour pouvoir fonctionner efficacement, notre mémoire a besoin d'ordre et de regroupements cohérents. Cette structuration peut obéir à différents critères, l'un des plus importants étant la logique.

Le sens de l'ordre

Le raisonnement permet de créer des enchaînements qui facilitent la compréhension et, par voie de conséquence, la mémorisation. Trouver un ordre dans une succession de mots, de chiffres ou de phrases, suivre le cheminement d'une pensée, le déroulement d'une histoire ou les étapes d'une démonstration mathématique : tous ces liens cohérents que nous établissons par la réflexion ou l'apprentissage constituent les conditions essentielles d'une bonne mémorisation. C'est pourquoi l'intelligence et la mémoire, tout en étant dissociables, s'alimentent mutuellement : la première aide à organiser des données, la seconde nous fournit une matière et des références comme la culture, l'expérience et des modèles de raisonnement qui à leur tour nourrissent la réflexion.

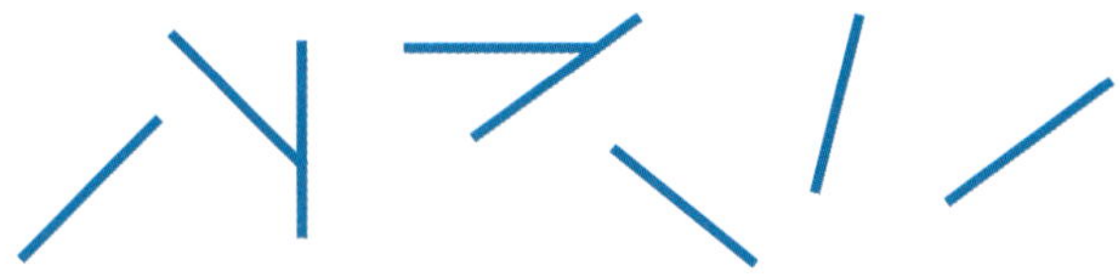

Le travail de notre mémoire se trouve facilité si celle-ci peut se référer à des données qu'elle considère comme signifiantes. Nous retiendrons ainsi bien plus aisément la structure du dessin de droite et même le nombre de traits qui le composent, parce qu'il représente un ensemble connu sous le nom de maison, qu'une autre structure composée des mêmes traits, mais disposés, si nous faisons appel à nos références, de manière aléatoire (ci-dessus).

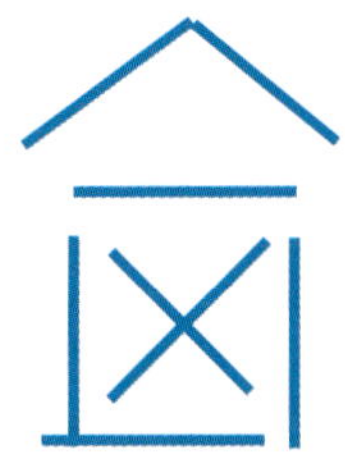

Associer pour mémoriser

Les mots de notre lexique mental sont organisés à la manière d'un réseau d'associations obéissant à des règles variées, spontanées (armoire et pharmacie) ou réfléchies (Paris et Madrid), communes (tomate et sauce) ou personnelles (Londres et tristesse si vous avez vécu des heures difficiles à Londres). Le critère d'association n'est pas alphabétique, à la différence des dictionnaires, c'est ce qui explique sans doute la raison pour laquelle les exercices dérivés du jeu du baccalauréat sont relativement compliqués.

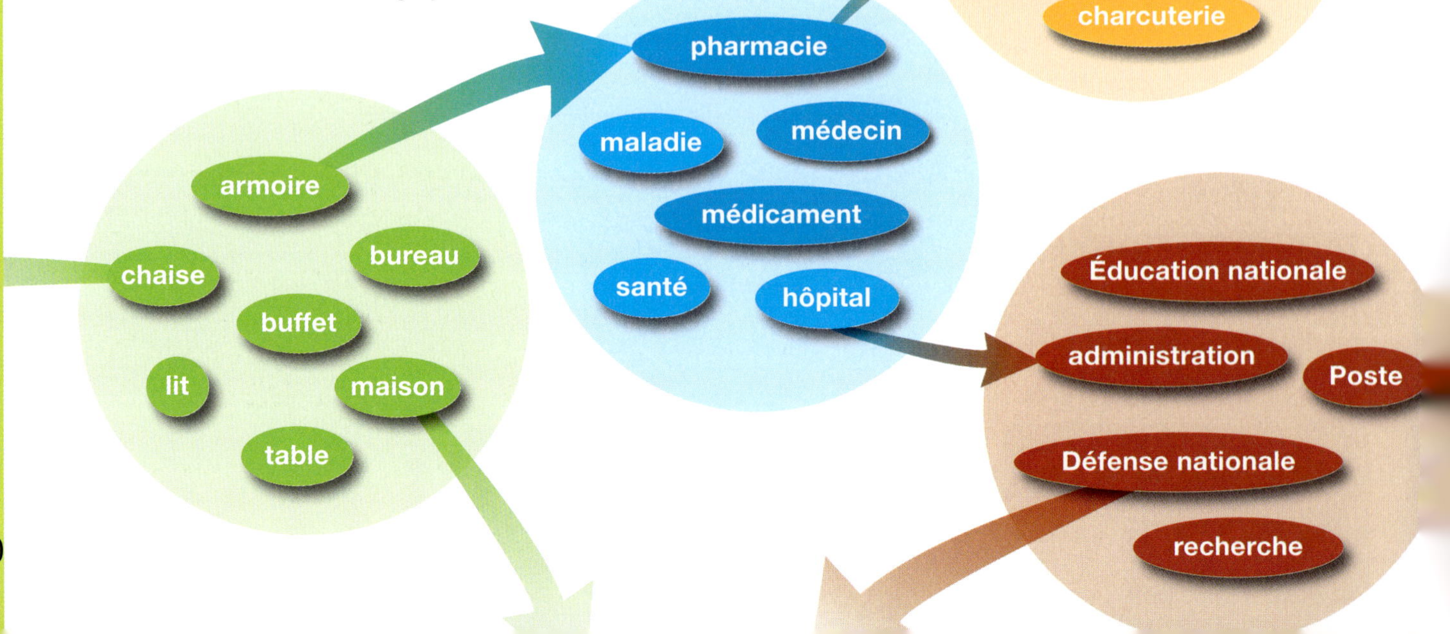

Les suites logiques

Vous ne retiendrez probablement pas ces suites de chiffres ou de figures, sauf si vous trouvez un lien pour les associer selon un ordre qui vous paraît logique. Vous pourrez alors les reconstituer pour les soumettre à vos proches, voire en créer vous-même en déclinant sous d'autres formes le principe logique mémorisé.

1. Remplacez le point d'interrogation par la figure manquante en choisissant parmi les 4 propositions.

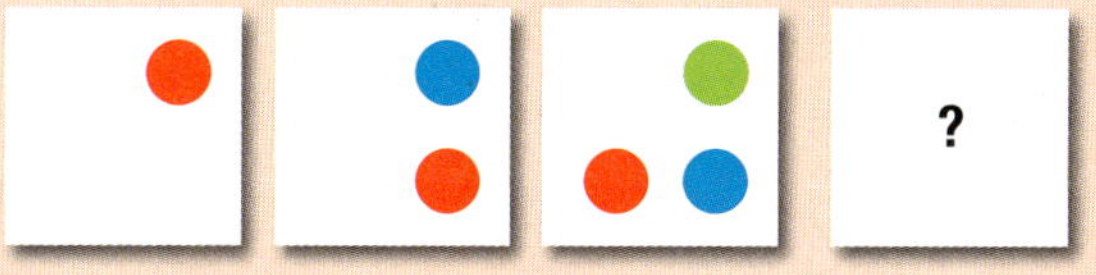

Les 4 propositions :

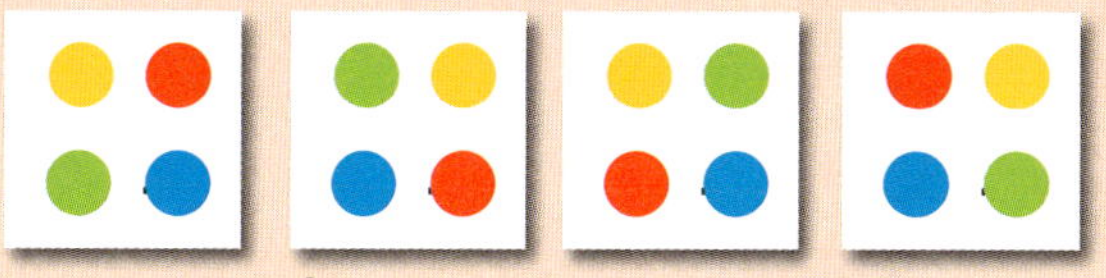

a b c d

2. Quels nombres remplacent les points d'interrogation ?

11			?	
?				
	32			
			?	45
	?			

3. Complétez ces 2 suites de nombres.

a 135 791 113 151 719 ....

b 36 27 28 20 22 15 18 12 ....

4. Observez avec attention les 2 exemples proposés, puis trouvez quel nombre doit remplacer le point d'interrogation.

Exemple 1

43 18
128
27 81

Exemple 2

76 34
66
43 95

78 54
?
83 16

Solutions : 1. d. Une couleur nouvelle apparaît dans le coin supérieur droit et les autres puces tournent dans le sens des aiguilles d'une montre. **2.** Première ligne : 14 ; deuxième ligne : 21 ; quatrième ligne : 44 ; cinquième ligne : 52. Le premier chiffre est celui de la colonne et le second, celui de la rangée. **3. a.** 212. Écrivez tous les nombres impairs de 1 à 23 et regroupez-les 3 par 3. **b.** 16. La série évolue ainsi : on soustrait 9 (36 – 9 = 27), puis on ajoute 1 (27 + 1 = 28), puis on soustrait 8 (28 – 8 = 20) et on ajoute 2 (20 + 2 = 22), et ainsi de suite en ajoutant une unité à chaque addition et en en retirant une à chaque soustraction. **4.** 148. On additionne les chiffres pairs du nombre en haut à gauche et de celui en bas à droite pour former la première partie du nombre central. On termine ce nombre en additionnant les chiffres impairs de l'autre diagonale. (8 + 6) et (5 +3) donnent donc 148.

Trouvez l'intrus

Le jeu de l'intrus consiste à rechercher des associations entre des séries de mots pour en évincer un qui n'a pas sa place dans votre logique de regroupements. La mémoire fonctionne ainsi, comme un réseau d'associations auquel on fait appel pour enregistrer de nouvelles données ou pour trouver une réponse à un problème jamais rencontré. Plus les associations sont riches et diversifiées, plus les modes de rappel ou de récupération des informations stockées en mémoire sont faciles.

Rayer l'intrus dans chaque liste de mots.

1. Densité, natalité, inflation, immigration, alphabétisation.

2. Cerveau, pancréas, cœur, poumons, foie.

3. Raymond Poincaré
Gaston Doumergue
Vincent Auriol
Albert Lebrun
Paul Doumer

4. Miami, Barcelone, Vilnius, Odessa, Madras.

5. Mexico, Atlanta, Sydney, Nagano, Séoul.

6. Corneille
La Bruyère
Molière
Beaumarchais
La Fontaine

7. *Le Samouraï*
Le Silence de la mer
L'Armée des ombres
Le Cercle rouge
Monsieur Klein

8. Alain Prost
Muriel Hermine
Alain Bernard
Bruno Peyron
Jacques Mayol

Solutions (d'autres solutions sont parfois possibles) : **1.** Inflation est un terme d'économie, les autres sont employés en démographie. **2.** Le cerveau n'est pas un organe abdominal. **3.** Vincent Auriol fut un président de la Quatrième République française (les autres ont été présidents de la Troisième République). **4.** Vilnius n'est pas une ville côtière. **5.** Nagano a accueilli les jeux Olympiques d'hiver, les autres villes les jeux Olympiques d'été. **6.** Beaumarchais est un auteur du XVIIIe siècle, les autres sont du XVIIe siècle. **7.** *Monsieur Klein* est un film de Joseph Losey ; Jean-Pierre Melville est le réalisateur des 4 autres. **8.** Alain Prost est pilote automobile. Les autres sportifs ont tous un lien avec l'eau : la natation synchronisée pour Muriel Hermine, la natation pour Alain Bernard, la voile pour Bruno Peyron et la plongée en apnée pour Jacques Mayol.

L'intérêt du **par cœur**

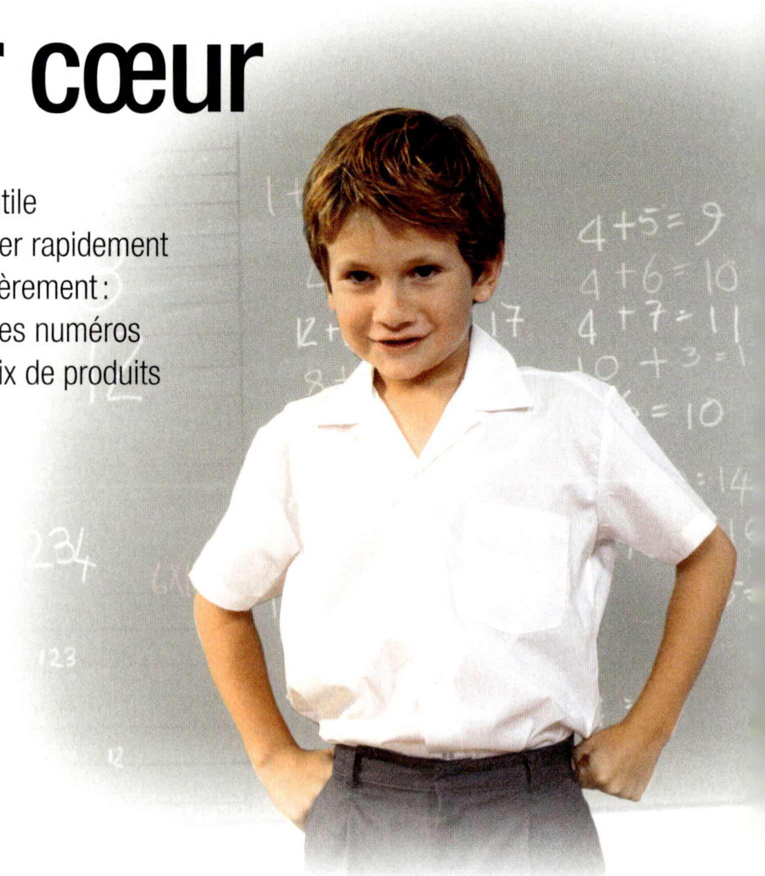

Lorsqu'on a passé l'âge des études, il peut être utile de continuer à apprendre par cœur pour mobiliser rapidement des informations concrètes, que l'on emploie régulièrement : différents codes, son numéro de Sécurité sociale, des numéros de téléphone ou des adresses, les références ou prix de produits que l'on vend, les lignes de bus ou de métro…

Il faut se répéter

La seule façon de retenir à long terme est de s'entraîner régulièrement. Un travail soutenu mais limité dans le temps équivaut à du bachotage : une fois la pression passée, les données apprises s'effacent de la mémoire. La meilleure méthode pour fixer durablement une information est de fractionner le travail d'apprentissage pour se donner le temps d'assimiler des connaissances, puis de les réactiver. Tentez l'exercice avec un poème d'une vingtaine de vers que vous aimez particulièrement.

– Apprenez trois ou quatre vers par jour. Lisez, récitez, écrivez si cela vous aide, et, au besoin, écoutez. Vous pouvez vous enregistrer ou, avec un peu de chance, trouver une version sonore du poème sur Internet. Imprégnez-vous du texte en vous interrogeant sur son sens, le choix des mots, les émotions qu'il suscite. Reprenez à chaque fois ce que vous avez appris les jours précédents.

– Au bout d'une semaine, récitez le poème en totalité. Continuez à le faire tous les jours pendant un mois environ pour consolider la mémorisation, gagner en aisance et inscrire le texte dans votre mémoire procédurale.

L'influence du sommeil sur la mémoire

Rien ne vaut une bonne nuit de sommeil pour garder quelque chose en mémoire : c'est aujourd'hui scientifiquement démontré. Dormir aide à consolider les souvenirs. Et, inversement, priver quelqu'un de sommeil altère ses capacités d'apprentissage. Cela ne signifie pas pour autant que l'on apprend en dormant : les expériences faisant appel à l'hypnopédie, la méthode qui préconise de s'endormir en écoutant des informations enregistrées, se sont pour le moment toutes révélées inefficaces.

Les écrits restent

Qu'il s'agisse de faire une synthèse, de prendre des notes pendant une conférence puis de les mettre au propre, de raconter un film, un livre, un voyage, de tenir son journal…, à chaque fois qu'on reformule des données ou des souvenirs, on les ancre un peu plus dans sa mémoire. Réécrire ou résumer un texte oblige à analyser précisément son contenu, à le comprendre parfaitement pour le restituer fidèlement avec ses propres mots.

Eh bien, chantez maintenant !

Un loisir artistique comme le chant choral associe le travail mémoriel, la restitution et le partage quand on se produit devant un public. À cela s'ajoute le plaisir d'un engagement collectif, d'un projet à concevoir et à concrétiser le mieux possible. Cette activité requiert l'apprentissage d'un nouveau langage (savoir lire les notes, les restituer vocalement) et un travail de mémorisation qui porte à la fois sur la musique (la ligne mélodique de sa propre partie confrontée aux autres voix qui chantent d'autres parties) et sur les paroles (les textes des chansons).
Plus universel, l'art de conter suppose que l'on possède tout un répertoire de récits, une « mémoire vivante », ainsi que la capacité d'improviser pour tenir son auditoire en haleine. Le conteur s'appuie alors sur des images correspondant aux temps forts de l'histoire, et il brode autour avec virtuosité.

6 ÉTAPES POUR UNE BONNE MÉMORISATION

1 L'intérêt et la motivation

On retient mieux ce qu'on a envie de retenir, mais aussi ce que l'on doit retenir. Le conseil est valable pour tous : se fixer un objectif ou avoir un projet, même futile (retenir des histoires drôles pour faire rire ses amis, des citations pour épater en société…), est la meilleure des stimulations.

2 L'attention

C'est la condition préalable à toute mémorisation : sans attention, on ne perçoit pas correctement les informations. Le repos, un environnement propice (calme, éclairage…), une bonne réceptivité sensorielle (qualité de la vue et de l'audition), l'absence de stress sont essentiels pour capter correctement les informations à retenir.

3 L'élaboration d'images mentales

Nous prenons conscience de ce que nos sens nous transmettent en créant des images mentales : l'information est visualisée et transcrite sous forme de mots. Cette appropriation mentale des perceptions est la première étape du processus de mémorisation (voir p. 158).

4 L'organisation des informations

Ordonner, donner un sens, hiérarchiser des informations aide à fixer les connaissances et à les intégrer correctement au stock de la mémoire à long terme (voir p. 142 et 160).

5 La répétition

Pour bien mémoriser, il faut faire l'effort de répéter, parfois d'apprendre par cœur. Et c'est en réactivant régulièrement les informations, en les révisant par exemple, que l'on a le plus de chances de les ancrer dans la mémoire à long terme (voir p. 162).

6 La transmission des informations

Transformer et reformuler des faits ou des connaissances avec ses propres mots pour les raconter, les écrire, les expliquer ou les résumer est une manière très efficace et active de fixer ses souvenirs (voir p. 162).

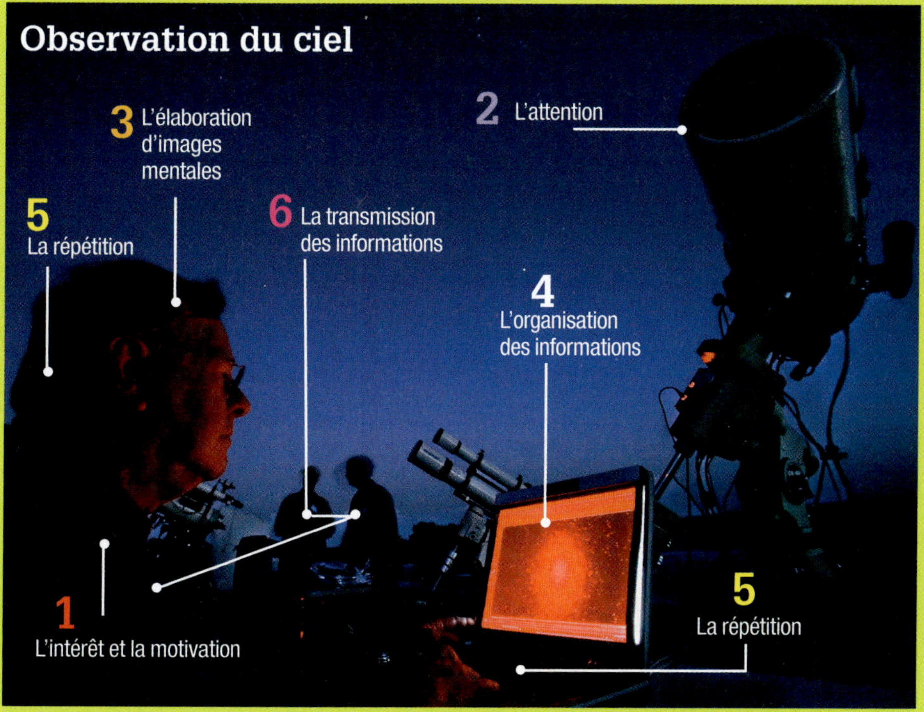

John O'Neill se prépare à photographier le ciel de nuit lors de la 24e Winter Star Party, qui s'est déroulée en Floride, en février 2008.

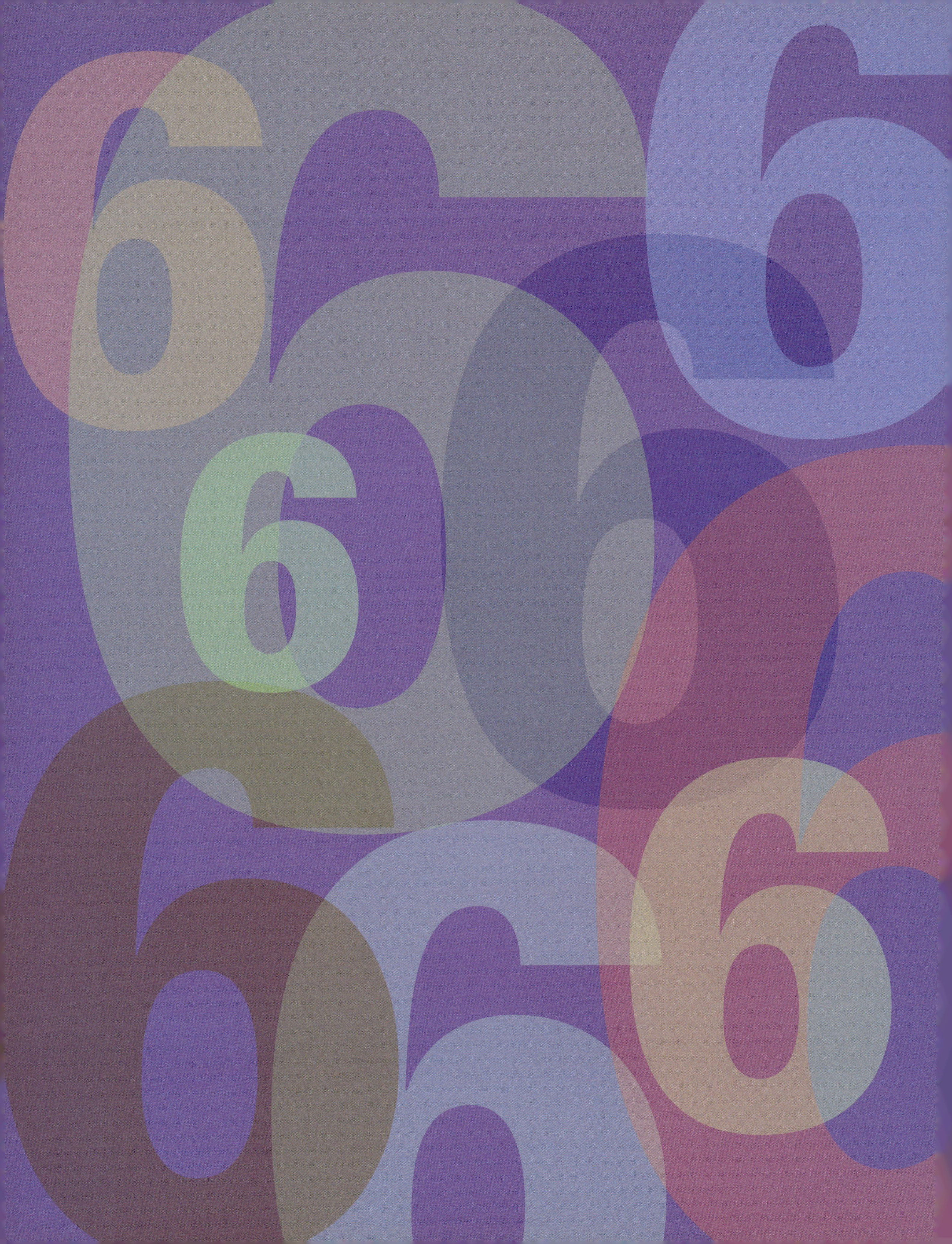

Le langage

Une **performance** de chaque instant

Nous connaissons tous le mot tableau. Mais que signifie connaître un mot ? Lorsque nous l'entendons, nous savons le reconnaître, qu'il soit prononcé par une voix d'homme ou d'enfant, rapidement ou lentement, avec ou sans accent.

La complexité du langage

Cette performance repose sur le système auditif cérébral, en particulier une zone spécialisée dans l'analyse de la parole, située dans le haut du lobe temporal gauche. Quand nous voyons un mot écrit, nous savons aussi le reconnaître en un clin d'œil. La reconnaissance des lettres repose sur une tout autre région, qui appartient au système visuel cérébral, et qui est située sur le dessous des lobes occipital et temporal gauches. Nous connaissons également l'orthographe de ce mot, par exemple que le son O s'y écrit EAU, ce qui nous permet soit de le lire soit de l'écrire. La région qui héberge ces connaissances orthographiques n'est pas bien connue, mais l'avant du lobe temporal et le bas du lobe pariétal seraient de bons candidats.

Nous savons articuler le mot tableau ou tracer rapidement les lettres qui le composent, et ce savoir-faire, cette habileté motrice repose sur l'entraînement dont notre cortex moteur a bénéficié au cours de notre enfance. Enfin, nous connaissons des choses plus abstraites sur ce mot, qui ne dépendent pas de la forme écrite ou parlée qu'il prend : c'est un nom, il est masculin, il a telle ou telle signification et il réveille en nous un certain type de souvenirs. Les significations et les souvenirs sont eux-mêmes dispersés dans diverses régions cérébrales.

Cette analyse montre bien que le langage repose non sur une seule région cérébrale, mais sur un ensemble de systèmes étroitement liés, dont certains sont spécialisés dans le langage parlé, entendu, lu ou écrit.

À la recherche du mot perdu

Cette démarche fait l'objet d'études scientifiques portant à la fois sur l'organisation de la mémoire et celle du langage. Comme pour les lésions qui renseignent, par défaut, sur le fonctionnement du langage, ces blocages montrent que le langage n'est pas un processus homogène et direct, qu'il sollicite des compétences distinctes, voire indépendantes les unes des autres. On veut dire un mot, on en connaît le sens précis, on pourrait l'identifier parmi d'autres, mais on ne parvient pas à récupérer sa forme sonore dans notre lexique mental. En général, on sait s'il est masculin ou féminin, court ou long, on connaît souvent sa première syllabe et on peut citer des mots qui lui ressemblent phonétiquement. Pour les noms propres, on visualise très bien la personne (un chanteur, un comédien…), on peut en parler (elle a joué dans tel ou tel film, c'est la sœur de…), mais on bute sur le nom lui-même. Pour étudier cet état sans attendre qu'il se produise spontanément, les chercheurs tentent de le provoquer en soumettant des personnes au jeu du dictionnaire inversé. Voyez si ces quelques définitions produisent en vous la sensation frustrante du mot manquant.

1. Se dit d'une faute sans gravité, qui peut être pardonnée.
....

2. Support d'un tableau en cours de réalisation.
....

3. Fratrie d'oiseaux.
....

4. État d'une personne qui n'a plus faim du tout.
....

5. Poste d'un soldat qui surveille et fait le guet.
....

6. Mettre une personne au-dessus des autres.
....

7. Se dit d'un quartier destiné à l'habitation.
....

8. Calendrier dont on retire chaque jour une feuille.
....

9. Une conduite ou un discours très instructifs et/ou qui portent à la vertu, à la piété.
....

10. Tendance à former des groupes, à calquer sa conduite sur celle des autres.
....

Solutions possibles : **1.** Vénielle. **2.** Chevalet. **3.** Couvée. **4.** Satiété. **5.** Faction. **6.** Porter aux nues. **7.** Résidentiel. **8.** Éphéméride. **9.** Édifiant. **10.** Instinct grégaire.

L'étude du **langage**

Les papyrus égyptiens mentionnaient déjà des individus présentant des troubles du langage liés à des lésions cérébrales. Mais l'étude scientifique de ces derniers ne s'est développée qu'à partir du milieu du XIXe siècle, sur la base de la méthode anatomo-clinique, c'est-à-dire de la mise en relation d'une lésion et d'un trouble cognitif bien défini.

Les grandes découvertes

Vers 1860, Paul Broca décrivit le cas devenu célèbre d'un patient ayant perdu la capacité de produire des paroles alors qu'il comprenait parfaitement ce qu'on lui disait et que son intelligence semblait intacte. À la mort de ce patient, Broca pratiqua une autopsie et établit un lien entre la perte de la parole et une lésion touchant une zone précise du lobe frontal gauche, connue depuis sous le nom d'aire de Broca (voir p. 13).

Au cours des décennies suivantes, le tableau devint beaucoup plus complexe. Grâce à l'observation de nombreux autres patients, il apparut d'une part que les troubles du langage, les aphasies, pouvaient être extrêmement variés, et d'autre part que les lésions cérébrales en cause pouvaient toucher des régions diverses, situées en général dans l'hémisphère gauche, bien au-delà de l'aire de Broca. Par exemple, l'aphasie de Wernicke (décrite à l'origine par Karl Wernicke), à la différence de celle de Broca, donne des troubles massifs de la compréhension du langage, et résulte de lésions du lobe temporal gauche.

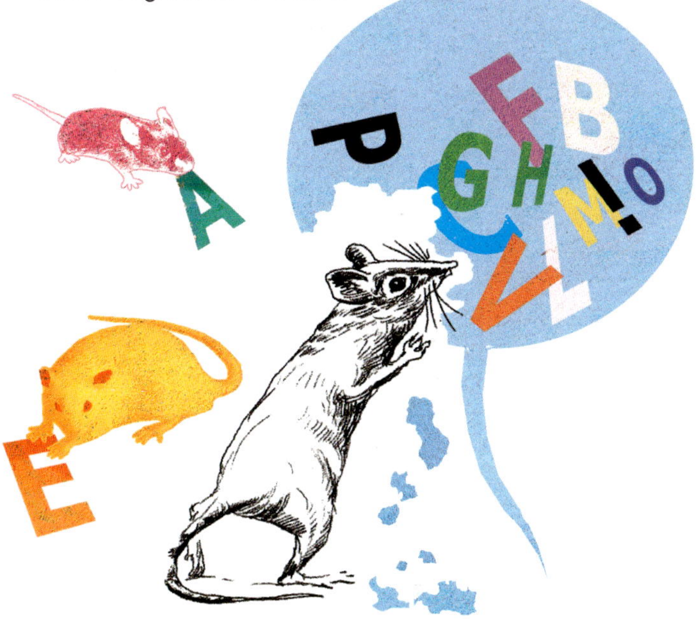

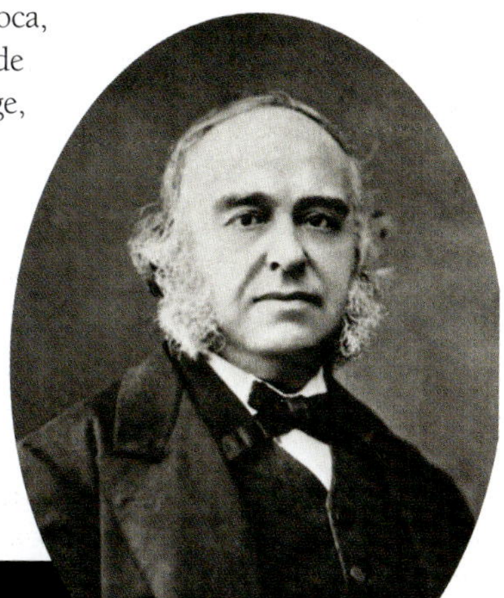

Paul Broca (1824-1880) fut aussi l'initiateur de la chirurgie moderne du cerveau et de l'anthropologie.

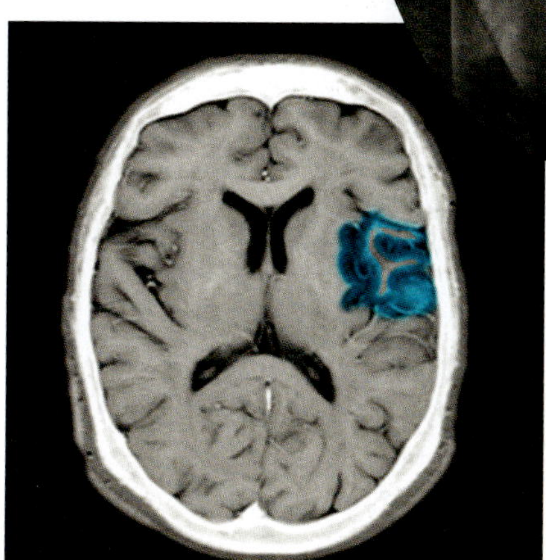

L'IRM ci-contre montre une lésion (en bleu) résultant d'une attaque cérébrale aiguë localisée dans l'aire de Broca.

L'apport de l'imagerie fonctionnelle ou un autre regard

Un siècle et demi plus tard, le fonctionnement et le rôle des différentes régions cérébrales impliquées dans le langage restent assez mal connus. Au cours des vingt dernières années, l'étude des patients aphasiques a été partiellement supplantée par le développement de l'imagerie fonctionnelle cérébrale, qui permet de « voir » s'activer les différentes régions cérébrales d'un sujet quand il parle. L'étude de patients reste néanmoins une source d'informations irremplaçable. Ainsi, des « pannes » extrêmement sélectives du langage en révèlent le fonctionnement intime, comme le montrent les deux cas suivants. Le premier patient, en parlant, remplaçait les voyelles par d'autres voyelles, disant par exemple

CORIMEL au lieu de CARAMEL.

En revanche, l'autre ne faisait des erreurs que sur les consonnes, prononçant DARAFEL au lieu de CARAMEL.

Cela démontre qu'au cours de la programmation de la parole, des mécanismes neuraux distincts sont mis en œuvre pour la sélection des voyelles et des consonnes. Plus généralement, ces cas illustrent la complexité de la machinerie du langage, et donc l'infinie variété des troubles aphasiques.

Les régions du cerveau impliquées dans le langage

Le langage mobilise une partie importante de l'hémisphère gauche (dominant pour le langage chez plus de 90 % des droitiers et environ 70 % des gauchers). De l'élaboration d'une idée à son expression orale ou écrite, de nombreuses régions cérébrales s'activent en quelques centaines de millisecondes et forment un réseau complexe dont le résultat nous semble simple, facile et spontané. Même chose pour la lecture ou l'écoute, qui impliquent un enchaînement d'opérations mentales spécifiques.

La diversité des formes d'aphasie montre à la fois qu'il existe des structures spécialisées, affectées à telle ou telle fonction du langage, mais aussi que ces structures sont interconnectées – des lésions très différentes peuvent ainsi provoquer des perturbations équivalentes.

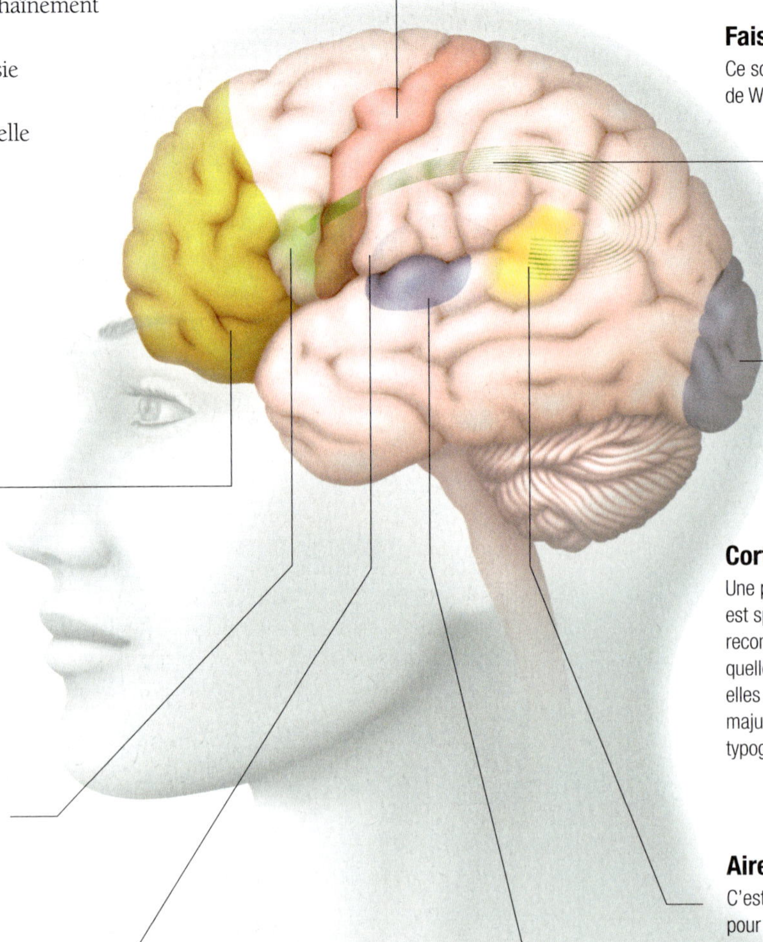

Cortex moteur
L'aire motrice des muscles de la phonation (dont la langue, le pharynx et le larynx) est activée lorsqu'on parle, celle qui contrôle la main dominante étant activée pour l'écriture.

Faisceau arqué
Ce sont les fibres qui relient l'aire de Wernicke et l'aire de Broca.

Cortex préfrontal
Cette région n'est pas impliquée dans la mécanique élémentaire du langage, mais elle est essentielle pour l'agencement des idées et le raisonnement, et donc pour la planification du discours.

Cortex visuel
Une partie du cortex visuel est spécialisée dans la reconnaissance des lettres, quelle que soit la manière dont elles sont écrites (minuscules, majuscules, calligraphie, typographies variées…).

Aire de Broca
Elle supervise l'aspect moteur du langage : l'articulation des mots, et donc la fluidité de la parole. Le programme des mouvements articulatoires est ensuite envoyé au cortex moteur, qui commande plus directement les muscles des organes qui produisent la parole.

Aire de Wernicke
C'est une zone essentielle pour la compréhension du langage. Elle permet aussi de choisir les mots en fonction de leur sens et d'agencer correctement les phrases lorsque nous parlons.

Thalamus
Dans les profondeurs de l'hémisphère gauche, le thalamus joue un rôle de coordination entre les différentes régions corticales du langage. Ce rôle est sans doute important, comme en témoignent les aphasies qui peuvent résulter de lésions du thalamus, mais il reste mal compris.

Cortex auditif
Une partie du cortex auditif de l'hémisphère gauche permet de reconnaître les sons du langage (la parole humaine).

Le rôle de l'hémisphère droit

Chez la plupart des individus, le sens littéral des mots est traité par l'hémisphère gauche, mais les contenus implicites – l'ironie, le second degré, l'humour, les métaphores, l'intonation… – seraient plutôt gérés par l'hémisphère droit.

Les troubles du langage

Selon les régions touchées, des lésions cérébrales peuvent occasionner des troubles du langage plus ou moins spécifiques concernant l'expression et la compréhension orales, la lecture ou l'écriture. Parmi les exemples extrêmes de troubles spécifiques, on peut citer la surdité verbale pure, dans laquelle les patients n'entendent la parole que comme une suite de bruits inintelligibles tout en parlant eux-mêmes normalement ; l'alexie pure, qui rend la lecture impossible alors que tous les autres aspects du langage sont préservés ; ou l'agraphie, qui affecte le tracé des lettres.

D'autres désordres touchent les aspects les plus abstraits du langage, comme la grammaire ou la signification des mots. Ces désordres se manifestent alors en général tout autant dans le langage parlé, lu, écrit ou entendu. Dans la démence sémantique (une affection dégénérative des lobes temporaux), les patients perdent progressivement la connaissance du sens des mots, et cela se manifeste aussi bien lorsqu'il s'agit de comprendre ou de produire des mots, sous leur forme parlée ou écrite. Autre exemple, les patients dits « agrammatiques » restent capables de produire et de comprendre des mots isolés, mais ils ne peuvent plus les combiner pour former des phrases. Le plus souvent, ce déficit d'un aspect abstrait du langage affecte à la fois le langage parlé et écrit, sa compréhension et sa production.

Une autre langue

Des études comparatives ont montré que l'âge n'est pas un handicap pour apprendre une langue étrangère. Les enfants vont certainement plus vite et maîtrisent mieux les sons nouveaux, mais les adultes possèdent des capacités plus vastes, un bagage culturel et une meilleure connaissance du monde : l'expérience et les acquis compensent ainsi largement certaines défaillances. Apprendre ou perfectionner une langue est extrêmement bénéfique pour l'ensemble des fonctions cognitives.

- Les zones de l'hémisphère gauche liées au langage sont sollicitées, mais pas seulement : l'hémisphère droit est activé pour la mélodie de la langue, l'hippocampe pour le travail de mémorisation et le cortex frontal pour la concentration.

- L'expression orale stimule les aires motrices du langage en sollicitant de nouvelles articulations.

- L'apprentissage exerce plusieurs formes de mémoire, notamment la mémoire de travail et la mémoire sémantique (voir p. 142 et 146).

- Cette activité fait appel au raisonnement et à l'intuition, lorsqu'il faut reconstituer la signification globale d'une phrase à partir de quelques mots compris et d'un contexte particulier. Elle requiert aussi un effort d'adaptation car chaque langue a sa propre organisation.
Enfin, cet apprentissage suppose le besoin ou l'envie de communiquer. Les cours collectifs comme les voyages sont autant d'occasions de multiplier les contacts sociaux et de s'ouvrir à d'autres cultures.

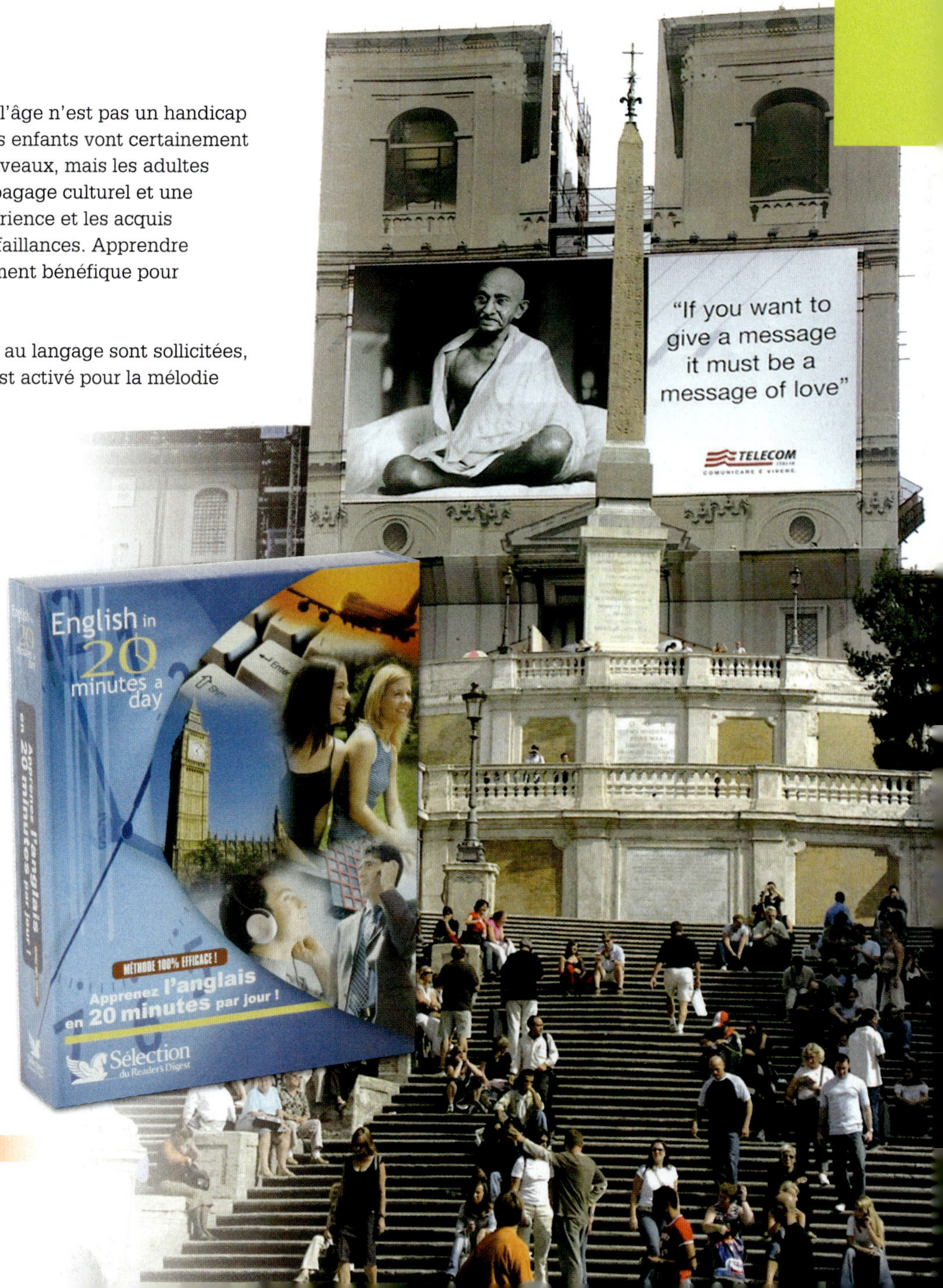

La lecture à **livre ouvert**

L'alexie pure, un trouble de la lecture dans lequel on ne peut lire qu'en épelant lettre à lettre, est une conséquence de lésions cérébrales touchant le dessous du lobe temporal gauche. Dans les cas sévères, les patients alexiques sont incapables de reconnaître les mots écrits, et même les lettres, alors qu'ils parlent, comprennent et même écrivent normalement.

Un chef-d'œuvre de l'évolution

L'exemple de l'alexie pure prouve qu'il existe dans le cerveau adulte un système spécifiquement dédié à la lecture, puisque sa destruction affecte cette seule capacité. Il ne peut être inné, puisque le premier alphabet a été inventé il y a seulement cinq mille ans et qu'à la naissance notre cerveau est le même que celui de nos ancêtres d'il y a vingt mille ans. Pour apprendre à lire avec un cerveau qui n'est pas conçu pour cela, nous utilisons des systèmes cérébraux plus anciens, et nous les adaptons à ce savoir-faire récent.

Le premier système mis à contribution est le système visuel. Nous avons hérité de nos ancêtres animaux un système visuel sophistiqué, qui permet de reconnaître les objets qui nous entourent et de les localiser dans l'espace. Or, quand nous lisons une page de journal, nous devons reconnaître des objets un peu particuliers, les lettres et les mots, et savoir comment ils sont placés les uns par rapport aux autres. Quand ils apprennent à lire, les enfants entraînent donc leur système visuel à reconnaître très efficacement les ensembles de lettres. Un enfant qui commence à lire doit déchiffrer les mots lettre par lettre. En revanche, quand le regard d'un adulte se porte sur un mot, il reconnaît simultanément toutes les lettres : lire un mot long comme caramel ne prend pas plus de temps que de lire un mot court comme café, et cela en majuscules comme en minuscules et pour des tailles et des styles d'écriture variés.

Une région spécifique

Cette remarquable expertise repose sur une petite région du cortex située sur le dessous du lobe temporal de l'hémisphère gauche, et c'est sa destruction qui aboutit à l'alexie pure. Cette région bien définie appartient à la vaste zone de cortex qui sert à reconnaître d'une façon générale les objets que nous voyons autour de nous, mais ses neurones ont été en quelque sorte recyclés au cours de l'apprentissage de la lecture. Si elle a pris en charge la reconnaissance des lettres, c'est sans doute parce qu'avant même l'apprentissage de la lecture elle était spécialisée dans l'analyse de petites formes présentes dans le centre du champ visuel. Chez nos ancêtres, cette région jouait peut-être un rôle important pour identifier les espèces de feuilles ou les empreintes des animaux sur le sol, par exemple. Il est d'ailleurs possible que l'expertise pour la lecture nous ait fait perdre des capacités fines dans l'analyse de certains types d'objets.

Mais le système visuel n'est pas seul à porter l'empreinte de la lecture. La manière dont le cerveau manipule le langage, y compris le langage parlé, est elle-même modifiée par l'apprentissage de la lecture. Pour ne donner qu'un exemple, si l'on vous fait entendre des mots en vous demandant simplement de détecter ceux qui contiennent le son « p », il est probable que vous laisserez passer sans réagir le mot « subtil ». En effet, comme vous savez qu'il contient la lettre B et non la lettre P, vous aurez de grandes difficultés à vous apercevoir que cette lettre B est en réalité prononcée « p ».

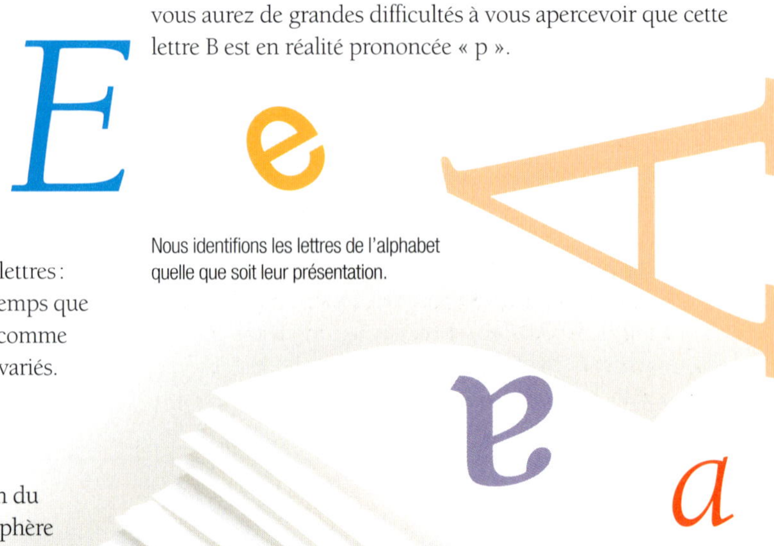

Nous identifions les lettres de l'alphabet quelle que soit leur présentation.

C'est la boutade de Woody Allen :
« J'ai pris des cours de lecture rapide
et j'ai lu *Guerre et Paix* en cinq minutes…
Ça parle de la Russie. »

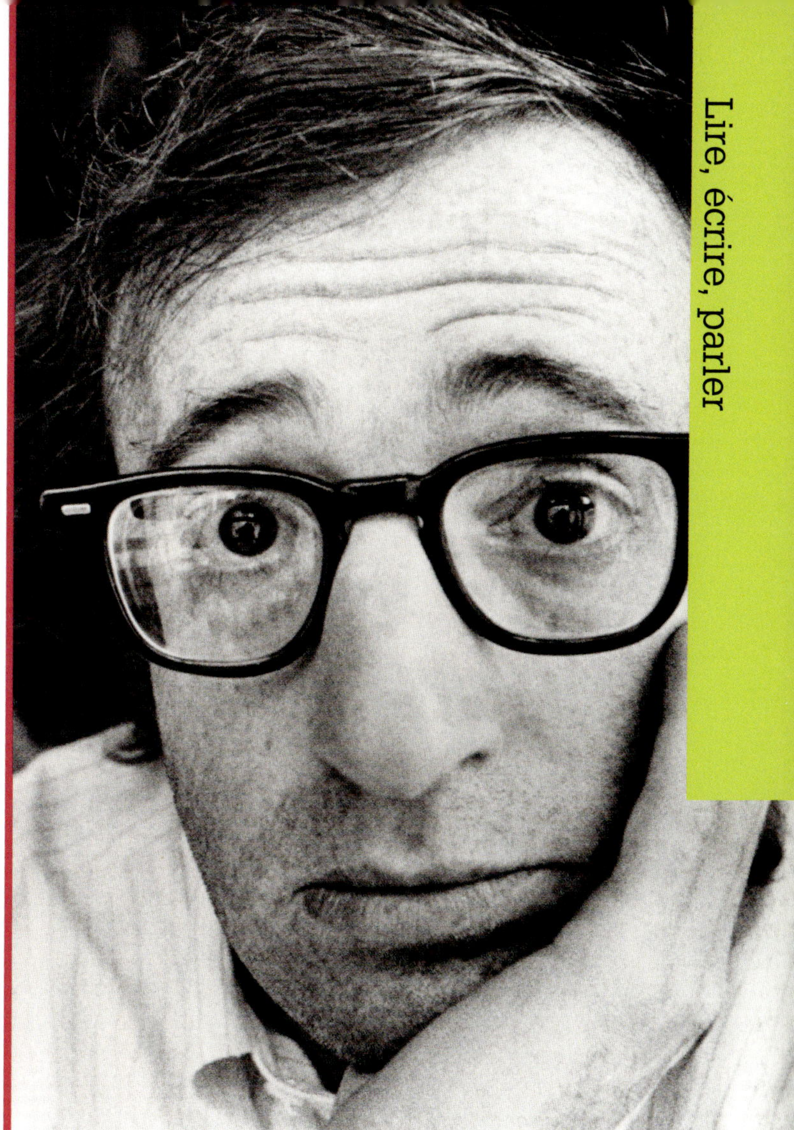

Comment lisons-nous ?

Nous n'avons une vision précise que dans un petit angle d'environ 2° entourant le point où se fixe notre regard. Au-delà, la vision devient rapidement de moins en moins nette. Nous nous affranchissons de ces limites en faisant sauter sans cesse nos yeux d'un point à un autre par de rapides saccades. Au cours de la lecture, nous déplaçons nos yeux 4 à 5 fois par seconde. À chaque fixation, nous percevons une « fenêtre » qui couvre environ 4 lettres à gauche et 14 lettres à droite du point de fixation (puisque nous lisons de gauche à droite). En fait, nous ne voyons de façon parfaitement nette que les 4 ou 5 lettres placées au centre de cette fenêtre. Cette vision relativement étroite nous oblige à arrêter notre regard sur presque chacun des mots du texte que nous lisons.

En général, nos yeux se fixent sur un point situé entre le début et le milieu du mot, qui est la position optimale pour reconnaître le mot en question. Lorsque nous fixons un mot, nous récoltons déjà quelques informations concernant les mots qui suivent, imparfaitement visibles dans la partie droite de notre fenêtre de perception. Nous repérons notamment les blancs qui séparent les mots à venir. Cela nous permet d'ajuster la saccade suivante de façon à la faire tomber à peu près sur le point optimal du mot qui suit. Cette anticipation peut aussi nous dispenser de fixer certains mots tout à fait prévisibles et peu informatifs, comme « et » ou « qui », que nous survolons souvent sans nous y arrêter.

Le système qui contrôle le déplacement de nos yeux au cours de la lecture est étroitement associé au système du langage, qui analyse en permanence les mots que nous percevons. Ainsi, le temps que nous passons à fixer un mot est plus court si ce mot lui-même est court, familier, si son orthographe est régulière, s'il était possible de prédire sa présence à partir des mots précédents, etc. Une minorité de mouvements oculaires nous servent non à avancer, mais à reculer dans le texte que nous sommes en train de lire. Cela se produit lorsque nous rencontrons une difficulté ou une ambiguïté qui nous oblige à retourner contrôler un mot déjà lu.

La lecture rapide

L'objectif des méthodes de lecture rapide est de permettre d'extraire le sens d'un texte en le parcourant très rapidement. Le principe est de s'obliger à réduire le nombre de fixations pour parvenir, avec de l'entraînement, à balayer un texte de 600 mots en une minute, contre environ 250 au cours de la lecture normale. Une bonne proportion des mots n'est donc pas lue.

Pour les sceptiques, l'intérêt est limité car le gain de temps se fait aux dépens de la compréhension fine du texte, une partie de l'information étant nécessairement ignorée. Les défenseurs de ces méthodes affirment le contraire, en se basant sur les réponses aux questions posées à des lecteurs après lecture normale ou rapide d'un texte : le lecteur rapide comprend et mémorise tout aussi bien, voire mieux, et cela pour un moindre effort d'attention.

À chacun de se faire une idée en appliquant cette méthode à des lectures différentes (documents professionnels, textes encyclopédiques, essais, « romans de plage », littérature…).

L'influence du contexte

Les phrases ambiguës. Connaître le sens des mots ne suffit pas à comprendre un texte lu ou entendu. L'interprétation et l'analyse du contexte sont en effet indispensables pour saisir la signification du message. L'exemple des phrases à double sens est éclairant, car l'analyse effectuée en temps réel par le cerveau nous empêche parfois de voir ce qu'il y a d'ambigu dans la formulation. Par exemple : l'artiste peint la nuit ; les jumelles grossissent ; Nathalie regarde le défilé avec ses jumelles ; il prend la balle et la lance ; le vol a duré dix minutes…

La sélection lexicale. L'effet d'amorçage (voir p. 141), qui joue également un rôle dans l'activation de mécanismes de la mémoire, fait que l'on devine certains mots avant même de les avoir lus dans leur intégralité. Si le mot sauce est suivi de tom-, on devine d'emblée qu'il s'agit de tomate et non de tomette, par exemple.

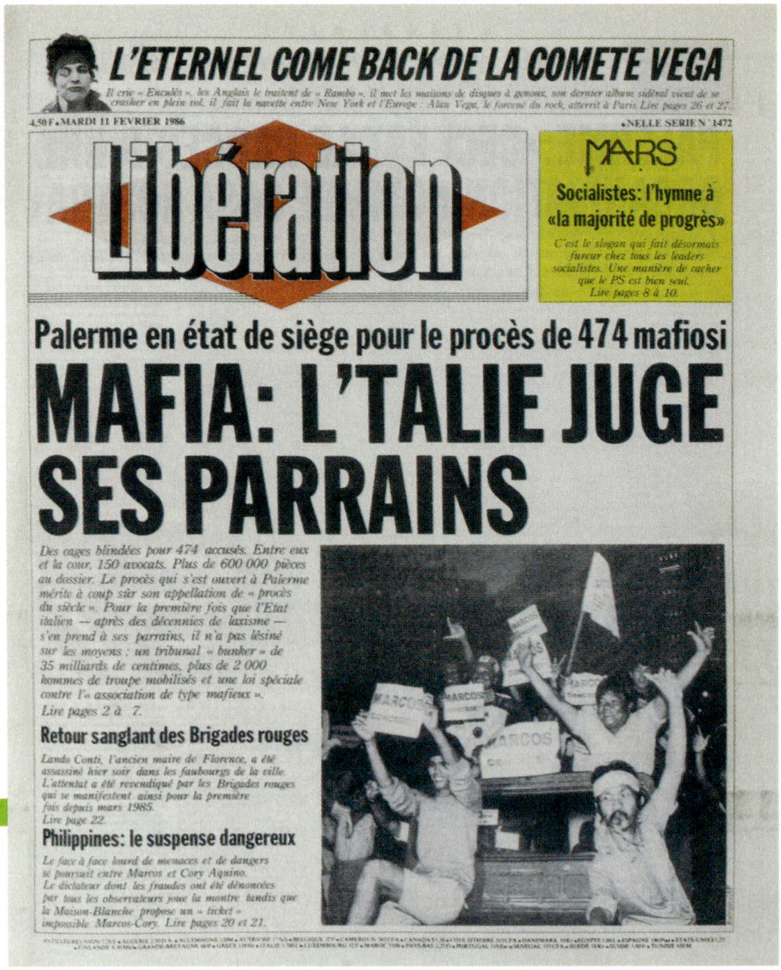

L'ETERNEL COME BACK DE LA COMETE VEGA

Il crie « Enculés », les Anglais le traitent de « Rambo », il met les maisons de disques à genoux, son dernier album sidéral vient de se crasher en plein vol, il fait la navette entre New York et l'Europe : Alan Vega, le forcené du rock, atterrit à Paris. Lire pages 26 et 27.

4,50 F • MARDI 11 FEVRIER 1986 • NELLE SERIE N° 1472

Libération

MARS

Socialistes: l'hymne à «la majorité de progrès»

C'est le slogan qui fait désormais fureur chez tous les leaders socialistes. Une manière de cacher que le PS est bien seul. Lire pages 8 à 10.

Palerme en état de siège pour le procès de 474 mafiosi

MAFIA: L'TALIE JUGE SES PARRAINS

Des cages blindées pour 474 accusés. Entre eux et la cour, 150 avocats. Plus de 600 000 pièces au dossier. Le procès qui s'est ouvert à Palerme mérite à coup sûr son appellation de « procès du siècle ». Pour la première fois que l'Etat italien — après des décennies de laxisme — s'en prend à ses parrains, il n'a pas lésiné sur les moyens : un tribunal « bunker » de 35 milliards de centimes, plus de 2 000 hommes de troupe mobilisés et une loi spéciale contre l'« association de type mafieux ». Lire pages 2 à 7.

Retour sanglant des Brigades rouges

Lando Conti, l'ancien maire de Florence, a été assassiné hier soir dans les faubourgs de la ville. L'attentat a été revendiqué par les Brigades rouges qui se manifestent ainsi pour la première fois depuis mars 1985. Lire page 22.

Philippines: le suspense dangereux

Le face à face lourd de menaces et de dangers se poursuit entre Marcos et Cory Aquino. Le dictateur dont les fraudes ont été dénoncées par tous les observateurs joue la montre tandis que la Maison-Blanche propose un « ticket » impossible Marcos-Cory. Lire pages 20 et 21.

Coquille en une : nous percevons les mots connus globalement et non lettre à lettre, ce qui explique que l'on puisse très bien lire un mot tronqué sans détecter d'anomalie (*Libération* du 11 février 1986, exemple repris d'un article de Laurent Mucchielli).

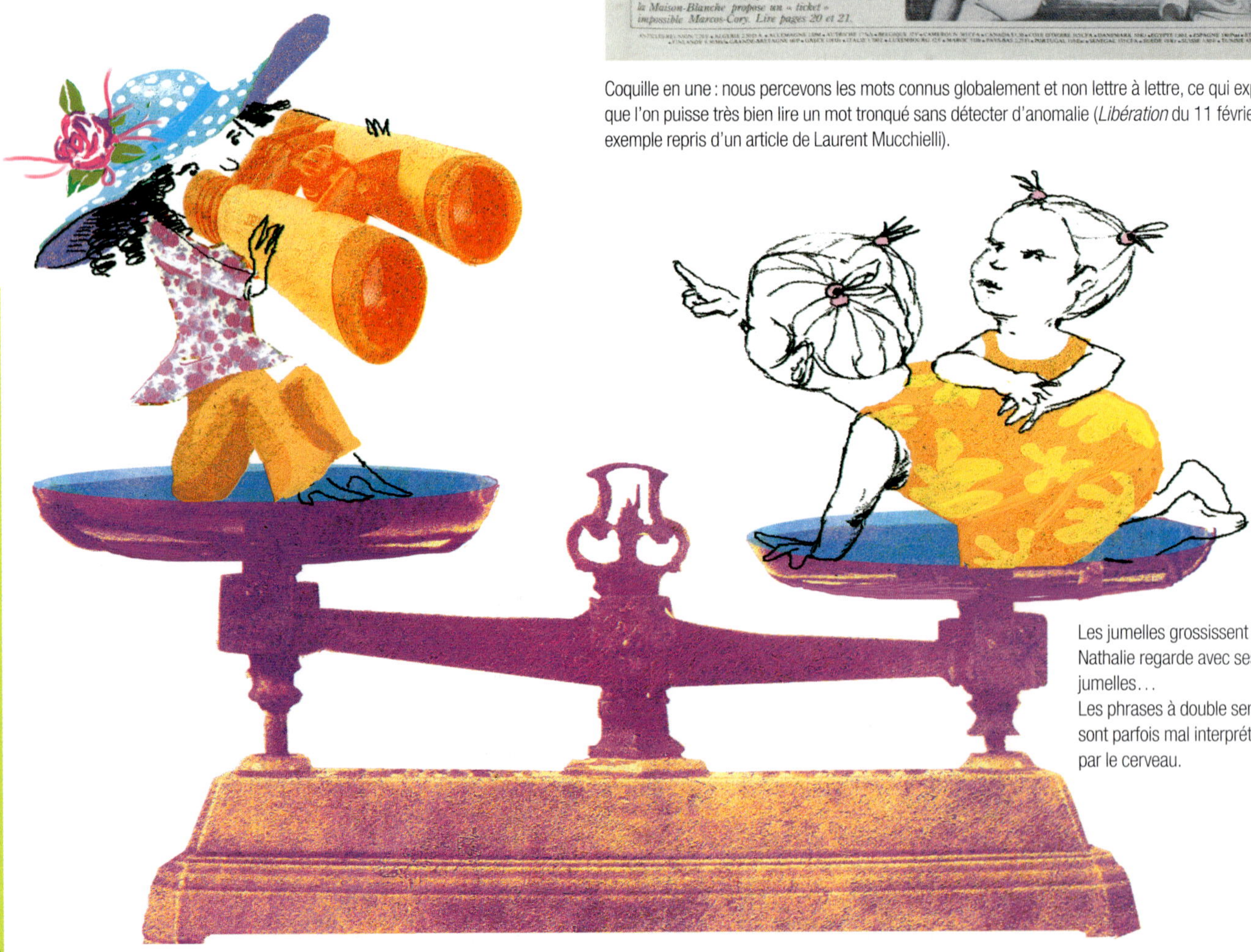

Les jumelles grossissent ; Nathalie regarde avec ses jumelles…
Les phrases à double sens sont parfois mal interprétées par le cerveau.

Votre **répertoire** de mots

Qui oserait se targuer de connaître la totalité des mots de la langue française? Même les lexicographes sont loin de maîtriser tous ceux figurant dans les dictionnaires et qui représenteraient, selon les éditeurs, de 30 000 à 100 000 entrées, sans compter les termes techniques et scientifiques.

Questions de vocabulaire

Selon diverses enquêtes, nous posséderions en moyenne un vocabulaire d'environ 6 000 mots, un ordre de grandeur qui n'a rien de scientifique mais qui souligne l'écart existant entre la richesse de la langue française et le nombre de mots que nous maîtrisons. Encore faudrait-il distinguer le vocabulaire actif du vocabulaire « passif », à savoir les termes dont nous connaissons la définition, mais que nous n'utilisons pratiquement pas.

Dans le *Dictionnaire fondamental de la langue française* (1958), Georges Gougenheim a collecté les 3 500 mots qui constituent notre vocabulaire de base. On y trouve en bonne place les verbes être, avoir, faire et dire ; les adverbes pas et bien ; les adjectifs petit et grand ; les noms communs heure, jour, chose… À côté de ce vocabulaire général commun, chaque individu développe sa propre palette lexicale sous l'influence du milieu familial et de l'environnement. Là où l'un emploiera l'expression « bien sûr », un autre répondra par « certes » ou « assurément », un autre encore « pour sûr » ou « j'avoue ». Cette utilisation individuelle d'une langue constitue ce que les linguistes appellent l'idiolecte. Le langage est aussi le reflet d'un contexte historique et géographique, d'une vision particulière du monde : ainsi, chameau possède une dizaine de synonymes en arabe, et les Inuits disposent d'une kyrielle de termes pour désigner les états et les nuances de la neige…

Des associations stéréotypées

En 1998, deux chercheurs, Ludovic Ferrand et Xavier Alario, ont soumis une liste de 366 mots à 89 étudiants en leur demandant d'associer chacun librement au premier mot qui leur venait à l'esprit. Voici les mots qui ont donné plus de 60 % de paires identiques : à vous de faire le test pour voir si vous avez les mêmes références d'associations verbales.

1. **Album** ....
2. **Raquette** ....
3. **Aquarium** ....
4. **Ruche** ....
5. **Nid** ....
6. **Parapluie** ....
7. **Luge** ....
8. **Cruche** ....
9. **Ciseaux** ....
10. **Tonneau** ....
11. **Interrupteur** ....
12. **Serrure** ....
13. **Laitue** ....
14. **Berceau** ....
15. **Allumette** ....
16. **Robinet** ....
17. **Pinceau** ....
18. **Vase** ....
19. **Alligator** ....
20. **Girafe** ....
21. **Timbre** ....

Solutions
1. Photo. **2.** Tennis. **3.** Poisson. **4.** Abeille. **5.** Oiseau. **6.** Pluie. **7.** Neige. **8.** Eau. **9.** Couper. **10.** Vin. **11.** Lumière. **12.** Clé. **13.** Salade. **14.** Bébé. **15.** Feu. **16.** Eau. **17.** Peinture. **18.** Fleurs. **19.** Crocodile. **20.** Cou. **21.** Poste.

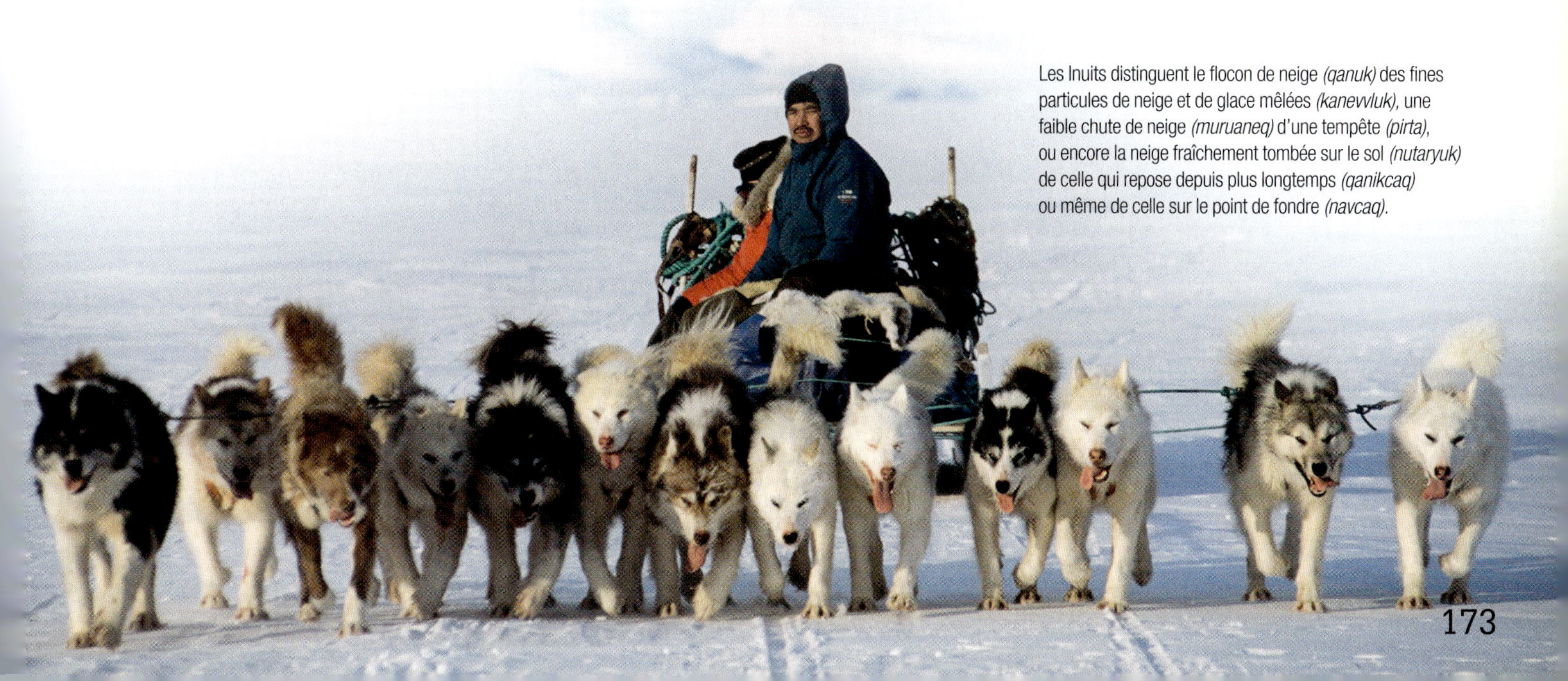

Les Inuits distinguent le flocon de neige *(qanuk)* des fines particules de neige et de glace mêlées *(kanevvluk)*, une faible chute de neige *(muruaneq)* d'une tempête *(pirta)*, ou encore la neige fraîchement tombée sur le sol *(nutaryuk)* de celle qui repose depuis plus longtemps *(qanikcaq)* ou même de celle sur le point de fondre *(navcaq)*.

Évaluez la richesse de votre vocabulaire

Amphigourique, indigent, acariâtre, interlope, comminatoire… ces mots font partie du vocabulaire moyen de tout individu. Et vous, les utilisez-vous souvent ou préférez-vous recourir aux pantonymes ?

Les anagrammes

Formez 16 mots à partir des lettres **A, C, E, N, R.**

- Les noms propres sont interdits.
- Les conjugaisons sont autorisées.
- Les accents peuvent permettre de former des mots différents ; par exemple, ANCRE (nom commun ou forme du verbe ancrer) et ANCRÉ (participe passé du verbe ancrer).

1.	9. ....
2.	10. ....
3.	11. ....
4.	12. ....
5.	13. ....
6.	14. ....
7.	15. ....
8.	16. ....

Les synonymes

Retrouvez, pour chaque adjectif qualificatif de la liste de gauche, un synonyme ou mot de sens voisin plus rare dans la liste de droite.

1. **Approprié**	a. **Acariâtre**
2. **Autoritaire**	b. **Altier**
3. **Embrouillé**	c. **Amphigourique**
4. **Grincheux**	d. **Cacochyme**
5. **Hautain**	e. **Comminatoire**
6. **Hypocrite**	f. **Concupiscent**
7. **Louche**	g. **Goguenard**
8. **Maladif**	h. **Hâbleur**
9. **Menaçant**	i. **Idoine**
10. **Méprisable**	j. **Impérieux**
11. **Moqueur**	k. **Indigent**
12. **Mou**	l. **Interlope**
13. **Pauvre**	m. **Papelard**
14. **Sensuel**	n. **Veule**
15. **Vantard**	o. **Vil**

Les pantonymes

Les pantonymes sont des mots « jokers », tels que truc, bidule, machin et chose, qui nous sont fort utiles quand nous ne trouvons plus nos mots ! Saurez-vous reconstituer les expressions suivantes (le sens est donné entre parenthèses) en remplaçant chaque pantonyme par le terme juste ?

1. Qui m'aime aime mon **bidule** (quand on aime quelqu'un, on aime ce qui va avec).
   ....
2. Le **truc** des Danaïdes (un individu dépensier ou une tâche interminable, qui est toujours à recommencer).
   ....
3. Blanchi sous le **machin** (vieilli dans l'exercice d'un métier).
   ....
4. Déménager à la **chose** (partir sans payer).
   ....
5. Un **bidule** sur une jambe de bois (une mesure complètement inutile).
   ....
6. Porter au **truc** (considérer comme supérieur, couvrir d'éloges).
   ....
7. Se mettre **machin** en tête (se faire du souci, se tourmenter).
   ....
8. Traîner ses **choses** (flâner, errer).
   ....

Bric-à-brac

Ce jeu apparemment très simple teste la richesse du vocabulaire à partir d'un critère basique : la première lettre des mots. Mais l'exercice n'est pas si enfantin qu'il y paraît.

Une personne annonce une des 26 lettres de l'alphabet (B, par exemple), et trouve un mot commençant par cette lettre (bric-à-brac). La personne suivante (dans le sens des aiguilles d'une montre) en trouve un autre (balivernes). Son voisin encore un autre, etc. Les noms propres sont interdits, ainsi que les formes conjuguées d'un verbe.
Un joueur répétant un mot déjà cité est éliminé. Au bout de quelques tours de table, on peut limiter le temps de réponse avec un sablier ou un chronomètre.

Les mots de l'image

Trouvez au moins 20 mots commençant par la- et dont l'illustration ou l'idée figure dans ce dessin.

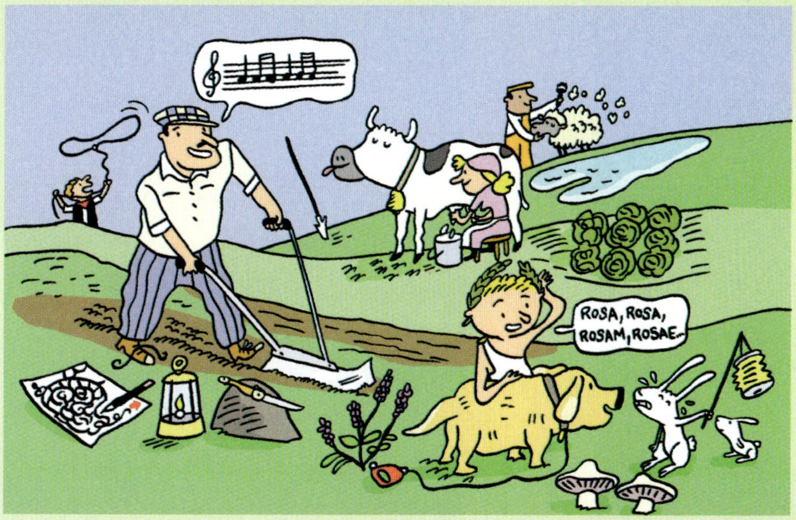

1. ....
2. ....
3. ....
4. ....
5. ....
6. ....
7. ....
8. ....
9. ....
10. ....
11. ....
12. ....
13. ....
14. ....
15. ....
16. ....
17. ....
18. ....
19. ....
20. ....

Mots croisés

Ce grand classique fait autant appel aux compétences verbales qu'à l'imagination quand les auteurs proposent des définitions énigmatiques, subtiles ou drôles, dont voici quelques exemples célèbres.

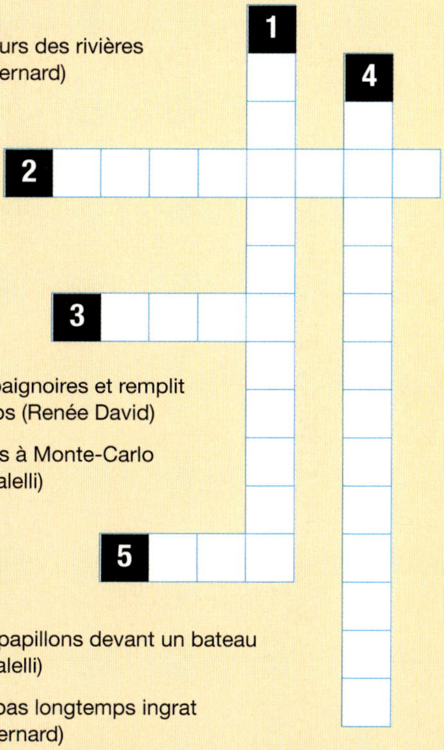

1. Suit le cours des rivières
(Tristan Bernard)

2. Vide les baignoires et remplit les lavabos (Renée David)

3. Ne va plus à Monte-Carlo
(Max Favalelli)

4. Attire les papillons devant un bateau
(Max Favalelli)

5. Ne reste pas longtemps ingrat
(Tristan Bernard)

Imagination et aisance verbale

Composez des phrases dont chaque mot débute par l'initiale imposée (les noms propres sont autorisés).

1. E........... r........... c........... d........... g.............
2. L............ r........... p............ d........... m............
3. C............... b............... s............... m...............
4. L................ v................ l................ m................

Solutions : Les anagrammes ANCRE – ANCRÉ – CANER (verbe à l'infinitif) – CARNE (nom commun) – CARNÉ (adjectif qualificatif) – CERNA (passé simple du verbe cerner) – CRANE (forme du verbe craner, synonyme rare et technique de cranter) – CRÂNE (nom commun ou forme du verbe crâner) – CRANÉ (participe passé du verbe craner) – CRÂNÉ (participe passé du verbe crâner) – CRÉNA (passé simple du verbe créner) – ÉCRAN – ENCRA (passé simple du verbe encrer) – NACRE – NACRÉ (adjectif qualificatif et participe passé du verbe nacrer) – RANCE (adjectif qualificatif).
Les synonymes 1. Approprié / Idoine ; **2.** Autoritaire / Impérieux ; **3.** Embrouillé / Amphigourique ; **4.** Grincheux / Acariâtre ; **5.** Hautain / Altier ; **6.** Hypocrite / Papelard ; **7.** Louche / Interlope ; **8.** Maladif / Cacochyme ; **9.** Menaçant / Comminatoire ; **10.** Méprisable / Vil ; **11.** Moqueur / Goguenard ; **12.** Mou / Veule ; **13.** Pauvre / Indigent ; **14.** Sensuel / Concupiscent ; **15.** Vantard / Hâbleur.
Les pantonymes 1. Qui m'aime aime mon chien. **2.** Le tonneau des Danaïdes. **3.** Blanchi sous le harnais. **4.** Déménager à la cloche de bois. **5.** Un cautère sur une jambe de bois. **6.** Porter au pinacle. **7.** Se mettre martel en tête. **8.** Traîner ses guêtres.
Les mots de l'image *La la la,* laboureur, labrador, labyrinthe, lacet, laine, laisse, lait, laitue, laguiole, lame, lamelles, lampion, lance, langue, lanterne, lapereau, lapin, larmes, lasso, latin, laurier, lavande…
Mots croisés 1. Diamantaire. **2.** Entracte. **3.** Rien. **4.** Stationnement. **5.** Âge.
Imagination et aisance verbale Il existe quantité de phrases possibles, nous ne donnons que des exemples. **1.** Elles rient comme des gamines ; Éliane, ravie, confectionne des gâteaux. **2.** Le restaurant propose deux menus ; les régimes provoquent des malaises. **3.** Ces betteraves sont mauvaises ; Camille buvait son mélange. **4.** Lavez-vous les mains ! ; Laurent veut lire maintenant !

Enrichir son **vocabulaire**

L'apprentissage du langage se fait par immersion et imitation. Plongé dans un bain de mots, bercé par les paroles de ceux qui le nourrissent et le protègent, l'enfant se forge un bagage linguistique, qu'il développe ensuite à l'école.

La mine des livres

À l'âge adulte, l'environnement linguistique varie selon le parcours de chacun, mais il est toujours possible, notamment par la lecture, d'enrichir et d'affiner ses capacités d'expression, de résister au « plus petit dénominateur commun » qui consiste à privilégier les mots que tout le monde emploie et comprend d'emblée. Si la lecture enrichit notre vocabulaire, c'est sans doute moins par l'apprentissage de mots inconnus que par une imprégnation avec un stock de mots connus, mais plus large que celui que nous utilisons habituellement. On interrompt rarement sa lecture pour rechercher un mot dans le dictionnaire car le contexte est souvent suffisant pour saisir le sens général. En revanche, en lisant régulièrement des textes de qualité, on mobilise son vocabulaire passif, qui devient plus familier : on le fait passer du statut de stock dormant à celui de vocabulaire actif.

Les trésors de l'écriture

Interrogé sur son style et le choix de ses mots, un écrivain expliquait qu'il rejetait systématiquement le premier mot qui lui venait à l'esprit pour en trouver un autre, pas forcément rare, mais un peu plus recherché ou précis : chaussée à la place de rue, étoffe pour tissu, affluence pour foule, effleurer pour frôler, festif pour gai, courtoisie pour politesse, dérober pour voler, requête pour demande, effroi pour peur… Cette façon de procéder peut certes donner des textes un peu précieux, mais elle conduit très concrètement à une mobilisation du vocabulaire passif.

Se relire d'un œil critique, rectifier, réfléchir sur les mots pour trouver celui qui correspond le mieux, chercher des synonymes pour éviter les répétitions… : les efforts de reformulation obligent à faire appel à toutes nos ressources lexicales. Et, en matière d'écriture, les effets de l'entraînement sont très perceptibles : plus on écrit, mieux on écrit, et plus rapidement aussi.

À chacun son origine

Lorsque l'on bute sur un mot inconnu, le réflexe le plus courant et le plus efficace consiste à consulter un dictionnaire. Qu'il soit généraliste ou thématique, il donne la possibilité de comprendre un mot dans toutes ses acceptions. Les citations, pour leur part, en illustrent les usages courants et mettent en situation ses différentes significations. Quant à l'étymologie, elle offre un intérêt particulier car, en déconstruisant un mot pour en expliquer l'origine et parfois aussi le contexte dans lequel il est apparu, elle en facilite la mémorisation.

Des mots pour le dire

La tendance dans l'enseignement actuel semble de nouveau aux leçons de vocabulaire sous forme de listes de mots à apprendre par cœur pour le lendemain. Pour s'inscrire dans la mémoire, ces mots doivent ensuite être activés en dehors de l'école, sous peine d'être progressivement oubliés comme de jolis bibelots inutiles.

Pourquoi ne pas faire de même ? Choisissez chaque jour un mot ou une expression dans le dictionnaire. Évitez les termes très rares ou spécialisés, impossibles à réutiliser dans la vie de tous les jours. Sélectionnez plutôt des mots dont vous connaissez déjà vaguement le sens, au moins dans le contexte d'une phrase, mais que vous n'employez pas spontanément. Efforcez-vous ensuite, même si cela vous paraît un peu artificiel au début, de les intégrer à votre vocabulaire courant pour les fixer et établir avec eux une « familiarité lexicale ». N'espérez pas les conserver tous : certains résisteront à vos efforts, mais d'autres s'inscriront peu à peu dans votre lexique personnel et vous serez surpris de vous entendre les manier avec aisance et spontanéité.

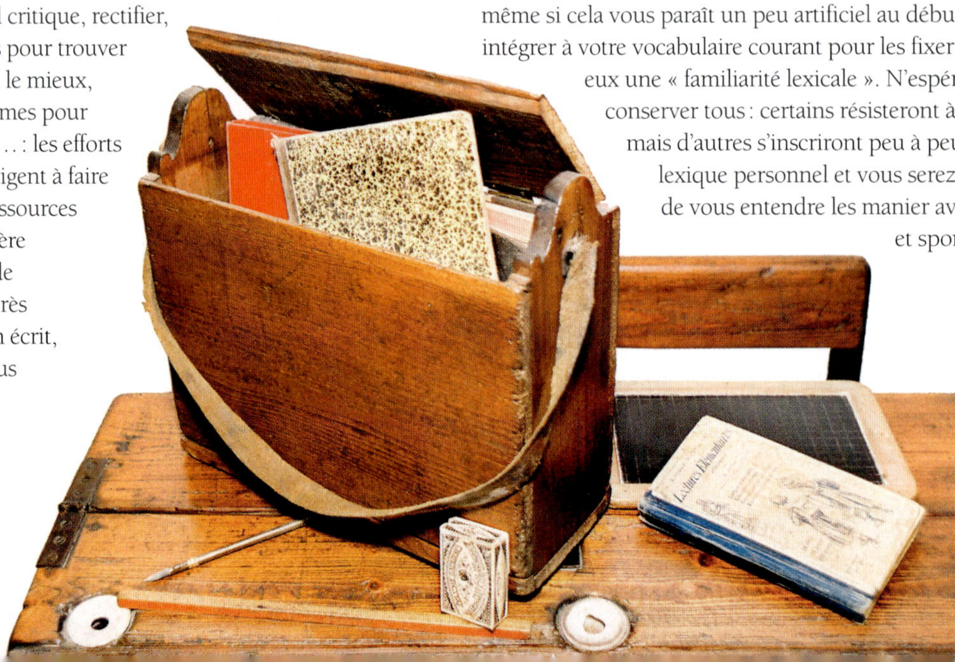

Écrivez sans fautes

L'orthographe relève autant de l'application des règles de grammaire que de la mémoire visuelle, qui crée une reconnaissance de l'aspect des mots ou une bonne transcription de mots inconnus par analogie avec des mots connus : on écrira plus volontiers « décalvant » (qui fait perdre les cheveux) que « décalven », par analogie avec les mots en « ant ».

Leçon d'orthographe

Lisez attentivement les mots suivants. 11 d'entre eux sont mal orthographiés. Trouvez lesquels.

échalotte – crémière – hacolyte – différamment – abbaisser – imbécilité – déploiment – posément – psycose – acoustique – présomption – louvoiement – optention – agglomération – asthme – accueil – receuil – diplome – banière – résonance

Accord ou pas d'accord ?

Les accords des participes passés sont régis par des règles assez simples, mais il existe des subtilités et des exceptions. Avant d'effectuer cet exercice, remettez-vous en mémoire ces quelques principes, puis cochez les participes passés bien orthographiés.

Dans le cas des verbes pronominaux, l'accord se fait avec le sujet s'il n'y a pas de complément d'objet direct. En revanche, il s'effectue avec le complément d'objet direct si ce dernier est placé avant le verbe. Si le pronom réfléchi répond à un complément introduit par « à », le participe passé est invariable. Il est également invariable avec le verbe « se rendre compte de » et l'expression « étant donné ».

1. Elle s'est ☐ lavé ☐ lavée.

2. Elle s'est ☐ lavé ☐ lavée les mains.

3. Ils se sont ☐ téléphoné ☐ téléphonés.

4. Ils se sont ☐ entraidé ☐ entraidés.

5. Ils se sont ☐ envoyé ☐ envoyés des lettres.

6. Voici les lettres qu'ils se sont ☐ écrit ☐ écrites.

7. Étant ☐ donné ☐ donnée l'heure tardive, nous ne dînerons pas.

8. Elle s'est ☐ rendue ☐ rendu compte de son erreur.

Dictée à l'envers

Retrouvez les 15 fautes qui se sont glissées dans ce texte.

« La cantatrice Italienne a donné un concert a capella dans cette Église où les plus belles voies se sont succédées, comme Montserrat Caballé ou Régine Crespin. Une belle enfant aux yeux marron lui a apportée une corbeille de fruits et de fleurs : oeillets roses, tulipes oranges, pèches jaunes, ect. Quelque soit ses obligations, la cantatrice a pris le temps de saluer un par un quelques deux cent fidèles accrocs au chant. Ces moments, je me les rappelle comme d'un espèce de moment de grâce. »

Solutions : Leçon d'orthographe Voici les graphies correctes : abaisser, acolyte, bannière, déploiement, différemment, diplôme, échalote, imbécillité, obtention, psychose, recueil. **Accord ou pas d'accord ? 1.** Lavée **2.** Lavé **3.** Téléphoné **4.** Entraidés **5.** Envoyé. **6.** Écrites **7.** Donné **8.** Rendu. **Dictée à l'envers** La cantatrice **italienne** *(un adjectif qualificatif ne prend pas de majuscule)* a donné un concert a **cappella** dans cette **église** *(sans majuscule pour l'édifice, avec une majuscule pour désigner l'ensemble des fidèles)* où les plus belles **voix** se sont **succédé** *(le participe passé de succéder ou se succéder est invariable)* […]. Une belle enfant aux yeux marron lui a **apporté** *(car le complément d'objet direct est placé après)* une corbeille de fruits et de fleurs : **œillets** roses, tulipes **orange** *(invariable car de la couleur de l'orange)*, **pêches** jaunes, **etc. Quelles que soient** ses obligations, la cantatrice a pris le temps de saluer un par un **quelque** deux **cents** fidèles **accros** au chant. […] **une** espèce de moment de grâce.

QCM vocabulaire

1. Un verbatim est :
- **a.** Un compte rendu intégral.
- **b.** Une note de synthèse.
- **c.** L'éloge d'un puissant.

2. Un garde-temps est :
- **a.** Un élixir de jouvence.
- **b.** Une montre.
- **c.** La réserve d'un antiquaire.

3. Un feedback est :
- **a.** Un état de bien-être.
- **b.** Un courrier renvoyé à l'expéditeur par absence de destinataire.
- **c.** Un effet retour, ou rétroaction.

4. Un aréopage est :
- **a.** Une assemblée de personnes savantes.
- **b.** Une piste d'atterrissage.
- **c.** Un gaz hilarant.

5. Un credo est :
- **a.** Un ensemble de principes.
- **b.** Une obsession.
- **c.** Un marché prometteur pour une entreprise.

6. La procrastination, c'est :
- **a.** Le désir d'avoir des enfants.
- **b.** La tendance à toujours remettre à plus tard.
- **c.** Le fait de donner pouvoir à quelqu'un d'agir en son nom.

7. La prévarication est :
- **a.** La transmission héréditaire d'une charge ou d'une patente.
- **b.** Le fait de profiter de sa situation professionnelle pour s'enrichir.
- **c.** Les règles protocolaires qui régissent l'organisation de la papauté.

8. L'ubiquité est :
- **a.** Une injustice.
- **b.** Le fait d'éprouver simultanément deux sentiments opposés.
- **c.** La faculté d'être présent dans plusieurs lieux à la fois.

Le bon mot

Dans chacune de ces phrases, un mot est utilisé approximativement ou à tort. Remplacez-le par le terme approprié, souvent très voisin par la sonorité.

1. C'est une femme encore superbe malgré son âge respectueux. ....
2. Il porte toujours des chemises éliminées au coude. ....
3. Quand le chœur entra sur la scène, il entama un superbe air de triomphe. ....
4. Ce jeune homme manifeste une vive inclinaison pour les voyages exotiques. ....
5. Après des mois de recherches défectueuses, le commissaire a fini par trouver le coupable. ....
6. L'avenue de la Grande-Armée est située dans la continuité de l'avenue des Champs-Élysées. ....
7. J'ai trouvé dans les rochers deux coquilles de homard. ....
8. Pour traiter ce sujet délicat, il faudrait inviter un imminent spécialiste. ....
9. Il me parla longuement au téléphone, il avait besoin d'étancher sa douleur. ....
10. L'endroit est sordide, il est infecté de cafards. ....
11. Il s'est foulé la cheville en glissant sur les dalles mousseuses. ....
12. Le tribunal l'a condamné à deux ans de prison ferme pour vol avec infraction. ....

Un synonyme plus élégant

Remplacez les verbes passe-partout faire, mettre et avoir par un autre verbe plus précis ou plus élégant.

1. Aux dernières vacances, nous avons **fait** tout le sud de l'Italie. ....
2. Il a **mis** son plus beau costume pour se rendre à son entretien d'embauche. ....
3. Tu laisses toujours traîner tes affaires, tu pourrais les **mettre** dans la penderie. ....
4. J'ai **eu** une grande joie en vous retrouvant après tant d'années. ....
5. Ce restaurant **a** une excellente réputation. ....
6. C'est **faire** une grave erreur que de le condamner sans lui donner la parole. ....
7. Si cet objet est définitivement hors d'usage, **mettez**-le à la poubelle. ....
8. Elle porte une perruque bleue, j'ai du mal à m'y **faire**. ....
9. **Mettez** de l'eau dans ma grenadine, s'il vous plaît. ....
10. Chacune de vos questions **a** au moins une réponse. ....

Solutions : QCM vocabulaire 1. a. **2.** b. **3.** c. **4.** a. **5.** a. **6.** b. **7.** b. **8.** c.
Le bon mot 1. respectable. **2.** élimées. **3.** entonna. **4.** inclination. **5.** Infructueuses. **6.** continuation ou prolongement. **7.** carapace. **8.** éminent. **9.** épancher. **10.** infesté. **11.** moussues. **12.** effraction.
Un synonyme plus élégant (d'autres choix sont possibles) **1.** visité, parcouru, exploré. **2.** revêtu. **3.** ranger. **4.** éprouvé, ressenti. **5.** jouit d'. **6.** commettre. **7.** jetez. **8.** habituer, accoutumer. **9.** versez, ajoutez. **10.** admet, appelle.

Les **langues** sont **vivantes**

Nous ne nous exprimons pas tous de la même façon. La diversité des langues tient à la fois à la géographie – une serpillière est une wassingue pour les gens du Nord, une toile à laver en Normandie et une vadrouille au Québec –, à l'appartenance sociale, à la génération et au milieu professionnel. Les jargons des différents métiers, sports ou autres hobbies sont intéressants car ils nous font percevoir, par le biais du langage, toute la richesse et la complexité d'univers et de savoir-faire que nous ne connaissons que superficiellement.

Faut-il redouter l'évolution du langage ?

Aujourd'hui, on parle moins bien qu'avant. Ce constat fréquent est purement intuitif et repose souvent sur une illusion : la langue serait une donnée stable, il y aurait un point d'équilibre parfait, un âge d'or que chacun situe généralement dans sa propre jeunesse. Or le langage est une matière vivante, pratiquée à l'oral comme à l'écrit par une multitude d'individus. Et ce maniement de la parole associé aux évolutions de la vie moderne est à l'origine de changements permanents : des mots disparaissent, d'autres sont entérinés par l'usage, qu'il s'agisse de mots inventés (néologismes) ou empruntés à d'autres langues.

Pour ne pas être victime du syndrome du « c'était mieux avant » ni de l'aveuglement qui consiste à louer systématiquement l'adaptabilité du vocabulaire, il est réaliste d'admettre que la langue est sujette à des processus d'enrichissement et d'appauvrissement. Des mots, des tournures, l'emploi de certains temps disparaissent de l'usage commun, tandis que d'autres termes apparaissent, qui offrent à leur tour la possibilité de nuancer la pensée ou l'expression des sensations et des sentiments.

Entrés dans le dictionnaire

Victimaire, promotionnaire, insortable, coursière ou biosécurité ont fait leur entrée dans le *Petit Larousse 2009*, à l'exemple d'une centaine d'autres mots. Retrouvez-en quatre en vous aidant des lettres et des définitions proposées.

1. _i_n-_en_a_ _e (qualifie une idéologie politiquement correcte)
2. _e_-s_ _ t_ _r (il vole de fête en fête)
3. _c_a_ _e_r (bavard sur Internet)
4. _l_m_u_ (poète en scène ouverte)

Solutions : **1.** Bien-pensance. **2.** Jet-setteur. **3.** Tchatteur. **4.** Slameur.

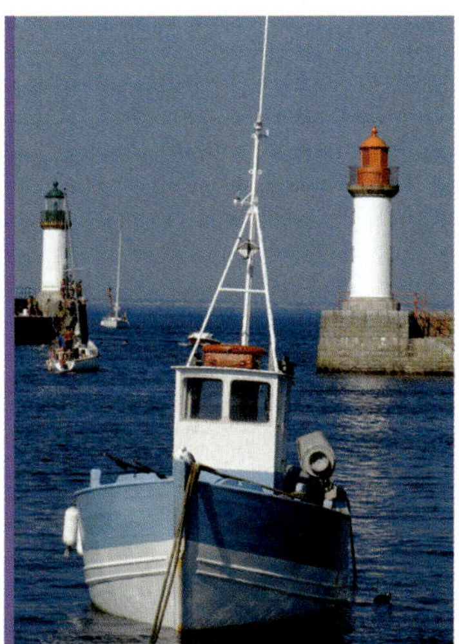

Le langage des marins

Le vocabulaire de la navigation se fonde sur de multiples traditions. Une tradition géographique d'abord, puisque les mots ne sont pas les mêmes selon qu'on vit sur la côte méditerranéenne ou sur la façade atlantique : le marin de l'Ouest et du Nord parlera d'espar pour désigner n'importe quelle pièce de bois ne faisant pas partie de la coque d'un bateau, tandis que le marin du Sud emploiera le synonyme partego. Mais aussi des traditions corporatistes, qui établissent des différences de lexiques et d'usages entre la marine de guerre, la marine marchande, la pêche ou la plaisance. Plus généralement, le marin emploiera des termes ou des expressions que le terrien ignore ou utilise à mauvais escient : il dira bout, jamais corde ; il sera choqué d'entendre le néophyte ordonner de jeter l'ancre, comme si on la mettait à la poubelle, alors qu'il convient simplement de la mouiller. Enfin, certains mots techniques passés dans le langage quotidien tels que démarrer sa voiture, vérifier le tableau de bord, faire une embardée, faire un appel de phares ou encore tomber en panne, sont directement issus du langage des marins.

Comprenez-vous votre médecin ?

Certains médecins n'apprécient pas que le néophyte emploie leur jargon professionnel. Et pourtant, s'il est un domaine dans lequel il est important de se comprendre et de pouvoir dialoguer sans être intimidé ou se sentir exclu, c'est bien celui de la santé. Il est impossible d'apprendre tous les termes médicaux, mais on peut facilement mémoriser les plus courants d'entre eux.

Vrai ou faux

	Vrai	Faux
1. **L'étiologie** est l'étude des maladies transmissibles de l'animal à l'homme.	☐	☐
2. **Une maladie idiopathique** est une maladie dont la cause est inconnue.	☐	☐
3. **La physiologie** est l'étude du fonctionnement du corps humain.	☐	☐
4. **Un syndrome** est une maladie se déclarant subitement.	☐	☐
5. **Une maladie somatique** est liée au psychisme.	☐	☐
6. **Un examen clinique** est un examen pratiqué dans un laboratoire, un centre d'imagerie médicale, une clinique ou un l'hôpital.	☐	☐
7. **Un traitement conservatoire** est un traitement reconduit d'une consultation à l'autre.	☐	☐
8. **Un traitement prophylactique** est un traitement préventif.	☐	☐

Spécialistes et spécialités

Reliez chaque nom de spécialité au domaine qui lui correspond.

a. **Oncologie**	1. Physiologie et pathologie des reins
b. **Stomatologie**	2. Étude des vaisseaux sanguins
c. **Orthoptie**	3. Traitement des maladies de la bouche et des dents
d. **Endocrinologie**	4. Étude des tumeurs cancéreuses
e. **Urologie**	5. Rééducation des troubles de la vision
f. **Angiologie**	6. Traitement des maladies de l'appareil urinaire
g. **Néphrologie**	7. Physiologie et pathologie des glandes sécrétant les hormones

QCM

1. La fièvre, la toux ou la diarrhée sont :
   - ☐ **a.** des symptômes
   - ☐ **b.** des maladies
2. Une difficulté à avaler est :
   - ☐ **a.** une dysurie
   - ☐ **b.** une dysphagie
3. Une perte de l'odorat est :
   - ☐ **a.** une anosmie
   - ☐ **b.** une anoxémie
4. La substance dans les os est :
   - ☐ **a.** la moelle osseuse
   - ☐ **b.** la moelle épinière
5. Les globules rouges sont :
   - ☐ **a.** les hématies
   - ☐ **b.** les leucocytes

Solutions : Vrai ou faux 1. Faux. L'étiologie est l'étude des causes des maladies. **2.** Vrai. **3.** Vrai. **4.** Faux. Un syndrome est un ensemble de signes qui se déclarent ensemble, mais sans cause commune identifiée. **5.** Faux. Somatique signifie « relatif au corps ». Dans une maladie psychosomatique, un trouble psychique provoque des manifestations organiques. **6.** Faux. C'est l'examen que pratique le médecin en consultation après avoir interrogé le patient sur le motif de sa venue et sur ses antécédents. À l'issue de la visite, il peut prescrire des examens complémentaires qui, eux, sont à faire en laboratoire… **7.** Faux. Un traitement conservatoire traite en préservant l'intégrité du corps, tandis qu'un traitement chirurgical peut impliquer l'ablation de tout ou partie d'un organe, la pose d'une prothèse… **8.** Vrai. **Spécialistes et spécialités a.** 4. **b.** 3. **c.** 5. **d.** 7. **e.** 1. **f.** 2. **g.** 6. **QCM 1. a.** Un traitement symptomatique combat les symptômes (les manifestations, les signes) et non la cause de la maladie elle-même. **2. b.** La dysurie est une difficulté à uriner. **3. a.** L'anoxémie est la diminution de la quantité d'oxygène dans le sang. **4. a.** La moelle épinière est située à l'intérieur de la colonne vertébrale. **5. a.** Les leucocytes sont un type de globules blancs.

Le **pouvoir** des **mots**

Comme les gestes, les mots sont porteurs d'une grande diversité d'émotions, allant de la violence à la douceur en passant par le rire, la peur ou le réconfort. Ce sont aussi des instruments de manipulation – quand ils revêtent la forme de slogans publicitaires, de discours ou de mots d'ordre politiques capables de conditionner les désirs, les pensées et les actes.

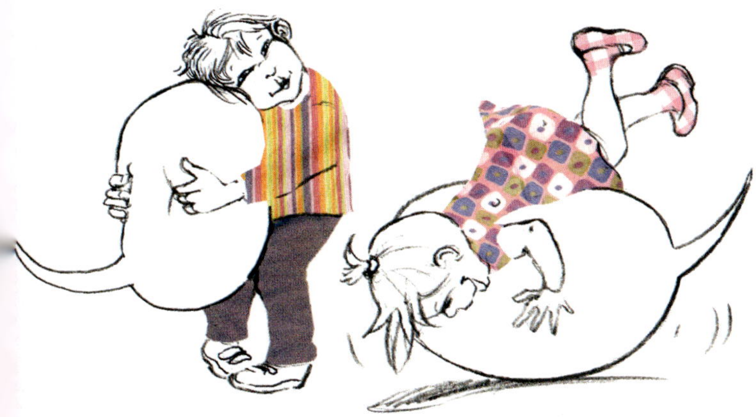

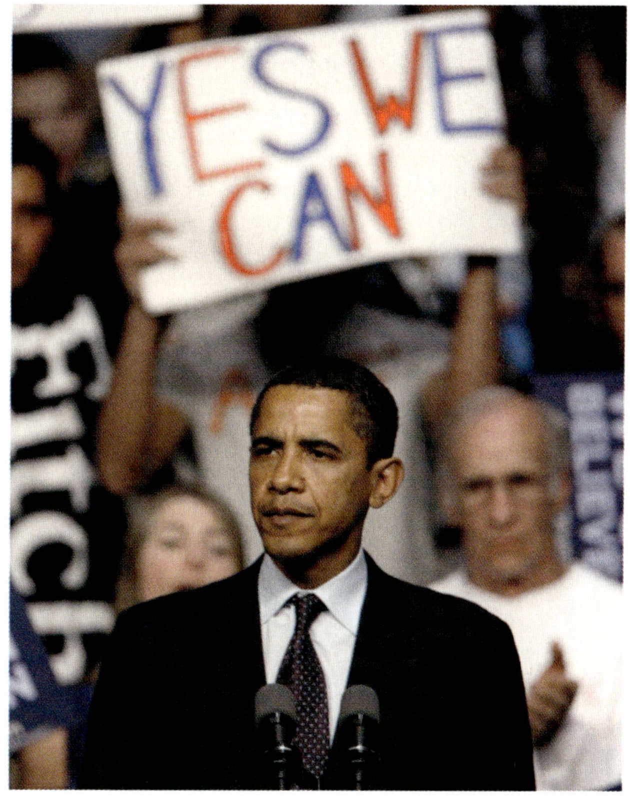

Les mots magiques

Les travaux de Sigmund Freud ont mis en valeur la forte capacité du verbe à guérir – une vertu que les confesseurs ou les chamans connaissaient déjà de manière empirique. Dans la pratique de la psychothérapie et de la psychanalyse, la parole est décisive. Le sujet exprime sa souffrance, l'extériorise, et le thérapeute mesure toute la portée de la plainte qu'il reçoit. Ce faisant, il la légitime et, grâce à cette réestimation passant par le langage, l'individu prend pleinement conscience de sa situation et peut parvenir à la dépasser.

Il y a aussi les mots qui séduisent, enivrent et exaltent. Dans la scène du balcon de *Cyrano de Bergerac*, d'Edmond Rostand, Roxane est littéralement envoûtée par les paroles d'amour qui montent vers elle, elle les imagine formulées par le beau Christian : elle est éprise d'un orfèvre du langage avant de l'être d'un homme.

Le domaine où les mots donnent leur pleine mesure est sans doute la poésie. Pris dans la musique du poème, les mots sortent de leur usage ordinaire et font miroiter tout leur potentiel de beauté et d'expressivité. Le poète qui les agence les puise aux tréfonds de sa mémoire, de sa sensibilité et de sa créativité. Et il est frappant que ce soit vers ces mots-là que des femmes et des hommes ayant connu des expériences extrêmes se soient tournés quand ils sentaient d'instinct le besoin de se raccrocher à un restant d'humanité : Primo Levi ou Evguenia Ginzburg, déportés dans les camps nazis ou soviétiques, ont raconté chacun à leur manière combien mobiliser sa mémoire, se réciter ou dire à ses camarades des poèmes d'autrefois était un moyen d'affirmer sa résistance à la déshumanisation que les bourreaux et le système concentrationnaire imposaient.

Les discours politiques

Lorsque nous écoutons un discours politique d'une oreille distraite, nous avons tendance à nous forger une opinion, non pas en tenant compte de la qualité des arguments présentés, mais plutôt en nous faisant les réflexions suivantes :
- Plus le message est long, plus il est crédible.
- C'est un expert, il doit avoir raison.
- Plus il y a d'arguments et plus c'est vrai.
- Si tout le monde applaudit, c'est que c'est bon.
- Les gens beaux sont plus crédibles que les autres.
- S'il parle sans reprendre son souffle, il sait de quoi il parle, il maîtrise son sujet.
- Ses expressions montrent qu'il est convaincu par ce qu'il dit, il doit donc avoir raison.

La lecture, un art de vivre

Si l'on a perdu l'habitude de lire et que l'on souhaite s'y remettre, il faut au départ un peu de volonté : la lecture exige une pratique régulière pour être profitable et plaisante.
Lire, c'est un temps que l'on choisit, que l'on décide de s'accorder. Une fois cette disponibilité conquise, on peut agir en toute liberté : commencer un livre et ne pas l'achever parce qu'il nous rebute ; lire deux ou trois livres à la fois selon l'humeur ; avancer lentement ou, à l'inverse, filer de page en page vers le dénouement ; partager ses enthousiasmes et ses déceptions ; rebondir d'un livre à l'autre en explorant les ouvrages d'un même auteur ou en parcourant la bibliographie d'un sujet que l'on souhaite approfondir ; flâner devant les rayonnages des bibliothèques ou des librairies pour découvrir de nouveaux horizons… La lecture est un art de vivre, un espace de liberté, un moyen de prendre de la distance. Certains livres nous accompagnent toute notre vie parce qu'ils nous transforment, nous éclairent sur nous-mêmes et nous apportent un plaisir et des richesses toujours renouvelés.

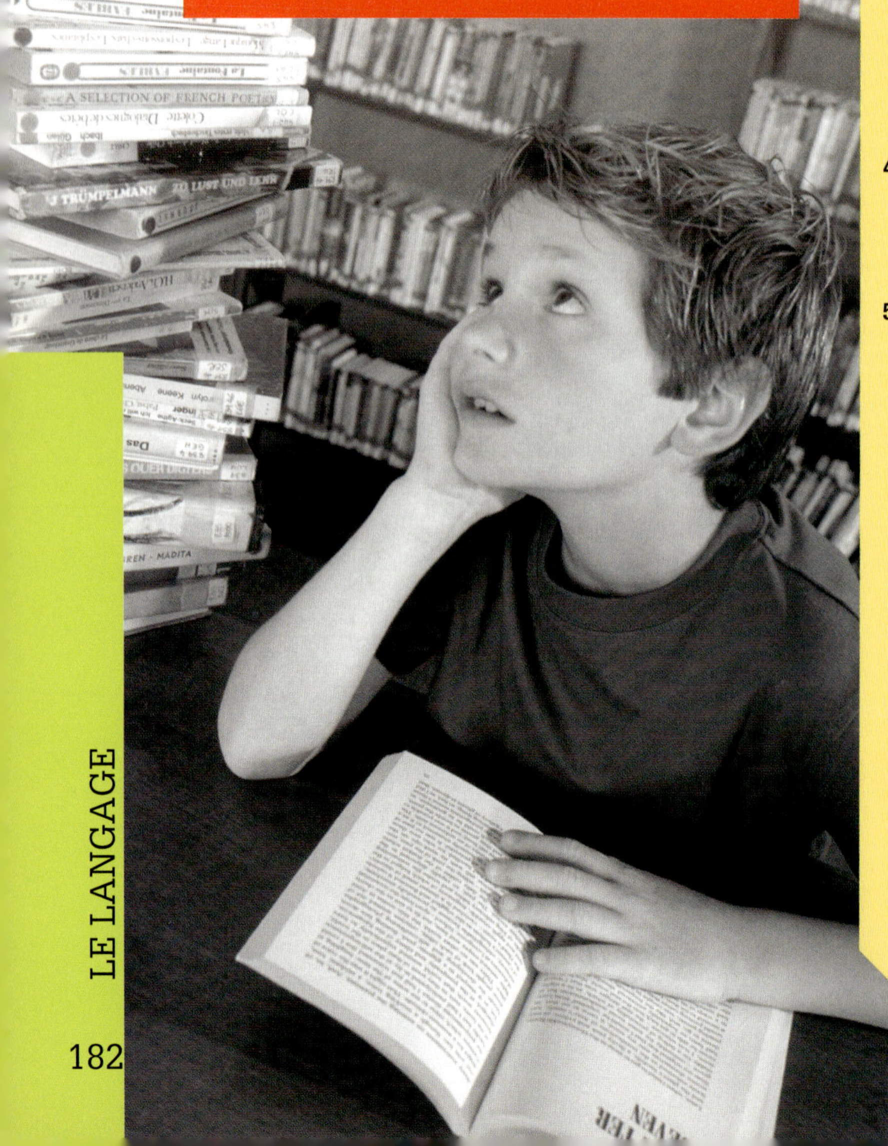

« Il était une fois… »

Saurez-vous trouver ou deviner le titre d'une œuvre à partir de ces premières phrases, premiers vers ou premières répliques – ce que les spécialistes nomment l'incipit et que les esprits plus lyriques décrivent comme « le coup d'archet initial » ?

Indice : si l'intuition vous fait défaut ou que vos souvenirs mettent un peu de temps à revenir, vous pouvez vous aider de la liste des œuvres, en bas de page.

1. « Dans un village de la Manche, dont je ne veux pas me rappeler le nom, vivait il n'y a pas longtemps un de ces gentilshommes avec lance au râtelier, bouclier de cuir à l'ancienne, levrette pour la chasse et rosse efflanquée. »

   ....

2. *« Je chante les héros dont Ésope est le père,*
   Troupe de qui l'histoire, encor que mensongère,
   Contient des vérités qui servent de leçons.
   Tout parle en mon ouvrage, et même les poissons. »

   ....

3. **« Mon enfant, ma sœur,**
   Songe à la douceur
   D'aller là-bas vivre ensemble ! »

   ....

4. *« Assise à côté de sa sœur sur le talus,*
   Alice commençait à être fatiguée de n'avoir rien à faire. »

   ....

5. « Aujourd'hui maman est morte. Ou peut-être hier, je ne sais pas. J'ai reçu un télégramme de l'asile : "Mère décédée. Enterrement demain. Sentiments distingués." Cela ne veut rien dire. C'était peut-être hier. »

   ....

Salammbô

La Bible

L'Invitation au voyage

L'Odyssée

L'Étranger

L'Ingénieux Don Quichotte de la Manche

Candide

6. *« Il y avait en Westphalie, dans le château de monsieur le baron de Thunder-ten-tronckh, un jeune garçon à qui la nature avait donné les mœurs les plus douces. Sa physionomie annonçait son âme. Il avait le jugement assez droit, avec l'esprit le plus simple. »*

....

7. « Au commencement, Dieu créa le ciel
et la terre. Or la terre était vague et vide,
les ténèbres couvraient l'abîme,
l'esprit de Dieu planait sur les eaux. »

....

8. « C'était à Mégara, faubourg de Carthage, dans les jardins d'Hamilcar. »

....

9. « Lorsque Gregor Samsa s'éveilla un matin, au sortir de rêves agités, il se trouva dans son lit métamorphosé en un monstrueux insecte. »

....

10. « Comment s'étaient-ils rencontrés ? Par hasard, comme tout le monde. Comment s'appelaient-ils ? Que vous importe ? D'où venaient-ils ? Du lieu le plus prochain. Où allaient-ils ? Est-ce que l'on sait où l'on va ? Que disaient-ils ? Le maître ne disait rien, et Jacques disait que son capitaine disait que tout ce qui nous arrive de bien et de mal ici-bas était écrit là-haut. »

....

11. « Scarlett O'Hara n'était pas d'une beauté classique, mais les hommes ne s'en apercevaient guère quand, à l'exemple des jumeaux Tarleton, ils étaient captifs de son charme. »

....

12. *« Deux maisons, d'égal prestige l'une et l'autre,*
Dans la belle Vérone, où nous fixons la scène
Voient leur vieille querelle éclater en de nouveaux désordres
Où le sang de la Cité souille la main des citoyens. »

....

13. « Le 15 mai 1796, le général Bonaparte fit son entrée dans Milan à la tête de cette jeune armée qui venait de passer le pont de Lodi, et d'apprendre au monde qu'après tant de siècles César et Alexandre avaient un successeur. »

....

14. ***« O Muse, conte-moi l'aventure de l'Inventif :***
celui qui pilla Troie, qui pendant des années erra,
voyant beaucoup de villes, découvrant beaucoup
d'usages,souffrant beaucoup d'angoisses dans
son âme et sur la mer »

....

15. « Longtemps, je me suis couché de bonne heure. Parfois, à peine ma bougie éteinte, mes yeux se fermaient si vite que je n'avais pas le temps de me dire : "Je m'endors." »

....

La Métamorphose

La Chartreuse de Parme

Roméo et Juliette

Les Fables de La Fontaine

Jacques le Fataliste

Alice au pays des merveilles

Autant en emporte le vent

À la recherche du temps perdu

Solutions : 1. *Don Quichotte,* de Miguel de Cervantès (titre exact : *l'Ingénieux Don Quichotte de la Manche).* **2.** Les *Fables* de La Fontaine. **3.** « L'Invitation au voyage », de Charles Baudelaire *(les Fleurs du mal).* **4.** *Alice au pays des merveilles,* de Lewis Carroll. **5.** *L'Étranger,* d'Albert Camus. **6.** *Candide,* de Voltaire. **7.** La Bible (Genèse, Ancien Testament). **8.** *Salammbô,* de Gustave Flaubert. **9.** *La Métamorphose,* de Franz Kafka. **10.** *Jacques le Fataliste,* de Denis Diderot. **11.** *Autant en emporte le vent,* de Margaret Mitchell. **12.** *Roméo et Juliette,* de William Shakespeare. **13.** *La Chartreuse de Parme,* de Stendhal. **14.** *L'Odyssée,* d'Homère. **15.** *À la recherche du temps perdu,* de Marcel Proust.

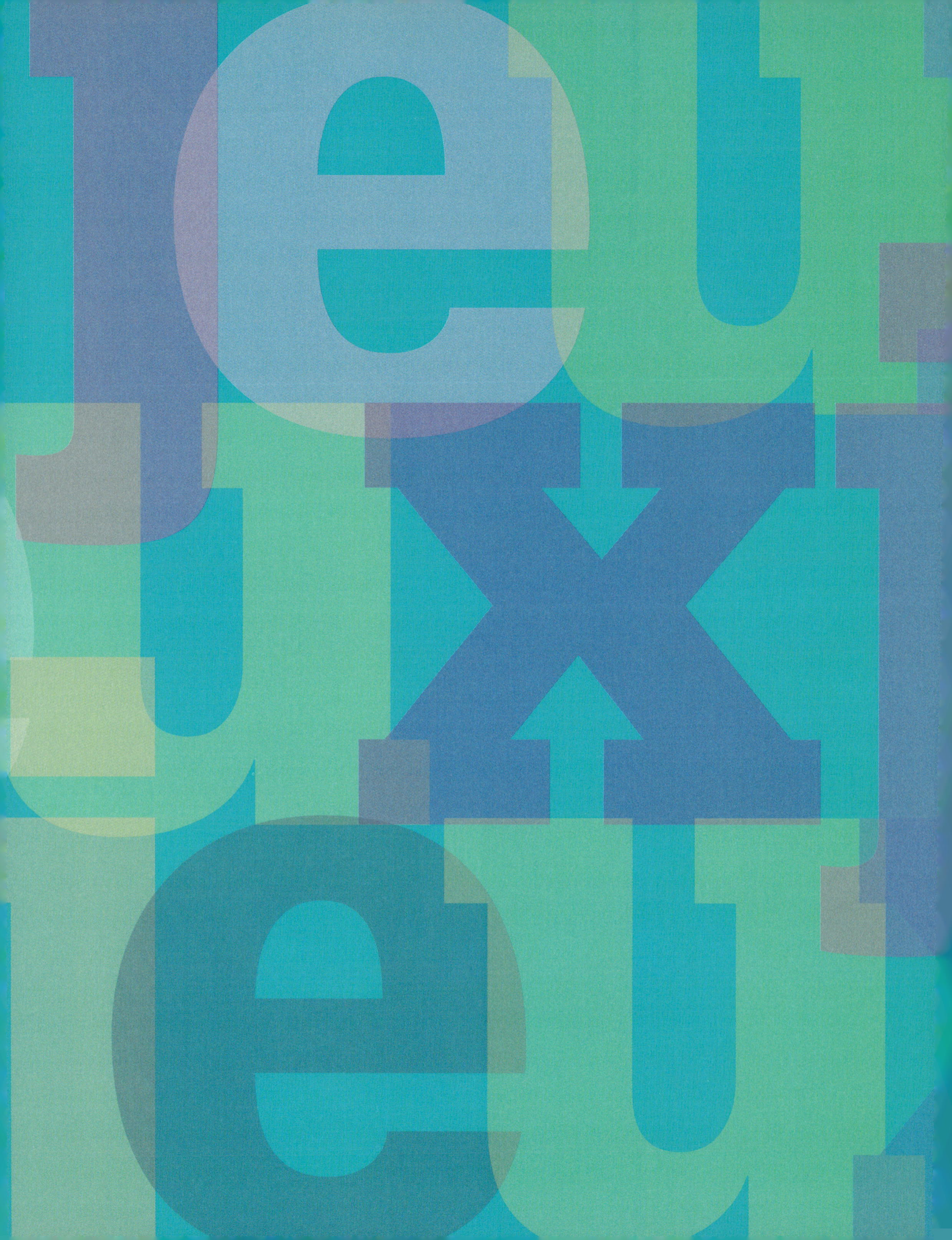

35 jours pour entraîner votre cerveau

Ce programme sur trente-cinq jours a été conçu pour entraîner votre cerveau – à raison d'une vingtaine de minutes par séance – grâce à des exercices faisant appel à six aptitudes majeures :

- la logique
- la mémoire
- le langage
- l'observation
- le calcul
- la perception spatiale

Jour après jour, le niveau de difficulté des jeux augmente légèrement, sollicitant à chaque fois davantage votre attention et votre concentration.
Il ne s'agit pas là de tester vos connaissances. Vous avez toutes les clés pour résoudre chacun des exercices, il faut juste apprendre à les utiliser au mieux.

Si vous bloquez dans la résolution d'un jeu, faites-en un qui vous paraît plus simple et retournez au premier jeu en fin de séance. Vous n'y arrivez toujours pas ? Pas de panique ! Il sera toujours temps d'y revenir plus tard. Il suffit quelquefois de se changer un peu les idées pour trouver en un instant la réponse à un problème sur lequel on croyait passer des heures ! Bien entendu, toutes les solutions sont placées à la fin du cahier. N'hésitez pas à les consulter : vous vous familiariserez ainsi avec un mécanisme qui vous permettra de résoudre par la suite d'autres jeux utilisant le même procédé.
Après l'effort, le réconfort ! Retrouvez tous les dix jours une double page Récréation, histoire de vous détendre un peu avant la prochaine séance…

1er jour

Langage

1. En remplaçant les pointillés par une même lettre, trouvez le nom d'un animal :

...... I N ...... E

2. Un MILE est une mesure anglo-saxonne équivalant à environ 1 609 m.
Avec ces 4 lettres (E, I, L, M), formez 2 autres mots très connus :

....

....

3. Avec 5 puis 6 des 7 lettres du mot ISLANDE, découvrez :

a. Une chaîne de montagnes sur la côte ouest de l'Amérique du Sud.

....

b. Le nom du département français portant le numéro 40.

....

Perception spatiale

Quelle figure complète logiquement l'enchaînement ?

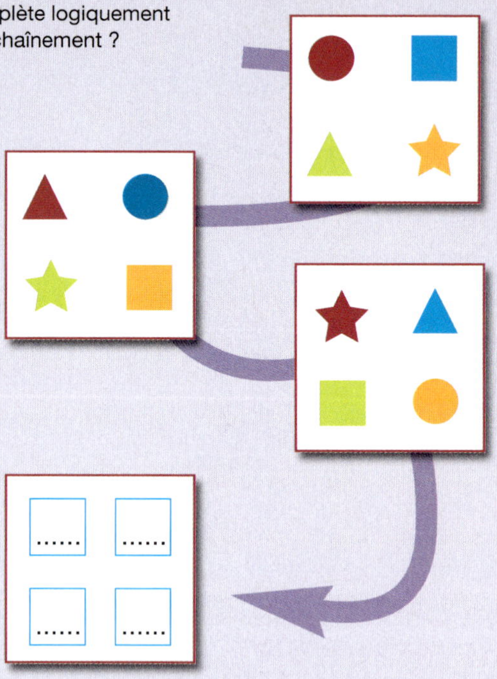

Les propositions :

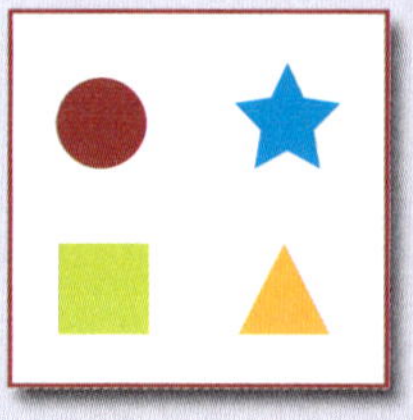

☐ **a**

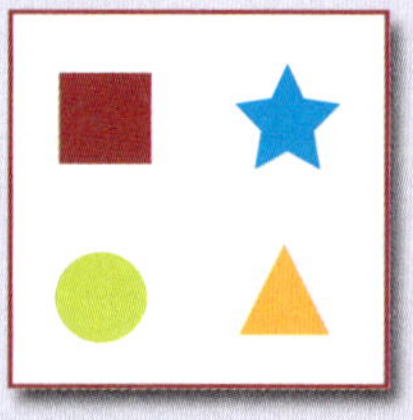

☐ **b**

Logique

Dans chaque série, repérez l'endroit où la logique est rompue.
Quel terme a été omis ?

1. 1 1/2 1/3 1/4 1/5 1/7 1/8 1/9

2. A C E G I M O Q S U W Y

Calcul

Essayez d'obtenir le total indiqué en utilisant une seule fois chacun des nombres ci-dessous et en vous servant à votre guise des opérations de base (+, −, ×, :).

5 3 4

.... = 12

.... = 19

.... = 7

2e jour

Calcul

Trouvez les deux manières d'obtenir 37 en utilisant une seule fois chacun des nombres ci-dessous et en vous servant à votre guise des opérations de base (×, ÷, +, –).

5 7 6

....
.... = 37

....
.... = 37

Observation

Quelle expression vous évoque ce dessin ?

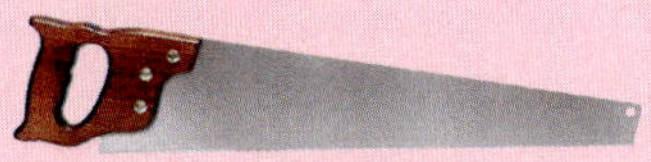

100

Indice : cette expression figure dans le titre d'un film interprété par Romy Schneider.

Mémoire

1. Lisez 3 fois à voix haute le texte suivant, puis cachez-le.

Sur les conseils de Mazarin, Louis XIV signe différents édits en 1655 pour renflouer les caisses du royaume. Mais certains magistrats du Parlement en contestent rapidement la légalité. Le roi se rend alors devant la Chambre, en habit de chasse. Et quand le président du Parlement lui parle de l'intérêt de l'État, le jeune Louis XIV s'exclame : « L'État, c'est moi ! »

2. Lisez maintenant le second texte et entourez les 3 termes ayant fait l'objet d'une grossière modification.

Sur les conseils de Fouquet, Louis XIV signe différents édits en 1655 pour renflouer les caisses du royaume. Mais certains magistrats du Parlement en contestent rapidement la légalité. Le roi se rend alors devant la Chambre, en pyjama. Et quand le président du Parlement lui parle de l'intérêt de l'État, le vaniteux Louis XIV s'exclame : « L'État, c'est moi ! »

Langage

1. Associez logiquement chacun des termes à l'une des photos.

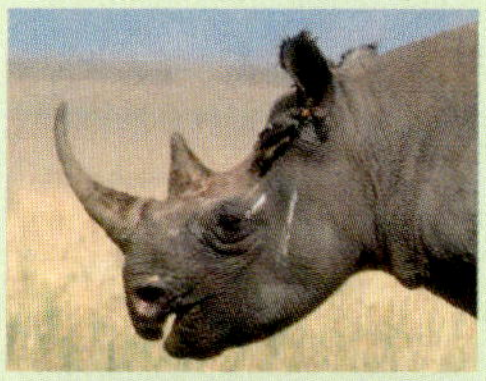

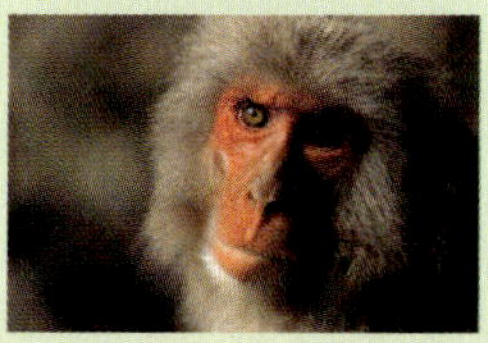

Monnaie

Trompe

Cou

Corne

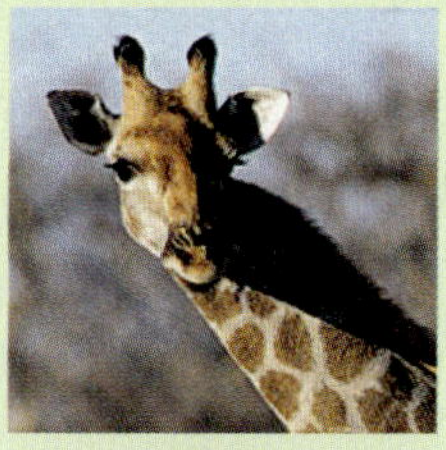

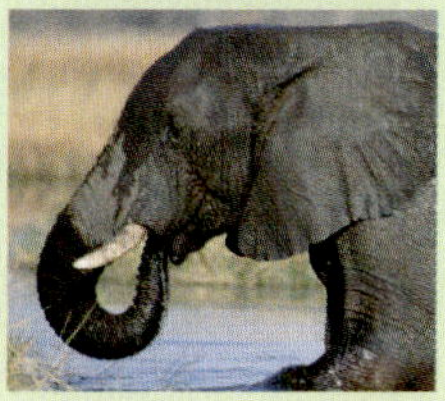

2. Quels noms communs complètent les séries suivantes, rangées par ordre alphabétique ?

Boubou .... Doudou

Foufou .... Loulou

Nounou .... Youyou

3e jour

Calcul

Réalisez l'addition suivante :

	2 h 35 min 45 s
+	3 h 25 min 15 s
=	... h ..... min ..... s

Langage

Quel couple d'une même couleur devez-vous utiliser pour que cette phrase prenne sens ?

- ☐ a Pomme — fruit
- ☐ b Poirier — arbre
- ☐ c Fruit — poirier
- ☐ d Poire — fruit

• • est à arbre ce que poire est à • •

Observation

Quelles sont les 2 images parfaitement identiques ?

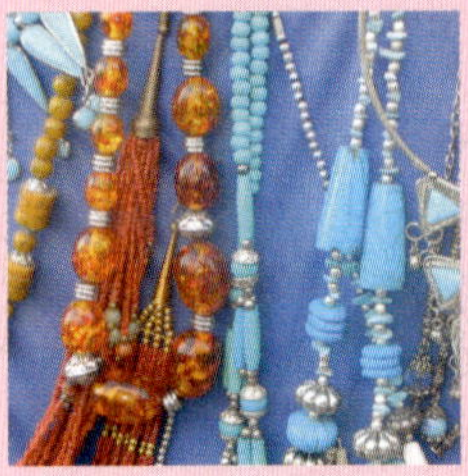
☐ a

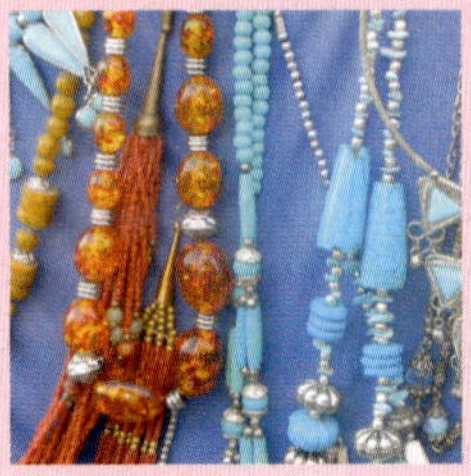
☐ b

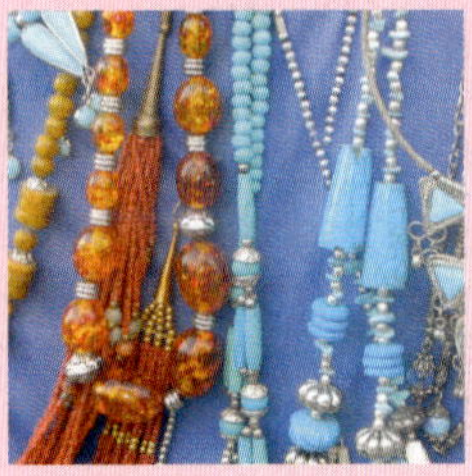
☐ c

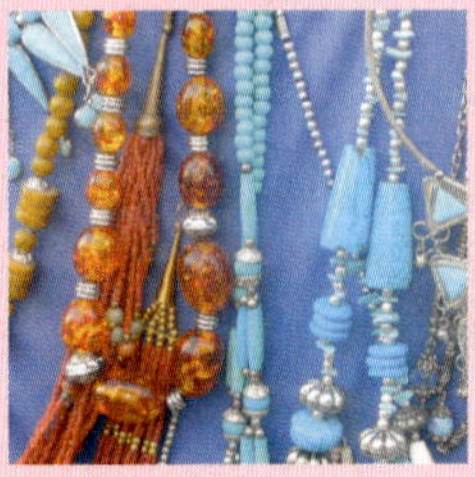
☐ d

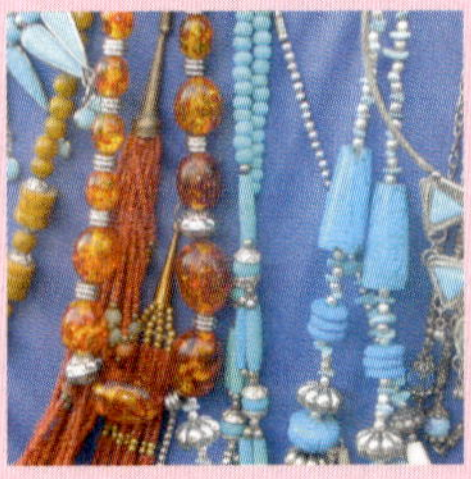
☐ e

Langage

Complétez les mots suivants, éventuellement en conjuguant. Chacun contient 2 fois la séquence QI.
Pour vous aider, les lettres à replacer sur les pointillés sont listées au bout de chaque ligne.

.... Q ...... I Q ...... I .... NEUNEU

.... Q .... - ...... I Q .... I UNIPEAU

.... Q ...... I Q ...... I URIU

Q ...... I ...... Q ...... I .... NUANU

Q ...... I ...... Q .... I .... UNEAURANGE

Logique

Quel terme vient logiquement s'insérer au sein de cette suite ?

1 2 4 7 11 16 .... 29 37

JEUX

4e jour

Mémoire

1. Observez pendant 2 minutes la disposition des animaux du zoo.

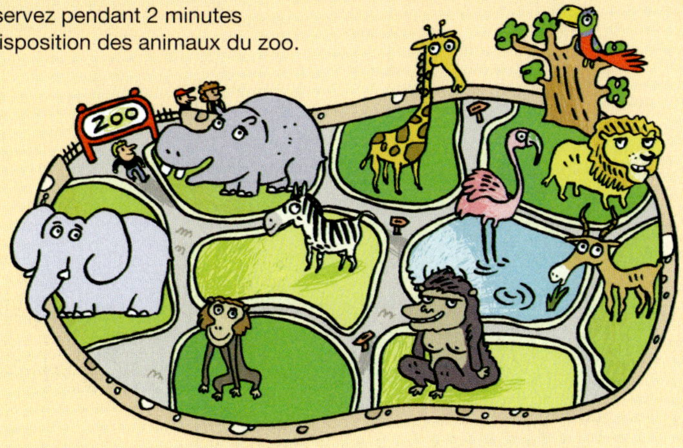

2. Cachez le dessin ci-dessus, puis replacez chaque animal dans son enclos.

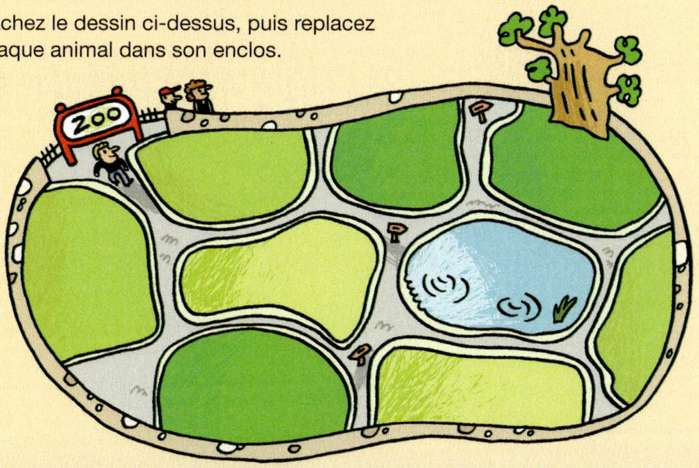

Langage

1. Formez 6 mots connus en utilisant une fois et une seule chacune des 5 lettres suivantes : C E R S U.

C .... R ....

C .... S ....

E .... S ....

2. Quelle même lettre faut-il inscrire sur les pointillés pour former un mot existant ?

A .... R O ......

Logique

Quelle figure doit se placer en troisième position de cet enchaînement logique ?

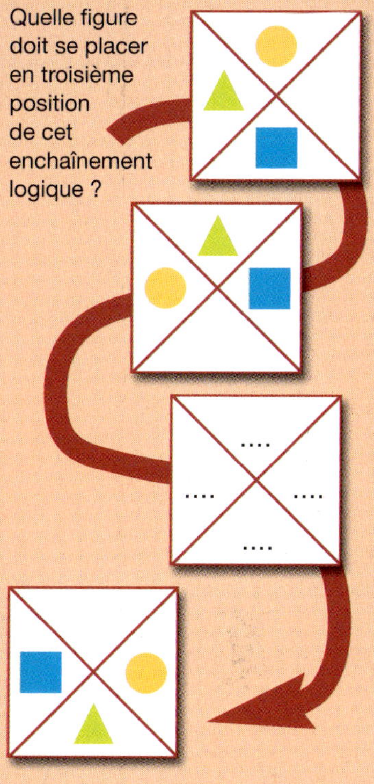

Les propositions :

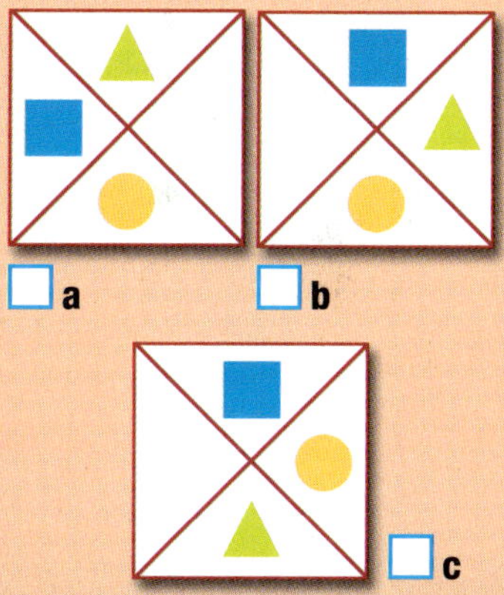

Observation

Quelle expression vous évoque le dessin ci-dessous ?

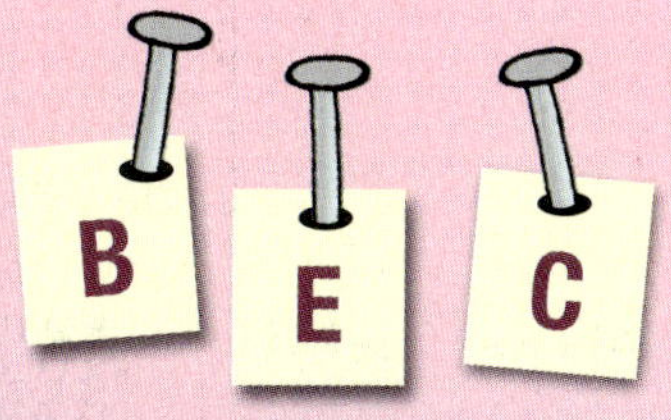

5e jour

Calcul

Firmin a engagé toutes ses économies, 10 000 euros, à la Bourse. Le premier jour, celle-ci monte de 10 % puis, le lendemain, elle baisse de 10 %. Le surlendemain, elle remonte de 10 %, puis rebaisse de 10 % le jour d'après. Ce yo-yo continue maintenant depuis un an. Excédé, Firmin décide d'aller rechercher ses 10 000 euros à la banque. Va-t-il avoir une bonne surprise, une mauvaise surprise ou pas de surprise du tout ?

Logique

Quel domino complète logiquement la troisième série ?

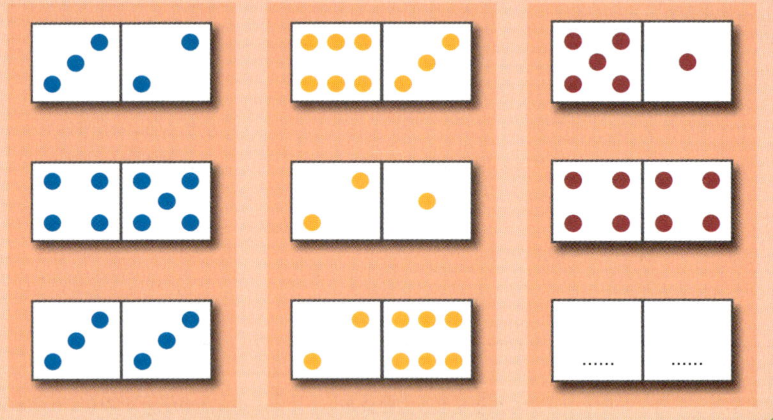

Langage

1. Trouvez l'intrus dans chacune des lignes.

gobelet	bol	couteau	paille	biberon
Colombie	Afrique	Mexique	France	Pérou
marais	ruisseau	lac	étang	mare
sapin	orme	chêne	bouleau	platane
prune	cerise	groseille	brugnon	abricot

2. Collez ces syllabes deux à deux pour former 5 mots ayant un point commun.

bia – mur – ra – fé – ti – dius – ster – cyx – num – coc

Observation

1. Remplacez chacun des symboles par la lettre qu'il représente. Essayez de ne pas vous tromper, mais si c'était le cas ce ne serait pas si grave…

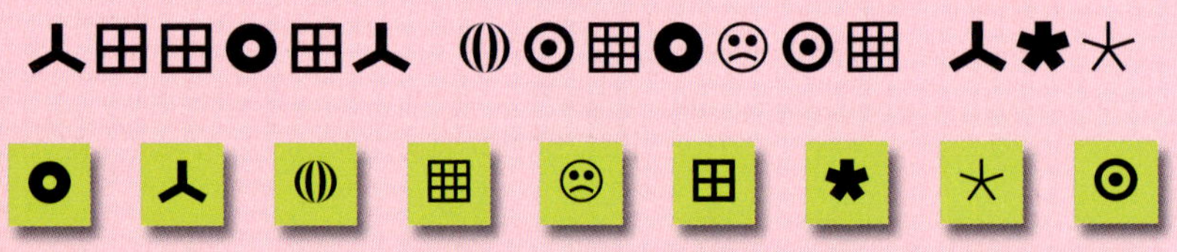

A E H M N R S T U

....

2. Quel écrivain martiniquais se cache derrière cette suite de lettres ?

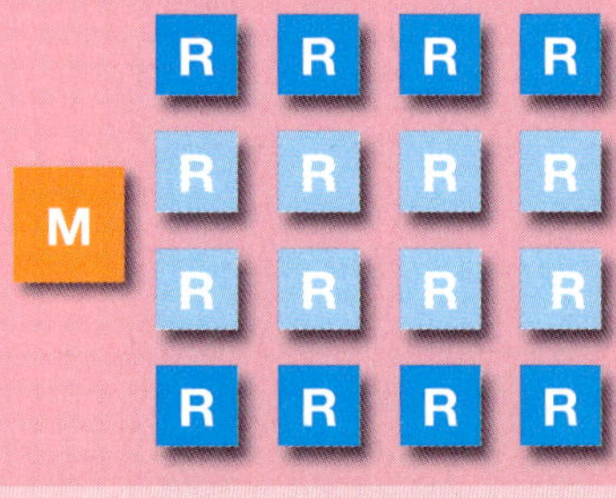

JEUX

6e jour

Mémoire

Observez le tableau ci-dessous. Essayez d'en mémoriser tous les noms ainsi que leur emplacement dans la grille.
Repérez les initiales ou les finales communes, les zones géographiques remarquables…
Quand vous estimerez avoir tout retenu, reportez-vous au tableau en bas de page et tentez de le reconstituer.

Sénégal	Thaïlande	Uruguay	Venezuela
Suède	Finlande	Norvège	Danemark
Suisse	Irlande	Japon	Kenya
Syrie	Zambie	Zimbabwe	France

Langage

1. Remettez dans l'ordre ces briques pour découvrir un proverbe.

du — le — chasse — hors
faim — bois — La — loup

....

2. Observez ces bulles et déduisez-en les 2 lettres manquant dans la dernière.

B / A O	E / I P	T / R A	R / V E
N / E A	E / O I	R / A A	...... / ...... Q

Logique

Observez les drapeaux de la première colonne, puis déterminez quel drapeau doit compléter la seconde.

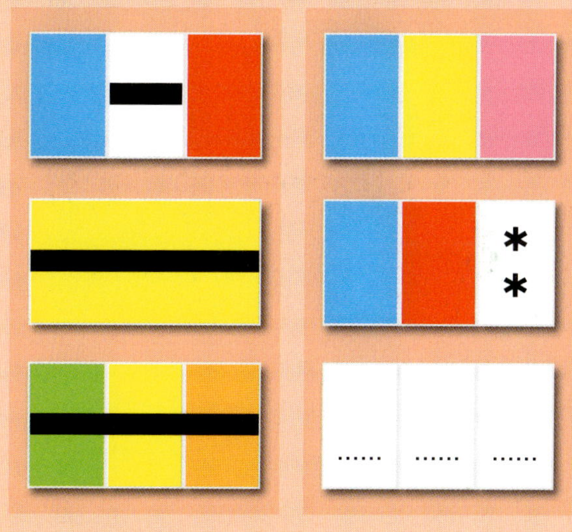

Mémoire

S..................................	T..................................	....	V..................................
Suède	....	....	....
....	I..................................	J..................................	....
S..................................	....	Z..................................	....

7e jour

Observation

2 fragments peuvent être superposés à la figure initiale sans aucune rotation dans l'espace. Lesquels ?

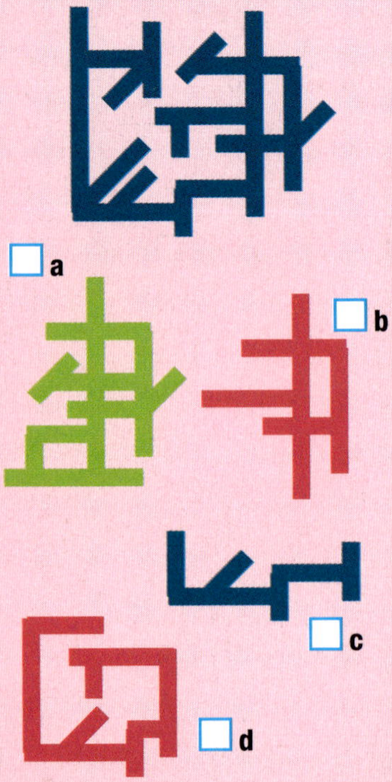

Langage

1. Formez 6 mots se terminant par – ELLE et répondant aux définitions suivantes (dans le désordre) : une partie du corps, une grande quantité, un élément de langage, un aliment, un objet souvent dans la cuisine et un jeu.

Les lettres à placer sur les pointillés sont :

A · A · B · C · F
I · I · I · K · M · O
O · P · R · R · S
S · U · V · Y · Y

Pour vous faciliter la tâche, biffez-les au fur et à mesure.

…… …… …… E L L E
…… …… …… E L L E
…… …… …… E L L E
…… …… …… …… E L L E
…… …… …… …… E L L E
…… …… …… …… E L L E

2. Quel couple d'une même couleur devez-vous utiliser pour que cette phrase prenne sens ?

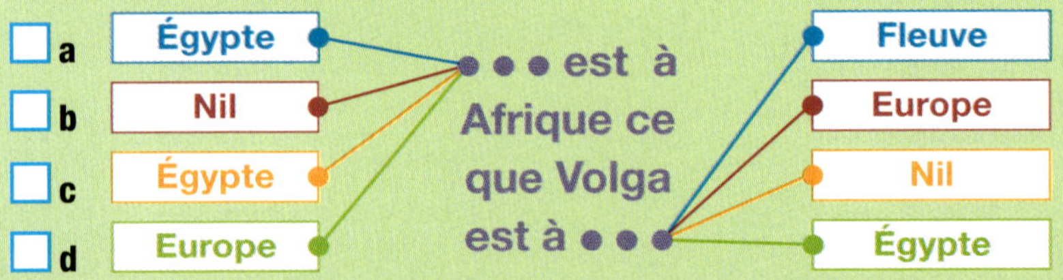

Observation

1. Lisez à toute vitesse 3 fois les **mots** écrits ci-contre, ligne par ligne.

2. Puis essayez de lire aussi vite non plus les mots mais les **couleurs** dans lesquelles ces mots sont écrits… Êtes-vous aussi rapide ?

Vert	Bleu	Rouge	Gris
Jaune	Rouge	Vert	Bleu
Rose	Bleu	Vert	Rouge
Gris	Jaune	Rouge	Bleu

Logique

Repérez l'endroit où la logique est rompue. Quel terme a été omis ?

1 | 0,5 | 0,333333 | 0,25 | 0,166666 | 0,142857 | 0,125 | 0,111111 | 0,1

8e jour

Calcul

Effectuez mentalement l'addition suivante et notez votre résultat sous le trait d'opération.

$$\begin{array}{r} 1000 \\ +\ 40 \\ +\ 1000 \\ +\ 30 \\ +\ 1000 \\ +\ 20 \\ +\ 1000 \\ +\ 10 \end{array}$$

= ....

Logique

Les 5 premières ardoises sont complètes. Quel mot doit figurer en bas de la sixième ?

Poule
Curée
Mire

Maille
Moche
Patin

Cire
Poche
Murée

Catin
Pire
Caille

Coche
Moule
Coule

Purée
Paille
....

Mémoire

Lisez attentivement plusieurs fois la situation suivante et mémorisez-la :

« Un cercle rouge dans un carré bleu. »

Vous y serez confronté(e) plus tard mais il vous sera interdit de revenir vérifier…

Observation

Parmi ces 15 éléments, lequel n'est représenté qu'une seule fois ?

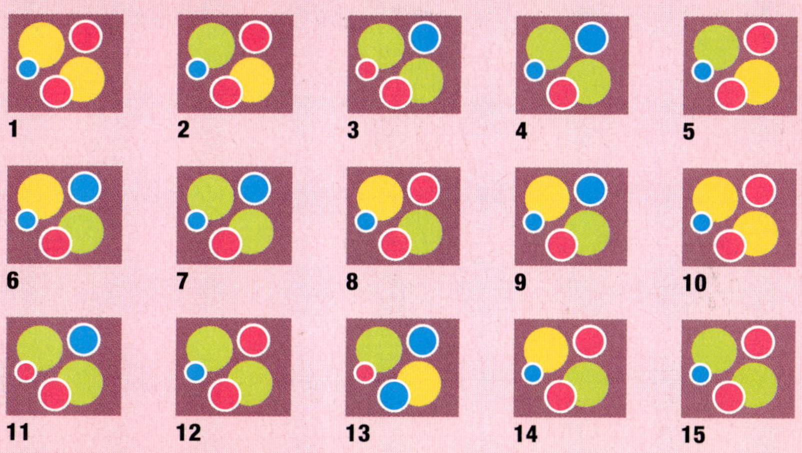

Langage

Parmi ces 4 propositions, laquelle explique le mieux le proverbe :
« Tous les chemins mènent à Rome » ?

☐ a **Les panneaux indicateurs sur les routes ne servent à rien.**

☐ b **Tous les regards se tournent toujours vers les puissants.**

☐ c **Il existe plusieurs façons de parvenir à un même résultat.**

☐ d **On ne peut pas renier son passé.**

Mémoire

Sans revérifier la phrase du haut de la page, quelle figure correspond à la situation qu'il vous a été demandé de mémoriser ?

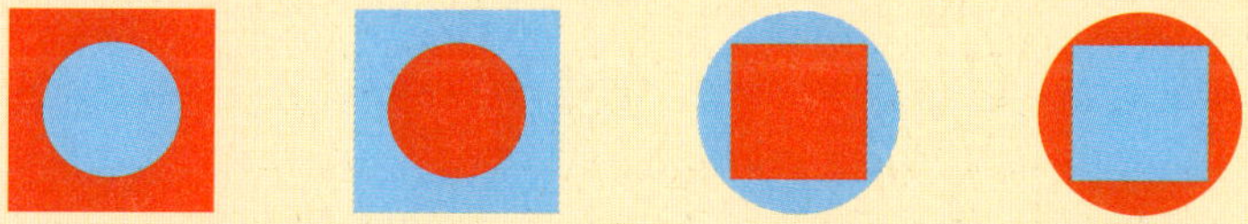

☐ a ☐ b ☐ c ☐ d

9e jour

Calcul

1. Quelle couleur faut-il enlever pour que chacune des colonnes contienne le même total ?

....

2. Quel type de figure géométrique doit disparaître pour que chacune des colonnes contienne le même total ?

....

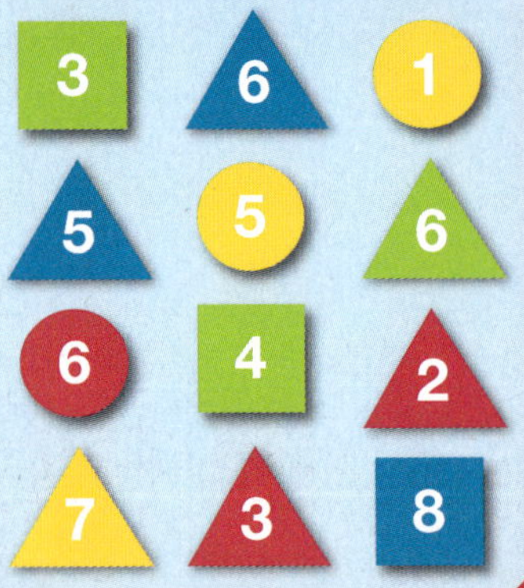

Perception spatiale

Ce dé, représenté complètement sous 4 vues différentes, n'est pas un dé usuel. En n'utilisant que les informations qui vous sont fournies, devinez quel chiffre devrait se trouver sur la face vierge de la dernière vue et représentez-le.

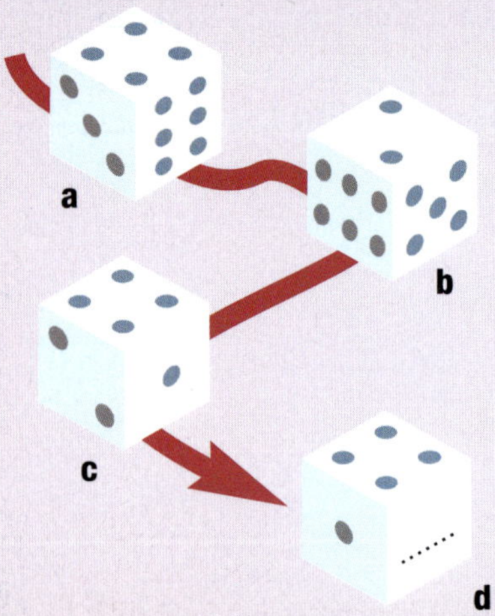

Langage

Repérez la lettre commune à tous les mots d'un même groupe puis remplacez-la par une nouvelle lettre, identique pour les 4 mots, de façon à former 4 nouveaux mots (conjugaisons autorisées). Par exemple, à partir de...

abusant
bouche
banque
flambe

... on peut remplacer les B par des M pour former « amusant, mouche, manque et flamme ».

Mots	Lettre à retirer	Lettre à ajouter	Nouveaux mots
1 couche 2 boisé 3 aboutissement 4 empoisonnement	......	......	1. .... 2. .... 3. .... 4. ....
1 confession 2 froissant 3 justifier 4 influent	......	......	1. .... 2. .... 3. .... 4. ....
1 campanule 2 bucéphale 3 mousson 4 frousse	......	......	1. .... 2. .... 3. .... 4. ....

Mémoire

1. Lisez cet extrait de poème 3 fois à voix haute, puis cachez-le.

« Chacun semble noyer un plaisir euphorique
Dans les grises volutes d'un narguilé d'or
Dans le bruit envoûtant d'une étrange musique
Ou les lampées amères d'un vicieux confort. »

2. Complétez ensuite la version ci-dessous :

« Chacun semble .... un plaisir euphorique
Dans les .... volutes d'un narguilé d'or
Dans le .... envoûtant d'une étrange musique
Ou les .... amères d'un vicieux .... »

10e jour

Logique

Complétez les 4 phrases suivantes à l'aide des chiffres ci-dessous.

1,6 4 7,5 50
80 110 190
220 400
118 750 000

– La baleine bleue peut peser jusqu'à .... tonnes : cela représente .... colibris de Cuba, qui ne pèsent chacun que .... gramme.

– La fourmi est capable de soulever plus de .... fois son poids : imaginez-vous un homme de .... kilos porter plus de .... tonnes ?

– Le calmar peut nager jusqu'à .... km/h, soit près de 15 fois plus vite qu'un champion humain, qui se contente de .... km/h.

– Un saut de puce n'est rien, dit-on. Pourtant, elle saute .... fois sa taille. Un sauteur en hauteur humain devrait franchir .... mètres pour l'égaler !

Observation

1. Remplacez ces symboles par l'une des lettres qu'ils représentent pour parvenir à une expression de bon… ou de mauvais augure.

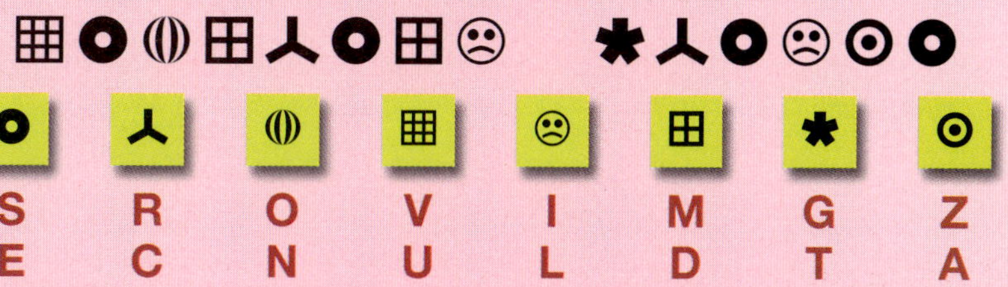

....

2. Un admirateur vient de vous passer le message suivant. Que cherche-t-il à vous dire ?

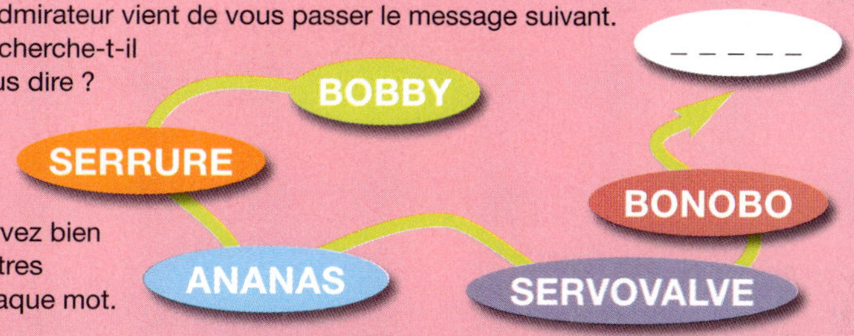

Observez bien les lettres de chaque mot.

Logique

Quel chiffre doit remplacer le point d'interrogation dans la série suivante ?

3	18	90	360	1 080	2 160	?

☐ a 3 240 ☐ b 2 160 ☐ c 3 680 ☐ d 0

Langage

1. Chacun des mots suivants possède une anagramme unique. Trouvez-la, sachant que toutes les anagrammes commencent par la même lettre.

BILAI ....

TAULES ....

VOCALES ....

LOUANGEA ....

2. Quel objet faut-il représenter dans la case vide pour compléter logiquement ce tableau ?

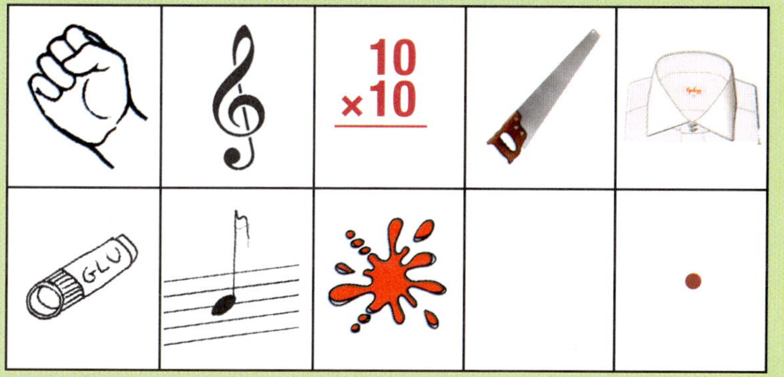

Récréation

Êtes-vous plutôt…

Êtes-vous plutôt Charles Aznavour ou Claude François ? Réattribuez à chaque chanson son interprète original.

	C. Aznavour	C. François
Même si tu revenais	☐	☐
Les Plaisirs démodés	☐	☐
Bon Anniversaire	☐	☐
Les Amours médicales	☐	☐
Chanson populaire	☐	☐
Sa jeunesse entre ses mains	☐	☐
Belles, belles, belles	☐	☐
Le Jouet extraordinaire	☐	☐
L'amour se meurt	☐	☐
Je m'voyais déjà	☐	☐

Vrai ou faux ?

À vous de démêler le vrai du faux dans ces affirmations insolites, concernant de drôles de bêtes !

1. **La crocotte est issue du croisement entre une variété de coq belliqueux et une poule dotée de dents microscopiques.**

   ☐ **Vrai** ☐ **Faux**

2. **Le mulard a pour géniteurs un canard de Barbarie et une cane de Pékin.**

   ☐ **Vrai** ☐ **Faux**

3. **Cochons et sangliers peuvent s'accoupler et mettre bas des cochongliers ou des sanglochons…**

   ☐ **Vrai** ☐ **Faux**

Mots biffés

24 mots a priori déstressants sont cachés dans cette grille. Pour les lire, déplacez-vous horizontalement ou verticalement, jamais en diagonale. Chaque mot à trouver forme au maximum un coude, comme pour l'exemple.

C	E	G	A	S	S	A	C	I	N	E	M	A
H	R	I	S	I	E	M	C	X	U	E	J	C
A	O	P	S	O	D	A	N	E	M	O	R	P
I	R	A	R	L	V	E	T	N	E	I	N	R
S	T	E	E	L	A	X	A	T	I	O	N	A
E	N	~~T~~	~~S~~	~~E~~	~~I~~	~~S~~	C	A	M	A	H	F
L	O	N	G	U	E	W	M	I	L	I	E	L
I	N	G	A	L	P	E	A	R	C	H	E	O
P	B	A	G	O	E	E	K	E	N	D	A	S
P	R	P	E	S	R	E	I	S	I	O	R	C
O	O	S	R	S	A	L	A	H	T	F	O	R
H	N	Z	E	T	T	E	A	P	E	R	O	E
S	E	N	I	C	S	I	P	T	I	L	E	T

Biffez chacun des mots de la liste et découvrez, avec les 9 lettres restantes, le mot mystère.

Apéro	**Massage**
Bronzette	**Piscine**
Chaise longue	**Plage**
Cinéma	**Promenade**
Croisière	**Relaxation**
Farniente	**Shopping**
Forêt	~~**Sieste**~~
Hamac	**Soleil**
Jeux	**Spa**
Lit	**Sport**
Loisir	**Thalasso**
Marche	**Week-end**

Cache-cache

24 mots relatifs au monde du cirque (dont certains noms propres) ont été dissimulés dans ce texte.
À vous de les retrouver, en n'hésitant pas, si nécessaire, à associer la fin d'un mot avec le début du suivant et sans tenir compte des signes de ponctuation.

Quelques amis se retrouvaient chaque samedi au bar-restaurant *Le Siam,* à Giens. Reza V. attaquait la soirée avec diverses clowneries, faisant son numéro. Comme à l'accoutumée, il jongla généreusement avec les mots, parla chausse-trape, zeugme et calembour. Un commensal toisa le pitre et lui lança : « Ha ! Ha ! Ha ! Marrant ! T'es un comique, toi, toujours un lapin derrière le chapeau ! » La réplique tomba : « Ton français est toujours aussi impeccable ! Miséricorde ! Remballe tes expressions, Rémi, mets ton humour dans ta poche, et avale ton faux-filet ! » Après cela furent échangés quelques propos incongrus, salaces. Reza brancha Piteau, son supérieur au boulot : « Hé ! Le phantasme de monsieur Piteau ? Quel est-il ? » L'autre para, désinvolte, la pique du trublion. « Monsieur ? Loyal avec vous je vais être : je n'ai aucune inclination pour vous… » Reza riota. Rien ne dompterait Piteau. De plus, étant, au bureau, sous ses ordres, sage il sut se tenir !

QCM : un peu d'anatomie…

1. Que désigne l'arachnoïde ?

- ☐ **a.** Une des trois méninges.
- ☐ **b.** Un os situé au cœur de la main.
- ☐ **c.** Un muscle imaginaire de Spiderman.

2. Qu'est-ce que l'enclume ?

- ☐ **a.** Un os du talon.
- ☐ **b.** Un des trois osselets de l'oreille.
- ☐ **c.** Un os frontal qui rend parfois la tête lourde.

3. Le calice est :

- ☐ **a.** Une partie du rein véhiculant l'urine.
- ☐ **b.** La zone inférieure de l'appareil génital féminin.
- ☐ **c.** Une glande lacrymale (qui sécrète les larmes).

4. La patte d'oie est :

- ☐ **a.** L'écart entre les doigts de la main et du pied.
- ☐ **b.** Un ensemble de trois muscles de la cuisse.
- ☐ **c.** La division des vaisseaux sanguins à la base du foie.

5. Qu'est-ce qu'un horripilateur ?

- ☐ **a.** Un nerf à l'origine des crises que l'on pique parfois.
- ☐ **b.** Un os situé derrière la tête.
- ☐ **c.** Un petit muscle fixé à la racine d'un poil.

6. Que désigne le fundus ?

- ☐ **a.** Un organe particulièrement résistant au froid.
- ☐ **b.** La partie haute de l'estomac.
- ☐ **c.** Un os du crâne.

À-peu-près

Retrouvez le mot définissant chaque à-peu-près. Par exemple, « Une femme dans le Gard » donnera « unanime » (Une à Nimes). Pour vous aider, le nombre de lettres des mots à découvrir est indiqué entre parenthèses. Bon amusement et faites preuve d'astuce !

a. **Score idéal d'un match de foot entre poètes ?** (8 lettres)

……………………………………

b. **Fleuve parisien au Brésil** (8 lettres)

……………………………………

c. **Un solipède à Bamako** (8 lettres)

……………………………………

d. **Maman ne dort pas** (9 lettres)

……………………………………

e. **Il faut dormir, Bambi !** (7 lettres)

……………………………………

11e jour

Langage

Assemblez ces mots deux à deux pour former 6 mots de 10 lettres.

blanc kyste heurs cacao
plané lieus trots champ
riche tiers êtres taire

Calcul

En transformant les 1, 2 et 3 en signes d'opération, donnez aux expressions suivantes un sens logique et déduisez-en la valeur des deux derniers chiffres.

44146290 ....
47147294 ....
85340245 ....
49258137346 ....
461462551...... ....

Perception spatiale

Laquelle de ces figures n'est pas identique aux autres ?

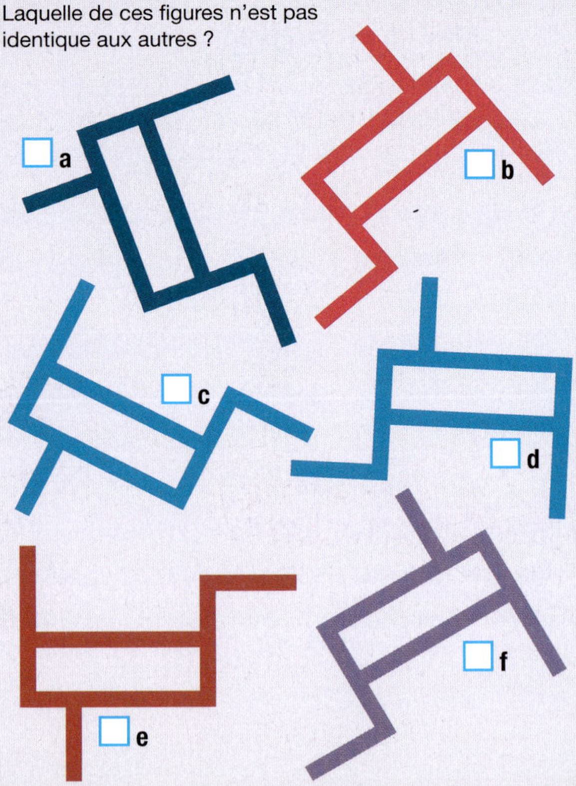

Mémoire

Identifiez le titre et l'interprète original des chansons dont voici le début du premier couplet.

a. Cet air qui m'obsède jour et nuit, cet air n'est pas né d'aujourd'hui… ....

b. C'est à travers de larges grilles que les femelles du canton… ....

c. Un beau jour ou peut-être une nuit, près d'un lac je m'étais endormie… ....

d. Bien sûr nous eûmes des orages, vingt ans d'amour c'est l'amour fol… ....

e. Tous mes amis sont partis, mon cœur a déménagé… ....

Observation

Quelles sont les 2 images parfaitement identiques ?

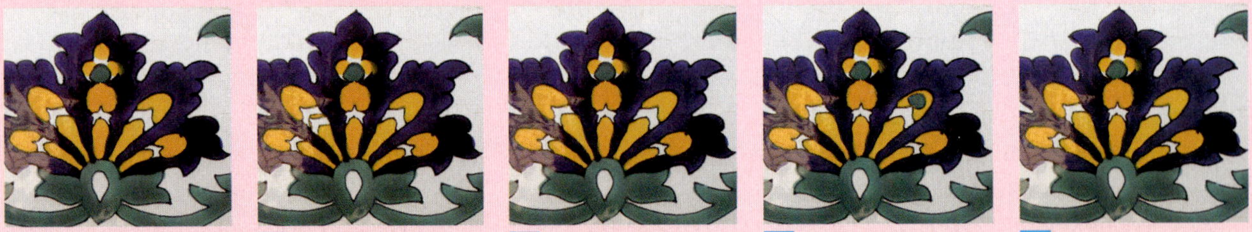

☐ a ☐ b ☐ c ☐ d ☐ e

12e jour

Calcul

Essayez d'obtenir le total indiqué en utilisant une seule fois chacun des nombres ci-contre et en vous servant à votre guise des opérations de base (×, ÷, +, –).

6 4 5 2

....

.... = 37

Observation

Que vous inspirent les dessins suivants ?

coLOgne

rien

regarder

Perception spatiale

Le personnage **A** prend la deuxième à gauche, avance tout droit jusqu'au mur, puis tourne à droite, avance tout droit jusqu'au prochain mur, puis tourne à gauche, avance tout droit jusqu'au prochain mur, puis tourne à gauche et avance jusqu'au prochain mur.

Le personnage **B** prend la deuxième à gauche, tourne à droite en contournant un mur à sa droite, puis tourne deux fois à gauche et avance jusqu'au prochain mur.

Où se trouve chacun d'eux à l'issue de sa promenade ?

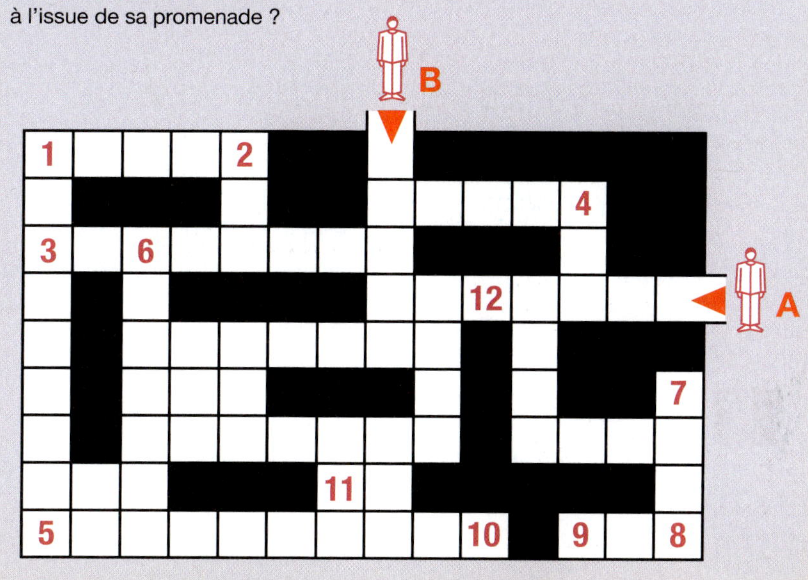

Langage

1. Un univers contient uniquement des trolls, des gnomes et des elfes. Sachant que tous les trolls sont rouges, que tous les gnomes n'ont qu'un œil et que tous les elfes en ont deux, dites si les propositions suivantes sont vraies ou fausses.

	Vrai	Faux
a. Dans cet univers, aucun habitant à un œil n'est rouge.	☐	☐
b. Les elfes peuvent être rouges.	☐	☐
c. Je vois un habitant qui n'a qu'un œil : ce n'est ni un elfe ni un troll.	☐	☐
d. Je vois un habitant rouge à un seul œil : c'est soit un gnome, soit un elfe.	☐	☐
e. Je vois un habitant rouge à deux yeux : c'est peut-être un elfe.	☐	☐

2. Chassez l'intrus : quel mot ne respecte pas la même règle que les autres ?

filou — caillou — dehors — chintz — bijoux — abcès — effort — hippy

3. Quelles sont les trois anagrammes de DÉCRITS ?

DÉCRITS

a. ....

b. ....

c. ....

13e jour

Langage

Les couples suivants sont formés sur la base de calembours. Quel mot ne pourrait pas être associé au dernier : **rot**, **facteur**, **passant**, ou **adore** ?

bus	falle
gale	raie
vide	haut
compte	stable
dix	miné
tort	....

Calcul

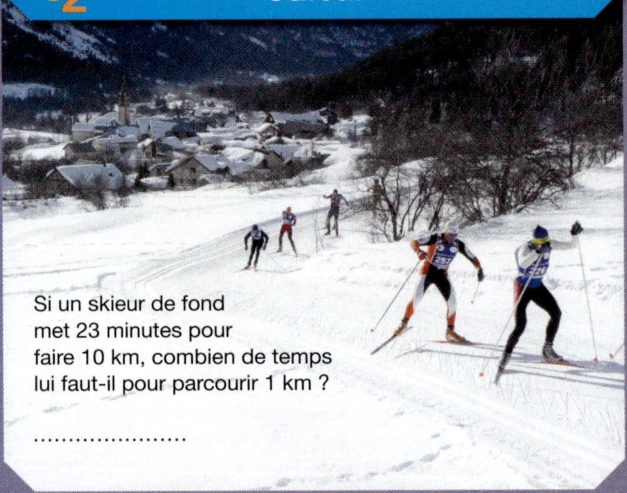

Si un skieur de fond met 23 minutes pour faire 10 km, combien de temps lui faut-il pour parcourir 1 km ?

....

Observation

Quel écrivain est évoqué par le dessin suivant ?

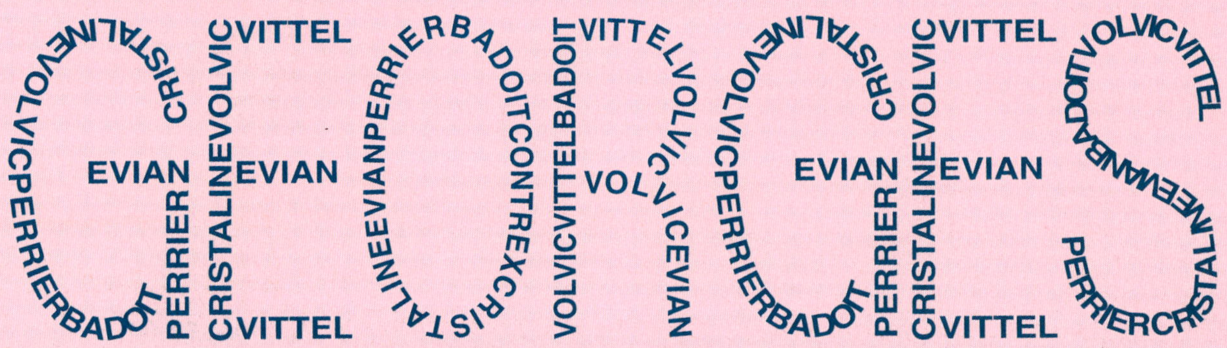

Logique

1. En observant les mots de la première ligne et les couleurs dans lesquelles ils sont écrits, étudiez la logique qui conduit à la seconde ligne.
Déduisez-en le dernier mot : est-ce boute, joute, route, soute ou toute ?

cadeau	peau	poule	radin	malle	doute
radeau	veau	joule	gadin	balle	....

2. Dessinez la figure qui complète logiquement cette série.

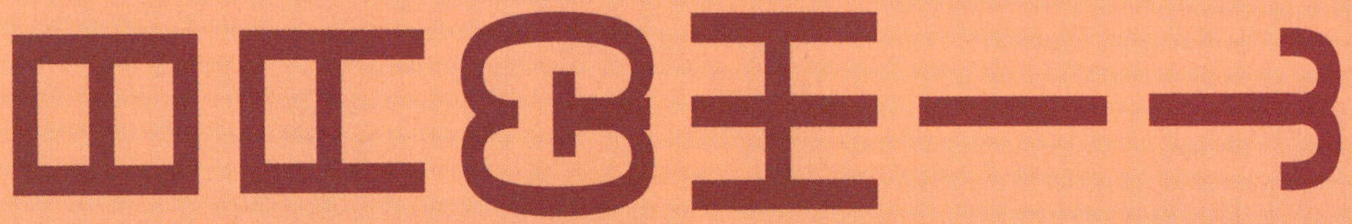

....

JEUX

14e jour

Calcul

Le même chiffre complète logiquement chacun des carrés suivants. Quel est-il ?

4	2	4	6
8	4	0	5
9	5	4	6
6	1	....	3

5	3	5	7
2	1	8	9
7	4	9	7
6	4	....	8

Langage

1. Trouvez 4 mots contenant la même séquence et répondant à la description suivante : les trois premiers sont des noms et le quatrième est un adjectif. (Les conjugaisons ne sont pas admises.)

Les lettres à placer sur les pointillés sont :

A · A · A · A · A · D
E · E · E · F · L · L
N · P · P · R · S · T

Biffez-les au fur et à mesure pour vous faciliter la tâche.

..... L U I ....

.... L U I .....

.... L U I .....

L U I ....

2. Quel couple d'une même couleur devez-vous utiliser pour que cette phrase prenne sens ?

☐ a Sablier — pression
☐ b Inventeur — Torricelli
☐ c Montre — température
☐ d Météo — anticyclone

• • • est à temps ce que baromètre est à • • •

Observation

Combien de cercles voyez-vous ?

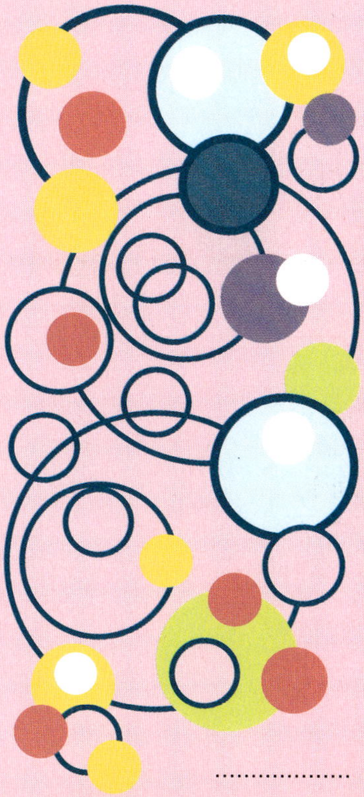

....

Mémoire

Observez l'aquarium pendant 3 minutes. Cachez le dessin, attendez 1 minute entière, puis réattribuez aux 10 poissons leur couleur d'origine.

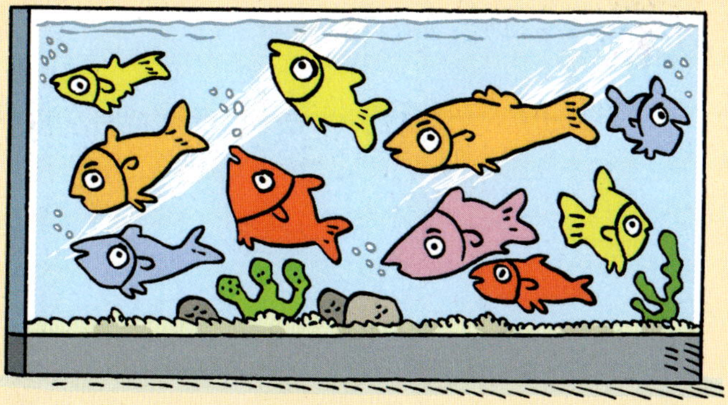

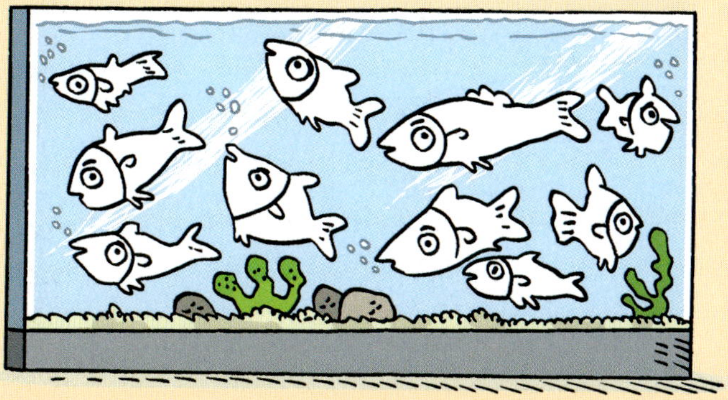

15e jour

Calcul

1. Jeff joue au Spider Solitaire sur son ordinateur. Il a gagné **15** parties et en a perdu **20** depuis qu'il connaît ce jeu. Le tableau de statistiques lui indique son pourcentage de victoires : **15** sur **35**, soit **42,85 %**. Combien de parties doit-il remporter d'affilée pour remonter ce score à **50 %** ?

....

2. Même question pour Fabrice, qui en a jusqu'à maintenant gagné **1 025** sur **2290**.

....

Perception spatiale

Dans cette grille se trouvent 15 maisons. Votre objectif est de retrouver la position du jardin de chacune d'entre elles, qui se situe dans une case contiguë à l'horizontale ou à la verticale. Les chiffres figurant au début de chaque ligne et de chaque colonne indiquent le nombre de jardins qui s'y trouvent. Noircissez les cases où il n'y a rien (comme nous avons commencé à le faire) pour reconstituer progressivement la totalité du plan du quartier.

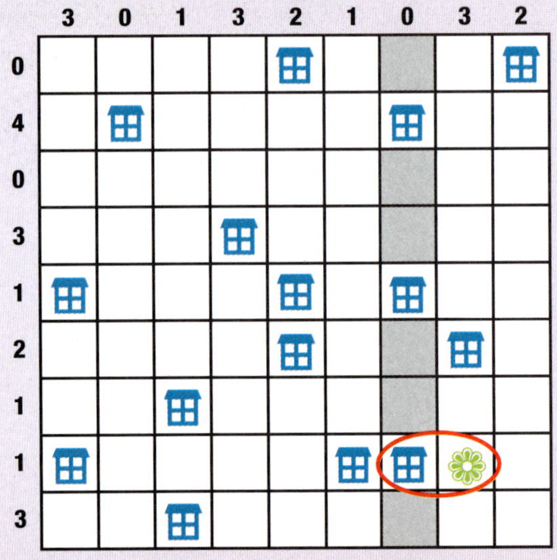

Logique

Remplacez les 2 cases vides par une lettre et un chiffre pour respecter la progression logique de cette série.

A | 3 | D | 2 | F | 5 | K | 3 | N | 5 | .... | .... | Z

Observation

Si CITROUILLE et POIREAU se cryptent avec ces couleurs, quels sont les légumes codés en dessous ?

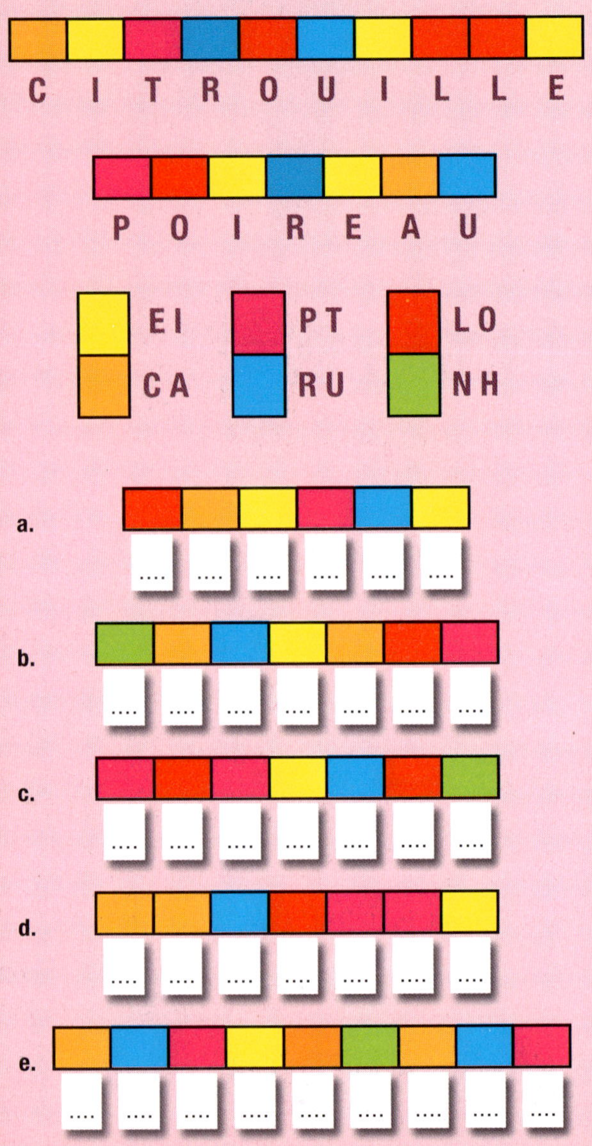

Langage

Si l'on considère le Y comme une voyelle, yé-yé ou yo-yo s'écrivent sans consonne. Il existe un autre nom commun de 4 lettres sans consonne, mais qui ne contient ni Y ni trait d'union. Lequel ?

....

16e jour

Calcul

Réalisez l'addition suivante :

	2 h 42 min 51 s
+	5 h 53 min 27 s
+	8 h 41 min 44 s
=	... h ..... min ..... s

Logique

5 amis, Sylvain, Fabrice, Christophe, Olivier et Uriel, viennent de créer leur groupe de rock. Ils s'appelleront les :

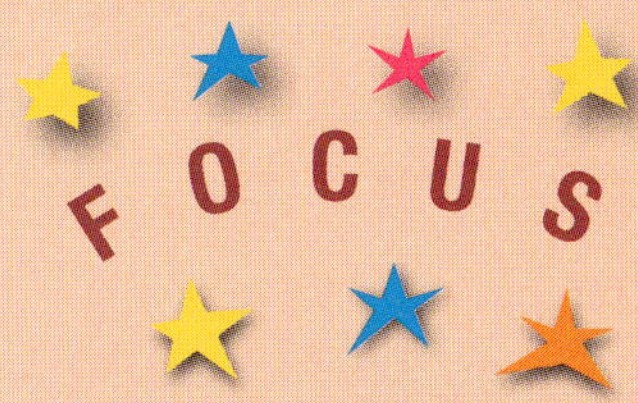

Plutôt amatrices de rap, leurs sœurs – Olivia, Christelle, Sandrine, Aline et Hannah – décident à leur tour de se lancer dans la musique. Quel sera leur nom de scène ?

- ☐ **a** ENFER
- ☐ **b** CHAOS
- ☐ **c** COHUE

Logique

Quelle est la carte retournée ?

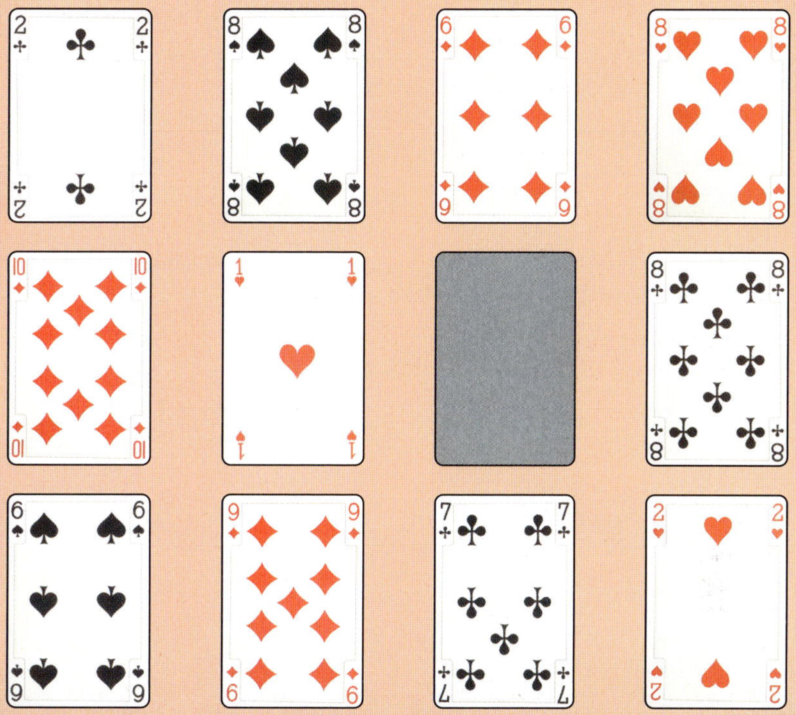

Langage

Bis repetita placent, « les choses répétées plaisent » ; quelquefois, on en redemande même. Dans cet esprit, quel est l'intrus dans la liste suivante ?

- ☐ **a** obis
- ☐ **b** alibis
- ☐ **c** biseau
- ☐ **d** bistre
- ☐ **e** bis

Observation

Parmi ces 13 éléments, lequel n'est représenté qu'une seule fois ?

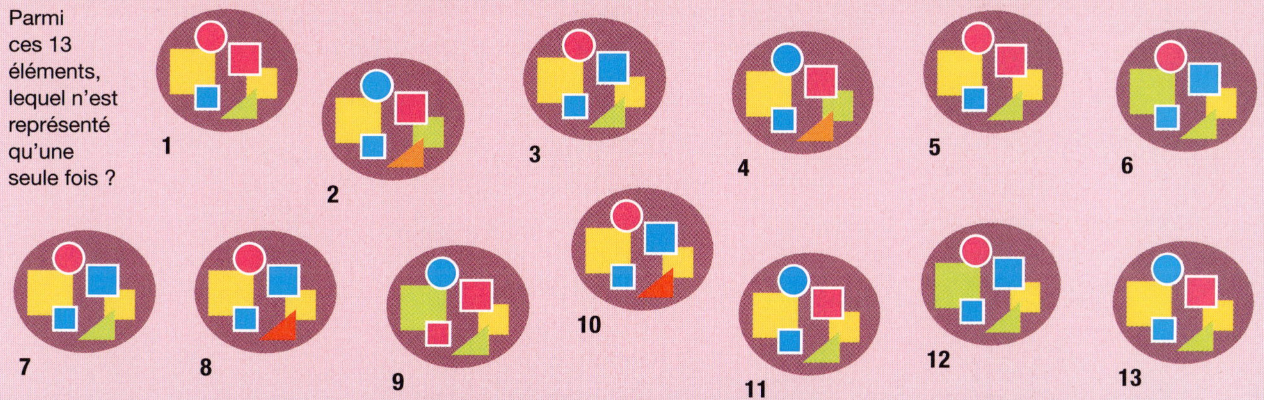

17e jour

Observation

Ce jeu doit être terminé en moins de 2 minutes. En face des 10 couples, cochez la case Oui ou Non selon que les deux expressions sont exactement inverses ou non : on appellera 45RT18LM l'inverse de ML81TR54.

			Oui	Non
a.	AZERTYUIOP	PIOUYTREZA	☐	☐
b.	124554512	2154554521	☐	☐
c.	NAO0OANO	ONA0O0AN	☐	☐
d.	CCC3C3CC3	3CC3C3CCC	☐	☐
e.	ERREURRE	ERREURRE	☐	☐
f.	MALAYALAM	MALAYALAM	☐	☐
g.	NAO0ONAO0OAN	NAO0OANO0ONA	☐	☐
h.	s1drl21sir1	1ris12ldr1s	☐	☐
i.	WMWWVMMVM	MVMMVWMWM	☐	☐
j.	1§5(25(==+)ù%	%ù(+==)52)5§1	☐	☐

Observation

Quelle expression vous évoque ce dessin ?

V

Alpes Andes
Himalaya

Calcul

Trouvez les deux manières d'obtenir 24 337 en utilisant une seule fois chacun des nombres ci-dessous et en vous servant à votre guise des opérations de base (×, ÷, +, –).

157

155 156

....

.... = 24 337

....

.... = 24 337

Langage

1. Reconstituez l'escalier en ajoutant la lettre imposée au mot de la ligne précédente. L'ordre des lettres peut bien entendu être modifié.

	O	N						
+ T	.....	.....	.....					
+ E	.....	.....	.....	.....				
+ C	.....	.....	.....	.....	.....			
+ I	.....	.....	.....	.....	.....	.....		
+ F	.....	.....	.....	.....	.....	.....	.....	
+ T	.....	.....	.....	.....	.....	.....	.....	.....

2. Si tous les chats du monde sont bleus, que tous les arbres sont des chats et qu'aucune poule n'est un arbre :

	Oui	Non
a. Une poule peut-elle être un chat ?	☐	☐
b. Un arbre peut-il être rouge ?	☐	☐
c. Un chat peut-il être autre chose qu'un arbre ?	☐	☐

18e jour

Observation

En lisant « au kilomètre » (horizontalement puis en passant à la ligne) les lettres de 3 colonnes consécutives, repérez une citation extrêmement connue.

P	R	E	T	R	I	S	E
A	L	E	O	U	T	E	S
C	I	N	E	P	A	R	C
B	R	A	S	E	R	O	S
O	U	T	R	E	M	E	R
M	E	L	A	E	N	A	S
P	O	S	T	L	U	D	S
B	R	A	Q	U	A	G	E
P	R	E	S	T	I	G	E
T	H	I	O	N	A	T	E

....

....

Mémoire

Observez chaque figure ainsi que le mot qui l'accompagne. Après 2 minutes, cachez le dessin d'origine et reproduisez-le en dessous.

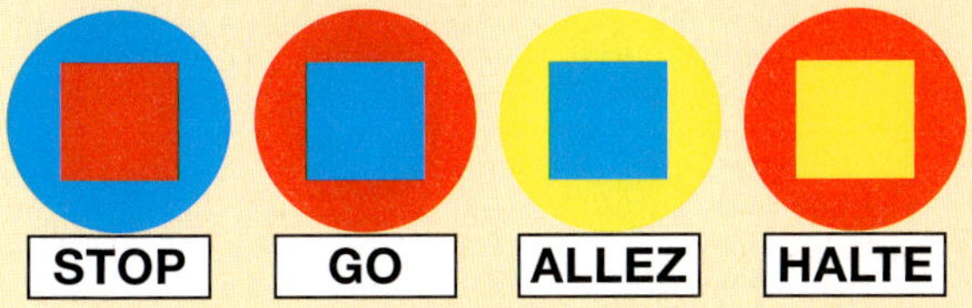

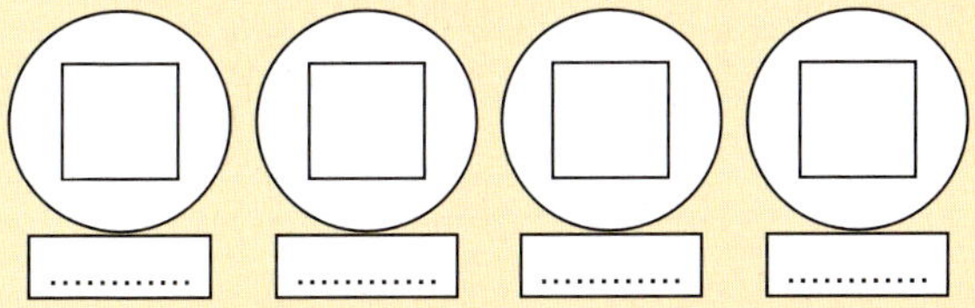

Langage

Quel terme établit un lien irréfutable entre les mots de cette liste a priori hétéroclite ?

chef · plat · livre · lit · pieds · feu

....

Calcul

Un sac fermé et opaque contient 9 boules : 3 vertes, 3 rouges, 3 violettes. Combien devez-vous prendre de boules au minimum dans ce sac (sans vérifier au fur et à mesure) pour être certain(e) d'en avoir au moins une de chaque couleur ?

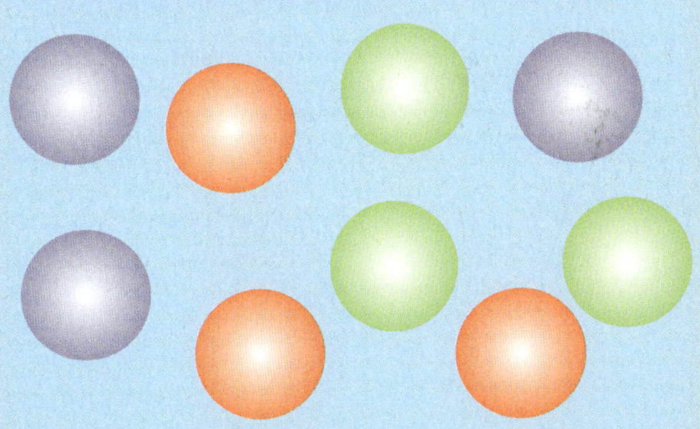

....

Perception spatiale

Ce dé, représenté complètement sous 4 vues différentes, n'est pas un dé usuel. En n'utilisant que les informations qui vous sont fournies, complétez la face vierge de la dernière vue.

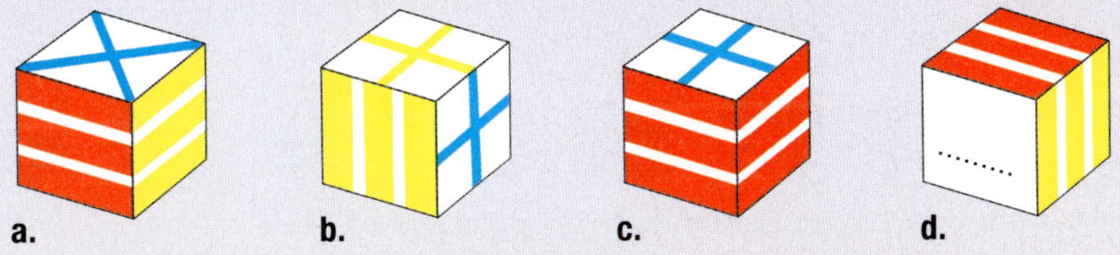

19e jour

Calcul

Essayez d'obtenir le total indiqué en utilisant une seule fois chacun des nombres ci-dessous et en vous servant à votre guise des opérations de base (×, ÷, +, –).

3 5 7 11

.... = 67

.... = 92

.... = 168

.... = 388

Observation

Retrouvez les 7 différences entre ces 2 figures.

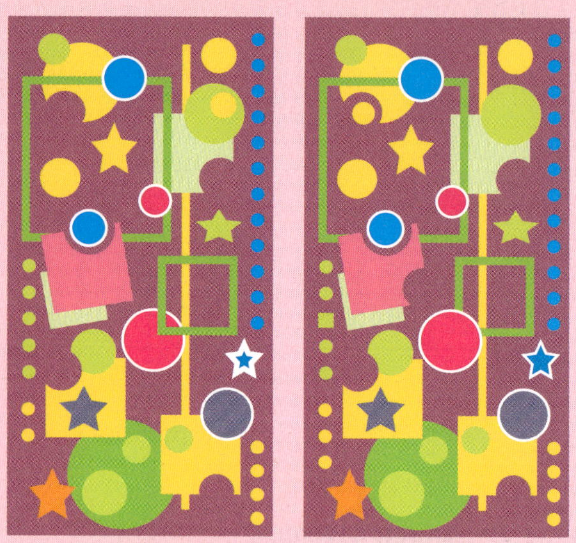

Langage

1. Un RUDISTE est un mollusque fossile ayant jadis constitué des récifs, à l'image des coraux actuels. Avec les 7 lettres de ce mot, formez 4 nouveaux mots, conjugués ou non.

R	....	....	....	....	....	....
....	R	....	....	....	....	....
....	....	R	....	....	....	....
....	....	....	R	....	....	....

2. Les mots de 6 lettres (non conjugués) ci-dessous contiennent une seule consonne pour 5 voyelles à choisir parmi A, E, I, O et U. Saurez-vous les identifier ?

....	N	....	....	....	....
....	....	....	....	L	....
....	....	S	....	....	....
....	V	....	....	....	....

3. Quel mot complète logiquement la série ci-contre : **HACHIS, ROUPILLON, SOMNOLER** ou **ABAISSER** ?

ABCÈS

DÉFINI

AFGHAN

NARGHILÉ

....

PANOPLIE

SUPERSTAR

ASTUCE

ÉTUVE

Logique

Quel nombre vient s'insérer au sein de cette suite : 00, 41, 53 ou 87 ?

00 10 11 21 31 23 60 34 .... 45 82

Indice : 9 nombres différents pourraient s'inscrire logiquement à cet endroit.

20e jour

Mémoire

Observez le tableau ci-dessous. Essayez d'en mémoriser tous les noms ainsi que leur emplacement dans la grille, éventuellement en composant des phrases reprenant les différents éléments. Quand vous estimerez avoir tout retenu, cachez le tableau et tentez de le remplir à l'identique en bas de cette page.

Chien	Mouillé	Herbe	Tapis	Vert
Paul	Pierre	Jacques	Pâques	Œuf
Pôle	Couche	Ozone	Zone	Aune
Chat	Sec	Verbe	Papy	Clair
Chapeau	Seconde	Proverbe	Papyrus	Éclairé

Calcul

Un parieur aux courses constate qu'il a touché exactement 1 fois sur 2 depuis qu'il mise : 50 de ses chevaux ont gagné, mais 50 l'ont trahi ! Combien de fois doit-il gagner d'affilée s'il veut désormais porter son pourcentage de réussite de 50 à 75 % ?

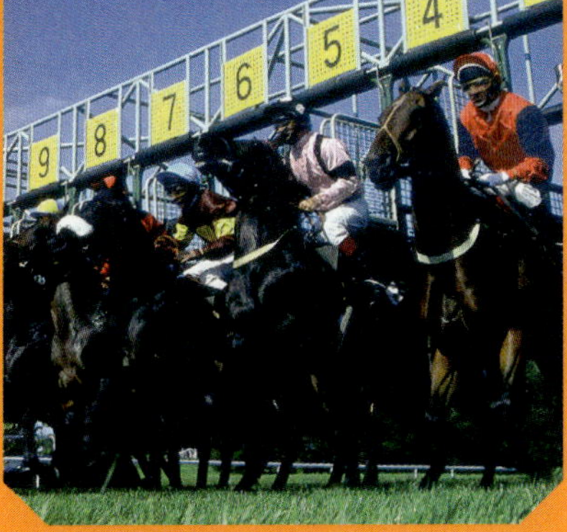

Langage

1. Quelle expression est ici suggérée ?

JAPONAIS
ESPAGNOL
LOUCHEBEM
ARGOT
ITALIEN

2. Sur chacune des lignes, une lettre peut être effacée pour donner naissance à un nouveau mot de 5 lettres. Biffez-la et reportez-la dans la colonne de droite pour lire verticalement un mot mystère.
Par exemple, dans AMERES, vous pouvez biffer A (mères), M (aérés), E (amers) ou S (amère).

A	M	E	R	E	S	......
B	A	I	L	L	E	......
M	A	I	G	R	E	......
C	O	M	P	T	E	......
L	O	U	E	U	R	......
B	O	U	L	E	T	......
M	A	T	I	N	S	......
D	E	C	H	U	S	......

Mémoire

....	....	H......................	....	V......................
....	P......................	....	....	Œuf
Pôle	....	....	Z......................	....
....	....	....	P......................	C......................
....	....	....	....	....

Récréation

Puzzle croisé

Reconstituez cette grille de mots croisés classique en replaçant les pièces du puzzle en vrac dans la grille vierge.

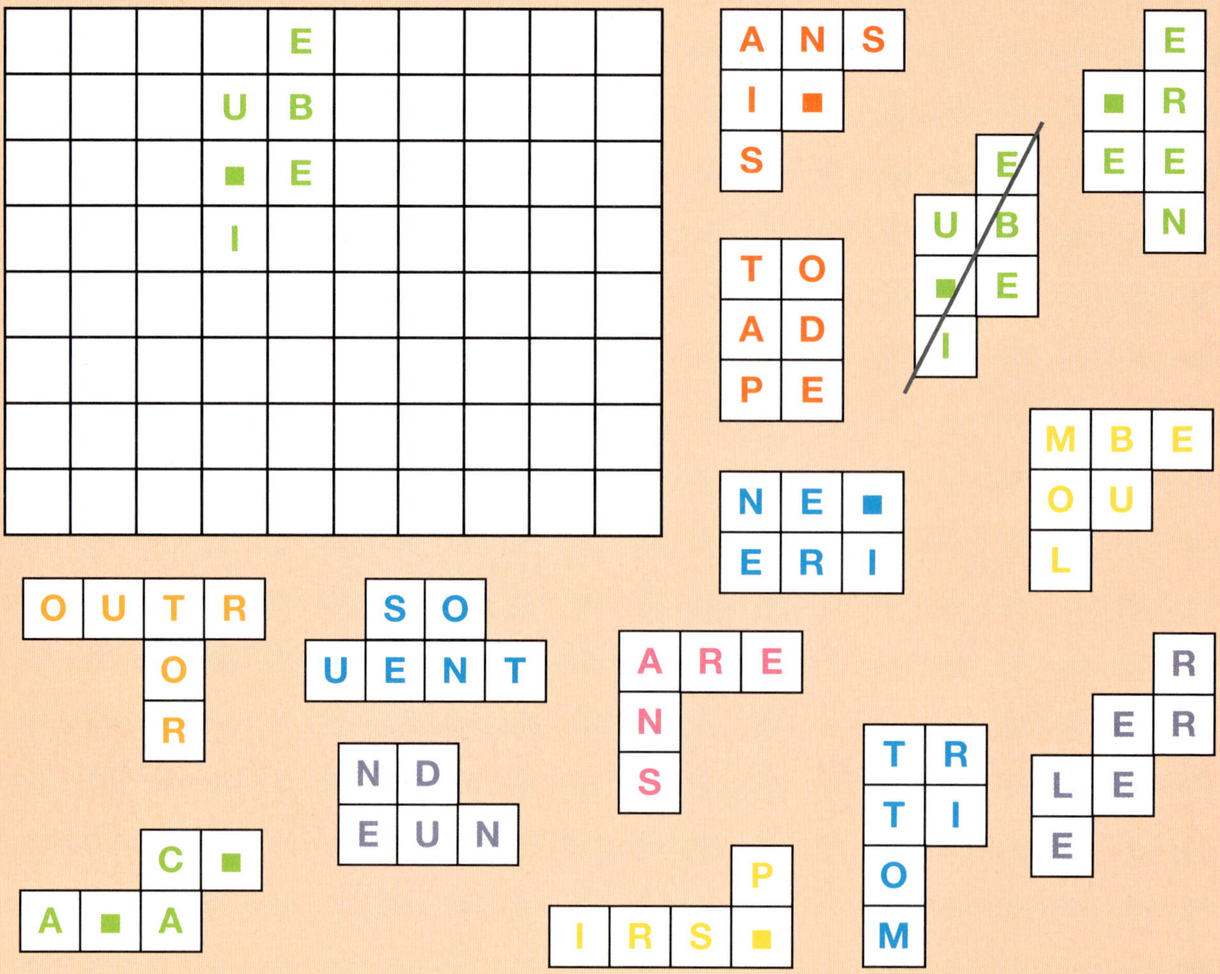

C'est de l'histoire ancienne…

1. Combien d'années a précisément duré la guerre de Cent Ans ?

- ☐ **a.** 60.
- ☐ **b.** 96.
- ☐ **c.** 100.
- ☐ **d.** 116.

2. En l'an 1000, à combien d'individus, environ, était estimée la population mondiale ?

- ☐ **a.** 100 millions.
- ☐ **b.** 300 millions.
- ☐ **c.** 400 millions.
- ☐ **d.** 600 millions.

3. Combien de maîtresses reconnaît-on à Louis XIV ?

- ☐ **a.** 3.
- ☐ **b.** 7.
- ☐ **c.** 14.
- ☐ **d.** 21.

4. Combien de victoires Napoléon Bonaparte a-t-il remportées ?

- ☐ **a.** 5.
- ☐ **b.** 10.
- ☐ **c.** 40.
- ☐ **d.** 80.

Vrai ou faux ?

À vous de démêler le vrai du faux dans ces affirmations insolites, concernant l'origine et le sens de quelques expressions de la langue française !

1. **Dans « à vau-l'eau », « vau » est une ancienne forme de « veau », ce jeune animal buvant l'eau avec avidité, à satiété.**

☐ **Vrai** ☐ **Faux**

2. **Un « haricot de mouton » est ainsi désigné car nul autre légume (ah ! les flageolets !) n'a été encore trouvé pour accompagner plus idéalement cette viande.**

☐ **Vrai** ☐ **Faux**

3. **Un « remède de bonne femme » est une déformation populaire de « remède de bonne fame », qui signifiait jadis « de bonne renommée ».**

☐ **Vrai** ☐ **Faux**

Cache-cache

18 noms de poissons ont été noyés dans ce texte. À vous de les repêcher, en n'hésitant pas, si nécessaire, à associer la fin d'un mot avec le début du suivant et sans tenir compte des signes de ponctuation.

Cassandre est une vraie cuisinière. Quand son compagnon César dîne chez elle dans une douce pénombre, elle se plie à ses moindres désirs, et ne manque jamais d'idées pour le satisfaire. Ce soir, c'est une bonne cassolette de queues d'écrevisses au bourbon avec une bonne boutanche du Gard... on se régale ! « C'est délicieux ! Avec vous, point de supercherie quand il s'agit de gastronomie ! », lui lance César, de l'échalote dans la barbe. Cassandre, toute rouge, tâche de rester modeste : « Comme roué complimenteur, vous en faites un cinéma ! Vous mériteriez un oscar, peuchère ! Revenez la semaine prochaine, si vous le voulez ! » César répond : « Samedi prochain, je cours un marathon. Mais vous me retrouverez en ces lieux le week-end d'après, si tel est votre bon plaisir. Pourrez-vous me faire griller quelques brochettes de gambas ? »

Faux-semblants

Parmi les 10 détails, lesquels appartiennent à l'image ci-dessous ?

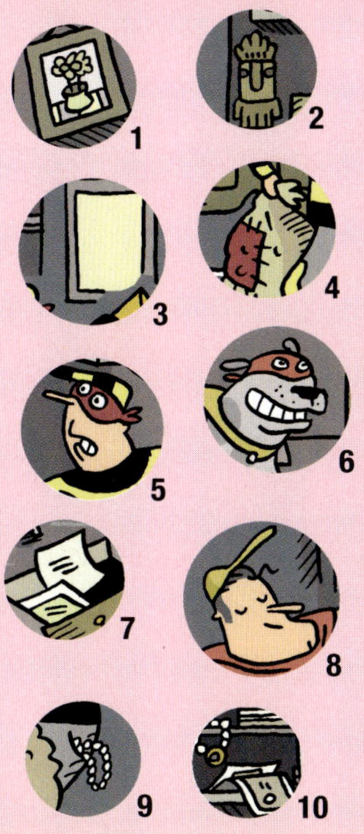

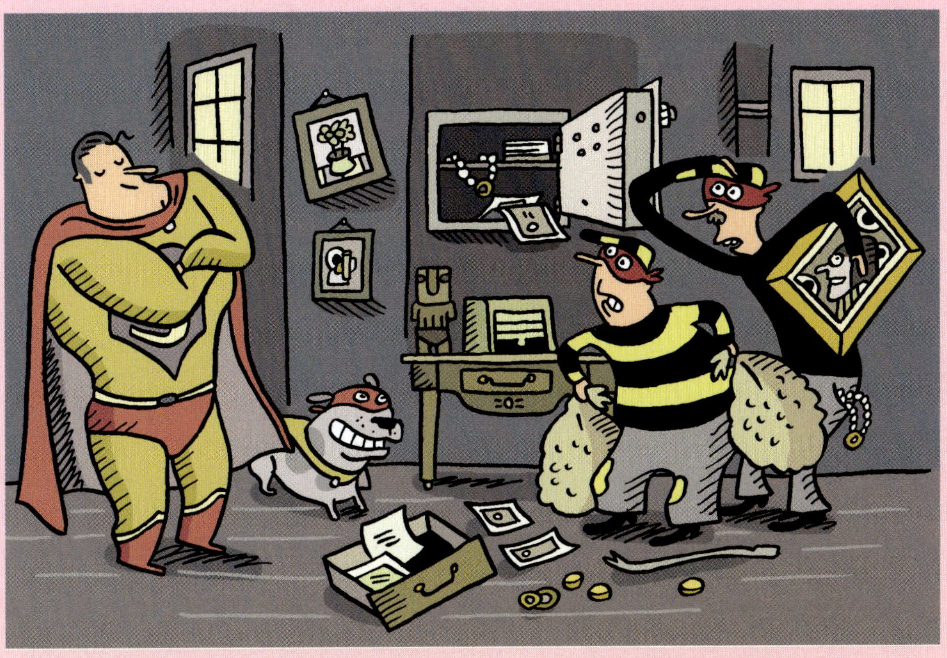

21e jour

Logique

6 cousins ont acquis en commun une maison à la campagne. Cédric, Thierry, Franck, Chimène, Calypso et Valérie ont appelé leur bâtisse « Le Champi », en souvenir de François, l'enfant abandonné du feuilleton de leur enfance inspiré de George Sand.

LE CHAMPI

L'expérience se révélant agréable, 6 de leurs amis décident de se porter acquéreurs de la maison voisine. Comment Claude, Barbara, Josy, Bertrand, Chloé et Isabelle vont-ils nommer leur résidence ?

- ☐ **a** Le Castel
- ☐ **b** Le Chenil
- ☐ **c** La Cabane

Mémoire

Observez pendant 3 minutes le dessin du haut. Cachez-le, puis complétez celui du bas.

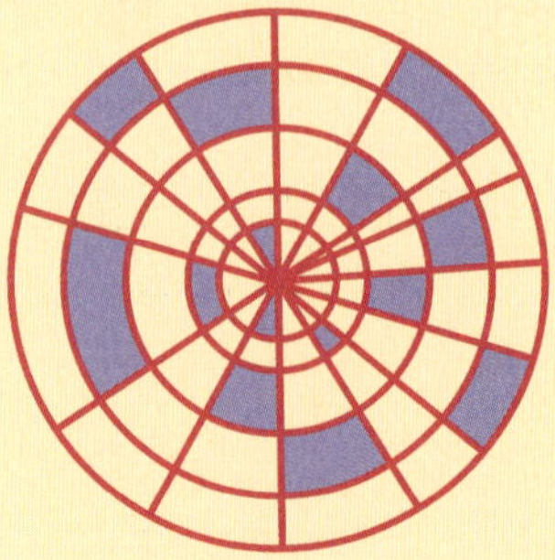

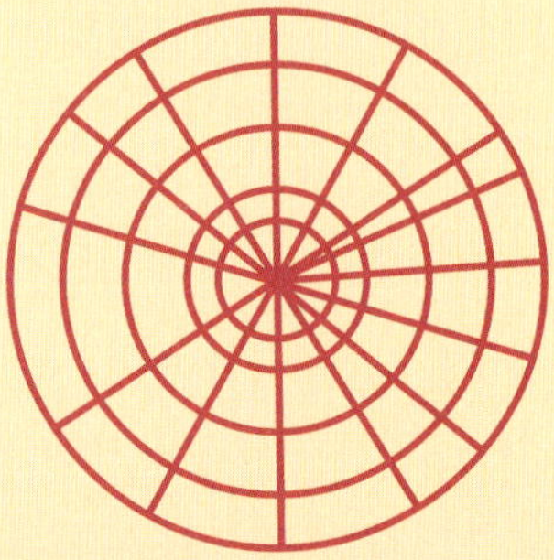

Langage

1. Retrouvez, dissimulé dans cette grille, un proverbe. On passe d'une lettre à l'autre horizontalement ou verticalement, mais jamais en diagonale.

Q	I	E	S	E
U	A	E	D	S
I	P	T	T	E
C	I	R	N	S
H	I	T	E	S

2. Quelle lettre manque au milieu de cette série ?

Y U Q .... I E A

3. Formez des mots de 8 lettres à partir des 7 lettres du mot de départ auxquelles vous ajouterez un C (conjugaisons autorisées) :

IMAGINE + C = ...

BONHEUR + C = ...

GANDINS + C = ...

DENUDES + C = ...

FINASSE + C = ...

Calcul

Comment obtenir la somme de 34 (horizontalement, verticalement et en diagonale) en utilisant les 12 plaques colorées ? Replacez chacune d'elles dans une case de la même couleur.

Plaques : 7, 8, 16 (vertes) ; 3, 11, 12 (roses) ; 1, 2, 6 (jaunes) ; 5, 13, 14 (bleues)

...	...	...	...	= 34
...	4	...	10	= 34
...	9	...	...	= 34
...	...	...	15	= 34
= 34	= 34	= 34	= 34	

(diagonales : = 34)

JEUX

22e jour

Observation

Laquelle de ces 6 silhouettes correspond au dessin ci-contre ?

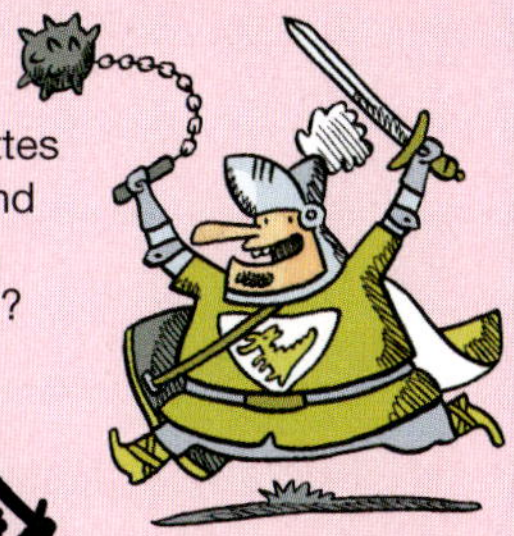

☐ a

☐ b

☐ c

☐ d

☐ e

☐ f

Langage

Quel couple d'une même couleur devez-vous utiliser pour que cette phrase prenne sens ?

☐ a	sterling	• • • est à livre ce que note est à • • •	franc
☐ b	phrase		trompette
☐ c	mot		partition
☐ d	titre		portée

Logique

1. Trouvez le mot manquant.

TAONS	BULOT	CELLE	MURET
MILLE	PAONS	CULOT	FILLE
BELLE	FURET	....	TONTE

2. Quel même chiffre complète chacun des carrés de façon logique ?

3	2	5	0
2	8	4	6
1	7	....	6
6	7	5	8

2	7	1	8
3	4	6	1
4	0	....	2
5	6	7	4

Mémoire

Voici une définition lumineuse. Mémorisez-la, puis cachez le texte avant de répondre aux 4 questions.

Mutule n.f. (du latin *mutulus*, inspiré d'un mot grec) : en architecture, élément d'ornement plat, généralement enrichi de gouttes, placé sous le larmier, juste au-dessus du triglyphe, dont il partage la largeur, dans l'entablement dorique. Ce soutien de corniche se nomme modillon dans les ordres ionique et corinthien.

a. **Le mot lamier figure-t-il dans la définition ?**

....

b. **Dit-on un ou une mutule ?**

....

c. **Dans quel ordre architectural trouve-t-on ce soutien de corniche sous le nom de mutule ?**

....

d. **Où aperçoit-on des mutules : au-dessus ou au-dessous des triglyphes ?**

....

23e jour

Langage

R	I						
+ C	......	......	......				
+ F	......	......	......	......			
+ E	......	......	......	......	......		
+ T	......	......	......	......	......	......	
+ H	......	......	......	......	......	......	......
+ O	......	......	......	......	......	......	......	......

1. Reconstituez l'escalier en ajoutant la lettre imposée au mot de la ligne précédente. L'ordre des lettres peut bien entendu être modifié.

Indice : il faut être comme sur la dernière ligne pour décrocher l'antépénultième.

2. Les lignes suivantes sont le résultat de l'entrelacement de, respectivement, 2 couleurs, 3 animaux et 3 fleurs. L'ordre des lettres de chaque mot n'a pas été modifié : retrouvez les 8 mots de départ.

a. JAVIOULENET

.... / ....

b. RACHINONCHTILEROPATOSE

.... / .... / ....

c. TANGUELERAMINIPOUMENE

.... / .... / ....

Calcul

Le CAC 40 s'affiche aujourd'hui à 2 882 points.

Ce nombre est un palindrome : il se lit de la même façon si l'on commence par la fin !
De combien de points l'indice vedette de la Bourse de Paris doit-il monter demain pour atteindre le prochain palier présentant la même particularité ?

Observation

Observez le second plan. 7 détails ont été modifiés par rapport à l'original. Saurez-vous les retrouver ?

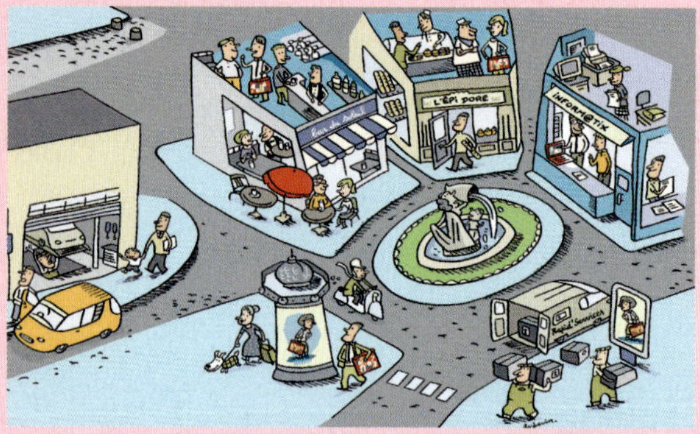

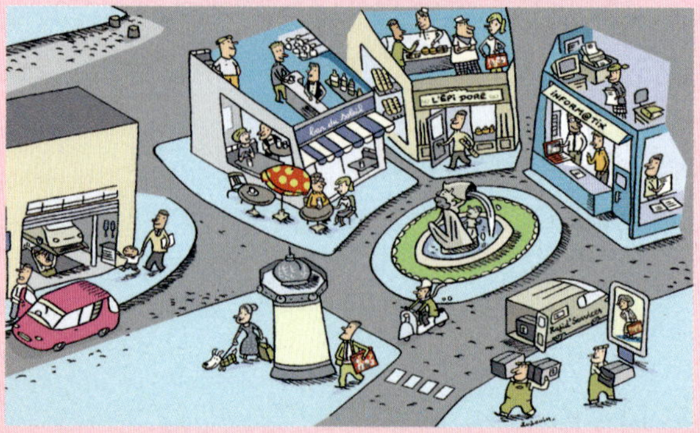

Perception spatiale

Retrouvez le jardin de chaque maison, comme pour le jeu de la page 202, sachant que les chiffres indiquent le nombre de jardins sur chaque ligne ou chaque colonne.

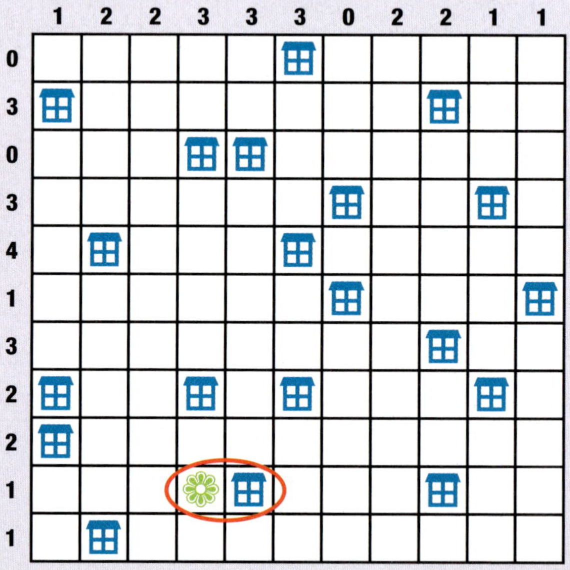

24e jour

Observation

1. Remplacez chacun des symboles par la lettre qu'il représente.
Faites les bons choix pour parvenir à une citation du poète anglais Francis Thompson, illustrant ce qu'on nomme aujourd'hui l'effet papillon.

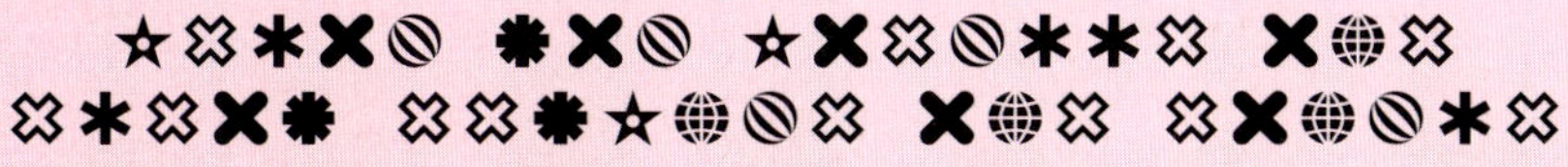

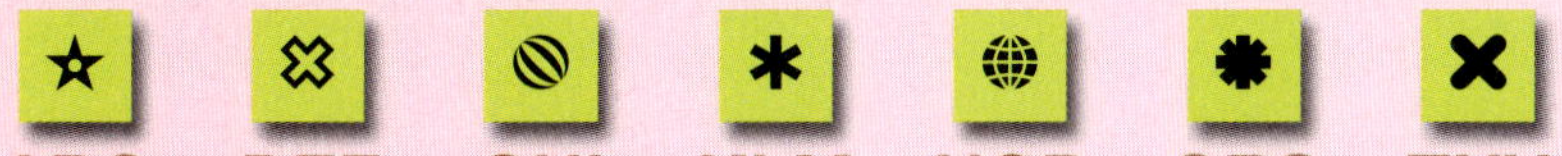

....

....

2. Ce jeu doit être terminé en moins de 2 minutes. En face des 4 couples, cochez la case Oui ou Non selon que les deux expressions sont exactement inverses ou non.
Par exemple, 3#P0$ est l'inverse de $0P#3.

			Oui	Non
a.	♣♦♦♠♣♠♥♠♣	♣♠♥♣♠♣♦♦♣	☐	☐
b.	▲▶▼◀▼▲▶▶▲	▲◀◀▲▼▶▼◀▲	☐	☐
c.	♫ ♪ ♪ ♫←↑→	→↑←♫ ♪ ♪ ♫	☐	☐
d.	¼½¾½¼¾¾½¼	¼½¾¾¾¼½¾½¼	☐	☐

Langage

La forme conjuguée OUVRÎTES a 2 anagrammes qui commencent par la même consonne. Ne tenez évidemment pas compte de l'accent circonflexe.

....

....

Calcul

Un fermier possède un **champ rectangulaire** pour son troupeau. Le grand côté (longueur) mesure **500 m** de plus que le petit (largeur). Pour faire le tour complet, le fermier doit marcher **4 km.** Quelle est la largeur du champ ?

Mémoire

Observez pendant 3 minutes la colonne de gauche, puis cachez-la et essayez de la reproduire à l'identique.

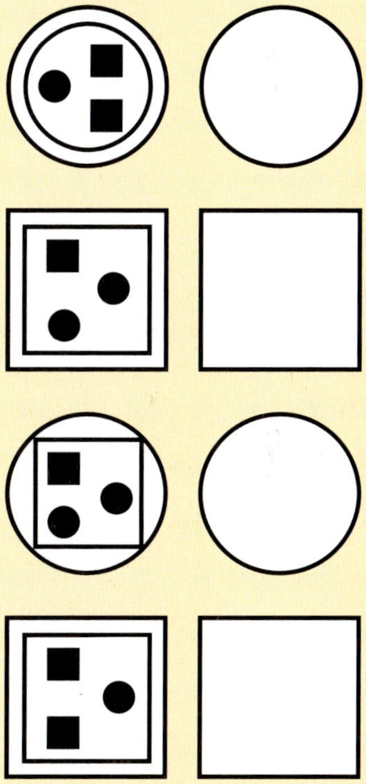

Perception spatiale

Ce dé, représenté complètement sous 3 vues différentes, n'est pas un dé usuel. En n'utilisant que les informations qui vous sont fournies, complétez la face vierge de la dernière vue.

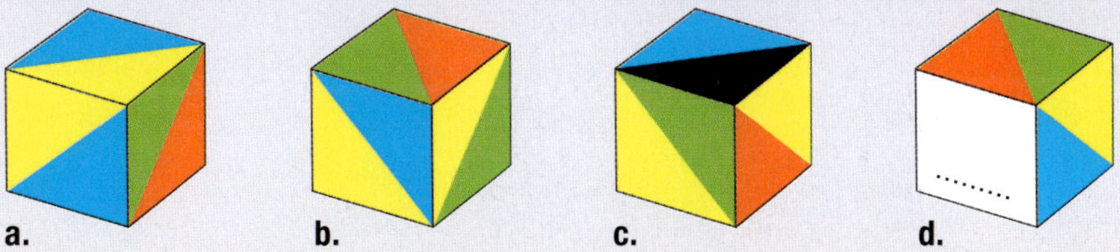

a. b. c. d.

25e jour

Langage

Formez des mots de 8 lettres à partir des 7 lettres du mot de départ auxquelles vous ajouterez un U :

PERIPLE + U = ...

BALEINE + U = ...

DELIRES + U = ...

SERGENT + U = ...

NATIVES + U = ...

ENTERRE + U = ...

SOLFEGE + U = ...

FEINDRE + U = ...

Observation

Une étrange météorite est tombée non loin du laboratoire du professeur Mensus. L'analyse a révélé la composition suivante :

- Argent : 20 %
- Fer : 18 %
- Or : 18 %
- Étain : 14 %
- Nickel : 12 %
- Bismuth : 8 %
- Manganèse : 5 %
- Zinc : 3 %

Observez les lettres composant les noms des métaux pour comprendre à quelle logique obéissent les pourcentages. Puis trouvez le métal pauvre constituant les 2 % non identifiés de la météorite.

.... : 2 %

Mémoire

Observez les 5 figures ci-dessous pendant 3 minutes. Ensuite, cachez-les, attendez 1 minute complète, puis coloriez les 4 figures blanches en inversant les couleurs, comme nous l'avons fait pour la première.

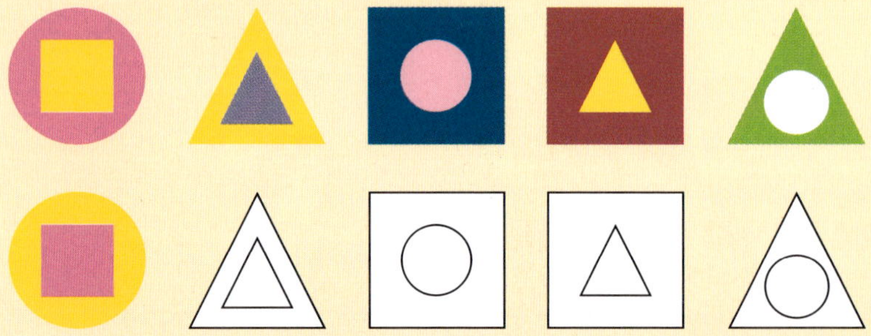

Calcul

Si **6** scies scient **6** cigares en **6** minutes, combien de cigares **12** scies scient-elles en **12** minutes ?

....

Logique

Quels chiffres manquent dans la série suivante ?

18 5 15 7 12 9 .... 6 13 3 15

JEUX

26e jour

Langage

1. Trouvez les lettres à placer sur les pointillés de manière à transformer ces chiffres en mots. Chaque ligne admet une solution unique. Pour vous aider, les 27 lettres manquantes sont listées ci-dessous ; biffez-les au fur et à mesure de vos découvertes.

Les lettres à placer sur les pointillés sont :

A · A · A
A · C · E
E · I · I · I
I · I · L · L
N · O · O
O · O · P
P · P · R
R · T · U · U

.....	.....	.....	.....	.....	.....	.....	.....	U	N	
.....	D	.....	.....	E	U	X				
T	.....	R	O	I	.....	S				
.....	Q	U	A	T	.....	R	.....	.....	.....	E
C	.....	I	N	.....	Q	.....	.....			
.....	S	.....	.....	I	.....	.....	X			

2. Sur chaque ligne, une lettre peut être effacée pour donner naissance à un nouveau mot de 5 lettres (conjugaisons autorisées). Biffez-la et reportez-la dans la colonne finale pour lire verticalement le mot mystère. Par exemple, dans FORETS, vous pouvez rayer le O (frets), le E (forts), le T (fores) ou le S (forêt). À vous de choisir.

F	R	E	I	N	E	......
F	O	R	A	G	E	......
S	P	O	R	T	S	......
P	I	O	N	C	E	......
F	R	U	I	T	E	......
C	R	A	M	P	E	......
D	E	C	H	U	E	......
F	O	R	E	T	S	......
F	I	G	U	E	S	......

Observation

Promenez-vous dans ce rectangle pour y lire la fin de la citation de Robert Frost : « Le cerveau est un organe merveilleux qui se met en marche au moment précis où vous vous réveillez et… ». Partez du S en haut à gauche. On passe d'une lettre à l'autre horizontalement ou verticalement, mais jamais en diagonale.

S	A	R	M	O	N	T
U	E	R	U	M	E	P
A	T	E	A	C	E	R
E	A	Z	E	I	S	O
R	U	I	V	S	U	U
U	B	R	R	A	O	V

Calcul

1. Placez les chiffres de 1 à 10 dans ce carré de façon que la somme de chaque ligne, chaque colonne ou chaque grande diagonale donne le même total de 65. Il y a 2 solutions.

12	21	20	.....	.....
.....	13	22	16	.....
.....	.....	14	23	17
18	.....	.....	15	24
25	19	.....	.....	11

2. Pour calculer le volume d'un parallélépipède, on multiplie la largeur par la longueur et par la hauteur. Pour une sphère, à vous de voir. Sachant qu'une sphère S1 a un rayon double d'une autre sphère S2, de combien de fois le volume de S1 est-il supérieur à celui de S2 ?

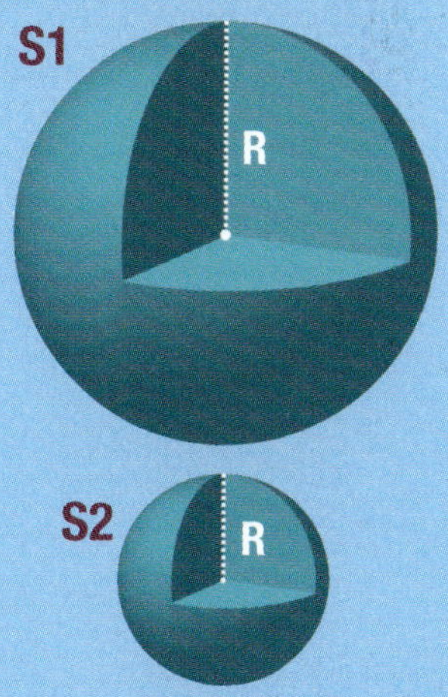

- [ ] **a.** 2 fois ?
- [ ] **b.** 4 fois ?
- [ ] **c.** 6 fois ?
- [ ] **d.** 8 fois ?

27e jour

Observation

1. Combien comptez-vous de carrés ?

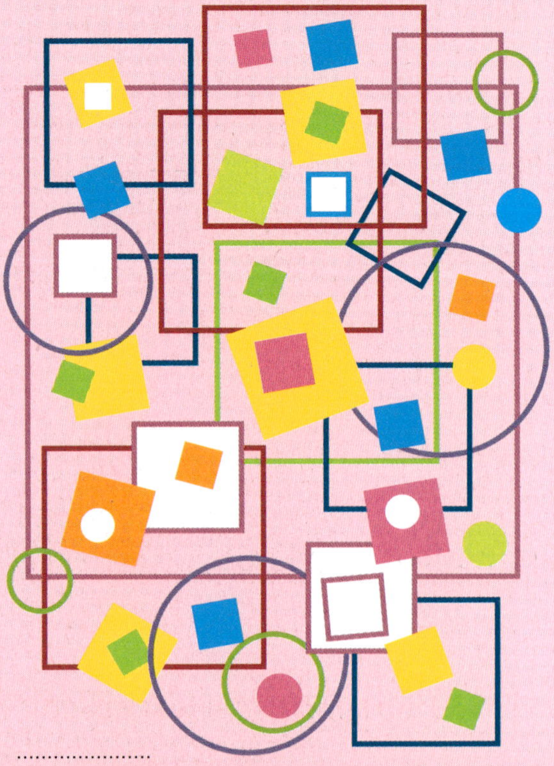

....

2. En lisant « au kilomètre » (horizontalement puis en passant à la ligne) les lettres de 3 des 8 colonnes, repérez une phrase prononcée par un roi.

A	P	V	U	I	P	A	R
P	A	A	S	A	I	S	V
J	Q	T	E	E	A	U	T
A	D	U	Q	R	B	I	E
E	D	A	R	T	N	U	N
H	R	N	I	S	E	M	E
U	A	I	S	Z	S	S	E

Mémoire

Lisez plusieurs fois les triplets suivants, puis cachez-les avant de lire la seconde partie.

1. **Grand, idiot, musclé.**
2. **Intelligent, petit, bruyant.**
3. **Rachitique, calme, idiot.**

Parmi les 4 propositions suivantes, laquelle n'est pas un parfait contraire de l'un des triplets ci-dessus ?

a. **Bruyant, musclé, idiot.**
b. **Petit, intelligent, rachitique.**
c. **Musclé, bruyant, intelligent.**
d. **Idiot, grand, calme.**

Logique

Observez la colonne de gauche, puis déterminez logiquement la valeur et les couleurs du domino blanc.

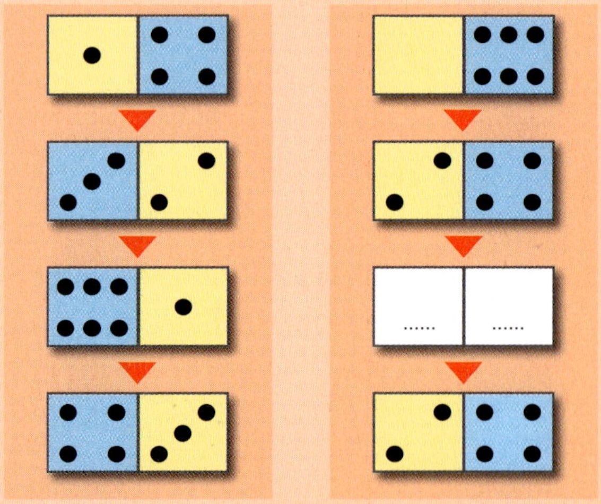

JEUX

28e jour

Calcul

1. Quelle figure faut-il enlever pour que chacune des colonnes contienne le même total ? ....

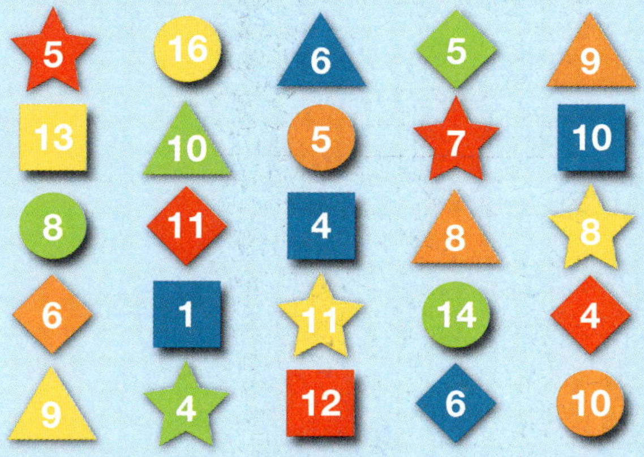

2. Quelle couleur doit disparaître pour que chacune des lignes contienne le même total ? ....

Observation

Observez la seconde image. 7 détails ont été modifiés par rapport à l'original. Saurez-vous les retrouver ?

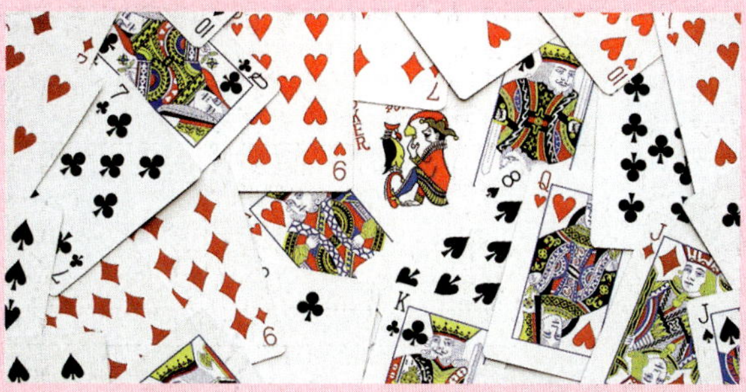

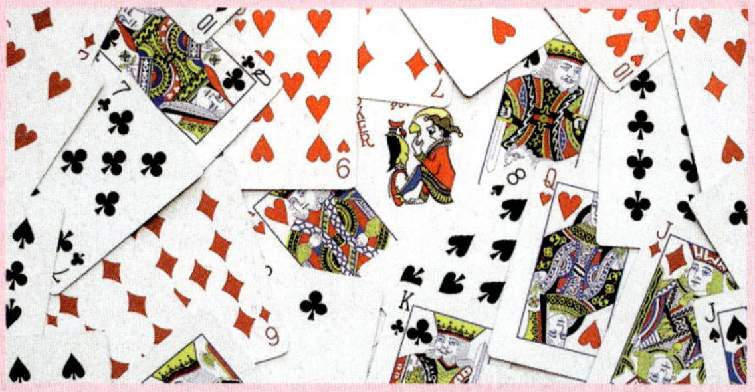

Langage

1. Collez ces syllabes deux à deux pour former les noms de 7 personnalités. Quel point commun les relie ?

and – bri – ca – char – cu – de – gi – mis – mon – mus – pak – rie – si – tral

2. Les anagrammes fantaisistes suivantes cachent trois amuseurs du paysage audiovisuel français. Tentez de les identifier, en vous aidant des tirets.

MOUE SÉNILE

_ _ _ _   _ _ _ _ _ _

OUEST-CANADIENNE

_ _ _ _ _ _ _   _ _   _ _ _ _ _ _

SIFFLOTER ENCORE

_ _ _ _ _ _ _ _   _ _ _ _ _ _ _

3. Sur chaque ligne, une même lettre remplaçant les tirets permet de former un mot. Résolvez ces 6 énigmes indépendantes. La dernière admet 3 solutions.

	......	I	......	O	T
......	A	......	T	U	S
......	U	R	T	I	......
......	E	Q	U	E	......
......	E	U	......	E	S
P	A	......	T	I	......
P	A	......	T	I	......
P	A	......	T	I	......

29e jour

Langage

1. Les lignes suivantes sont le résultat de l'entrelacement de, respectivement, 2 chanteurs, 3 actrices et 3 chanteuses. L'ordre des lettres de chaque mot n'a pas été modifié : retrouvez les 8 mots de départ. Méfiez-vous des couleurs trompeuses : seules les lettres importent.

a. CAGOTARINLEROS

.... / ....

b. CHOCUTIPLOPLURERARADUT

.... / .... / ....

c. SAMHANURGEANGILAUNE

.... / .... / ....

2. Retrouvez les proverbes et expressions d'origine, qui ont été légèrement modifiés.

Plus de pire que de mal.

Pierre qui roule amasse mousse.

Un chou classe l'autre.

Forte la bête, fort le venin.

La fête passée, adieu le pain.

L'enfer est pavé de mauvaises intentions.

Calcul

Un **carré** a un côté de longueur L. En augmentant ce côté de **6** cm, la surface du carré grandit de **216** cm².

Il se trouve que **216 = 6 × 6 × 6.**

Quelle était la longueur initiale du côté du carré ?

....

Perception spatiale

Lesquels des 6 disques ci-dessous faut-il superposer pour reconstituer le disque arc-en-ciel de départ ?

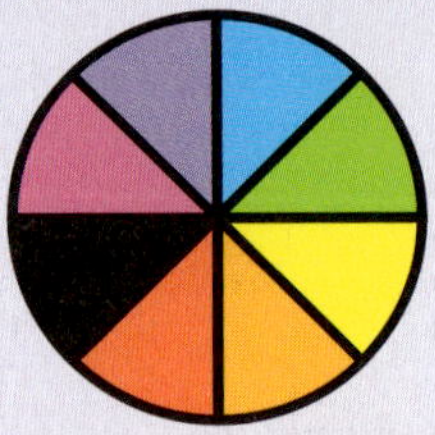

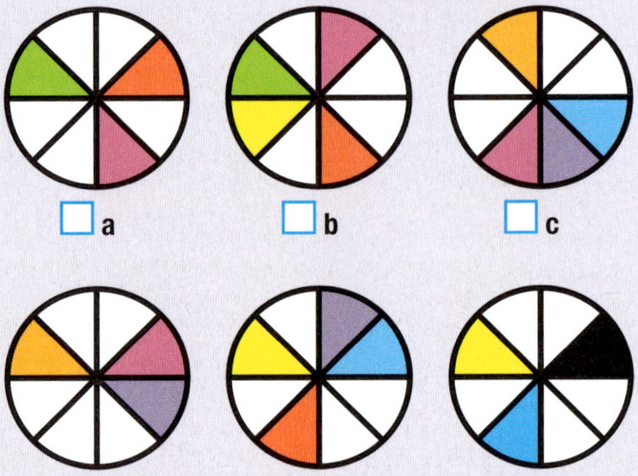

☐ a ☐ b ☐ c ☐ d ☐ e ☐ f

Mémoire

Observez le carré de gauche pendant 4 minutes et tentez de mémoriser la position des divers éléments qui le composent.

Cachez-le, puis essayez de le reproduire à l'identique.

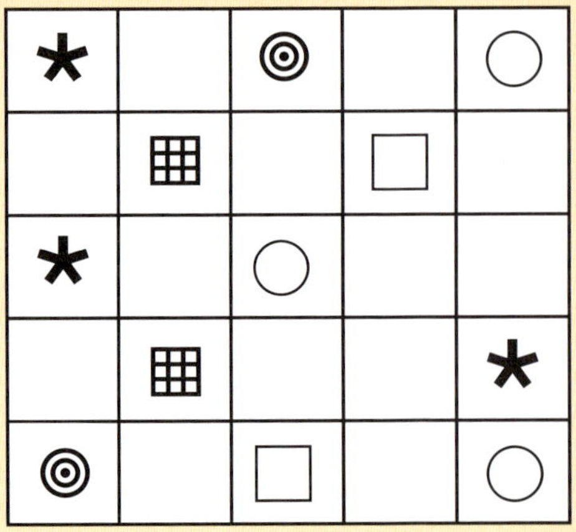

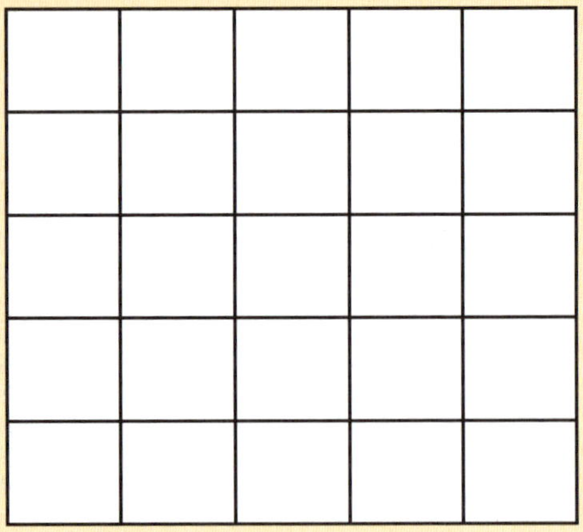

30e jour

Calcul

Reconstituez la totalité de la pyramide, sachant que chaque brique est la somme des 2 briques situées juste au-dessous d'elle et que, des 2 nombres absents de la base, le second vaut le double du premier.

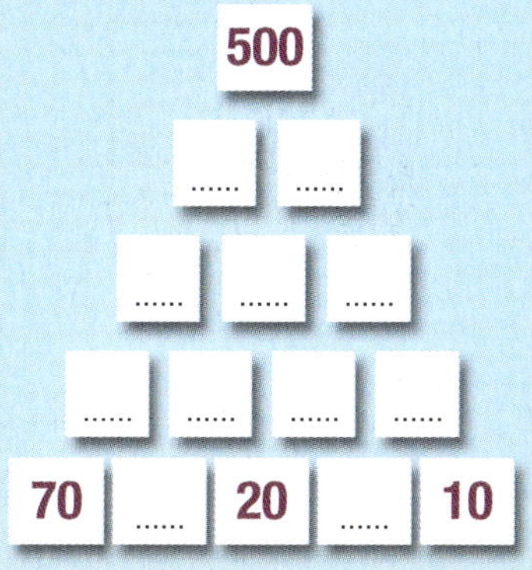

Logique

Le film *les Visiteurs* se crypte avec ces couleurs :

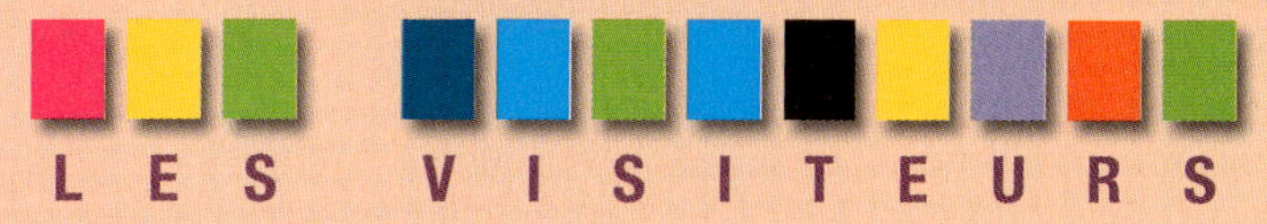

Sachant que chaque rectangle (uni ou bicolore) correspond à une lettre différente, quels sont les 3 succès du cinéma codés ci-dessous ?

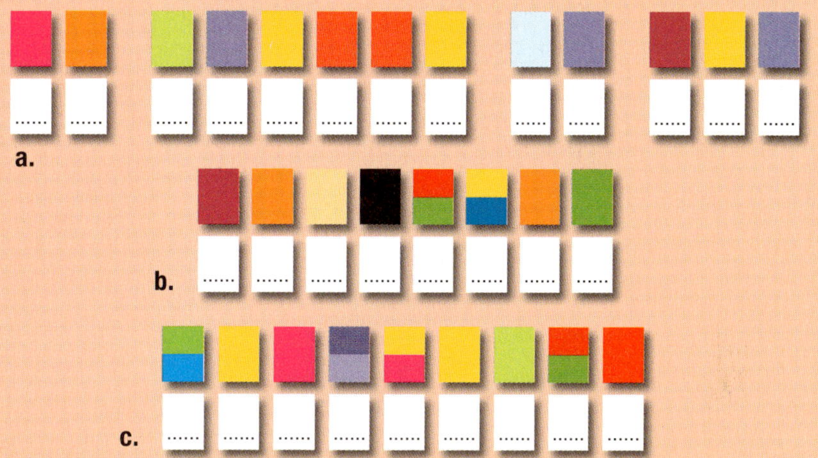

Langage

Formez 3 mots de 9 lettres en ajoutant un I aux lettres de NOCTURNE.

NOCTURNE + I

a. ....

b. ....

c. ....

Observation

Retrouvez les 7 différences entre ces 2 figures.

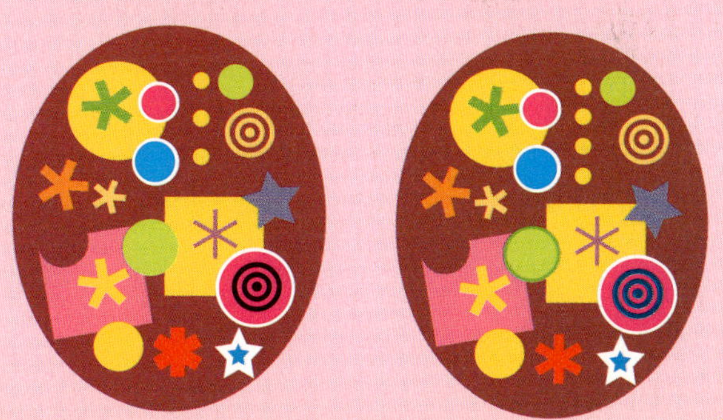

Observation

Sans tenir compte des couleurs, variées intentionnellement pour que vous vous concentriez sur les formes, identifiez la figure représentée une seule fois.

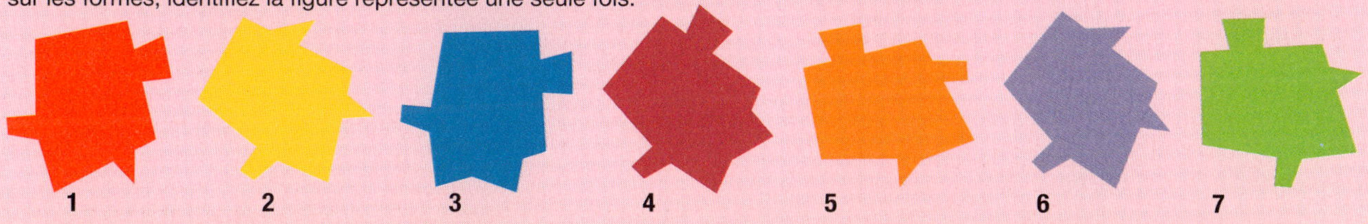

Récréation

La toile

Chaque indice définit un mot de 4 lettres à reporter au numéro correspondant, en partant de l'extérieur de la toile, comme pour l'exemple. Répondez à toutes les définitions. Les cases extérieures de 1 à 18 formeront dans cet ordre une phrase indice. Ensuite, avec les lettres collectées dans les cases jaunes, formez le nom du héros qui correspond à cet indice.

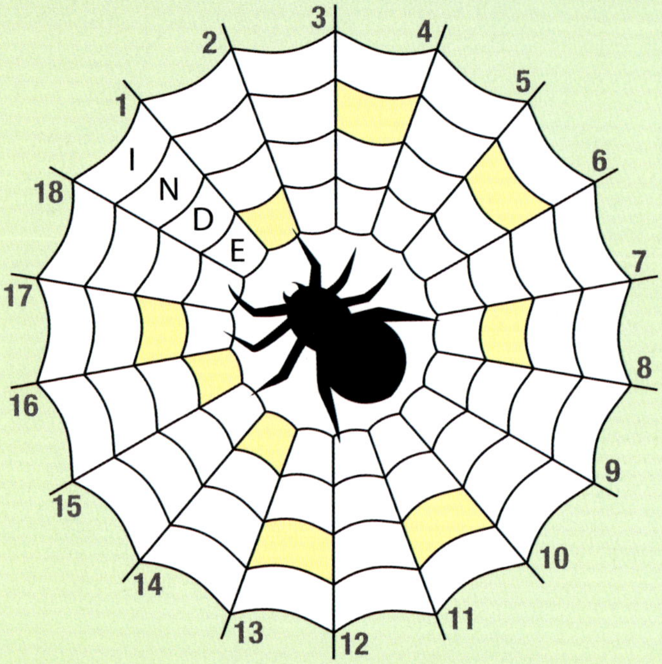

1. Le pays de Gandhi.
2. Mangeur de grand-mère…
3. Il est roi s'il s'appelle Simba.
4. On y dépose son bulletin de vote.
5. Habille la danseuse à l'opéra.
6. La fête, en verlan.
7. Identique.
8. On respecte celui de la route.
9. Mangeur d'enfants.
10. Chiffre pas vieux du tout.
11. Tente qui plairait à Tony Parker.
12. Il est bon d'en mourir.
13. Roi du pétrole.
14. Pieds du poète.
15. Perroquet des montagnes.
16. Tout petit homme.
17. Cri de chien.
18. L'heure du déjeuner.

Êtes-vous plutôt…

Êtes-vous plutôt Jean-Paul Belmondo ou Gérard Depardieu ?
Dites, pour chaque film, si on peut y voir l'un ou l'autre de ces deux acteurs, voire les deux ensemble…

	J.-P. Belmondo	G. Depardieu
Les Valseuses	☐	☐
Pierrot le fou	☐	☐
Cartouche	☐	☐
Le Dernier Métro	☐	☐
Les Acteurs	☐	☐
Flic ou voyou	☐	☐
Jean de Florette	☐	☐
Germinal	☐	☐
La Scoumoune	☐	☐
Itinéraire d'un enfant gâté	☐	☐

Vrai ou faux ?

À vous de démêler le vrai du faux dans ces affirmations insolites, concernant de petits métiers qui ont aujourd'hui disparu.

1. Le regrattier était un luthier spécialisé dans la restauration des guitares.
☐ Vrai ☐ Faux

2. Un sauveur d'âmes était un curé de campagne faisant également office d'exorciste.
☐ Vrai ☐ Faux

3. Une marchande d'arlequins créait et vendait ses costumes aux troupes de théâtre parisiennes.
☐ Vrai ☐ Faux

Le couple idéal

Reformez des couples célèbres à partir des propositions qui vous sont faites.

1. Samson et...
- **a.** Dalida
- **b.** Dalila
- **c.** Dahlia

2. Ulysse et...
- **a.** Cassiopée
- **b.** Hermione
- **c.** Pénélope

3. Orphée et...
- **a.** Morphée
- **b.** Narcisse
- **c.** Eurydice

4. Clovis et...
- **a.** Cunégonde
- **b.** Clotilde
- **c.** Guenièvre

5. Dante et...
- **a.** Béatrice
- **b.** Tagliatelle
- **c.** Inferna

6. George Sand et...
- **a.** Alfred de Vigny
- **b.** Alfred de Musset
- **c.** Victor Hugo

7. Verlaine et...
- **a.** Mallarmé
- **b.** Marjolaine
- **c.** Rimbaud

8. Colette et...
- **a.** Billy
- **b.** Dany
- **c.** Willy

9. Aragon et...
- **a.** Esméralda
- **b.** Elsa
- **c.** Galicie

(Dé)mesure

1. Quelle est la taille approximative de la queue d'un hippopotame ?
- **a.** 5 cm
- **b.** 50 cm
- **c.** 1 m
- **d.** 2 m

2. Quelle est la hauteur d'une girafe ?
- **a.** 3 m
- **b.** 6 m
- **c.** 12 m
- **d.** 18 m

3. Quel est le poids d'un éléphant de savane ?
- **a.** 1,5 t
- **b.** 3,5 t
- **c.** 7 t
- **d.** 15 t

4. À quelle vitesse peut courir un émeu ?
- **a.** 12 km/h
- **b.** 30 km/h
- **c.** 60 km/h
- **d.** 90 km/h

Puzzle Sudoku

Reconstituez ce puzzle – une grille de Sudoku classique – en replaçant les 9 carrés dans la grille ci-dessous. Chaque ligne et chaque colonne doivent contenir une seule fois tous les chiffres de 1 à 9. Pour vous aider, 2 chiffres sont déjà placés.

	4							
						5		

4	7	5
3	1	6
8	9	2

7	6	9
4	8	5
2	1	3

4	2	5
3	7	1
8	6	9

9	5	8
3	7	6
1	4	2

1	8	3
2	6	9
7	5	4

6	9	1
8	2	4
5	3	7

6	2	1
5	4	8
9	3	7

2	8	3
5	9	7
1	4	6

7	3	4
9	1	2
6	5	8

31e jour

Logique

Quelle est la carte retournée ?

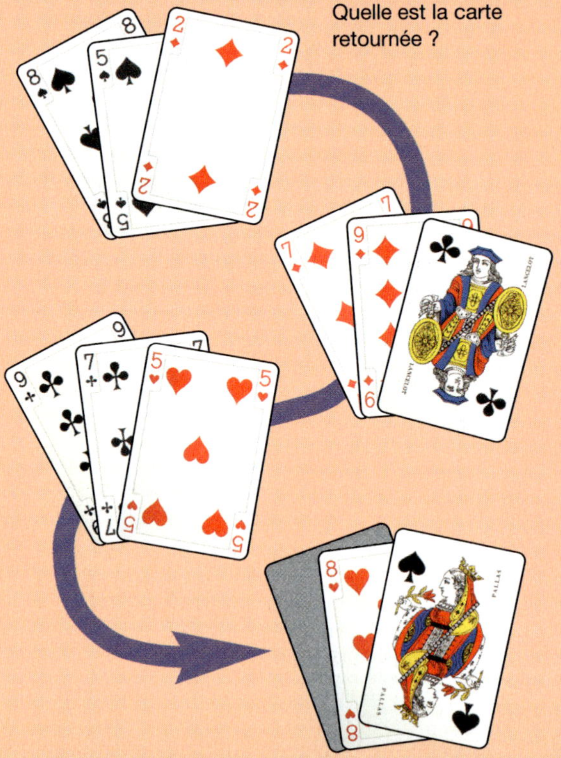

Observation

7 des 8 éléments ci-dessous suffisent à reconstituer l'image de départ. Quelle est la pièce inutile ?

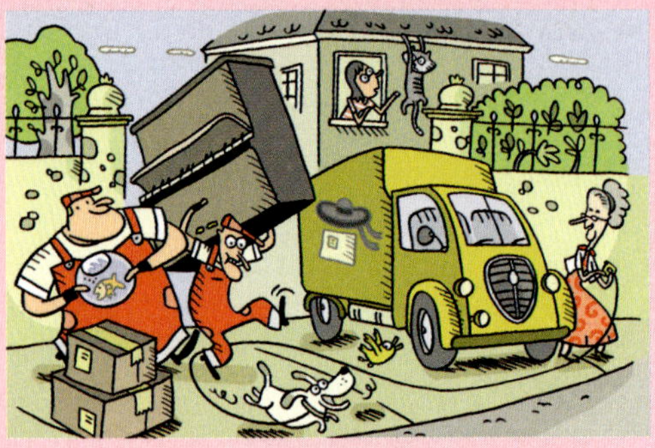

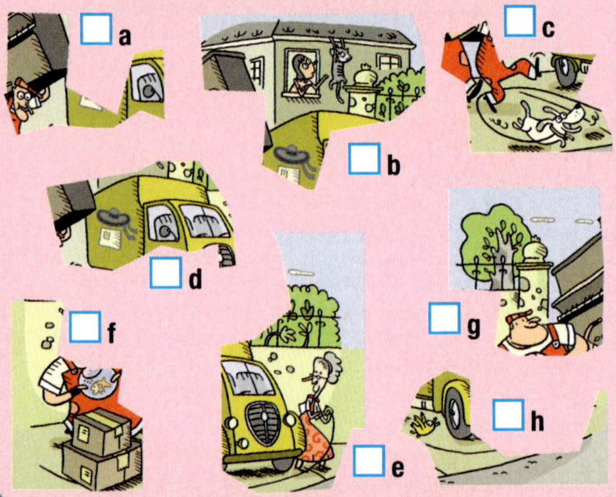

Langage

Reconstituez l'escalier en ajoutant la lettre imposée au mot de la ligne précédente. L'ordre des lettres peut bien entendu être modifié.

A I
+ E ....
+ N ....
+ L ....
+ A ....
+ M ....
+ O ....
+ D ....
+ B ....

Mémoire

Tentez de retrouver la suite de ces mémorables tirades.

a. Nous partîmes cinq cents ; mais par un prompt renfort ....

b. Ô rage ! ô désespoir ! ô vieillesse ennemie ....

c. Ah ! non ! c'est un peu court, jeune homme ! On pouvait dire… Oh ! Dieu ! ....

d. Cachez ce sein ....

e. Il y a quelque chose de pourri ....

32e jour

Langage

Quel mot disparu de la circulation peut réapparaître ici pour établir un lien irréfutable entre les 6 mots de cette liste a priori hétéroclite ?

Maçon
Aise
Fort
Hissant
Îlienne
Kilo

....

Calcul

Combien vaut, multipliée **100** fois de suite par elle-même, la moitié du tiers du quart de **24** ?

....

Langage

Continuez la transformation de cette « chenille » comme dans les premiers exemples. Vous devez modifier l'ordre des lettres, mais respecter celles qui sont déjà placées. Il y a ainsi une seule possibilité par ligne (conjugaisons autorisées).

	C	H	E	N	I	L	L	E
– N + V	C	H	E	V	I	L	L	E
– H + S	C	I	V	E	L	L	E	S
– V + R	......	......	L	......	......	......	R	......
– L + A	......	S	......	......	L	......	......	......
– E + T	......	......	T	......	......	......	......	......
– S + P	......	......	......	P	......	......	C	......
– R + U	......	......	......	......	T	......	......	......
– C + N	N	......	......	......	......	......	......	......
– U + O	......	N	......	......	......	......	......	E
– T + P	......	......	......	O	......	......	......	......
– E + L	......	......	......	......	......	......	......	......

Observation

Quel est l'intrus ?

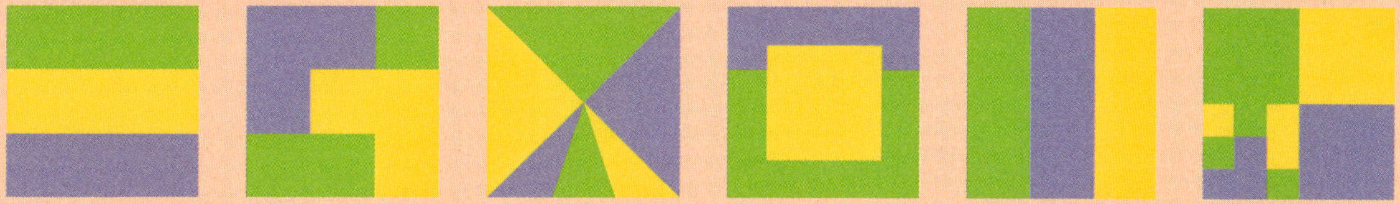

☐ a ☐ b ☐ c ☐ d ☐ e ☐ f

Logique

Déterminez logiquement quels sont les 2 mots manquants.

Pô	Poulpe	Eu	Poe	Cation
Eux	....	Ain	Adieux	Pôle
Caïn	Cou	....	An	Ôte
Cœur	Te	Chœur	Cour	Dieux
Contre	Catin	Cote	Conte	Ou

33e jour

Calcul

Replacez les nombres de 1 à 19 dans l'hexagone. En additionnant les nombres de chaque ligne (verticale ou oblique) constituée de 3, 4 ou 5 cellules, vous devez toujours parvenir au même total.
Chaque nombre doit être replacé dans une cellule de la même couleur.
Pour trouver le total à atteindre sur chaque ligne, commencez par additionner tous les nombres de 1 à 19, puis raisonnez logiquement.

5 10 2 9 15 11 1 15 7 13 6 4 18 12 17 16 8 19 3

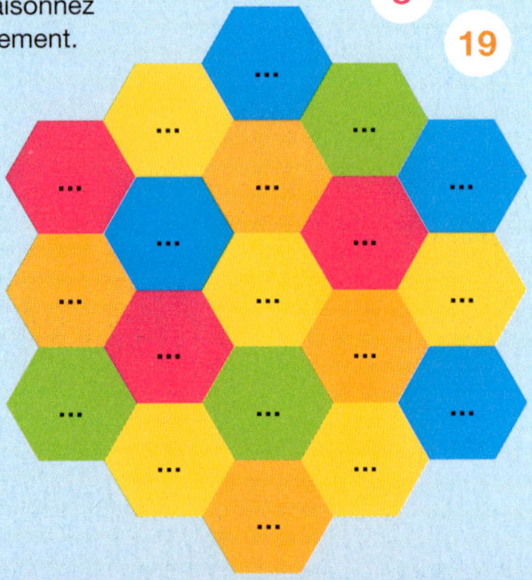

Logique

Essayez d'oublier un instant les dominos en tant que tels, puis utilisez une technique apprise dans cet ouvrage pour identifier le domino effacé.

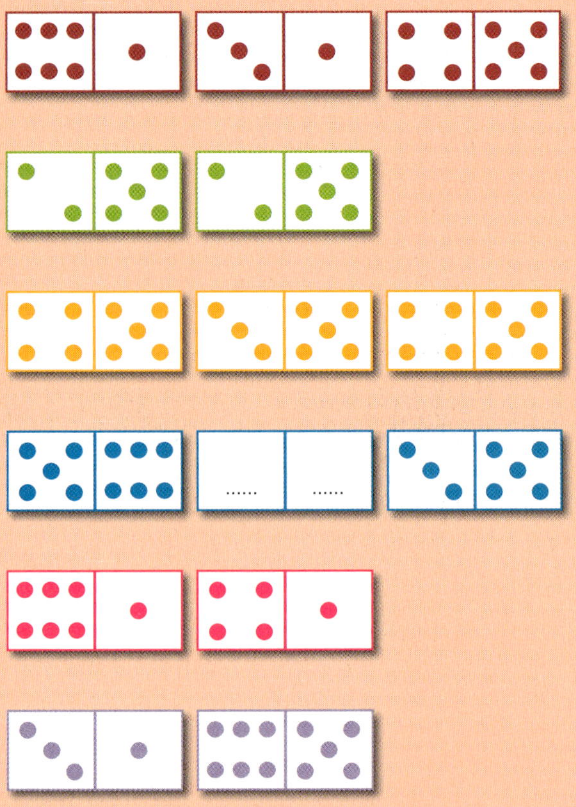

Logique

Associez d'abord deux à deux les 8 noms dans des bulles bleues. Puis déduisez-en le mot de 3 lettres qui accompagnera TON dans la bulle orange.

FER CAL
JUS TON
NOM BAN
.... KIT
TUS DOM

Langage

Formez des mots de 8 lettres courants à partir des 7 lettres du mot de départ, auxquelles vous ajouterez un N :

VIRTUEL + N = ...
PROPANE + N = ...
RENIFLA + N = ...
DECANTE + N = ...
MUAIENT + N = ...
PANACHE + N = ...

34e jour

Mémoire

Observez pendant le temps désiré le tableau ci-dessous. Essayez d'en mémoriser chaque terme, ainsi que son emplacement dans la grille. Quand vous estimerez avoir tout retenu, cachez le tableau et tentez de le reconstituer à l'identique en bas de page.

Saratoga	Indiana	Manitoba	Oklahoma	Nebraska
Denver	Austin	Vermont	Idaho	Delaware
Floride	Rhode Island	Atlanta	Nashville	Kansas
Missouri	Augusta	Californie	Hawaii	Albany
Louisiane	Ohio	Utah	Indianapolis	Seattle

Langage

Identifiez le personnage qui se cache derrière chacune de ces anagrammes fantaisistes. Par exemple, **CHALEUR DE LA BRAISE** dissimule **CHARLES BAUDELAIRE**.

LE SUPER NAIN = ...

POULICHE RÉTRO = ...

BIEN, L'ÉCHANGE ! = ...

BONSOIR EN COURS = ...

TULLE BARIOLÉ = ...

Logique

Trouvez les 4 derniers anneaux du serpent.

Mémoire

....	....	....	....	N......................
....	....	....	I......................	....
....	....	A......................	....	....
....	A......................	....	....	....
....	....	....	....	....

35e jour

Logique

1. Dans la configuration actuelle, la colonne de gauche totalise 22 et celle de droite 23. En faisant preuve d'astuce, déplacez 3 blocs de façon à obtenir 2 colonnes de même total.

0	9	......	......
2	1	......	......
8	3	......	......
7	4	......	......
5	6	......	......

2. Complétez le dernier carré.

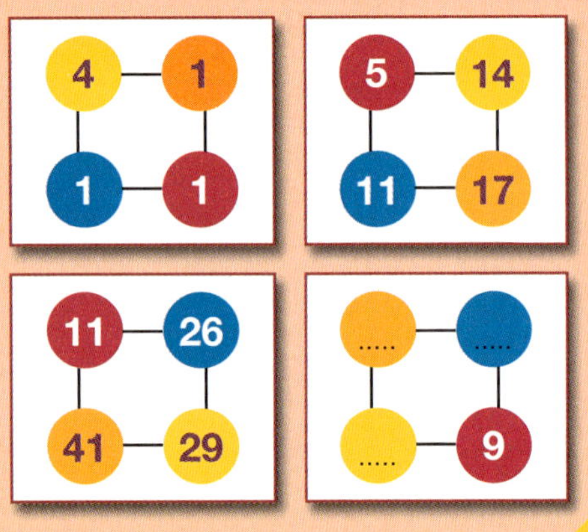

Perception spatiale

Retrouvez le jardin de chaque maison, comme pour le jeu de la page 202, sachant que les chiffres indiquent le nombre de jardins sur chaque ligne ou chaque colonne.

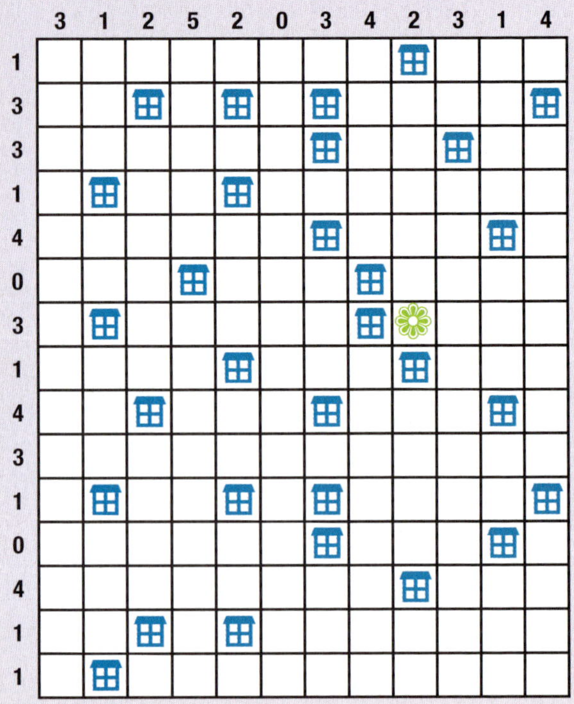

Langage

Retrouvez l'unique anagramme de chacun de ces 8 mots.

ANAPHORIQUE = ...

CONNAISSEUSE = ...

ENVENIMAIENT = ...

VILLEURBANNE = ...

INCOMMUTABLES = ...

OPTIMALISERONT = ...

CONTREPOINTISTE = ...

CONCHYLICULTEUR = ...

Solutions

1e jour

Langage
1. Dinde.
2. Lime, miel.
3. a. Andes. b. Landes.

Perception spatiale
Réponse b. Les formes tournent dans le sens des aiguilles d'une montre, les couleurs gardent leur place.

Logique
1. C'est la suite des inverses des nombres entiers. Il manque 1/6.
2. On lit une lettre de l'alphabet sur deux : l'erreur se situe entre I et M. On aurait dû y lire K.

Calcul
Par exemple :
$3 + 4 + 5 = 12$.
$(3 \times 5) + 4 = 19$.
$(3 \times 4) - 5 = 7$.

2e jour

Calcul
$(5 \times 6) + 7 = 37$.
$(6 \times 7) - 5 = 37$.

Observation
« Sans souci » (100 sous scie). Romy Schneider a joué dans *la Passante du Sans-Souci*.

Mémoire
1. Mazarin (et non Fouquet).
2. Habit de chasse (et non pyjama).
3. Jeune (et non vaniteux).

Langage
1. Corne de rhinocéros, cou de girafe, monnaie de singe, trompe d'éléphant.
2. Coucou, joujou, toutou. Les amateurs de cyclisme auront peut-être crié : « Allez Poupou », mais ce n'est pas un nom commun.

3e jour

Calcul
6 h 01 min 00 s.
Les 45 + 15 secondes forment 1 minute, à ne pas oublier de reporter quand on a converti les 35 + 25 minutes en 1 heure.

Langage
Réponse c. « Fruit est à arbre ce que poire est à poirier. »

Observation
Les images a et d sont identiques.

Langage
Enquiquiné, pique-niquai, riquiqui, quinquina, quinquagénaire.

Logique
22. On passe du premier au deuxième terme en ajoutant 1, puis du deuxième au troisième en ajoutant 2, puis 3, puis 4… Il faut donc ajouter 6 à 16 pour respecter cette progression logique. Après 22 viendra $22 + 7 = 29$, puis $29 + 8 = 37$ et ainsi de suite.

4e jour

Langage
1. Crues, cures (ou curés), écrus, reçus, sucer, sucre.
2. C (accroc).

Logique
Réponse b. Le cercle jaune et le carré bleu bougent d'un quart de tour dans le sens inverse des aiguilles d'une montre et restent donc toujours face à face. Le triangle vert tourne, lui, d'un quart de tour dans le sens des aiguilles d'une montre.

Observation
« Clouer le bec ».

5e jour

Calcul
Une très mauvaise surprise.
Le premier jour, son actif de 10 000 euros monte à 11 000 (10 000 + 10 % de 10 000).
Le lendemain, la baisse de 10 % ramène ses économies à 11 000 – 10 % de 11 000, c'est-à-dire $11\,000 - 1\,100 = 9\,900$!
En deux jours, Firmin a perdu 1 % de son capital. Gagner 10 %, c'est comme multiplier par 1,1 ; perdre 10 %, c'est comme multiplier par 0,9.
364 jours après avoir investi, il lui restera $10\,000 \times 1{,}1^{182} \times 0{,}9^{182} = 10\,000 \times 0{,}99^{182} = 1\,605{,}48$. Le fait de multiplier ce facteur de 0,99 182 fois par lui-même a ramené les économies de Firmin à environ 1 600 euros !

Logique

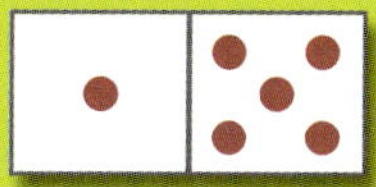

Pour chaque série, on obtient un total de 10 en cumulant les points des côtés gauches des trois dominos. Ce même total est atteint en additionnant les points des côtés droits. Le dernier domino sera donc 1/5.

Langage
1. Le couteau ne sert pas à boire, au contraire des quatre autres objets. L'Afrique est un continent, les autres des pays. Le ruisseau est le seul où l'eau n'est pas stagnante. Le sapin est l'unique conifère. La groseille n'a pas de noyau.
2. Il y avait 5 os à découvrir (coccyx, fémur, radius, sternum, tibia).

Observation
1. *Errare humanum est,* l'erreur est humaine. Vous êtes pardonné(e) si vous en avez fait une.
2. Aimé Césaire (M et 16 R).

6e jour

Langage
1. « La faim chasse le loup hors du bois. »
2. Avec les séries de 3 lettres, on peut former des noms d'animaux : boa, pie, rat, ver, âne, oie, ara. Il faut donc ajouter un C et un O, qui donnent coq.

Logique

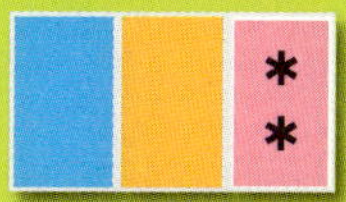

Le drapeau du bas est obtenu par addition des couleurs des deux premiers.
Dans la première colonne : bleu + jaune donne vert, blanc + jaune donne jaune et rouge + jaune donne

orange. Le noir reste noir et écrase les autres couleurs.
Dans la seconde : bleu + bleu reste bleu, jaune + rouge donne orange et rose + blanc reste rose, les étoiles noires se superposent au rose.

Mémoire
Vous pouviez repérer plusieurs moyens mnémotechniques. Les pays de la première colonne commencent tous par un S et ceux de la première ligne par la suite alphabétique STUV. Idem pour les derniers de la troisième ligne avec IJK.
Le K de Danemark appelle celui de Kenya, en dessous.
Trois noms ayant pour finale -ande figurent en colonne 2.
Les pays de la seconde ligne sont tous scandinaves…

7e jour

Observation
Réponse b et c.

Langage
1. Dans l'ordre des mots évoqués dans l'énoncé du jeu : aisselle, kyrielle, voyelle, ficelle, poubelle et marelle.
2. « Nil est à Afrique ce que Volga est à Europe. »

Observation
Vous ne pouvez guère être aussi rapide. Ce phénomène a été découvert en 1935 par John Ridley Stroop : le cerveau traite l'ensemble de l'information et ne peut s'empêcher de lire le mot.
La lecture du mot est plus rapide que l'analyse de la couleur, ce qui provoque des interférences et entraîne erreurs et ralentissements.

Logique
Réponse : 0,2. Ce jeu devrait vous rappeler la suite de la page 186 :
1 1/2 1/3 1/4 1/5 1/7 1/8 1/9.
Il s'agit de la même série, mais exprimée sous forme décimale.
Ici, le 1/6 est présent mais c'est le 1/5 qui a été omis. Il manque donc 0,2 entre 0,25 et 0,166666.

8e jour

Calcul
Le bon total est 4 100. Le cerveau, confronté d'une part à la retenue du passage des dizaines aux centaines et d'autre part à l'addition indépendante des milliers, a tendance à mélanger les deux opérations, et beaucoup d'entre vous ont répondu… 5 000.

Logique
Matin. On compte 6 finales différentes (-oule, -urée, -ire, -aille, -oche, -atin) et trois initiales distinctes (C, M, P). Toutes les possibilités sont inscrites sur une des ardoises, sauf Matin.

Observation
Réponse 13.

Langage
Réponse c.

Mémoire
Réponse b.

9e jour

Calcul
1. La couleur rose : chaque colonne aura alors un total de 15.
2. Les triangles : chaque colonne aura alors un total de 9.

Perception spatiale
La vue d est identique à la vue c, pivotée d'un quart de tour dans le sens des aiguilles d'une montre.
Le chiffre manquant est donc celui figurant sur la face opposée au 2.
Tous les chiffres de 1 à 6 sont visibles sur le dé. Celui qu'on cherche n'est ni le 1, ni le 2, ni le 4 (présents sur les vues c et d), ni le 5, ni le 6 (car ces deux derniers sont sur une face adjacente à celle du 2, d'après la figure b). C'est donc le 3 qui devrait occuper la face vierge.

Langage
R remplace O (cruche, brisé, abrutissant, emprisonnement).
C remplace F (concession, croissant, justicier, incluent).
I remplace U (campanile, bicéphale, moisson, froisse).

10e jour

Logique
La baleine bleue peut peser jusqu'à 190 tonnes : cela représente 118 750 000 colibris de Cuba, qui ne pèsent chacun que 1,6 g.
La fourmi est capable de soulever plus de 50 fois son poids : imaginez-vous un homme de 80 kilos porter près de 4 tonnes ? Le calmar peut nager jusqu'à 110 km/h, soit près de 15 fois plus vite qu'un champion humain, qui se contente de 7,5 km/h.
Un saut de puce n'est rien, dit-on. Pourtant, elle saute 220 fois sa taille. Un sauteur en hauteur humain devrait franchir 400 mètres pour l'égaler !

Observation
1. Vendredi treize.
2. Repérez les lettres apparaissant trois fois dans chaque mot : B, R, A, V, O. Votre admirateur vous dit « bravo ».

Logique
Réponse b : 2 160. On est passé du premier au second terme en multipliant par 6 (3 × 6 = 18), puis au suivant en multipliant par 5 (18 × 5 = 90), puis par 4 (90 × 4 = 360), par 3 (360 × 3 = 1 080) et enfin par 2 (1 080 × 2 = 2 160).
Il faut par conséquent multiplier 2 160 par 1 pour compléter la série.
La réponse est donc 2 160. Le terme suivant serait 0 et conclurait la série.

Langage
1. Alibi, autels, alcôves, analogue.
2. Les dessins du bas sont des homophones (même prononciation) de ceux du haut.
   On a en haut en partant de la gauche : un poing, une clé (de *sol*), cent (10 × 10), une scie et un col.
   En bas, en partant de la droite, on aura également : un point, une CLÉ dans la case vide, du sang, un *si*, de la colle.

Récréation

Êtes-vous plutôt…
C. Aznavour : *Les Plaisirs démodés. Bon Anniversaire. Les Amours médicales. Sa jeunesse entre ses mains. Je m'voyais déjà.*
C. François : *Même si tu revenais. Chanson populaire. Belles, belles,*

belles. Le Jouet extraordinaire. L'amour se meurt.

Vrai ou faux ?
1. Faux. C'est un « chien-loup », résultant de l'accouplement d'un loup avec une chienne.
2. Vrai. **3.** Vrai.

Mots biffés
Le mot mystère est VACANCIER.

Cache-cache
On pouvait trouver : Barre – magie – Zavatta – clown – numéro – jonglage – trapèze – salto – Amar – Pinder – bâton – corde – balle – mime – filet – Gruss – chapiteau – éléphant – parade – lion – Monsieur Loyal – otarie – dompter – dressage.

QCM : un peu d'anatomie
1. a. **2.** b. **3.** a. **4.** b. **5.** c. **6.** b.

À-peu-près
1. Quatrain (4 - 1).
2. Scénario (Seine à Rio).
3. Anomalie (Âne au Mali).
4. Merveille (Mère veille).
5. Olifant (Au lit, faon !).

11e jour

Langage
Blancheurs, cacaotiers, champêtres, planétaire, richelieus, trotskyste.

Calcul
En remplaçant 1 par +, 2 par = et 3 par –, on retrouve les opérations suivantes :
44 + 46 = 90
47 + 47 = 94
85 – 40 = 45
49 = 58 + 37 – 46
La dernière est 46 + 46 = 55 + ??
Pour arriver au total de 92 de chaque côté de l'égalité, le nombre manquant est 37.

Perception spatiale
Réponse d. La petite barre sur les deux segments parallèles a été déplacée.

Mémoire
a. Édith Piaf : *Padam, padam.*
b. Georges Brassens : *le Gorille*.
c. Barbara : *l'Aigle noir*.
d. Jacques Brel : *la Chanson des vieux amants.*
e. France Gall : *Si maman si.*

Observation
Les images a et c sont identiques.

12e jour

Calcul
2 + 6 = 8 ; 4 × 8 = 32 ; 32 + 5 = 37

Observation
L'eau de Cologne (LO de cologne).
L'air de rien (l'R de rien).
Regarder de travers…

Perception spatiale
Le personnage A est au point 10 ; B se trouve en 7.

Langage
1. a. Faux. Un troll, qui est rouge, peut n'avoir qu'un œil.
b. Vrai. Ce n'est pas parce que les trolls sont rouges que les elfes ne peuvent pas l'être.
c. Faux. Certes, ce ne peut pas être un elfe, qui a forcément deux yeux, mais il peut y avoir des trolls n'ayant qu'un œil.
d. Faux. Être soit un gnome, soit un elfe, cela signifie ne pas être un troll. Or un habitant rouge à un seul œil peut être un troll.
e. Vrai. Les elfes ont deux yeux et rien ne les empêche d'être rouges.
2. Les lettres composant ces mots sont rangées dans l'ordre alphabétique, sauf pour caillou.
3. Crédits, directs, discret.

13e jour

Langage
Passant. Sur le modèle de bus et falle (Bucéphale), gale et raie (galérer), vide et haut (vidéo), compte et stable (contestable), dix et miné (disséminé), on peut associer tort et rot (torero), tort et facteur (torréfacteur) et tort et adore (toréador).

Calcul
2 minutes et 18 secondes. Pour trouver la solution, il faut convertir les minutes en secondes.
23 minutes équivalent à 23 × 60 = 1 380 secondes. Si le skieur parcourt 10 km en 1 380 secondes, il lui faudra 10 fois moins, soit 138 secondes, pour faire 1 km. On reconvertit alors en minutes : 2 minutes et 18 secondes.
Une division trop rapide vous a peut-être fait répondre 2 minutes 30 secondes. Mais les calculs de temps se font en base 60 et ne sont pas aussi immédiats qu'en base 10, utilisée pour nos calculs de tous les jours.

Observation
Georges Feydeau (Georges fait d'eau).

Logique
1. Route. Seule la première lettre des mots diffère d'une ligne à l'autre. C'est l'initiale du nom de la couleur du haut qui sert à former le mot du bas. Cadeau, dont le C initial deviendra un R comme rouge, se transforme en radeau. peau, en vert, devient veau, poule, en jaune, devient joule, etc. Par conséquent, doute, écrit en rose, donnera naissance à route.
2. 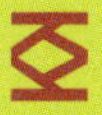
Tournez votre livre d'un quart de tour vers la gauche et cachez la moitié droite de la série proposée. Vous lirez en lettres majuscules : E F G H I J. La figure suivante sera donc un K auquel on aura collé son reflet dans un miroir.

14e jour

Calcul
8. Le nombre formé des 2 chiffres du milieu de chaque ligne est le résultat de la multiplication des 2 autres chiffres de cette même ligne.
Ainsi, sur la première : 24 = 4 × 6 ; 40 = 8 × 5 ; 54 = 9 × 6 et, par conséquent, il manque un 8 pour avoir 18 = 6 × 3.
Idem dans le second carré : 35 = 5 × 7 ; 18 = 2 × 9 ; 49 = 7 × 7 et 48 = 6 × 8.

Langage
1. Fluide, alléluia, parapluie, luisant.
2. Réponse a. « Sablier est à temps ce que baromètre est à pression.

Observation
38.

15e jour

Calcul

1. La première question peut se résoudre par tâtonnements. Jeff doit gagner 5 parties pour atteindre un score de 20 sur 40 et les 50 %. Mais ce 5 peut être trouvé plus « scientifiquement » : pour arriver à 50 %, il faut que le nombre de victoires soit égal à celui des défaites. C'est donc la différence entre 15 et 20.**2.** Fabrice a gagné 1 025 parties et en a perdu 2 290 – 1 025 = 1 265. Il faudrait donc qu'il en gagne 1 265 – 1 025 = 240 d'affilée pour remonter directement à 50 % de réussite.

Perception spatiale

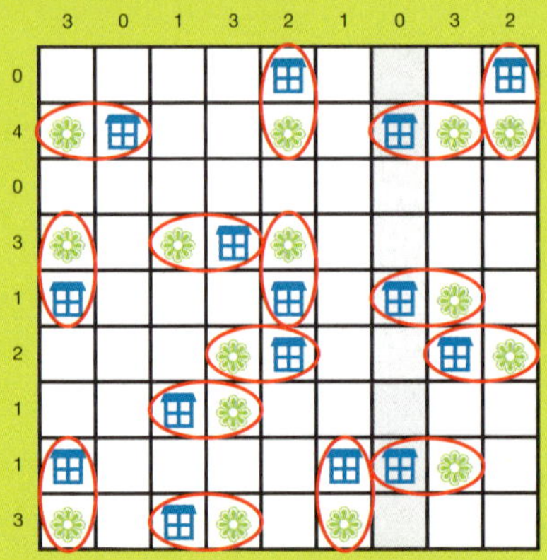

Logique

S puis 7. Le chiffre indique de combien de rangs il faut progresser dans l'alphabet pour lire la lettre suivante : 3 rangs entre A et D, 2 entre D et F, 5 entre F et K, 3 entre K et N. En avançant encore de 5 rangs, on arrivera à S et, pour rejoindre Z, il faudra 7 étapes (T, U, V, W, X, Y, Z).

Observation

a. Laitue. **b.** Haricot. **c.** Potiron.
d. Carotte. **e.** Artichaut.

Langage

Ouïe.

16e jour

Calcul

17 h 18 min 2 s.

Logique

Chaos. Pour former le nom de leur groupe, les artistes ont pris les initiales de leurs prénoms.

Logique

Le 5 de pique. Chaque ligne présentera ainsi un total de 24 et une carte de chaque couleur. Chaque colonne aura pour sa part un total de 18.

Langage

Réponse c. Dans quatre mots, on peut remplacer « bis » par « ter » : aliter, ter, tertre, ôter. Mais il manque un R pour passer de biseau à terreau.

Observation

L'élément 9 est unique.

17e jour

Observation

a. Non (I et O inversés).
b. Non (un 5 de trop dans la seconde colonne).
c. Non (O0O et 0O0).
d. Oui.
e. Non (E et U inversés).
f. Oui (ce mot existe, c'est une langue parlée en Inde et, accessoirement, un palindrome : il se lit de façon identique en commençant par la droite).
g. Non (le dernier NA de la colonne de droite devrait être un AN).
h. Non (le dr n'a pas été inversé).
i. Non (la fin devrait être WMW et pas MWM).
j. Non. Ce dernier cas est plus difficile à comprendre. Tout a été bien reproduit, sauf les parenthèses, qui ont été inversées. Le cerveau intègre cette information sans en être choqué, tout à sa concentration pour repérer d'autres inversions…

Observation

Soulever des montagnes (sous le V, des montagnes).

Calcul

155 × 156 + 157 = 24 337
156 × 157 – 155 = 24 337

Langage

1. Ton, note, conte, notice, confite, confetti.
2. **a.** Oui. « Tous les arbres sont des chats » ne signifie pas que « tous les chats sont des arbres ». Une poule ne peut pas être un arbre, mais elle peut être un chat ou n'importe quoi d'autre qu'un arbre.
   b. Non. Tous les arbres sont des chats et tous les chats sont bleus, donc tous les arbres sont bleus.
   c. Bien sûr. Un chat peut être des milliards de choses, dont un arbre. Ou pas.

Lorsque vous vous trompez de réponse, c'est parce que vous ajoutez aux propositions de l'énoncé des éléments de connaissance de votre propre univers, où les arbres, les poules et les chats sont tout autre chose que ce que l'exercice impose.

18e jour

Observation

En lisant les colonnes 3, 4 et 5, on découvre : « Être ou ne pas être, là est la question. »

Langage

Couvre. Pour former couvre-chef, couvre-lit, couvre-pieds, couvre-livre, couvre-feu, couvre-plat.

Calcul

Sept. Il suffit d'envisager le pire des cas, à savoir tirer trois boules de la même couleur, puis trois d'une deuxième couleur. La septième sera obligatoirement de la troisième couleur.
Si vous avez répondu quatre, c'est que vous avez supposé que vous tiriez trois boules de couleur différente aux trois premiers essais.

Perception spatiale

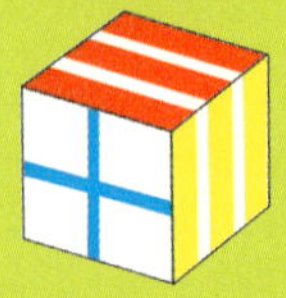

Des vues b et c, on déduit que les croix bleues (+ et ×) sont sur deux faces opposées. Sur les quatre autres faces s'enchaînent successivement : rayures jaunes, rayures rouges, rayures rouges et croix jaune.
Il y a deux faces avec des rayures rouges et une seule avec des rayures jaunes. La vue d correspond donc obligatoirement à la vue a, pivotée d'un quart de tour vers l'arrière.
La face manquante est donc la croix bleue en forme de +.

19e jour

Calcul

Par exemple : 3 + 5 = 8 ; 8 × 7 = 56 ; 56 + 11 = 67

3 × 5 = 15 ; 7 × 11 = 77 ; 15 + 77 = 92
3 + 11 = 14 ; 5 + 7 = 12 ; 14 × 12 = 168
5 × 7 = 35 ; 35 × 11 = 385 ;
385 + 3 = 388.

Observation

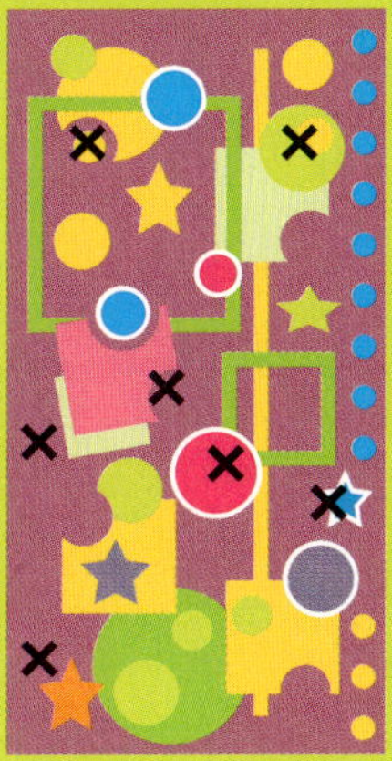

Langage

1. Réduits, érudits, surdité, détruis.
2. Inouïe, aïeule, oiseau, avouée.
3. SoMNOler. Chaque mot contient une séquence de 3 lettres consécutives de l'alphabet (ABC, DEF, FGH, GHI, NOP, RST, STU, TUV).

Logique

53. La série progresse régulièrement d'une unité si l'on examine la somme des chiffres constituant chaque nombre.
00 (0 + 0 = 0) ; 10 (1 + 0 = 1) ;
11 (1 + 1 = 2) ; 21 (2 + 1 = 3) ;
31 (3 + 1 = 4) ; 23 (2 + 3 = 5) ;
60 (6 + 0 = 6) ; 34 (3 + 4 = 7) ;
45 (4 + 5 = 9) ; 82 (8 + 2 = 10).
Il faut donc inclure un nombre dont le total des chiffres vaille 8. 53 est le seul candidat recevable mais, comme le suggère l'indice, 08, 17, 26, 35, 44, 62, 71 et 80 auraient également fait l'affaire.

20e jour

Calcul

Attention à ne pas répondre 25.
Il aurait alors gagné 75 fois certes, mais sur 100 + 25 = 125 tentatives. Et 75 : 125, cela représente 60 % et pas 75 %.
S'il veut avoir gagné dans 3 cas sur 4 (75 %), il faut que ses paris perdants représentent un quart de ses jeux. En gagnant plusieurs fois d'affilée, ses échecs resteront bloqués à 50.
Or 50 est le quart de 200 (100 paris de plus qu'actuellement).
Pour passer de 50 % à 75 % de réussite, notre parieur doit donc dénicher 100 fois de suite un cheval gagnant ! Son taux de réussite sera alors de 150 : 200 = 75 %.

Langage

1. « Je l'ai sur le bout de la langue. »
2. Mammouth.

Mémoire

Vous pouviez commencer par bien mémoriser qu'un chien mouillé qui s'est vautré dans l'herbe se repose sur un tapis vert. La quatrième ligne alterne contraires de la première ligne (un chat sec) et mots aux sonorités proches (herbe, verbe ; tapis, papy ; vert, clair). La ligne 5 est formée de rallonges de la quatrième (chat, chapeau ; papy, papyrus…).
La deuxième commence par un traditionnel Pierre, Paul, Jacques avec une inversion des deux premiers. Puis on passe de Jacques à Pâques par sonorité et de Pâques à œuf par sens. Paul renvoie à Pôle, ligne 3, endroit où l'on observe le trou dans la couche d'ozone, dont l'initiale s'efface pour donner naissance à zone, puis aune… Avec toutes ces astuces, vous pouvez mémoriser la totalité du tableau. Réessayez dans quelques jours si vous avez échoué.

Récréation

Puzzle croisé

O	U	T	R	E	T	O	M	B	E
T	R	O	U	B	A	D	O	U	R
T	I	R	■	E	P	E	L	E	R
O	N	D	I	N	E	■	L	E	E
M	E	U	N	E	R	I	E	■	R
A	R	E	C	■	A	N	S	E	E
N	A	■	A	P	I	■	S	O	N
S	I	R	S	■	S	U	E	N	T

C'est de l'histoire ancienne…

1. d (de 1337 à 1453). **2.** b. **3.** c. **4.** c.

Vrai ou faux ?

a. Faux. « Vau » est une ancienne forme de « val », car l'eau descend rapidement le long de la pente d'un val. **b.** Faux. Le haricot désigne ici la façon de préparer la viande en ragoût ; du vieux français *haricoter*, ou *halicoter, harigoter* : couper en petits morceaux. **c.** Vrai.

Cache-cache

On pouvait trouver : sandre – raie – sardine – ombre – plie – ide – sole – tanche – gardon – perche – lote – bar – rouget – mérou – carpe – thon – lieu – brochet.

Faux-semblants

Seuls les détails 1, 5, 6, 7 et 10 appartiennent à l'image.

21e jour

Logique

On obtient le mot Champi en prenant la première lettre du premier nom (C de Cédric), la deuxième du deuxième nom (H de Thierry) et ainsi de suite : A de Franck, M de Chimène, P de Calypso et I de Valérie.
On prendra donc le C de Claude, le A de Barbara, le S de Josy, le T de Bertrand, le E de Chloé et le L d'Isabelle pour trouver le nouveau nom : Castel.

Langage

1. « Qui paie ses dettes s'enrichit. »
2. Le M. Chaque lettre recule de 4 rangs dans l'alphabet en partant de Y.
3. Magicien, bûcheron, dancings, descendu, fascines.

Calcul

1	16	11	6
13	4	7	10
8	9	14	3
12	5	2	15

22e jour

Observation

Réponse f.

Langage

1. Réponse a. « Mot est à livre ce que note est à partition. »

Logique

1. Il manque PONTE. Les termes sont associés par quatre avec 2 initiales et 2 fins de mot croisées : bulot, culot, belle, celle ; fille, mille, furet, muret.
   Il reste taons, paons, tonte, et c'est donc ponte qui complète ce dernier groupe.
2. Dans chaque ligne de chaque carré, la somme des 2 premiers chiffres est égale à la somme des 2 derniers.
   3 + 2 = 5 + 0 ; 2 + 8 = 4 + 6 ; 6 + 7 = 5 + 8.
   2 + 7 = 1 + 8 ; 3 + 4 = 6 + 1 ; 5 + 6 = 7 + 4.
   Il manque donc un 2 dans chaque carré pour trouver le même équilibre sur les troisièmes lignes de chaque carré :
   1 + 7 = 2 + 6 ; 4 + 0 = 2 + 2.

Mémoire

a. Non : larmier, pas lamier.
b. Une mutule (n.f.).
c. Dans l'ordre dorique ; sinon, on dit un modillon.
d. Juste au-dessus.

23e jour

Langage

1. Cri, fric, récif, certif, fichtre, fortiche. Il faut être fortiche pour décrocher son certif.
2. **a.** Jaune, violet.
   b. Rhinocéros, antilope, chat.
   c. Tulipe, anémone, géranium.

Calcul

Le prochain nombre palindrome est 2 992. Il faut donc que le CAC 40 monte de 110 points.

Observation

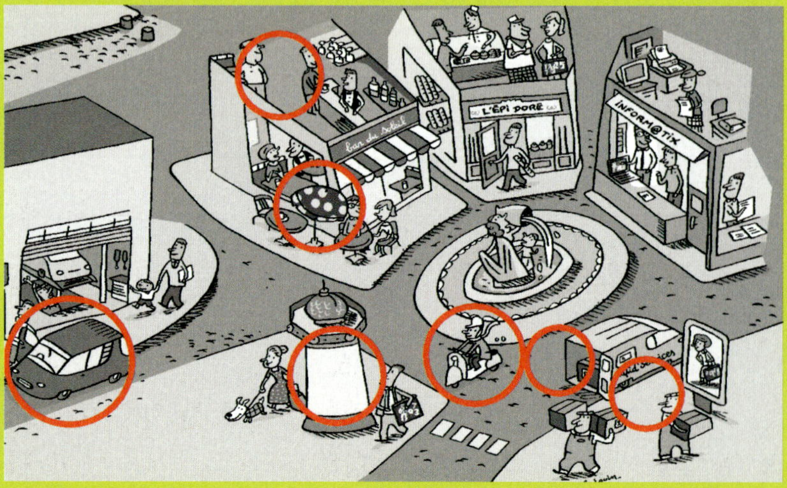

Perception spatiale

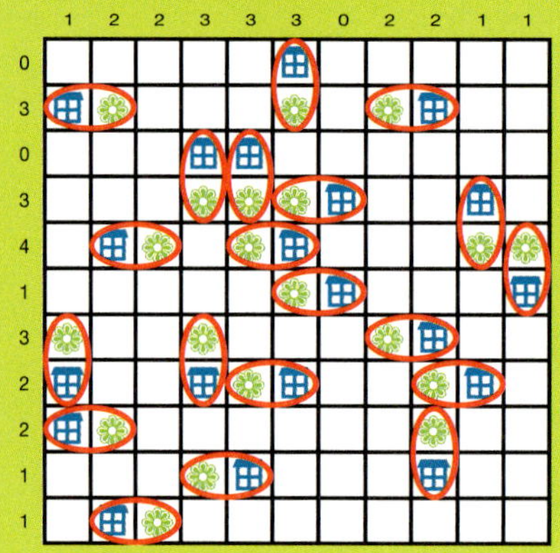

24e jour

Observation

1. « Celui qui cueille une fleur dérange une étoile. »
2. **a.** Non. Une séquence ♣♠♣ a remplacé celle d'origine, ♠♣♠.
   b. Non. Le second terme est le symétrique, mais pas l'inverse telle que définie dans l'énoncé. La bonne réponse aurait été : ▲▶▶▲▼◀▼▶▲.
   c. Oui. Chaque terme est bien reporté, identique, mais dans le sens inverse. La position des flèches est certes déconcertante.
   d. Non. Il y a un terme ¾ en trop.

Langage

Virtuose, voitures.

Calcul

Pour faire le tour, il parcourt 2 fois la longueur et 2 fois la largeur. Puisque la longueur fait 500 m de plus que la largeur, il parcourt donc 4 fois la largeur plus 2 fois 500 m. Donc, 4 largeurs + 1 000 m = 4 km. 4 largeurs font donc 3 km, par conséquent 1 largeur vaut 750 m. Le champ fait ainsi 750 m de large et 1 250 m de long.

Perception spatiale

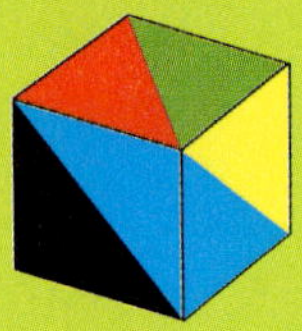

Les trois premiers dés recensent les six faces : deux jaune/bleu, une bleu/noir, une rouge/vert, une vert/jaune et une rouge/jaune. La figure d correspond donc à la c, qu'on aurait pivotée d'un demi-tour, en laissant la face rouge/vert sur le dessus du dé.
Les figures b et c établissent (par pivot et retournement de la face vert/jaune) que la face bleu/noir est opposée à la face bleu en haut/jaune en bas telle que vue sur les figures c et d.
Les quatre faces touchant la face rouge/vert sont les deux faces jaune/bleu (figure a), la face jaune/vert (figure c) et la face bleu/noir (puisqu'elle est à l'opposé d'une jaune/bleu).
La face manquante est donc la face bleu/noir.

25e jour

Langage

Peuplier, banlieue, résiduel, urgentes, suivante, éternuer, golfeuse, freudien.

Observation

Le pourcentage correspond au rang dans l'alphabet de la dernière lettre du métal. (T = 20 ; R = 18 ; N = 14 ; L = 12 ; H = 8 ; E = 5 ; C = 3). Il faut donc trouver un métal dont le nom se termine par B. L'adjectif pauvre et les 5 cases vous auront fait penser au plomb.

Calcul

24. Si les 6 scies ont scié leurs 6 premiers cigares en 6 minutes, elles en scieront 6 de plus pendant les 6 minutes suivantes. Voici donc 12 cigares sciés. 6 scies similaires scieront aussi 12 cigares pendant le même temps. Et ce sont donc 24 cigares qui seront sciés.

Logique

9 puis 11. Il s'agit de deux séries distinctes imbriquées, l'une diminue de 3 à chaque terme (18, 15, 12, 9, 6, 3), l'autre augmente de 2 (5, 7, 9, 11, 13, 15).

26e jour

Langage

1. Inopportun, adipeux, tiroirs, équatoriale, clinique, asociaux.
2. Farouches.

Observation

« … s'arrête au moment précis où vous arrivez au bureau. »

S	A	R	M	O	N	T
U	E	R	U	M	E	P
A	T	E	A	C	E	R
E	A	Z	E	I	S	O
R	U	I	V	S	U	U
U	B	R	R	A	O	V

Calcul

1. Première possibilité :

12	21	20	9	3
4	13	22	16	10
6	5	14	23	17
18	7	1	15	24
25	19	8	2	11

Seconde possibilité :

12	21	20	4	8
9	13	22	16	5
1	10	14	23	17
18	2	6	15	24
25	19	3	7	11

2. Réponse d. 8 fois. Chacune des trois dimensions dans l'espace est doublée et, comme ces dimensions se multiplient entre elles, le volume est 2 × 2 × 2 = 8 fois supérieur.

Le volume de la sphère S1 est $4/3\pi R^3$. Celui de la seconde sera donc égal à $4/3\pi(R \times \mathbf{2})^3$, soit $\mathbf{8} \times 4/3\pi R^3$.

27e jour

Observation

1. La figure compte 40 carrés.
2. En lisant les colonnes 6, 7 et 8, on découvre que « Paris vaut bien une messe ». Ce mot est attribué à Henri IV, converti au catholicisme pour accéder au trône de France.

Mémoire

a n'est le contraire d'aucun triplet. **b** est le contraire de 1, **c** est celui de 3 et **d**, celui de 2.

Logique

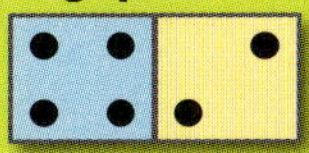

Pour passer du premier domino au quatrième, on procède ainsi :
– pour le côté gauche, on ajoute 2, puis on multiplie par 2 et enfin on soustrait 2 (1 + 2 = 3 ; 3 × 2 = 6 ; 6 – 2 = 4) ;
– pour le côté droit, on soustrait 2, puis on divise par 2 et enfin on ajoute 2 (4 – 2 = 2 ; 2 : 2 = 1 ; 1 + 2 = 3).
Ainsi, dans la colonne de droite :
– côté gauche, 0 + 2 = 2 ; 2 × 2 = 4 ; 4 – 2 = 2) ;
– côté droit, 6 – 2 = 4 ; 4 : 2 = 2 ; 2 + 2 = 4).
Pour les couleurs, le chiffre le plus petit sur chaque domino est sur fond jaune et le plus grand sur fond bleu.

28e jour

Calcul

1. Le triangle. Le total de chaque colonne s'élèvera alors à 32.
2. Le bleu. Le total de chaque ligne sera ainsi de 35.

Observation

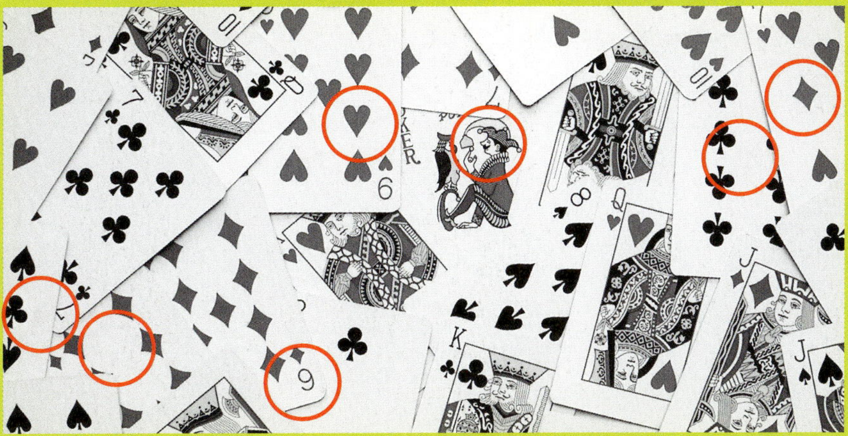

Langage

1. Briand, Camus, Charpak, Curie, Gide, Mistral, Simon. Tous ont obtenu au moins un prix Nobel : physique pour Georges Charpak et Pierre ou Marie Curie (celle-ci a également été distinguée en chimie) ; paix pour Aristide Briand ; littérature pour Albert Camus, André Gide, Frédéric Mistral et Claude Simon.
2. Élie Semoun, Antoine de Caunes, Florence Foresti.
3. Gigot, cactus, furtif, lequel, veuves ; pantin, partir, pastis.

29e jour

Langage

1. **a.** Carlos, Gotainer.
   b. Cotillard, Huppert, Courau.
   c. Sheila, Anggun, Maurane.
2. Plus de peur que de mal. Pierre qui roule n'amasse pas mousse. Un clou chasse l'autre. Morte la bête, mort le venin. La fête passée, adieu le saint. L'enfer est pavé de bonnes intentions.

Calcul

Le fait que 216 soit le cube de 6 est un hasard. Le premier carré avait pour surface L^2. Le nouveau, agrandi, a pour surface $(L + 6)^2$.
On veut que $(L + 6)^2 - L^2 = 216$.
En développant, $12L + 36 = 216$, soit $12L = 180$ et $L = 15$.
Le carré initial avait un côté de 15 cm (et une surface de 225 cm^2) ; le nouveau a un côté de 21 cm et une aire de 21 × 21 = 441 cm^2, soit 216 cm^2 de plus que l'ancien.

Perception spatiale

a, d et f.

30ᵉ jour

Calcul

500

255 245

140 115 130

95 45 70 60

70 25 20 50 10

Logique

a. *La Guerre du feu*.
b. *Fantômas*.
c. *Belphégor*.

Langage

a. Continuer.
b. Ceinturon.
c. Centurion.

Observation

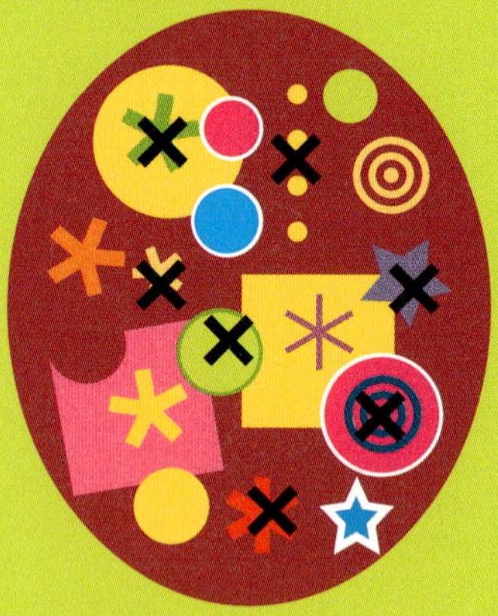

Observation

La figure n° 5 est unique.

Récréation

La toile

1. Inde. **2.** Loup. **3.** Lion. **4.** Urne. **5.** Tutu. **6.** Teuf. **7.** Égal. **8.** Code. **9.** Ogre. **10.** Neuf. **11.** Tipi. **12.** Rire. **13.** Émir. **14.** Vers. **15.** Écho. **16.** Nain. **17.** Ouah. **18.** Midi.
Les cases extérieures forment :
Il lutte contre Venom.
Avec les lettres des cases jaunes (A, D, E, I, M, N, P, R, S), vous avez peut-être reconnu Spiderman.

Êtes-vous plutôt…

J.-P. Belmondo : *Pierrot le fou. Cartouche. Les Acteurs. Flic ou voyou. Itinéraire d'un enfant gâté. La Scoumoune.*
G. Depardieu : *Les Valseuses. Le Dernier Métro. Les Acteurs. Jean de Florette. Germinal. La Scoumoune.*

Vrai ou faux ?

1. Faux. Un regrattier vendait du sel à petite mesure, puis, plus tard, de médiocres marchandises au détail.
2. Faux. C'était un savetier qui sauvait les âmes de souliers qu'il réparait et vendait aux pauvres.
3. Faux. Elle revendait des restes (de repas bourgeois ou de restaurants) aux plus démunis.

Le couple idéal

1. b. **2.** c. **3.** c. **4.** b. **5.** a. **6.** b. **7.** c. **8.** c. **9.** b.

(Dé)mesure

1. a. **2.** b. **3.** c. **4.** c.

Puzzle Sudoku

9	5	8	6	2	1	7	3	4
3	7	6	5	4	8	9	1	2
1	4	2	9	3	7	6	5	8
7	6	9	1	8	3	4	2	5
4	8	5	2	6	9	3	7	1
2	1	3	7	5	4	8	6	9
6	9	1	4	7	5	2	8	3
8	2	4	3	1	6	5	9	7
5	3	7	8	9	2	1	4	6

31ᵉ jour

Logique

4 de cœur. Les deux premières cartes sont toujours de la même couleur, donc c'est un cœur qui est retourné. La carte du milieu est à égale distance de celles qui l'entourent dans l'ordre naturel des cartes : 5 entre 2 et 8, 9 entre 7 et valet, 7 entre 5 et 9. Il faut donc un 4 pour que le 8 corresponde bien au milieu entre 4 et dame.

Observation

La pièce d est inutile.

Langage

1. Aïe, aîné, liane, alinéa, animale, anomalie, domaniale, abdominale.

Mémoire

a. Nous nous vîmes trois mille en arrivant au port. (*Le Cid,* Corneille)
b. N'ai-je donc tant vécu que pour cette infamie ? (*Le Cid,* Corneille)
c. Bien des choses en somme. (*Cyrano de Bergerac,* Edmond Rostand)
d. Que je ne saurais voir. (*Le Tartuffe,* Molière)
e. Au royaume du Danemark (*Hamlet,* Shakespeare)

32ᵉ jour

Langage

Le franc, disparu au profit de l'euro, peut réapparaître ici pour former : franc-maçon, française, francfort, franchissant, francilienne, kilofranc.

Calcul

Le quart de 24 est 6, le tiers de 6 est 2 et la moitié de 2 est 1. Vous pouvez multiplier 1 autant de fois que vous voulez par lui-même, le résultat restera 1.

Langage

Chenille ; cheville ; civelles ; celliers ; escalier ; articles ; triplace ; capitule ; nuptiale ; antilope ; panoplie ; papillon.

Observation

Réponse d. C'est la seule figure où la surface occupée par chacune des couleurs n'est pas identique.

Logique

En piochant dans chaque bloc et en ajoutant 1 lettre pour passer d'un mot à l'autre, on peut former 5 séries de mots de couleurs différentes. Trois sont complètes :
– te, ôte, cote, conte, contre ;
– an, Ain, Caïn, catin, cation ;
– ou, cou, cour, cœur, chœur.
Deux sont incomplètes :
– Pô, Poe, pôle, ?, poulpe ;
– eu, eux, ?, dieux, adieux.
Il manque donc « poule » et « deux » dans les blocs.
Chaque colonne contient un mot de chaque longueur, de 2 à 6 lettres.
Ainsi, « deux » figurera dans la deuxième colonne et « poule » dans la troisième.

33e jour

Calcul

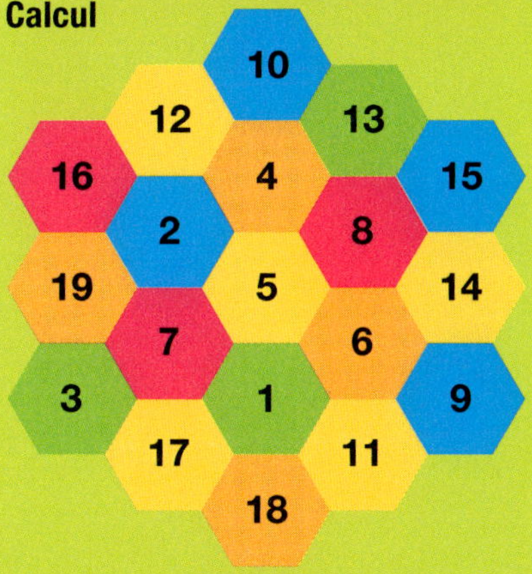

La somme des chiffres de 1 à 19 vaut 190. Pour répartir régulièrement ce total sur cinq rangées, il faut atteindre 190 : 5 = 38 sur chacune d'elles. Démarrez avec les côtés de 3 éléments dont 2 sont bleus : vous placerez ainsi facilement les séquences 10 13 15 et 15 14 9. Ensuite, les placements sont forcés.

Logique

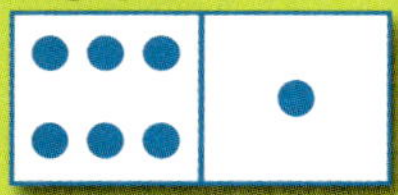

Il faut remplacer chaque partie du domino par la lettre de rang équivalent dans l'alphabet. Vous lisez ainsi les mots FAÇADE (6/1, 3/1, 4/5), BÉBÉ, DÉCÉDÉ, FADA et CAFÉ. La ligne à compléter contient : EF??CE. C'est donc le domino cryptant la séquence FA qui a été… effacé ! Puisque F est la sixième lettre de l'alphabet et A la première, la solution est le domino 6/1.

Logique

Les termes s'apparient selon la position de leurs lettres dans le mot et dans l'alphabet. Ainsi, MNO et STU sont consécutives dans l'alphabet ; les termes NOM et TUS constituent donc une paire. FER et BAN forment également un couple (la deuxième lettre est celle qui précède la première dans l'alphabet et la troisième se situe 13 rangs derrière la deuxième). DOM et JUS constituent la troisième paire : la deuxième lettre se situe 11 rangs plus loin que la première et la troisième 2 rangs avant la lettre du milieu. CAL et KIT forment le dernier couple : la lettre centrale précède de 2 rangs l'initiale et de 11 rangs la lettre finale. Il faut donc trouver un mot construit sur le même modèle que TON : une lettre de départ, celle du milieu la précédant de 5 rangs dans l'alphabet et la dernière lettre précédant de 1 rang la deuxième lettre. Essayez GBA, HCB, IDC… vous parviendrez à ZUT.

Langage

Virulent, napperon, infernal, tendance, maintenu, chenapan.

34e jour

Langage

Arsène Lupin, Hercule Poirot, Blanche-Neige, Robinson Crusoé, Rouletabille.

Logique

19 128 33 22. Il y a trois séries distinctes enchevêtrées : la première ajoute 3 à chaque nouvel élément (1, 4, 7, 10, 13, 16), la deuxième double à chaque terme (2, 4, 8, 16, 32, 64), la troisième ajoute 5 (3, 8, 13, 18, 23, 28). Les éléments manquants sont donc 19 (première suite, 16 + 3) ; 128 (deuxième suite, double de 64) ; 33 (troisième suite, 28 + 5) ; 22 (retour à la première suite, 19 + 3).

Mémoire

Chaque ligne contient 3 États et 2 villes des États-Unis ; idem pour chaque colonne. Les premières lettres des mots forment des prénoms sur chaque ligne : Simon, David, Frank, Macha et Louis. Tous les mots de la première ligne se terminent par A. Le plus difficile est de mémoriser les positions des noms commençant ou se terminant par A, c'est donc sur ce point qu'il faut se concentrer ; le reste se retrouve par déduction.

35e jour

Logique

1. La somme des chiffres de 1 à 9 vaudra toujours 45 et il est impossible d'obtenir 22,5 de chaque côté. L'astuce consiste par exemple à retourner le 9 pour en faire un 6. On échange ensuite le 2 et le 1 de place pour obtenir 21 de chaque côté. Il existe bien sûr d'autres solutions, en retournant le 6 pour en faire un 9, ou en inversant d'autres cartes.

2. 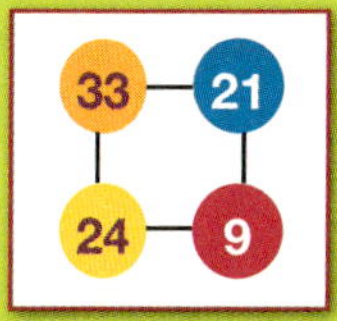

Pour trouver la boule jaune, on ajoute 3 à la bleue. En additionnant la bleue et la jaune, puis en divisant par 5, on obtient la rose. En multipliant par 2 la bleue et en soustrayant la rose, on détermine la boule orange. Pour parvenir à 9 rose, il faut donc que bleue + jaune vaille 45. Sachant que jaune = bleue + 3, cela implique que jaune = 24 et bleue = 21. Rose vaut alors bien (24 + 21) : 5 = 9 et orange = 2 × 21 – 9 = 33.

Perception spatiale

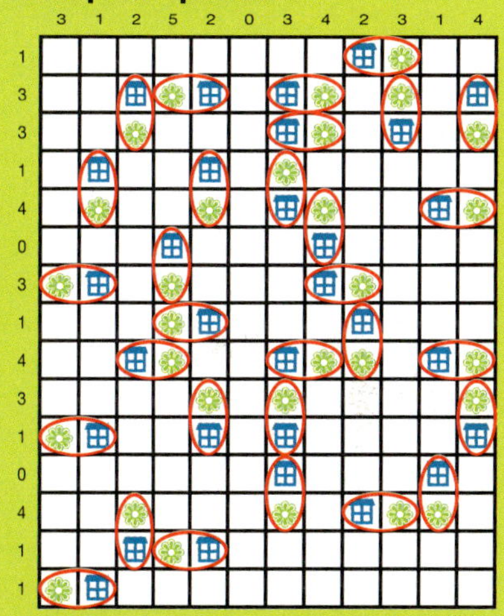

Langage

Pharaonique, saucissonnée, vietnamienne, invulnérable, noctambulisme, métropolitains, protectionniste, conchyliculture.

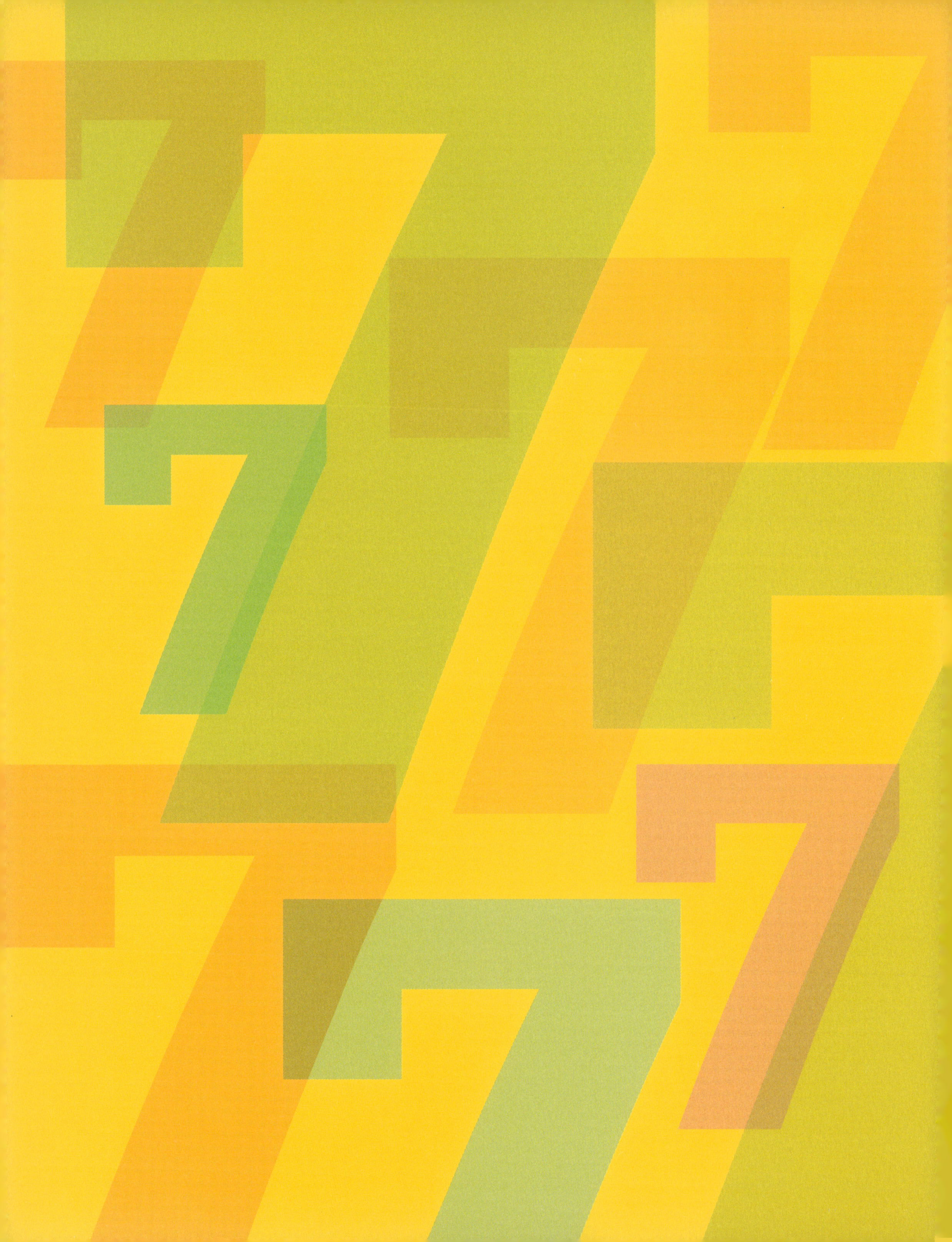

La maîtrise de l'espace

Ne **perdez** pas le **nord** !

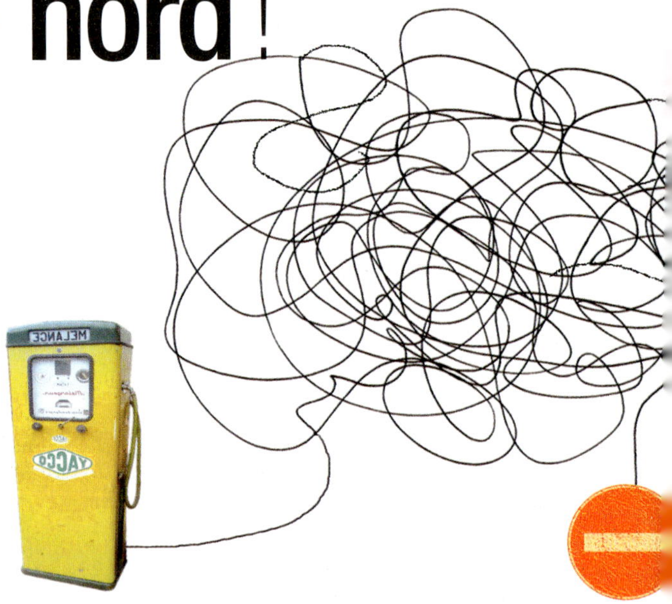

Avoir le sens de l'orientation, c'est se repérer très rapidement dans un espace non familier. C'est être capable, sans carte, de retrouver on point de départ après avoir parcouru un itinéraire comprenant de nombreux changements de direction. Cette faculté repose sur une perception géométrique de l'espace et sur une capacité à conserver en mémoire la configuration de lieux absents du champ visuel.

La mémoire spatiale

On ne pense pas à son itinéraire quand on va chercher du pain car le cerveau est capable de mémoriser les relations spatiales entre différents points de repère. Nous stockons ainsi une représentation très détaillée des rues que nous empruntons tous les jours. Et, à une plus large échelle, nous sommes capables de restituer les positions des principaux monuments de notre ville ou l'itinéraire menant à notre lieu de vacances habituel. Au bout du compte, la mémoire spatiale nous fait gagner un temps considérable et témoigne de notre adaptation à notre environnement.

Comment faisons-nous pour retrouver l'endroit où nous avons garé notre voiture ? Deux stratégies peuvent être mises en œuvre et se combiner, avec plus ou moins d'efficacité selon les individus. On peut reconstituer le chemin parcouru en faisant appel à notre mémoire des mouvements (« Là, j'ai tourné à gauche, puis j'ai continué tout droit »). En général, on associe le souvenir du trajet parcouru à des événements, à des rencontres (« C'est ici que j'ai vu un chat »), et à des points de repère. Cette « mémoire de route » est donc principalement une mémoire kinesthésique, c'est-à-dire relative aux mouvements (voir p. 20), confortée par la mémoire visuelle et la mémoire épisodique, qui stocke la succession des épisodes vécus.

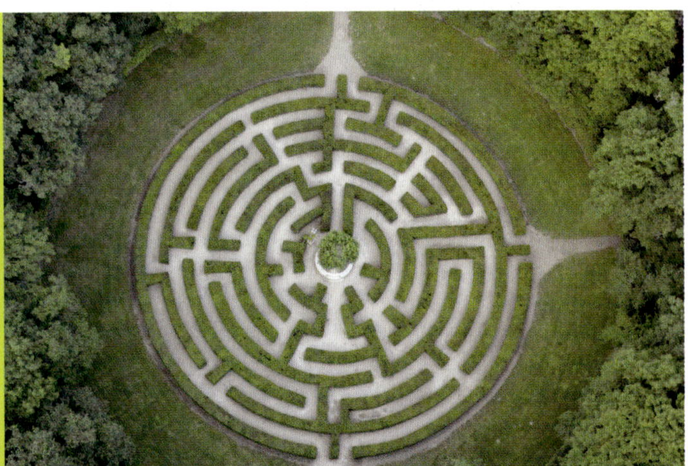

Pour s'orienter dans un environnement sans repère comme une forêt ou un labyrinthe, il faut avoir la capacité d'élaborer une carte mentale de l'espace, qui va s'ajuster en temps réel selon les déplacements effectués. On dirait aujourd'hui qu'il faut avoir un GPS dans la tête !

Avez-vous les bonnes cartes ?

Certaines personnes développent une stratégie appelée « mémoire de carte ». Elles enregistrent la configuration globale des lieux et en dressent une sorte de carte, qu'elles parcourent mentalement pour choisir un itinéraire, pouvant être différent du trajet d'origine. Cette mémoire de carte s'appuie donc sur les positions relatives des différents points de repère, sans tenir compte de la position de l'observateur. Cette stratégie est dite allocentrée. À l'inverse, la « mémoire de route », qui se base sur une représentation de l'espace centrée sur l'observateur, est dite égocentrée.

Des travaux en neurophysiologie ont montré que de nombreuses structures du cerveau, situées essentiellement dans l'hémisphère droit, étaient impliquées dans ces deux types de mémoire. Certaines d'entre elles sont communes, mais d'autres sont totalement distinctes. L'imagerie cérébrale indique en effet que la mémoire de route active des réseaux de neurones du lobe pariétal et du lobe frontal, tandis que la mémoire de carte sollicite ceux de l'hippocampe droit. On constate par ailleurs que des lésions de cette zone cérébrale entraînent des déficits majeurs dans la mémoire spatiale, tandis que celles du cortex pariétal droit peuvent être à l'origine du curieux syndrome de négligence spatiale (héminégligence). Ce trouble conduit à ignorer les

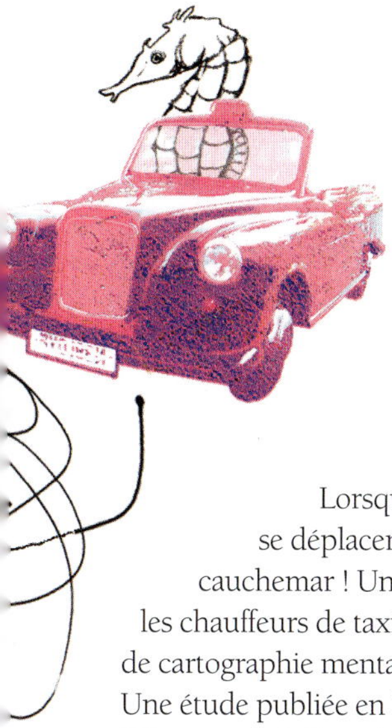

éléments situés du côté gauche du corps. Ceux qui en sont atteints vont par exemple se raser uniquement du côté droit, et manger seulement la moitié de leur assiette…

Taxi drivers

Lorsqu'on n'a pas le sens de l'orientation, se déplacer dans une grande ville peut virer au cauchemar ! Un problème que ne semblent pas rencontrer les chauffeurs de taxi, qui disposent apparemment d'une sorte de cartographie mentale aussi efficace qu'un GPS.
Une étude publiée en 2000 par une équipe de neurologues de l'University College de Londres a montré, IRM à l'appui, que la partie postérieure de l'hippocampe des chauffeurs de taxi londoniens grossissait à mesure qu'augmentait leur expérience. Cette découverte semble indiquer que ces professionnels des transports stockent dans cette partie de leur cerveau leur connaissance des quelque 250 000 rues de la ville.
Comment activent-ils cette compétence ? Pour le savoir, les chercheurs leur ont confié un jeu sur console dont le cadre est une réplique virtuelle de la City londonienne. Ils ont ainsi découvert que l'activité de l'hippocampe est particulièrement élevée au moment où les chauffeurs planifient leur itinéraire, tandis que d'autres zones cérébrales prennent le relais aux carrefours à proximité des points d'intérêt, mais aussi lorsqu'ils regardent autour d'eux ou lorsqu'ils cherchent à anticiper le comportement des autres conducteurs.

L'orientation et l'espace

Si les questions et exercices ci-dessous vous semblent simplissimes, c'est que vous avez de bons repères spatiaux. Dans le cas contraire, c'est que vous ne sollicitez pas ce sens dans votre vie quotidienne ou encore que l'orientation n'est pas votre point fort.

1. Comment sont orientées les façades de votre maison ou appartement ? ....
2. Quelle est la distance approximative de votre domicile à votre boulangerie ? ....
3. Tracez grossièrement les frontières de votre pays et situez votre ville (sans modèle et en quelques minutes). ....
4. Établissez le plan de votre domicile en respectant au mieux la forme des pièces et les proportions des différents espaces...
5. Dessinez un itinéraire familier comme si vous deviez indiquer le chemin à quelqu'un qui ne connaît pas du tout les lieux...

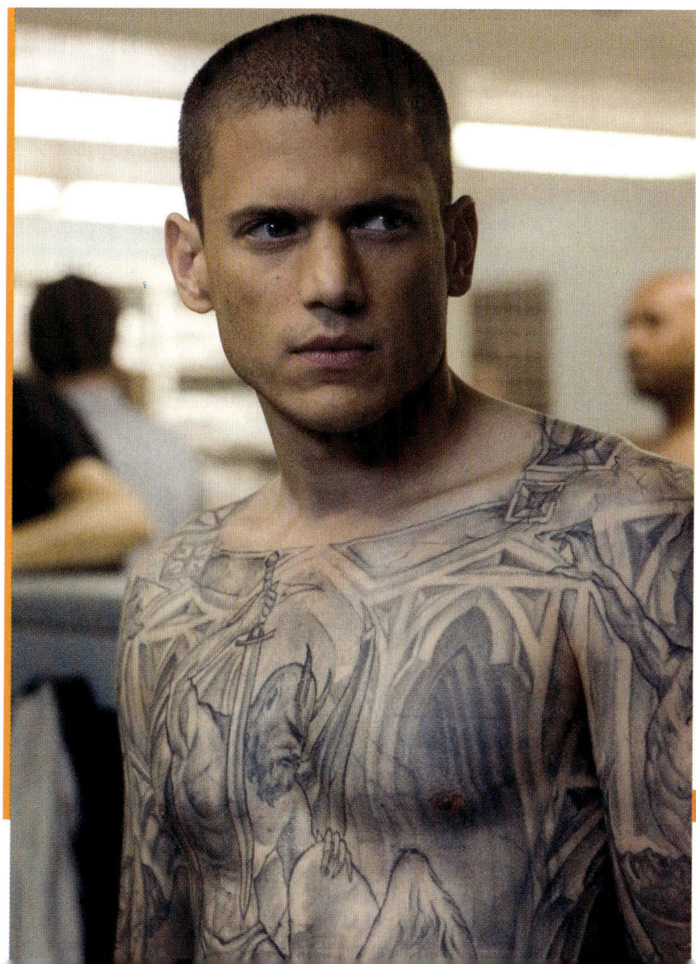

La grande évasion

Dans la série américaine *Prison Break*, les figures mystiques, par exemple un ange ou un démon, tatouées sur le corps du personnage principal dissimulent en fait le plan de la prison dans laquelle il est incarcéré. Cet extraordinaire stratagème est destiné à lui permettre de s'évader.
Une telle stratégie est-elle plausible ? Les auteurs de la série affirment que le tatouage créé par Tom Berg masque réellement les plans d'une prison. Pour les retrouver, le héros a dû mémoriser le sens des différents indices représentés. L'infirmerie, par exemple, correspond à une partie précise de l'anatomie d'une des figures tatouées. Alors que ces dessins superposés au plan de la prison pourraient empêcher un non-initié de décrypter les informations pertinentes, ils aident considérablement le héros, un ingénieur de talent, à reconstituer la configuration des lieux. On peut y voir un parallèle avec les cartes des constellations, qui facilitent le repérage et la mémorisation des relations topologiques entre étoiles en les intégrant par exemple au dessin figuratif d'un lion ou d'un taureau.

Entraînez votre mémoire spatiale

Ces différents exercices ont pour but de vous aider à améliorer votre mémoire de carte et votre mémoire de route, à apprendre à visualiser un objet sous différents angles mais aussi à jongler avec les échelles.

Vues aériennes

Quelle vue aérienne correspond à ce dessin ?

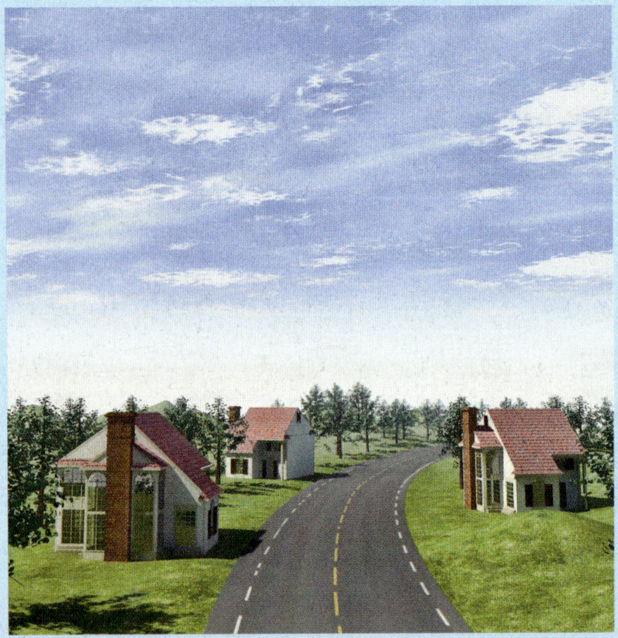

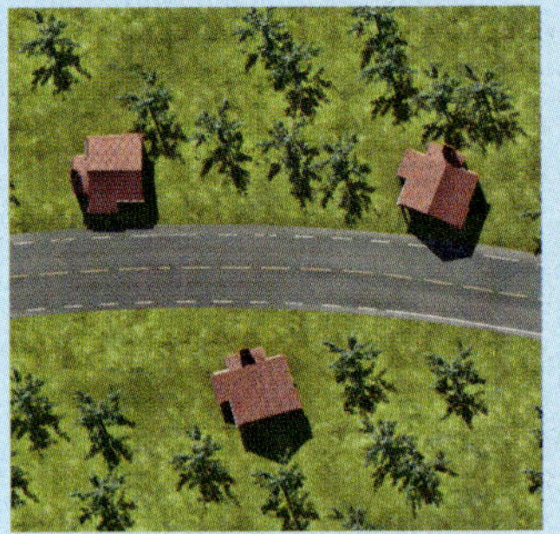

☐ 1

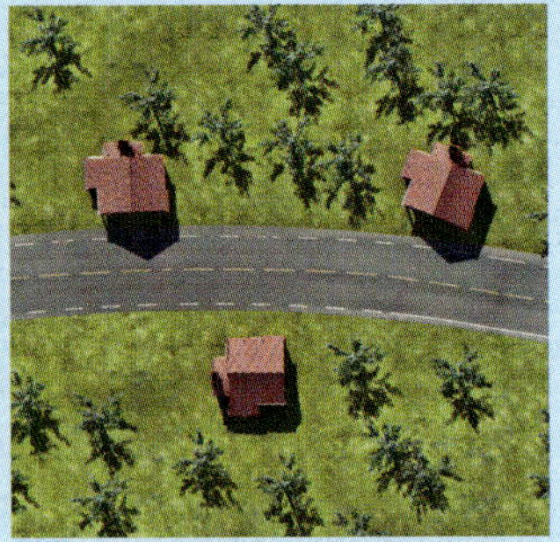

☐ 2

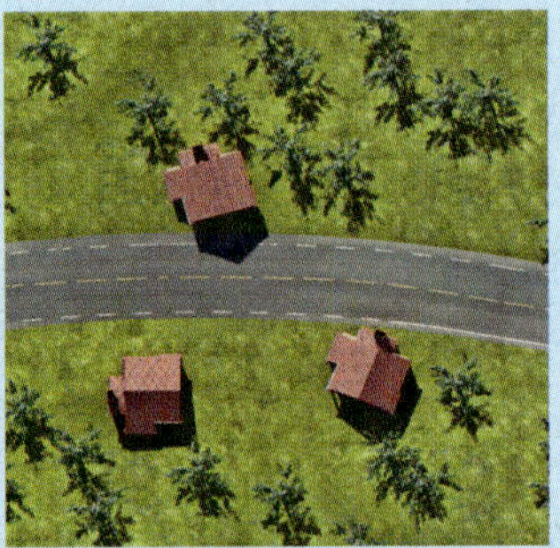

☐ 3

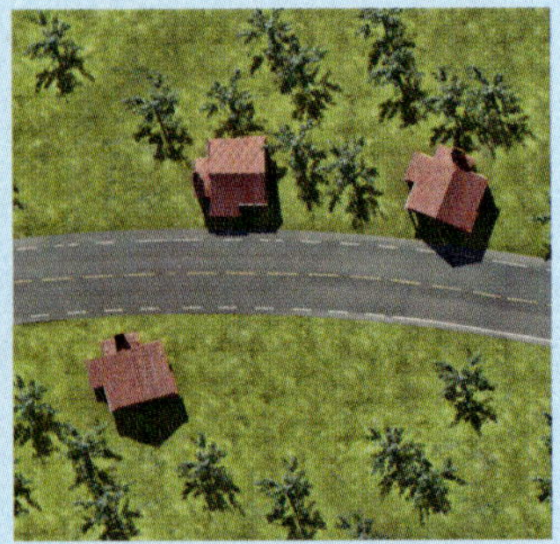

☐ 4

Des points de vue différents

Ces 4 images représentent des *crop circles,* ces formations énigmatiques qui apparaissent dans les champs de blé et que certains attribuent à des extraterrestres. Trois d'entre elles montrent le même assemblage de motifs circulaires, la quatrième ne présente pas la même configuration. Laquelle est-ce ?

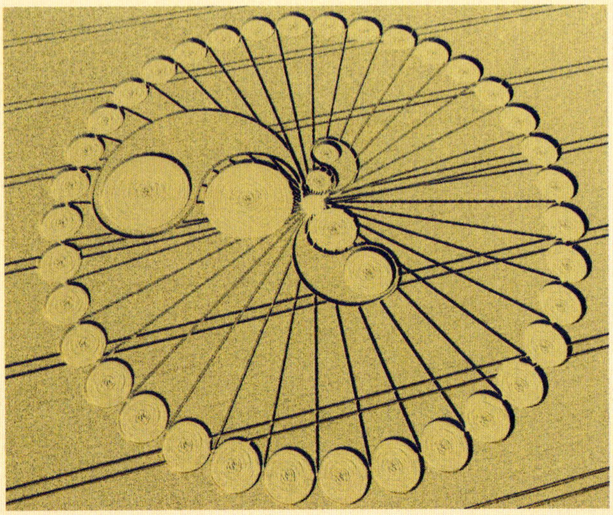

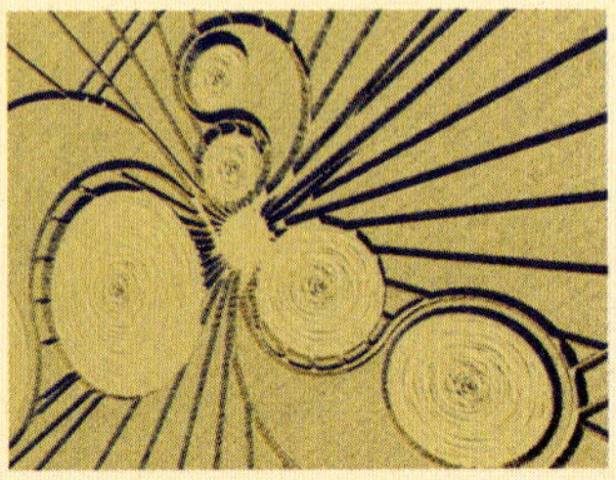

☐ 1

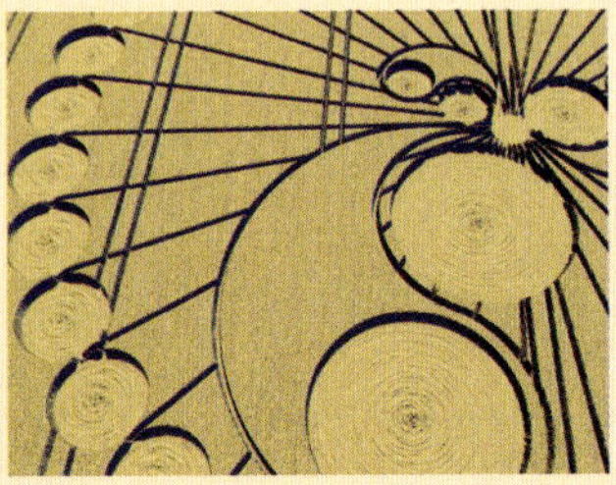

☐ 2

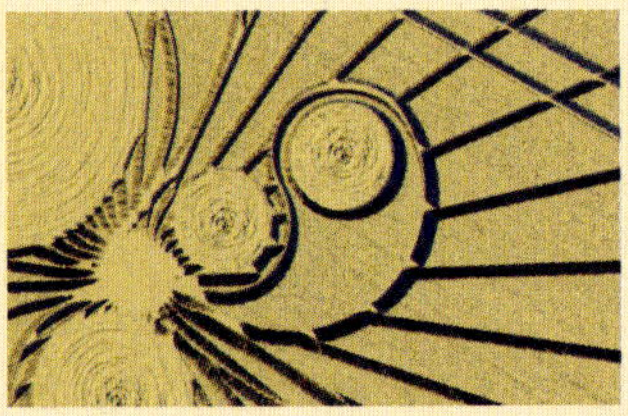

☐ 3

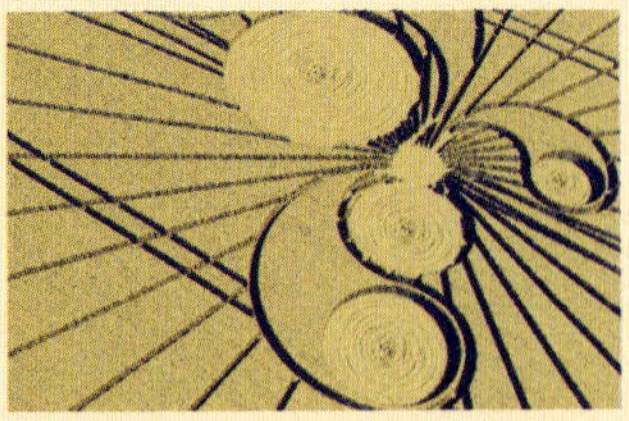

☐ 4

Itinéraire

1. Observez attentivement cet itinéraire, puis cachez-le.

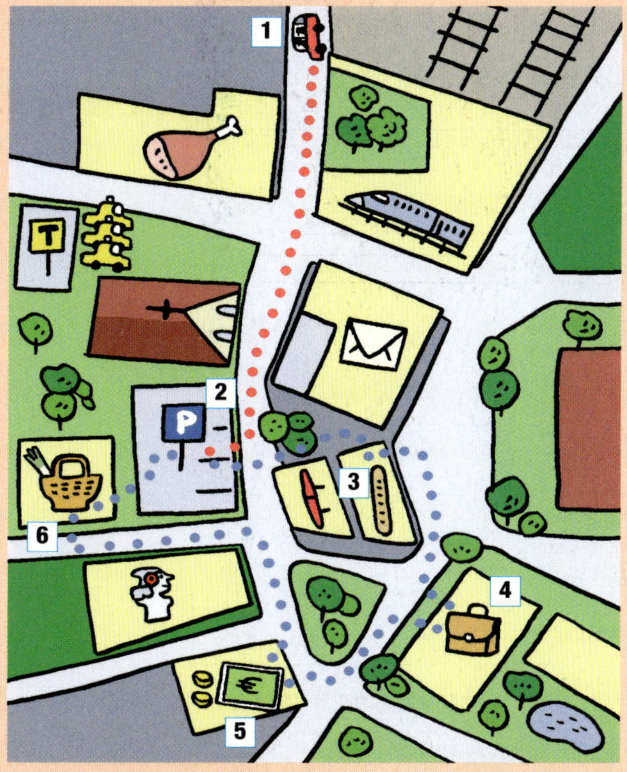

2. Retracez l'itinéraire emprunté et les étapes.

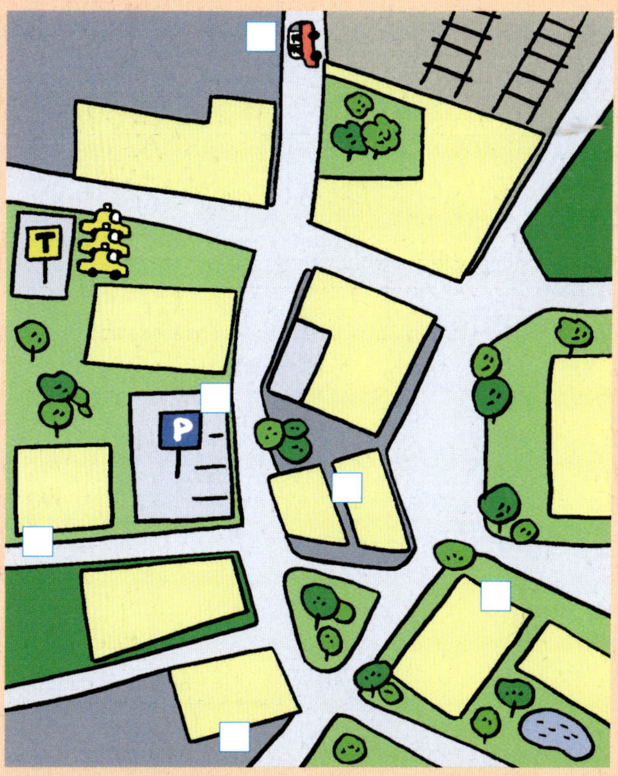

Savez-vous utiliser les échelles ?

Sur une carte ou sur un plan, les longueurs sont proportionnelles aux distances réelles. Et le rapport entre les deux, appelé coefficient de proportionnalité, est donné par l'échelle.

$$\text{Échelle} = \frac{\text{distance sur la carte}}{\text{distance sur le terrain}}$$

Autrement dit, sur une carte au 1/200 000, 1 cm sur la carte représente 200 000 cm (2 km) sur le terrain.

1. Quel est le meilleur itinéraire ?

Alice décide d'aller à vélo de Aville (A) à Béville (B). Avant de partir, elle regarde la carte (au 1/200 000) et deux possibilités s'offrent à elle :
– passer par Céville (C), en empruntant deux tronçons de route tout droits dont elle peut facilement mesurer les longueurs sur la carte : AC = 15 cm et CB = 10 cm ;
– passer par Déville (D), la carte indiquant une distance de 60 km pour cet itinéraire.

Entre A et C, la montée est rude : Alice ne pourra rouler qu'à 25 km/h ; entre C et B, la route descend : elle roulera à 40 km/h. La route passant par D est plate : elle pourra pédaler à 30 km/h. Elle part à 14 h et aimerait arriver avant 15 h 45. Quel itinéraire doit-elle choisir ?

2. Taille réelle

Sur le plan du service des transports (échelle 1/1 000), la longueur de la place du village est de 15 cm. Sur le plan de l'office de tourisme (échelle 1/600), la largeur de cette place est aussi 15 cm. Quelles sont les dimensions réelles de la place ?

3. Taille réduite

Violette vient d'acheter un appartement. Sur le plan donné par le promoteur, la salle de bains, carrée, de 4 m de côté, est représentée par un carré de 12 cm de côté. Quelles sont, sur le plan, les dimensions du séjour, une pièce de 6 m sur 4,50 m ? Vous n'avez pas besoin de poser les opérations.

Solutions

Vues aériennes 1.
Des points de vue différents 4.
Itinéraire Voici l'un des scénarios possibles : Je vais en voiture jusqu'au parking ; je passe à la boulangerie acheter un croissant ; je dépose mon fils à l'école ; je vais retirer de l'argent à la banque avant d'aller faire des courses chez le primeur et de retourner au parking.
Savez-vous utiliser les échelles ?
1. Alice doit passer par C. Elle mettra 1 h 12 pour aller de A à C, puis 30 min pour aller de C à B : elle arrivera donc à 15 h 42. Elle mettrait 2 h en passant par D, et n'arriverait qu'à 16 heures.
2. Longueur : 15 ×1 000 = 15 000 cm = 150 m. Largeur : 15 × 600 = 9 000 cm = 90 m.
3. Les dimensions sur le plan sont 18 cm et 13,5 cm. L'échelle est au 3/100 puisque 100 m = 3 cm (4 m = 12 cm). Il faut donc multiplier les dimensions réelles par 0,03. Autre raisonnement encore plus simple : 6 m = 4 m + la moitié de 4 m, donc 6 m correspond à 18 cm (12 + 6). 1 m correspond à 3 cm, donc 4,50 m correspond à 12 cm (4 x 3) + 1,5 cm (0,5 x 3), soit 13,5 cm.

En **long** et en **large**

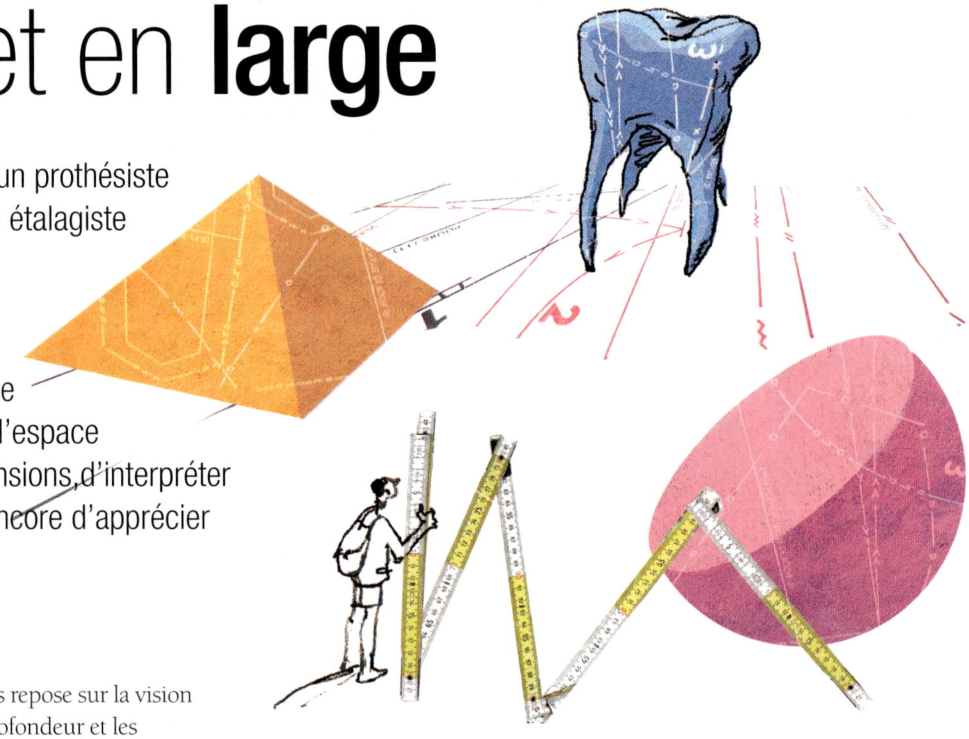

Qu'est-ce qu'un paysagiste, un prothésiste dentaire, un ingénieur et un étalagiste ont en commun ? Ils possèdent en général une bonne aptitude à percevoir les formes et les volumes. Cette qualité permet de se représenter des objets dans l'espace à partir d'images en deux dimensions, d'interpréter des plans de construction, ou encore d'apprécier distances et proportions.

Le monde en 3D

L'aptitude à visualiser en trois dimensions repose sur la vision binoculaire, qui permet d'apprécier la profondeur et les distances. Chez l'homme, les yeux reçoivent simultanément l'information sous deux angles légèrement différents. À chaque instant, le cerveau opère la fusion des deux images rétiniennes pour construire la perception. Cette faculté est également mise en œuvre pour évaluer le mouvement : la trajectoire et la vitesse d'un objet sont perçues par comparaison d'images intégrées à différents instants. En grandissant, un enfant apprend ainsi à anticiper la position d'un objet en mouvement : il devient capable d'attraper un ballon et, avec de l'entraînement, il pourra jongler avec deux ou trois balles.

Mettez le volume

La manière dont le cerveau traite l'information visuelle est un vaste sujet d'étude. Reconstruit-il les volumes à partir d'une série d'images planes ? Ou bien, comme l'ont avancé des chercheurs américains dans les années 1990, reconnaît-il directement certains volumes ? Quoi qu'il en soit, le processus cognitif de reconnaissance des objets est très rapide. Alors qu'on a longtemps pensé qu'une forme devait d'abord être isolée au sein d'une image avant d'être catégorisée, une étude menée en 2005 a montré que ces deux étapes s'opéraient simultanément.
En 2007, des neurobiologistes belges ont cherché à identifier les zones du cerveau stimulées lors d'activités de perception tridimensionnelle en s'appuyant sur des IRM de primates. Selon leurs travaux, le centre de traitement des informations visuelles concernant la position spatiale, la vitesse et la direction serait situé dans une partie du cortex intrapariétal antérieur, une zone également impliquée dans le contrôle visuel de la main.

Un nombre en or

Le cerveau est-il particulièrement sensible à certaines proportions ? De nombreux artistes et architectes sont persuadés qu'il existe une proportion idéale du point de vue esthétique. Cette « divine proportion » aurait inspiré les bâtisseurs de pyramides égyptiens et les constructeurs de temples grecs, les artistes de la Renaissance ou, plus récemment, l'architecte Le Corbusier et le peintre Salvador Dalí.
Cette proportion peut se définir comme un rapport idéal entre la longueur et la largeur d'un rectangle. Les deux rectangles tracés ici sont des rectangles d'or : ils ont les mêmes proportions, le même coefficient de proportionnalité, appelé nombre d'or : 1,618.

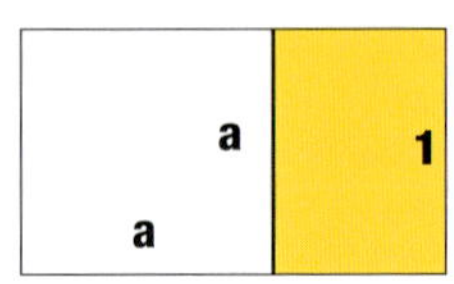

Le nombre d'or est la solution positive de l'équation $a^2 = 1 + a$.
Une résolution de l'équation du second degré mène à :

$$a = \frac{1+\sqrt{5}}{2} \approx 1{,}618$$

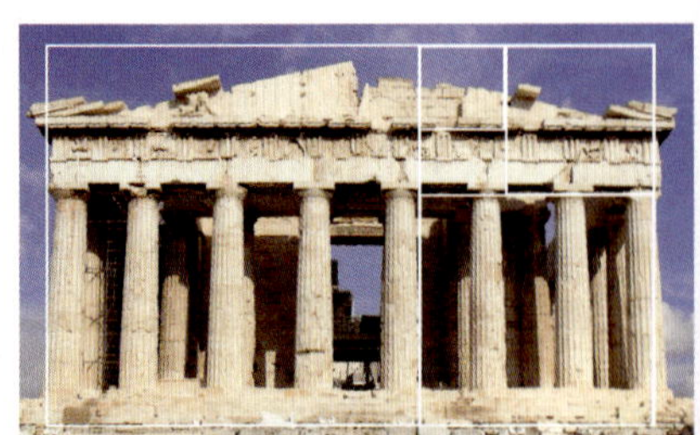

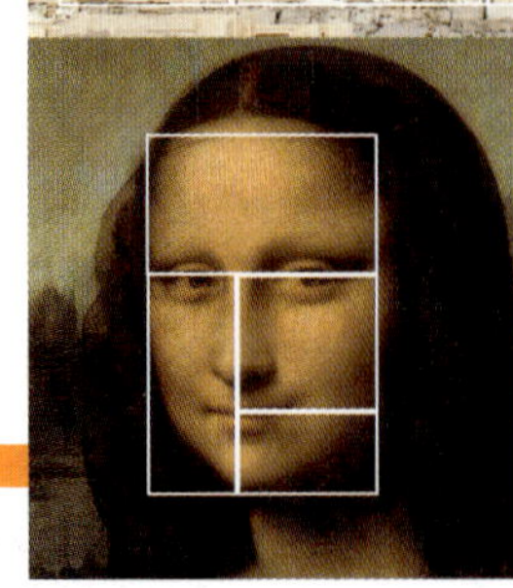

Avez-vous le sens de la perspective ?

Pour tester la perception tridimensionnelle (en 3D), on utilise souvent des dessins en perspective composés de cubes, l'objectif étant de ne pas les confondre avec d'autres assemblages légèrement différents ou avec leur image en miroir. Pour comparer ces dessins entre eux, le cerveau doit opérer des rotations, translations ou torsions mentales correspondant aux mouvements physiques réels des objets. Les jeux de construction développeraient l'intelligence spatiale chez l'enfant. Ainsi, si les femmes réussissent souvent moins bien que les hommes ce type de test, c'est peut-être parce que, dans leur enfance, elles n'ont pas consacré assez de temps à ces loisirs.

Les cubes

1. Deux cubes seulement correspondent à la figure dépliée. Lesquels ?

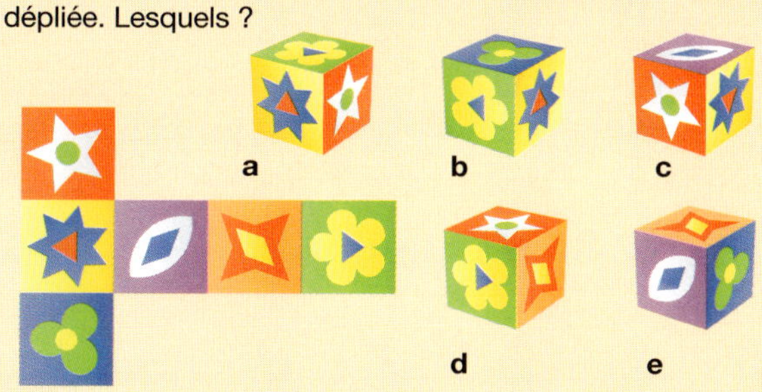

2. Un cube seulement correspond à la figure dépliée. Lequel ?

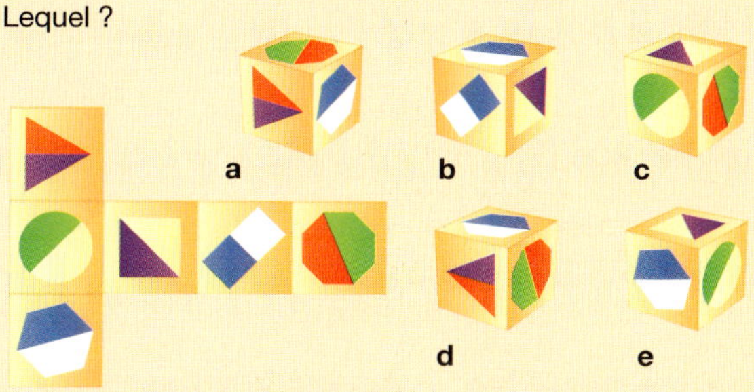

3. Ces 3 dessins représentent le même cube. De quelle couleur est la face opposée à la face jaune ?

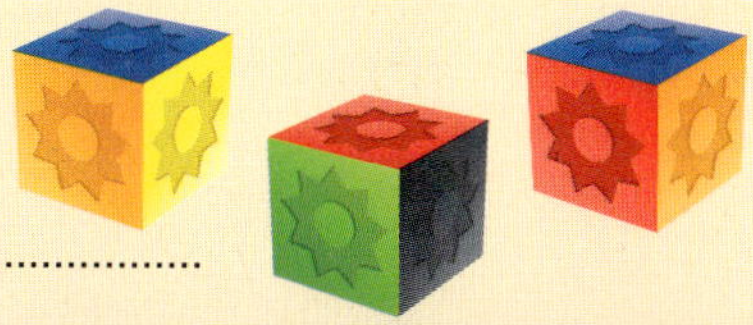

....

Engrenages

a et b tournent-ils dans le même sens ?

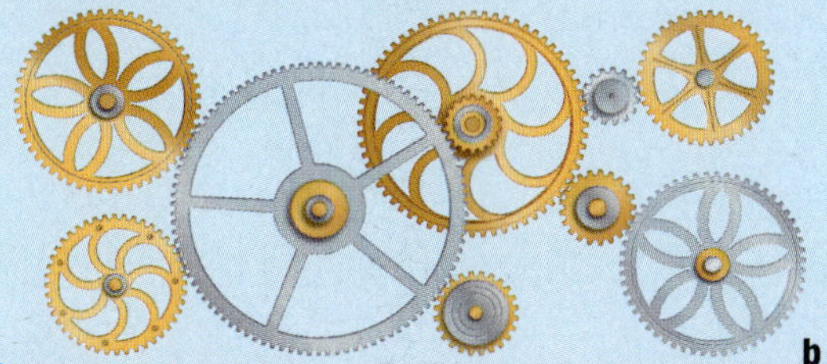

☐ **Oui** ☐ **Non**

Les puzzles

1. Quelles sont les 4 pièces à assembler pour former un cercle ?

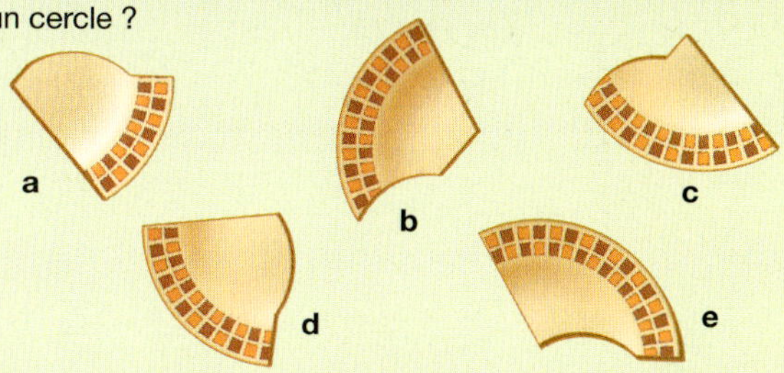

2. Quelle pièce faut-il choisir pour former un carré avec celle-ci ?

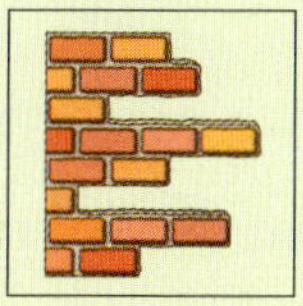

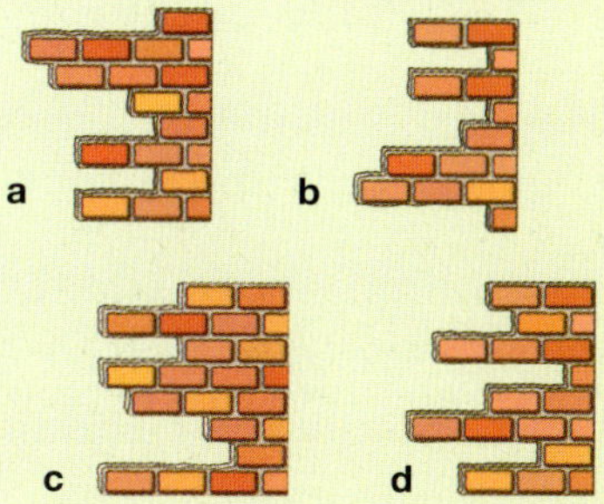

3. Une boîte rectangulaire de 9 cm sur 4 cm renferme les 3 morceaux rectangulaires d'un puzzle. La boîte est complètement remplie et, avec ces morceaux, on peut reconstituer un carré.

Quelles sont les dimensions des 3 parties du puzzle ?

....

....

....

....

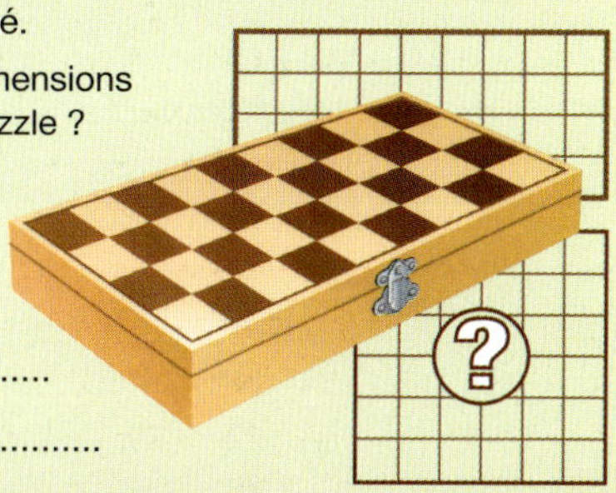

Solutions

Les cubes
1. a, c. **2.** b.
3. Rouge.

Engrenages
Oui.

Les puzzles
1. a,b, c, et e.

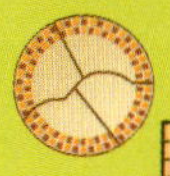

2. d.

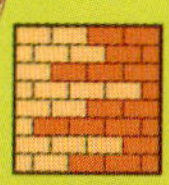

3. Les côtés du carré font 6 cm. Le puzzle est composé d'un rectangle de 6 × 4 cm et de deux rectangles de 3 × 2 cm.

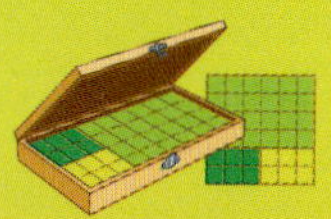

L'intrus

Dans chacune des séries suivantes, trouvez quelle figure est en trop.

1.

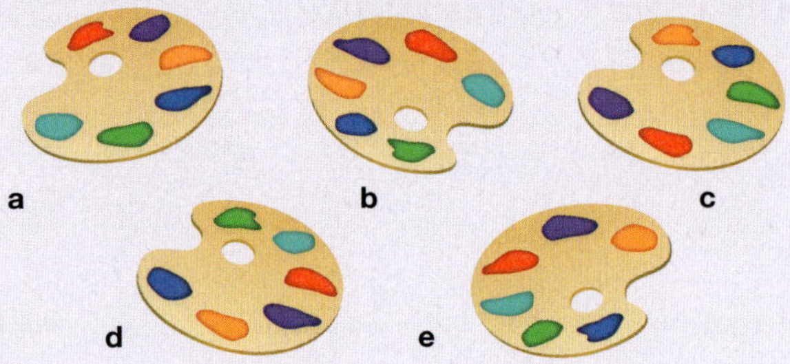

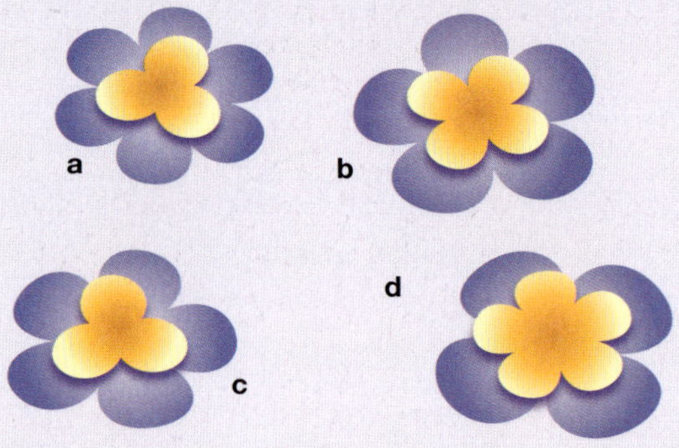

2.

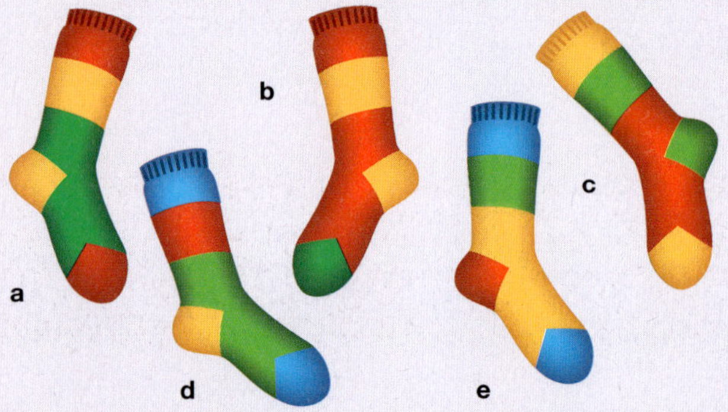

4.

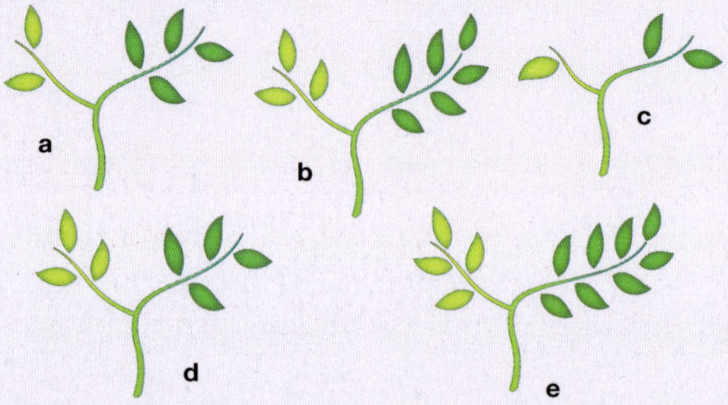

Sous les pavés

Intuitivement, pensez-vous que l'on puisse paver n'importe quelle grande surface (sans vide ni chevauchement) avec des mosaïques toutes identiques et ayant la forme d'un des quadrilatères ci-contre ?

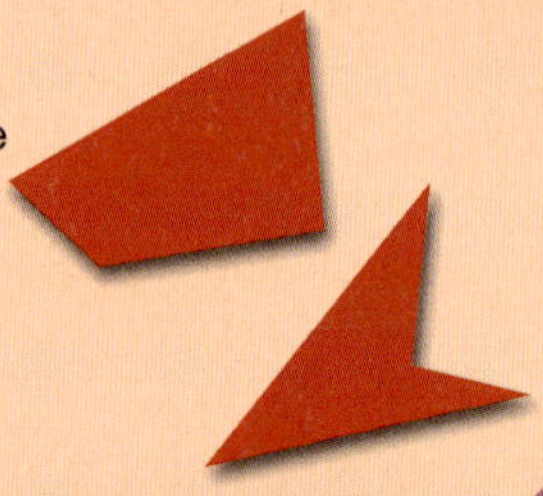

Coup de couteau

Ce gâteau est formé de trois gâteaux carrés juxtaposés. Une cerise est placée au milieu de l'un d'eux. Peut-on, d'un seul coup de couteau passant par cette cerise, partager le gâteau en deux parts de même aire ?

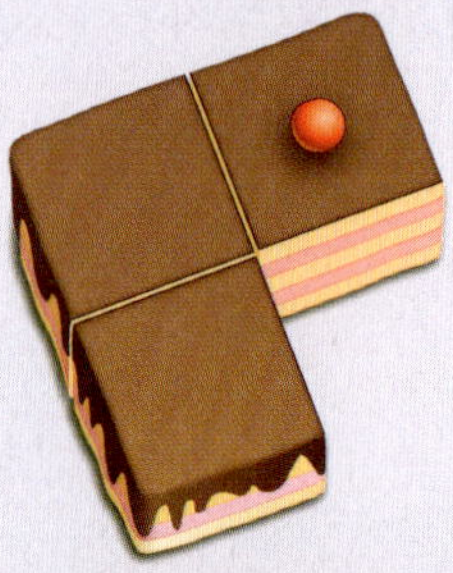

Le verre incliné

Dessinez la ligne du liquide dans le verre incliné.

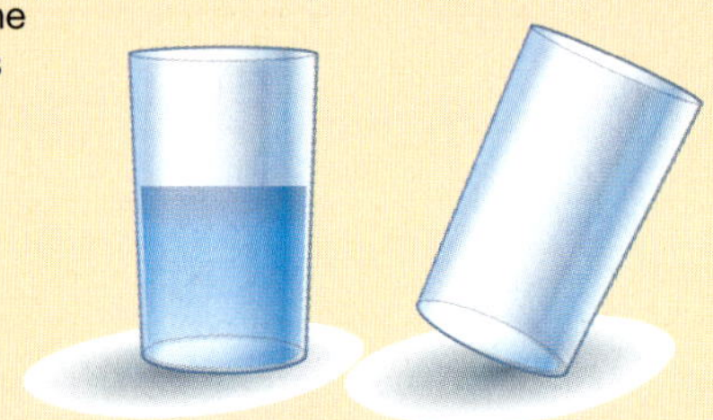

Solutions

L'intrus 1. b. C'est la seule palette dont les couleurs n'évoluent pas dans le sens des aiguilles d'une montre. **2.** b. Cette chaussette n'a pas la pointe et l'extrémité de la même couleur. **3.** c. Cette fleur ne compte pas 9 pétales comme les autres. **4.** d. Les feuilles de la branche de droite devraient être au nombre de 6 (soit le double de la branche de gauche) pour figurer dans la même série que les autres.

Sous les pavés

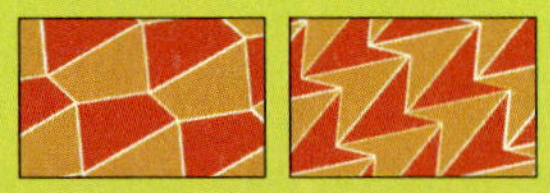

Le verre incliné

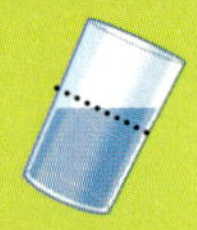

Coup de couteau

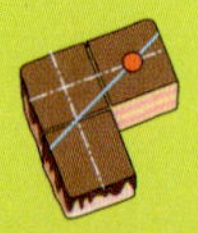

LA MAÎTRISE DE L'ESPACE

Les tangrams

Le tangram est un jeu chinois qui consiste à agencer 7 pièces de bois, de papier ou de carton pour former des silhouettes d'objets, d'animaux, de personnages... Découpées dans un carré, ces pièces de puzzle ont une forme imposée, et il faut les utiliser toutes sans qu'elles se chevauchent. Ce jeu fait travailler la perception des formes (on manipule les figures géométriques dans différentes positions), le sens des proportions, ainsi que l'imagination pour ceux qui créent leurs propres tangrams.

1. Confectionnez votre tangram en découpant les 7 pièces dans une feuille de papier ou un carton selon le modèle ci-contre, puis retrouvez l'agencement des silhouettes ci-dessous.

Vous pouvez aussi faire ce jeu en retraçant les formes de base des silhouettes au crayon.

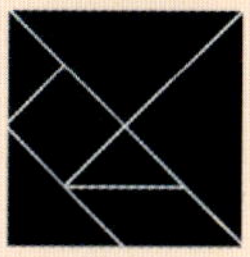

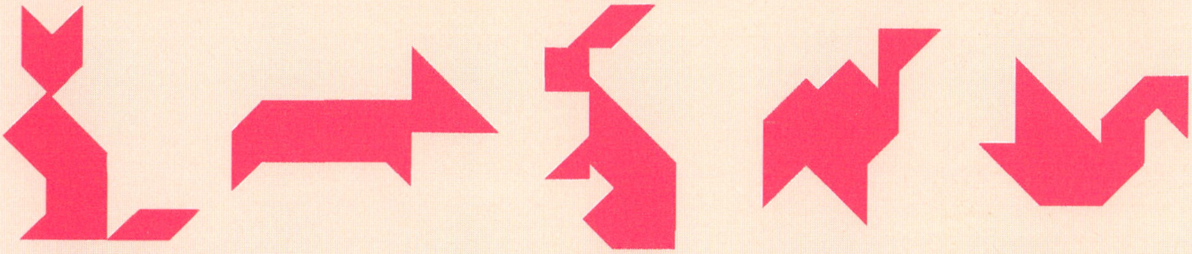

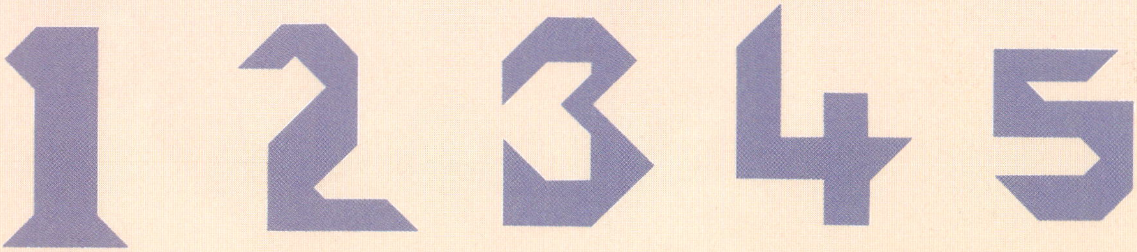

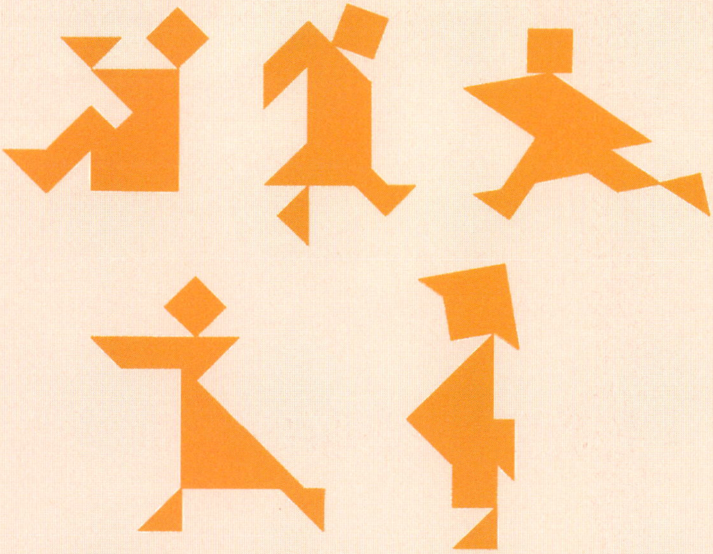

2. Ces deux silhouettes ont été réalisées avec les 7 pièces du même tangram. Comment expliquer leur différence ?

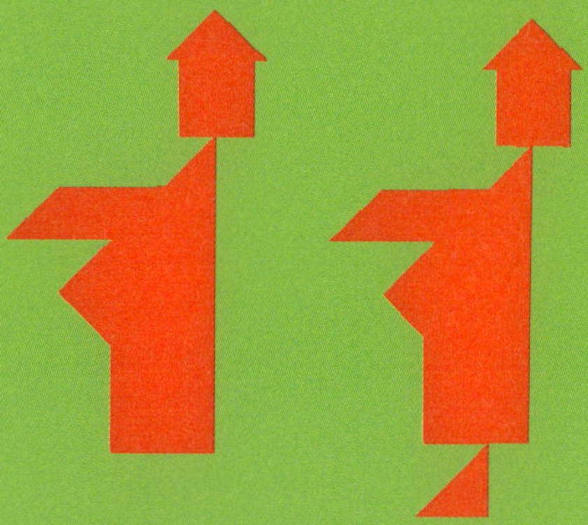

Solutions

1. **2.**

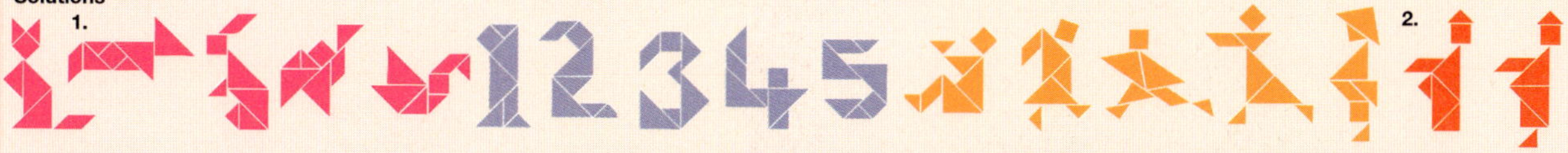

La **représentation** graphique des **connaissances**

Pour mieux comprendre et mémoriser un texte, la méthode la plus simple consiste à en extraire les idées-clés en les surlignant ou en les notant. La transcription graphique des connaissances est aussi une façon de détacher des données essentielles, mais en leur donnant en plus une forme imagée immédiatement compréhensible par le cerveau. Utilisé à bon escient, un bon schéma vaut mieux qu'une longue explication.

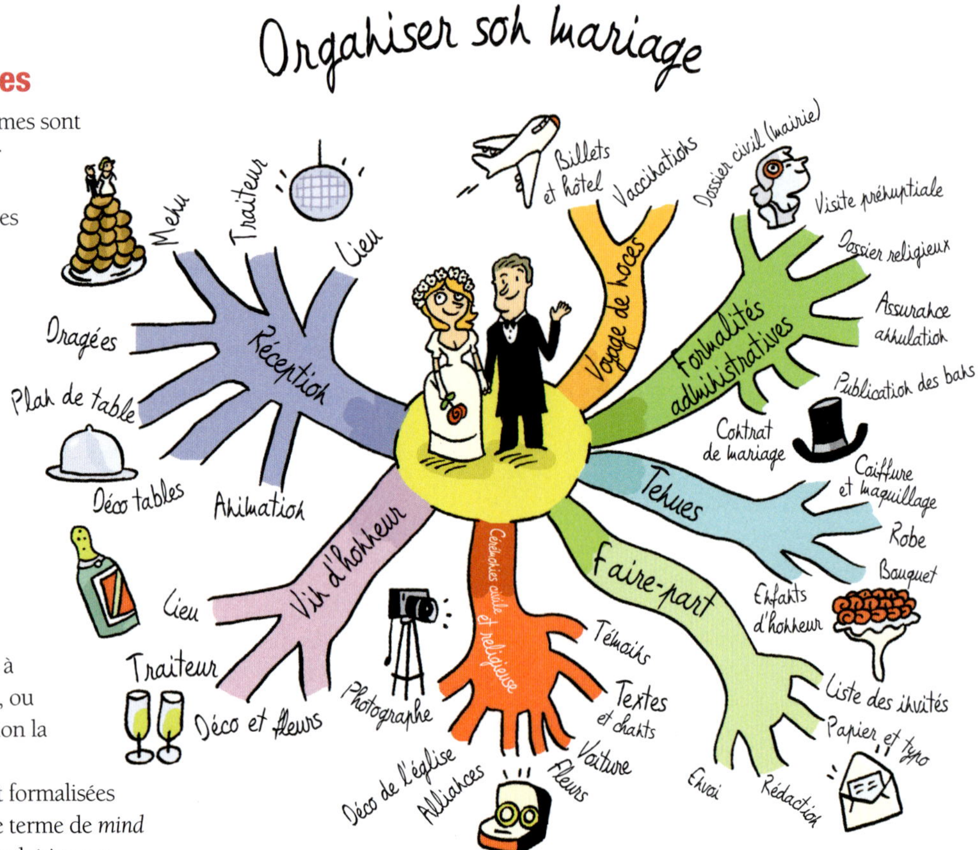

Un arbre de connaissances

Les camemberts, courbes ou diagrammes sont les modèles classiques employés pour traduire visuellement des données quantitatives. Moins connues, les cartes mentales, ou cartes heuristiques, présentent des informations variées sous forme d'arborescence : le thème principal est inscrit au centre d'une page, des branches sont tracées tout autour, menant à des mots-clés qui sont eux-mêmes ramifiés en branches plus fines. L'ensemble du réseau montre, en un coup d'œil, tous les aspects d'un sujet, avec leurs liens logiques et leur hiérarchie. Ces cartes utilisent aussi bien le langage (mots-clés) que la symbolique graphique, qui recourt à des codes couleur, des pictogrammes, ou des flèches plus ou moins épaisses selon la nature des liens.

Conçues à l'origine par Aristote et formalisées par le Britannique Tony Buzan sous le terme de *mind mapping*, ces cartes offrent une vue synthétique et panoramique d'un thème ou d'un projet à mener. Leurs applications sont multiples, allant de la mise en forme de notes à la représentation d'une organisation complexe ou au planning d'un projet.

Un exercice cérébral complet

Selon Tony Buzan, cette façon imagée de disposer des idées ou des réflexions est particulièrement efficace car elle exploite toutes les zones du cerveau : l'hémisphère gauche, associé à la logique, au langage et à l'analyse séquentielle, mais aussi l'hémisphère droit, souvent négligé dans les apprentissages, et qui est plutôt rattaché au traitement global, à la créativité et aux aptitudes visuo-spatiales. Même si cette scission fonctionnelle entre les deux hémisphères ne fait pas l'unanimité, ces cartes sont intéressantes à plusieurs titres. Elles supposent une réflexion préalable en faisant aller à l'essentiel et un effort de structure en ordonnant les idées ou les actions, des démarches qui clarifient la pensée et facilitent le travail de mémorisation. Elles sollicitent et exercent la créativité et le sens de l'organisation spatiale. Enfin, la mise en forme imagée refléterait assez bien la manière dont le cerveau capte les informations : par associations et par visualisation.

Avez-vous le sens des mesures ?

La perception géométrique de l'espace et la représentation des quantités sont traitées par une même région du cerveau, le cortex pariétal. Ces compétences existent en chacun de nous en dehors de tout apprentissage formel : nous sommes capables de prendre des points de repère, d'évaluer des distances ou de comparer des quantités de façon approximative en dehors de tout calcul.
La géométrie et l'arithmétique sont nées de ces « intuitions » spatiales ou numériques, elles se sont développées en tant que sciences pour prévoir des résultats par le raisonnement plutôt que par l'expérimentation. De la même façon que l'on exerce le langage ou le raisonnement par des jeux de vocabulaire ou de logique, on peut entraîner ses facultés spatiales par des exercices sur les formes géométriques, les proportions ou les volumes.

Les formes géométriques

1. Comment calcule-t-on le périmètre d'un triangle ?

....
....
....

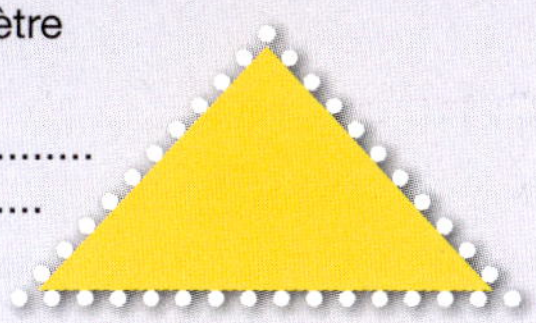

2. Qu'obtient-on lorsqu'on multiplie le diamètre d'un cercle par pi ?

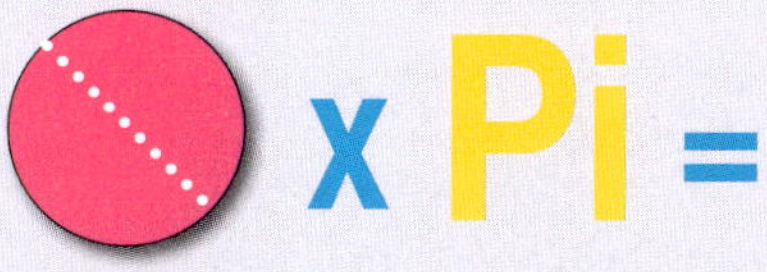

....

3. Comment calcule-t-on l'aire d'un rectangle ?

....
....
....
....

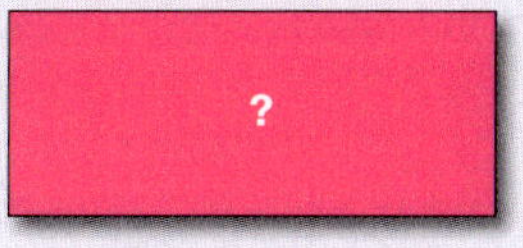

4. La médiane – segment qui joint un sommet (a) au milieu du côté opposé (b) – partage ce triangle en deux triangles de même aire.

☐ **Vrai** ☐ **Faux**

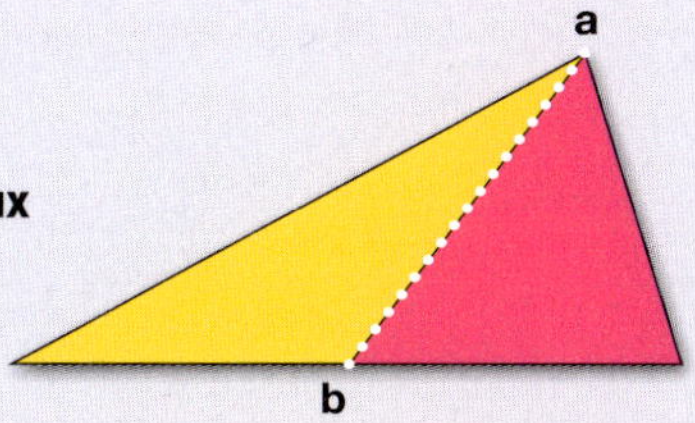

5. Comment calcule-t-on l'aire d'un triangle ?

....
....
....
....

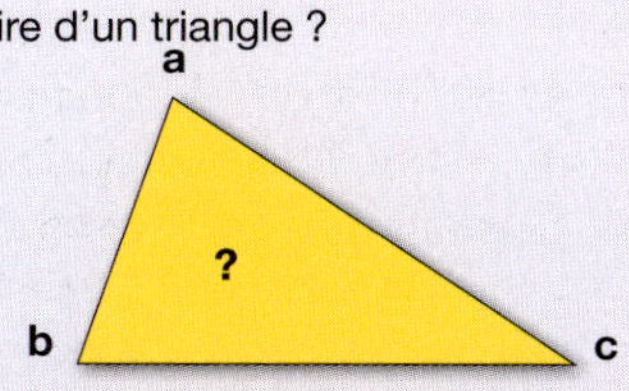

6. Ce puzzle est composé de 6 triangles formés de droites concourantes (qui se coupent toutes au même endroit) qui joignent les sommets du grand triangle au milieu des côtés opposés (a, b et c).

Ont-ils la même aire ?
Si oui, pourquoi ?
....
....
....

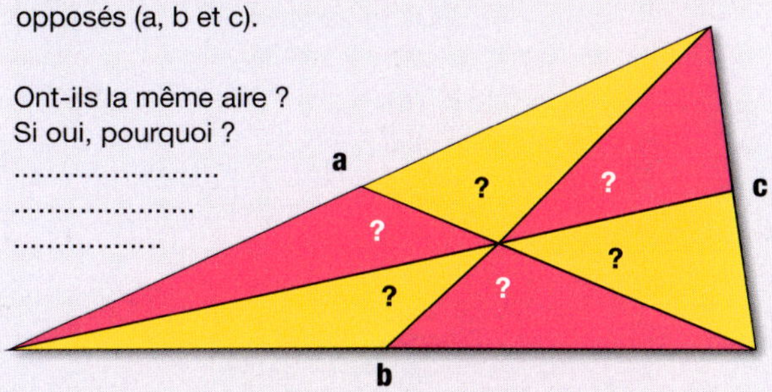

7. Chacun de ces 5 triangles équilatéraux a une aire de 1 m². Sans faire de calcul, déterminez la valeur de l'aire en pointillés.

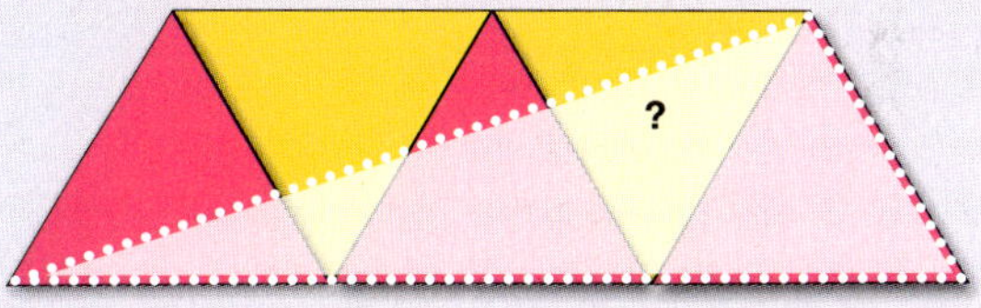

....
....

8. Si on multiplie par 10 les deux côtés d'un rectangle, son aire est multipliée par :

☐ **a.** 10
☐ **b.** 20
☐ **c.** 100

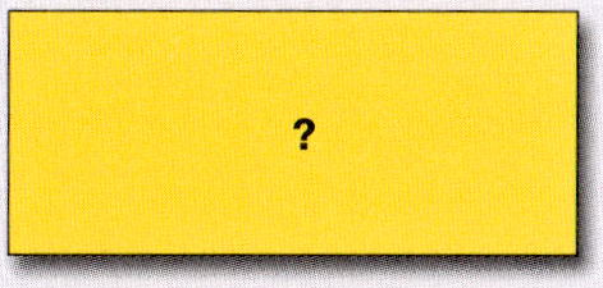

9. Si on divise le rayon d'un cercle par 2, son aire sera divisée par 4.

☐ **Vrai** ☐ **Faux**

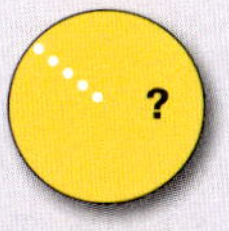

Solutions : voir p. 248.

La géométrie en pratique

1. Quelle est la hauteur de l'arbre ?

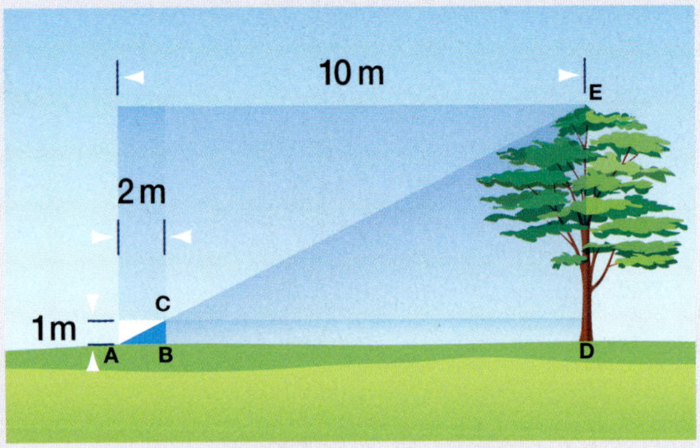

....

2. Un jardinier a planté 2 massifs de fleurs, l'un rouge et l'autre bleu, au milieu d'un gazon. Il prétend que le massif de fleurs rouges a la même aire que la pelouse. Est-ce vrai ?

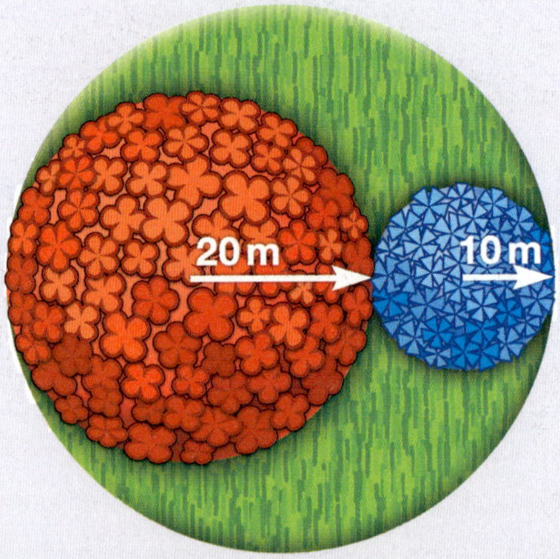

☐ **Vrai** ☐ **Faux**

3. 3 enfants veulent se partager cette tablette de chocolat carrée. Ils souhaitent en faire 3 morceaux d'aire égale et imposent par jeu que la ligne de brisure passe par A. Où doivent-ils placer les point M sur BC et N sur CD ?

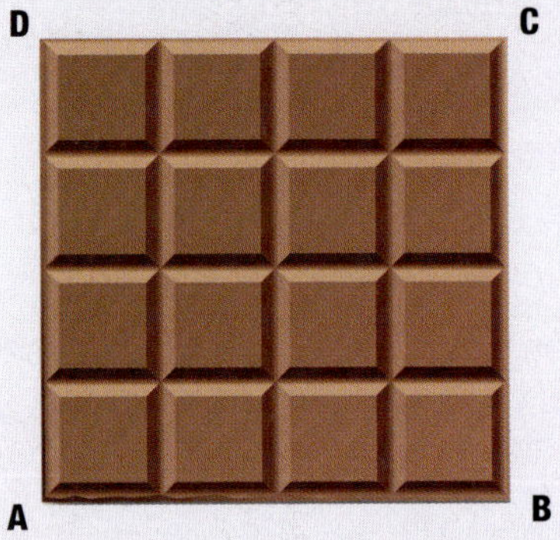

4. A est la base d'un canadair. Un incendie a lieu en F. En quel point du rivage, l'avion doit-il aller puiser de l'eau pour éteindre l'incendie au plus vite ?

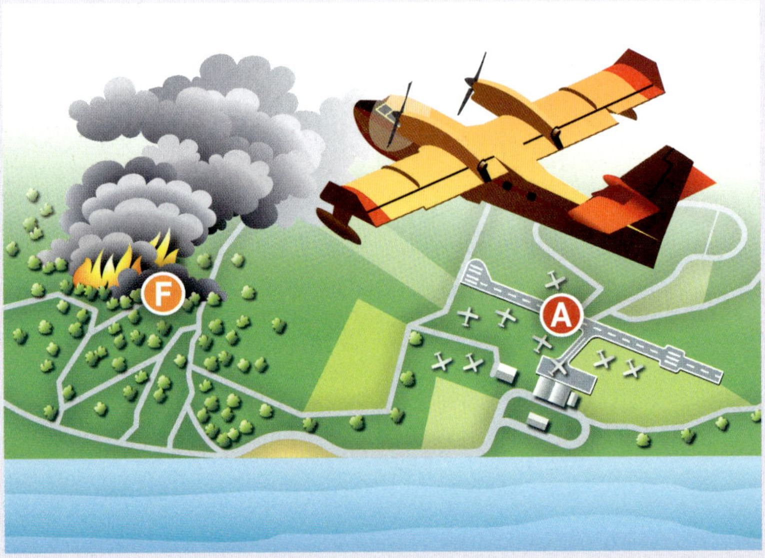

Solutions de la page 247

1. Le périmètre est une longueur. Il suffit d'additionner les longueurs des trois côtés du triangle. **2.** La circonférence du cercle (c'est-à-dire la longueur du segment faisant le tour du cercle). **3.** On multiplie la largeur par la longueur, et on obtient l'aire ou la surface du rectangle (en km^2, m^2, cm^2...). **4.** Vrai. Le triangle jaune a la même aire (ou surface) que le triangle rose. **5.** Pour un triangle abc, on multiplie la base (bc) par la hauteur (ah) et on divise le résultat par 2. On peut donc calculer l'aire de n'importe quel polygone en découpant la figure en plusieurs triangles (par triangulation). **6.** Ces 6 triangles ont la même aire. Le segment joignant un sommet au milieu du côté opposé d'un triangle le coupe en 2 triangles d'aire égale. **7.** 3 m^2 : le triangle de droite + la moitié de l'aire cumulée des 4 triangles du parallélogramme. **8.** c. **9.** Vrai.

Solutions de la page 248

1. 5 m. Le calcul fait appel au théorème de Thalès qui permet de calculer des rapports de longueur :

$\frac{AB}{AD} = \frac{AC}{AE} = \frac{BC}{DE}$, donc $\frac{2}{10} = \frac{1}{\text{hauteur}}$, ce qui donne 5 pour la hauteur.

2. L'aire d'un cercle se calcule en multipliant le rayon au carré par pi ($r^2 \times \pi$). L'aire du massif de fleurs rouges vaut $400 \times \pi$, l'aire bleue vaut $100 \times \pi$ et l'aire totale est $900 \times \pi$. L'aire verte, par différence, vaut donc $400 \times \pi$. Elle est égale à l'aire rouge.

3. L'aire du triangle ABM doit représenter $\frac{1}{3}$ du carré (le carré étant l'unité, soit 1).
Donc, en appliquant la formule du calcul de l'aire d'un triangle, $\frac{AB \times BM}{2} = \frac{1}{3}$
AB = 1, car c'est le côté du carré (l'unité).

Donc $\frac{BM}{2} = \frac{1}{3}$, ce qui donne $BM = \frac{2}{3}$ de l'unité (du côté du carré).
Le même raisonnement s'applique au triangle ADN ($DN = \frac{2}{3}$ de l'unité DC).

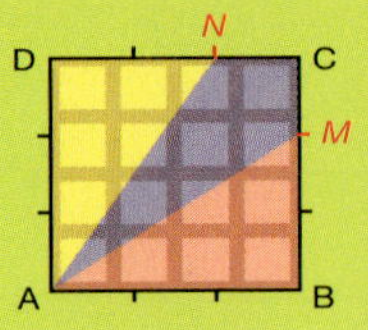

4. Si l'incendie avait lieu dans la mer, au point F' symétrique de F par rapport à la rive, l'avion irait directement de A à F'.
Sa trajectoire couperait la rive au point P.
Comme AF' = AP + PF' = AP + PF, c'est en P que le canadair doit aller puiser son eau.

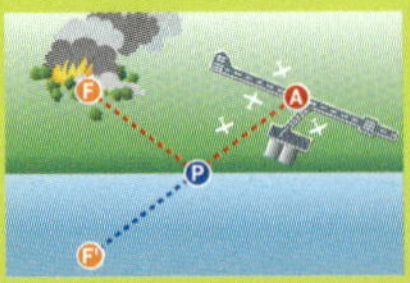

Les unités de mesure

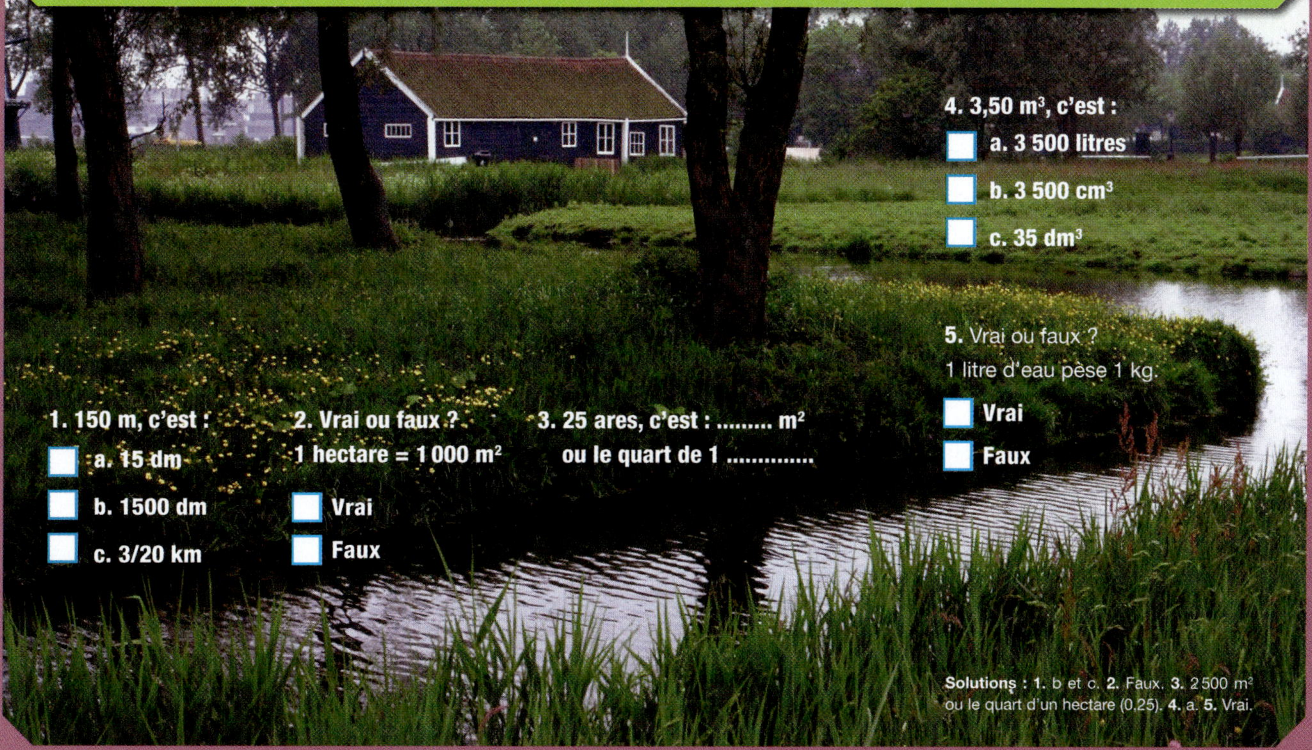

1. 150 m, c'est :

- ☐ **a. 15 dm**
- ☐ **b. 1500 dm**
- ☐ **c. 3/20 km**

2. Vrai ou faux ?
1 hectare = 1 000 m²

- ☐ **Vrai**
- ☐ **Faux**

3. 25 ares, c'est : .... m²
ou le quart de 1 ....

4. 3,50 m³, c'est :

- ☐ **a. 3 500 litres**
- ☐ **b. 3 500 cm³**
- ☐ **c. 35 dm³**

5. Vrai ou faux ?
1 litre d'eau pèse 1 kg.

- ☐ **Vrai**
- ☐ **Faux**

Solutions : 1. b et c. **2.** Faux. **3.** 2 500 m² ou le quart d'un hectare (0,25). **4.** a. **5.** Vrai.

Les proportions et la règle de 3

1. Quelle opération permet de passer de la ligne du haut à la ligne du bas (ou inversement, de bas en haut) ?

20	40	60	80	100
3	6	9	12	15

....

2. Les ingrédients suivants sont donnés pour 7 personnes. Quelles sont les quantités pour 4 personnes ?

Pour 7 personnes	Pour 4 personnes
245 g de farine	.... g de farine
91 g de beurre	.... g de beurre
350 g de sucre	.... g de sucre
10,5 g de levure	.... g de levure

3. Un commerçant note chaque soir le nombre de vêtements vendus dans la journée par catégorie. Voilà l'un de ses tableaux quotidiens.

Pantalons	Gilets	Parkas	Sahariennes	Total
36	12	8	24	80

Pour ses statistiques, il préférerait avoir la proportion de chaque vêtement sur un total de 100. Il prépare donc un tableau de proportionnalité dont le total est 100. Pourriez-vous le compléter ?

Pantalons	Gilets	Parkas	Sahariennes	Total
36	12	8	24	80
......%	......%	......%	......%	100 %

Solutions : 1. On multiplie par 0,15 pour passer de haut en bas (15 %). De bas en haut, on multiplie par 20 et on divise le produit par 3. **2.** Il faut diviser par 7 et multiplier par 4 chaque quantité, ce qui donne : 140 g de farine, 52 g de beurre, 200 g de sucre et 6 g de levure. **3.** Il faut multiplier chaque quantité par 1,25 (puisque 100 = 80 x 1,25) ou bien diviser par 4 et multiplier par 5. Cela fait : pantalons 45 %, gilets 15 %, parkas 10 % et sahariennes 30 %.

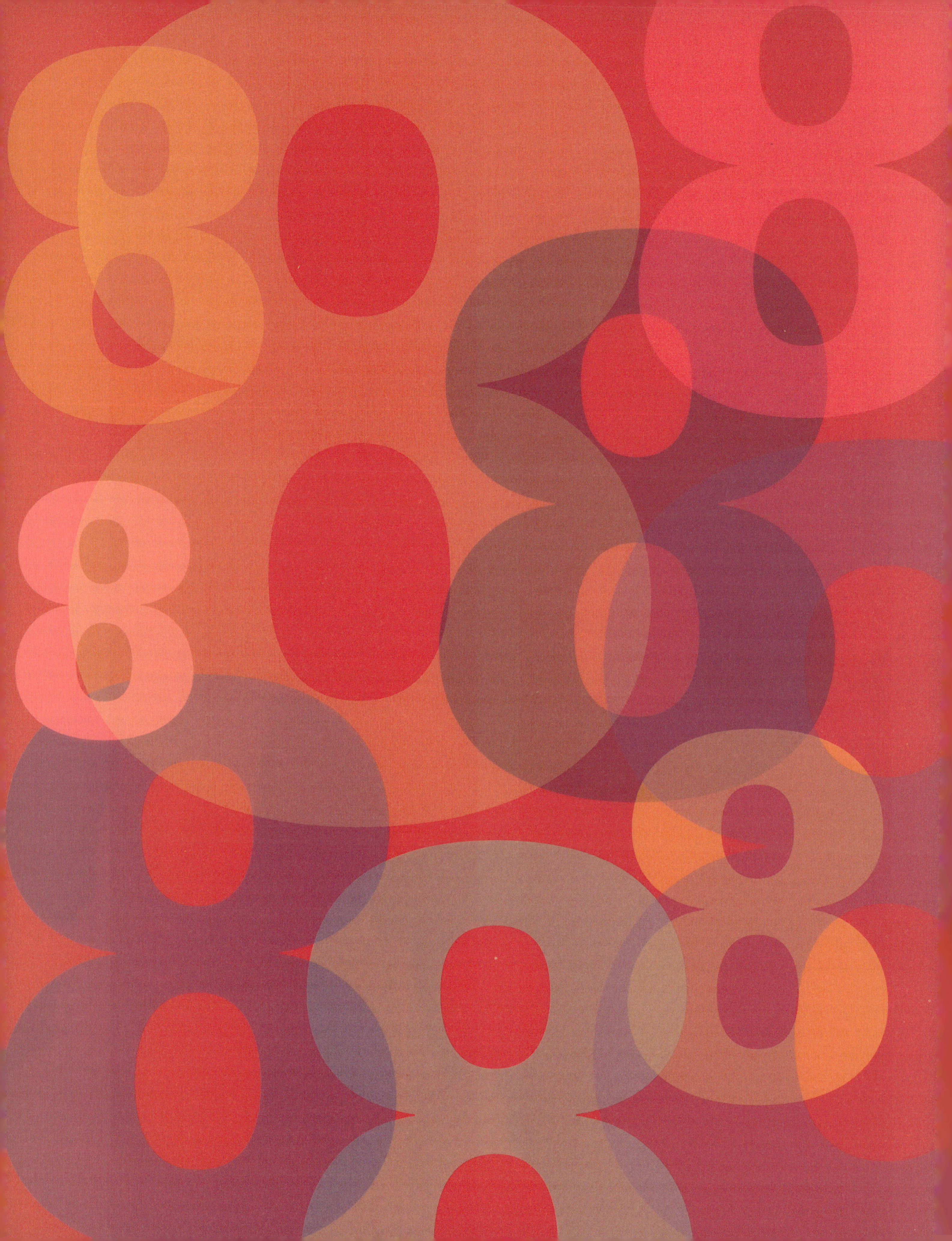

La logique

Une **faculté** bien **partagée**

La logique et le raisonnement sont deux facultés difficiles à définir tant les capacités intellectuelles qu'elles recouvrent sont variées. Schématiquement, le raisonnement est l'aptitude qui permet d'acquérir de nouvelles connaissances uniquement à partir de celles que l'on possède déjà.

Les principes du raisonnement

Le raisonnement consiste à tirer des conclusions logiques de données connues, une forme de gymnastique mentale généralement définie par le terme d'inférence. On distingue deux sortes d'inférences : la déduction et l'induction.

La déduction est l'application mécanique de règles logiques. L'exemple le plus connu en est le syllogisme, un raisonnement à deux propositions ou prémisses. Voici le plus célèbre d'entre eux :
– Tous les hommes sont mortels (prémisse majeure).
– Or Socrate est un homme (prémisse mineure).
– Donc Socrate est mortel (conclusion ou déduction).

Une déduction peut être juste ou fausse, selon qu'elle obéit ou non aux règles de la logique : c'est un procédé rigoureusement scientifique permettant de parvenir à des certitudes, sous réserve que l'on ne commette pas d'erreur de raisonnement (sophisme).

L'induction est plus difficile à cerner : elle consiste à extrapoler des lois, des principes, des causes ou des explications à partir de l'observation d'un grand nombre d'expériences particulières. Les conclusions sont alors possibles, mais non logiquement certaines. Si vous apprenez par exemple que les chats, les panthères et les guépards ont 30 dents, vous pouvez supposer que tous les félins ont 30 dents, même si ce constat n'est pas logiquement nécessaire. L'induction est la base de la démarche expérimentale : les conclusions ne sont ni justes ni fausses, elles sont simplement plus ou moins vraisemblables.

Et l'abduction ? Contestée comme méthode de raisonnement scientifique, l'abduction est une approche extrême de l'induction. Imaginée par l'Américain Charles Peirce, elle consiste à « deviner » une loi à partir d'un nombre réduit d'observations, et à la considérer comme juste jusqu'à ce qu'elle soit contredite.

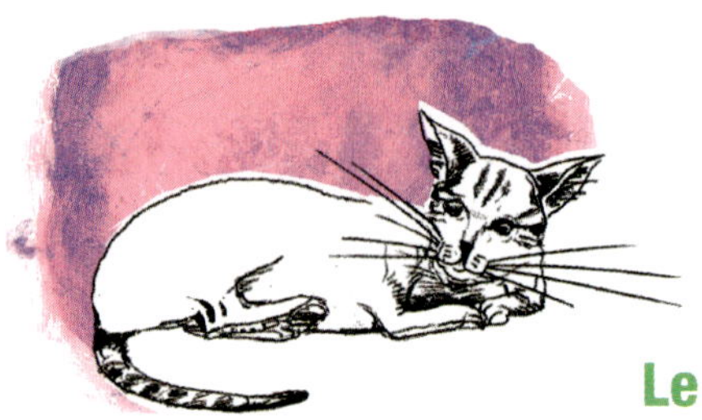

Le chat a une moustache

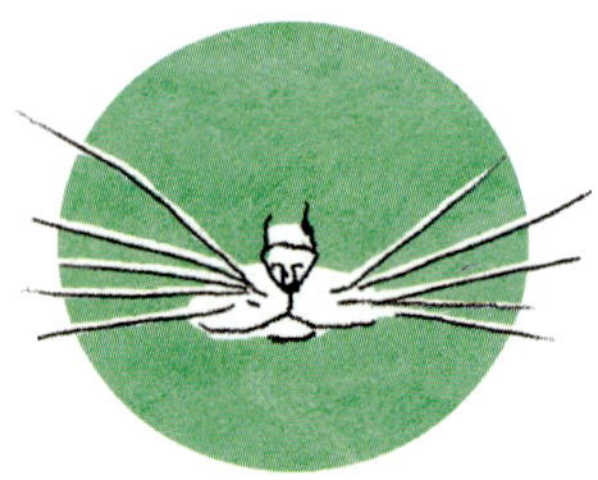

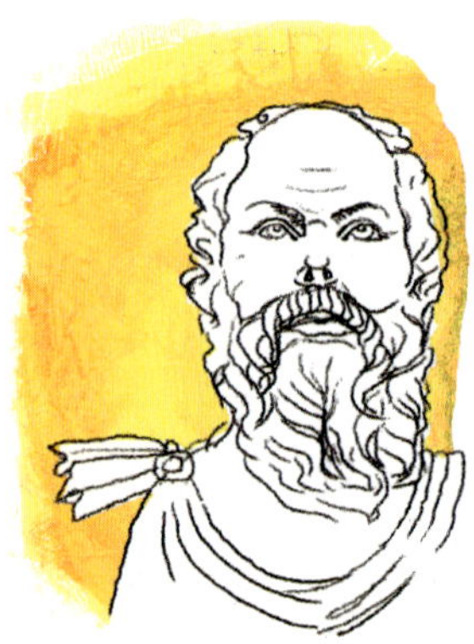

Socrate a une moustache

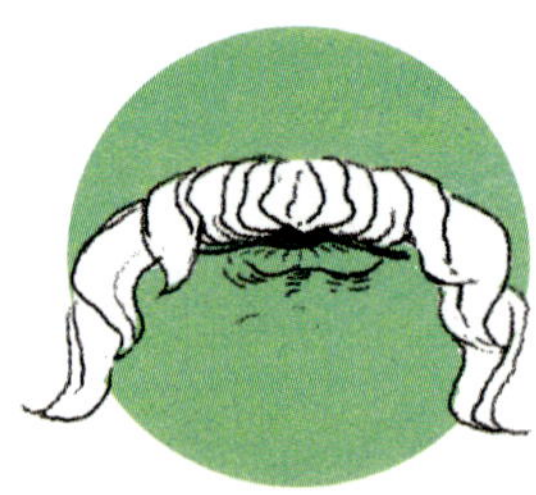

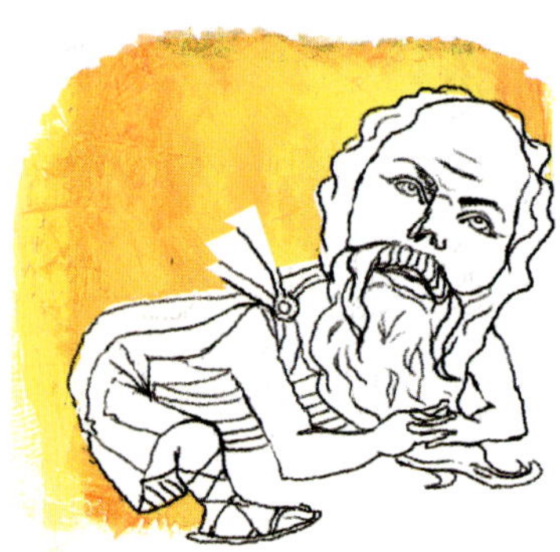

Socrate est un chat

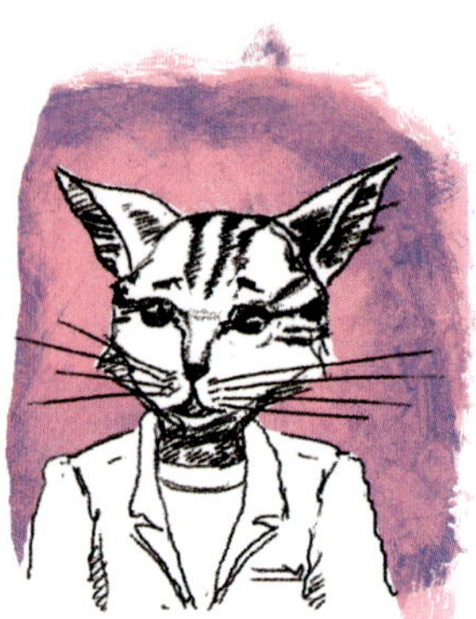

Le siège de la raison

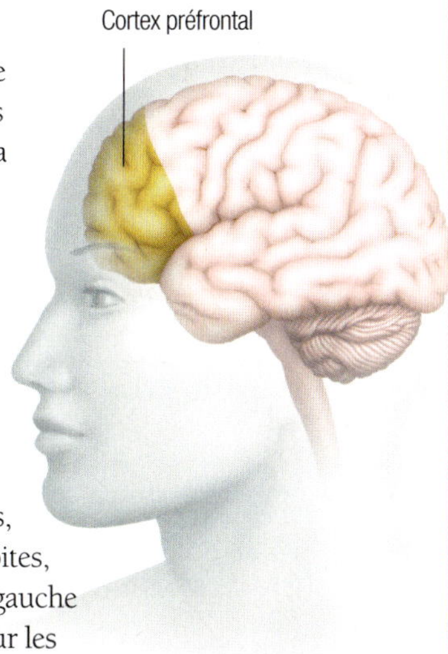

Pour les neurologues, la région cérébrale impliquée dans le raisonnement est sans conteste le cortex préfrontal – la partie la plus antérieure du cerveau –, dont le développement est beaucoup plus marqué chez l'homme que chez tous les autres animaux.

Les deux hémisphères ne jouent cependant pas un rôle équivalent dans l'exercice de cette faculté. Des études comparant les capacités de patients souffrant de lésions préfrontales gauches, d'une part, et de lésions préfrontales droites, d'autre part, montrent que les lésions à gauche ont un impact beaucoup plus marqué sur les capacités de raisonnement, qu'il s'agisse de déduction ou d'induction. L'implication du cortex préfrontal droit pourrait toutefois être significative lorsque le raisonnement repose sur des données incomplètes et qu'il faut intégrer et tolérer une certaine ambiguïté dans le cheminement de la réflexion. Enfin, le raisonnement n'est pas une fonction élémentaire : il repose sur la combinaison d'autres facultés, comme le maintien en mémoire, le calcul ou la capacité à élaborer des hypothèses.

Un raisonnement défaillant

Les patients qui souffrent de lésions préfrontales présentent des difficultés concernant les aspects les plus élaborés de leur intellect, notamment le raisonnement.
Parmi les tests cliniques utilisés pour diagnostiquer les lésions frontales, les praticiens posent des questions de ce type : « Vous achetez 2 kg de tomates à 3 € le kilo, vous donnez un billet de 20 €. Que va faire le marchand de légumes ? » Les patients « frontaux » auront le plus grand mal à parvenir à la réponse. Ils savent faire des calculs élémentaires (3 x 2 ou 20 – 6), mais ils sont incapables de définir la stratégie qui permet de résoudre le problème.
Autre question qu'ils estiment difficile : « Quel est le point commun entre une orange et une banane ? » La plupart des patients donneront des détails sur ces aliments, leur forme et leur goût, mais sans dire : « Ce sont deux fruits », qui est la réponse normalement attendue. Ils ont du mal à faire cette induction qui consiste à extraire une idée sous-jacente unique à partir de cas particuliers.

Des énigmes faisant appel à la déduction logique

Sur la planète Logica, deux mégalopoles s'opposent en permanence : Véra-Cité et Fausse-sur-Mer. Les habitants de la première, les Francs, disent toujours la vérité, tandis que ceux de la seconde, les Vils, mentent systématiquement. Les phrases prononcées sont forcément vraies ou fausses.

Saurez-vous répondre aux énigmes suivantes ?

1. Cyril : « Marine est de Fausse-sur-Mer. »
Marine : « Cyril est de... ».
Un bruit vous a empêché d'entendre la suite.

Comment Marine a-t-elle terminé sa phrase ?

....

2. Camille : « C'est aujourd'hui mon anniversaire. »
Nicolas : « Si c'est l'anniversaire de Camille, alors je suis vil. »

Quelle est la nationalité de chacun des protagonistes ?

....

3. Didier : « Je suis le frère de Béatrice et j'ai la même nationalité qu'elle. »
Béatrice : « Didier et moi ne sommes pas frère et sœur. »

Quelle est la nationalité de chacun des deux ?

....

4. Amandine : « Bruno aime tous ses compatriotes et n'aime pas les habitants de l'autre cité. »
Bruno : « Pour ne rien vous cacher, je n'aime pas Amandine. »

On peut être certain de la nationalité de l'un des protagonistes : lequel ?

....

Solutions : 1. « Fausse-sur-Mer. » Si Cyril est de Véra-Cité, il dit vrai et Marine ment, donc elle dira qu'il est de Fausse-sur-Mer. Si Cyril est de Fausse-sur-Mer, il ment et Marine dit la vérité, elle dira qu'il est de Fausse-sur-Mer. **2.** Camille est vile et Nicolas est franc. Si Camille dit vrai, la phrase de Nicolas n'a pas de sens car elle ne correspond ni à une vérité compatible à celle de Camille, ni à un mensonge. Camille ment : ce n'est pas son anniversaire et l'implication de Nicolas est vraie. **3.** Didier est vil et Béatrice est franche. Si Didier disait la vérité, Béatrice serait sa sœur et serait franche, ce qui est contradictoire avec la déclaration de celle-ci. Donc Didier est vil. Et, puisqu'il ment en prétendant avoir la même nationalité que Béatrice, celle-ci est franche. **4.** Amandine est vile. Si Amandine était franche, Bruno dirait, quelle que soit sa nationalité, qu'il aime Amandine : s'il était franc, parce qu'elle serait de sa nationalité, s'il était vil parce qu'elle ne le serait pas et qu'il mentirait. Donc Amandine est vile. Mais on ne peut rien dire de Bruno.

Entraînement cérébral et Sudoku

Le Sudoku sollicite de nombreuses fonctions cérébrales : la logique, puisque la déduction est la base de ce jeu, mais aussi l'attention et la mémoire. La concentration est fondamentale car la distraction provoque des anomalies et, à terme, l'impossibilité de conclure – l'endroit où une erreur a été commise est souvent indécelable ! La mémoire est mise à l'épreuve : il est illusoire de vouloir noter les indices sur la grille – on la rendrait illisible. Il faut gérer de multiples données simultanément : une mémoire bien organisée est donc indispensable.

La règle du jeu

Une grille de Sudoku comprend 9 cases sur 9, organisées en 9 blocs de 3 cases sur 3. Au départ, certaines cases contiennent des chiffres. L'objectif est de compléter la grille de telle manière que, dans chaque ligne, chaque colonne et chaque bloc, figure exactement tous les chiffres de 1 à 9.

Les différentes méthodes de résolution

Ces trois méthodes permettent de progresser rapidement dans les Sudoku de niveau facile et moyen. Au-delà, il existe d'autres techniques, mais qui demandent déjà un certain entraînement.

- **La méthode des blocs**

Cette méthode est la plus simple et la plus efficace. On choisit un chiffre et l'un des 9 blocs et l'on se pose la question : « Où ce chiffre peut-il se placer dans ce bloc ? » Si la réponse à cette question est unique, on peut placer ce nombre dans l'unique case qui convient.

				4				
		5						
							4	
4								

Dans la grille ci-contre, le chiffre 4 n'a qu'une seule place possible dans le premier bloc.

- **La méthode des lignes ou des colonnes**

C'est le même principe, mais cette fois, on choisit une ligne ou bien une colonne et un chiffre et l'on se pose la question : « Où ce chiffre peut-il se placer ? » Si la réponse est unique, on pourra placer le chiffre dans cette ligne.

- **La méthode des paires ou des triplets**

Cette méthode, qui permet des conclusions spectaculaires, s'appuie sur un raisonnement simple. Si, dans une ligne, 2 cases ne peuvent contenir que 2 nombres, alors ces 2 nombres ne peuvent pas se trouver ailleurs sur la ligne. Ce procédé peut s'appliquer à des colonnes ou à des blocs. On peut aussi raisonner sur 3 nombres et 3 cases.

Dans les cases de la colonne de droite, on a écrit en petit les candidats possibles. Trois cases ne peuvent contenir que 2, 7 et 9. Ces chiffres ne peuvent se trouver ailleurs, en particulier dans la case de la deuxième ligne : cette case contient donc un 5.

8	6	7						4
		4				6	1	2 5 7 9
	5	1				8	3	2 7 9
	9		5		8			2 3 6 7
7								8
4								2 3 5 6 7 9
6				1	4	3	5	2 7 9
	4	9					6	1
			6		2	4	8	7 9

Grille 1

Résolvez cette grille à l'aide des méthodes ci-dessus.

	8		1				7	
1					5		6	3
						9		8
3					2			7
					9			
	4		6	1			5	
		3						9
4	2				7			
	7	9	3			6		1

Grille 2

Résolvez cette grille à l'aide des méthodes ci-dessus.

4			6				1	
	1		4		8			
		6		5				7
2		8	5					
	5			1			6	
					6	9		2
7				4		1		
			7		5		3	
	2				9			5

Suites logiques

Les suites (ou séries) dites logiques relèvent plus de l'induction que de la déduction. Elles consistent à imaginer la suite d'une séquence en trouvant une « loi » qui régit les premières valeurs. Elles sont révélatrices d'une bonne capacité d'observation et d'analyse, voire d'intuition.

Complétez ces suites logiques

1. 1 2 4 7 11 16 ....

2. 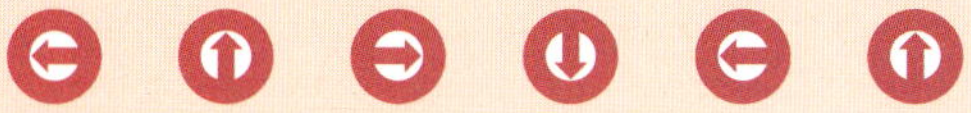 ....

3. Coloriez la dernière cible.

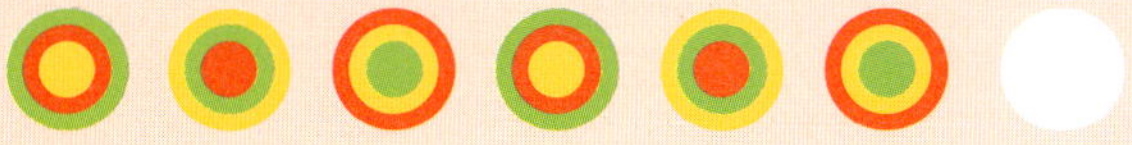

4. 1 4 9 16 25 36 ....

5. 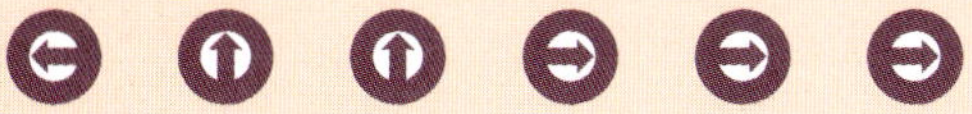 ....

6. U D T Q C S ....

7. 1 2 3 5 8 13 ....

8. 0 4 6 3 5 4 ....

9.

1									
1	1								
2	1								
1	2	1	1						
1	1	1	2	2	1				
3	1	2	2	1	1				
1	3	1	1	2	2	2	1		
....	....	....	....	....	....	....	....	....	....

10. 1 3 7 15 31 ....

11. Quel peut être le symbole suivant ?

 ....

12. La démarche du chercheur consiste souvent, dans un premier temps, à interpréter une série d'observations grâce à une intuition de la loi qui les régit. Dans le tableau suivant, vous pouvez lire sur les 3 premières lignes (les cases mauves) les valeurs de trois paramètres A, B, C, et en dernière ligne l'observation d'un résultat D (en bleu). Quelle loi permet de compléter ce tableau ?

A	0	1	2	0	1	2	2	1	2	2	4	1	1	2	0
B	0	1	2	1	2	3	2	2	1	4	4	2	3	1	2
C	0	1	2	2	3	4	1	2	2	6	2	4	1	1	4
D	0	0	0	– 4	– 4	– 4	3	– 1	– 2	– 8	6	....	....	....	....

Solutions Grille 1

2	8	6	1	9	3	5	7	4
1	9	4	8	7	5	2	6	3
7	3	5	4	2	6	9	1	8
3	6	8	5	4	2	1	9	7
5	1	2	7	3	9	4	8	6
9	4	7	6	1	8	3	5	2
6	5	3	2	8	1	7	4	9
4	2	1	9	6	7	8	3	5
8	7	9	3	5	4	6	2	1

Grille 2

4	7	9	6	3	2	5	1	8
5	1	2	4	7	8	6	9	3
8	3	6	9	5	1	2	4	7
2	6	8	5	9	4	3	7	1
9	5	3	2	1	7	8	6	4
1	4	7	3	8	6	9	5	2
7	9	5	8	4	3	1	2	6
6	8	1	7	2	5	4	3	9
3	2	4	1	6	9	7	8	5

1. 22. Les différences progressent de 1 (+1, +2, +3...). **2.** ➲ On passe d'une flèche à l'autre par simple rotation. **3.** ○ On passe d'une figure à l'autre par permutation des couleurs (jaune devient rouge, rouge devient vert, vert devient jaune). On peut aussi constater que 3 figures se succèdent. **4.** 49. Ce sont les carrés des nombres entiers (1^2, 2^2, 3^2…). **5.** ⟲ Les flèches tournent dans le sens des aiguilles d'une montre, mais elles séjournent 1 fois, puis 2 fois, puis 3 fois, et ainsi de suite, avant de passer à la suivante. **6.** S (sept). Ce sont les initiales des chiffres. **7.** 21. Chaque nombre est la somme des deux précédents. **8.** 6. Chaque chiffre correspond au nombre de lettres du nom du chiffre précédent. **9.** 1113213211. La suite s'écrit comme elle se lit : un un (11) pour 1 ; deux un (21) pour 11 ; un deux, un un (1211) pour 21... **10.** 63. On multiplie par 2 puis on ajoute 1. **11.** La suite est constituée des chiffres 1, 2, 3, 4, chacun d'eux étant accolé à son image dans un miroir. **12.** Le principe qui permet de compléter la ligne D est : A + 2B – 3C. Les réponses sont donc : – 7, 4, 1 et – 8.

L'intuition et la logique

On se représente souvent les scientifiques comme de grands adeptes de la logique, capables de formuler des raisonnements d'une extrême rigueur. Pourtant, nombre de découvertes qui ont révolutionné le monde de la connaissance ont fait appel à l'intuition plutôt qu'à des déductions rationnelles.

Des facultés complémentaires

L'intuition est souvent définie comme un mode de connaissance immédiat, ne nécessitant pas un travail conscient de l'esprit. Pourtant, elle ne surgit pas du néant. Elle résulte d'un traitement global et synthétique d'informations issues d'expériences passées et d'indices externes. Certaines informations sensorielles seraient ainsi traitées de façon inconsciente, par comparaison avec des impressions et des connaissances déjà stockées dans notre mémoire, ce qui faciliterait l'analyse de situations complexes et expliquerait qu'une impression fugace suffise parfois à orienter nos décisions.

Vaut-il mieux être intuitif ou logique ? La question n'a guère de sens, car ces deux modes de pensée ne s'opposent pas : ils se complètent et se confortent. L'intuition peut jouer un rôle important dans la démarche du savant mais, sans analyse de départ, il n'y a pas de voies à explorer. Certaines idées lumineuses semblent s'imposer d'elles-mêmes : nous avons du mal à imaginer que le monde aurait pu ne pas inventer la roue… Cependant, les plus grands inventeurs sont probablement ceux qui ont su baser leurs intuitions sur un bon esprit déductif et sur de solides connaissances, tels Louis Pasteur, Isaac Newton ou Marie Curie.

Abduction et fins limiers

Dans les romans de sir Arthur Conan Doyle, Sherlock Holmes suscite l'admiration du lecteur par la puissance de ses raisonnements, fondés sur l'observation. Pourtant, ses « déductions », comme il les appelle, n'en sont pas vraiment : à la frontière de l'induction et de l'abduction, sa démarche intellectuelle laisse place à la créativité. Si on peut parler d'induction, c'est qu'il s'appuie sur des indices pour tirer une conclusion. S'il trouve par exemple un panier contenant des instruments médicaux, c'est que son propriétaire est sans doute un médecin… Mais certaines de ses hypothèses sont plus hasardeuses. Lorsqu'il suppose que le chien n'a pas aboyé parce qu'il connaissait le voleur, il occulte d'autres causes possibles : le chien peut être sourd ou endormi. Il se fie donc à son intuition pour imaginer la cause la plus plausible, ce qui est typique de l'abduction. Le commissaire Maigret, le héros de Georges Simenon, aborde les affaires criminelles en se fiant à son intuition. Il résout ses affaires en s'imprégnant de l'ambiance et en cherchant à révéler « l'homme nu » qui se cache derrière le suspect interrogé. Lorsqu'il semble rêveur, c'est qu'il suit le fil de son intuition. L'abduction est aussi à la base de ses enquêtes, mais, là où Sherlock Holmes s'appuie sur des indices matériels, Maigret se fie à ses impressions et à sa connaissance de la nature humaine.

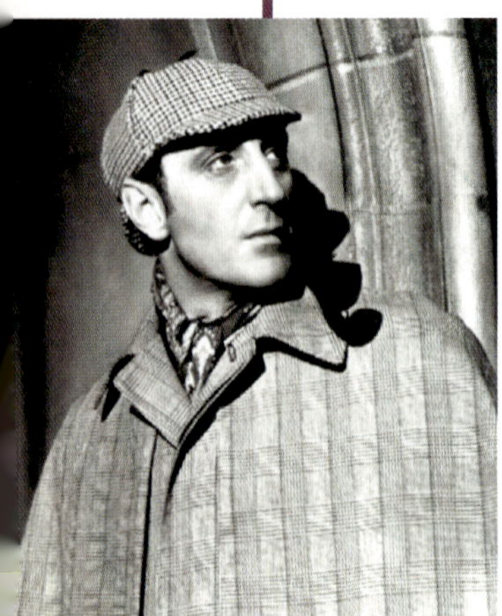

Trouvez la cohérence

Le philosophe américain Charles Peirce a introduit le terme d'abduction pour rendre compte du rôle de l'imagination dans le raisonnement, fondé en outre sur des connaissances. C'est ainsi que nous procédons lorsque nous cherchons à expliquer un phénomène ou une observation en nous basant sur certains indices : si nous remarquons une voiture abandonnée au milieu d'une route, nous supposerons probablement qu'elle est en panne. Mais le lien n'est pas toujours aussi évident, comme le montrent les exemples suivants.

Les deux phrases ci-dessous semblent incohérentes. Redonnez-leur du sens en imaginant un contexte dans lequel elles pourraient s'insérer logiquement.

Il n'avait à l'époque que 1 000 € sur son compte. C'est ce qui lui permit de ne perdre que 5 000 €.

Solution : Cette interprétation est inspirée d'une histoire vraie, mais vous pouvez en imaginer d'autres. Le privilège des membres du Club des investisseurs était de pouvoir souscrire des « futures », c'est-à-dire des contrats à terme fixant plusieurs mois à l'avance le prix d'achat de produits cotés. Pour David, l'affaire semblait bonne, le prix de l'action BDB semblant nettement sous-évalué. Il en prit donc le maximum, c'est-à-dire pour 10 000 , car il ne disposait que de 1 000 sur son compte et les membres du club avaient le privilège de ne devoir donner en garantie au moment de l'achat que 10 % de la somme souscrite. Malheureusement, trois mois plus tard, la crise financière faisait dégringoler le prix de l'action BDB de 50 % par rapport au prix auquel David l'avait achetée. **Il n'avait à l'époque que 1 000 € sur son compte. C'est ce qui lui permit de ne perdre que 5 000 €.**

Le raisonnement **analogique**

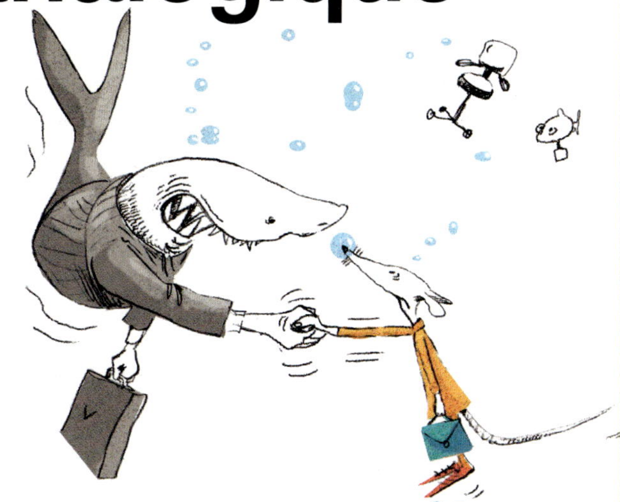

La pensée analogique procède par association d'idées. On transpose un raisonnement valide dans un contexte précis à un autre domaine. On fait donc abstraction du cadre d'un problème pour trouver des ressemblances avec un autre problème. Ce mode de pensée, qui a reçu le nom de « pensée latérale », permet de sortir des sentiers battus et de libérer la créativité, notamment en entreprise.

Une méthode comparative

L'analogie est le rapport existant entre plusieurs choses. En mathématiques, elle se rapporte aux proportions, c'est-à-dire aux égalités de rapports : « A est à B ce que C est à D » signifie que les quatre nombres A, B, C et D sont en proportion, que le rapport de A à B est égal au rapport de C à D ($A/B = C/D$). On peut appliquer ce principe à d'autres domaines pour faire comprendre une notion complexe, résoudre un problème ou exprimer des sensations par définition subjectives : c'est le principe de l'échelle visuelle analogique. La métaphore est une figure de style utilisant une forme d'analogie. Elle consiste à comparer une situation abstraite, subjective ou nouvelle à une situation plus concrète, ayant davantage de sens pour le lecteur ou l'auditeur, mais sans que la comparaison soit entièrement énoncée. Qualifier quelqu'un de requin sous-entend une analogie : telle personne est pour son entourage ce que le requin est pour le sien, c'est-à-dire un grand prédateur. La poésie est le domaine par excellence de la métaphore et de l'analogie, mais le langage informatique les utilise également. Un virus informatique se propage à la manière d'un virus biologique ; comme lui, il peut rester dormant pendant une durée variable puis s'activer brusquement.

Exercez votre sens du raisonnement analogique

Analogies arithmétiques et verbales

Complétez les analogies ci-dessous par le chiffre ou le mot qui convient.

1. **12** est à **8** ce que .... est à **5**

2. **Avant** est à **propos** ce que .... est à **guerre**

3. **Lune** est à **Terre** ce que **Terre** est à ....

Analogie visuelle

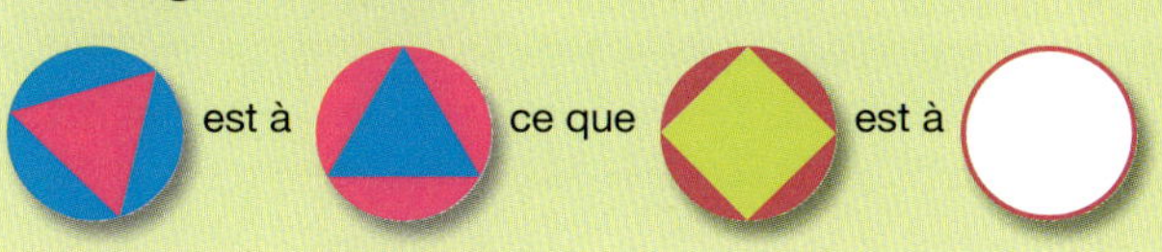

Énigmes analogiques

1. Si Jacqueline apprécie les énigmes, si Aurélien aime jouer dans la neige et si Nina adore les animaux, Marvin habite :
   - ☐ en Auvergne
   - ☐ dans le Berry
   - ☐ dans le Gâtinais
   - ☐ dans le Nivernais
   - ☐ sur la Côte d'Azur

2. M. Jason est un des disc-jockeys les plus réputés d'une grande station de radio qui émet en modulation d'amplitude et de fréquence. Il mentionne habituellement sur sa carte de visite : Jason DJ FM-AM.
   Quelle est l'initiale de son prénom ? ....

Solutions : Analogies arithmétiques et verbales. 1. 7,5 car 12 = 8 + (8 : 2). **2.** Après. Le terme se marie avec l'autre pour former un mot composé (avant-propos, après-guerre). **3.** Soleil (la Lune est un satellite de la Terre ; la Terre est un satellite du Soleil). **Analogie visuelle.** Les couleurs sont inversées et le motif tourne de 45°. **Énigmes analogiques. 1.** Le Nivernais. Il y a une correspondance entre les 3 dernières lettres de chaque prénom et les 3 premières du mot associé : MarVIN habite dans le NIVernais. **2.** J. Les lettres J a s o n D J F M A M sont les initiales des mois de l'année à partir de juillet. L'initiale de son prénom est donc J, comme juin.

Nous ne sommes pas de **purs esprits**

Dans la vie, nous ne prenons généralement pas nos décisions sur la base d'un raisonnement froid, qui permettrait de peser le pour et le contre en l'absence de toute implication émotionnelle. D'ailleurs, le lien entre la rationalité et les émotions dans nos prises de décision est devenu un sujet d'études pour les neurosciences cognitives.

Une aptitude cérébrale

Le neurologue Antonio Damasio et son équipe ont étudié des patients souffrant de lésions de la face inférieure des lobes frontaux, une zone située juste au-dessus des orbites. Ces individus étaient affligés d'une incapacité à prendre des décisions adaptées dans leur vie quotidienne. Cette difficulté, qui les exposait à des déconvenues, voire à des catastrophes, sur les plans social, personnel ou professionnel, contrastait de façon étonnante avec les bons résultats obtenus dans tous les tests usuels de fonctionnement intellectuel, notamment dans le domaine du raisonnement.

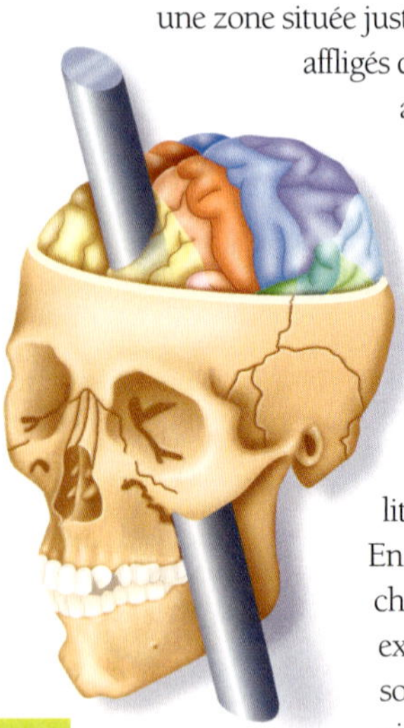

Le premier de ces cas rapporté dans la littérature médicale est celui de Phineas Cage. En 1848, ce contremaître qui travaillait sur des chantiers de chemin de fer fut victime d'une explosion qui projeta une barre de fer à travers son lobe frontal gauche. Il survécut sans paralysie ni déficit intellectuel patent. Pourtant, à la suite de décisions erratiques, il perdit progressivement son emploi et tous ses liens familiaux, amicaux ou sociaux.Ces études apportent un éclairage sur ce que chacun de nous expérimente tôt ou tard. Nos décisions reposent sur l'évaluation rationnelle d'une situation et le ressenti des émotions. Face à un choix complexe, il peut être difficile d'opter rationnellement pour telle ou telle solution. Certaines même suscitent un sentiment physique pénible, qui conduit à ne jamais trancher sans que l'on puisse expliquer pourquoi.

Des dilemmes cornéliens

Les rapports entre rationalité et émotions apparaissent clairement dans la prise de certaines décisions. Imaginez que vous êtes à côté d'une voie de chemin de fer. Vous voyez un train arriver à toute vitesse. Et vous apercevez aussi, plus loin sur la voie, cinq personnes qui ne voient pas le train et seront écrasées si vous n'intervenez pas. Vous êtes à côté d'une commande d'aiguillage, et vous pouvez faire dévier le train vers une autre voie. Malheureusement, un homme s'y trouve qui, lui non plus, ne voit pas le train arriver. Vous vous retrouvez donc placé devant le dilemme suivant : soit vous ne faites rien et cinq personnes seront écrasées, soit vous faites dévier le train, et ces cinq personnes seront sauvées, mais vous provoquerez la mort d'une autre. La plupart des gens jugent qu'il est admissible d'envoyer le train sur une voie où il n'écrasera qu'une seule personne et non cinq.

Maintenant, voici une autre histoire. Vous êtes sur un pont au-dessus de la voie de chemin de fer. Un train arrive et va écraser cinq personnes si vous ne faites rien. Il n'y a pas d'aiguillage, mais vous pouvez quand même intervenir. Un homme se tient à côté de vous sur le pont, et vous pouvez le pousser sur la voie. Si vous faites cela, le train va l'écraser, s'arrêter, et les cinq personnes seront sauvées. Contrairement à l'exemple précédent, la plupart des gens jugent ce geste horrible et répréhensible.

La morale de l'histoire

Nous avons donc deux visions très différentes de la « bonne » attitude morale, alors qu'il s'agit dans les deux histoires de sauver cinq personnes en en tuant une. D'un côté, le raisonnement abstrait et utilitaire, qui nous fait penser que la bonne décision est celle qui sauve cinq personnes, quitte à en tuer une. Et de l'autre côté, des intuitions morales qui se manifestent sous forme d'émotions. De ce point de vue, les deux histoires sont différentes. Dans la première, vous n'êtes pas confronté directement à l'homme que vous allez sacrifier, tandis que dans la seconde, vous devez toucher votre victime : l'implication personnelle et émotionnelle entre alors en conflit avec le raisonnement arithmétique.

Des chercheurs ont réalisé des expériences d'imagerie fonctionnelle chez des sujets placés devant des problématiques du même genre. Selon qu'ils se trouvaient face à une décision pouvant être prise sur la base d'un raisonnement arithmétique ou devant un dilemme impliquant un engagement personnel et émotionnel, les systèmes activés dans leur cerveau n'étaient pas les mêmes. Et quand ce dilemme devenait insupportable, d'autres régions cérébrales étaient sollicitées, traduisant une gestion de leur conflit et une recherche du contrôle de leurs émotions.

Sommes-nous **rationnels ?**

Nous nous trompons souvent dans nos jugements et nos décisions. Et il arrive que notre entourage nous reproche de manquer d'objectivité ou, pire encore, d'être de mauvaise foi. Car, outre des erreurs de logique pure, nous commettons souvent des erreurs qui relèvent de mécanismes psychologiques, c'est-à-dire de la façon dont nous traitons les informations.

Le choix de la facilité

« S'ils l'ont dit à la télé, c'est que c'est vrai. » Cette maxime ne demande pas de raisonnement approfondi, il suffit de l'appliquer pour obtenir un résultat qui peut d'ailleurs s'avérer correct. Cela nous évite de vérifier le niveau de compétence et les sources de la personne qui nous délivre l'information.

En revanche, quand nous sommes fortement motivés par la conclusion d'un jugement que nous portons, nous évaluons en profondeur les arguments et les informations disponibles. Nous utilisons alors des procédures complexes qui nous permettent de parvenir à un jugement fiable. Notre raisonnement est alors coûteux sur le plan de l'énergie investie, mais le résultat a des chances d'être exact.

La plupart du temps, nous fonctionnons selon le premier modèle, sur un principe d'économie cognitive. Dans des situations où les enjeux sont faibles voire nuls, nous faisons appel à des procédures simplifiées pour porter un jugement, sans évaluer l'ensemble des possibles. De plus, le fait que les explications simplistes fonctionnent effectivement dans de nombreux cas nous conforte dans cette attitude.

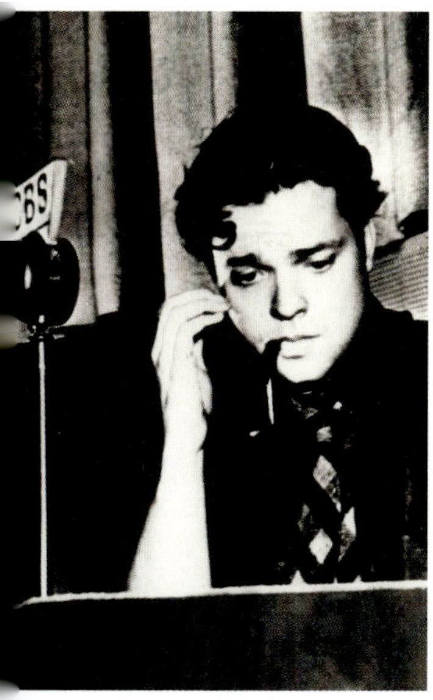

Le 30 octobre 1938, Orson Welles réalise une adaptation radiophonique de *la Guerre des mondes,* de H. G. Wells. Son annonce d'une invasion martienne ponctuée de flashs d'informations est d'un réalisme tel qu'elle déclenche un véritable mouvement de panique chez les auditeurs, certains fuyant même leur domicile.

Des jugements sommaires

Les chercheurs ont nommé « heuristique » ce type de règles que l'on applique de façon économique et qui permettent un jugement ou des choix rapides. Voici quelques exemples de ces biais ou erreurs de raisonnements.

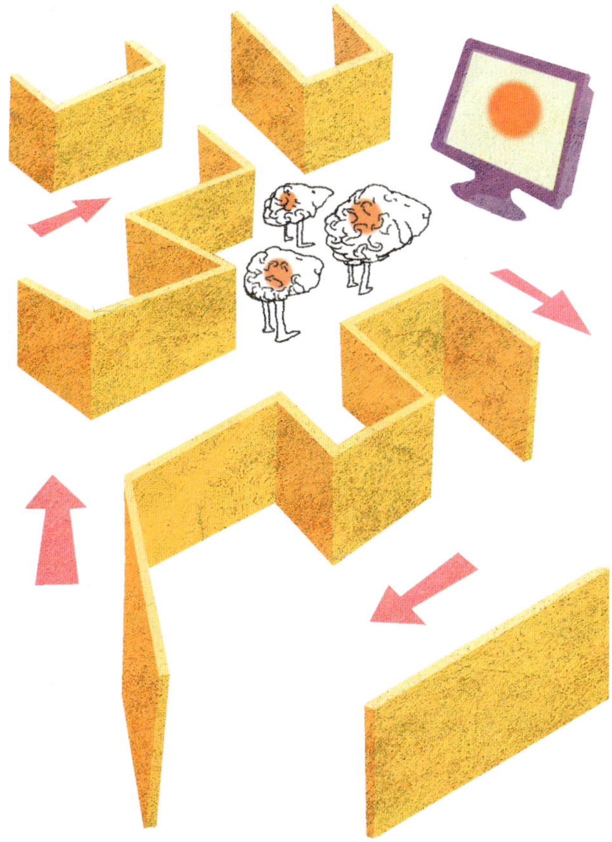

L'heuristique de la majorité. C'est le conformisme qui consiste à croire que l'opinion majoritaire est exacte, qu'un consensus autour d'une théorie ou d'un comportement prouve sa justesse.

L'heuristique de reconnaissance. On accorde naturellement plus d'importance à ce que l'on connaît. Quelle est la ville la plus peuplée, Quimper ou Saint-Maur-des-Fossés ? Si vous répondez Quimper, vous avez perdu – les villes les plus connues ne sont pas forcément les plus peuplées.

L'heuristique temporelle. Elle consiste à croire que ce qui exige beaucoup de temps est forcément de bonne qualité.

L'heuristique de disponibilité. Les informations les plus médiatisées sont les plus présentes dans notre esprit car elles sont plus facilement disponibles dans notre mémoire, alors qu'elles ne reflètent pas forcément la réalité.

Quand nous confondons la cause et l'effet

Ce biais est souvent détourné avec humour : « La nature est prévoyante. Elle a fait pousser la pomme en Normandie, sachant que c'est précisément dans cette région qu'on boit le plus de cidre. » Il s'exprime cependant aussi dans la vie quotidienne, comme dans les exemples suivants.

– « C'est normal que tu sois fatigué, tu prends des antibiotiques. » L'idée assez commune que les antibiotiques fatiguent vient effectivement du constat que les deux phénomènes coïncident souvent et qu'il y a, par conséquent, un rapport de cause à effet entre les deux. En réalité, si l'on se sent fatigué, c'est à cause de la maladie contre laquelle le médecin a prescrit des antibiotiques et non à cause du traitement.

– « À chaque fois qu'il y a la police à ce carrefour, c'est le bazar ! » Le raisonnement inverse est plus probable : c'est parce qu'il y a un problème de circulation que la police est venue réguler le trafic.

Les corrélations illusoires

On parle de corrélation illusoire quand on considère que deux événements qui surviennent au même moment sont obligatoirement reliés par un rapport de causalité. C'est ce qu'illustre la notion de « toujours » des phrases suivantes.

- « Quand on est pressé, tous les feux sont rouges, mais quand on est perdu et qu'on cherche son chemin sur une carte, tous les feux sont verts. »
- « À chaque fois que je choisis une file d'attente, elle avance moins vite que celle d'à côté. »
- « À chaque fois que je lave ma voiture, il pleut dans les dix minutes. »
- « C'est toujours quand on est pressé que les toilettes sont occupées ! »

Un signe du destin

Nous établissons parfois des liens entre des événements ne possédant aucun rapport entre eux car nous sous-estimons la probabilité des coïncidences. Le hasard, selon les cas, se verra appelé chance, malchance, destin, coup du sort ou fatalité, comme s'il était nécessaire de donner du sens à des faits fortuits et indépendants les uns des autres. On lit un mot peu courant ou technique et, le lendemain, on est surpris de le retrouver dans un autre contexte. On pense alors qu'une coïncidence est impossible et que nous recevons une sorte de signe. Or les mots rares ou les informations curieuses attirent précisément notre attention parce qu'ils sont inhabituels et, quand nous les rencontrons à terme dans des circonstances différentes, nous nous souvenons de la première occurrence car elle nous paraissait insolite. Lorsque l'on dit : « Je me promenais et, comme par hasard… », cela signifie que l'on ne croit pas au hasard et que notre cerveau cherche systématiquement à donner du sens aux informations qu'il traite.

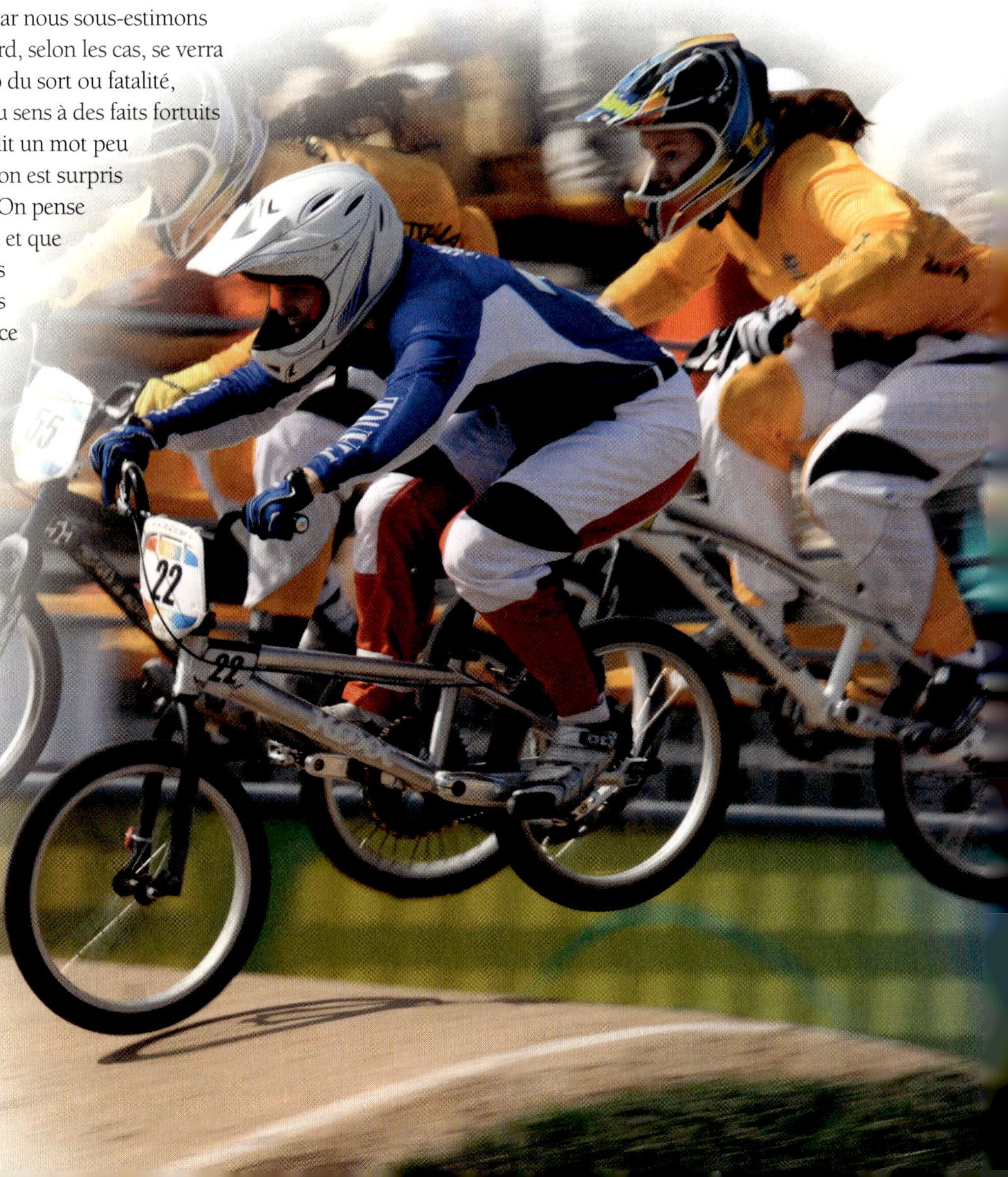

Hasard ou chiffre porte-bonheur ? Laëtitia Le Corguillé, championne française de BMX (ou bicross), a gagné une médaille d'argent aux jeux de Pékin de 2008 le 22 août, à l'âge de 22 ans. Originaire des Côtes-d'Armor (département 22), elle portait le dossard 22…

La force du geste

Asseyez-vous le dos bien droit et souriez. Vous allez sans doute déjà mieux. Même si vous êtes dubitatif, sachez que le maintien corporel, la posture, les expressions faciales influencent la façon dont nous traitons les informations. Des chercheurs ont demandé à des étudiants de regarder un dessin animé soit avec un stylo entre les dents (donc en mimant un sourire), soit avec la bouche en anneau autour d'un stylo. Conclusion : les premiers ont jugé le film plus drôle que les autres. Nous n'en sommes pas conscients, mais le simple fait de mimer une émotion influencerait le ressenti émotionnel.

Ce type de biais dit sensori-moteur témoigne de relations étranges entre le corps et le cerveau. On peut dans une certaine mesure agir sur notre état affectif simplement en simulant des expressions et des postures. Voilà pourquoi nous devrions relever la tête et nous efforcer de sourire le plus possible…

D'autres biais psychologiques

- Les stéréotypes et les préjugés : voir p. 120 les différences hommes/femmes et p. 125 les performances de la mémoire en fonction de stéréotypes négatifs.
- Les biais de la mémoire : voir p. 142 la mémoire des listes et p. 152 la mémoire épisodique.
- La perception du langage : voir p. 181 les discours politiques.
- L'estime de soi : voir p. 287.
- L'empathie: voir p. 299.

Quand le temps compte double

C'est un biais sensitif très commun : le temps paraît plus long lorsque l'on s'ennuie (pendant un film, une soirée…) ou que l'on vit quelque chose de désagréable. De même, la dernière minute d'un match de foot semble bien trop longue quand le score est très serré et que c'est votre équipe qui mène. En revanche, la dernière semaine des vacances semble toujours passer très vite.

La valeur hédonique d'un événement influe donc sur sa dimension temporelle. Des chercheurs ont demandé à des participants de regarder durant quelques dizaines de seconde un inconnu affichant soit un sourire, soit une expression de colère. Ceux-ci jugèrent le contact visuel plus long dans le deuxième cas. Dans le cadre d'une autre recherche, des psychologues ont simulé l'agression d'un professeur devant des étudiants. Alors que l'altercation s'était déroulée sur 34 secondes, les témoins estimèrent qu'elle avait duré près de 70 secondes.

Bonheur ou malheur ?

1. Quel chiffre est considéré comme étant porte-bonheur en Chine ?

- ☐ **a.** 3
- ☐ **b.** 8
- ☐ **c.** 13

2. Quelle est l'origine du mauvais présage lié au nombre 13 en Occident ?

- ☐ **a.** Le nombre d'Apôtres qui ont participé à la Cène
- ☐ **b.** Le nombre de desserts à Noël en Provence
- ☐ **c.** Le treizième arcane du Tarot (qui signifie la mort)

3. Comment nomme-t-on la phobie du nombre 13 ?

- ☐ **a.** La triskaidékaphobie
- ☐ **b.** La treiziaphobie
- ☐ **c.** La treiziodékaphobie

4. Quel chiffre est tellement associé à l'idée de malheur en Asie (notamment au Japon) que les gens cherchent à ne pas en avoir dans leur numéro de téléphone ?

- ☐ **a.** 4
- ☐ **b.** 6
- ☐ **c.** 9

5. Quel nombre est considéré comme portant malheur en Italie ?

- ☐ **a.** 12
- ☐ **b.** 17
- ☐ **c.** 21

6. Quel mois est appelé « le mois des fantômes » en Chine ?

- ☐ **a.** Le troisième
- ☐ **b.** Le cinquième
- ☐ **c.** Le septième

7. Quel jour porte malheur pour les Espagnols, les Grecs et les habitants d'Amérique Latine ?

- ☐ **a.** Le vendredi 13
- ☐ **b.** Le mardi 13
- ☐ **c.** Le vendredi 17

Solutions : 1. b. Le chiffre 8 est toujours un heureux présage en Chine. Ainsi, être 8 à table porte bonheur. C'est aussi pourquoi la cérémonie d'ouverture des JO de Pékin s'est déroulée le 8 août 2008 à 8 heures, 8 minutes et 8 secondes. **2.** a. Le treizième apôtre, Judas, est le traître. **3.** a. **4.** a. 4 se prononce « *shi* », ce qui signifie aussi mort. **5.** b. 17 s'écrit XVII en chiffres romains. Or l'anagramme de ce chiffre, VIXI, signifie « J'ai vécu » en latin. **6.** c. On dit que, le septième mois de l'année, les portes de l'enfer sont ouvertes et que les esprits et les spectres sont autorisés à visiter le monde des vivants. **7.** b.

Le calcul mental

Chaque culture développe des systèmes de calcul plus ou moins sophistiqués, mais cette compétence repose sur quelques aptitudes universelles de base. Dans le calcul mental, la première impliquée est la capacité à apprécier et à manipuler les quantités, une aptitude que nous partageons avec de nombreux animaux.

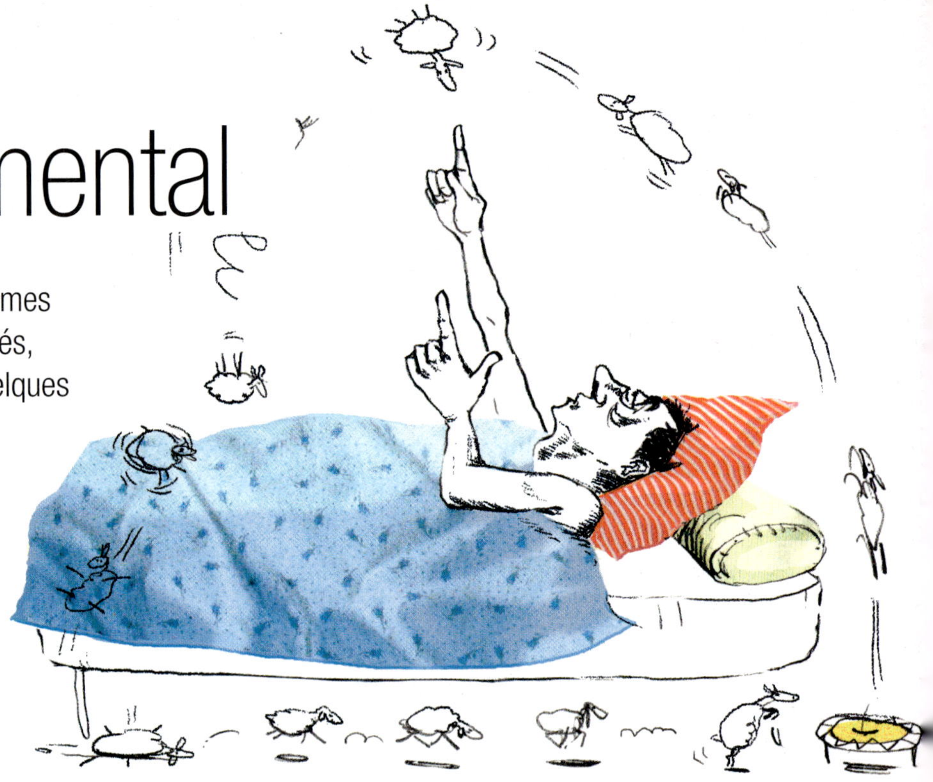

La loi du nombre

On peut faire comprendre à des pigeons que, s'ils veulent recevoir des graines, ils doivent taper 12 fois sur un bouton avec leur bec. Ils apprennent rapidement à le faire – même s'ils se trompent souvent, un peu comme s'ils avaient une notion approximative du nombre 12. Ce même type d'expérience peut être réalisé avec des rats, des singes et même des dauphins. Cette compétence est très utile dans la vie sauvage pour choisir l'arbre où il y a le plus de fruits, par exemple, y compris dans le domaine social : lorsque des chimpanzés rencontrent un groupe de congénères, ils commencent par apprécier le rapport de force avant de décider de la conduite à tenir. Si les adversaires potentiels sont plus d'une fois et demie plus nombreux qu'eux, ils changent d'itinéraire. Ces mêmes capacités d'évaluation des quantités ont été mises en évidence chez des bébés de quelques mois, donc bien avant qu'ils ne sachent parler.

La représentation des quantités fait surtout appel au cortex d'un sillon situé au sein du lobe pariétal. Cette région s'active pour les tâches qui demandent une manipulation des quantités.

L'expression des quantités

La seconde faculté sur laquelle repose le calcul mental est le langage, la capacité à associer des symboles et des entités. Nous disposons de symboles, les chiffres, qui permettent de distinguer les quantités. Pour un pigeon, il est impossible de faire la différence entre 29 et 30, alors que pour nous, qui connaissons des mots et des chiffres distincts, 29 et 30 sont des entités différentes, même si elles représentent des quantités proches. Le fait d'utiliser des symboles a aussi permis de développer des méthodes de calcul compliquées. Ainsi, multiplier cinq cent vingt-neuf par six cent treize sans recourir aux chiffres arabes est quasiment impossible.

La représentation des nombres sous forme de mots et de chiffres repose sur les régions de l'hémisphère gauche responsables du langage. Au-delà des capacités de représentation des quantités et d'utilisation de symboles, le calcul mental demande des capacités de raisonnement et de combinaison de concepts, qui mettent notamment à contribution le cortex de l'avant des lobes frontaux.

Les mauvais chiffres

Les troubles du calcul appelés dyscalculies peuvent résulter de lésions cérébrales, mais il existe aussi, chez l'enfant, des troubles du développement du calcul analogues au phénomène de la dyslexie dans le domaine de la lecture. Comme le calcul mental repose sur l'association de systèmes cérébraux distincts (la manipulation des quantités, l'utilisation de symboles et le raisonnement), les lésions cérébrales sont susceptibles d'entraîner plusieurs types de troubles. Un patient aphasique peut être incapable de manipuler les mots et les chiffres de façon précise : il ne sait pas lire les nombres à haute voix, ne peut pas réciter les tables de multiplication ni résoudre de façon exacte une opération très simple du type 4 + 5. En revanche, comme il peut encore se représenter les quantités de façon approximative, il sait repérer que l'égalité 4 + 5 = 2 est une erreur.
Inversement, un patient pourra parfaitement lire et réciter par cœur les tables de multiplication, mais, s'il ne parvient plus à manipuler correctement les quantités, il ne saura pas faire les soustractions les plus simples, et pourra même affirmer que 5 est plus grand que 6.

Les ordres de grandeur

La notion d'ordre de grandeur fait partie de l'intelligence numérique. Elle relève moins d'une mémoire des chiffres que d'une capacité à raisonner à partir de connaissances acquises. Pour repérer des erreurs flagrantes concernant des données quantitatives, l'esprit critique et la curiosité sont souvent plus utiles que les compétences mathématiques.

Maîtrisez-vous les ordres de grandeur ?

Pour répondre à la plupart de ces questions, il ne faut pas poser les opérations, car l'objectif n'est pas de faire des calculs précis. Vous devez simplement vous faire une idée rapide de l'ordre de grandeur ou éliminer des réponses fausses en effectuant un calcul mental approximatif, en faisant appel à votre raisonnement et à vos connaissances.

1. Dites en quelques secondes si les égalités suivantes sont vraies ou fausses.

		Vrai	Faux
a.	**25,364 + 24,278 = 51,642**	☐	☐
b.	**12/15 = 8/10**	☐	☐

2. Dans un supermarché, le Château La Grandeur est vendu par caisses de 12 bouteilles au prix de 239 € la caisse, tandis que le Château La Frime est vendu par carton de 6 bouteilles avec la 7e gratuite pour 145 €. Comparez rapidement l'ordre de prix à l'unité de chaque bouteille.

Le plus cher : **Château La Grandeur**

Château La Frime

3. Dans son roman *État d'urgence*, Michael Crichton indique que, selon une prévision de 1988, la température terrestre augmenterait de 0,35 °C en dix ans. L'élévation mesurée dans les faits n'a été que de 0,11 °C. Une erreur de 300 % selon l'un des personnages du roman, comparable à la différence entre un vol en avion de trois heures et un vol de une heure !
Pourquoi cette comparaison n'est-elle pas valide ?

4. Quelle est la distance Paris – New York ?

- ☐ **a.** Environ 6000 km
- ☐ **b.** Environ 11000 km
- ☐ **c.** Environ 15000 km

5. Vrai ou faux ?

	Vrai	Faux
a. La hauteur de la Tour Eiffel est d'environ 320 m.	☐	☐
b. La contenance d'un baril de pétrole est de 1600 litres.	☐	☐
c. Une baignoire contient environ 150 litres d'eau.	☐	☐
d. Le parcours annuel moyen des voitures françaises est de 50000 km.	☐	☐

6. Quelle est la plus rapide des vitesses suivantes ?

☐ **a.** 1 m/s ☐ **b.** 1 km/min ☐ **c.** 30 km/h

7. Vous dormez en moyenne 468 minutes par nuit. Au bout de 85 ans, vous aurez dormi :

- ☐ **a.** Entre 10 et 15 ans
- ☐ **b.** Entre 15 et 20 ans
- ☐ **c.** Entre 20 et 25 ans
- ☐ **d.** Plus de 25 ans

Les petits nombres au service des grands

Nous raisonnons plus facilement sur des petits nombres que sur des grands car la mémoire de travail est alors très sollicitée et vite dépassée. Pour simplifier le maniement de grands nombres, il suffit de passer par les puissances. Le nombre 3621895 s'écrira sous la forme $3{,}621895 \times 10^6$, ce qui permet de mettre en exergue le nombre de chiffres. La règle de multiplication des puissances est très simple : $10^a \times 10^b = 10^{a+b}$. Ainsi, si on vous demande de multiplier 3621895 par 309554186, vous écrirez :

$$3\,621\,895 \times 309\,554\,186 = 3{,}621895 \times 10^6 \times 3{,}09554186 \times 10^8$$
$$= 3{,}621895 \times 3{,}09554186 \times 10^6 \times 10^8$$
$$= 3{,}621895 \times 3{,}09554186 \times 10^{14}$$

On voit bien que $3{,}621895 \times 3{,}09554186$ est compris entre 10 et 11. Or, $10 \times 10^{14} = 10^{15}$. Le résultat est donc un peu supérieur à 10^{15}, soit 1000000000000000 : un million de milliards !
Le même type de calcul s'applique à l'échelle microscopique. 0,00000000349 s'écrit : $3{,}49 \times 10^{-9}$.
Les règles sont identiques et permettent de multiplier des petits nombres ou encore des très grands avec des très petits.

Solutions : 1. a. Fausse. Vous savez immédiatement que l'égalité est fausse. En effet, 25,364 est inférieur à 25,5 et 24,278 est inférieur à 24,5. Leur somme est donc inférieure à 50. **b.** Vraie. Cela se vérifie très simplement de deux façons. Soit par l'égalité 12 x 10 = 8 x 15. Soit en constatant qu'on passe de 8/10 à 12/15 en multipliant le numérateur et le dénominateur par le même nombre, 1,5, ce qui ne change pas la fraction. **2.** Vous recherchez un ordre de grandeur et non le prix exact de la bouteille. Pour le Château La Grandeur, vous arrondissez le prix de la caisse à 240 € : une bouteille coûte légèrement moins que 240/12, soit 20 €. Pour l'autre vin, vous faites de même : 145 est un peu supérieur à 140, donc la bouteille coûte un peu plus de 140/7, qui est aussi égal à 20 €. Les ordres de grandeur sont équivalents, mais la bouteille de Château la Grandeur revient un peu moins cher que celle de Château la Frime. **3.** Le pourcentage donné est exact, mais il compare des durées de vol, qui sont des valeurs absolues, avec des écarts. Pour que la comparaison soit valide, il aurait dû prendre comme référence la température prédite et la température effective. **4.** a. **5. a.** Vrai. **b.** Faux, c'est 10 fois moins (159 litres). **c.** Vrai. **d.** Faux. 15000 km en moyenne. **6.** b. **7.** d (plus de 25 ans).

Battez vos records en calcul mental

Selon le neuroscientifique japonais Ryuta Kawashima, créateur d'un programme d'entraînement sur console de jeux, le calcul mental simple effectué rapidement serait plus efficace pour entretenir ses fonctions cognitives que la résolution de problèmes compliqués. Ses conclusions ne font pas l'unanimité parmi les scientifiques, mais le calcul mental stimule effectivement la vivacité d'esprit. Quant à la rapidité, chacun de nous peut ressentir que la pression du temps est un bon stimulant. Ces calculs sont à faire de tête, le plus rapidement possible, sans papier ni calculatrice.

Calcul rapide

Essayez de faire ces calculs en ligne le plus rapidement possible en utilisant le plus d'astuces possible pour vous faciliter la tâche.

Rapprochez-vous des dizaines pour simplifier le calcul.
Par exemple : 464 – 198 = (464 – 200) + 2.

Dans les opérations à plus de deux nombres, groupez astucieusement certains nombres et décomposez-les pour obtenir un maximum de nombres se terminant par 0.
Par exemple : 400 + 708 – 9 = 400 + (708 – 9)
ou encore :
706 + 525 – 6 + 175 = (706-6) + (500 + 100) + (25 + 75)

a. 28 + 32 = ...
b. 477 + 223 = ...
c. 75 – 35 = ...
d. 354 – 298 = ...
e. 18 + 23 + 22 + 47 = ...
f. 56 – 12 + 44 – 8 = ...
g. 25 + 25 + 25 + 25 + 25 = ...
h. 250 x 10 000 = ...
i. 253 x 247 = ...
j. 10 x 58 + 10 x 42 = ...
k. 12 x 59 – 11 x 57 = ...
l. 568 – 49 = ...
m. 568 + 49 = ...
n. 1300 – 370 = ...
o. 1300 + 401 – 11 = ...
p. 456 + 69 = ...
q. 456 – 57 = ...
r. 235 + 95 = ...
s. 235 – 39= ....
t. 8,5 + 0,75 + 2,5 + 0, 25 = ...
u. 25 x 109 x 4 = ...
v. 202 + 1625 – 2 + 175 = ...
w. 2 + 4 + 6 + 8 + 8 + 4 + 6 + 2 ....
x. (2 009 x 15) + (2 009 x 32) + (2 009 x 53) = ...
y. 32,8 x 37,25 – 37,25 x 12,8 = ...
z. 1 018 + (9 x 1 018) = ...

L'inconnue

Trouvez le nombre manquant.

a. 11 x .... = 121
b. 13 x .... = 377
c. .... x 28 = 2 856
d. 630 x .... = 2 520
e. .... x 56 = 252

Multiples de 3

On reconnaît qu'un nombre est divisible par 3 si la somme de ses chiffres est divisible par 3. Quels sont, parmi ces nombres, ceux qui ne sont pas divisibles par 3 ?

1 — 3 — 82 — 2 007 — 9 927 — 14 — 26 — 97 — 117 — 128 — 1 789 — 252 — 1 515 — 222

Le bon opérateur

Complétez les égalités ci-contre avec les bons opérateurs (+, -, x, :). Vous pouvez ajouter des parenthèses au besoin.

a. 25 ..... 13 = 12
b. 19 ..... 13 = 247
c. 473 ..... 43 = 11
d. 575 ..... 238 = 337
e. 5 ..... 5 ..... 5 ..... 5 = 0
f. 5 ..... 5 ..... 5 ..... 5 = 10
g. 5 ..... 5 ..... 5 ..... 5 = 20
h. 5 ..... 5 ..... 5 ..... 5 = 26
i. 5 ..... 5 ..... 5 ..... 5 = 50

Multiplication par 5 ou 25

Multiplier par 5 ou par 25, c'est facile ! Donnez les résultats des multiplications suivantes sans les poser.

a. 9 x 5 = ...
b. 13 x 5 = ...
c. 28 x 5 = ...
d. 32 x 5 = ...
e. (24 – 10) x 5 = ...
f. (34 + 8 – 4) x 5 = ...
g. 15 + (24 x 5) = ...
h. (789 x 5) – 45 = ...
i. 11 x 25 = ...
j. 29 x 25 = ...
k. 78 x 25 = ...
l. (42 – 22) x 25 = ...
m. (33 – 10 + 2) x 25 = ...
n. 625 + (5 x 25) = ...
o. (12 x 25) – 50 = ...

Et par 11 ?

Multiplier par 11 de tête, c'est encore plus facile ! Donnez les résultats des opérations suivantes.

a. 25 x 11 = ...
b. 34 x 11 = ...
c. 28 x 11 = ...
d. 39 x 11 = ...
e. 37 x 11 = ...
f. (48 x 11) + (52 x 11) = ...
g. (48 x 11) + 52 = ...
h. (88 + 77) – 5 x 11 = ...

Passez la monnaie

Vous payez les sommes suivantes avec un billet de 100 €. Notez le plus rapidement possible le montant de la monnaie rendue.

75	24	36	18	73	89	91	4	17	29	11	65	71	37	49	8	41	55	67
....	....	....	....	....	....	....	....	....	....	....	....	....	....	....	....	....	....	....

Opérations en série

Pour passer de la ligne de départ au résultat, on effectue une suite d'opérations :
– on multiplie le nombre par 2 ;
– on retranche 2 du résultat ;
– on ajoute au résultat le triple du nombre de départ ;
– on ajoute 7 au résultat.

Complétez le tableau en trouvant une astuce pour gagner du temps.

Départ	1	3	5	9	10	13	19	24	29	109	1009	1999	2009
Résultat	....	....	....	....	....	....	....	....	....	....	....	....	....

Nombres codés

Trouvez les nombres suivants.

a. Le tiers du double de 18 ....
b. La moitié du triple de 222 ....
c. La somme de 3 et du double de 25 ....
d. Le double de la somme de 30 et de 18 ....
e. La moitié de la différence entre 36 et 24 ....

L'équilibre

Sur le plateau gauche d'une balance, on place 3 oranges, sur celui de droite 2 pommes et un poids de 50 g. Si chaque orange pèse 60 g, combien pèse une pomme, sachant que toutes ont le même poids et que la balance est équilibrée ?

Une pomme pèse ....

Solutions

Calcul rapide : a. 60 ; **b.** 700 ; **c.** 40 ; **d.** 56 ; **e.** 110 ; **f.** 80 ; **g.** 125 ; **h.** 2 500 000 ; **i.** 62 491 ; **j.** 1000 ; **k.** 81 ; **l.** 519 ; **m.** 617 ; **n.** 930 ; **o.** 1 690 ; **p.** 525 ; **q.** 399 ; **r.** 330 ; **s.** 196 ; **t.** 12 ; **u.** 10 900 ; **v.** 2 000 ; **w.** 40 ; **x.** 200 900 ; **y.** 745 ; **z.** 10 180.

L'inconnue : a. 11 ; **b.** 29 ; **c.** 102 ; **d.** 4 ; **e.** 4,5.

Multiples de 3 : 1, 14, 26, 82, 97, 128 et 1 789 ne sont pas divisibles par 3.

Le bon opérateur : a. 25 – 13 ; **b.** 19 x 13 ; **c.** 473 : 43 ; **d.** 575 – 238 ; **e.** 5 +5 – 5 – 5 ; **f.** 5 +5 + 5 – 5 ; **g.** 5 + 5 + 5 + 5 ; **h.** (5 x 5) + (5 : 5) ; **i.** (5 x 5) + (5 x 5).

Multiplication par 5 ou 25 : a. 45 ; **b.** 65 ; **c.** 140 ; **d.** 160 ; **e.** 70 ; **f.** 190 ; **g.** 135 ; **h.** 3900 ; **i.** 275 ; **j.** 725 ; **k.** 1950 ; **l.** 500 ; **m.** 625 ; **n.** 750 ; **o.** 250.

Et par 11 ? : a. 275 ; **b.** 374 ; **c.** 308 ; **d.** 429 ; **e.** 407 ; **f.** 1 100 ; **g.** 580 ; **h.** 110.

Passez la monnaie : 25, 76, 64, 82, 27, 11, 9, 96, 83, 71, 89, 35, 29, 63, 51, 92, 59, 45, 33.

Opérations en série : Cette suite de calculs revient finalement à multiplier par 5 le nombre de départ et à ajouter 5 au résultat, donc à ajouter 1 au nombre de départ, puis à multiplier le résultat par 5. Réponses : 10 ; 20 ; 30 ; 50 ; 55 ; 70 ; 100 ; 125 ; 150 ; 550 ; 5050 ; 10000 ; 10050.

Nombres codés : a. 12 ; **b.** 333 ; **c.** 53 ; **d.** 96 ; **e.** 6.

L'équilibre : 180 g = 2 pommes + 50 g, d'où le poids d'une pomme : (180 – 50) : 2 = 65 g.

Problèmes de mathématiques

Ces problèmes font appel à la mémoire, car ils sollicitent les règles apprises à l'école, à la logique et au sens pratique. Le calcul est un outil de la vie quotidienne, indispensable pour gérer son budget, contrôler des factures, effectuer des choix économiques... Le désarroi et la gêne éprouvés quand nous avons des difficultés à faire une division sans aide montrent bien que le calcul est un acquis culturel fondamental, au même titre que le langage.

Les opérations simples

L'addition et la soustraction peuvent s'effectuer directement grâce au calcul mental.
La multiplication passe par la récupération en mémoire des tables apprises par cœur, mais son exécution reste simple comparée à la division, qui est une notion complexe à comprendre et à mettre en œuvre.

Calcul en Sudoku

Complétez cette addition en sachant que les 9 cases contiennent les nombres de 1 à 9 utilisés chacun une fois et que, dans chaque colonne, les nombres sont rangés de haut en bas du plus petit au plus grand.

	......	......	......
+	......	7	......
+	......	......	......
=	9	0	0

Répétition de chiffres

Quels chiffres se cachent derrière les symboles de l'égalité ci-dessous ?

♠♠♠♠ – ♦♦♦ + ♣♣ – ♥ = 4 321

.... = 4 321

Le chaînon manquant

Complétez ce « N » à l'aide des nombres de 1 à 7 (le 1 et le 7 étant déjà placés) de telle sorte que la somme de 3 nombres alignés sur un même segment soit toujours la même.

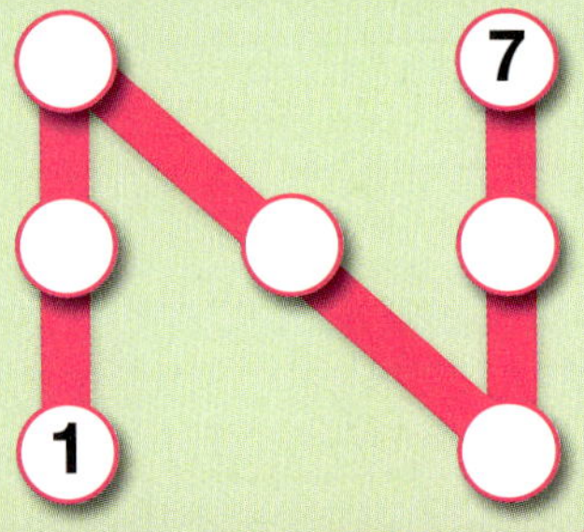

Au carré

Dans le diagramme de gauche, on part du nombre 9 et, en effectuant successivement les 4 opérations (x 2, : 3, + 4 et – 1), on obtient le nombre de départ : 9.

Complétez les 4 cases du diagramme de droite de telle sorte que les 4 opérations soient justes. Quel nombre doit-on écrire dans la case située en haut à gauche ?

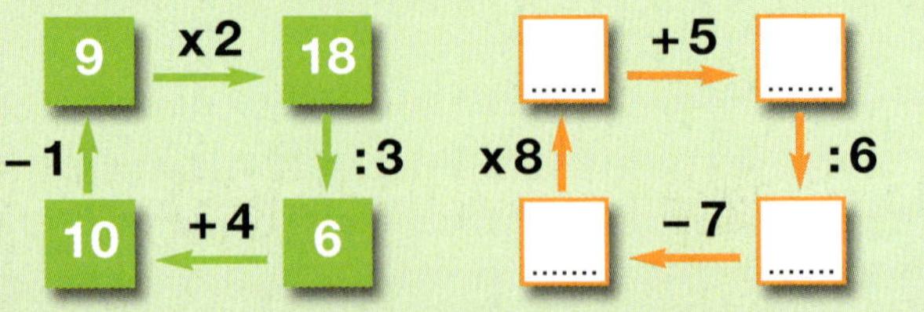

En pyramide

Retrouvez les 7 nombres qui manquent dans cette pyramide, en sachant que les nombres de 1 à 10 y figurent chacun une fois, et que chaque nombre écrit dans une brique posée sur 2 autres briques est égal à la différence (en valeur absolue) des nombres écrits sur ces 2 briques.

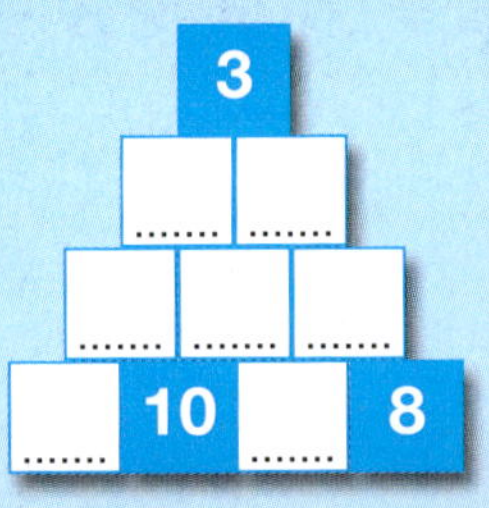

Solutions

Calcul en Sudoku Deux paires de chiffres peuvent être placées dans les deux colonnes de droite : 3 et 8 ou 5 et 6 (car il faut totaliser 11). On élimine 3 et 8, car on bloque ensuite dans la colonne du milieu.

  135
+ 276
+ 489
= 900

Répétition de chiffres L'unique solution est 4 444 – 222 + 99 – 0 = 4 321.

Le chaînon manquant Il y a 2 solutions.
Première solution : première branche de haut en bas : 5, 6, 1 ; diagonale de haut en bas : 5, 4, 3 ; deuxième branche de haut en bas : 7, 2, 3.
Deuxième solution : première branche de haut en bas : 6, 5, 1 ; diagonale : 6, 4, 2 ; deuxième branche de haut en bas : 7, 3, 2.

Au carré Pour trouver la réponse, il faut poser l'équation suivante :
$(x + 5) : 6 - 7) \times 8 = x$;
$(8x : 6) + (40 : 6) - (336 : 6) = x$;
$8x : 6 - 296 : 6 = x$;
$8x - 296 = 6x$;
$2x = 296$; donc $x = 148$.

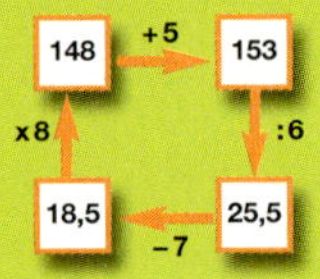

En pyramide

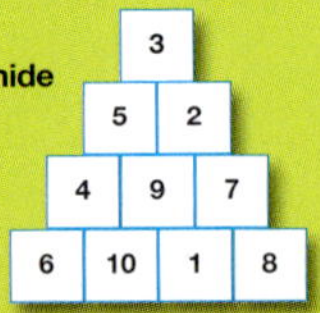

LA LOGIQUE

La division

Nous avons tous appris à faire des divisions. Cependant, contrairement à beaucoup d'apprentissages qui deviennent des automatismes, la technique de la division peut s'oublier.

La première raison tient sans doute à sa double signification. La division est une opération de partage. Dans la vie courante, il s'agira par exemple de répartir 400 € entre 5 personnes. Mais aussi de chercher à trouver un nombre de parts : par exemple, si un marchand veut ranger 40 œufs par boîtes de 12 et qu'il cherche à connaître le nombre de boîtes qui seront remplies.

La seconde difficulté est technique. La division est une opération compliquée où se mêlent les multiplications et les soustractions et dont le résultat est souvent constitué de deux nombres, un quotient et un reste : 3 et 4 pour l'exemple des boîtes d'œufs.

Dividende →	40	12 ← Diviseur
	36	3
Reste →	4	↑ Quotient

Division simple

Faites la division suivante.

746	45

Divisions à trous

Dans les divisions suivantes, où l'on n'a pas posé les soustractions intermédiaires, retrouvez les chiffres remplacés par une étoile.

a.

5 *	3
* *	* 7
0	

c.

* * 4	9
* *	1 *
0	

b.

1 * 4	*
* *	1 3
0	

d.

1 2 *	*
* *	1 4
0	

Énigme

Lorsqu'on demande son âge à Antoine, c'est sa mère qui répond par une petite énigme.
– Si on divise l'âge de mon fils par 2, le reste est 1.
– Si on divise son âge par 3, le reste est 2.
– Si on divise son âge par 4, le reste est 3.

Quel est l'âge d'Antoine, sachant qu'il est mineur ? ....

Omelette géante

Pour la nouvelle année, un restaurateur prépare une omelette géante avec **2009 œufs**. Il a commandé 14 grosses d'œufs (une grosse = 12 douzaines). Restera-t-il des œufs ?

....

Traitement des déchets

Dans une usine de traitement des déchets, tout se transforme.

- Chaque groupe de **5 sacs-poubelles** est compressé et transformé en **1 cube**.
- Chaque groupe de **5 cubes** est compressé et transformé en **1 cylindre**.
- Chaque groupe de **5 cylindres** est transformé en **1 cône**.
- Chaque groupe de **5 cônes** est transformé en **1 grosse boule**.

Aujourd'hui sont arrivés 2009 sacs-poubelles. Qu'en reste-t-il ?

....

Calcul magique

- Pensez à un nombre de 3 chiffres.
- Écrivez-le deux fois de suite. Vous obtenez un nombre de 6 chiffres.
- Divisez-le par 7.
- Divisez le résultat par 11.
- Divisez le résultat par 13.

Sauriez-vous expliquer pourquoi vous retrouvez votre nombre de départ ? ....

Solutions

Division simple

746	45
– 45	16
296	
– 270	
26	

Divisions à trous

a.

51	3
21	17
0	

c.

144	9
54	16
0	

b.

104	8
24	13
0	

d.

126	9
36	14
0	

Énigme On sait que :
– (âge) – 1 est multiple de 2, donc (âge) + 1 aussi.
– (âge) – 2 est multiple de 3, donc (âge) + 1 aussi.
– (âge) – 3 est multiple de 4, donc (âge) + 1 aussi.
Ainsi, (âge) + 1 est multiple à la fois de 2, de 3 et de 4. Le nombre 12 correspond (le suivant est 24). Antoine a donc 11 ans.

Omelette géante 14 grosses d'œufs représentent 14 x 144 œufs, soit 2016 œufs. Il restera 7 œufs.

Traitement des déchets On effectue des divisions successives par 5.
2009 = 5 x 401 + 4 (sacs).
401 = 5 x 80 + 1 (cube).
80 = 5 x 16 + 0 (cylindre).
16 = 5 x 3 (boules) + 1 (cône).
Il reste 4 sacs, 1 cube et 1 cône, plus les 3 boules issues des transformations successives.

Calcul magique Si le nombre de départ s'écrit *abc*, le nombre de 6 chiffres est *abcabc*, qui est l'équivalent de *abc* x 1001. Or 1001 = 7 x 11 x 13, donc 1001 *abc* : *abc* = *abc*.

Fractions et proportions : quelques rappels des bases

– Une proportion est l'égalité de 2 fractions. Ainsi, 4/8, 12/24, 350/700 représentent la même proportion, que l'on peut écrire de manière simplifiée : 1/2.

– Pour savoir si 2 fractions représentent la même proportion, on dispose d'une règle très simple : l'égalité du produit des extrêmes et des moyens. Si les produits sont égaux, les deux fractions le sont aussi.

Prenons un exemple : $\frac{24}{28}$ $\frac{18}{21}$

Produit des moyens : 28 x 18 = 504

Produit des extrêmes : 24 x 21 = 504

– On ne change pas une fraction en multipliant le numérateur et le dénominateur par le même nombre.

– On ne change pas non plus une fraction en divisant le numérateur et le dénominateur par le même nombre. C'est le principe de la simplification. Lorsqu'on ne peut plus simplifier une fraction, on dit qu'elle est irréductible.

Plus grand ou plus petit ?

Comparez les fractions et nombres suivants en entourant la bonne réponse.

– plus petit que : <
– plus grand que : >
– égal à : =

a. 5/4 par rapport à 1 < > =

b. 5/2 par rapport à 2 < > =

c. 8/5 – 1 par rapport à 1/2 < > =

d. 1/4 par rapport à 3/12 < > =

e. 3/4 – 1/2 par rapport à 1/8 < > =

f. 4/3 – 11/33 par rapport à 2 – 15/(3 x 5) < > =

g. 2 x 3 x 5/16 par rapport à 2 < > =

L'inconnue

Complétez les fractions suivantes.

a. 0,2 = ... /5

b. 1,25 = ... /50

c. 0,625 = ... /10 000

d. 3,2 = ... /20

e. 0,045 = ... /10 000

f. 15/4 = ... /8

g. 0 = ... /8

h. 3/4 = ... /100

i. 3/..... = 75/175

j. 25/3 = 75/.....

k. 2 = ... /17

l. 68/50 = 34/.....

Conversion en dixièmes

Complétez la case du bas en mettant toutes les valeurs du haut en dixièmes.

1	$\frac{1}{5}$	$\frac{4}{5}$	$\frac{1}{2}$	$\frac{6}{5}$	$1+\frac{6}{5}$	$4-\frac{1}{5}$	$\frac{7}{2}$	$\frac{6}{3}$	$\frac{5}{2}$	100	$\frac{10}{25}$	$4-\frac{3}{2}$
$\frac{....}{10}$	$\frac{....}{10}$	$\frac{....}{10}$	$\frac{....}{10}$	$\frac{....}{10}$	$\frac{....}{10}$	$\frac{....}{10}$	$\frac{....}{10}$	$\frac{....}{10}$	$\frac{....}{10}$	$\frac{....}{10}$	$\frac{....}{10}$	$\frac{....}{10}$

Additions et multiplications

Complétez le tableau d'additions suivant.

+	$\frac{1}{7}$	$\frac{2}{7}$	$\frac{3}{7}$	$\frac{4}{7}$	$\frac{5}{7}$	$\frac{6}{7}$	1
$\frac{3}{14}$							
		$\frac{13}{21}$					

Complétez le tableau de multiplications suivant.

x	$\frac{1}{7}$	$\frac{2}{7}$	$\frac{3}{7}$	$\frac{4}{7}$	$\frac{5}{7}$	$\frac{6}{7}$	1
$\frac{14}{5}$							
				$\frac{2}{3}$			

Restons simples

Simplifiez le plus possible les fractions suivantes.

a. $\frac{2 \times 3 \times 5}{10 \times 11}$ = ...

b. $\frac{2007 \times 2008 + 2008 \times 2009}{2007 + 2009}$ = ...

c. $\frac{3 \times 12 \times 25 \times 26}{5 \times 6 \times 13}$ = ...

d. $\frac{(27 + 3) \times (27 - 3)}{3 \times 5 \times 6 \times 16}$ = ...

Solutions
Plus grand ou plus petit : a. > ; **b.** > ; **c.** > ; **d.** = ; **e.** > ; **f.** = ; **g.** <
L'inconnue : a. 1 ; **b.** 62,5 ; **c.** 6250 ; **d.** 64 ; **e.** 450 ; **f.** 30 ; **g.** 0 ; **h.** 75 ; **i.** 7 ; **j.** 9 ; **k.** 34 ; **l.** 25 ;
Conversion en dixièmes : 10 ; 2 ; 8 ; 5 ; 12 ; 14 ; 38 ; 35 ; 20 ; 25 ; 1 000 ; 4 ; 25 ; 55 ; 2 ; 25.
Additions et multiplication :
Premier tableau : Première ligne : 5/14 ; 7/14 ; 9/14 ; 11/14 ; 13/14 ; 15/14 ; 17/14. Seconde ligne : 7/21 (ou 1/3) ; 10/21 ; 13/21 ; 16/21 ; 19/21 ; 22/21 ; 25/21 ; 28/21.
Second tableau : Première ligne : 2/5 ; 4/5 ; 6/5 ; 8/5 ; 2 ; 12/5 ; 14/5. Seconde ligne : 7/6 ; 1/6 ; 1/3 ; 1/2 ; 2/3 ; 5/6 ; 1 ; 7/6.
Restons simples : a. 3/11 ; **b.** 2 008 ; **c.** 60 ; **d.** 1/2

Les pourcentages

Souvenez-vous que l'un des pièges les plus classiques est d'additionner ou de retrancher des pourcentages qui ne s'appliquent pas au même ensemble (deux augmentations de prix successives ou une augmentation puis une réduction, par exemple), et que la règle de base du calcul des pourcentages est : augmenter de 30 %, c'est multiplier par 1,3 et diminuer de 25 %, c'est multiplier par 0,75.

Quelques problèmes

Ces questions vous rappelleront sans doute des souvenirs. Avec un peu de pratique et de logique, vous constaterez que la résolution d'équations simples revient très vite en mémoire.

Pourcentages

1. Le taux de TVA sur l'électroménager est de 19,6 %.
Quel est le montant de la taxe sur un téléviseur payé 1 000 TTC ? ......

2. Un commerçant baisse un prix de 20 %. Le mois suivant, il applique une hausse de 20 % sur le nouveau prix.
Combien l'acheteur paiera-t-il par rapport au prix initial ?

- ☐ **a.** Autant
- ☐ **b.** Plus
- ☐ **c.** Moins
- ☐ **d.** Cela dépend du prix de départ

3. Un commerçant augmente un prix de 20 %. Puis il consent à un acheteur un rabais de 20 %.
Combien l'acheteur paiera-t-il par rapport au prix initial ?

- ☐ **a.** Autant
- ☐ **b.** Plus
- ☐ **c.** Moins
- ☐ **d.** Cela dépend du prix de départ

4. Une montre va augmenter de 10 %, mais vous savez que le bijoutier fera ensuite une remise de 10 %.
Faut-il l'acheter avant l'augmentation ou après la remise ? ....

5. Un chef d'entreprise A augmente ses salariés de 2 % en début d'année. Mais, devant les protestations, il fait appliquer immédiatement une nouvelle augmentation de 1 %. Le chef d'entreprise B a, quant à lui, augmenté tout de suite ses salariés de 3 %.
Dans quelle entreprise la revalorisation est-elle la plus importante ? ....

6. Le prix de l'immobilier a augmenté de 15 % en 2007 (par rapport à 2006), puis a diminué de 14 % en 2008 (par rapport à 2007).
Quelle est son évolution entre 2006 et 2 008 ?

- ☐ **a.** En hausse de 1 %
- ☐ **b.** En hausse d'un peu moins de 1 %
- ☐ **c.** Identique
- ☐ **d.** En baisse d'un peu plus de 1 %

7. Pour calculer le revenu imposable, l'État A demande à ses contribuables de partir du montant brut, de déduire 20 %, puis de déduire 10 % du montant ainsi réduit. L'État B fait l'inverse : une déduction de 10 %, puis de 20 % du montant ainsi réduit. Où le revenu imposable est-il le plus bas ?

- ☐ **a.** Dans l'État A
- ☐ **b.** Dans l'État B
- ☐ **c.** C'est équivalent
- ☐ **d.** Cela dépend du montant de départ

8. Les banques A et B autorisent les découverts.
Chaque fin de mois, la banque A fait le total des découverts journaliers de ses clients et débite 0,05 % du total. Chaque fin d'année, la banque B fait le total des découverts journaliers de ses clients et débite 0,05 % du total.
Laquelle des deux banques est la plus avantageuse ?

- ☐ **a.** La banque A
- ☐ **b.** La banque B
- ☐ **c.** Aucune, c'est équivalent

Allô !

Sur votre facture de téléphone, le prix de la minute de communication est de 0,08 € et celui de l'abonnement 32 € pour deux mois.
Si **X** est le nombre de minutes téléphonées sur cette période, quelle formule donne le montant de la facture ?

- ☐ **a.** 32 x (X + 0,08)
- ☐ **b.** (0,08 x 32) + X
- ☐ **c.** (0,08 x X) + 32
- ☐ **d.** (0,08 x X) + (32 x X)

Voyage en train

Un voyagiste offre une promotion : si vous prenez un aller-retour en TGV, le retour sera moitié prix de l'aller. Vous payez 27 € pour l'aller-retour.
Quel serait le prix de l'aller simple ?

Coup de chance

Vous tirez 10 fois à pile ou face. Les 9 premières fois, pile sort. Quelle probabilité a-t-il de sortir la dixième fois ?

- ☐ **a.** Moins de 1 chance sur 2 (moins de 50 %)
- ☐ **b.** 1 chance sur 2 (50 %)
- ☐ **c.** Plus de 1 chance sur 2 (plus de 50 %)

Solutions : 1. 164 car le taux de TVA est à appliquer au prix hors taxes. **2.** c. **3.** c. **4.** Après la remise, car la montre aura baissé de 1 % par rapport à son prix initial. S'il était de 1 , il est de 1,1 après augmentation et de 0,99 après remise. **5.** Dans l'entreprise A. **6.** d. Pour 100 en 2006, on passe à 115 en 2007 et 98,9 en 2008. **7.** c. Pour 100, le revenu imposable est 72 dans les deux cas. **8.** b. Car la banque A augmente le découvert chaque mois en facturant les frais mensuellement.

Solutions : Allô ! : La formule c. **Voyage en train :** Le prix de l'aller simple est de 18 €. **Coup de chance :** 1 chance sur 2. Les tirages sont indépendants, l'historique n'a pas d'importance.

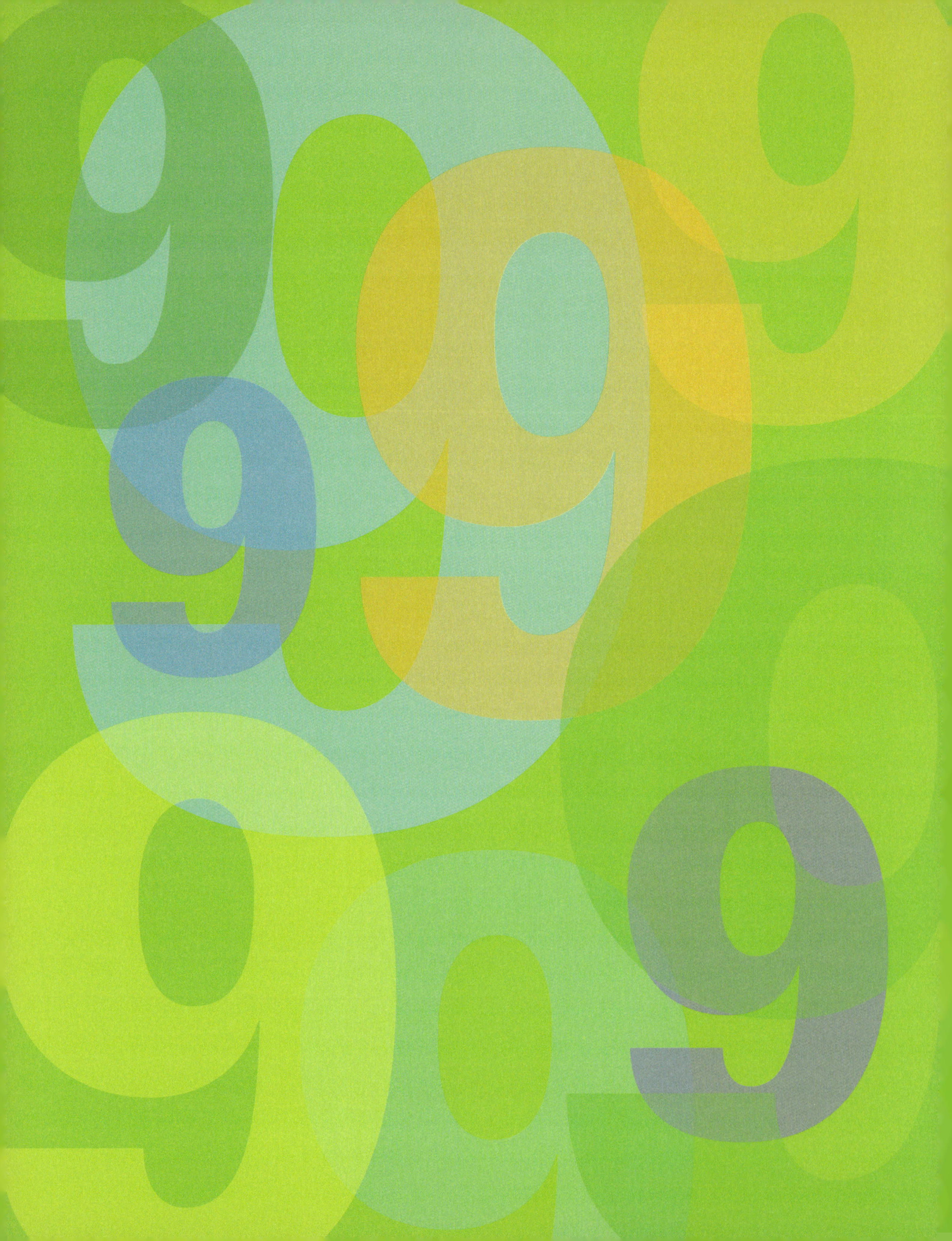

La créativité et l'action

Le **changement** et la **continuité**

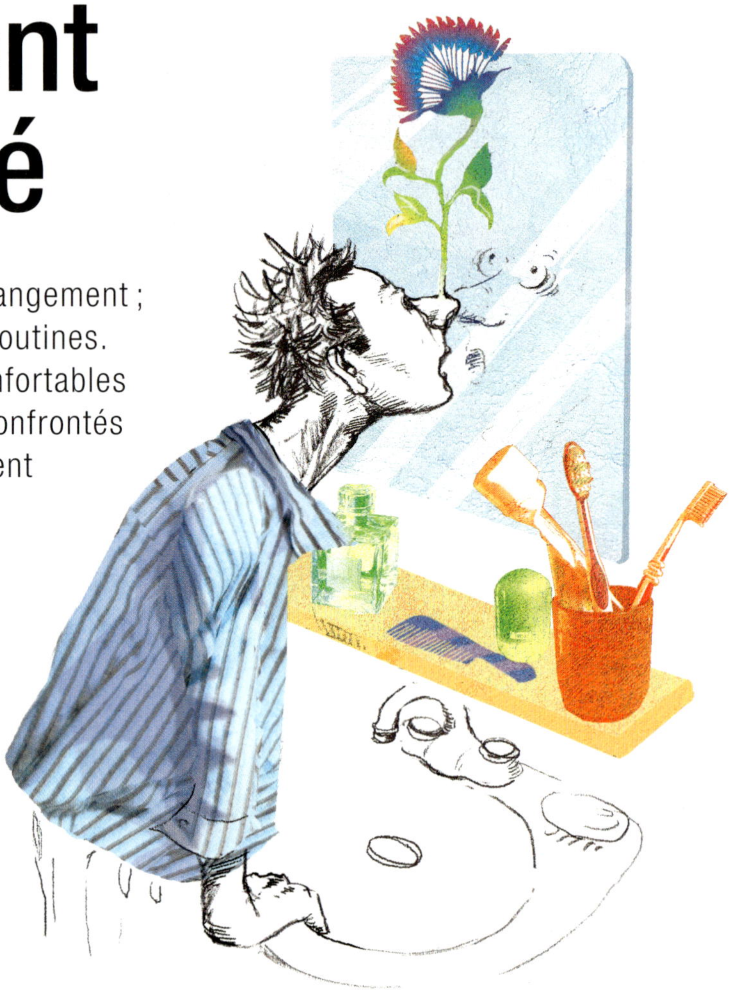

L'être humain répugne généralement au changement ; il prend soin d'organiser sa vie autour de routines. Ces habitudes de vie sont sécurisantes et confortables dans la mesure où elles nous évitent d'être confrontés au stress de l'incertitude. Elles nous permettent de nous reposer sur des acquis et des automatismes : itinéraires familiers, gestes maîtrisés, environnements connus, rituels... Revers de cette médaille bien polie, l'absence de nouveauté peut finir par engendrer l'ennui.

Face à l'imprévu

Une certaine dose de nouveauté ou d'imprévu permet de stimuler le cerveau et d'éveiller la curiosité. C'est pourquoi l'adaptabilité au changement et la capacité à produire soi-même du changement constituent des facteurs de réussite et de bien-être. Mais il ne faut pas pour autant bousculer toutes ses habitudes : la stimulation apportée par l'innovation est d'autant plus efficace que l'environnement conserve des traits connus et rassurants.

Introduit en psychologie cognitive dans les années 1990, le concept de « fonctions exécutives » désigne l'ensemble des processus cognitifs qui sont mobilisés par des situations nouvelles. Ces mécanismes d'adaptation, essentiellement localisés dans les lobes frontaux, comprennent plusieurs facultés ou fonctions :

- une attention soutenue et dirigée, qui permet de percevoir le changement, de sélectionner des informations pertinentes et d'inhiber les réponses automatiques ou routinières ;
- la capacité à élaborer une stratégie pour résoudre un problème ou atteindre un but ;
- la capacité de planification, qui permet de mettre en œuvre une stratégie ;
- la flexibilité mentale, qui est l'aptitude à modifier son mode de pensée et son comportement pour s'adapter au changement. C'est cette disposition qui nous permet de changer un plan d'action en cours d'exécution en fonction des réponses de l'environnement.

Une aptitude à cultiver

La flexibilité mentale correspond plus ou moins à la notion d'intelligence fluide, mise en œuvre lors de la résolution de nouveaux problèmes, par opposition à l'intelligence cristallisée, qui repose sur l'expérience et les connaissances. On a longtemps pensé que cette forme d'intelligence était peu susceptible de s'améliorer. Pourtant, une étude menée en 2008 par une équipe de psychologues de l'université de Columbia montre qu'un entraînement approprié permet des progrès réels, qui seraient en grande partie liés aux performances de la mémoire de travail, qui stocke temporairement les données à analyser.

La capacité à faire face au changement peut aussi s'éduquer tout au long de la vie. Des tests et des exercices permettent d'évaluer et d'entraîner la flexibilité purement intellectuelle, mais notre adaptabilité dépend aussi de facteurs personnels comme la motivation, les émotions et les sentiments. L'ouverture d'esprit, l'absence de dogmatisme et la capacité à se remettre en question sont autant d'atouts pour se préparer aux changements, réfléchir à de nouvelles opportunités, ne pas se focaliser sur des échecs ou des renoncements et considérer les aspects positifs que présente toute situation nouvelle.

Entraînez votre flexibilité mentale

Toutes les actions du quotidien, même les plus anodines, sollicitent notre flexibilité mentale. Vos paquets de café sont rangés depuis des années dans le même placard, et vous décidez de les changer de place : les premiers jours, vous devrez inhiber un geste impulsif et rafraîchir votre mémoire pour les localiser. Une serveuse qui prend une commande dans un restaurant doit réactualiser la liste de plats qu'elle a mémorisée si un client change d'avis en cours de route. Les tests de flexibilité mentale reposent sur ce même principe : inhiber des automatismes et appliquer des modifications de consignes.

En demi-teinte

Lisez à haute voix le mot écrit quand il est souligné et dites seulement le nom de sa couleur quand il n'est pas souligné.

Exemple : **bleu**, vous dites « bleu » ; rouge, vous dites « vert ».

vert gris marron vert violet

rose bleu orange noir orange

noir rouge violet rouge

Qui peut le plus peut le moins

Ajoutez 3 puis retranchez 3 à chaque nombre, le plus rapidement possible.

	+ 3	– 3		+ 3	– 3		+ 3	– 3
7	10	4	14			13		
8			15			33		
20			5			18		
31			40			25		

Solutions : 7, 10, 4 ; **8**, 11, 5 ; **20**, 23, 17 ; **31**, 34, 28 ; **14**, 17, 11 ; **15**, 18, 12 ; **5**, 8, 2, **40**, 43, 37 ; **13**, 16, 10 ; **33**, 36, 30 ; **18**, 21, 15 ; **25**, 28, 22.

La traversée du pont

4 personnes souhaitent traverser de nuit le pont de l'île de Cythère. Elles ne disposent que d'une seule lampe et ne peuvent arriver sur l'île que deux par deux. De plus, elles n'avancent pas à la même vitesse. Elles mettent respectivement 10, 5, 2 et 1 minute pour traverser le pont.

Comment procéder pour les faire traverser en exactement 17 minutes ?

....

....

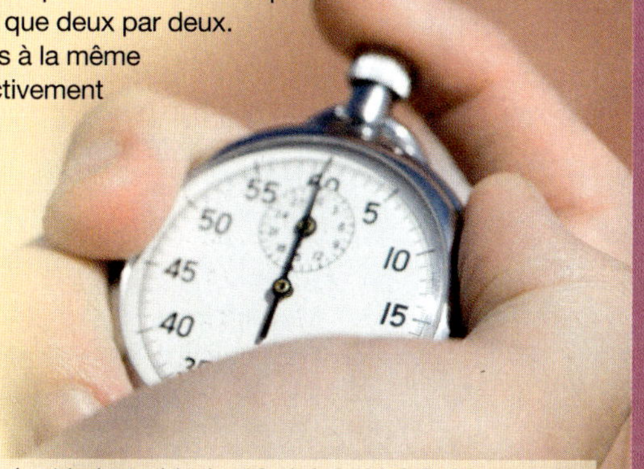

Solutions : 1. On fait traverser celui qui met 1 min et celui qui met 2 min (+ 2 min). **2.** On fait revenir celui qui traverse en 1 min (+ 1 min). **3.** On fait traverser celui qui met 10 min et celui qui en met 5 (+ 10 min). **4.** On fait revenir celui qui traverse en 2 min (+ 2 min). **5.** On fait traverser celui qui met 1 min et celui qui en met 2 (+ 2 min). Total : 17 min.

Chiffres et lettres

Cet exercice, appelé test des tracés, se déroule en deux étapes. Chacune est chronométrée et la différence de temps entre les deux correspond au « coût de l'alternance », c'est-à-dire à l'effort mental nécessaire pour alterner deux consignes telles que le classement des nombres et celui des lettres (étape 2) au lieu d'en appliquer une seule comme dans l'étape 1.

Étape 1. Reliez le plus rapidement possible les chiffres par ordre croissant, sans lever le crayon.

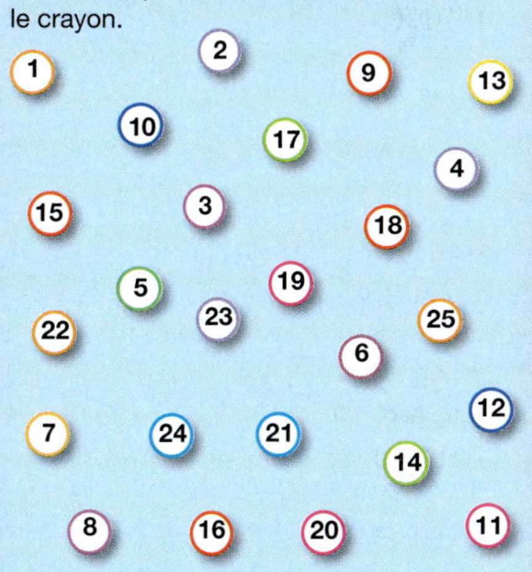

Étape 2. Faites de même, mais en alternant un chiffre et une lettre (1, a, 2, b…13).

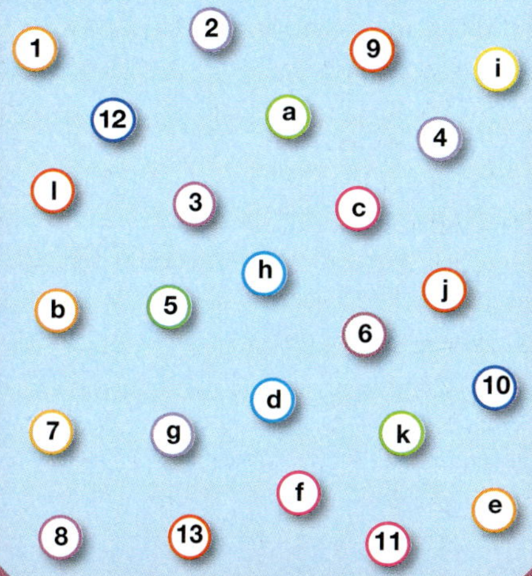

Êtes-vous routinier ?

Êtes-vous plutôt de ceux qui apprécient principalement ce qu'ils connaissent déjà ou bien trouvez-vous un réel plaisir à la nouveauté ?

	Oui	Non
1. Vous avez changé au moins une fois radicalement de métier dans votre vie.		
2. Vous avez déménagé au moins une fois au cours de votre vie d'adulte (à plus de 100 km).		
3. Vous commandez souvent la même chose au restaurant.		
4. Vous partez souvent au même endroit en vacances.		
5. Les mots suivants vous mettent mal à l'aise : improvisation, impromptu, imprévisible.		
6. Vous vous faites facilement de nouveaux amis.		
7. Vous avez un cercle d'amis restreint.		
8. Vous prenez généralement vos repas à la même heure chaque jour.		
9. Vous achetez un programme télé chaque semaine.		
10. Vous avez changé certaines de vos habitudes pour contribuer à la protection de la planète (moins de trajets en voiture, achat de produits locaux, extinction des veilleuses…).		
11. Vous appelez immédiatement le dépanneur si votre téléviseur tombe en panne.		
12. Vos amis et relations amicales sont essentiellement des personnes de votre génération.		
13. Vous aimez les voyages organisés (circuits touristiques ou clubs de vacances).		
14. Vous vous êtes initié à un ou plusieurs sports à l'âge adulte.		
15. Vous ne dormez bien que dans votre lit.		
16. Vous avez déjà passé plus de 6 mois à l'étranger au cours de votre vie d'adulte.		
17. Après un échec ou une déception, vous mettez du temps à oublier ou à pardonner.		
18. Vous raisonnez en euros, plus du tout en francs.		
19. Vous vous intéressez aux nouveaux courants musicaux.		
20. En vacances, le confort est un critère secondaire, l'essentiel est la découverte de nouveaux univers (paysages, cultures, activités…).		
21. Vous suivez de près toutes les nouveautés technologiques (informatique, téléphonie, photo numérique…).		

Résultats

Selon votre réponse, cochez la case A ou la case B.

	A		B		A		B
1. Non		Oui		**12.** Oui		Non	
2. Non		Oui		**13.** Oui		Non	
3. Oui		Non		**14.** Non		Oui	
4. Oui		Non		**15.** Oui		Non	
5. Oui		Non		**16.** Non		Oui	
6. Non		Oui		**17.** Oui		Non	
7. Oui		Non		**18.** Non		Oui	
8. Oui		Non		**19.** Non		Oui	
9. Oui		Non		**20.** Non		Oui	
10. Non		Oui		**21.** Non		Oui	
11. Oui		Non					

	A	B
Total		

Interprétation des résultats

- **Plus de 15 A.** Vous aimez les habitudes. Ce n'est pas forcément un défaut : apprécier sa vie quotidienne est aussi une force qui permet de ne pas se sentir frustré ni insatisfait de sa situation. De plus, la routine et les repères apportent une stabilité sécurisante qui permet de supporter des moments difficiles. Mais l'attachement aux habitudes devient une limite s'il nous empêche d'agir. Il peut alors aboutir à de la passivité, voire de la raideur face à des événements qui exigent mobilité, ouverture d'esprit ou remise en cause de certains principes.
- **Plus de 15 B.** Votre vie n'est pas gouvernée par la routine. Le changement et l'innovation ne vous font pas peur. Votre curiosité et votre ouverture d'esprit vous donnent accès à des modèles alternatifs. Votre goût des expériences nouvelles vous permet aussi d'aborder les changements avec plus de sérénité. Le revers de la médaille ? L'ennui et la lassitude que vous ressentez peut-être dans la vie de tous les jours.
- **Un score intermédiaire.** Les deux tendances décrites ci-dessus s'appliquent à vous car, selon les domaines (professionnel, amical, sentimental…) et les circonstances, vous êtes plutôt routinier ou enclin à la nouveauté. Si vous êtes en permanence tiraillé par ces deux inclinations vous devez peut-être gérer un état contradictoire, que résume bien le romancier américain Thornton Wilder : « C'est lorsque vous avez chaussé vos pantoufles que vous rêvez d'aventure. Et en pleine aventure, vous avez la nostalgie de vos pantoufles. »

7 CONSEILS POUR VIVRE AVEC SON TEMPS

1 Ne vivez pas la modernité comme une menace

Pour ne pas se sentir exclu, il faut rester curieux, s'informer, ne pas rejeter a priori toutes les nouveautés. Les modes ou les courants artistiques ne sont pas destinés à vous agresser. Le maniement des outils de communication modernes, tel Internet, est à la portée de tous moyennant un minimum d'initiation.

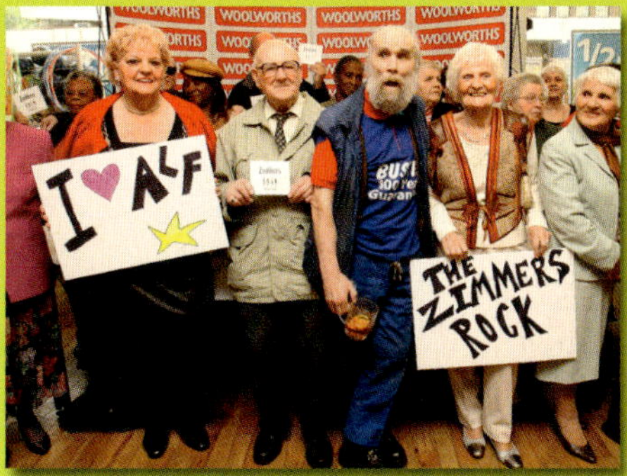

The Zimmers est un groupe de rock composé d'une quarantaine de personnes dont la moyenne d'âge est de 78 ans.

2 Renouvelez-vous

Il n'est jamais trop tard pour acquérir de nouvelles connaissances ou de nouveaux talents. Pour rester en prise avec le monde actuel, privilégiez une approche généraliste. Suivez l'actualité, lisez des romans contemporains pour vous imprégner de l'air du temps ou des essais pour comprendre notre époque, assistez à des conférences, participez à des visites guidées, allez à l'université, initiez-vous à de nouveaux loisirs ou disciplines sportives…

3 Élargissez votre cercle

Ne fréquentez pas que des personnes de votre génération. La confrontation avec d'autres modes de pensée est enrichissante pour les deux parties et permet de sortir des conversations habituelles.

4 Osez entreprendre

Plutôt que de se laisser envahir par les regrets, pourquoi ne pas se dire « Si je ne le fais pas maintenant, quand vais-je le faire ? » L'important est de vivre ses envies au présent, sans se fixer d'objectifs irréalistes, de sauter le pas pour commencer une activité, d'adhérer à une association ; c'est effectuer des découvertes, se lancer des défis, se remettre en question, s'épanouir… Et surtout, cela permet de se projeter dans l'avenir.

5 Modifiez vos points de vue

Le monde bouge, bougez avec lui ! Si vous avez des idées toutes faites et des opinions trop rigides, c'est peut-être que vous vous sentez en décalage avec votre époque. Le jazz, le rock ou la minijupe ont été critiqués par nos aînés comme le sont le rap ou les SMS des nouvelles générations. Faites preuve de tolérance et de souplesse !

6 Ne dites pas : « C'était mieux avant. »

L'école, la politesse, le langage… La tendance à idéaliser le passé, voire à le transformer, est un biais fréquent, car il est tentant de se réfugier dans le bon vieux temps. La nostalgie est une sensation ambiguë, qui associe la douceur des souvenirs à l'amertume de la perte. Trop présente, elle traduit une réaction défensive à l'égard du changement et une certaine inadaptation au présent.

7 Changez d'air

Enfermé dans notre quotidien, on oublie qu'il existe un ailleurs, d'autres univers, d'autres rencontres possibles… Nous répétons les mêmes gestes, les mêmes rituels, dans un cadre toujours identique. Il suffit de voyager, même sans aller très loin, pour découvrir des sensations nouvelles ou oubliées, pour sortir du personnage que l'on est habituellement et se retrouver dans la peau d'un autre soi-même.

Le langage SMS

Conçu pour envoyer des messages assez courts pour tenir sur l'écran des téléphones, le langage SMS est utilisé aujourd'hui sur bien d'autres supports. Voici quelques mots, bouts de phrases ou expressions très courants.

Connaissez-vous leur signification ?

1. lol ……………………
2. jSpR ktu va bi1 ……………………
3. 2m1 ……………………
4. a12c4 ……………………
5. koi 2 9 ? ……………………
6. inHev ……………………
7. l's ton B ……………………

Solutions : 1. C'est l'acronyme de l'expression anglaise *laughing out loud* (rire aux éclats), qui est l'équivalent de mdr, « mort de rire ». **2.** J'espère que tu vas bien. **3.** Demain. **4.** À un de ces quatre. **5.** Quoi de neuf ? **6.** Inachevé. **7.** Laisse tomber.

S'épanouir dans **l'action**

Qu'il s'agisse d'arrêter de fumer, de faire un régime ou d'apprendre une langue étrangère, rien ne serait possible sans motivation. C'est elle qui détermine notre engagement dans l'action et qui nous permet de mobiliser l'énergie nécessaire pour parvenir à nos fins.

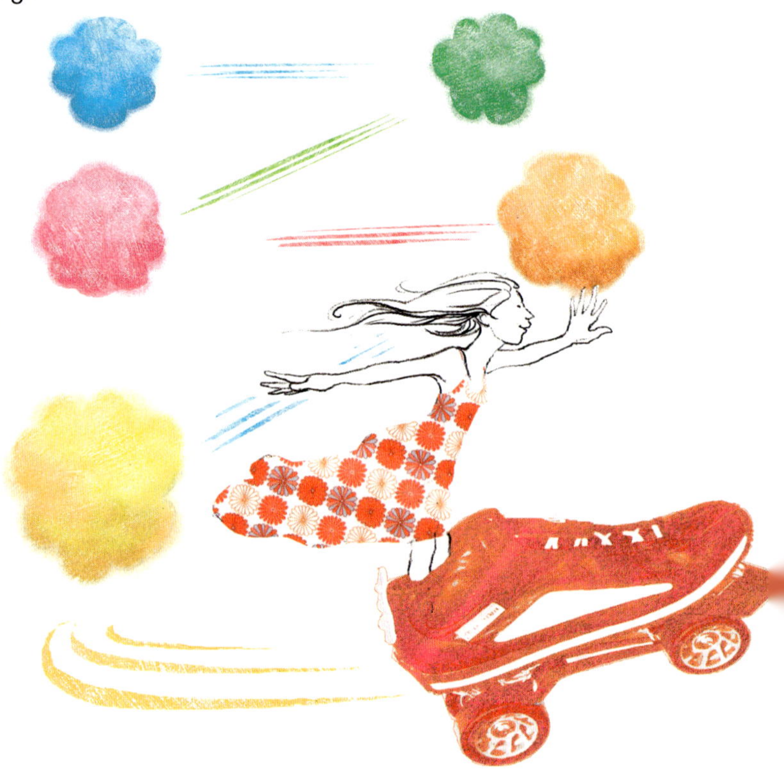

Une gamme de motivations

Le premier ressort de la motivation est la satisfaction des besoins biologiques fondamentaux comme la faim ou la soif. Lorsque ces besoins sont assouvis, nous pouvons nous consacrer à d'autres aspirations. Sur ce modèle, le psychologue américain Abraham Maslow a proposé en 1954 une hiérarchie de nos priorités d'action, qui débute par les besoins physiologiques, puis passe successivement par le besoin de sécurité et de protection, le besoin d'appartenance, le besoin d'estime des autres, le besoin d'estime de soi et, enfin, le besoin d'accomplissement personnel.

Sa théorie est aujourd'hui jugée trop simpliste. Pour les uns, le besoin d'accomplissement personnel prime. D'autres recherchent le pouvoir ou s'épanouissent dans les relations sociales et l'affiliation à un groupe. La motivation résulte aussi largement d'un conditionnement : les compliments des parents renforcent le désir des enfants de réussir à l'école. Plus généralement, la récompense et la quête de plaisir déterminent en grande partie nos comportements.

Le circuit de la récompense

Quelles sont les bases biologiques de la motivation ? Un circuit de neurones particuliers s'est développé au cours de l'évolution pour favoriser des comportements liés à notre survie et à celle de l'espèce. Ce réseau, appelé « circuit de la récompense » (voir p. 310), relie principalement deux régions parmi les plus primitives du cerveau. La première est une zone du mésencéphale, l'aire tegmentale ventrale, qui reçoit des informations sur les besoins de l'organisme – quand le taux de glucose sanguin baisse, par exemple, et que nous devons manger – et qui anticipe la sensation de plaisir correspondant à leur satisfaction. La deuxième de ces régions est le noyau accumbens, appartenant au système limbique, qui délivre la récompense sous forme de sensation de plaisir. Ce réseau est stimulé par un neurotransmetteur, la dopamine, surnommée molécule du plaisir, qui joue également un rôle fondamental dans la dépendance aux drogues.

Mais le circuit de la récompense n'est pas uniquement lié à la satisfaction de nos besoins vitaux : c'est aussi un circuit d'apprentissage qui nous incite à renouveler les expériences agréables acquises au cours de notre existence. Associé à la mémoire, il est à la base de nos motivations, et donc de la plupart de nos comportements, les résultats qui récompensent nos efforts, les sensations agréables, les compliments ou les gratifications nous incitant tout naturellement à persévérer.

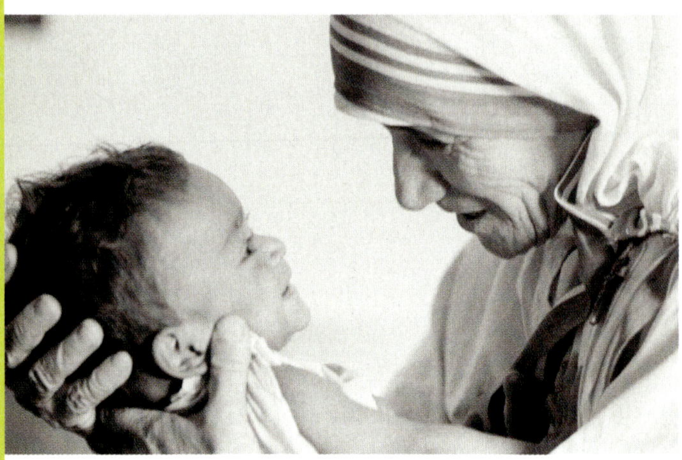

L'engagement bénévole dans des projets altruistes est-il réellement désintéressé ? Les actes d'entraide et de solidarité répondent pour une part à des motivations personnelles, comme susciter l'estime de soi et des autres, ou éprouver le besoin d'agir en accord avec ses convictions. Cette satisfaction que l'on éprouve à aider les autres ne dévalorise en rien l'action humanitaire : elle témoigne au contraire d'un niveau élevé d'exigence personnelle.

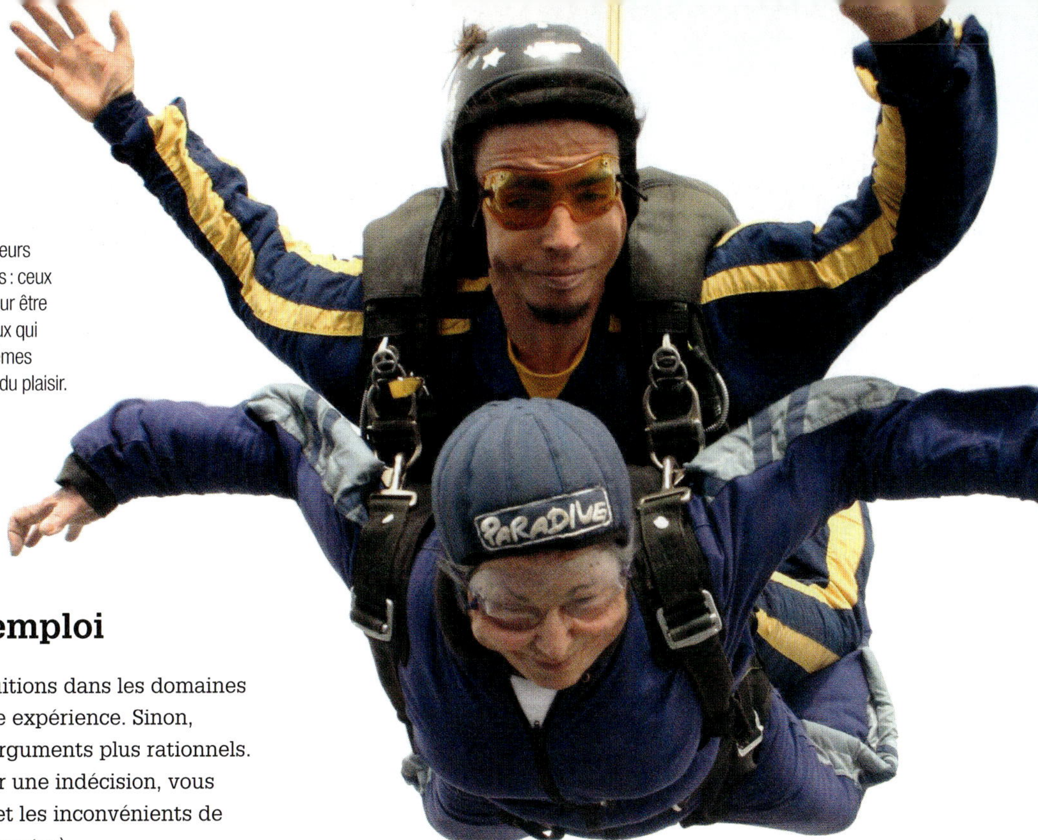

Le goût du risque est également régulé par le circuit de la récompense. Les chercheurs distinguent à cet égard deux profils opposés : ceux qui n'ont pas besoin de stimulation forte pour être satisfaits (les *low sensation seekers*), et ceux qui recherchent les sensations inédites et extrêmes (les *high sensation seekers*) pour éprouver du plaisir. C'est le cas de Liya Brumer, qui, à 80 ans, a sauté en tandem avec un instructeur du club de parachutisme Paradive.

Action, mode d'emploi

- Faites confiance à vos intuitions dans les domaines où vous avez déjà une bonne expérience. Sinon, confrontez vos choix à des arguments plus rationnels.
- Pour vous aider à dépasser une indécision, vous pouvez lister les avantages et les inconvénients de chaque option (le pour et le contre).
- La technique des cartes heuristiques (voir p. 246) est aussi une bonne solution pour visualiser tous les aspects d'un projet ou d'une décision, ce qui donne l'impression de limiter les incertitudes.
- Soyez capable de tolérer une certaine dose d'ambiguïté et de risque. Pour entreprendre, il faut souvent avoir une vision optimiste de l'avenir et savoir évoluer sans repères stables.

Se projeter dans l'avenir

« Quand on n'aime pas la vie, on va au cinéma » (François Truffaut). On peut ne pas être d'accord, mais, si l'on met de côté sa vision de cinéphile (remplacez « on va au cinéma » par « on regarde la télévision »), cette phrase souligne l'importance de l'action par rapport à la contemplation. Orienter le cours de sa vie donne un sentiment irremplaçable d'accomplissement et de maîtrise de sa destinée, attitude qui suppose de tolérer une part d'incertitude et de posséder une capacité à se projeter dans des scénarios plausibles, ce que le cerveau sait faire à court terme. En effet, quand nous simulons mentalement une situation et que nous la mettons en pratique, nous faisons fonctionner les mêmes neurones. La perception serait donc en quelque sorte une action simulée et constituerait déjà une décision. Les zones prémotrices du cerveau s'activent d'ailleurs avant l'effort : c'est cet « échauffement cognitif » qui permet au skieur de reconnaître mentalement la piste et ses virages ou à l'acteur de se mettre en condition avant le signal « Action » !

Pour autant, ne remettez pas systématiquement vos décisions et vos actions à plus tard alors que vous pouvez les prendre ou les réaliser dans le présent. Faites la liste des petites tâches et des grands projets que vous repoussez en permanence et associez-les impérativement à une date.

Profitez également de la retraite pour agir. Anticipez cette période en essayant d'imaginer un nouveau rythme de vie, un autre rapport au temps, dénué des repères de la vie professionnelle. Puis profitez-en pour faire le point sur vos aspirations profondes et vos rêves, définissez vos priorités puisque le temps vous permet enfin d'arbitrer entre l'urgent et l'important.

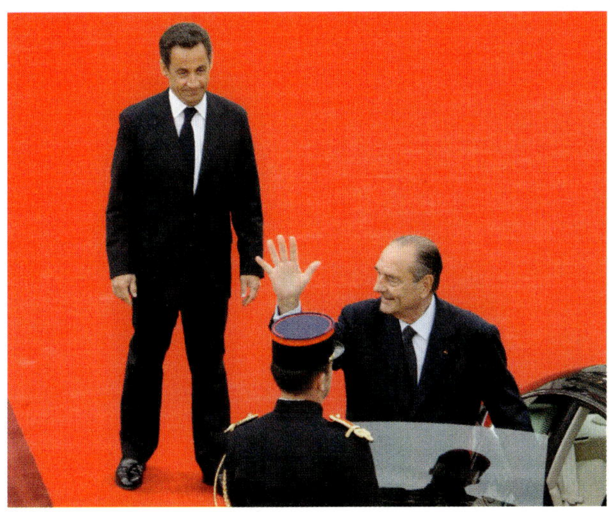

Même quand on a occupé les plus hautes fonctions de l'État, la retraite est aussi l'occasion d'entreprendre de nouveaux projets, comme en témoigne la fondation Jacques-Chirac, créée par l'ancien président en faveur du développement durable et du dialogue des cultures.

Laissez s'exprimer **votre créativité**

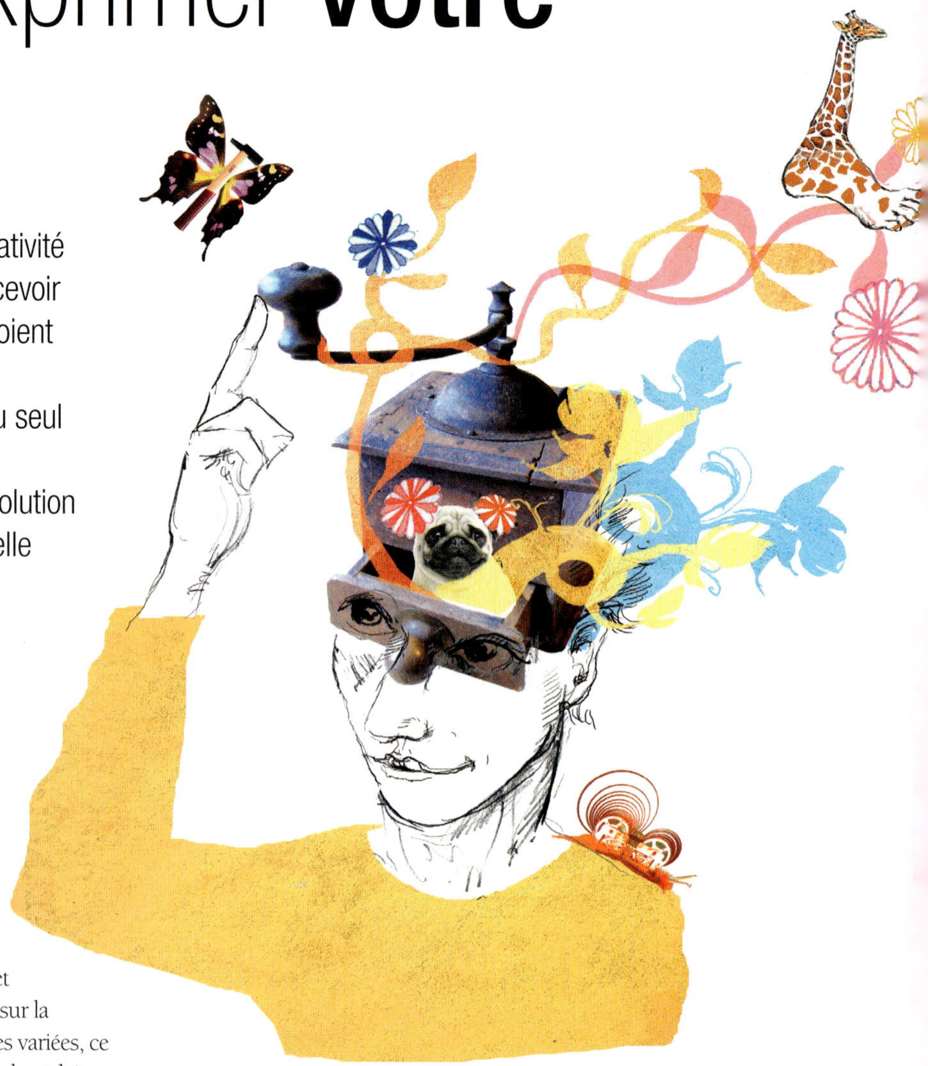

Dans le monde de l'entreprise, la créativité se définit comme la capacité à concevoir un produit, un service ou une idée qui soient à la fois nouveaux et pertinents.
Cette compétence n'est pas réservée au seul domaine professionnel : nous l'exerçons à chaque fois que nous inventons une solution pour nous adapter à une situation nouvelle ou que nous sortons du cadre attendu pour penser et agir selon des modèles inédits.

Les techniques de créativité

Ces techniques aident à s'affranchir des réflexes et des modes de raisonnement habituels, elles nous encouragent à ne pas suivre nos tropismes naturels et à voir au-delà de nos intuitions. Elles reposent aussi sur la collaboration entre des personnalités et des expertises variées, ce qui permet d'enrichir les points de vue et d'apporter des éclairages multiples à un même problème.

Le brainstorming. C'est la plus connue de ces méthodes, mais elle est souvent jugée peu efficace. Elle consiste à laisser libre cours à la production d'idées, même les plus incongrues, en évitant toute censure pour ne pas inhiber l'imagination des participants.

L'analogie. Elle consiste à rechercher les similitudes existant entre différents domaines afin de transposer des modes de raisonnement ou des solutions d'un univers à un autre. La bionique, par exemple, établit des analogies entre le monde du vivant et des réalisations techniques : entre les oiseaux et les avions, ou la bardane, dont les fleurs s'accrochent aux vêtements, et le Velcro®.

Le concassage. Il s'agit de réanalyser un objet ou un service pour faire surgir des idées nouvelles par le biais de questions, où l'objet est par exemple reconsidéré sous des angles insolites. On peut ainsi se demander à quoi il ressemblerait s'il était augmenté ou diminué, s'il était combiné à un autre objet ou avait également une autre fonction, si son usage était modifié ou adapté… Ainsi, une série télévisée, un film ou un jeu vidéo dont on extrait les éléments essentiels pour créer une œuvre dérivée sont des « objets » augmentés et modifiés.

La méthode des six chapeaux. Edward de Bono, psychologue et spécialiste de la pensée créative, est à l'origine de cette approche qui consiste à explorer une question selon six éclairages différents. Les protagonistes chargés de résoudre un problème vont à tour de rôle porter l'un des six chapeaux : le chapeau blanc va décrire les faits et données de façon neutre ; le chapeau rouge va donner le point de vue émotionnel ; le chapeau noir va souligner les risques et faiblesses d'une idée ; le chapeau jaune mettra en avant ses avantages et aspects positifs ; le chapeau vert donnera le point de vue créatif ; et le chapeau bleu dirigera le débat, son rôle étant de prendre du recul et de chercher à dégager une vision globale.

Donnez libre cours à votre imagination

Les énigmes proposées sont à la fois visuelles et textuelles. Elles ont pour but de vous aider à aller au-delà de ce que vous voyez mais aussi à imaginer des scénarios qui rendent possibles des énigmes en apparence insolubles.

Changez de point de vue

Que représente ce dessin ?

....

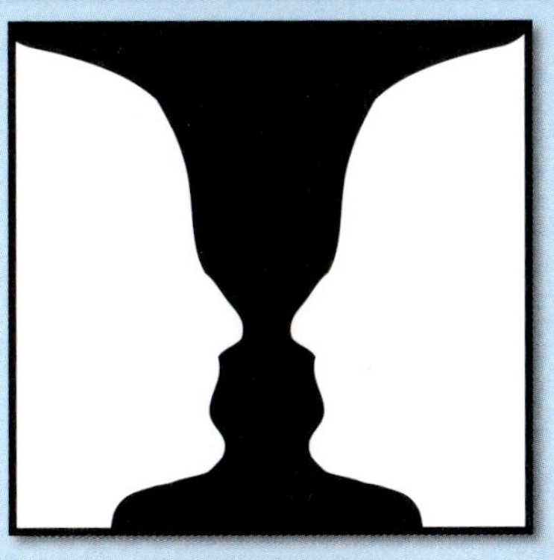

Transformation

Comment transformer IX en six en rajoutant un seul élément ?

....

IX

Accident

Un homme et son fils sont victimes d'un accident de la route. Le père meurt sur le coup. Le fils, blessé, est transporté à l'hôpital. Le médecin qui l'examine s'écrie soudain : « Mon Dieu ! C'est mon fils ! »

Comment est-ce possible ? ....

Mystère géométrique

Pourquoi les plaques d'égout sont-elles rondes ?

....

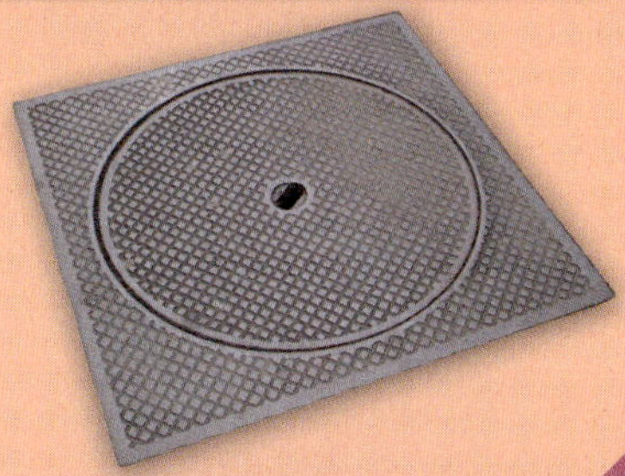

L'objet mystère

« Une monture sans cavalier,
des branches sans fleurs,
deux verres impossibles à remplir. »

De quoi s'agit-il ? ....

Le bon choix

Que feriez-vous dans la situation suivante ?
(Ce scénario est issu d'un test de recrutement.)

De retour chez vous en plein milieu d'une terrible tempête, vous passez devant un arrêt de bus en voiture. Trois personnes attendent.
La première est une dame âgée et malade qui doit se rendre le plus vite possible à l'hôpital.
La deuxième est un ami médecin qui vous a sauvé la vie il y a quelques années.
Pour la troisième, vous avez un coup de foudre immédiat : c'est l'être avec lequel vous avez rêvé de passer votre vie.

Dans votre voiture de sport, vous ne pouvez prendre qu'un seul passager. Que faites-vous ? ....

Course hippique

À l'issue d'un concours hippique, il reste deux concurrents à départager. Le cheval gagnant sera le dernier à avoir franchi la ligne d'arrivée.

Au top départ, les deux finalistes se précipitent et cherchent à aller le plus vite possible. Pourquoi ? ....

Solutions : Changez de point de vue Selon que l'on se concentre sur les zones blanches ou sur la partie noire de la figure, on voit deux visages face à face (en blanc) ou un vase (en noir). **Transformation** Il faut ajouter un S devant IX, pour faire le mot « six ». **Accident** Le médecin est une femme, c'est la mère du garçon. **Mystère géométrique** Pour des raisons de sécurité, car c'est la seule forme qui évite que la plaque puisse tomber par accident dans le trou (une plaque carrée peut tomber, car la diagonale d'un carré est supérieure à son côté). **L'objet mystère** Une paire de lunettes. **Le bon choix** Vous donnez les clés de la voiture au médecin, qui pourra conduire la vieille dame à l'hôpital. Vous restez à attendre le bus, ce qui vous permet de faire connaissance avec la personne de vos rêves. **Course hippique** Les deux cavaliers ont échangé leurs montures.

Exercez votre imagination

Les enfants inventent des scénarios : ils se fabriquent un personnage, imaginent des menaces, des aventures, des prouesses héroïques (« Je serais un pirate, j'aurais caché un trésor, tu aurais découvert mon repaire… »). Et tout le jeu se poursuit ainsi, comme une histoire qu'ils se racontent au conditionnel.

Essayez de retrouver ce plaisir en vous lançant dans l'écriture. Outre l'imagination, le travail de la langue exerce la mémoire, l'organisation de la pensée et la concentration.

1. Découvrez par exemple les jeux d'écriture. Avec leurs règles et leurs points de départ (une photo, un début de phrase, des mots imposés, un thème…), ils aident à sauter le pas et stimulent l'imagination en nous obligeant à faire appel à toutes nos ressources. Inventez une histoire en utilisant le maximum des groupes de mots suivants :

une sincérité totale

un choix ultime

dès la première seconde

le directeur de l'hôtel

« Cette fois, ça y est »

un jeune universitaire

la vaisselle dans la machine

2. Par quoi commencer ? Partez de l'une des questions suivantes et donnez-lui une suite. Faites un brouillon et n'hésitez pas à modifier votre texte au fur et à mesure, car « écrire s'apprend surtout en se relisant ».

« Où iras-tu sans moi ? »……………………………………

« Qu'est-ce que j'fais là ? »……………………………………

« À quoi bon dire la vérité ? »……………………………………

« Êtes-vous frileuse ? »……………………………………

« C'est quoi déjà la règle de trois ? »……………………………………

« Qui veut des toasts au foie gras ? »……………………………………

« Quelle preuve vous faut-il de plus ? »……………………………………

3. À la manière de « Je me souviens » de Georges Perec, essayez de rédiger brièvement des souvenirs à la fois concrets et évocateurs pour les autres. Voici quelques exemples extraits du livre de Perec.

– « Je me souviens des publicités peintes sur les maisons. »
– « Je me souviens qu'Alain Delon était commis charcutier (ou garçon boucher ?) à Montrouge. »
– « Je me souviens des autobus à plate-forme : quand on voulait descendre au prochain arrêt, il fallait appuyer sur une sonnette, mais ni trop près de l'arrêt précédent, ni trop près de l'arrêt en question. »
– « Je me souviens de Lee Harvey Oswald. »

Je me souviens……………………………………

Que voyez-vous ?

Essayez de donner un sens à ces images insolites.

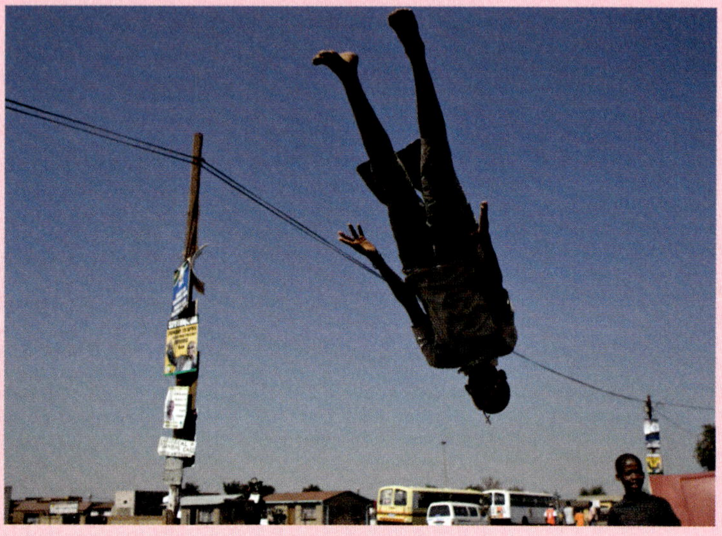

Réponse : ce garçon effectue un saut périlleux sur un trampoline.

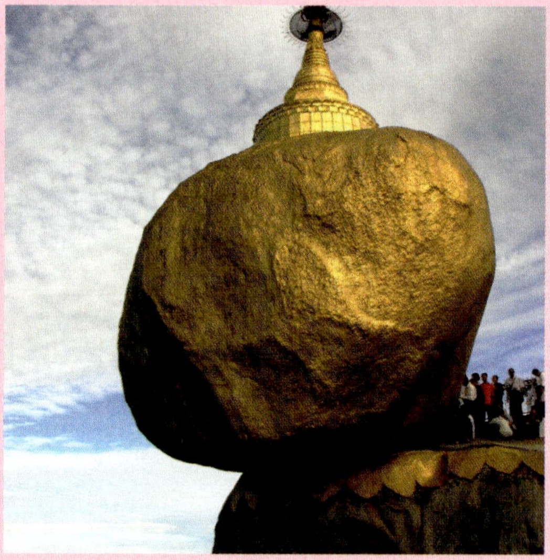

Réponse : des pèlerins font leurs dévotions devant la pagode Kyaikhtiyo (Birmanie), érigée sur un rocher surplombant le vide.

Une âme **d'artiste**

Les sociétés modernes ont tendance à négliger l'éducation artistique. À l'école et dans la plupart des milieux professionnels, il est plus facile de faire valoir ses connaissances que sa sensibilité ou ses créations artistiques. Les travaux des chercheurs montrent pourtant que la pratique d'un art est largement bénéfique tant sur le plan cérébral que pour l'équilibre personnel.

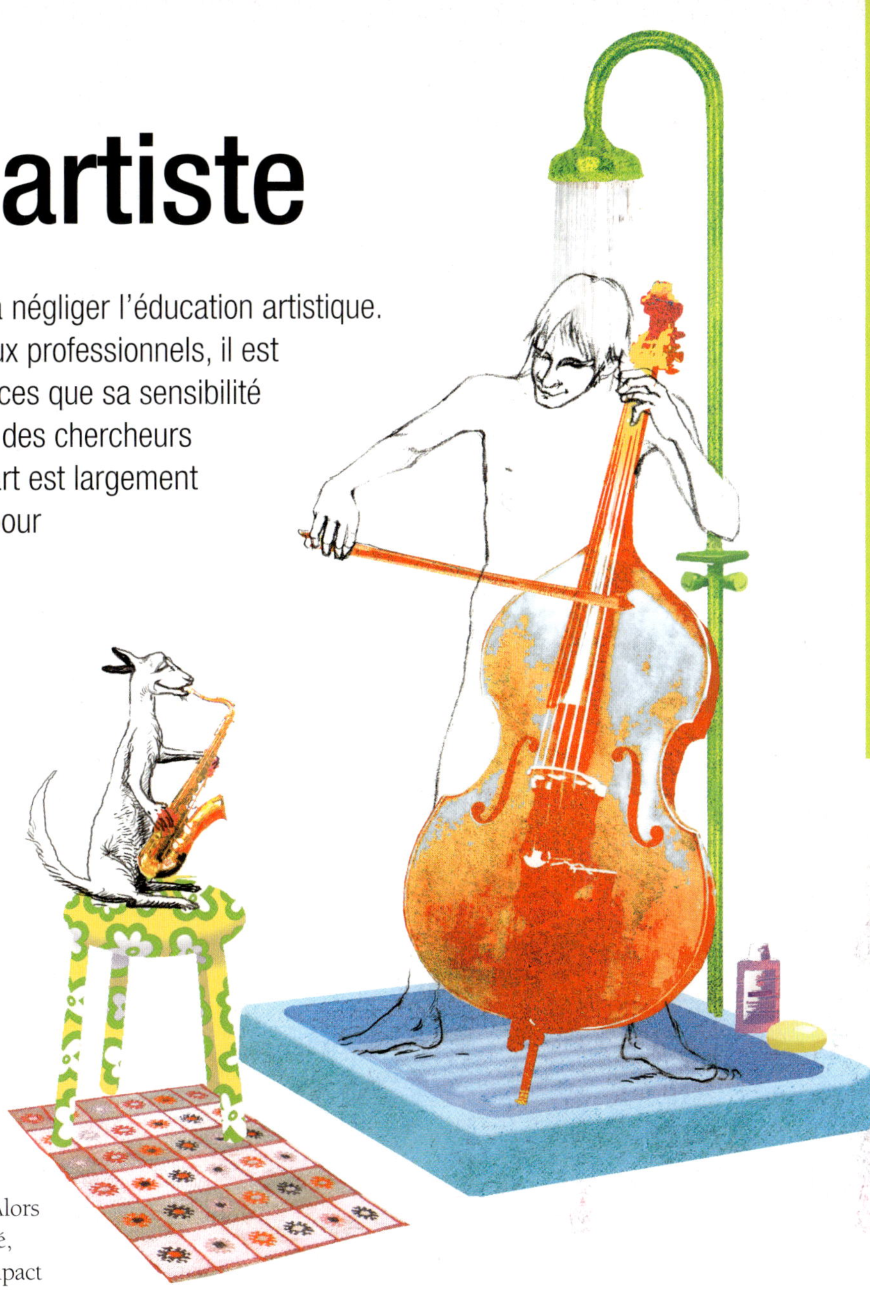

Grandir avec Mozart

Dessiner, modeler, chanter ou danser sont autant de manières de développer sa sensibilité, son imagination et sa créativité. Ces pratiques favorisent aussi la confiance en soi, la concentration, la maîtrise de son corps (danse) ou la coordination motrice (musique, sculpture…).

Selon certaines théories, les effets positifs des activités artistiques sur le cerveau pourraient même être encore plus importants. En 1993, des chercheurs de l'Université de Californie ont affirmé qu'il suffit qu'un enfant écoute chaque jour quelques mesures de Mozart pour qu'il renforce ses compétences spatiales. Par la suite, on a émis l'hypothèse que la musique favorisait l'apprentissage des mathématiques et des sciences. Alors que l'« effet Mozart » n'a pu réellement être confirmé, les chercheurs continuent à explorer activement l'impact des différentes activités artistiques sur le cerveau.

Des êtres à part ?

Le génie artistique est-il lié à la folie ? Cette question intrigue depuis longtemps les psychiatres. Si tous les artistes n'ont pas connu l'enfermement comme Camille Claudel, nombreux furent ceux qui firent preuve d'excentricité ou de déséquilibre, tels Michel-Ange, Arthur Rimbaud ou Vincent Van Gogh. Or des études ont établi un lien entre créativité et psychose maniaco-dépressive. Reste à expliciter les bases neurobiologiques de ce fonctionnement mental car, si de nombreuses hypothèses sont avancées, la nature du génie échappe encore aux chercheurs.

L'étude de pathologies provoquant des lésions du cerveau donne des indices sur l'organisation cérébrale des compétences artistiques.

Le cas de Tommy MacHugh, un maçon anglais, a défrayé la chronique au début des années 2000. Alors qu'il n'avait jamais manifesté d'intérêt pour les arts, il s'est transformé en un peintre obsessionnel après une hémorragie cérébrale. Il s'est aussi mis à écrire de façon compulsive. Une neurobiologiste de Harvard a attribué cette irruption de l'art dans la vie de Tommy à des modifications du lobe temporal. Selon elle, le génie de Van Gogh pourrait en partie être lié à une épilepsie siégeant dans ce même lobe. Le neuropsychologue et organiste français Bernard Lechevalier s'est intéressé pour sa part au cerveau des musiciens. Selon lui, « l'intelligence musicale » met en jeu des structures cérébrales réparties dans l'ensemble du cerveau, les études d'imagerie médicale révélant effectivement que la mélodie, le rythme ou le timbre sont traités par des zones distinctes.

D'autres recherches semblent montrer que les musiciens recourent volontiers à la pensée divergente, la capacité à trouver de nouvelles solutions à des problèmes ouverts, une faculté que l'on distingue de la pensée convergente, mesurée par le QI et réputée plus classique. Ils ont également noté une aptitude particulière à solliciter les deux hémisphères cérébraux de façon intégrée, probablement liée à l'usage indépendant des deux mains.

L'art-thérapie : des thérapeutiques inspirées

La pratique d'une discipline artistique peut aider à exprimer ses émotions. Encadrée par un thérapeute, elle devient un moyen de libérer ses angoisses ou de surmonter ses blocages émotionnels et relationnels. Lorsqu'on ne peut exprimer verbalement sa souffrance, la musicothérapie ou les thérapies par les arts visuels et de la scène peuvent permettre de lever des mécanismes de défense et donc de surmonter ses difficultés. Les thérapies par l'art sont recommandées dans un grand nombre de cas : après un choc émotionnel ou une dépression, en cas d'alcoolisme ou de trouble du comportement alimentaire, ou encore pour venir en aide aux autistes, enfants comme adultes…

Ces thérapies revêtent des formes très variées. Les arts plastiques ou les marionnettes sont utilisés pour résoudre des conflits internes et permettre à l'inconscient de s'exprimer. Les arts gestuels comme la danse peuvent améliorer certains troubles psychomoteurs. Le travail corporel, qui permet de reconstruire son image et favorise l'estime de soi, peut être proposé dans le traitement du stress ou des addictions. La musicothérapie aide à gérer ses émotions et facilite la relation à l'autre. L'écoute musicale a un effet apaisant, le chant libère les tensions et stimule la mémoire, et la pratique d'un instrument favorise la coordination motrice.

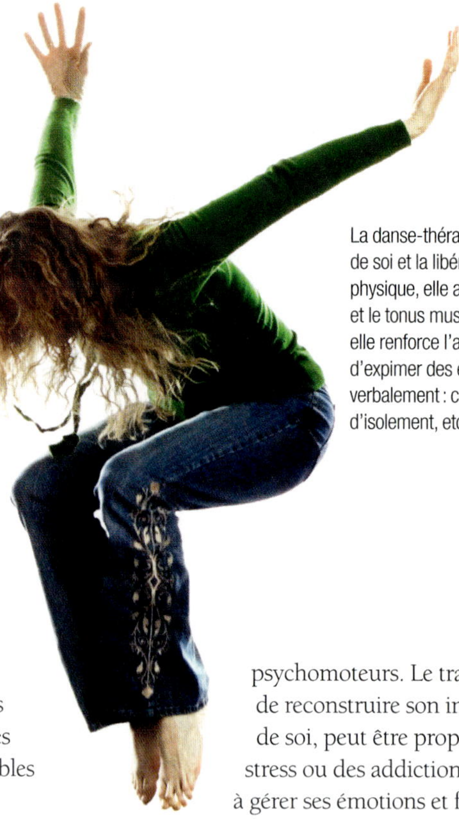

La danse-thérapie vise la prise de conscience de soi et la libération de blocages. Sur le plan physique, elle améliore la circulation, la coordination et le tonus musculaire. Sur le plan mental et émotif, elle renforce l'affirmation de soi et permet d'expimer des émotions parfois difficiles à traduire verbalement : colère, frustration, sentiment d'isolement, etc.

L'éducation artistique

Le neuropsychiatre français Roger Vigouroux a expliqué comment le cerveau « fabrique du beau » à partir d'une perception, comment il intègre des éléments émotionnels et rationnels pour apprécier la valeur esthétique d'une œuvre. Le lobe frontal, siège des cognitions complexes comme la mémoire, le raisonnement ou la conceptualisation, joue un rôle majeur dans notre sens critique. Une certaine forme d'émotion esthétique semble intuitive et immédiate, mais notre sensibilité découle avant tout de notre expérience vécue. Elle met en jeu notre mémoire, notre culture (la symbolique des couleurs, par exemple, n'est pas identique dans les pays occidentaux et orientaux) et, bien sûr, notre capacité à décoder une œuvre, qu'elle soit visuelle ou sonore. Si le sens artistique semble relativement universel, les formes artistiques, pour leur part, varient énormément selon l'époque et les sociétés, chacun n'apprécie pas spontanément un morceau de musique sérielle ou un tableau abstrait, par exemple.

L'art s'apprend d'autant plus facilement qu'il fait partie de notre environnement depuis notre plus jeune âge. Mais il n'est jamais trop tard : peut-être vous découvrirez-vous, quand vous aurez plus de loisirs, un goût insoupçonné pour le modelage ou la danse contemporaine…

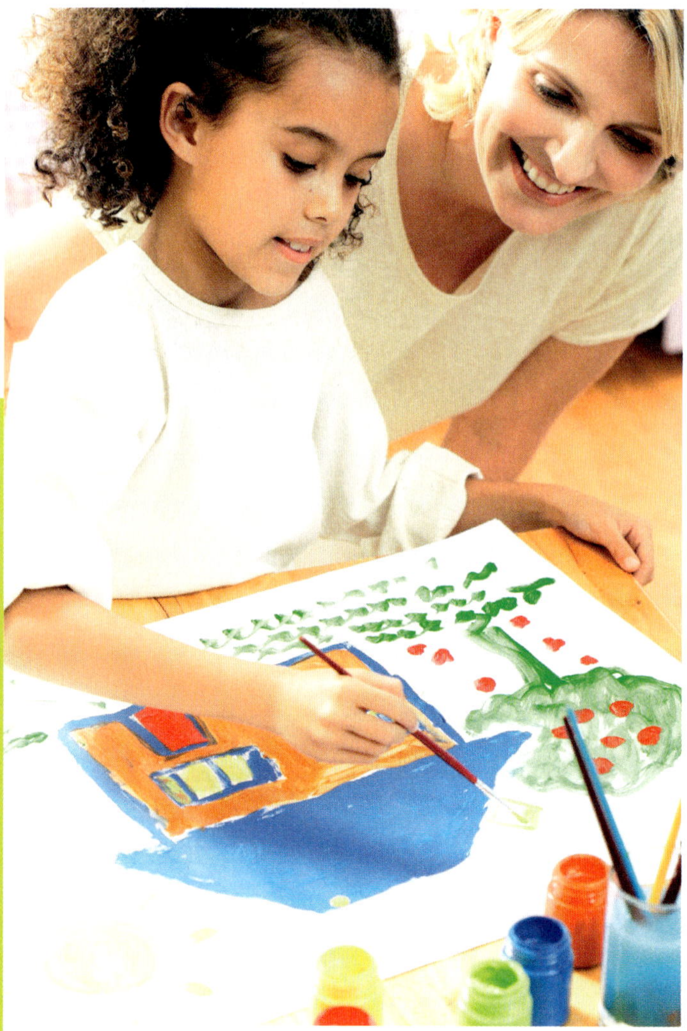

Chez l'enfant, l'initiation à la peinture passe non seulement par le regard, la découverte visuelle d'une œuvre, mais aussi par le geste, qui permet de reproduire et d'interpréter le monde qui l'entoure.

7 CONSEILS POUR VOUS INITIER À L'ART

1 Dépassez vos préjugés

« Un enfant de 5 ans saurait faire la même chose ! » « L'opéra, ça n'est pas pour moi… » « Beaubourg, j'en voudrais pas dans mon jardin ! » Voici quelques clichés ou préjugés parmi d'autres sur l'art et les artistes. Rappelez-vous que les pionniers ont de tout temps essuyé les critiques, tels les grands peintres impressionnistes, dont les œuvres nous paraissent aujourd'hui si évidentes. Gardez-vous donc des jugements hâtifs, et restez curieux.

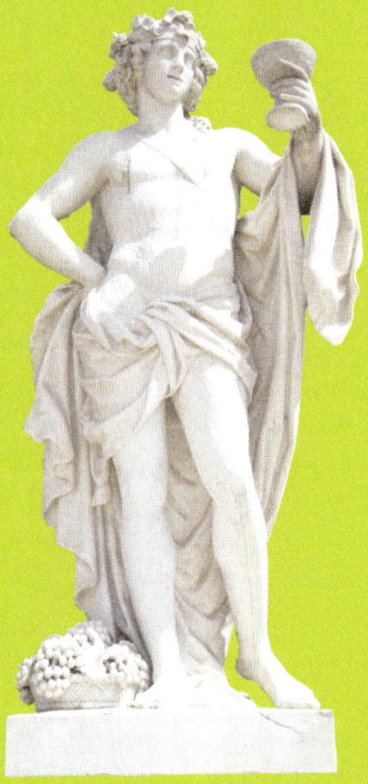

2 Éduquez vos sens

Lorsque vous regardez ou écoutez une œuvre, prenez le temps de l'apprivoiser. Que vous évoque-t-elle ? Quels sentiments, positifs ou négatifs, suscite-t-elle chez vous ? Comment est-elle construite ? Faites appel à vos sens, à votre mémoire, à votre intelligence, à votre humour… Et laissez émerger les associations d'idées. Petit à petit, vous disposerez de points de comparaison pour enrichir votre perception.

3 Cultivez-vous

Intéressez-vous aux artistes, à leur démarche, à leur histoire… Si vous vous interrogez devant un tableau « tout noir » de Pierre Soulages, peut-être comprendrez-vous mieux sa passion pour les monochromes en lisant ses entretiens. Étudiez les notices explicatives dans les musées, les catalogues des expositions, les livrets des opéras, assistez à des conférences… Il y a mille moyens d'apprendre à voir et à entendre.

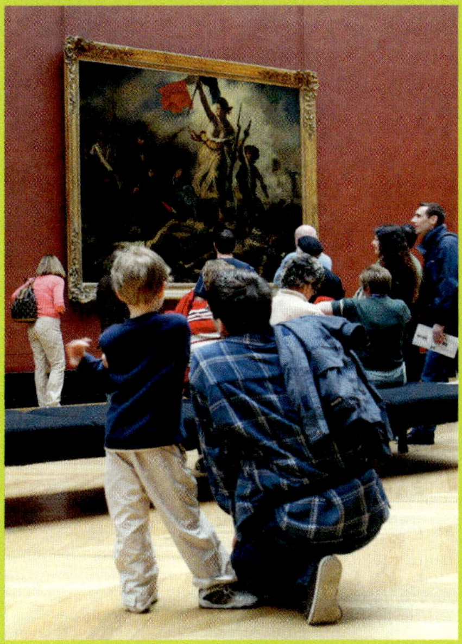

4 Laissez-vous surprendre

Parfois, c'est en laissant faire le hasard que l'on vit ses plus grandes émotions artistiques : en visitant l'atelier d'un artiste lors d'une journée portes ouvertes, en s'attardant devant un musicien de rue lors d'un festival ou en écoutant un orchestre dans le métro…

5 Embellissez votre quotidien

« Un potage de premier ordre recèle davantage de trésors de créativité qu'un tableau de second ordre », disait le psychologue Abraham Maslow. Il y a les arts majeurs… et tous les autres ! Prêter attention à l'esthétique dans la vie de tous les jours est une manière de développer sa sensibilité artistique.

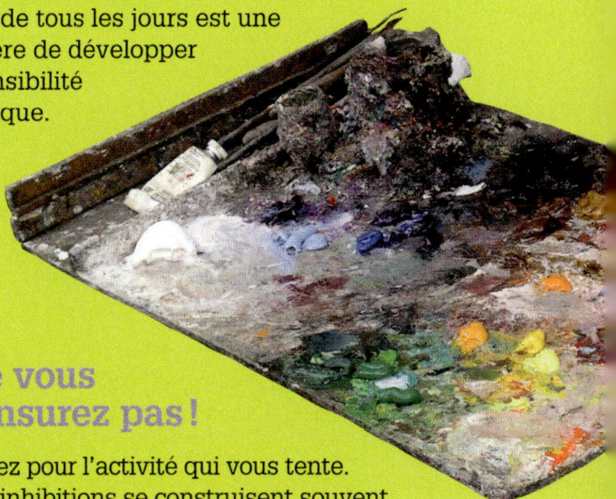

6 Ne vous censurez pas !

Optez pour l'activité qui vous tente. Les inhibitions se construisent souvent avec l'âge. Si vous avez envie de pratiquer une activité artistique sans savoir laquelle choisir, essayez de vous orienter vers une discipline qui vous a procuré du plaisir lorsque vous étiez enfant. Remisez vos complexes au placard. Certes, vous n'êtes ni Renoir ni Mozart, mais l'essentiel est que vous éprouviez du plaisir.

7 Initiez-vous en copiant

Hubert Nyssen, l'écrivain et fondateur des éditions Actes Sud, conseille aux apprentis auteurs de « recopier à la main les pages des textes qui [les] impressionnent pour comprendre ce qui s'est passé dans la tête de leurs auteurs ».
Attelez-vous à cet exercice à partir d'œuvres littéraires, de dessins, de peintures ou de sculptures. Exercez-vous à créer « à la manière de » et multipliez les sources d'inspiration car, pour reprendre la formule du scénariste américain Wilson Mizner : « Copier sur un seul, c'est du plagiat. Copier sur deux, c'est de la recherche. » Vous pourrez ensuite vous libérer de vos modèles pour trouver votre propre voie.

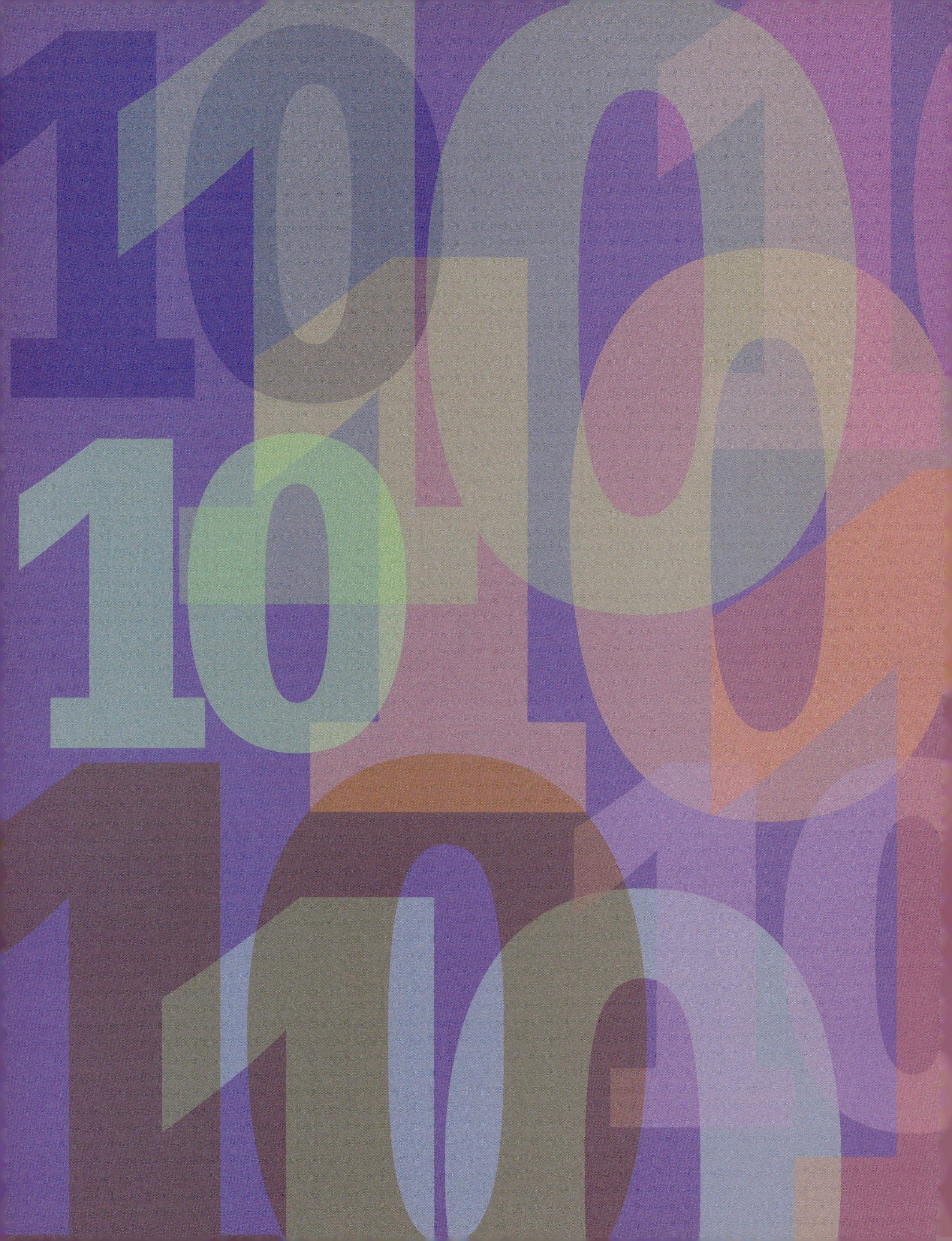

Les émotions

La **valse** des **sentiments**

Colère, peur, joie, surprise, dégoût, tristesse : les émotions nous envahissent en permanence, mais savons-nous vraiment ce qui se produit lorsque nous sommes émus et pourquoi nous lisons si facilement l'expression d'une émotion sur le visage d'autrui ?

Corps et âme

Le mot émotion vient du latin *emovere,* qui signifie « mettre en mouvement ». Nous savons que les premières manifestations de l'émotion sont physiques. Notre rythme cardiaque s'accélère, notre respiration s'emballe et nous transpirons. Mais l'émotion est aussi affective et subjective ; lorsque nous nous sentons tristes, non seulement nous avons la gorge serrée, mais nous sommes aussi plongés dans un état d'esprit particulier, subtil mélange de pensées désagréables, de souffrance morale et de sentiments négatifs. Ce passage du physique au psychologique constitue le fondement même de l'émotion.

Les modifications des paramètres physiologiques sont transmises au cerveau par le biais de capteurs nerveux répartis dans tout l'organisme. Nous ressentons alors l'émotion au plus profond de nous-mêmes, et le cerveau transforme ce ressenti physique en une expérience subjective. L'émotion se définit finalement comme un échange entre le corps et l'esprit, comme un dialogue orchestré par le cerveau.

Un langage universel

Dans le monde entier, quelles que soient les cultures, les émotions fondamentales s'extériorisent de la même façon. Ainsi, la peur se traduit toujours sur le visage par un écarquillement des yeux, un haussement des sourcils et un serrement des lèvres. Cette contraction de la partie supérieure du visage permettrait d'augmenter le champ de la vision périphérique pour faciliter la détection d'éventuelles menaces dans l'environnement. L'expression faciale de la peur serait donc une réponse idéale de l'être humain pour accélérer son temps de réaction face au danger.

Les autres émotions, telles que la joie, la tristesse ou le dégoût, s'accompagnent également d'une expression bien particulière, qui résulte de la contraction de certains muscles du visage. Le psychologue américain Paul Ekman a répertorié quelque 46 mouvements élémentaires des muscles faciaux en analysant précisément lesquels sont plus ou moins mobilisés dans l'expression de chaque émotion.

Un système de résonance émotionnelle

Nous reconnaissons les émotions de l'autre, nous savons les comprendre et, dans une certaine mesure, nous les ressentons également. Cette faculté d'empathie serait liée à l'activation d'une classe particulière de neurones : les neurones miroirs. Ces derniers ont la particularité de s'activer lorsque nous réalisons une action, mais aussi lorsque nous voyons quelqu'un effectuer une action identique. Ainsi, quand le muscle zygomatique majeur et le grand orbiculaire du visage de notre interlocuteur se contractent pour exprimer la joie, nos neurones miroirs s'activent comme pour nous faire contracter ces mêmes muscles. Nous savons ce que le visage de notre interlocuteur exprime et nous ressentons son émotion par mimétisme.

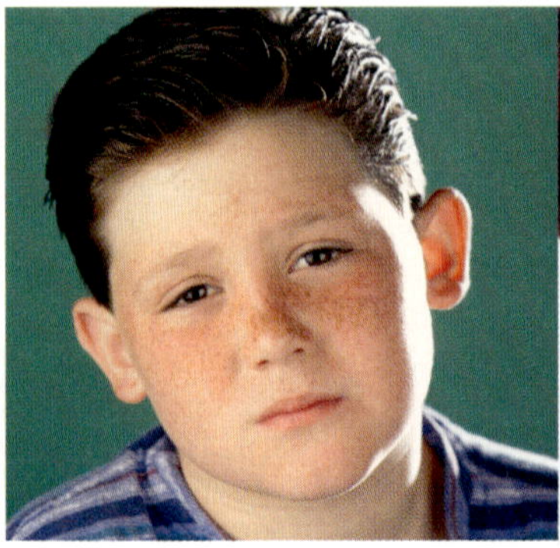

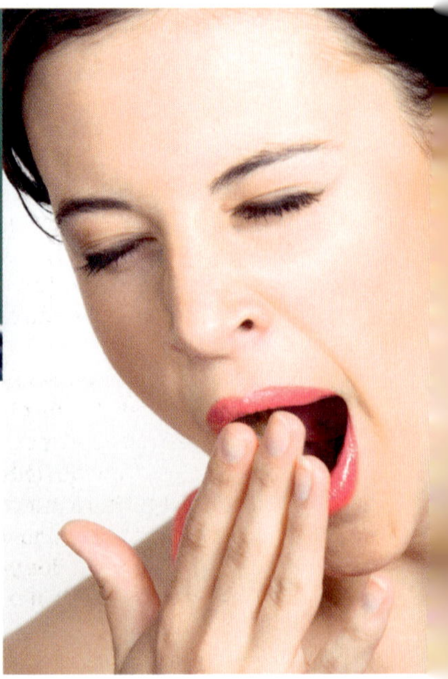

Voir quelqu'un bâiller provoque souvent une envie irrépressible de l'imiter. Une étude semble montrer que la nature contagieuse du bâillement serait une manifestation inconsciente d'empathie : nous ressentons nous-mêmes ce qu'exprime le visage de l'autre.

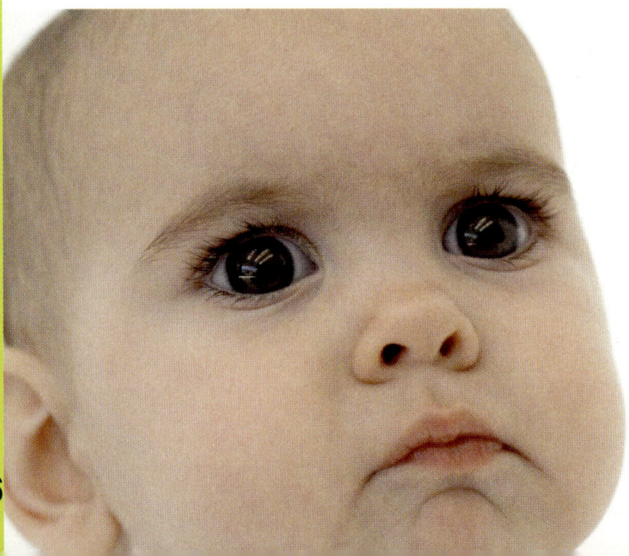

Souriez !

Nous pouvons dans une certaine mesure contrôler l'expression de notre visage pour dissimuler une émotion ou en atténuer les effets. Mais ce même contrôle peut aussi réguler le ressenti de l'émotion elle-même. Ainsi, le simple fait de sourire « mécaniquement » entraîne une amélioration de l'humeur. Au cours d'une expérience, des chercheurs ont demandé aux participants de dessiner des figures géométriques en tenant un stylo entre leurs dents, soit de la façon la plus commode pour eux (en fermant les lèvres), soit en prenant garde à ne pas toucher le stylo avec leurs lèvres. Dans ce dernier cas, il fallait contracter le grand muscle zygomatique, qui est normalement mis en action quand nous sourions. À l'issue de ce test, les chercheurs constatèrent que ceux qui n'avaient pas touché le stylo avec les lèvres étaient d'humeur plus positive et joyeuse…

Cet exemple montre que, lorsque nous sommes heureux et que nous sourions, notre cerveau enregistre à la fois le sentiment de bonheur et les contractions du visage correspondantes. Il se forme des connexions entre l'aspect moteur du sentiment et les zones du cerveau qui favorisent le ressenti subjectif. Lorsque l'aspect moteur est ravivé, ces connexions raniment alors automatiquement l'affect correspondant.

Les applications sont nombreuses : se forcer à garder un visage serein lorsque la colère monte contribue à diminuer l'impact émotionnel de ce qui nous contrarie. Il ne faut cependant pas abuser de cette méthode, car le fait de trop lutter contre ses émotions (ce que les psychologues appellent la « suppression émotionnelle ») présente à long terme des effets néfastes sur l'humeur et l'estime de soi.

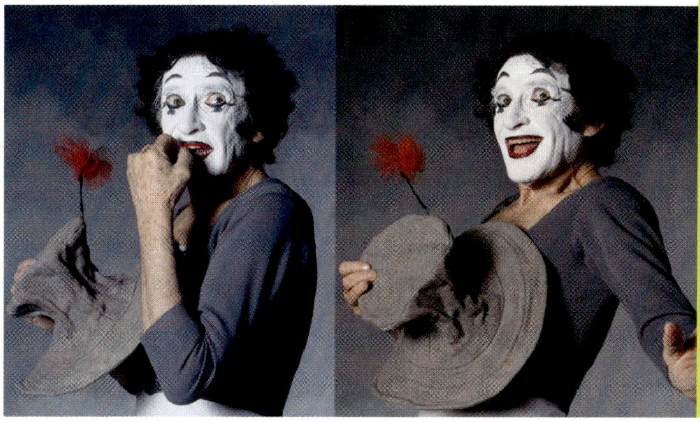

Les comédiens, et plus encore les mimes comme Marcel Marceau, simulent des émotions et nous font croire à leur authenticité. Pourtant, de multiples signes du visage permettraient de détecter des sentiments tels que l'hypocrisie et le mensonge ou, au contraire, la sincérité. Des chercheurs américains ont en effet répertorié environ 10 000 de ces micro-expressions susceptibles de nous trahir.

Les émotions primaires

Six émotions primaires existeraient chez tous les êtres humains : la peur, le dégoût, la joie, la tristesse, la colère et la surprise. S'y ajoutent quantité de nuances ou d'émotions secondaires, qui appartiennent plutôt au domaine des sentiments : la honte, le mépris, la culpabilité, la fierté, l'indignation et la sympathie…

- **La peur.** Une frayeur soudaine, une situation menaçante activent l'amygdale cérébrale, ce qui provoque un réflexe de fuite ou d'évitement, ou bien une tension musculaire préparant le corps à l'affrontement, ou encore une immobilisation. Dans ce dernier cas, le sujet est tétanisé. D'autres zones du cerveau enregistrent ces sursauts du corps et permettent de prendre conscience de l'émotion ressentie. Pour détecter la peur sur le visage d'autrui, il suffit de regarder ses yeux.

- **Le dégoût.** Cette émotion puissante se déclenche automatiquement à la vue d'aliments avariés et met en jeu la partie antérieure de l'insula, une région corticale appartenant au système limbique (voir p. 21 et 132). Il en résulte une contraction caractéristique de certains muscles du visage, provoquant un abaissement des sourcils, un plissement des yeux et un froncement des muscles entourant le nez.

- **La joie.** Dans un sourire spontané, les coins de la bouche se soulèvent sous l'action du muscle zygomatique majeur, et les yeux se plissent en formant des pattes-d'oie du fait de la contraction du muscle grand orbiculaire. Pour savoir si l'expression est naturelle ou simulée, il faut regarder les yeux : on peut se forcer à sourire avec la bouche, mais le plissement des yeux est plus difficile à mimer.

- **La tristesse.** Les rides d'expression aux coins de la bouche peuvent trahir un tempérament triste, car elles sont le résultat de contractions répétées des muscles en action lorsqu'un individu est souvent en proie à la tristesse.

- **La colère.** C'est à la fois une émotion négative et une réaction de défense face à une menace réelle ou symbolique. Elle se traduit par une contraction du visage (froncement des sourcils et du front, rictus…).

- **La surprise.** C'est une expression fugace : les sourcils relevés entraînent un plissement du front, agrandissent et arrondissent les yeux, et la bouche ouverte forme un ovale. Ni positive ni négative, la surprise a malgré tout une connotation favorable : lorsqu'on interroge des gens sur leurs souvenirs de surprises, ils évoquent généralement des moments heureux ou agréables.

Le cerveau est **émotif**

L'émotion se construit au terme d'un dialogue entre le corps et le cerveau. La première étape de cette élaboration est la perception d'un stimulus, qui donne lieu à une mise en mouvement du corps. Cette modification interne est ensuite cartographiée par le cerveau, puis transférée à une zone de prise de conscience émotionnelle, qui fournit le ressenti subjectif et qui permet de mettre un mot sur cette émotion, d'y réfléchir et de s'en souvenir.

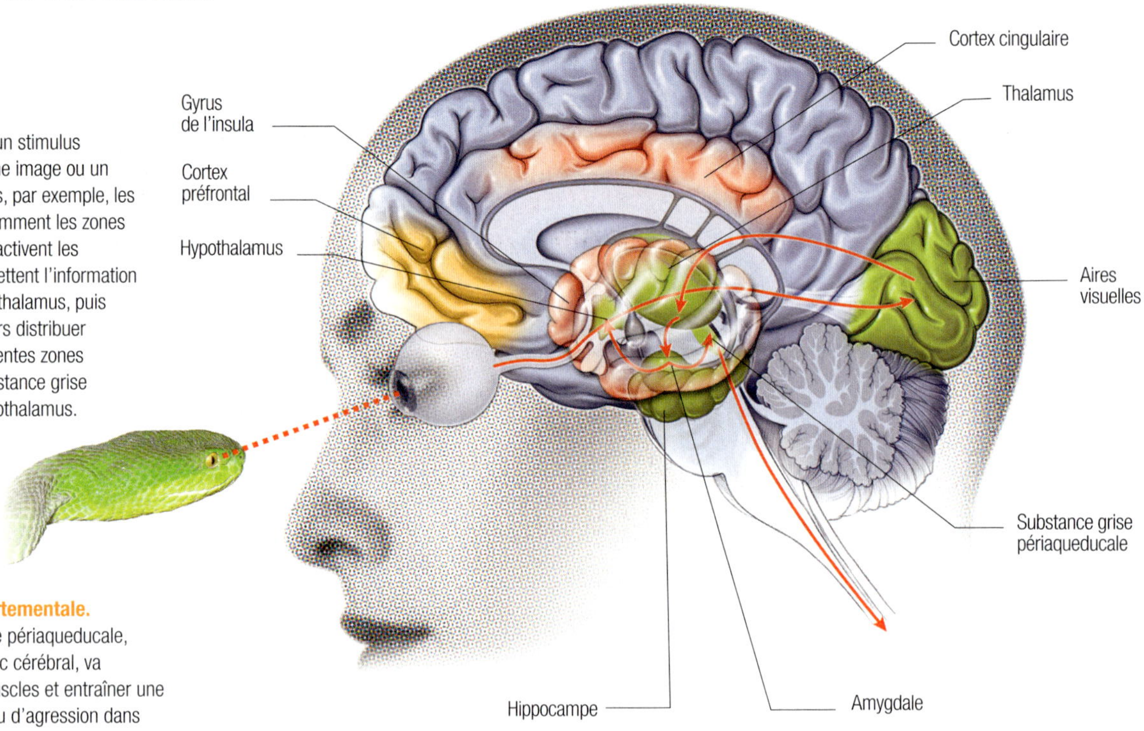

1 En réponse à un stimulus émotionnel, une image ou un bruit effrayants, par exemple, les zones sensorielles, notamment les zones visuelles du cerveau, s'activent les premières. Elles transmettent l'information à un relais sensoriel, le thalamus, puis à l'amygdale, qui va alors distribuer ses instructions à différentes zones du cerveau, dont la substance grise périaqueducale et l'hypothalamus.

- **La réponse comportementale.** La substance grise périaqueducale, située dans le tronc cérébral, va coordonner les muscles et entraîner une réaction de fuite ou d'agression dans une situation de peur, ou bien la contraction des muscles du visage exprimant la joie s'il s'agit d'une émotion positive.
- **La réponse viscérale.** L'amygdale active aussi l'hypothalamus, qui va modifier l'équilibre nerveux et hormonal du corps. Les rôles sont alors répartis entre plusieurs subdivisions de cette structure cérébrale. L'hypothalamus latéral va activer le système nerveux sympathique, qui provoque l'accélération du cœur et de la respiration, l'augmentation de la pression artérielle et de la transpiration. L'hypothalamus paraventriculaire provoque la libération de cortisol, une hormone du stress qui permet de mieux utiliser le glucose des muscles pour se battre ou s'enfuir.

2 Grâce à l'action coordonnée de l'amygdale, de la substance grise périaqueducale et de l'hypothalamus, le corps est placé dans un état de grande réactivité : toute l'énergie des cellules est mobilisée, et les muscles sont contractés. Ces modifications physiologiques vont ensuite retourner au cerveau, où elles sont captées par deux structures : l'insula et le cortex cingulaire.

- **La réponse consciente et subjective.** C'est par le cortex cingulaire que nous prenons conscience de nos émotions, et que ces dernières engendrent des sentiments. Le cortex cingulaire interagit avec les zones cérébrales associées au langage, ce qui permet de mettre un mot sur le ressenti, d'en prendre conscience et d'en parler à autrui.
- **La détection de l'émotion.** L'insula est un détecteur de l'état interne du corps. Elle permet de ressentir les modifications musculaires et viscérales suscitées par la source de l'émotion, et de créer une sorte de fichier neuronal associé à cette configuration interne de l'organisme. Après une première expérience, si le corps est de nouveau mis dans un état semblable, l'insula pourra identifier la sensation : elle nous permet donc de mieux nous familiariser avec nos émotions.

3 Certaines zones du cerveau sont également sollicitées dans d'autres réactions.

- **L'anticipation.** Le cortex préfrontal, siège du raisonnement, permet d'anticiper des émotions et de réagir au danger en planifiant une action appropriée.
- **Le souvenir des émotions.** L'hippocampe, qui stocke les souvenirs, associe des émotions à des contextes : c'est pour cette raison que notre cœur bat plus vite lorsque nous retournons sur des lieux où nous avons été heureux ou qu'un souvenir ancien peut déclencher une émotion.

Quand l'émotion a des **absences**

Lorsque certains centres émotionnels du cerveau sont lésés, que ce soit à la suite d'un accident vasculaire cérébral ou d'une opération chirurgicale invasive, notre vie affective peut s'en trouver grandement modifiée, voire anéantie.

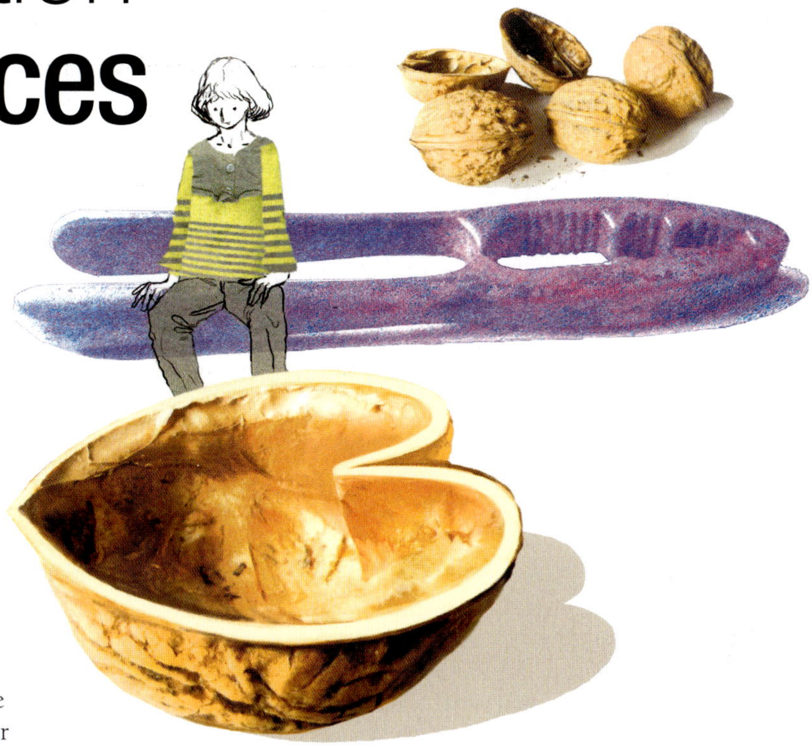

Le déficit amygdalien

L'amygdale est essentielle au décodage des émotions, des signaux menaçants en particulier. Une lésion entraîne diverses difficultés, notamment une incapacité à discerner la peur et l'angoisse sur le visage d'autrui ou aux intonations de sa voix. Il existe une amygdale dans chaque hémisphère cérébral, et les effets ne seraient pas les mêmes selon l'hémisphère touché : en cas de lésion de l'amygdale gauche, le patient serait incapable de reconnaître la gaieté sur les visages ; en cas de lésion de l'amygdale droite, il ne parviendrait plus à identifier les signes de tristesse.

Une panne de connexions

Dans d'autres cas, ce n'est pas l'amygdale elle-même qui est endommagée, mais les connexions nerveuses la reliant à une zone du cerveau dont la fonction est d'identifier une personne à son visage. Comme cette zone fonctionne, les patients sont tout à fait à même de reconnaître un proche. Mais l'image ne peut être transmise à l'amygdale puisque la connexion est interrompue. De ce fait, le malade ne ressent aucune émotion liée à ce visage. Un adolescent voit une femme, il constate qu'elle ressemble à sa mère, mais ne la reconnaît pas, car il ne ressent pas les émotions qu'il a toujours associées à sa mère. Il en déduit que cette femme n'est pas vraiment sa mère, mais quelqu'un qui lui ressemble.

Ce trouble est appelé « le syndrome des sosies » ou syndrome de Capgras, car les patients croient généralement avoir affaire à des doubles de leurs proches, voire à des imposteurs qui cherchent à usurper leur identité. Il en résulte une paranoïa accompagnée de fréquents délires de persécution. L'un des cas les plus célèbres est celui d'une femme qui, croyant voir arriver chaque soir un nouveau sosie de son mari, disait avoir partagé le lit de plus de quatre-vingts époux.

Pas de mots pour le dire

Dans d'autres cas, l'émotion est présente, mais elle est informulable. C'est l'alexithymie, un trouble fréquent à des degrés divers, qui affecte plus particulièrement les hommes. Le patient ne trouve pas les mots pour exprimer ses émotions ; dès qu'une conversation aborde le terrain émotionnel, il balbutie, transpire et éprouve de la gêne.

Cette affection résulte d'une activité anormale du cortex cingulaire, une zone du cerveau qui réalise la transition entre l'émotion brute et la prise de conscience, notamment par le biais du langage. Les alexithymiques ressentent toutes les modifications internes de leur organisme suscitées par l'émotion : les battements cardiaques, la gorge qui se noue, la sudation…, mais ils ne comprennent pas ce que cela signifie. L'émotion reste comme à distance, étrangère. Souvent, l'analyse de leur passé révèle qu'à des étapes-clés de l'enfance ils n'ont pas appris à mettre des mots sur leurs ressentis. Ce répertoire est resté déficient, et ils font face à un handicap qui peut infiniment nuire à leur vie sociale. En outre, les manifestations physiques de leurs émotions leur font souvent croire qu'ils sont malades, qu'ils souffrent de tachycardie, par exemple. Cela explique sans doute la fréquence des cas d'hypocondrie chez les alexithymiques.

Le sentiment **amoureux**

Entre l'émotion et le sentiment, il n'existe qu'une frontière ténue. Pour certains neurologues, un sentiment est une émotion devenue consciente. Il existe donc une émotion en amont du sentiment amoureux, une sorte d'attraction mécanique qui rapproche deux êtres sans qu'ils puissent encore prendre conscience de ce qui leur arrive, ni le formuler.

Les voies de l'amour

Comment se produit cette attraction ? Principalement à travers trois canaux : la vue, l'ouïe et l'odorat. Lorsqu'un homme rencontre une femme qui lui plaît, des mécanismes d'attirance automatiques s'enclenchent.

Sur le plan olfactif, des recherches montrent que des molécules volatiles contenues dans la sueur ou les sécrétions génitales, les phéromones, se propagent dans l'air jusqu'à se fixer dans la cavité nasale et activer l'un des centres du désir sexuel, l'hypothalamus. Le corps serait alors placé dans un état d'excitation favorable à l'éclosion du sentiment amoureux.

Deux mécanismes interviennent ensuite : une sélection, rendant telle personne plus particulièrement attirée par telle autre, accompagnée d'une amplification, ou idéalisation, qui va véritablement conduire au sentiment amoureux.

L'âme sœur

Peut-on expliquer le mécanisme de sélection, c'est-à-dire le moment où l'on fixe son attention sur une personne et non sur une autre ? Pourquoi tombe-t-on amoureux de celle-ci et non de celle-là ? La personnalité, le milieu de vie entrent naturellement en ligne de compte, le hasard aussi, mais également, selon certaines études, des facteurs chimiques pour le moins surprenants.

Nous serions ainsi plus sensibles aux phéromones d'un partenaire doté d'un système immunitaire compatible avec le nôtre. Du point de vue de l'évolution de l'espèce, ce mécanisme de sélection permettrait de créer des unions dont la progéniture résisterait bien aux maladies.

Outre ce critère lié à notre survie, les caractéristiques d'un visage jouent évidemment un rôle dans le processus d'attraction : certaines sont même universellement appréciées, telles la symétrie, la finesse du grain de peau, la taille des yeux, la forme du menton et la distance entre les yeux et les sourcils. Mais, bien souvent, une attirance reflète aussi des conditionnements

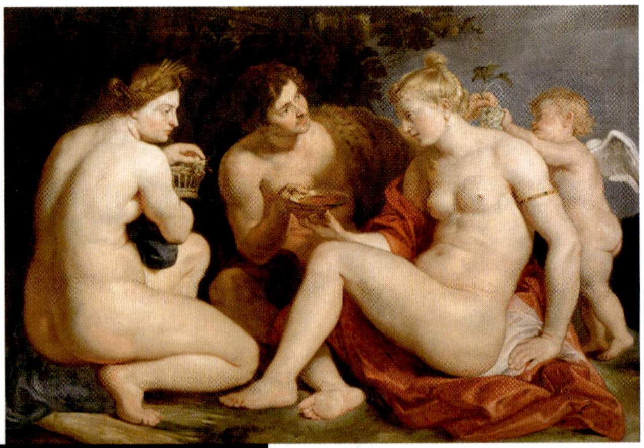

Les canons de la séduction évoluent. La largeur du bassin était et reste dans certaines cultures un critère de beauté, car elle symbolise la capacité à enfanter.

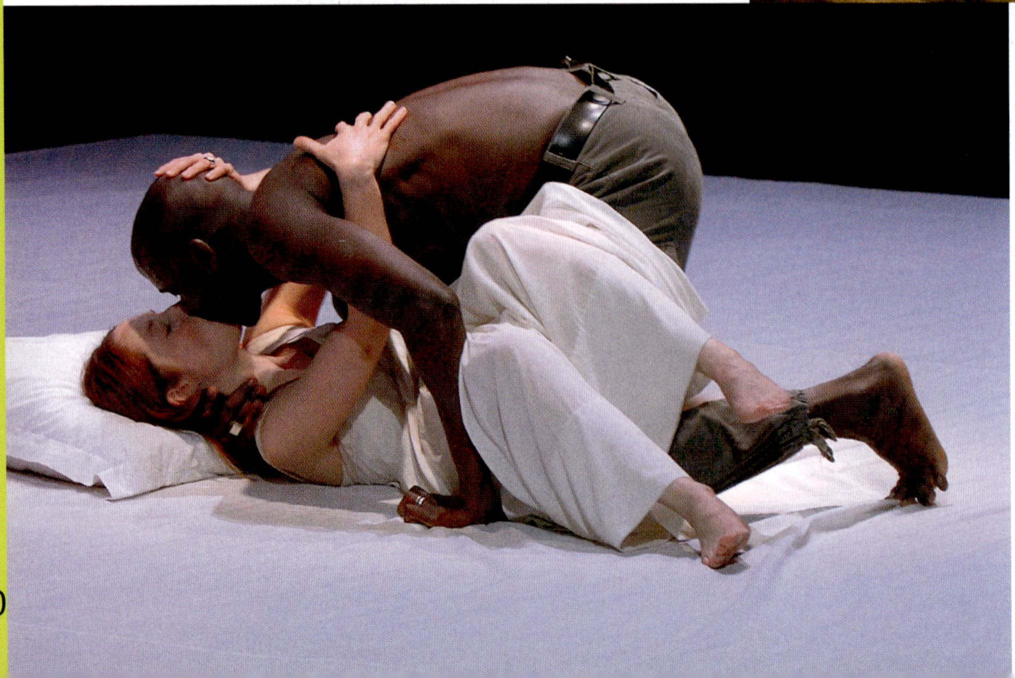

Dans *Othello*, de Shakespeare – ici mis en scène par Gilles Bouillon à la Cartoucherie de Vincennes en 2007 –, la manipulation et la tromperie auront raison de l'amour qui lie Othello à Desdémone.

de l'enfance. Selon des études réalisées par des psychologues polonais et anglais, lorsqu'une petite fille vit une relation affective de qualité avec son père, elle sera à l'âge adulte attirée par un homme dont le visage le lui rappellera.

L'éclosion du sentiment

L'attraction ayant opéré, l'émotion gagne les zones du cerveau permettant la prise de conscience, notamment le cortex cingulaire antérieur, qui effectue le lien entre les bouleversements organiques de l'émotion et le ressenti subjectif et conscient. Avant son intervention, on éprouve un bouillonnement diffus, une perturbation, un malaise. Après, on se retrouve face à son vécu, que l'on peut identifier avec des mots, et associer à des souvenirs. On va alors pouvoir se représenter le sentiment amoureux, s'en délecter, en souffrir et tourner constamment ses pensées vers l'être aimé.

Les feux de l'amour

À ce stade de la relation amoureuse, les psychologues parlent de « pensées intrusives ». À tout moment et en tout lieu, le visage ou la voix de la personne aimée envahit le champ de la conscience, perturbant la concentration et l'appétit. Le sentiment amoureux se noue véritablement dans ce manque et cette obsession. Des chercheurs de l'université de Pise ont même constaté que les amoureux subissent des modifications sanguines comparables à celles observées en cas de trouble obsessionnel compulsif, une maladie au cours de laquelle une même pensée revient sans arrêt, en dépit des efforts effectués pour s'en débarrasser.

L'être aimé est alors investi d'une forte charge émotionnelle : à sa vue, le cerveau libère d'importantes doses de dopamine, l'hormone du plaisir, dans les zones essentielles à la perception des sensations agréables, reliées au circuit de la récompense (voir p. 310). Cette réaction biochimique assure, au moins pour un temps, l'attirance. Selon la psychiatre Donatella Marazzitti, de l'université de Pise, celle-ci n'aurait qu'une durée limitée et n'excéderait pas un an et demi ! Un attachement durable peut ensuite lui succéder, même si le désir passionné s'émousse à mesure que la dopamine s'épuise. D'autres hormones, les enképhalines, joueraient alors un rôle dans la pérennité du lien en suscitant une sensation de bien-être et une forme de dépendance positive.

La vie en rose

Les études de Semir Zeki, de l'université de Londres, ont montré que le cerveau des personnes amoureuses semblait particulièrement « apaisé et serein ». La zone de la peur, l'amygdale, apparaît comme éteinte, et une région du cerveau souvent active en cas de dépression est endormie elle aussi, tout comme celle du jugement critique : l'amoureux voit la vie en rose. Cette disposition peut s'expliquer par le fait que, lors de l'acte sexuel, le cerveau libère une hormone, l'ocytocine, qui favorise le don de soi et la confiance en l'autre.

Le syndrome d'Othello

Ce trouble est attribué à une lésion du cerveau. Les archives médicales relatent le cas d'une femme de 61 ans qui, après l'ablation d'une tumeur cérébrale, se mit à suspecter son mari de la tromper avec une femme de 70 ans, membre de son club de golf. Elle le surveillait jour et nuit, persuadée que sa rivale imaginaire s'introduisait en cachette dans leur demeure pendant son sommeil. Personne ne put lui démontrer le caractère délirant de ses suspicions. Cette obsession fut attribuée au fait qu'on lui avait retiré le cortex orbitofrontal droit en même temps que la tumeur. Cette zone du cerveau, située au-dessus des yeux, permet de prendre en compte de nouvelles données et de réviser ou d'actualiser son jugement. Par exemple, si vous croyez que des amis refusent votre invitation parce qu'ils ne veulent plus vous voir, et que par la suite vous apprenez que leur enfant était malade ce jour-là, votre cortex orbitofrontal va s'activer et réviser votre hypothèse initiale.

Cherchez l'auteur

Les écrivains ont à leur manière décrit les bouleversements physiques, chimiques et psychiques provoqués par les émotions. Essayez de retrouver les auteurs de ces rencontres fulgurantes passées à la postérité.

1. « Julien se tourna vivement, et frappé du regard si rempli de grâce de Mme de Rénal, il oublia une partie de sa timidité. Bientôt, étonné de sa beauté, il oublia tout, même ce qu'il venait faire. »

....

2. « Ce fut comme une apparition. Elle était assise, au milieu du banc, toute seule ; ou du moins il ne distingua personne, dans l'éblouissement que lui envoyèrent ses yeux. »

....

3. « Je le vis, je rougis, je pâlis à sa vue ;
Un trouble s'éleva dans mon âme éperdue ;
Mes yeux ne voyaient plus, je ne pouvais parler ;
Je sentis tout mon corps et transir et brûler [...] »

....

4. « Quand j'ai passé, assis à ses côtés, deux ou trois heures à me repaître de sa figure, de son maintien [...] que peu à peu tous mes sens s'embrasent, que mes yeux s'obscurcissent, qu'à peine j'entends encore, et qu'il me prend un serrement à la gorge, comme si j'avais la main d'un meurtrier ; qu'alors mon cœur, par de rapides battements, cherche à donner du jeu à mes sens suffoqués, et ne fait qu'augmenter leur trouble… mon ami, je ne sais souvent pas si j'existe encore [...] alors il faut que je m'éloigne. »

....

Solutions : **1.** Stendhal, *le Rouge et le Noir*. **2.** Gustave Flaubert, *l'Éducation sentimentale*. **3.** Jean Racine, *Phèdre*. **4.** Johann Wolfgang von Goethe, *les Souffrances du jeune Werther*.

Qu'est-ce que **l'intelligence émotionnelle** ?

Les émotions sont des réactions souvent automatiques et involontaires à des situations qui représentent une menace ou un plaisir. Elles sont essentielles à la survie : la peur fait fuir le danger, le plaisir motive l'acte sexuel perpétuant l'espèce. Pour autant, peut-on réduire les émotions à des réactions de survie ? À l'évidence, elles constituent aussi des ressentis sur lesquels l'individu va pouvoir exercer son intelligence.

Être cartésien

Le philosophe René Descartes (1596-1650) a établi une frontière nette entre raison et émotion, jugeant que la première devait se libérer de l'influence de la deuxième pour trouver la voie de la vérité. Mais Descartes a aussi réfléchi à la façon dont l'être humain peut introduire de la raison et de l'intelligence dans son vécu émotionnel. À la différence de l'animal, l'homme peut ressentir son émotion intérieurement, en prendre conscience, la nommer et décider, au nom du libre arbitre, si elle est adaptée à un contexte précis. Dans une situation où il est réaliste d'affronter un danger, il est ainsi capable de décider de combattre malgré l'émotion initiale qui l'inciterait à prendre la fuite. Descartes posait là les prémices de ce qu'on appellera, quatre siècles plus tard, l'intelligence émotionnelle.

Une intelligence particulière

Les émotions ne sont pas que des bouleversements biochimiques dont nous serions esclaves : ce sont des messages que nous adressent notre corps et notre cerveau, et que nous devons savoir interpréter. Il nous faut donc faire preuve d'intelligence, mais d'une forme d'intelligence toute particulière : l'intelligence émotionnelle.

Cette dernière désigne la capacité à éprouver des émotions, à les identifier chez soi et chez les autres, à élucider leurs causes, à les utiliser pour prendre des décisions mais aussi à prendre du recul et à se contrôler pour ne pas les subir de manière brute et passive.

Selon diverses études, les personnes les plus intelligentes émotionnellement connaissent une meilleure réussite professionnelle, ont des relations plus stables et éprouvent davantage de plaisir dans leurs contacts sociaux.

L'intelligence émotionnelle

1. La connaissance de soi nous aide à orienter nos choix en fonction de nos attentes profondes et non de pressions extérieures ou de conventions sociales. Elle permet de mener une vie plus conforme à notre nature profonde.

2. La maîtrise des émotions est la capacité à ne pas se laisser dominer ou submerger par des débordements émotionnels, à conserver son sang-froid et à faire preuve de retenue.

3. L'automotivation est la résistance aux pulsions, la capacité à supporter une certaine dose de frustration pour atteindre un objectif plus valorisant, mais différé dans le temps. C'est une condition essentielle pour accomplir des efforts et persévérer dans une action ou un apprentissage.

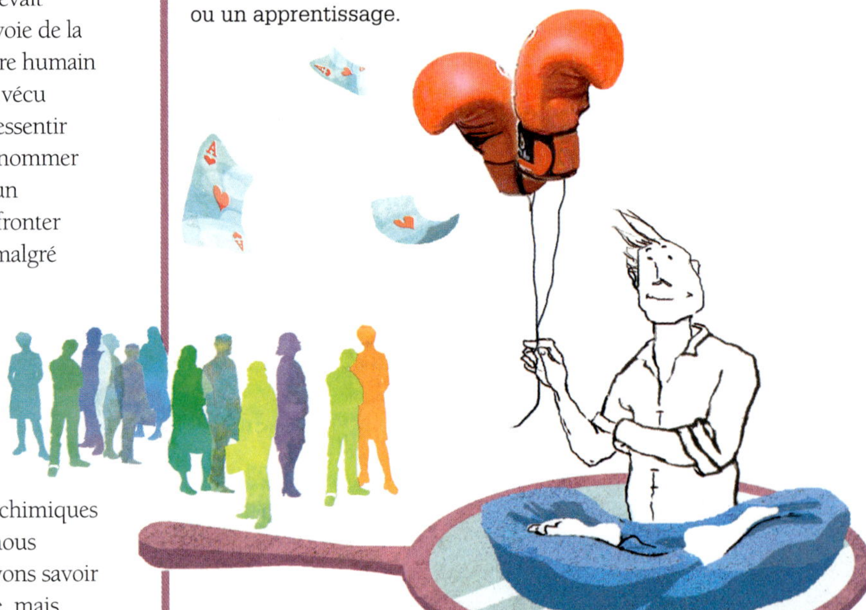

4. L'empathie (voir p. 299) est la faculté à percevoir et à comprendre les émotions d'autrui : c'est savoir se mettre à la place des autres.

5. La maîtrise des relations humaines (voir p. 301) est la capacité à entretenir de bonnes relations avec les autres, à créer une ambiance conviviale et à susciter la sympathie.

Comment **dominer ses émotions**

Les émotions sont à la fois des alliées et des ennemies. Elles peuvent nous aider à prendre de bonnes décisions comme nous faire agir trop rapidement et en dépit du bon sens. Il est toutefois difficile de trouver la juste voie nous permettant de bien conduire notre vie, car il faut à la fois être à l'écoute de ses émotions et éviter de se laisser dominer par elles.

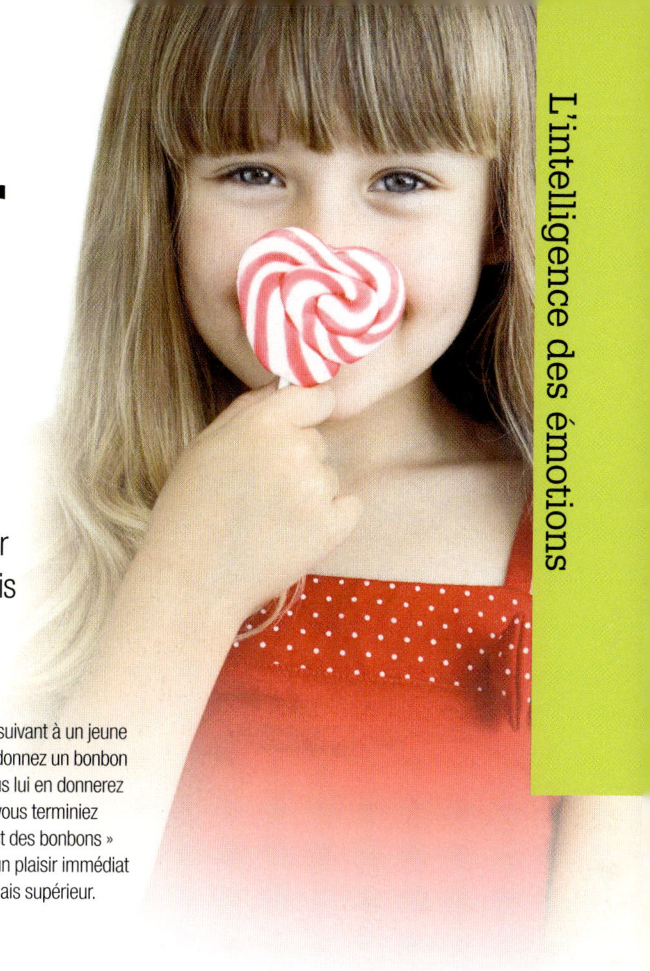

Proposez le marché suivant à un jeune enfant : soit vous lui donnez un bonbon tout de suite, soit vous lui en donnerez deux s'il attend que vous terminiez vos courses. Ce « test des bonbons » offre un choix entre un plaisir immédiat et un plaisir différé mais supérieur.

Maîtriser son impulsivité

Un exemple classique de domination par les émotions est la conduite impulsive. L'impulsivité est une difficulté à différer un plaisir immédiat au profit d'un bénéfice supérieur, mais décalé dans le temps. Chez les personnes impulsives, une zone du cerveau, le striatum, s'active de façon trop importante quand elles sont confrontées à une envie qui leur semble irrésistible. Il se peut que cette tendance impulsive soit en partie héritée sur un plan génétique.

L'impulsivité est une tendance naturelle dans l'enfance et l'adolescence. La maturité consiste notamment à voir à long terme et à résister aux sensations immédiates. Un des rôles de l'éducation est précisément de poser des limites et des interdits, pour permettre à l'impulsivité de faire place au contrôle inhibiteur, autrement dit la capacité à différer des plaisirs et à contenir des élans émotionnels. Le téléphone portable joue sans doute un rôle négatif dans ce domaine en favorisant l'expression immédiate et incontrôlée des émotions.

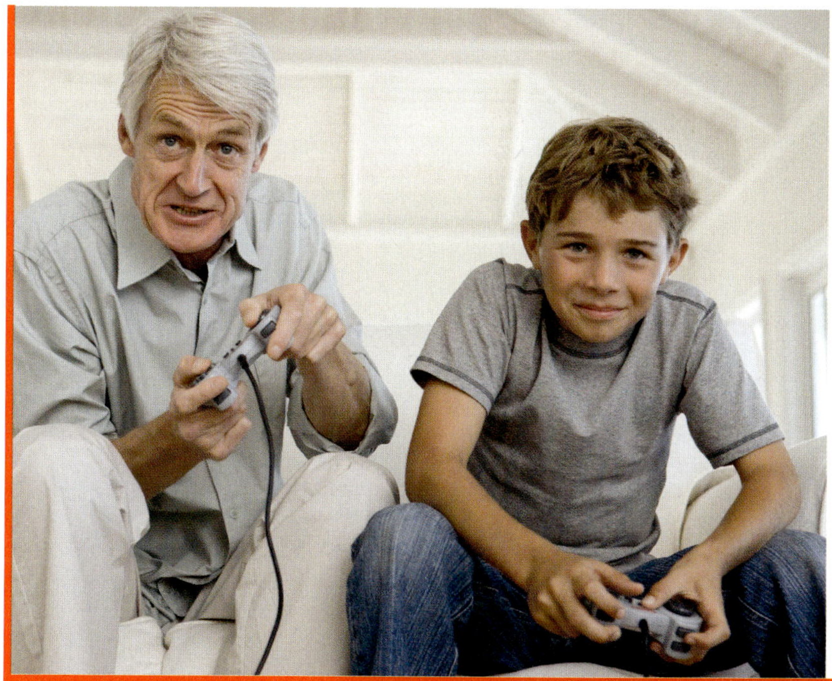

Des émotions tyranniques

Les dépendances au tabac, aux drogues, à l'alcool ou aux jeux vidéo sont l'exemple type de troubles dans lesquels les émotions deviennent prédominantes.
Le plaisir que procurent une substance ou une pratique appelle le renouvellement. L'individu dépendant cherche à obtenir les mêmes émotions en répétant le même comportement, avec l'obligation d'augmenter sans cesse les stimulations puisque la répétition entraîne en général une érosion des sensations (phénomène d'accoutumance). Dans un tel cas, marier harmonieusement sa vie et son monde émotionnel consiste à ne plus chercher l'émotion pour elle-même, mais à lui redonner son statut naturel : celui d'un messager qui aide à prendre des décisions.

Les raisons de la colère

L'énervement et la colère sont des sensations qui montent en nous inexorablement. On peut les contenir un certain temps au prix d'un gros effort de volonté, mais, au final, cette censure n'apaise guère, et peut même à terme générer du ressentiment et du stress. Curieusement, le fait d'exploser ne soulage pas davantage : exprimer sa colère donne sur le moment l'impression de mieux se sentir mais procure, à la longue, un sentiment d'aigreur et de malaise.

Les psychologues mettent en avant une stratégie que chacun peut développer pour faire face aux débordements des émotions : le contrôle automatique. Ce dernier repose sur la façon dont nous interprétons ce qui nous entoure, sur le regard que nous portons sur une situation, plutôt que sur la situation elle-même. Il utilise une loi essentielle de l'émotion : celle-ci n'est pas déclenchée par une situation mais par l'interprétation que nous lui donnons. Chaque situation émotionnelle peut ainsi donner lieu à une interrogation ou à une réflexion sur l'origine réelle de notre réaction, que celle-ci soit due à la jalousie, au stress, à un sentiment de culpabilité ou à des réminiscences du passé. Se livrer à cette analyse introspective est utile à deux titres : elle suffit souvent à nous apaiser et permet une meilleure connaissance de soi, une compétence essentielle à l'intelligence émotionnelle.

Un long fleuve tranquille

Il existe évidemment d'autres moyens de vivre sainement avec ses émotions. Le premier est de comprendre que la plupart d'entre elles s'apaisent avec le temps (« Patience et longueur de temps font plus que force ni que rage »). Dans une négociation houleuse ou un conflit de couple, il suffit parfois d'aller prendre l'air quelques minutes pour revenir l'esprit plus serein. Des études ont par ailleurs montré qu'au moment où l'on vit une déception, on en surestime toujours l'intensité et la durée. La prise de conscience de cette volatilité des émotions aide à endurer le présent, car elle induit que tout rentrera dans l'ordre un jour.

Se changer les idées peut également être efficace. Les musiques douces feraient diminuer le taux de l'hormone du stress (le cortisol) dans le sang, et chacun de nous a déjà expérimenté le pouvoir de diversion du cinéma, du sport ou de la musique. L'orgueil et l'idée que l'on se fait de soi-même peuvent aussi constituer une forte motivation, l'essentiel étant de ne pas occulter définitivement ses émotions.

La didactique des émotions

Le cortex préfrontal, situé à l'avant du cerveau, stocke des vécus émotionnels liés à des situations passées et les réactive en réponse à des situations présentes. Un bon fonctionnement du processus émotionnel permet par exemple à un jeune homme que son amie a quitté en raison d'erreurs de comportement de sentir resurgir des émotions négatives s'il s'apprête à reproduire ces mêmes erreurs avec une nouvelle compagne. S'il décèle cette réactivation, il corrigera sa conduite afin de ne pas connaître un autre échec.

Cette faculté à ne pas reproduire ses erreurs permet d'avancer dans la vie. Pour en tirer parti, il ne faut pas chercher à développer sa sensibilité affective, mais plutôt réfléchir à ce qui nous empêche de suivre ce que nous soufflent nos intuitions, des idées préconçues sur le succès, l'éducation ou les rapports au sein du couple. Abandonner momentanément ses schémas mentaux habituels permet de mieux prendre en compte ses émotions.

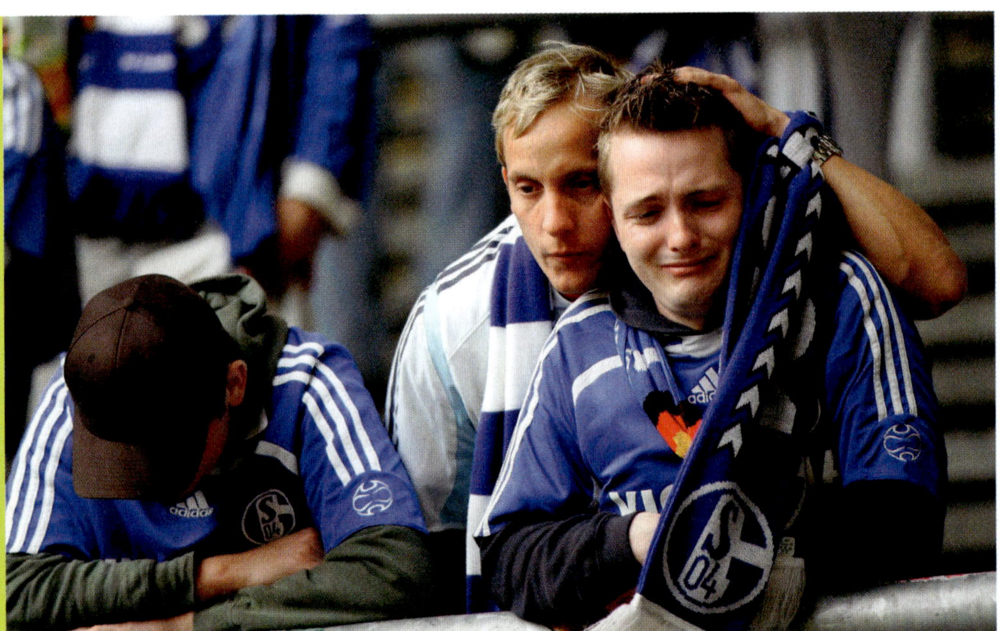

Une expérience de psychologie a révélé que les fans de football abattus par la défaite de leur équipe favorite – ici, des supporters allemands après la défaite du FC Schalke le 12 mai 2007, à la 33e journée de la Bundesliga – sont persuadés que leur déception durera plusieurs semaines, alors qu'elle est souvent oubliée dès le lendemain.

Le vocabulaire des sentiments

Associez chaque mot de la colonne de gauche à l'émotion primaire qui lui correspond (colonne de droite).

1. Amertume	
2. Angoisse	
3. Béatitude	
4. Componction	a. Colère
5. Courroux	b. Dégoût
6. Écœurement	c. Joie
7. Effroi	d. Peur
8. Épouvante	e. Tristesse
9. Exécration	f. Surprise
10. Félicité	
11. Hargne	
12. Hébétude	
13. Hilarité	
14. Irascibilité	
15. Répugnance	
16. Stupéfaction	

Solutions : 1-e. 2-d. 3-c. 4-e. 5-a. 6-b. 7-d. 8-d. 9-b. 10-c. 11-a. 12-f. 13-c. 14-a. 15-b. 16-f.

Cherchez la petite bête

Trouvez le nom d'animal qui permet de compléter chacune de ces expressions, qui expriment ou sont liées à des émotions.

1. **Avoir les** ....
2. **Monter sur** ....
3. **Avoir une mine** ....
4. **Être vexé comme** ....
5. **Avoir le** ....
6. **Pleurer comme** ....
7. **Être d'une humeur de** ....
8. **Tourner comme un** ....
9. **S'effrayer comme** ....
10. **Être jaloux comme** ....

Solutions : **1.** Avoir les abeilles (être énervé, agité). **2.** Monter sur ses grands chevaux (s'emporter). **3.** Avoir une mine de chat fâché (avoir l'air furieux). **4.** Être vexé comme un pou (être très vexé). **5.** Avoir le cafard (être triste). **6.** Pleurer comme un veau (pleurer à chaudes larmes). **7.** Être d'une humeur de chien/de dogue (être de très mauvaise humeur). **8.** Tourner comme un lion en cage (s'impatienter de ne pouvoir exprimer sa colère). **9.** S'effrayer comme un cabri (avoir peur sans motif) **10.** Être jaloux comme un tigre (être jaloux à l'extrême).

Êtes-vous coléreux ?

Les situations décrites ici entraînent souvent des réactions disproportionnées, qui montrent une difficulté à contenir ses émotions et à évaluer sereinement l'importance réelle de certains faits. Répondez à ces questions pour savoir si vous vous maîtrisez ou si vous vous laissez déborder.

	Souvent	Rarement
1. Lorsque vous êtes bloqué dans les embouteillages, que vous faites une queue interminable dans un magasin ou bien que, après une longue attente téléphonique, le service de dépannage ou de réservation que vous avez contacté coupe, vous vous sentez très énervé et d'humeur violente.		
2. Après une journée éprouvante au travail, quand vous rentrez chez vous, les enfants font un bruit épouvantable en jouant. Vous ne pouvez pas vous empêcher de leur crier dessus, même si vous savez que votre irritation est imputable à votre fatigue.		
4. Vous pestez contre les objets du quotidien qui ne fonctionnent pas parfaitement.		
5. Les retards vous exaspèrent, même s'ils n'ont pas de conséquences notables : train légèrement en retard, rue bloquée qui va différer votre retour…		
6. Ne pas retrouver quelque chose au moment où vous en avez besoin parce que cet objet a été rangé à une place inhabituelle vous met hors de vous.		
Total		

- **Vous avez plus de 4 « souvent »**
Vous avez du mal à prendre du recul tout en étant conscient, sans doute, du caractère excessif de vos réactions. Vous constatez que l'énervement et la colère n'arrangent pas la situation. La conduite la plus simple consiste à s'extraire du contexte : écouter la radio en voiture, faire un tour pour respirer calmement, prétexter une urgence pour interrompre une conversation qui s'envenime…

- **Vous avez 6 « rarement »**
Si vous parvenez toujours à garder votre calme, c'est soit un signe de maturité et de sérénité, soit celui d'un refoulement permanent de vos émotions, qui peut être néfaste à terme.

- **Dans les autres cas**
Vous contenez votre colère dans certaines circonstances, mais vous explosez dans d'autres. Prenez simplement garde de ne pas tomber dans les extrêmes, ce qui pourrait générer du ressentiment dans les premiers cas et des conflits souvent injustifiés dans les seconds.

Les peurs **incontrôlées**

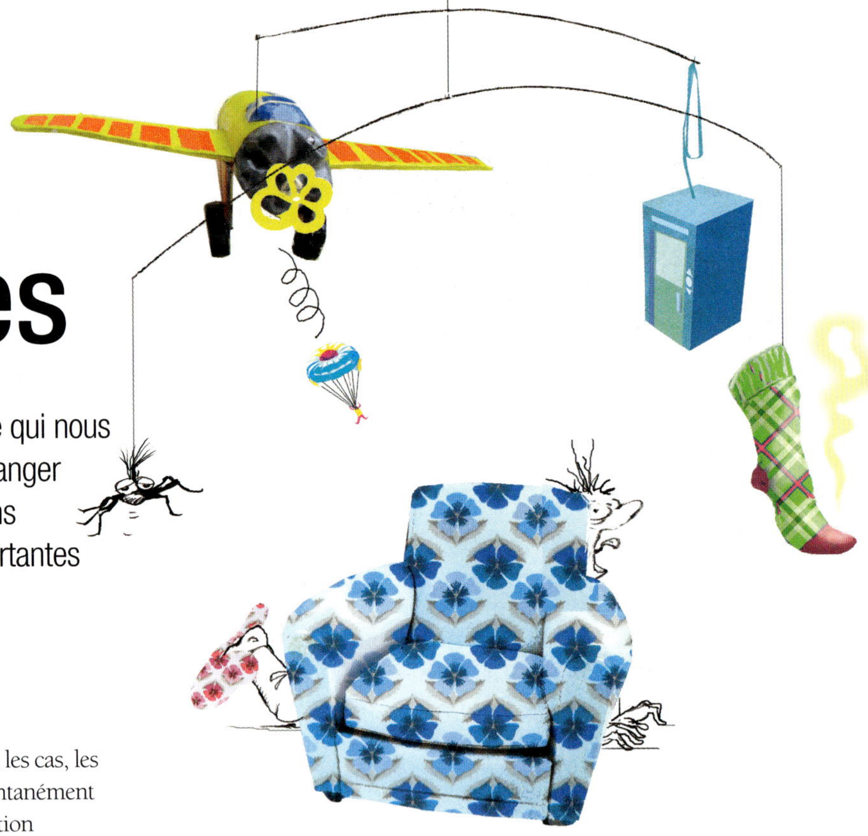

La peur est une émotion naturelle et saine qui nous permet d'être en alerte et de réagir au danger par la fuite ou le combat. Elle peut néanmoins prendre des proportions plus ou moins importantes selon le vécu et la personnalité de chacun.

Les phobies

Les phobies affectent près d'une personne sur dix. Selon les cas, les araignées, les avions ou les ascenseurs provoquent instantanément tous les symptômes caractéristiques de la peur : accélération du rythme cardiaque, contraction des muscles, sudation, hyperventilation, sensation de suffocation… Visible sur le visage, l'émotion semble submerger toute la pensée et les repères affectifs de la personne phobique sans qu'elle puisse la contrôler.

Une araignée au plafond

Selon les chercheurs, la phobie active un circuit cérébral particulier nommé « circuit bas de la peur », par opposition au « circuit haut ». Ces circuits sont deux itinéraires que la peur est susceptible d'emprunter pour pénétrer le psychisme. Le circuit haut part de l'œil au moment où un individu phobique voit par exemple une araignée, pour gagner un relais nerveux, le thalamus, puis atteindre les aires cérébrales visuelles, où l'image est perçue consciemment et analysée. Ensuite, l'information est acheminée vers l'amygdale, qui orchestre l'ensemble des réactions corporelles liées à la peur – la contraction des muscles et la libération d'hormones comme le cortisol. Dans ce circuit « haut », la peur s'accompagne d'une analyse consciente du danger. Mais dans le circuit « bas », le trajet de l'information est plus rapide et plus simple. L'image est captée par l'œil puis acheminée au thalamus, d'où elle est envoyée directement à l'amygdale sans passer par les aires visuelles du cerveau, qui analysent consciemment la nature du danger. Autrement dit, la réaction est à la fois rapide, automatique et incontrôlable.

La phobie s'enracine généralement dans l'enfance. Lorsqu'un enfant a peur d'une araignée, sa voie basse s'active de façon réflexe, mais les mots de ses parents et la capacité de l'enfant à verbaliser son ressenti font ensuite intervenir la voie haute. Celle-ci permet d'adapter le comportement aux situations, de se raisonner pour ne pas se sentir en danger face à une araignée. Une phobie peut se développer si cet apprentissage n'a pas eu lieu ou si un traumatisme a renforcé les connexions nerveuses de la voie basse.

Le trouble obsessionnel compulsif (TOC)

Une peur qui s'installe durablement devient une anxiété. Chez certaines personnes, celle-ci prend la forme de craintes obsessionnelles, par exemple de la saleté ou de la maladie, qu'elles essaient de maîtriser par des conduites ritualisées, comme se laver les mains des dizaines de fois par jour pour éviter une contamination.

Des connexions nerveuses fonctionneraient « en boucle » en cas de TOC, réactivant sans arrêt les mêmes idées fixes. Les obsessions circuleraient au sein d'un circuit fermé comprenant trois relais nerveux : le cortex orbitofrontal (à l'avant du cerveau), le thalamus (au centre) et le striatum (autour du thalamus). Ce trouble pourrait avoir au moins deux causes : une défaillance du premier de ces relais, dont l'une des fonctions est d'adapter le comportement aux changements de l'environnement ; et un excès de glutamate dans le cerveau. Cette molécule excitatrice, qui stimule les neurones, provoquerait une hyperactivité des circuits en boucle entretenant les idées obsédantes. Dans certains cas, l'excès de glutamate pourrait être favorisé par un terrain génétique.

La psychothérapie comportementale

La prise en charge des phobies et des TOC associe des médicaments et une psychothérapie dite comportementale. Une technique d'intervention chirurgicale est par ailleurs en cours d'évaluation dans le traitement de certaines formes rebelles et sévères de TOC.

Les différentes méthodes de psychothérapie comportementale reposent sur le principe d'exposition régulière et progressive du sujet à ses phobies ou à ses obsessions. Le patient décrit ses troubles et ses pensées et se soumet éventuellement à certains exercices jusqu'à ce que son état s'apaise.

La tristesse, une visiteuse fugace

La tristesse est un sentiment douloureux, un chagrin que chacun peut ressentir après un événement malheureux. C'est une réaction normale, que l'on surmonte généralement avec le temps : comme toute émotion, elle est souvent passagère.

La tristesse, un sentiment normal

L'imagerie cérébrale montre que le système émotionnel d'une personne qui éprouve de la tristesse est très actif, tout comme le cortex préfrontal, la partie antérieure du cerveau, qui réfléchit, analyse les émotions et crée des images mentales. Des fibres nerveuses partant du cortex préfrontal peuvent activer un centre du plaisir, le noyau accumbens, qui rend en quelque sorte la tristesse « consolable ». Des amis vous invitent à prendre un verre, vous éprouvez du plaisir à leur parler et même à rire avec eux grâce à ce circuit cérébral dit de la récompense (voir p. 310).

Le deuil, une tristesse à retardement

La perte d'un être cher est une situation particulièrement douloureuse, dont l'évolution est lente et passe par un certain nombre d'étapes assez bien identifiées. Une étude de l'université de Yale menée auprès de 233 personnes ayant vécu un deuil identifie cinq stades-clés de cette épreuve : l'incompréhension, puis le chagrin et la nostalgie, auxquels succèdent la colère et la révolte, l'apathie et, finalement, l'acceptation. Cette dernière étape commence habituellement sept à huit mois après la disparition d'un être cher, mais elle suit une évolution progressive et n'est entièrement accomplie qu'au bout de deux ans en moyenne.

Il peut paraître surprenant qu'une situation qui semble inacceptable et intolérable prenne fin au bout de deux ans chez la plupart des gens. Quand elles sont accablées par la douleur, les personnes touchées par le décès d'un proche ne peuvent imaginer que, deux ans plus tard, elles auront repris une existence normale et qu'elles souffriront beaucoup moins. Les émotions connaissent un début et une fin, et la plupart des études psychologiques montrent que leur durée est généralement surestimée.

L'instinct de survie

Les exemples de personnes ayant survécu dans des situations de détresse extrême montrent à quel point l'être humain recèle de ressources insoupçonnées de motivation et de persévérance. Ainsi, l'aviateur Henri Guillaumet, qui s'était écrasé en 1930 avec son avion dans la cordillère des Andes, échappa à la mort au prix d'efforts insensés. À Antoine de Saint-Exupéry, venu l'évacuer, il confia : « Ce que j'ai fait, aucune bête ne l'aurait fait. » Malgré l'épuisement, la seule pensée qui lui permit de lutter fut celle de ses proches et du devoir de survivre pour leur éviter le chagrin et la détresse matérielle.

Le psychanalyste autrichien Viktor Frankl attribua sa survie dans l'enfer concentrationnaire à des raisons similaires. Au plus fort du désespoir, il s'était accroché à la vie en pensant aux siens et en s'imaginant trente ou quarante ans plus tard, vieux et grisonnant, en train de dresser le bilan d'une existence bien remplie.

Le fait d'exister pour les autres ou pour un projet semble avoir aidé ces deux hommes à se surpasser, en se projetant par la pensée au-delà des tempêtes de glace ou des barbelés, et en leur permettant d'élaborer un futur justifiant le dépassement de leurs souffrances.

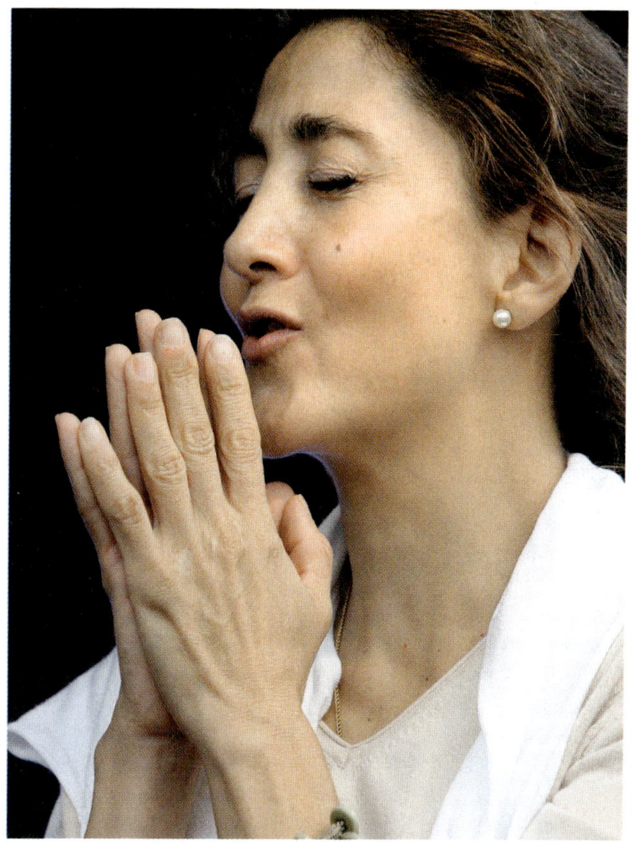

Ingrid Betancourt – photographiée ici lors d'un concert de soutien aux otages retenus en Colombie, le 22 juillet 2008 – présente sans doute le profil d'une femme animée par des causes qui la dépassent. La conscience d'un avenir possible et du devoir vis-à-vis des autres sont des moteurs de motivation inégalés. Elle peut se résumer par cette formule : plutôt que de mourir pour des idées, mieux vaut vivre pour elles.

La dépression, une tristesse pathologique

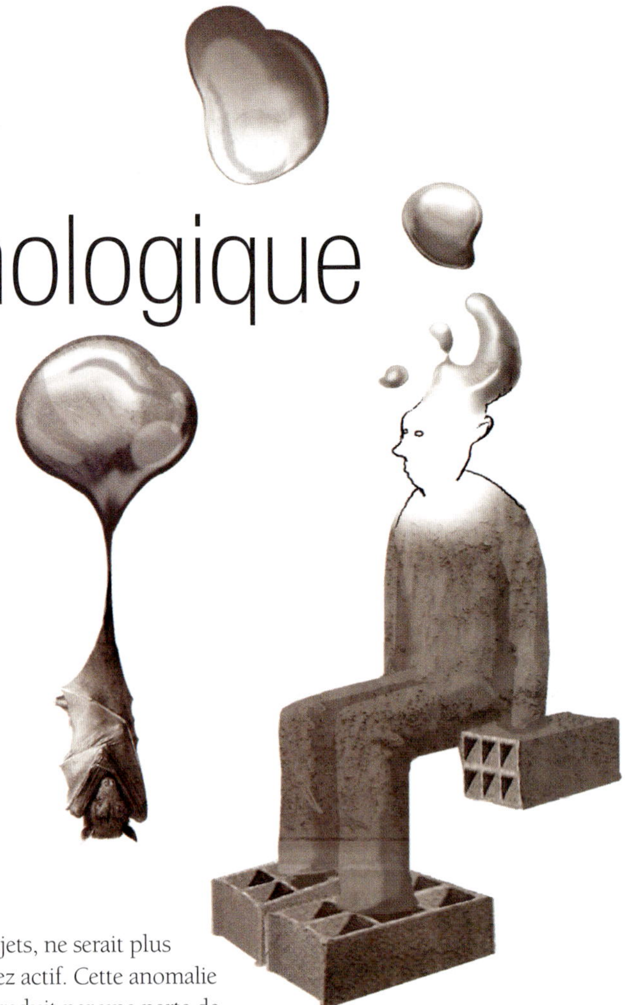

La dépression, qui se distingue de la tristesse ou de la déprime, est une maladie se caractérisant par une souffrance morale durable et retentissant sur toutes les fonctions physiques et mentales.

La vie en sourdine

Souvent qualifiée « d'humeur triste », la dépression se traduit par une incapacité à se réjouir de quoi que ce soit, comme si les émotions positives étaient engourdies. Cet « état sans plaisir » se manifeste par un ralentissement général, une forme de léthargie et une incapacité à anticiper. La personne déprimée a des difficultés à se lever le matin car la perspective d'une journée qui démarre lui paraît insurmontable. L'incapacité à entreprendre et la perte de motivation, qui sont souvent accompagnées d'une forte anxiété, favorisent le repli sur soi et une désocialisation entraînant un sentiment de dévalorisation.

La cause précise de la dépression n'a pas été identifiée, mais trois facteurs pourraient intervenir à des degrés divers selon la forme de la maladie : l'hérédité, notamment dans les troubles maniaco-dépressifs, une anomalie dans la chimie du cerveau et des accidents de la vie.

Une mauvaise formule chimique

Les circuits neuronaux qui permettent de réguler les émotions ne fonctionneraient plus correctement dans la dépression. Le cortex préfrontal, indispensable à l'élaboration et à la réalisation de projets, ne serait plus assez actif. Cette anomalie se traduit par une perte de tonus et d'envie, et une incapacité à se projeter dans l'avenir. À l'inverse, l'amygdale serait hyperactive et ferait surgir des émotions négatives. En temps normal, le cortex préfrontal limite l'activité émotionnelle de l'amygdale, mais ce frein est enrayé chez les personnes déprimées, qui sont alors envahies par des idées noires.

Cette spirale négative serait due à un manque de sérotonine, un neurotransmetteur qui permet au cortex préfrontal de limiter la charge émotive de l'amygdale cérébrale. Un grand nombre d'antidépresseurs agissent d'ailleurs sur la sérotonine en cherchant à normaliser sa concentration dans les cellules nerveuses.

Un prisme déformant

Très souvent, Les personnes déprimées ont tendance à se dévaloriser. Des psychiatres ont récemment établi que ce biais serait dû à la suractivité d'une zone précise du cerveau, le cortex préfrontal dorso-médian, dont le rôle est de nous donner le sentiment d'être nous-mêmes, avec nos défauts et nos qualités. En cas de dépression, son fonctionnement serait altéré et se caractériserait par une activité axée sur des estimations négatives. Le patient envisage uniquement ce qu'il y a de moins avantageux en lui et ne voit rien de positif. Il faut alors entamer une thérapie comportementale et cognitive pour se défaire de ce biais.

Le mal du siècle

Le contexte social est un générateur de stress puissant, et l'on sait depuis longtemps que le stress répété engendre le découragement, voire le désespoir. En cas de stress permanent, le corps fabrique une hormone, le cortisol, qui détruit les neurones dans des zones impliquées dans la mémorisation, l'apprentissage et la motivation. Ce processus réduit les mécanismes de défense du cerveau contre les pensées délétères.

La dépression progresse avec l'isolement et le stress quotidien, et se trouve en conséquence tout particulièrement favorisée par le chômage. L'individu sommé de réussir socialement dépense son énergie à atteindre des objectifs imposés et se trouve isolé, épuisé et dévalorisé en cas d'échec.

Le cerveau a **du cœur**

Sans le soutien d'un confident, d'un ami ou d'un conjoint, qui serait en mesure d'affronter les peines de l'existence ? L'empathie est cette capacité éminemment humaine de savoir ce qu'éprouve l'autre, qu'il pleure, rie ou admire un coucher de soleil.

Le partage des émotions

L'empathie est la faculté de comprendre de l'intérieur ce que l'autre pense et ressent. La sympathie se définit comme le fait d'accorder en partie ses pensées et ses sentiments à ceux de l'autre. « J'ai de la sympathie pour lui » signifie « Je m'identifie en partie à ce qu'il pense et à son ressenti, je ne me contente pas de comprendre ce qui se passe, je m'y associe ». La sympathie conserve une certaine distance, qui s'annule avec la compassion : dans ce dernier cas, le confident ressent une souffrance réelle au contact de celle d'autrui.

Ce qui détermine le passage de l'empathie à la sympathie, puis de la sympathie à la compassion, c'est le degré de distance avec les émotions de l'autre. Le cerveau est doté de structures qui permettent d'identifier les émotions et de les reproduire chez soi. Il peut les accepter totalement ou prendre du recul pour s'en protéger.

On peut donc distinguer trois degrés de « contagion émotionnelle ». Lorsque cette dernière est contrôlée, comme c'est le cas dans l'empathie, elle permet de savoir ce que ressent l'autre, mais sans en être submergé. Un psychothérapeute peut être en empathie avec son patient, mais pas obligatoirement en sympathie, ni dans une relation de compassion. Dans certains cas, on peut même chercher à identifier les émotions d'autrui à des fins destructrices : la cruauté ou la haine supposent que l'on connaît la douleur ressentie par son ennemi, et que l'on sait comment l'amplifier.

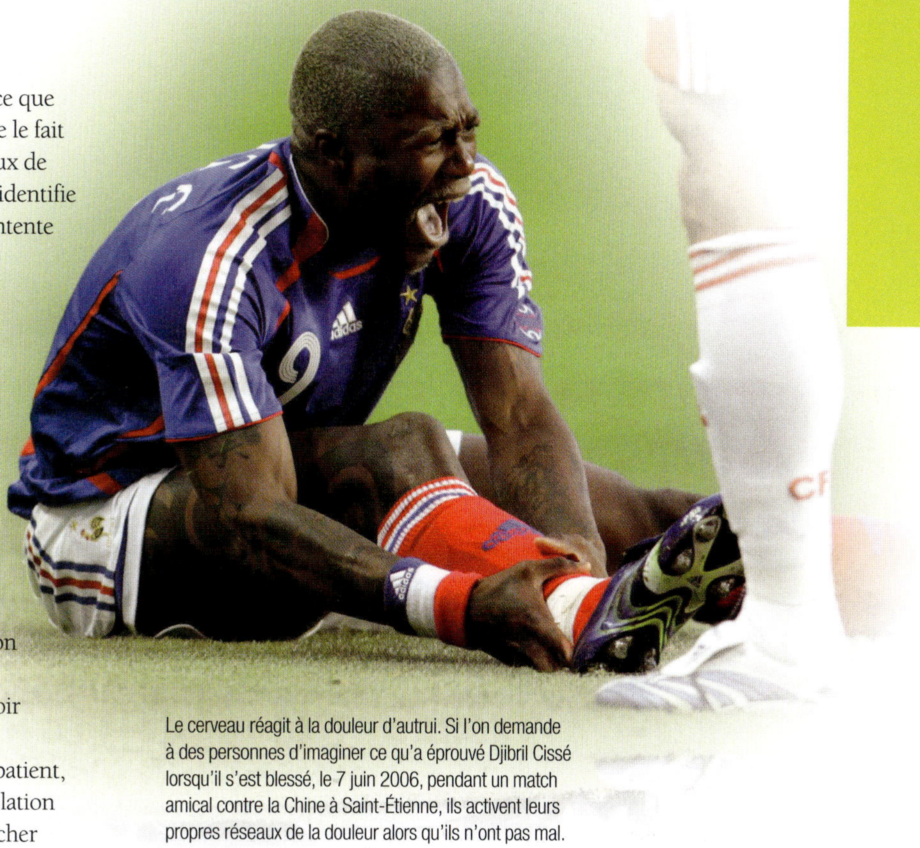

Le cerveau réagit à la douleur d'autrui. Si l'on demande à des personnes d'imaginer ce qu'a éprouvé Djibril Cissé lorsqu'il s'est blessé, le 7 juin 2006, pendant un match amical contre la Chine à Saint-Étienne, ils activent leurs propres réseaux de la douleur alors qu'ils n'ont pas mal.

Un intérêt pas toujours désintéressé

L'altruisme, paradoxalement, n'implique pas nécessairement l'émotion. L'altruisme humaniste de Kant, par exemple, est une posture philosophique de principe qui commande de ne pas faire aux autres ce que nous ne souhaiterions pas qu'ils nous fassent.

Les biologistes et les psychologues distinguent généralement quatre types d'altruisme : l'altruisme de parentèle, qui nous pousse à nous dévouer pour ceux qui partagent une partie de notre patrimoine génétique (une mère pour son enfant) ; l'altruisme réciproque, où le comportement altruiste induit une contrepartie (je t'aide pour que tu m'aides plus tard) ; l'altruisme guerrier, qui entraîne certains individus à risquer leur vie pour leur groupe, leur patrie ou leurs idées ; et, enfin, l'altruisme « publicitaire », un comportement qui rehausse notre prestige et notre image auprès des autres (les célébrités qui fondent des organisations caritatives et le font savoir à leur public). Dans ce cas, l'individu retire indirectement des bénéfices de son comportement.

Aucun de ces altruismes n'est d'ailleurs entièrement désintéressé. Le plus souvent, les comportements altruistes varient en fonction des circonstances et des « stimulations » proposées. Culpabiliser quelqu'un le rendra plus généreux un certain temps ; un homme peut se montrer altruiste dans la rue s'il voit une jolie femme lui sourire car, grâce à son approbation, il aura une meilleure image de lui-même et son ego s'en trouvera flatté. Pour concevoir un altruisme pur, il faut se tourner vers les grands messages philosophiques ou vers la compassion émotionnelle spontanée, prônée par exemple par le bouddhisme.

L'altruisme est donc une posture complexe, sujette à mille influences. Elle fait certes intervenir l'empathie, mais aussi le désir de se valoriser ou de réguler ses propres émotions, essentiellement son sens de la culpabilité.

Question de distance

La compréhension de l'empathie a beaucoup progressé depuis la découverte des neurones miroirs. Situés dans la zone frontale prémotrice, ces neurones ont la particularité de s'activer de façon identique lorsque nous voyons quelqu'un réaliser une action ou lorsque nous la réalisons nous-mêmes.

Lorsque nous regardons quelqu'un pleurer, nous nous préparons à pleurer également, mais sans nécessairement le faire. Le mimétisme est présent en puissance, mais le passage à l'acte dépend des barrières que nous opposons au sentiment de tristesse. Les neurones miroirs sont à l'origine d'un mimétisme d'action et non d'un sentiment. Nous percevons les mouvements du visage de notre interlocuteur et les neurones miroirs les reproduisent comme le ferait un mime. Or on sait que mimer une émotion peut conduire à en ressentir les prémices.

Libre ensuite à chacun de laisser cette émotion éclore ou de la retenir pour garder un rapport plus distant avec son interlocuteur.

Deux centres cérébraux permettant de partager l'émotion de l'autre sans être entièrement happé par son ressenti ont été identifiés. Il s'agit du lobe frontopolaire médian et du cortex pariétal inférieur droit, qui nous permettent de ne pas nous immerger dans un ressenti identique à celui de notre interlocuteur et de garder notre quant-à-soi.

Les neurones miroirs seraient la base biologique de l'imitation, un mécanisme essentiel de l'apprentissage, en particulier chez les tout-petits.

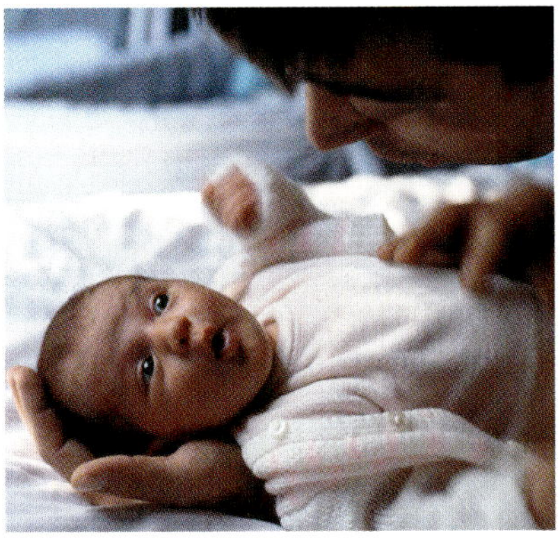

Le pouvoir de l'imagination

Selon certains neurobiologistes, les neurones miroirs et le mimétisme ne sont pas les seuls fondements de l'empathie. Nous accédons aussi aux sentiments et aux émotions d'autrui par un travail relativement abstrait. C'est ce qui nous permet d'imaginer la douleur ressentie par autrui dans une situation que nous n'avons encore jamais vécue. Nous ne pouvons partager cette souffrance par la réactivation mimétique d'une expérience identique, puisque nous ne l'avons jamais éprouvée. Il faut donc un travail d'imagination qui ne sollicite pas directement les neurones miroirs, mais qui active notamment une zone située à l'avant du cerveau, le cortex préfrontal ventromédian.

Réalisée par Nick Ut, la photo de Kim Phuc brûlée au napalm pendant la guerre du Viêt Nam a très fortement marqué les mémoires, car le cerveau réagit à la douleur d'autrui. Le fait d'imaginer la douleur de cette petite fille active nos propres réseaux de la douleur.

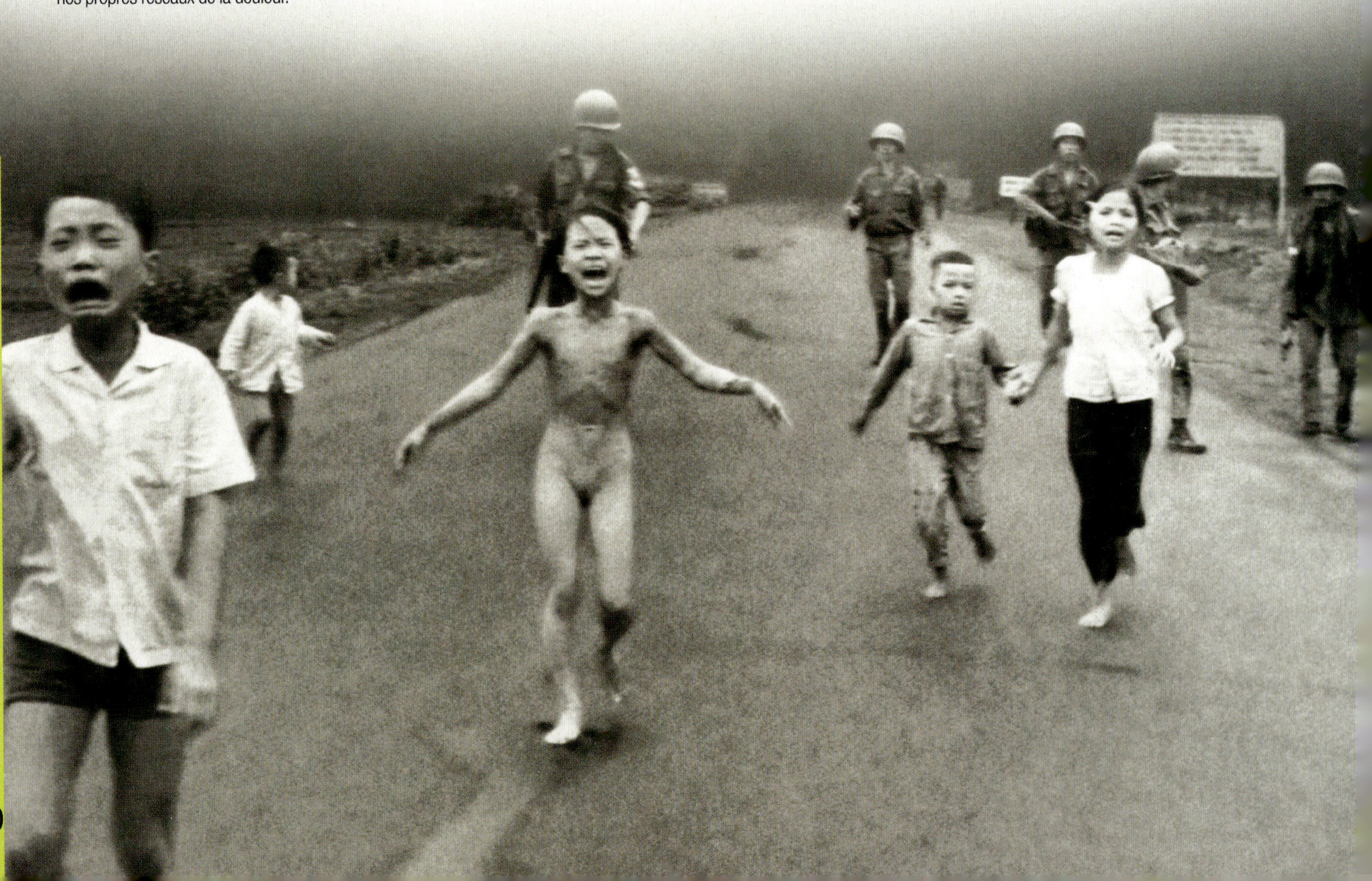

L'homme, un **animal sociable**

La sociabilité est l'une des principales dimensions de la personnalité. D'après les théories de la classification psychologique des caractères, chaque personnalité se décompose en cinq facettes : la stabilité émotionnelle, le niveau de conscience, le degré d'extraversion, l'ouverture et, enfin, la sociabilité.

Qui est sociable ?

Selon la classification psychologique des caractères, chaque tempérament est considéré comme une combinaison de cinq composantes fondamentales, représentées à divers degrés. Chez tel individu, la stabilité émotionnelle sera plus remarquable, chez tel autre, c'est l'extraversion qui dominera…

Les individus sociables ont une forte composante d'« agréabilité », cette dernière étant définie comme un désir de coopération et d'harmonie sociale. Cette capacité est souvent déterminée ou acquise assez tôt dans la vie.

Comment reconnaître un individu agréable ou sociable ? On peut énumérer certains traits de caractère ou des comportements assez récurrents :

- il se montre plein d'égards, amical et serviable ;
- il est prêt à mettre son intérêt personnel entre parenthèses ou à le modérer pour aboutir à des compromis avec autrui ;
- dans un groupe, il s'oppose rarement de manière frontale, passe du temps à consulter les autres ;
- il exprime rarement un avis négatif sur les individus ou sur la nature humaine en général ;
- il sait mettre une situation, un enjeu ou un conflit en perspective, c'est-à-dire imaginer ce que cela fait d'être à la place de l'autre ;
- il est sensible aux difficultés d'autrui, n'aime pas le spectacle de la souffrance.

L'inverse de la sociabilité est le peu d'intérêt pour les problèmes d'autrui et les contacts, une tendance à l'introversion et un faible penchant pour le compromis.

Êtes-vous sociable ?

	A	B
1. Vous vous intéressez aux gens, à leur vie, à leurs soucis comme à leurs joies. a. Vrai. b. Faux.		
2. Vous ressentez assez bien les émotions des autres. a. Souvent b. Rarement.		
3. Vous avez un cœur tendre, vous pleurez et vous vous apitoyez facilement. a. Vrai b. Faux.		
4. Vous faites toujours en sorte que les gens soient à l'aise chez vous ou ailleurs. a. Souvent b. Rarement.		
5. Votre entourage se confie volontiers à vous. a. Vrai b. Faux.		
6. Vous consacrez du temps aux autres (famille, amis, relations). a. Souvent b. Rarement.		
7. Les problèmes des autres ne vous concernent pas. a. Souvent b. Rarement.		
8. Les autres ne vous intéressent pas vraiment, on vous reproche souvent de ne pas savoir écouter. a. Souvent b. Rarement.		
9. Vous vous sentez peu concerné par ce qui arrive à vos connaissances. a. Souvent b. Rarement.		
10. Vous pouvez vous montrer agressif, voire méchant. a. Souvent. b. Rarement.		
Total		

Interprétations des résultats

Pour chaque réponse « a » aux 6 premières questions, comptez 1 point. Pour chaque réponse « b » aux 4 dernières questions, comptez 1 point. Faites le total : vous obtiendrez un score de sociabilité sur 10 points. Si vous avez une « mauvaise note », sachez que l'on peut tout à fait bien vivre sans être particulièrement sociable. En revanche, si cet état vous rend malheureux et que vous souffrez d'un manque de contacts, essayez de changer les choses en vous interrogeant sur chacune de vos réponses à ce test.

Méfiez-vous des biais égocentriques !

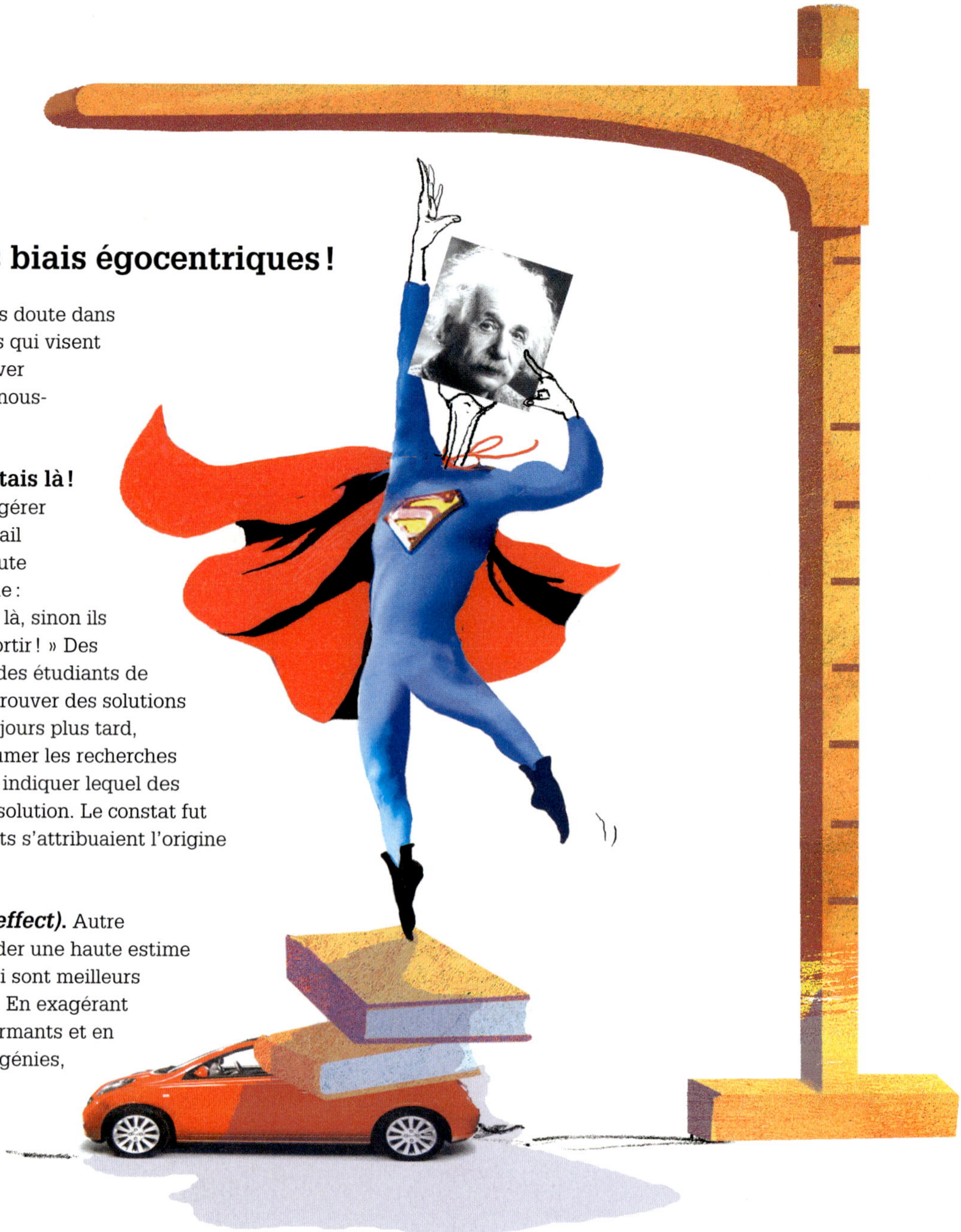

Vous vous reconnaîtrez sans doute dans quelques-uns de ces travers qui visent à nous valoriser et à préserver l'image que nous avons de nous-mêmes.

- **Heureusement que j'étais là !** Nous avons tendance à exagérer notre contribution à un travail collectif. Vous avez sans doute déjà entendu cette remarque : « Heureusement que j'étais là, sinon ils n'auraient jamais pu s'en sortir ! » Des chercheurs ont demandé à des étudiants de travailler en binômes pour trouver des solutions à divers problèmes. Quatre jours plus tard, chaque étudiant devait résumer les recherches effectuées, mais également indiquer lequel des deux avait trouvé la bonne solution. Le constat fut éloquent : 95 % des étudiants s'attribuaient l'origine de la solution !

- **Le bon génie *(genius effect)*.** Autre stratégie visant à sauvegarder une haute estime de soi : faire passer ceux qui sont meilleurs que nous pour des génies… En exagérant les capacités des plus performants et en les considérant comme des génies, la comparaison avec nous-mêmes paraît beaucoup plus acceptable.

- **Le recours au carnet d'adresses *(name-dropping)*.** Nous avons également tendance à nous couvrir « indirectement » de gloire en nous vantant d'être le proche de personnes connues ou réputées comme si cela nous attribuait un peu de leur prestige… On dira volontiers « J'ai passé une excellente soirée chez mon ami, tu sais, celui qui est chirurgien… », mais il est rare d'entendre : « J'ai passé une excellente soirée chez mon ami égoutier. »

- **Nos proches nous font de l'ombre !** Si nous sommes parfois plus sévères ou moins généreux avec nos amis qu'avec des inconnus, il s'agit encore, pour les psychologues, d'une stratégie de sauvegarde de l'estime de soi. Des chercheurs ont demandé à des hommes de participer à une expérience avec leur meilleur ami. Il s'agissait de répondre à un test d'intelligence, individuellement, mais en étant assis côte à côte. Les scientifiques remarquèrent que les participants cherchaient à nuire au travail de leur ami en lui fournissant des informations sans valeur, voire fausses. En revanche, ils n'avaient pas ce type de comportement avec un inconnu. Comment expliquer cette attitude ? Peut-être parce qu'il est désagréable qu'un ami, c'est-à-dire quelqu'un avec qui nous pouvons nous comparer, nous dépasse dans des domaines auxquels nous attachons de l'importance. Cette comparaison sociale menace notre amour-propre. Saboter la réussite d'un ami ou nuire à sa réputation n'est paradoxalement pas un comportement rare.

7 CONSEILS POUR AMÉLIORER SON RÉSEAU SOCIAL

1 Partagez vos émotions

Réunir des gens autour de soi pour vivre des émotions communes est une des bases du comportement social. Des études de psychologie montrent que l'être humain a le réflexe, lorsqu'il vit une émotion intense comme la naissance d'un enfant, mais aussi le décès d'un être cher, de partager son ressenti avec des amis ou des proches. La fonction de ce réflexe est de resserrer les liens avec autrui : un ciment social dont il ne faut pas se priver.

2 Soyez poli

Les comportements courtois donnent une impression positive et valorisent notre image dans un réseau social. Des études montrent que non seulement des passants gardent un bon souvenir d'une personne qui s'adresse à eux poliment, mais qu'ils prêtent plus attention à son discours et y répondent plus favorablement. La politesse et le savoir-vivre sont des passages obligés pour une bonne entrée en matière.

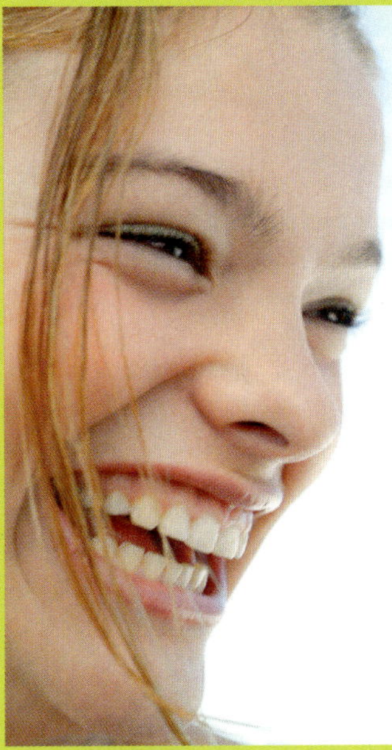

3 Souriez

Arborer un franc sourire est un bon moyen pour qu'on se souvienne de vous. Des expériences menées à l'université de São Paulo ont montré que l'on est perçu comme plus intelligent, extraverti, sympathique et sociable lorsque l'on se présente à autrui en souriant. En outre, les gens se souviennent plus longtemps de votre visage et de votre nom.

4 Offrez des boissons chaudes

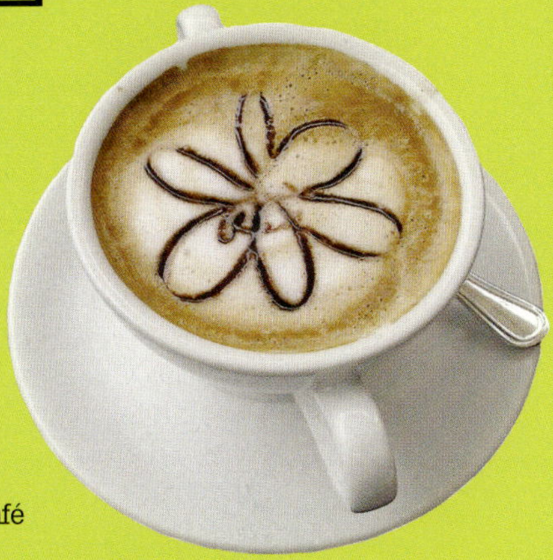

Servir un café au bon moment peut faciliter les échanges. Des expériences menées à l'université de Brisbane, en Australie, ont montré que les gens écoutent davantage leur interlocuteur lorsqu'ils ont bu un café et perçoivent leur discours plus favorablement. Une autre expérience, réalisée à l'université de Londres, conclut que l'on est perçu comme une personne plus chaleureuse si l'on tend une boisson chaude à son interlocuteur, car le cerveau interprète la chaleur ressentie au contact de la tasse comme une part de chaleur affective !

5 Regardez les gens dans les yeux

Un regard direct aide à convaincre son interlocuteur et donne une impression de fiabilité. La conclusion d'une expérience de psychologie est que le taux d'acceptation d'une requête, comme la signature d'une pétition ou une demande de dons financiers, est multiplié par dix quand elle est appuyée d'un regard direct.

6 Mettez les autres en confiance

L'établissement d'un lien de confiance est essentiel et peut s'appuyer sur certains détails simples. Par exemple, le fait de hocher la tête encourage votre interlocuteur à parler davantage, et se traduit par un plus fort degré de satisfaction à l'issue de l'échange.

7 Ayez un petit chien !

Un petit chien en laisse aiderait à se faire des amis : c'est ce que révèle une expérience de l'université britannique de Warwick. Les participants se sont promenés dans un quartier de la ville, certains accompagnés d'un chien, d'autres seuls. Les scientifiques ont constaté que les gens venaient plus facilement à la rencontre des premiers pour parler ou plaisanter. Les animaux domestiques jouent donc un rôle de catalyseurs sociaux.

Une **alchimie** subtile

Le bonheur est ce qui nous arrive de bon et de bien, qu'il s'agisse d'événements concrets ou de la perception d'instants heureux, porteurs de sens et de signification.

Une question de nature ?

Le bonheur est une aptitude dont les êtres sont inégalement dotés. Cette prédisposition ou capacité à être heureux se reconnaît chez les personnes qui gardent le sourire en toute circonstance, alors que d'autres font grise mine ou accumulent les frustrations et les plaintes pour des motifs souvent mineurs. Cette nature heureuse semble reposer sur certains traits de caractère, potentiellement liés à un terrain génétique.

Des études ont révélé que les jumeaux ressentent généralement des degrés très similaires de bonheur, même s'ils sont éduqués séparément. Possédant le même patrimoine génétique, ils semblent également jouir de la même aptitude au bonheur. Dans quelle mesure les différences de bien-être subjectif entre individus sont-elles imputables aux gènes ? Ce que les psychologues constatent, c'est que les personnes les plus heureuses présentent un profil psychologique particulier : elles sont plutôt extraverties, stables émotionnellement, aimables socialement et consciencieuses. Ces traits de caractère, à l'exception du dernier, seraient en partie associés à des facteurs biologiques, notamment au fonctionnement de deux neurotransmetteurs : la dopamine et la sérotonine.

L'existence d'une prédisposition au bonheur paraît plausible lorsque l'on observe les deux extrêmes que représentent les personnes déprimées inconsolables et les surdoués du bonheur. Entre les deux, chaque individu peut réfléchir au sens de son existence et décider, sinon d'être heureux, du moins de ne pas attacher d'importance démesurée à ce qui n'en a pas.

Les conditions d'une vie réussie

La première leçon des études de psychologie consacrées au bonheur révèle qu'il se trouve rarement au rendez-vous lorsqu'on le conçoit comme l'accomplissement d'objectifs prédéfinis. En se basant sur des statistiques, un psychologue de l'université de Caroline du Sud a conclu que ni le rêve d'un amour intense ni celui d'une réussite professionnelle confortable n'ouvraient la porte au sentiment ou à l'état de bonheur. En outre, il semble que la poursuite de tels objectifs suscite une attente importante forcément déçue par la réalité, ou bien qu'elle débouche sur la fixation d'objectifs supérieurs aux précédents. Si leur réalisation provoque un bien-être intense s'apparentant au plaisir, celui-ci s'estompe rapidement au point que le degré de bien-être subjectif retourne à son niveau antérieur. C'est ce qu'a montré une étude concernant des gagnants du Loto : après un moment d'exaltation, la plupart d'entre eux reviennent à un niveau de bonheur intérieur identique à celui qu'ils éprouvaient avant leur gain.

La contagion du bonheur

Le bonheur obéit à une certaine logique de contagion, comme l'a illustré une vaste étude de l'université de Californie menée auprès de 4 739 personnes. Grâce à des questionnaires, les psychologues ont constaté, au fil des années, que les personnes entourées d'individus heureux devenaient à leur tour plus heureuses, et inversement pour les gens entourés d'individus moroses. Ces chiffres donnent raison au philosophe Alain, célèbre pour ses propos sur le bonheur : « Ce que nous pouvons faire de mieux pour ceux qui nous aiment, c'est encore d'être heureux. »

La pensée positive

À la fin du XIXe siècle, le psychologue américain Martin Seligman a élaboré une pensée structurée et rationnelle autour de ce qu'il a appelé la pensée positive. Selon lui, l'essentiel de la recherche en psychologie s'était concentré sur les maladies mentales et les dysfonctionnements des émotions et des modes de pensée. Il importait donc de rendre à la psychologie son rôle noble, qui consiste à donne aux gens la capacité d'être plus heureux, plus créatifs et plus talentueux. Ce fut le point de départ de la psychologie cognitive qui repose en grande partie sur une démarche volontariste, supposant une prise en main de l'individu lui-même. Chacun est responsable de sa vie : tel est le premier message de la psychologie positive.

Un savoir-vivre au présent

Comment trouver le bonheur sur le pas de sa porte ? Le maître mot semble être dans la concentration. Selon des psychologues américains, les personnes les plus heureuses sont celles qui arrivent à s'absorber totalement dans certaines tâches, qu'il s'agisse de bricolage, de broderie, d'écriture romanesque ou de pêche à la ligne. La focalisation de l'esprit sur un objet de réflexion ou d'action entraînerait une sorte d'oubli de soi et, surtout, une évacuation de la dimension temporelle de l'existence : on ne pense plus à l'avenir ni au passé, mais uniquement à ce qui se passe ici et maintenant. Le bonheur cependant reste un concept difficile à saisir. Le risque est d'en faire une condition, un impératif, un objectif à atteindre. Or toutes les recherches en psychologie montrent que le bonheur ne se trouve pas s'il fait l'objet d'une quête systématique.

Le **rire** et le **sens de l'humour**

Qu'y a-t-il de plus libérateur que le rire, de plus contagieux et de plus apaisant aussi ? Car le rire est un facteur de réconciliation, il désamorce les tensions, rend heureux, se communique et met l'autre en confiance. Mais pourquoi est-il si réjouissant, si exaltant ? Et que se passe-t-il dans notre cerveau lorsque nous rions ?

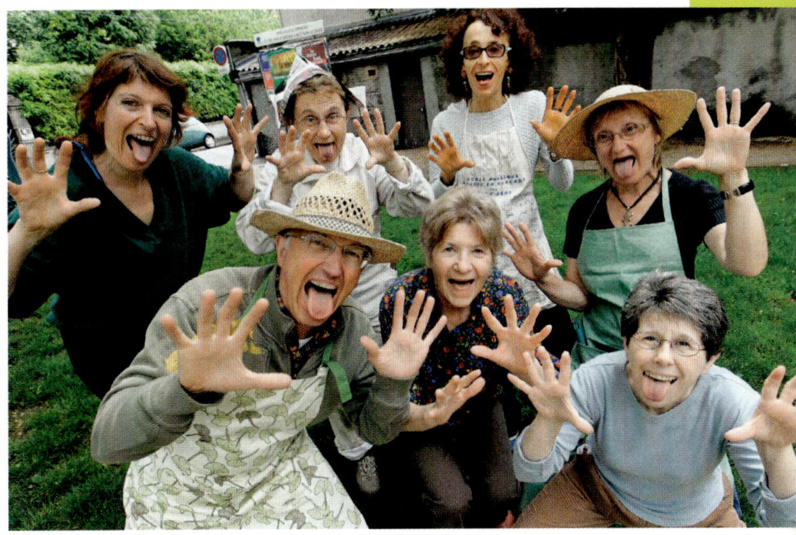

Frédérique Teisseire, présidente du Club du rire de Grenoble – une école de yoga du rire –, et les membres de l'association exécutent le « rire du tigre ».

Une question de nature ?

En 1998, lors d'une intervention chirurgicale, un neurobiologiste californien eut la surprise de voir sa patiente se mettre à rire sans raison au moment où il lui implantait des électrodes dans une zone cérébrale appelée aire motrice supplémentaire. Or cette dernière régule les mouvements du rire, à savoir la contraction des muscles de la bouche, du larynx et de la cage thoracique. Mais l'origine profonde du rire se trouve localisée dans le tronc cérébral, au sein d'une petite structure qui joue un rôle de centre coordonnateur en impulsant les influx nerveux qui vont conduire à l'expulsion rythmique de l'air et à l'action des cordes vocales.

Une troisième composante prend en compte la dimension cognitive du rire, qu'il s'agisse d'une situation incongrue ou d'une plaisanterie. C'est le lobe frontal de l'hémisphère droit qui juge du caractère risible d'un acte ou d'une histoire, et qui donne au centre coordinateur le signal d'un éventuel déclenchement de l'hilarité.

La comédie humaine

Le lobe frontal droit est donc le siège du sens de l'humour et possède un mode de fonctionnement particulier. Il anticipe le déroulement probable d'une action – un homme marche sur un trottoir, par exemple ; il va donc vraisemblablement poursuivre sa trajectoire. Mais s'il glisse sur une peau de banane, ce changement de scénario provoque une inversion subite de l'activité électrique qui réveille le centre déclencheur du rire. Le ressort de l'humour réside donc dans un acte impromptu ou dans le retournement de sens d'un mot, comme dans le cas d'un jeu de mots.

En demi-teinte

Trouvez l'idée ou le concept qui se rattache à ces trois mots.

oxygène   allure   chanson

Solutions : Air. Lorsqu'on soumet cette énigme à des personnes qui ont ri quelques minutes auparavant, on constate qu'elles trouvent la réponse plus facilement que les autres. Pourquoi ? Sans doute parce que la résolution de ce type de problème suppose un état de détente favorisant la créativité. Il ne faut pas se concentrer sur un mot en particulier, mais prendre du recul, imaginer de multiples pistes. Le rire favoriserait ce type de raisonnement alors que le stress ou les émotions négatives focaliseraient davantage l'attention sur un aspect unique de notre environnement.

Faut rigoler !

Une étude réalisée en 2007 aux États-Unis a montré que, quand on est en train de rire, le cerveau libère le principal neurotransmetteur du plaisir, la dopamine, impliquée dans toutes les perceptions hédonistes. Cette action semble en outre avoir des effets concrets sur la santé. Une psychologue de l'université du Kentucky a en effet étudié 179 textes relatant la vie de religieuses vivant dans un couvent et a constaté que les plus gaies d'entre elles vivaient en moyenne dix ans de plus que les autres. Cette constatation peut s'expliquer par l'inhibition qu'opère la joie sur la libération du cortisol, une hormone du stress qui finit par provoquer de l'hypertension et des problèmes cardiaques.

Le rire aiderait aussi à réfléchir. Une expérience réalisée par une équipe de psychologues de l'université de Washington a révélé que, après avoir regardé des films comiques, les sujets soumis à des tests avaient une vision plus globale des problèmes, faisaient preuve d'une plus grande créativité et obtenaient de meilleurs scores aux exercices de mémoire. On a aussi constaté que leur cortex préfrontal, une zone du cerveau impliquée dans l'attention et la mémoire de travail, présentait une plus forte activité.

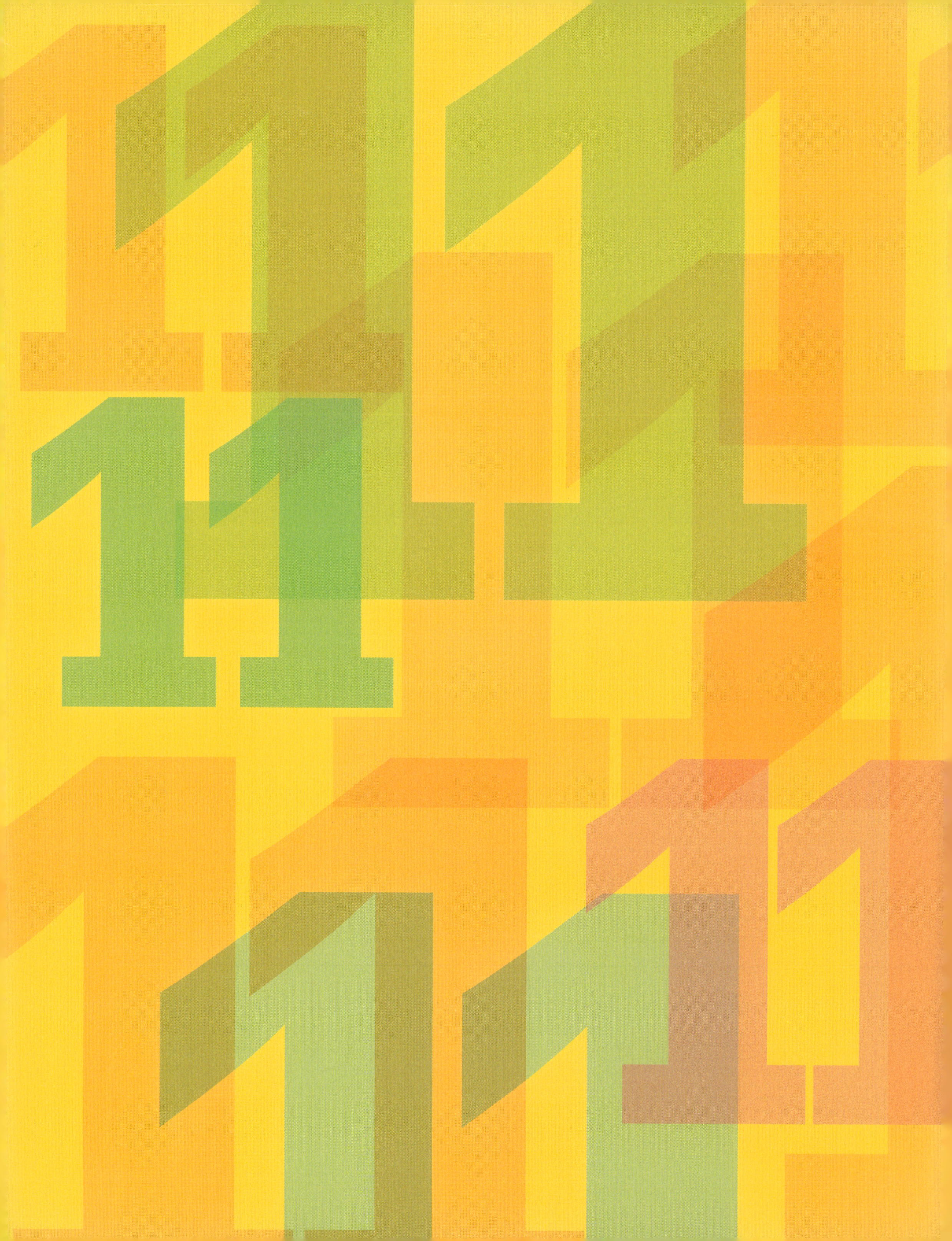

Un esprit sain dans un corps sain

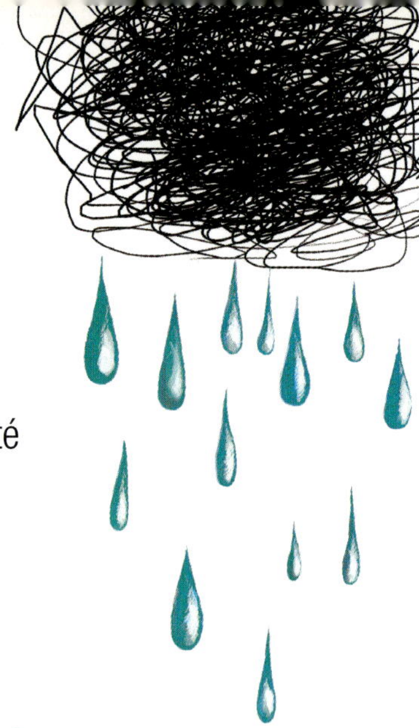

Des bleus à l'**âme**

La bonne santé de notre cerveau dépend étroitement de l'entretien attentif de notre corps, d'une hygiène de vie appropriée et de la qualité de nos rapports sociaux. Cette interdépendance entre notre état mental et notre état physique est notamment mise en lumière par l'existence de maux affectant à la fois notre esprit et notre corps.

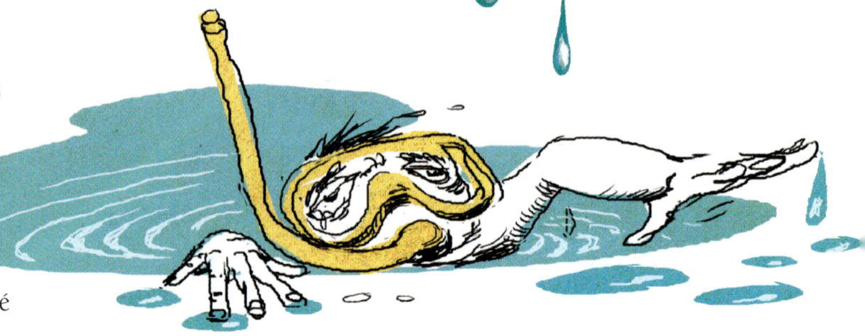

Quand le cerveau se prend la tête

Plus de la moitié des maladies soumises aux médecins sont dites psychosomatiques, adjectif formé de psycho-, qualifiant ce qui est relatif à l'esprit, et de somatique, définissant ce qui concerne le corps. Elles sont caractérisées par des problèmes organiques ou fonctionnels quantifiables, provoqués, favorisés ou amplifiés par des phénomènes émotionnels et affectifs. Leur siège est fonction des prédispositions biologiques de chacun, et leur degré dépend de l'intensité de l'alimentation du physiologique par le psychologique, et vice versa. Elles affectent principalement des individus ayant du mal à extérioriser leurs émotions, plutôt sensibles et angoissés, connaissant d'importantes difficultés d'adaptation ou présentant de fortes pulsions agressives, qui expriment par ce biais leur souffrance.

La peur au ventre

Sous l'effet d'une émotion intense comme le stress, le système nerveux sympathique va stimuler la sécrétion d'adrénaline et de noradrénaline, provoquant ainsi une hausse de la tension artérielle et de la glycémie. Notre cerveau, notre cœur et nos muscles seront donc plus rapidement alimentés en sang, réaction destinée à l'origine à nous permettre de mieux affronter un combat ou de fuir le plus vite possible. De tels épisodes de stress, s'ils sont trop fréquents et d'une durée trop longue, peuvent contribuer à causer un diabète ou une maladie cardio-vasculaire. Ils peuvent également susciter une production excessive de cortisol, une hormone susceptible d'affaiblir les défenses immunitaires en lésant certains tissus nécessaires à la destruction d'agents pathogènes. L'un des exemples les plus courants de ce phénomène est l'ulcère de l'estomac. La plus grande vulnérabilité d'un individu très stressé peut favoriser chez ce dernier la prolifération de la bactérie *Helicobacter pilori*, à l'origine de l'infection. D'une manière générale, bon nombre d'affections digestives, telles la colite spasmodique et la rectocolite, présentent une forte composante psychosomatique.

Le cas des maladies auto-immunes

La dérégulation hormono-chimique de l'organisme due au stress peut également entraîner l'augmentation de la production de certains lymphocytes et, en conséquence, des réactions de défense exacerbées, notamment dirigées contre des constituants de l'organisme lui-même. Celui-ci peut alors déclencher une pathologie qualifiée d'auto-immune, comme la sclérose en plaques ou l'arthrite rhumatoïde.

Plein le dos

Les migraines sont des affections psychosomatiques courantes. En cas de terrain physiologique favorable, elles touchent souvent des perfectionnistes exigeants envers eux-mêmes et ayant tendance à se réfugier dans le repli sur soi. Une suite d'efforts va provoquer chez eux une hyperstimulation du système nerveux sympathique, suivie d'une brusque variation du taux de sérotonine, un neurotransmetteur notamment impliqué dans les mécanismes du contrôle de la souffrance, accompagnée d'une vasodilatation douloureuse. Parmi les différentes maladies cutanées, l'eczéma, l'urticaire, le prurit et surtout le psoriasis et le lichen plan comportent une importante composante psychosomatique.

Par ailleurs, une expérience menée aux États-Unis sur des personnes qui avaient subi des douleurs dorsales et qui craignaient d'en déclencher de nouvelles a montré que, en accomplissant des gestes du quotidien, elles contractaient à l'excès certains muscles et multipliaient les gestes inutiles, au point d'augmenter de 27 % certaines sollicitations. D'autres sujets, ne ressentant aucune appréhension, effectuaient les mêmes gestes en adoptant des positions plus adaptées, donc moins susceptibles d'occasionner des souffrances.

Testez votre niveau de stress

Répondez à ces questios en essayant d'être le plus sincère possible et en vous référant au passé proche.

	Vrai	Faux
1. Je suis souvent tendu.		
2. J'ai une sensation de poids sur les épaules.		
3. J'ai souvent des douleurs (dans le dos, à la tête, au ventre).		
4. J'ai la sensation d'être en permanence débordé.		
5. La plupart du temps, je suis préoccupé.		
6. Je n'arrive pas toujours à contrôler mes réactions.		
7. D'une manière générale, j'ai tendance à me faire du souci.		
8. Je suis facilement contrarié.		
9. J'ai du mal à rester en place.		
10. Je suis plus peureux que la moyenne des gens.		
11. Je n'ai pas les idées claires.		
12. Je me sens rarement sûr de moi.		
13. Je redoute les situations nouvelles.		
14. Je vérifie à plusieurs reprises ce que j'effectue.		
15. J'ai des palpitations ou la gorge serrée quand je fais une chose importante pour moi.		

Calculez votre score : comptez 1 point par réponse « Vrai ».

Total des points

Interprétation des résultats

- **Vous avez moins de 5 points.** Vous êtes peu sujet au stress et surmontez plutôt bien la plupart des situations. Vous arrivez à prendre de la distance face aux événements et à garder votre calme et votre assurance. L'anxiété a minima est positive, c'est une réaction d'adaptation face aux agressions de l'extérieur. De plus, il arrive qu'un léger stress soit stimulant.
- **Vous avez entre 5 et 10 points.** Vous êtes sujet au stress et vite déstabilisé. Vous êtes envahi par vos émotions, ce qui risque de retentir sur votre moral et votre santé. Afin de ne pas vous laisser submerger, il vous faut mettre en pratique quelques règles simples.
  – Diminuez les sources de stress en jouant sur votre environnement. Pour cela, filtrez les informations en privilégiant les journaux. Faites-vous un vrai plaisir par jour. Relativisez les choses : ce qui vous paraît si important aujourd'hui sera négligeable demain.
  – Par ailleurs, contrôlez votre réaction au stress en travaillant sur vous. Pratiquez la relaxation en respirant par le ventre et en expirant à fond. Adoptez un régime équilibré. Mettez-vous à un sport doux : marche à pied, natation, gym douce.
- **Vous avez plus de 10 points.** Votre quotidien est envahi par le stress, et les conseils simples ne suffisent pas. Vous pouvez vous faire aider en recourant à une thérapie :
  – soit par la parole, en évoquant vos angoisses et en trouvant des techniques pour les surmonter ;
  – soit par le corps, à travers la relaxation ou des méthodes similaires.

Le stress, le meilleur ami de l'homme ?

Face à un événement exigeant une réponse à la fois rapide et appropriée, notre cerveau va donner l'alerte et déclencher des réactions physiologiques en chaîne. Quand ce type de mobilisation est trop fréquent et trop intense, il peut provoquer un dérèglement interne se traduisant par une grande fatigue, des problèmes de mémoire, d'humeur et de comportement, voire une maladie psychosomatique. Quand, au contraire, il revêt un aspect exceptionnel, il agit comme un stimulant, nous permettant de nous adapter à une situation nouvelle, de faire face à un danger ou à un défi, d'améliorer nos performances, voire de nous surpasser. En outre, il peut même nous débarrasser de certains maux. Ainsi, des individus soumis à une situation de stress intense peuvent échapper à des crises récurrentes d'allergie, la noradrénaline et le cortisol ayant dans ce cas un effet anti-inflammatoire et antihistaminique.

Le cerveau en **otage**

Des individus stressés, inquiets, immatures, aux tendances narcissiques et en proie à un sentiment d'inadaptation, de vulnérabilité et de piètre estime de soi, sont les plus à même de développer une dépendance à des produits agissant sur le système nerveux central.

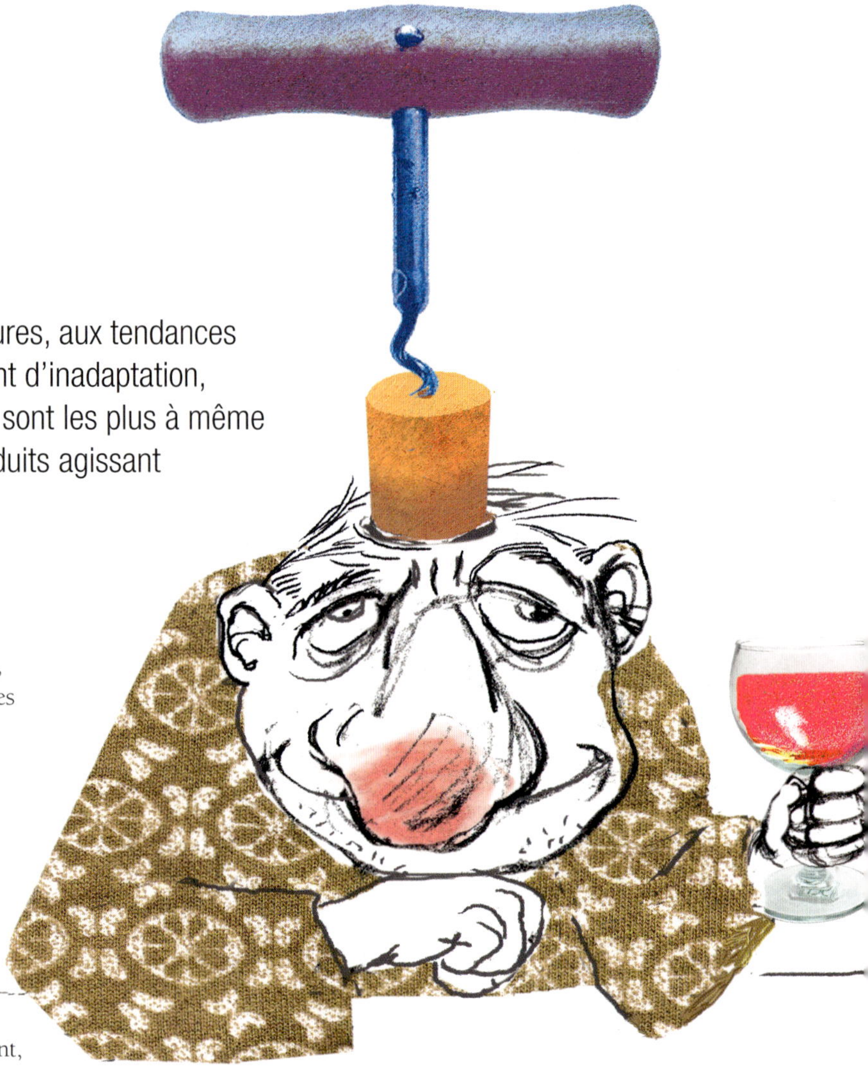

L'engrenage de la dépendance

Des substances psychoactives comme le tabac, l'alcool, les drogues et des médicaments tels les benzodiazépines ou les barbituriques modifient la chimie du système nerveux central. En désinhibant et en faisant baisser l'anxiété des consommateurs, ils créent chez ces derniers une sensation temporaire de relaxation, de bien-être, de maîtrise du milieu environnant, voire d'euphorie. Utilisés régulièrement, ils peuvent conduire à un état de dépendance psychologique, quand leurs utilisateurs estiment ne plus pouvoir fonctionner sans leur aide, et physique, quand des tentatives de réduction ou de sevrage provoquent des syndromes de manque – troubles du comportement, sueurs, tremblements ou convulsions.

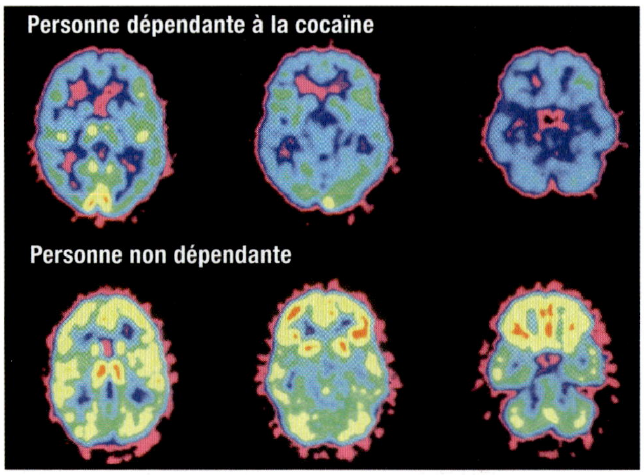

La comparaison entre le Pet Scan du cerveau d'un individu consommateur de cocaïne après quatre mois d'abstinence et celui du cerveau d'un individu non toxicomane montre que l'activité cérébrale enregistrée dans le cerveau du patient dépendant, même après sevrage, est plus lente : les couleurs, du bleu au rouge, indiquent les différents degrés de l'activité cérébrale, le rouge figurant l'activité la plus importante.

Quand le corps boit, le cerveau trinque

Tous les produits psychoactifs susceptibles d'entraîner une dépendance, à l'exception des benzodiazépines, augmentent artificiellement la libération d'un neurotransmetteur connu sous le nom de molécule du plaisir, la dopamine. Cette dernière sert d'agent de transmission à des neurones localisés dans des régions du cerveau formant ce que l'on appelle le circuit de la récompense. Sa libération est à l'origine de toutes les sensations de plaisir que nous pouvons éprouver : que l'on se régale d'un mets savoureux, jouisse d'un spectacle, se passionne pour un jeu ou au cours des rapports sexuels. Elle amènera donc aisément quelqu'un à qui une substance psychoactive procure un certain bien-être à rechercher le plus possible un état qu'elle considère comme agréable, quitte à ne plus dominer ses pulsions. À la longue, cette attitude pourra engendrer une dérégulation des circuits cérébraux concernés, accompagnée d'une réduction du flux sanguin, synonyme d'une baisse de leur ravitaillement en glucose et en oxygène. À l'inverse, un sevrage va entraîner un rééquilibrage de la production des neurotransmetteurs, nécessitant une réadaptation chimique du cerveau.

Les énigmes de l'effet placebo

L'effet placebo est défini comme l'action bénéfique exercée par une substance dénuée de propriétés curatives sur les maux que ressent un patient. Les essais cliniques comparatifs effectués pour évaluer l'efficacité des nouveaux médicaments montrent qu'il concerne environ 35 % des personnes testées. Jusqu'à une période récente, ce phénomène était considéré comme purement psychologique. Or plusieurs études réalisées par des neurologues de l'université du Michigan ont démontré qu'il résulte de modifications intervenant à l'intérieur de notre cerveau. L'imagerie médicale montre en effet que l'attente et l'espoir suscités par l'administration d'un produit placebo ou par un rendez-vous médical suffisent chez certains à stimuler dans le circuit de la récompense la libération de deux catégories de neurotransmetteurs : la dopamine et les endorphines, des molécules antidouleur naturellement produites par l'organisme.

Pourquoi il est difficile d'arrêter de fumer

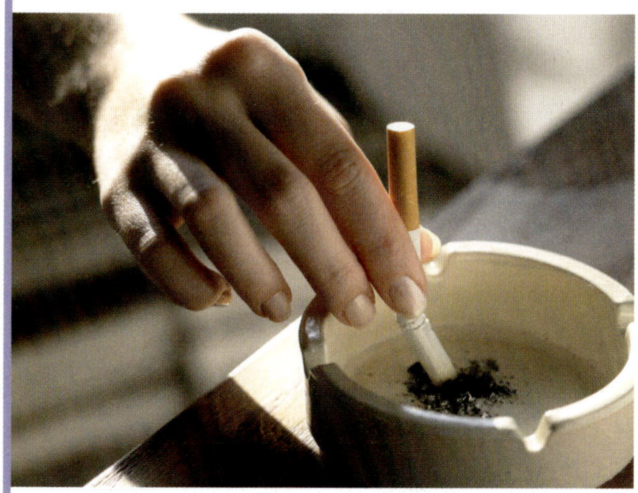

L'un des neurotransmetteurs naturellement présents dans le circuit de la récompense est l'acétylcholine. Pour transmettre l'influx nerveux, celui-ci se fixe sur des neurones libérant de la dopamine. Curieusement, il possède une structure biochimique proche de l'un des quelque 4 000 composants du tabac, la nicotine. Introduite dans l'organisme, cette dernière va imiter l'action de l'acétylcholine et stimuler artificiellement les neurones producteurs de dopamine. À mesure qu'elle pénètre dans son cerveau, le fumeur sera tenté de fumer de plus en plus pour éprouver les sensations qu'il recherche, en fait pour satisfaire la demande d'un nombre de récepteurs nicotiniques rendu plus important. Pour ces raisons, le recours aux produits de substitution nicotiniques est préconisé pour aider ceux qui le souhaitent à renoncer au tabac.

Un lourd bilan

Selon les chiffres officiels, 8 000 décès seraient dus chaque année en Europe à la drogue, la grande majorité d'entre eux étant imputables à la consommation d'opiacés comme l'héroïne. Par ailleurs, en France, 37 000 décès annuels résulteraient de la consommation régulière d'alcool et 66 000 de celle du tabac.

Sens dessus dessous

Remettez dans l'ordre les lettres de ces mots en rapport avec le cerveau et le corps.

1. SUALAMHOPYTH ....
2. CANIDRICE ....
3. NINOTALÉME ....
4. LITOROCS ....
5. BOILONOGIROCHE ....
6. THYMOBIRE ....
7. MONACHATILCÉE ....
8. RALINDÉANE ....
9. DRAINROLÉANEN ....
10. THIMERPOYHE ....
11. COGLYNÈGE ....
12. NOTOIRENÉS ....
13. PORHIDENNE ....
14. MOTSANRERTUNEUTRE ......
15. RAVEUCE ....
16. BALPOCE ....
17. CHACÉLYLITONE ....

Solutions : **1.** hypothalamus ; **2.** circadien ; **3.** mélatonine ; **4.** cortisol ; **5.** chronobiologie ; **6.** biorythme ; **7.** catécholamine ; **8.** adrénaline ; **9.** noradrénaline ; **10.** hypothermie ; **11.** glycogène ; **12.** sérotonine ; **13.** endorphine ; **14.** neurotransmetteur ; **15.** cerveau ; **16.** placebo ; **17.** acétylcholine.

Notre **horloge interne**

Notre rythme de vie est gouverné par une minuscule structure située dans l'hypothalamus, l'horloge biologique centrale. Respecter les rythmes qu'elle nous impose peut notamment permettre d'optimiser notre gestion du temps et la qualité de nos activités.

Quand notre cerveau marque la cadence

Notre horloge biologique centrale se synchronise toutes les vingt-quatre heures, selon un cycle appelé circadien, qui correspond à la rotation de la Terre. Elle régit des fonctions comme le sommeil, la vigilance et la fréquence des repas, mais aussi la production de certaines hormones – tels la mélatonine, connue sous le nom d'hormone du sommeil, qui est généralement sécrétée de 21 heures à 7 heures, et le cortisol, qui, le matin, prépare le corps à reprendre son activité en faisant monter sa température. L'horloge biologique peut être influencée par des paramètres externes comme la lumière, qui lui parvient par l'intermédiaire de la rétine et du nerf optique, et les contraintes horaires de chacun. Elle obéit également à des paramètres internes d'ordre génétique, par exemple, quand un individu est spontanément « du soir ou du matin ».

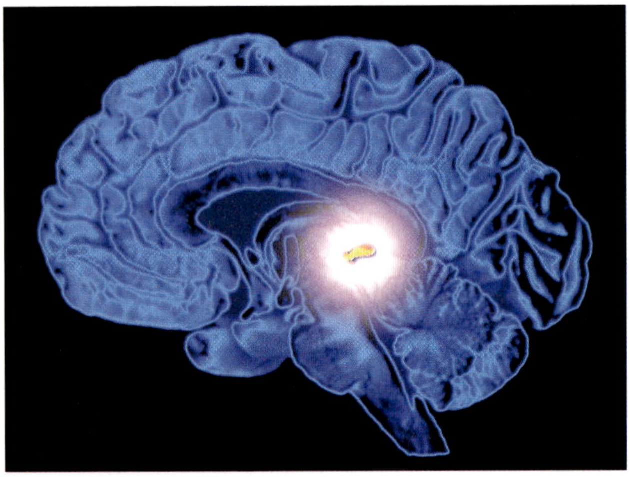

La glande pinéale, ou épiphyse, produit la mélatonine, l'hormone du sommeil, qui régule notre horloge biologique centrale.

Chronobiologie et rythmes biologiques

La chronobiologie nous permet, en nous renseignant sur les périodes de la journée où nous sommes le plus et le moins en forme, d'optimiser notre emploi du temps en suivant notre rythme biologique, que ce soit pour réfléchir, aimer, nous détendre, travailler, dormir, faire du sport ou nous alimenter. Les obligations du quotidien ne nous permettent cependant pas toujours de suivre ces biorythmes. Un trop grand décalage entre ces derniers et des rythmes imposés peuvent à la longue occasionner des troubles de l'humeur, une fatigue persistante, voire des phénomènes dépressifs. Le travail de nuit, s'il n'est pas accompagné de périodes de sommeil réparatrices, et le travail posté sont souvent générateurs d'importants problèmes de santé tels que des insomnies, des affections cardio-vasculaires et gastriques, des perturbations hormonales, une usure prématurée de l'organisme et certains cancers.

La bonne heure pour les médicaments

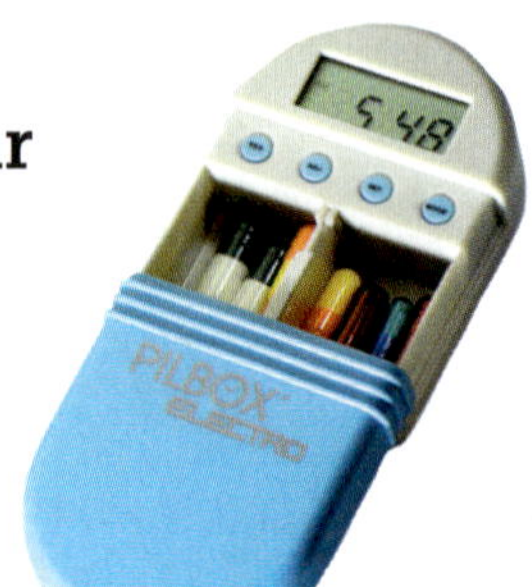

Pour optimiser l'efficacité de certains médicaments et limiter leurs effets secondaires, il vaut mieux les prendre à des moments précis de la journée. Ainsi, l'aspirine, quand elle est prescrite pour prévenir des problèmes cardio-vasculaires, serait plus opérante le soir que le matin, et les anti-inflammatoires non stéroïdiens seraient mieux tolérés par l'estomac s'ils sont ingérés en fin d'après-midi ou le soir. La vaccination antigrippale serait plus efficace quand elle est effectuée l'après-midi, et la durée d'action d'un anesthésique utilisé en dentisterie serait plus longue si l'injection est administrée vers 15 heures.

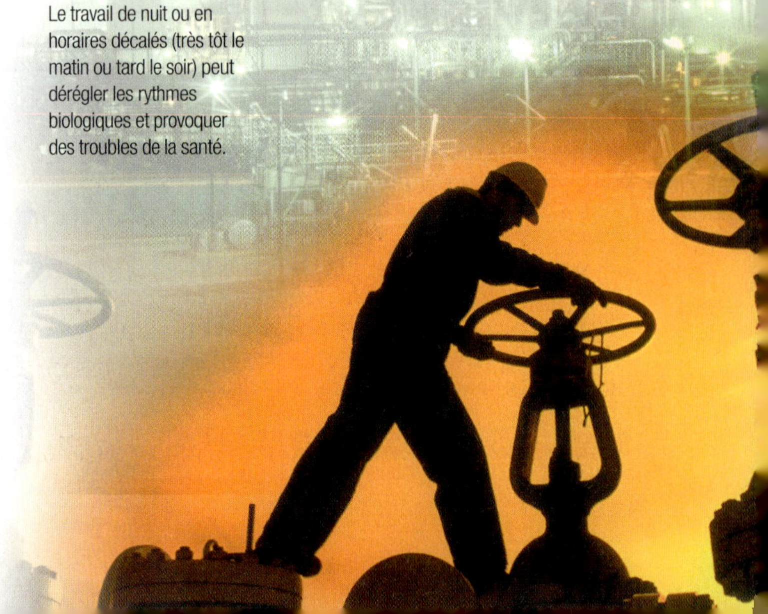

Le travail de nuit ou en horaires décalés (très tôt le matin ou tard le soir) peut dérégler les rythmes biologiques et provoquer des troubles de la santé.

24 heures de rythmes biologiques

● **Entre 7 et 8 heures** Notre corps connaît une période de transition entre l'éveil et le sommeil : la période d'inertie post-sommeil. Si sa température est inférieure à 36,8 °C, nous ne sommes pas encore tout à fait prêts à entamer notre journée. Notre production de cortisol subit un pic, notre température corporelle et notre tension artérielle montent. Nous sécrétons des catécholamines (l'adrénaline et la noradrénaline), qui dégradent les sucres et les graisses. Il est temps de prendre un solide petit déjeuner et de faire de l'exercice.

● **De 9 à 11 heures** Notre taux de sucre et notre température sont à leur meilleur niveau, notre vigilance, nos capacités intellectuelles et notre efficacité sont à leur maximum.

● **Entre 12 et 13 heures** C'est le moment idéal pour prendre notre repas principal, de quatre à cinq heures après le petit déjeuner.

● **De 13 à 15 heures** Nos taux de cortisol et d'adrénaline baissent, et avec eux notre vigilance et nos capacités de concentration. Une pause ou une sieste seraient les bienvenues.

● **De 15 à 19 heures** Notre glycémie, notre température corporelle puis notre adrénaline remontent. Nous sommes en pleine forme intellectuelle et physique (les records sportifs sont d'ailleurs majoritairement établis entre 17 et 19 heures). C'est le moment d'en profiter, sans oublier de faire une petite pause et de bien nous réhydrater toutes les quatre-vingt-dix minutes.

● **De 19 à 20 heures** Notre température corporelle baisse et la sécrétion de mélatonine reprend à mesure que l'obscurité s'installe. C'est l'heure de dîner. Il vaut mieux éviter les mets sucrés, sinon la baisse de notre niveau d'insuline va entraîner un déstockage nocturne de sucre, qui, faute d'activité de notre part, sera transformé en graisses.

● **De 21 à 23 heures** Notre température corporelle, notre tension artérielle et notre taux de cortisol sont au plus bas. Notre degré de vigilance baisse progressivement. Il est temps d'aller nous coucher.

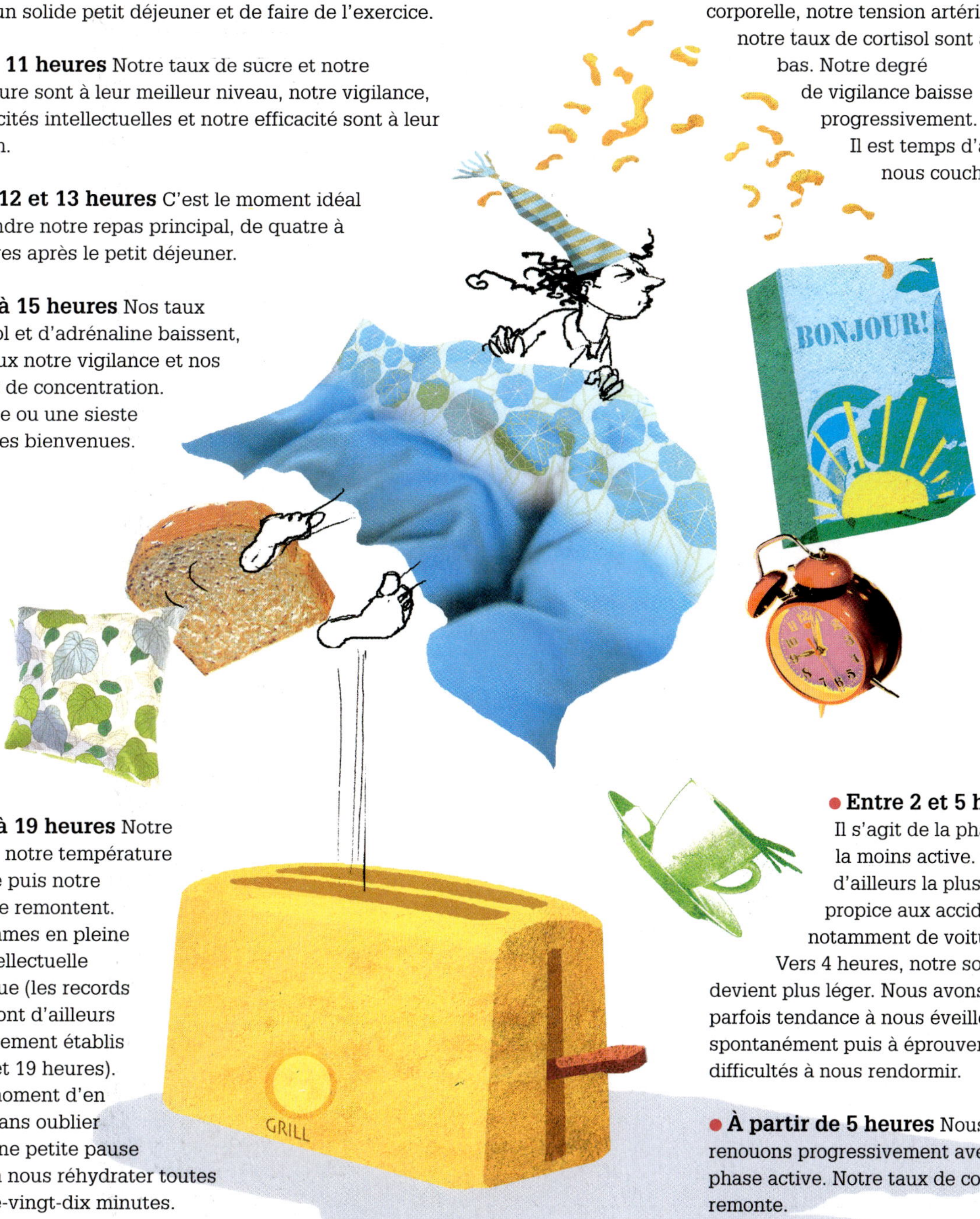

● **Entre 2 et 5 heures** Il s'agit de la phase la moins active. C'est d'ailleurs la plus propice aux accidents, notamment de voiture. Vers 4 heures, notre sommeil devient plus léger. Nous avons parfois tendance à nous éveiller spontanément puis à éprouver des difficultés à nous rendormir.

● **À partir de 5 heures** Nous renouons progressivement avec une phase active. Notre taux de cortisol remonte.

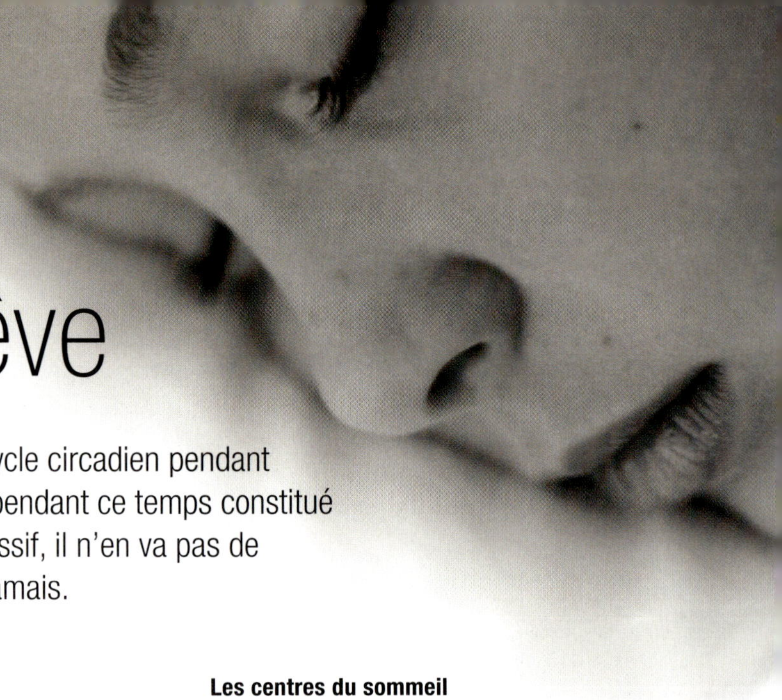

Pour un **sommeil** de rêve

Notre horloge interne détermine la période du cycle circadien pendant laquelle nous dormons, en général la nuit. Si, pendant ce temps constitué de plusieurs cycles, le corps semble totalement passif, il n'en va pas de même pour le cerveau, dont l'activité ne s'arrête jamais.

Un besoin vital

Sous l'influence de notre horloge interne, des circuits neuronaux situés dans le tronc cérébral, et stimulant le sommeil via certains neurotransmetteurs, inhibent d'autres circuits neuronaux conditionnant l'éveil. Selon les spécialistes, nos besoins moyens de sommeil seraient de sept à huit heures par vingt-quatre heures, la répartition de ce temps passé à dormir pouvant varier en fonction de critères culturels – comme l'habitude de faire la sieste dans les pays chauds – ou de l'âge – les

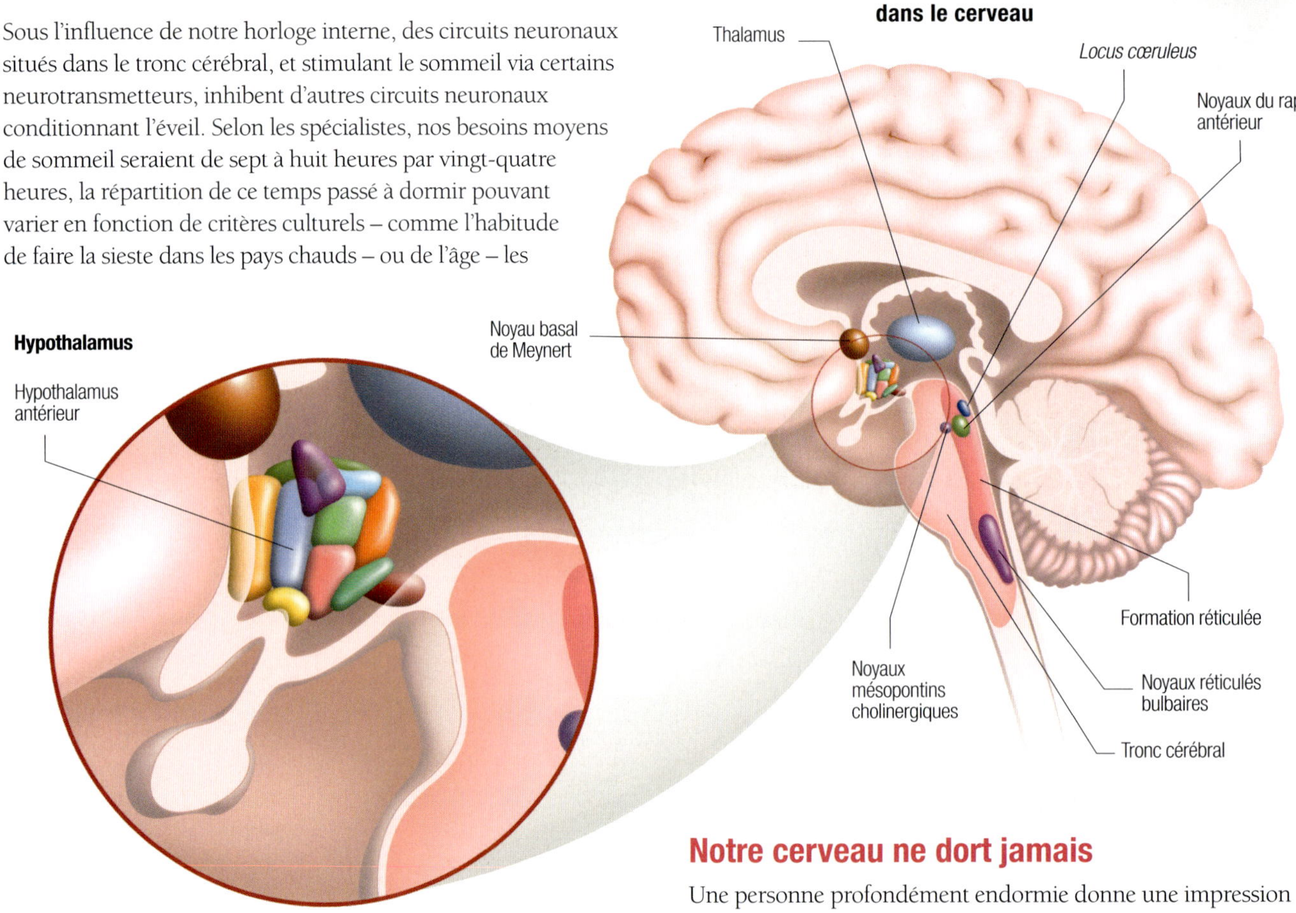

rythmes biologiques veille-sommeil des personnes âgées étant en général mal synchronisés. Les conséquences d'un déficit de sommeil montrent à quel point ce dernier est indispensable à notre bon fonctionnement. Les individus ne dormant pas suffisamment présentent notamment des troubles de l'humeur, des difficultés de concentration, un manque d'énergie, une baisse de la vigilance et des performances (31 % des mauvais dormeurs connaissent des accidents du travail, contre 19 % des bons dormeurs) et une hypothermie (sensation de froid) relative.

Notre cerveau ne dort jamais

Une personne profondément endormie donne une impression de passivité absolue. Celle-ci n'est cependant qu'apparente, car elle masque l'activité d'un organisme en pleine phase de régénération physique et intellectuelle. Ainsi, pendant les périodes de sommeil profond, l'hypophyse secrète la majorité de sa production quotidienne d'hormone de croissance. Cette substance, indispensable au développement physiologique de l'enfant et de l'adolescent, stimule chez l'adulte la synthèse du glycogène et des protéines, qui permettent à l'organisme de récupérer de l'énergie, et elle favorise la régénération des os, des muscles et des tissus. Le sommeil profond permet également une meilleure élimination de certaines toxines, la mise au repos des muscles sollicités tout au long de la journée et un meilleur fonctionnement des systèmes de défenses immunitaires. Des études menées sur des sujets insomniaques ont en effet montré qu'ils présentaient des taux de lymphocytes impliqués dans la lutte contre les infections inférieurs à ceux des bons dormeurs. D'autres expériences effectuées sur des individus dormant moins de six heures par nuit ont par ailleurs montré que la réduction du sommeil profond favoriserait l'apparition d'un surpoids et d'un diabète de type 2, en rendant les tissus sur lesquels l'insuline agit plus résistants à cette action.

La nuit porte conseil

Durant le sommeil paradoxal, le cerveau va consommer autant, voire plus d'oxygène que pendant l'éveil et autant de glucose, ce qui témoigne de ses besoins énergétiques et, par voie de conséquence, de l'intensité de son activité. Cette observation est confirmée par l'électroencéphalogramme, qui révèle que le cortex est aussi actif durant cette période de sommeil que pendant la journée, et par les techniques d'imagerie médicale, qui montrent les régions cérébrales les plus particulièrement activées. Le système limbique lié aux émotions et certaines aires visuelles du cerveau sont notamment très dynamiques pendant les périodes de rêve, qui se déroulent durant le sommeil paradoxal. Ce dernier remplit donc des fonctions naturelles d'exutoire émotionnel et psychologique. Des observations effectuées au moyen d'un Pet Scan sur des sujets endormis prouvent que les zones impliquées le jour pendant une phase d'apprentissage, par exemple l'hippocampe, sont également réactivées la nuit à la faveur d'épisodes de sommeil paradoxal. Ces expériences démontrent le rôle fondamental du sommeil dans la consolidation de la mémoire. L'hippocampe agirait aussi pendant le sommeil paradoxal sur le processus de régénérescence des neurones liés à nos comportements innés et à leur adaptation aux sollicitations extérieures.

Évolution des besoins de sommeil avec l'âge

- **Nouveau-né :** seize heures, dont la moitié en sommeil paradoxal.
- **6 mois :** de quatorze à seize heures.
- **3 ans :** de douze à quatorze heures, dont environ 60 % de sommeil lent profond.
- **De 6 à 12 ans :** de neuf à onze heures. Le sommeil est nocturne. Les enfants dorment en général une demi-heure de plus le week-end qu'en semaine. Le sommeil lent représente environ 75 % du temps de sommeil. L'organisation des cycles de sommeil se rapproche de celle de l'adulte.
- **Adolescent :** de neuf à onze heures. Les parts de sommeil lent profond et de sommeil paradoxal diminuent au bénéfice du sommeil léger.
- **Adulte :** de six à dix heures, dont 20 % de sommeil paradoxal.
- **Après 60 ans :** sept heures trente en moyenne.
- **Personne âgée :** les phases de sommeil nocturnes sont moins longues et compensées par des siestes. Le temps de sommeil paradoxal et de sommeil lent profond se réduit de plus en plus.

Les cycles du sommeil

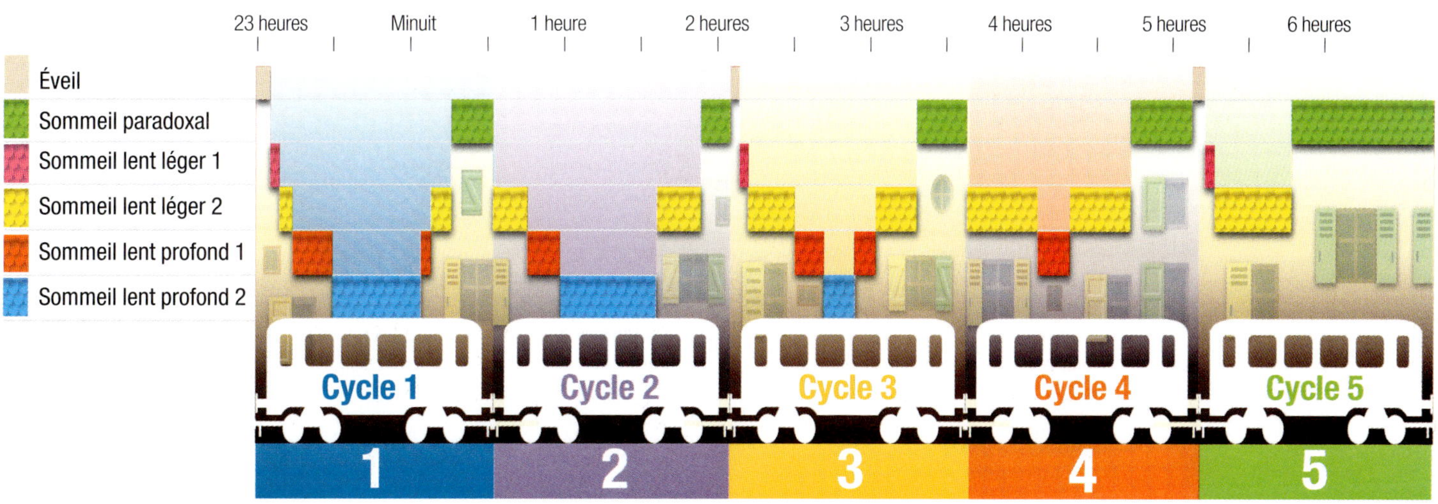

Nos nuits sont généralement constituées d'une suite de quatre à cinq cycles de sommeil d'environ quatre-vingt-dix minutes. Ils comprennent tous une phase de sommeil lent, qui se divise en quatre stades (deux stades de sommeil léger représentant 40 à 50 % d'un cycle, et deux stades de sommeil profond représentant de 10 à 20 % d'un cycle), et une phase de sommeil paradoxal, dont la durée augmente à mesure que la nuit avance. L'ordre de ces différentes séquences est réglé par certains neurones de l'hypothalamus.

Quel dormeur êtes-vous ?

Répondez à ces questions en essayant d'être le plus sincère possible et en vous référant au passé proche.

	Vrai	Faux
1. Je m'endors difficilement.		
2. Je passe souvent des nuits blanches.		
3. Je me réveille tôt.		
4. Je fais des cauchemars.		
5. Je suis souvent le dernier couché.		
6. Je n'ai pas besoin de réveil.		
7. Je décale difficilement mon rythme de sommeil (lors de voyages, par exemple).		
8. Je me réveille fatigué le matin.		
9. J'ai des coups de pompe dans la journée.		
10. J'ai souvent besoin de faire une sieste dans la journée.		
11. Je me réveille plusieurs fois dans la nuit.		
12. J'appréhende le moment de me mettre au lit.		
13. Je ne supporte pas de dormir hors de chez moi.		
14. Après une nuit blanche pour des loisirs (réveillon, soirée, etc.), je ne m'en remets pas.		
15. Je pique du nez après le déjeuner ou dans les transports.		

Calculez votre score : comptez 1 point par réponse « Vrai ».

Total des points ☐

Interprétation des résultats

- **Vous avez moins de 5 points**

Vous n'avez pas ou peu de problèmes de sommeil. Quelle chance ! Pour l'instant, vous avez un rythme qui vous convient et vous arrivez à préserver votre sommeil des tensions et soucis de la journée. Vos difficultés sont rares, voire exceptionnelles.

- **Vous avez entre 5 et 10 points**

Votre sommeil est fragile et la moindre contrariété vient le troubler. Sachez que la nuit se prépare dans la journée.
– Faites de l'exercice physique, sauf dans les trois heures qui précèdent le coucher.
– Une heure avant d'aller au lit, construisez-vous un sas : pas de film violent ni d'activité intellectuelle trop intense. Faites des choses qui vous détendent.
– Soigner l'ambiance de votre chambre : calme, température à 19 °C, couleurs douces, décor agréable.
– Supprimez les excitants, surtout en fin de journée : ni café, ni thé, ni soda à base de caféine après 14 heures.

- **Vous avez plus de 10 points**

Votre sommeil vous joue des tours et peut avoir des répercussions sur votre santé. Si nos conseils ne suffisent pas, il faut aller consulter un spécialiste.
– Appliquez les conseils donnés plus haut et évitez les dîners trop copieux (graisses et alcool) et tardifs.
– Adoptez un rythme de sommeil régulier.
– Évitez de traîner au lit en essayant de dormir à tout prix.
– Les douches et bains chauds juste avant de dormir sont à déconseiller, car ils élèvent la température corporelle et retardent l'endormissement.

Quand faut-il prendre des produits pour dormir ?

Plus d'un tiers des Français déclarent souffrir de troubles du sommeil, près de 20 % d'entre eux ont occasionnellement recours à des somnifères, et environ 10 % en font un usage régulier. Ces produits, s'ils peuvent être prescrits dans le cas d'une insomnie ayant des causes circonstancielles bien définies (décalage horaire, épreuve passagère), doivent en tout cas être utilisés en quantité limitée et de façon discontinue sur une période n'excédant pas trois semaines. En raison des effets secondaires qu'ils génèrent – somnolence, troubles de la mémoire, de la concentration et de l'équilibre, rebond d'anxiété pendant la journée, accoutumance et dépendance supplémentaire –, il est préférable de les remplacer par des traitements reposant sur une hygiène de vie plus adaptée, une modification des rythmes quotidiens ou des techniques de relaxation et d'aide psychologique. Les somnifères réduisent en outre la durée du sommeil paradoxal.

Les bienfaits de **l'exercice physique**

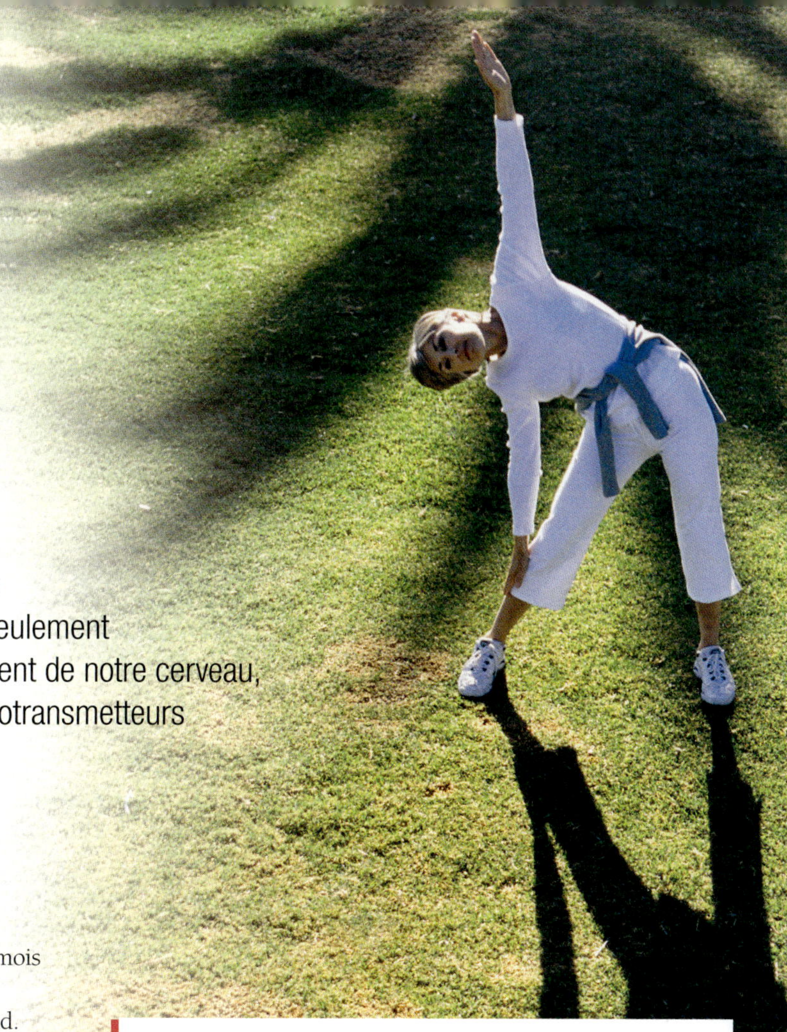

La pratique régulière d'une activité physique à tout âge a une influence bénéfique non seulement sur notre corps, mais aussi sur le fonctionnement de notre cerveau, en stimulant notamment la production de neurotransmetteurs qui contribuent à notre bien-être.

Bougez, éliminez !

Une étude effectuée en 1995 auprès de personnes âgées en bonne santé, mais sédentaires, a montré qu'au terme de six mois d'exercices physiques réguliers elles bénéficiaient d'une augmentation significative de leur temps de sommeil profond. Outre cet effet sur le sommeil, l'exercice physique possède d'autres vertus. Il contribue à diminuer notre indice de masse corporelle, notre taux de cholestérol et de triglycérides, ainsi que les risques d'ostéoporose, d'affection rhumatismale et de diabète. Il permet également de conserver un bon degré de mobilité et d'endurance, de cultiver nos facultés intellectuelles et, au total, selon une étude britannique parue en 2008, à nous faire gagner quatorze années supplémentaires de vie en bonne santé.

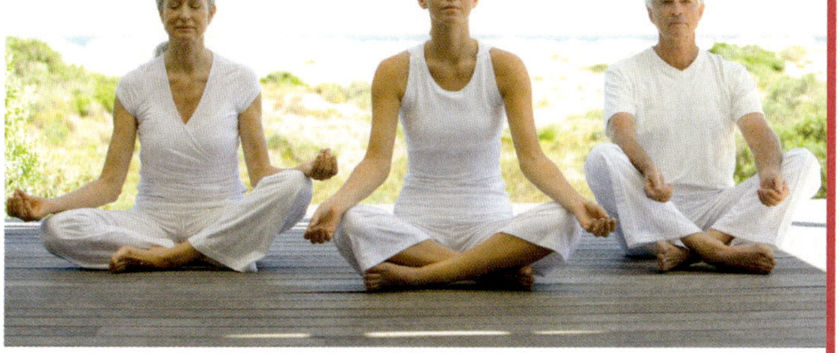

Pratiqué régulièrement, le yoga contribue à préserver la souplesse du corps, mais aussi à renforcer la résistance à la fatigue et au stress.

Que choisir ?

Privilégiez les activités d'endurance douces, comme la marche, le développement de la force musculaire et les exercices d'assouplissement. Pour rester en bonne condition physique et mentale, faites trente minutes quotidiennes d'exercice physique, si possible tous les jours et au minimum de trois à cinq fois par semaine. Les activités d'endurance (randonnée, vélo, danse, natation) impliquent un effort de longue durée et d'intensité faible ou modérée. Elles ont pour but de faire travailler le cœur. Vous serez ainsi progressivement de moins en moins essoufflé et pourrez facilement améliorer vos performances. Les activités de développement de la force musculaire vous aideront, en sollicitant vos muscles et vos articulations, à adopter de meilleures postures. Elles incluent des activités de la vie quotidienne comme monter les escaliers, porter ses courses, se lever et s'asseoir plusieurs fois de suite, mais aussi enchaîner des abdominaux et soulever des haltères. Les exercices d'assouplissement, le yoga, le tai-chi-chuan et même le passage de l'aspirateur vous permettront de préserver la souplesse de vos articulations. En conjuguant ces différents types d'activités, vous en sentirez les bienfaits au bout de quelques semaines – vous serez plus en forme et la pratique collective vous permettra d'élargir votre horizon social.

Soyons zen

Les adeptes du yoga ou d'autres techniques de méditation notent souvent une baisse de leur tension artérielle, un ralentissement de leur pouls, une diminution de leur anxiété et une réponse améliorée de leur système immunitaire. Des études américaines ont cherché à savoir si certains mécanismes du cerveau étaient impliqués dans ces modifications. Les électroencéphalogrammes effectués sur des sujets en état de méditation ont révélé une hyperactivité de leur cortex préfrontal gauche, une zone associée aux sentiments positifs comme la joie et l'entrain, au détriment de leur cortex préfrontal droit, lié aux sentiments négatifs telles la tristesse et la dépression. La comparaison des EEG de moines bouddhistes avec ceux de pratiquants occasionnels en train de méditer a ensuite montré que l'augmentation de l'activité neuronale des premiers était de deux à trois fois supérieure à celle des autres, et que leurs aires pariétales étaient également impliquées. Ces constatations laissent à penser que l'intense activité mentale déployée pendant la méditation sollicite simultanément plusieurs parties du cerveau et aboutit au bout de milliers d'heures de cet exercice à une modification pérenne de la physiologie et des connexions cérébrales. L'IRM a par ailleurs montré que le cortex de personnes âgées pratiquant plusieurs heures de méditation hebdomadaires était plus épais que celui d'individus ignorant cette discipline. Ces conclusions pourraient avoir un intérêt dans la lutte contre le vieillissement cérébral, l'épaisseur du cortex, c'est-à-dire des couches de neurones, ayant tendance à diminuer avec l'âge. Selon certaines hypothèses, la méditation augmenterait aussi le niveau de sérotonine dans le cerveau, à l'instar de certains antidépresseurs.

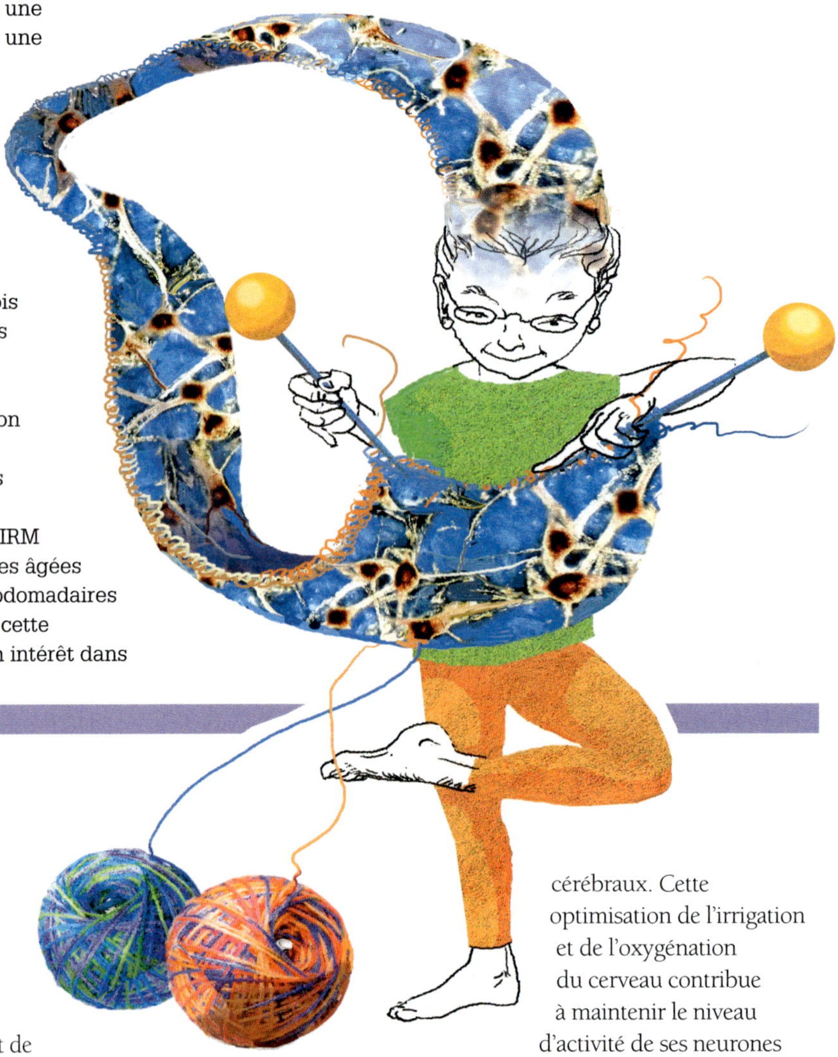

Bien dans ses baskets

La pratique d'un sport induit un état de bien-être lié à la libération d'endorphines, des neurotransmetteurs produits par l'hypophyse et dont la structure moléculaire se rapproche de celle des opiacés. Elles ont pour effet d'évacuer le stress et d'apaiser momentanément l'anxiété. La dépense physique se traduit également par un accroissement de la sécrétion de sérotonine, un neurotransmetteur considéré comme une sorte d'antidépresseur naturel. Des études menées aux États-Unis auprès de personnes présentant des tendances dépressives ont montré que celles qui prenaient seulement des médicaments favorisant la diffusion de sérotonine étaient plus susceptibles de subir une rechute que celles qui pratiquaient régulièrement une activité sportive.

Dopez votre cerveau !

L'exercice physique participe également au bon fonctionnement du système cardio-vasculaire en améliorant les performances cardiaques et en favorisant le bon état des vaisseaux chargés d'acheminer le sang, donc l'oxygène, vers les neurones cérébraux. Cette optimisation de l'irrigation et de l'oxygénation du cerveau contribue à maintenir le niveau d'activité de ses neurones en stimulant leur fonctionnement neurochimique. Le suivi de 18 000 femmes âgées de plus de 70 ans par des médecins de l'université de Boston a montré que les plus sédentaires d'entre elles présentaient un risque de subir une dégradation de leurs facultés intellectuelles plus élevé de 20 % que chez celles pratiquant régulièrement un sport. Une activité physique adaptée favorise en outre le renouvellement des neurones cérébraux et de leurs connexions, principalement dans l'hippocampe, une zone essentielle au bon fonctionnement de la mémoire. À ce titre, elle constitue également une bonne protection contre les maladies neurodégénératives. Selon des estimations récentes, elle limiterait d'environ 40 % les risques de maladie d'Alzheimer, qui débute dans l'hippocampe, et ralentirait son évolution si celle-ci devait se déclarer.

Testez votre condition physique

Vous avez pris de bonnes résolutions : vous vous apprêtez à augmenter le temps que vous consacrez à votre activité physique ou à renouer avec une activité sportive délaissée depuis longtemps. Il vous faut donc faire l'état des lieux, évaluer vos points forts et ceux qui sont à améliorer. Ces quelques tests vous y aideront mais, avant de passer à la vitesse supérieure, pensez à consulter votre médecin.

1 Test de souplesse

Il s'effectue sans échauffement préalable, afin d'évaluer votre degré réel de souplesse. Testez vos épaules l'une après l'autre en commençant par la droite : posez votre main droite derrière la nuque, la paume tournée vers le dos. Faites ensuite remonter votre main gauche dans votre dos, la paume orientée vers l'extérieur. Estimez la distance séparant les deux mains. Testez de manière identique, mais inversée, l'autre épaule.

Résultat	
Les deux paumes sont à plat l'une sur l'autre.	☐ **Excellent**
Les doigts sont à plat les uns contre les autres.	☐ **Correct**
Les majeurs des deux mains se touchent à peine.	☐ **Moyen**
Les mains sont éloignées l'une de l'autre.	☐ **Faible**
Les mains sont très éloignées l'une de l'autre.	☐ **Très faible**

2 Test de force musculaire

Il est très simple. Essayez de réaliser autant de pompes que vous le pouvez sans limite de temps. Pour les hommes, ce test s'effectue la pointe des pieds touchant le sol, les bras tendus et le dos droit ; pour les femmes, la position est identique, mais les genoux touchent le sol. Vous arrêterez ce test quand vous n'arriverez plus à faire les mouvements correctement.

Résultat/tranche d'âge		
50 à 59 ans	**60 ans et plus**	
21 et plus	18 et plus	☐ **Excellent**
13 à 20	11 à 17	☐ **Correct**
10 à 12	8 à 10	☐ **Moyen**
7 à 9	5 à 7	☐ **Faible**
Moins de 6	moins de 4	☐ **Très faible**

3 Test d'endurance cardio-vasculaire

Parcourez une distance de 2 km en marchant le plus vite possible, sans toutefois forcer.

Résultat/tranche d'âge		
50 à 59 ans	**60 ans et plus**	
Moins de 16 min	Moins de 16 min	☐ **Excellent**
De 16 min à 18 min 45	De 16 min à 19 min 30	☐ **Correct**
De 18 min 45 à 19 min 30	De 19 min 30 à 21 min	☐ **Moyen**
De 19 min 30 à 21 min	De 21 min à 23 min	☐ **Faible**
Plus de 21 min	Plus de 23 min	☐ **Très faible**

4 Test d'équilibre

Posez une montre ou un réveil devant vous. Debout, les pieds nus, placez la plante de l'un de vos pieds contre l'intérieur du genou de l'autre jambe. Les bras le long du corps, commencez à chronométrer dès que vous avez atteint une position d'équilibre, puis cessez à l'instant où votre talon se désolidarise de votre jambe d'appui. Ce test s'effectue sur une durée maximale de 60 secondes.

Résultat/tranche d'âge		
50 à 59 ans	**60 ans et plus**	
16 s ou plus	14 s ou plus	☐ **Excellent**
12 à 15 s	10 à 13 s	☐ **Correct**
8 à 11 s	6 à 9 s	☐ **Moyen**
4 à 7 s	3 à 5 s	☐ **Faible**
Moins de 4 s	Moins de 2 s	☐ **Très faible**

Un cerveau à plein **régime**

Une alimentation adaptée et variée peut améliorer nos performances cérébrales et contribuer à retarder notre déclin cognitif. Le cerveau présente en effet des besoins nutritionnels très spécifiques, qu'il faut satisfaire pour entretenir sa structure particulière et lui assurer un fonctionnement optimal.

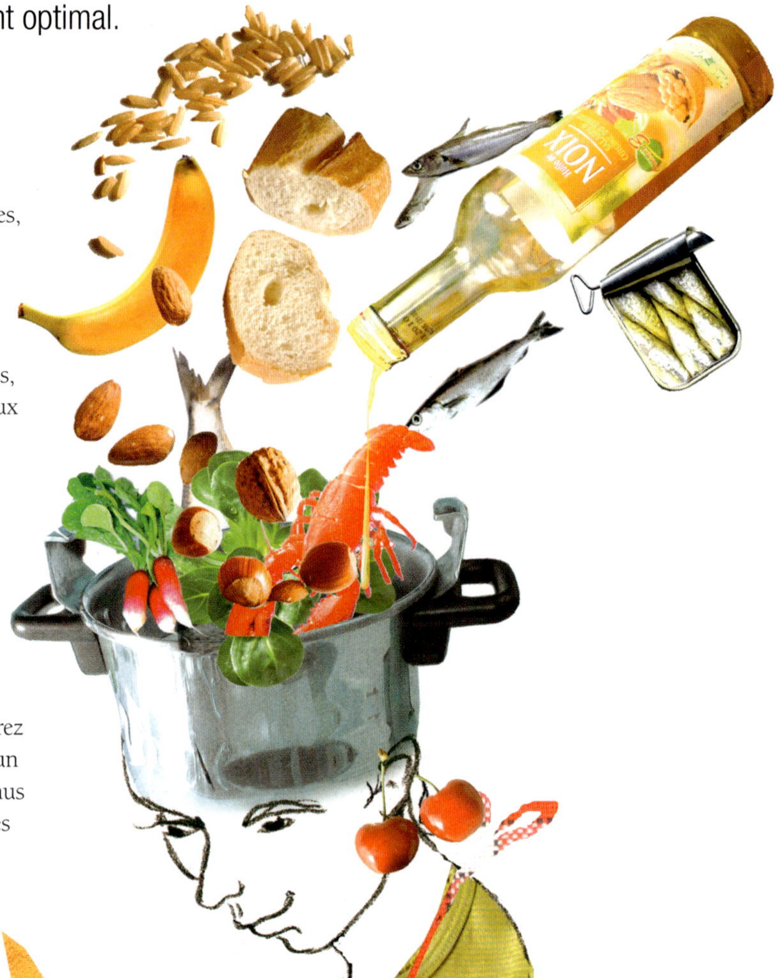

Une source d'énergie indispensable

Le cerveau a besoin de carburant pour fonctionner. Mais, à la différence d'autres organes, comme les muscles, qui peuvent utiliser des lipides, il doit être alimenté en glucose 24 heures sur 24. Il en consomme en effet 120 g par jour, qui lui sont fournis par notre alimentation et nos réserves hépatiques.

C'est pourquoi les féculents, le pain ou les fruits secs, sources importantes de glucides, ne sont pas réservés aux seuls sportifs : il est conseillé d'en consommer à chaque repas, pour bien répartir ses apports en sucres lents sur la journée, et maintenir son taux de sucre sanguin (sa glycémie) à un niveau stable.

Des boucliers naturels

Il est impératif de protéger les neurones d'un vieillissement trop rapide. En privilégiant des aliments riches en micronutriments protecteurs, vous augmenterez significativement vos chances de conserver longtemps un bon fonctionnement cérébral. Inscrivez donc à vos menus des poissons gras, des noix et de l'huile de colza, sources d'oméga-3. Ces lipides insaturés, présents dans la structure des membranes neuronales, sont en effet indispensables à la transmission des informations entre les neurones.

Consommez aussi des fruits, des légumes et, en règle générale, des huiles végétales, qui contiennent des vitamines C et E ainsi que des polyphénols. Ces derniers sont des antioxydants, qui limitent le vieillissement cellulaire en neutralisant l'action des radicaux libres, des molécules qui attaquent les neurones. N'oubliez pas de boire abondamment. L'eau constitue en effet 70 % du tissu cérébral et favorise l'élimination des substances indésirables ou potentiellement toxiques. Certains oligoéléments – comme le zinc ou le sélénium – jouent aussi un rôle protecteur contre l'usure et la dégradation du tissu cérébral. On les trouve dans la viande, le poisson et les céréales complètes, comme le riz brun.

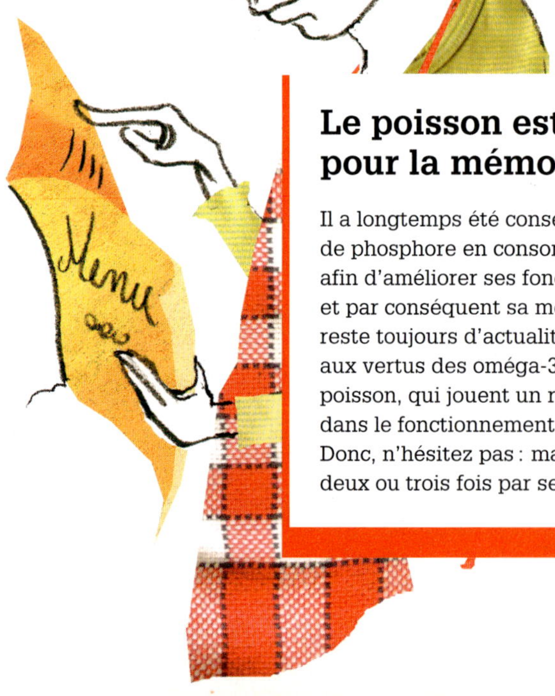

Le poisson est-il bon pour la mémoire ?

Il a longtemps été conseillé de faire le plein de phosphore en consommant du poisson afin d'améliorer ses fonctions cérébrales, et par conséquent sa mémoire. Si ce conseil reste toujours d'actualité, c'est plutôt grâce aux vertus des oméga-3 que contient le poisson, qui jouent un rôle indispensable dans le fonctionnement du cerveau. Donc, n'hésitez pas : mangez du poisson deux ou trois fois par semaine !

Votre cerveau est-il bien nourri ?

Bonnes ou mauvaises habitudes alimentaires, faites le point. Répondez à ce questionnaire pour savoir si vous alimentez correctement votre cerveau en glucose ou si, au contraire, des mesures s'imposent.

	Vrai	Faux
1. Je prends un petit déjeuner copieux tous les matins.		
2. Je consomme du pain, des pâtes ou d'autres féculents à chaque repas.		
3. Je pense à manger au moins 5 portions de fruits et de légumes chaque jour.		
4. J'aime les produits laitiers, j'en consomme à chaque repas.		
5. Au dîner, je mange léger et je ne grignote jamais après le dîner.		
6. Je mange des fruits de mer au moins deux fois par mois.		
7. J'assaisonne mes crudités d'huile de colza.		
8. Je consomme de la viande rouge ou des abats au moins deux fois par semaine.		
9. Je ne sucre pas mon café et je mange des bonbons ou des desserts assez rarement.		
10. Je pense à boire régulièrement tout au long de la journée, pour atteindre 1,5 litre d'eau environ.		
11. Je sale très peu quand je cuisine et je ne resale jamais à table.		

	Vrai	Faux
12. J'utilise régulièrement les épices, les herbes fraîches, l'ail et l'oignon en cuisine.		
13. Je mange du chocolat noir de temps à autre, en petite quantité.		
14. Je saupoudre les aliments de levure de bière ou de germes de blé en flocons.		
15. Je consomme régulièrement des graines oléagineuses (noix, noisettes, pignons…) en collation ou dans des plats.		
16. Je bois une ou deux tasses de thé ou de café chaque jour, jamais davantage.		
17. J'aime les légumes secs (lentilles, pois, haricots…) : j'en prévois une ou deux fois chaque semaine au menu.		
18. Je mange du poisson gras, comme le saumon ou les sardines, deux fois par semaine.		
19. Je ne grignote pas et je ne saute jamais de repas.		
20. Je consomme assez rarement des plats gras (charcuterie, fritures…) ou en sauce.		

Calculez votre score : faites le total de vos réponses « Vrai ».

Total des points ☐

Interprétation des résultats

- **De 0 à 5 points**
Il est urgent d'améliorer la qualité de votre alimentation ! En mangeant de façon plus équilibrée et plus variée, vous ressentirez rapidement un mieux-être, qui concernera aussi bien votre sommeil et votre digestion que votre concentration. Mais surtout, à long terme, vous favoriserez le fonctionnement optimal de votre cerveau !

- **De 6 à 10 points**
En faisant de meilleurs choix alimentaires, vous améliorerez facilement l'équilibre de vos menus quotidiens… et, à la clé, vos performances cérébrales ! Sélectionnez un ou deux objectifs simples (manger moins sucré, consommer davantage de fruits, plus de poisson…), qui vous feront progresser au fil des mois.

- **De 11 à 15 points**
Votre alimentation est relativement variée et équilibrée. C'est un atout pour que votre cerveau reste en pleine forme ! Repérez, grâce à notre programme p. 68, les points à améliorer pour parfaire vos menus et booster davantage vos fonctions cérébrales !

- **De 16 à 20 points**
L'équilibre alimentaire est sans doute l'une de vos préoccupations majeures. Vous faites les bons choix, et votre alimentation contribue à préserver votre cerveau d'un vieillissement prématuré. Continuez ainsi, mais n'oubliez pas de vous faire plaisir, c'est également indispensable à votre équilibre psychique !

Ne vous trompez pas de compléments alimentaires

Il est tentant de penser que certaines substances pourraient améliorer les performances cérébrales ou lutter contre le vieillissement cellulaire. Mais l'efficacité des vitamines, oligoéléments ou acides aminés vendus en gélules reste à prouver : faites plutôt appel à votre bon sens et optez pour des habitudes alimentaires saines et durables ! Et, si vous souhaitez enrichir votre alimentation en micronutriments utiles, orientez-vous plutôt vers des produits naturels, qui offrent une meilleure efficacité. Quelques exemples.

– La levure de bière. Elle est vendue sous forme de paillettes déshydratées. C'est une excellente source de vitamine B1, indispensable à la transmission de l'influx nerveux. Elle contient également des oligoéléments en abondance – dont le sélénium et le zinc –, aux vertus antivieillissement. Il suffit d'en consommer une cuillerée à soupe par jour, dans les yaourts ou la salade.

– Le germe de blé en paillettes s'utilise de la même façon : saupoudrez-en les pâtes à gâteaux et les potages. Source de vitamine E et de zinc, il contribue à la protection des tissus, en particulier des cellules cérébrales. Prenez-en une cuillerée à soupe par jour. Son efficacité étant liée à la régularité de sa consommation, il ne sert à rien d'en absorber de fortes doses.

– Les algues en poudre sont un condiment naturel qui accompagne merveilleusement bien le poisson et le riz. Leur apport en minéraux, en oligoéléments et en antioxydants protecteurs pourrait expliquer la longévité des populations asiatiques. Ajoutez-en une pincée deux ou trois fois par semaine à l'un de vos plats.

Enfin, votre médecin ou votre diététicien vous conseilleront si besoin la prise d'un complément particulier, en cas de carence avérée ou d'un accroissement ponctuel de vos besoins. Mais évitez toujours la prise aveugle de compléments : ils peuvent être mal adaptés, voire susceptibles de déséquilibrer votre organisme.

Ce que vous devez éviter

L'abus d'alcool, l'excès de graisses saturées (beurre, crème, fromages), de sucre et de sel nuisent au fonctionnement optimal du cerveau et en accélèrent le vieillissement. Par ailleurs, certains micronutriments indispensables, comme le sélénium, peuvent devenir dangereux en cas de surdosage. Plutôt que de chercher la pilule miracle capable de stopper les phénomènes dégénératifs, faites preuve de bon sens ! Équilibrez vos menus en sélectionnant des aliments riches en micronutriments protecteurs et fuyez les plats trop gras, trop salés et, bien sûr, l'alcool !

Cerveau et alimentation

Évaluez vos connaissances concernant les effets de l'alimentation sur le cerveau et son fonctionnement.

	Vrai	Faux
1. Le sélénium peut être dangereux pour la santé en cas de surdosage.	☐	☐
2. Les algues contiennent en général beaucoup d'antioxydants et de protéines.	☐	☐
3. Comme le cerveau travaille la nuit, un repas copieux le soir s'impose.	☐	☐
4. Le cerveau consomme essentiellement des fibres et des lipides.	☐	☐
5. Les principales sources animales d'oméga-3 sont les viandes blanches et rouges.	☐	☐
6. La levure de bière contient beaucoup de vitamine C.	☐	☐
7. La mélatonine est souvent surnommée « hormone de la bonne humeur ».	☐	☐
8. La suppression du petit déjeuner entraîne une meilleure efficacité intellectuelle.	☐	☐
9. La vitamine B1 contribue à la transmission de l'influx nerveux.	☐	☐
10. Les antioxydants contribuent à protéger l'organisme contre le vieillissement cellulaire.	☐	☐
11. Les aliments riches ont un index glycémique (IG) bas.	☐	☐
12. Le zinc, le cuivre et le fer sont des oligoéléments indispensables au bon fonctionnement de l'organisme.	☐	☐
13. Le tryptophane est un acide aminé essentiel que le corps ne sait pourtant pas fabriquer.	☐	☐
14. Le chocolat contient de la caféine qui contribue à l'éveil et à l'augmentation du rythme cardiaque.	☐	☐
15. Le riz blanc est très riche en vitamine B1.	☐	☐

Solutions : **1.** Vrai. **2.** Faux. **3.** Faux. **4.** Faux. **5.** Faux. **6.** Faux. **7.** Faux. **8.** Faux. **9.** Vrai. **10.** Vrai. **11.** Vrai. **12.** Vrai. **13.** Vrai. **14.** Vrai. **15.** Faux.

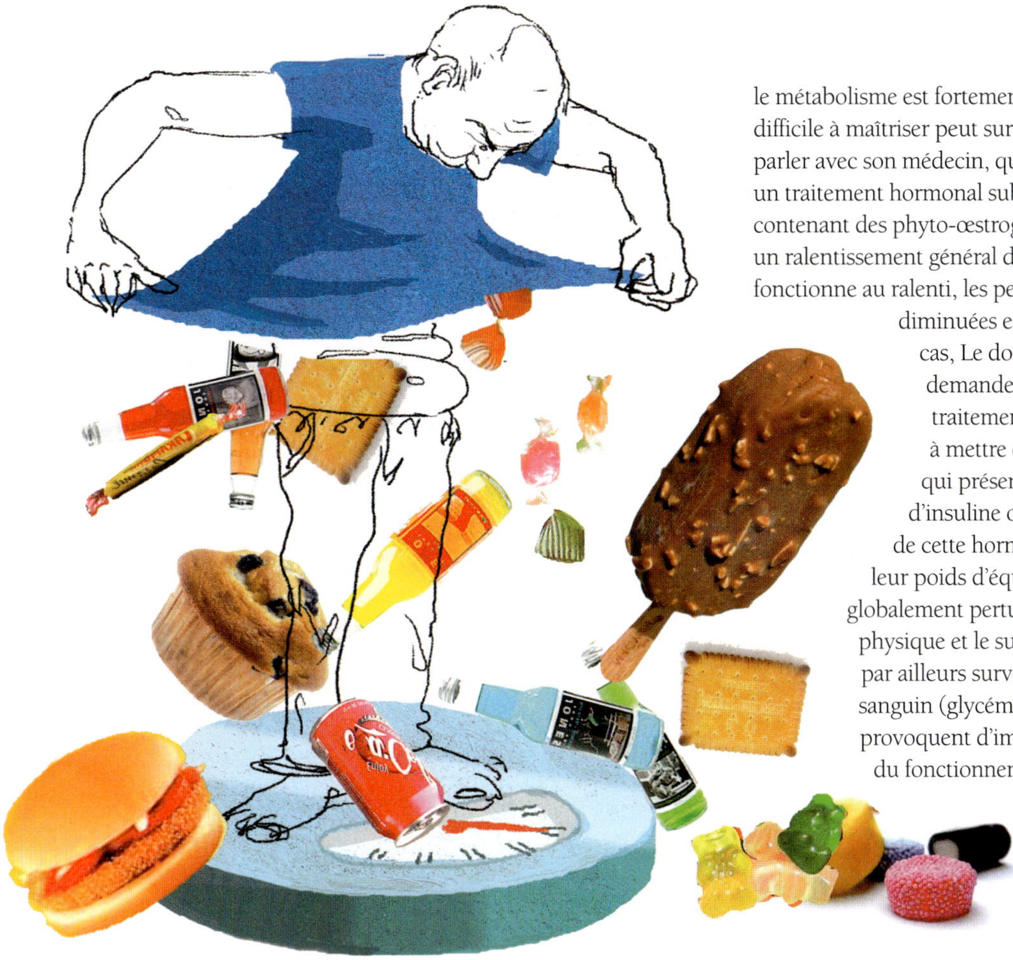

Le fléau de la balance

Le cerveau joue un rôle primordial dans l'équilibre du poids : il reçoit en continu des informations concernant nos besoins en énergie qui lui permettent de décider si notre corps a besoin de s'alimenter ou non. Notre poids devrait ainsi rester stable, car nos apports sont en théorie destinés à simplement couvrir nos dépenses énergétiques. Mais le mode d'alimentation moderne favorise la confusion des messages, entraînant des réponses inadaptées de notre cerveau. Le grignotage, la consommation d'aliments trop riches en sucres rapides (bonbons, boissons sucrées, plats prêts à consommer, menus de fast-food…), les périodes de « malbouffe » suivies de régimes draconiens ne font que déstabiliser notre régulation cérébrale naturelle. Comment sortir de cette spirale ? En adoptant une alimentation variée et agréable, permettant de retrouver ces sensations de faim et de satiété que, bien souvent, nous ne savons plus décrypter. À l'inverse, les régimes stricts et monotones ne font qu'aggraver la perte des repères et la frustration alimentaire. Ils engendrent inéluctablement la reprise de poids : c'est l'effet yo-yo, aussi mauvais pour notre ligne que pour notre moral !

Le poids de nos hormones

Certaines hormones comme les œstrogènes, l'insuline ou les hormones thyroïdiennes ont une influence sur l'appétit et l'équilibre du poids. Au moment de la ménopause, le métabolisme est fortement perturbé, et une prise de poids difficile à maîtriser peut survenir. Il est donc important d'en parler avec son médecin, qui pourra éventuellement prescrire un traitement hormonal substitutif ou des dérivés du soja contenant des phyto-œstrogènes. Une hypothyroïdie produit un ralentissement général des dépenses d'énergie : l'organisme fonctionne au ralenti, les performances cérébrales sont souvent diminuées et les kilos s'accumulent… Dans un tel cas, Le dosage des hormones thyroïdiennes demande une simple prise de sang et le traitement est, la plupart du temps, simple à mettre en place. Enfin, les diabétiques, qui présentent une baisse de la sécrétion d'insuline ou une diminution de l'efficacité de cette hormone, ont des difficultés à maintenir leur poids d'équilibre. Leur métabolisme, globalement perturbé, doit être stimulé par l'activité physique et le suivi d'un régime adapté. Ils doivent par ailleurs surveiller de très près leur taux de sucre sanguin (glycémie), car de trop fortes variations provoquent d'importantes perturbations du fonctionnement cérébral.

La table des calories

Les calories mesurent la valeur énergétique des aliments. Retrouvez la valeur calorique pour la même quantité (100 g) de chacun des aliments ci-dessous. Attention, certains sont parfois trompeurs.

1. Abricot	a. 45 kcal
2. Bar à la vapeur	b. 67 kcal
3. Bigorneau	c. 90 kcal
4. Biscotte	d. 100 kcal
5. Boulgour	e. 139 kcal
6. Choucroute	f. 154 kcal
7. Coq au vin	g. 190 kcal
8. Couscous	h. 250 kcal
9. Petits pois	i. 379 kcal
10. Rillettes	j. 390 kcal
11. Steak	k. 435 kcal

Solutions : 1-a. 2-c. 3-d. 4-j. 5-i. 6-f. 7-g. 8-e. 9-b. 10-k. 11-h.

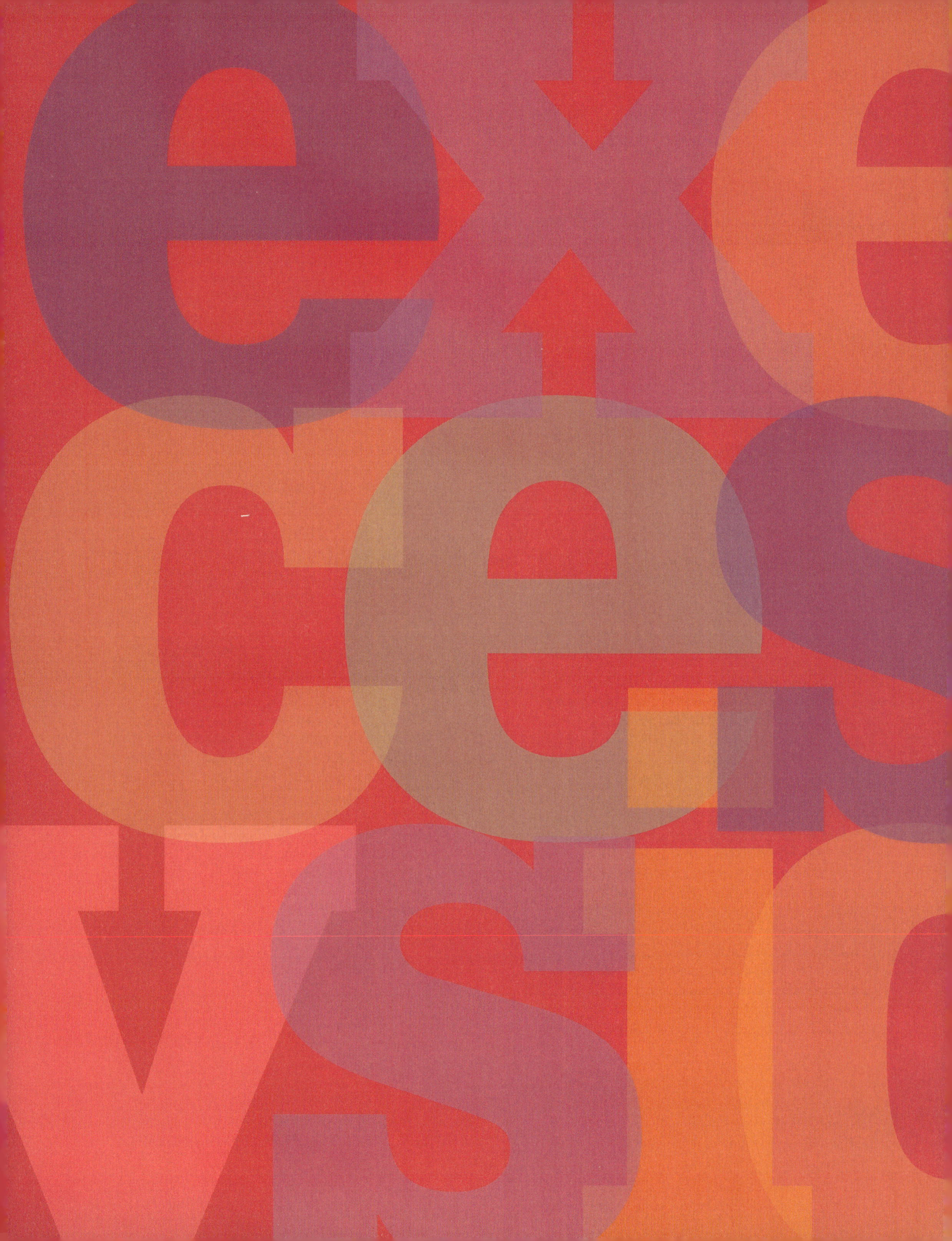

Exercices physiques

10 jours pour muscler votre cerveau

C'est bien connu, l'activité physique a des effets bénéfiques sur le cœur, les muscles, les os…, mais le cerveau n'est pas en reste. En effet, des exercices pratiqués au quotidien, même simples, améliorent les capacités de nos cellules grises.
Vous manquez de souplesse ?
Vous voulez renforcer votre acuité visuelle ?
Votre sens de l'équilibre laisse à désirer ?
Le programme suivant, prévu pour dix jours, propose des mouvements accessibles, sans matériel sophistiqué, pour stimuler votre cerveau. Vous y trouverez des exercices ciblés, les uns pour favoriser la coordination des deux hémisphères, les autres pour faire travailler votre mémoire ; apprenez également des pratiques de relaxation et des massages pour évacuer le stress et les tensions.
Concoctez-vous un programme axé sur vos besoins, en combinant à votre guise les exercices : par exemple, commencez par vous échauffer, puis faites quelques étirements et poursuivez avec des exercices de souplesse et de renforcement musculaire ; terminez en choisissant une séance de relaxation. Certains exercices sont à faire à deux : invitez votre conjoint, vos enfants ou des amis à vous rejoindre. Mettez à profit ce que vous avez appris dès que l'occasion se présente ou quand vous en ressentez le besoin, à la maison, au bureau, en vacances…
Les niveaux de difficulté des exercices sont identifiés par des pictogrammes :

D Débutant

C Confirmé

E Expert

Certains exercices comportent plusieurs niveaux de difficulté : quand vous vous sentez à l'aise avec un mouvement, passez à l'étape supérieure, pour gagner en efficacité.

1er jour
Travailler sa **proprioception** pour un cerveau alerte

Ma résolution du jour !
– Je prends une douche les yeux fermés.
– J'emprunte un autre itinéraire pour aller au travail ou je change de magasins pour faire mes courses.
– Je jongle avec deux ou trois balles.

Rompre avec la routine, c'est bon pour le cerveau ! En effet, quand on change ses habitudes, on envoie de nouvelles informations aux neurones affectés au repérage du corps dans l'espace, qui doivent s'adapter. Introduire quelques exercices simples dans votre quotidien permettra à votre cerveau d'être stimulé autrement. Il restera ainsi alerte et au maximum de ses capacités proprioceptives.

Qu'est-ce que la proprioception ?

La proprioception est la capacité sensorielle à percevoir la position relative de notre corps dans l'espace. Notion proche de la kinesthésie, la proprioception en diffère car elle inclut aussi le sens de l'équilibre. À chaque instant, notre cerveau est renseigné sur la position de nos membres et sur leurs trajectoires dans l'espace par un réseau de capteurs proprioceptifs, situés principalement au niveau des articulations, à l'intérieur des fuseaux neuromusculaires (les récepteurs sensoriels de nos muscles, qui indiquent leur état d'allongement) et des tendons. Selon la provenance du message, les informations recueillies seront traitées par différentes parties de notre cortex cérébral, siège des plus hautes fonctions nerveuses, et notamment du mouvement volontaire. Après analyse par le cortex, les réponses sont renvoyées dans les muscles, tendons et articulations. La proprioception est en quelque sorte le sixième sens qui permet à notre corps de garder un équilibre et de ne pas chuter quand il passe d'une position stable à une position instable. La marche est par exemple une succession de positions instables, et les influx provenant des capteurs proprioceptifs ainsi que le tonus musculaire sont perpétuellement activés afin de garantir l'équilibre du corps.

Entretenir son appareil proprioceptif

Quand on vieillit, l'appareil sensoriel et proprioceptif subit une baisse d'acuité. Tous les éléments entrant en ligne de compte dans la régulation du contrôle postural, et par conséquent de la proprioception, sont affectés, qu'il s'agisse du contrôle central de la posture et du mouvement, des muscles, tendons et articulations qui assurent la partie active du contrôle postural et de l'équilibre, ou des capteurs proprioceptifs. Cette baisse d'acuité des capacités proprioceptives conduit à une mauvaise appréciation de l'environnement et constitue une source d'accidents, en particulier de chutes chez les personnes âgées.

Mais cette diminution des capacités n'est pas inéluctable. En adoptant des postures différentes durant vos activités de tous les jours, vous stimulerez votre proprioception, qui offrira un travail supplémentaire, bien qu'inconscient, à vos neurones. En outre, ce genre d'exercices renforcera la souplesse de vos articulations et vous aidera à acquérir un meilleur sens de l'équilibre, permettant ainsi de limiter les risques de chute. Avec un peu d'entraînement, vous pourrez même réaliser les mouvements les yeux fermés pour en accroître la difficulté.

La Neurobic ou « gym du cerveau »

Lors de la réalisation d'activités routinières, seule une petite partie des neurones est activée, le cerveau négligeant d'accorder de l'attention aux tâches dont il a l'habitude. Pour le stimuler, il convient donc de changer ses habitudes. C'est ce que propose la gymnastique Neurobic. Il s'agit d'exercices cérébraux très simples, qui permettent au cerveau de fonctionner différemment et l'empêchent ainsi de tomber dans la routine. Par exemple, vous pouvez essayer de faire la vaisselle en inversant le rôle que vous attribuez d'habitude à vos mains, vous brosser les dents en équilibre sur un pied puis sur l'autre, ou encore vous servir de la main gauche pour utiliser la souris de votre ordinateur si vous êtes droitier. Vous pouvez également inverser le couteau et la fourchette au moment du repas ou introduire votre clé dans la serrure les yeux fermés… En rendant chaque jour différent et nouveau pour votre cerveau, vous préserverez ses capacités au maximum.

D Le nageur

Cet exercice consiste à rester le plus stable possible, en essayant d'allonger au maximum le bras et la jambe opposée.

1. Placez-vous à quatre pattes, genoux posés sur un coussin et mains à plat au sol.

2. Sur une inspiration, allongez le bras gauche vers l'avant et la jambe droite vers l'arrière, en étirant d'un côté et de l'autre. Expirez. Maintenez cette position.

3. Une fois bien stable dans cette position, décollez le pied gauche resté au sol, en pointe.

4. Réitérez l'exercice en inversant bras et jambe. Faites ce mouvement 10 à 15 fois de chaque côté.

La bonne position Pour vous aider à maintenir la position (étape 2), contractez les abdominaux et les fessiers. Non seulement cela vous aidera à garder votre équilibre, mais vous éviterez également de cambrer le dos.

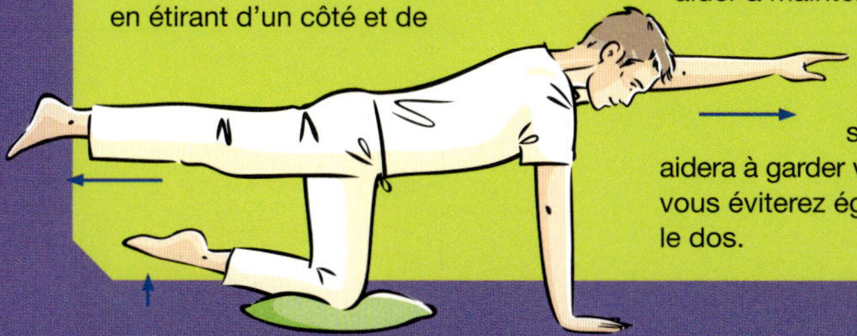

C La danseuse

Un exercice parfait pour tonifier les tendons des chevilles et prévenir les entorses.

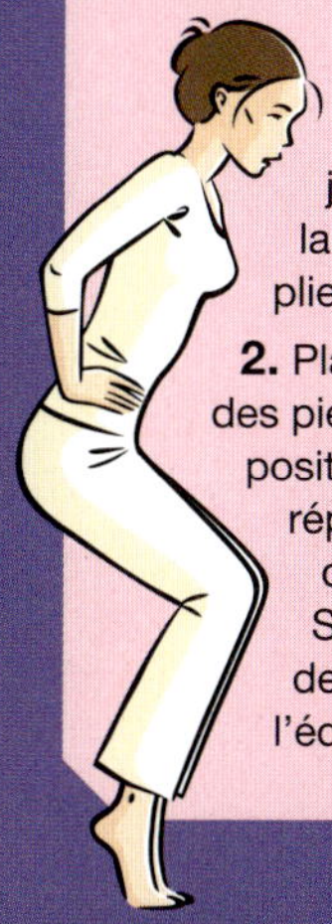

1. Debout, les mains sur les hanches, jambes écartées de la largeur des épaules, pliez les genoux à 90°.

2. Placez-vous sur la pointe des pieds. Maintenez la position 15 secondes et répétez l'exercice 10 fois de suite, pendant 3 min. Si besoin, aidez-vous de vos bras pour garder l'équilibre.

C L'équilibriste

Un exercice à décliner à la plage, les jours d'été. Supprimez alors la serviette : le sable et les vagues prendront le relais, et vos efforts seront naturellement décuplés.

1. Debout sur un pied, les genoux légèrement fléchis, tendez les bras devant vous. Le pied posé au sol doit être bien à plat ; vous pouvez augmenter la difficulté en plaçant dessous une serviette pliée en rouleau.

2. Maintenez la position 2 à 3 min.

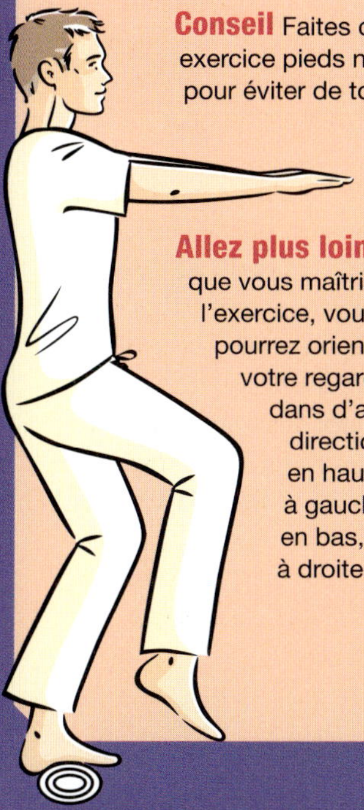

Conseil Faites cet exercice pieds nus, pour éviter de tomber.

Allez plus loin ! Dès que vous maîtriserez l'exercice, vous pourrez orienter votre regard dans d'autres directions : en haut, à gauche, en bas, à droite.

C Le pantin

Dans cet exercice, vous devez vous tenir sur une jambe, le pied bien stable au sol, le dos et la tête droits en regardant loin devant vous. L'exercice est réussi quand on parvient à maintenir la position au moins 30 secondes.

1. Debout, pieds écartés de la largeur des épaules, levez un genou à 90°.

2. Effectuez des mouvements de bras en alternance de haut en bas, puis en ciseaux de gauche à droite.

Allez plus loin ! Commencez par des petits mouvements de bras, en gardant les yeux ouverts. Corsez un peu les choses en fermant les yeux. Enfin, toujours les yeux fermés, effectuez des mouvements de plus grande amplitude, puis augmentez progressivement la vitesse.

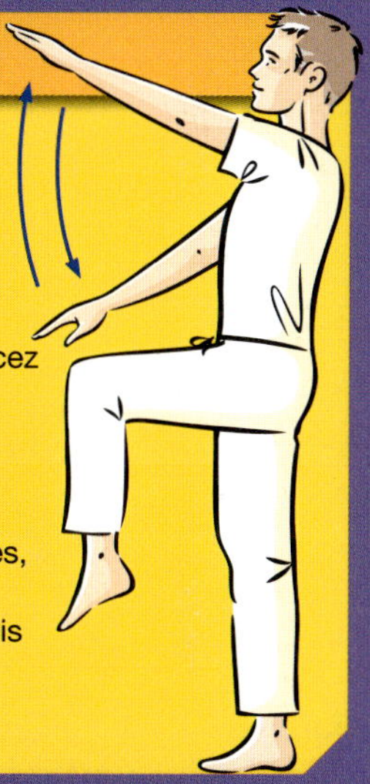

D Le géant

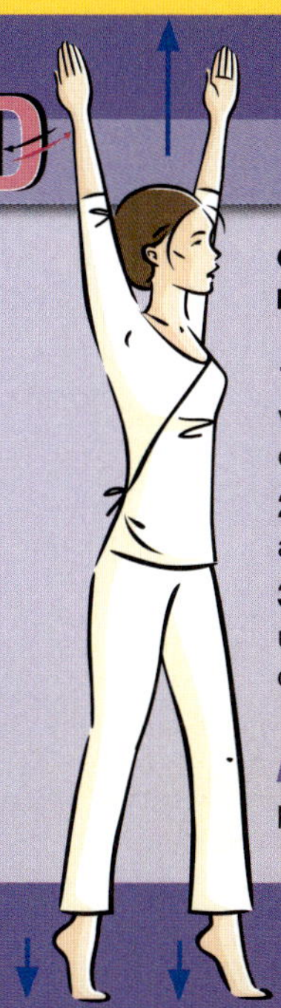

Cet exercice d'étirement sollicite à la fois vos capteurs proprioceptifs et votre sens de l'équilibre.

1. Debout, le regard fixé sur un point situé loin devant vous, le buste et le dos bien droits, placez les bras le long du corps.

2. Mettez-vous sur la pointe des pieds en levant les bras au ciel. Étirez-vous en prenant appui sur les orteils.

3. Maintenez la position puis, quand vous avez acquis une bonne stabilité, bougez les bras en ciseaux au-dessus de votre tête.

Allez plus loin ! Faites quelques pas, toujours sur la pointe des pieds, en gardant une belle silhouette droite.

2e jour Synchroniser sa latéralité pour améliorer sa coordination

Divisé en deux hémisphères reliés entre eux par un faisceau de fibres nerveuses, notre cerveau traite les informations de manière préférentielle selon qu'elles proviennent de l'une ou l'autre de ces parties. Mais, pour être efficient, il doit solliciter ses deux hémisphères en même temps. Au quotidien, des mouvements simples pratiqués selon l'axe de symétrie de notre corps permettent de faire travailler simultanément les deux hémisphères et en améliorent la coordination.

Ma résolution du jour !
Je tapote ma tête d'une main et, de l'autre, je fais des cercles sur mon ventre. Ces simples mouvements exercent la latéralité fonctionnelle et la coordination.

Un cerveau, deux hémisphères

Le cerveau comporte deux hémisphères symétriques, le droit et le gauche, chacun d'eux effectuant des tâches bien spécifiques. Certaines informations sont en effet traitées exclusivement par des populations de neurones propres à chaque hémisphère. Cette spécialisation du cerveau est appelée « latéralité fonctionnelle ». Schématiquement, l'hémisphère gauche est logique, analytique ; il traite les informations liées au langage. L'hémisphère droit, quant à lui, gère la sphère affective, instinctive ; il traite en priorité les informations visuelles. Pour autant, nos deux hémisphères ne sont pas indépendants l'un de l'autre : ils sont connectés par un ensemble de faisceaux d'axones, les fibres nerveuses qui prolongent les neurones et les raccordent les uns aux autres. Pour que le cerveau fonctionne au mieux de ses capacités, les deux hémisphères doivent être bien coordonnés, ce qui est très important pour les échanges d'informations et leur traitement, notamment s'agissant des informations visuelles.

Le Brain Gym pour coordonner ses deux hémisphères

Mis au point par le médecin américain Paul Dennison, le Brain Gym est une technique fondée sur la relation entre le mouvement et les régions cérébrales impliquées dans l'apprentissage. Il propose des exercices et mouvements permettant de stimuler conjointement les fonctions des deux hémisphères du cerveau afin d'améliorer leur coordination. Un exercice simple : le *cross crawl*, appelé en français « marche vers l'intégration droite-gauche du cerveau ». Son principe est d'exagérer le schéma de la marche. Assis ou debout, touchez de la main droite votre genou gauche, puis répétez l'opération avec la main gauche et le genou droit. Pratiqué deux minutes par jour, cet exercice vous aidera à coordonner les deux hémisphères de votre cerveau en stimulant la circulation de l'information entre eux. La technique a démontré ses bienfaits dans les activités intellectuelles comme l'orthographe, l'écriture, la lecture et la compréhension.

Danse et tai-chi-chuan favorisent la coordination

La danse et le tai-chi-chuan sont des activités physiques d'apprentissage qui provoquent un afflux sanguin simultanément dans les deux hémisphères du cerveau, dont ils font également travailler la latéralité fonctionnelle. Chaque hémisphère contrôle principalement le côté opposé du corps d'un point de vue du mouvement. En alternant les mouvements croisés, la danse et le tai-chi-chuan permettent de coordonner toutes les parties du corps selon un axe de symétrie.

Les études menées sur l'entraînement régulier à ces pratiques ont montré une stimulation importante des aires motrices bilatérales durant la visualisation d'images de ces activités – c'est-à-dire que le cerveau des personnes étudiées réagissait en partie comme si elles effectuaient elles-mêmes le mouvement. En faisant travailler simultanément les deux hémisphères de votre cerveau, vous optimiserez la coopération entre eux et exercerez votre latéralité fonctionnelle. En apprenant par cœur les gestes et postures du tai-chi-chuan, par exemple, on fait aussi travailler sa mémoire, on développe d'autres aptitudes motrices et intellectuelles, et l'on voit le risque de souffrir d'une maladie neurodégénérative (type Alzheimer) diminuer.

D Le pendule

Ce mouvement de bras et jambe opposés fait travailler la coordination entre membres inférieurs et membres supérieurs. Il sollicite également votre sens de l'équilibre.

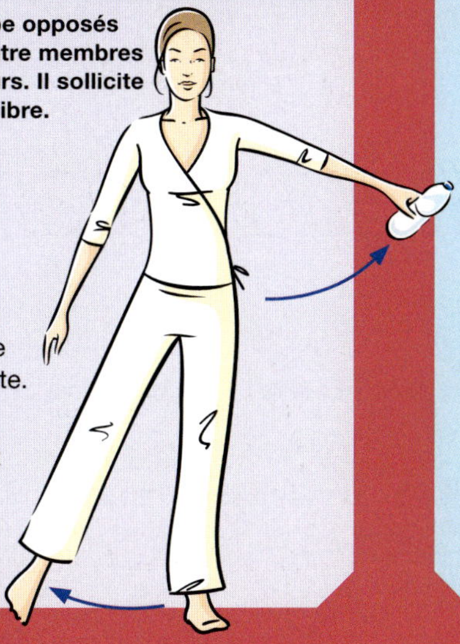

1. Debout, pieds joints, levez latéralement (sans monter les épaules) le bras gauche et la jambe droite.

2. Effectuez le mouvement de l'autre côté, bras droit et jambe gauche. Alternez 20 fois de suite.

Allez plus loin ! Augmentez la difficulté en transférant une bouteille d'eau d'une main à l'autre à chaque mouvement.

D L'onde latérale

Cet exercice est un mouvement de tai-chi-chuan qu'il faut effectuer de façon fluide, sans à-coups et en gardant le dos bien droit. Il permet aussi d'assouplir les articulations.

1. Debout, genoux fléchis, les pieds bien à plat et les jambes écartées de la largeur des épaules, levez les bras à l'horizontale devant vous tout en basculant doucement le haut du corps vers la droite. Gardez le bassin bien « verrouillé ».

2. Faites le mouvement vers la gauche, puis revenez à la position de départ, en baissant les bras. Répétez l'exercice une vingtaine de fois.

Conseils
– Inspirez profondément et gonflez le ventre quand vous levez les bras.
– Expirez en revenant à la position initiale.
– Étirez la nuque et tenez la tête droite, comme si un aimant l'attirait vers le haut.

C La majorette

Pour cet exercice, vous devez exécuter de façon simultanée deux mouvements de bras différents, vers l'avant et sur le côté, sans bouger le bassin.

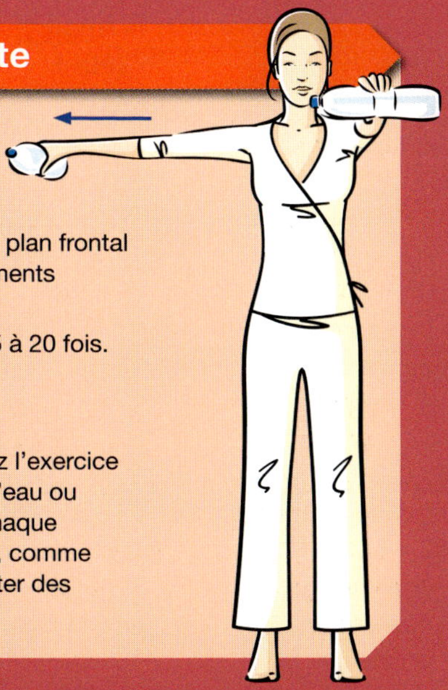

1. Tenez-vous debout, pieds écartés de la largeur du bassin. Levez le bras gauche devant vous et le bras droit sur le côté, puis alternez : bras gauche sur le côté et bras droit devant. L'exercice est réussi si le mouvement est effectué sans hésitation et bien dans le plan frontal et latéral (pas de mouvements en oblique).

2. Effectuez l'exercice 15 à 20 fois.

Allez plus loin ! Corsez l'exercice en tenant une bouteille d'eau ou un poids de 1 kg dans chaque main. Vous pouvez aussi, comme dans « le pendule », ajouter des mouvements de jambe.

C L'automate

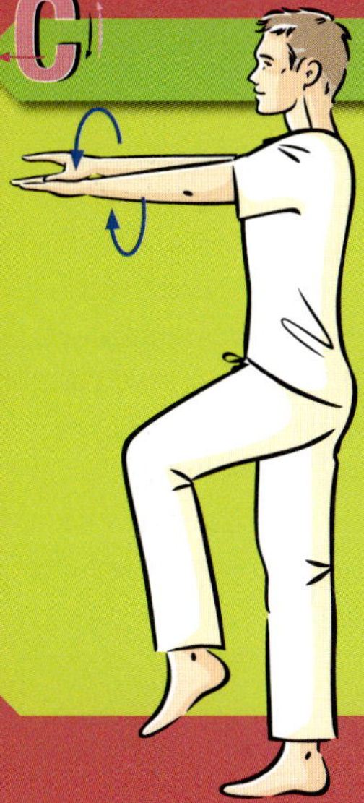

Cet exercice croisé favorise la vigueur intellectuelle en faisant travailler les deux hémisphères du cerveau.

1. Bras tendus à l'horizontale devant vous, paumes dirigées vers le bas, croisez le bras droit au-dessus du bras gauche, puis l'inverse. Faites ce mouvement autant de fois que vous le souhaitez.

2. Toujours en croisant et décroisant les bras, levez à présent les genoux, en rythme : le genou gauche quand le bras droit est au-dessus du gauche, puis l'inverse. Répétez 10 fois.

Variante Croisez les jambes l'une devant l'autre, en opposition avec les mouvements des bras.

E L'alphabet

Cet exercice consiste à parvenir à dissocier le haut et le bas du corps en combinant gestes simples avec les jambes et mouvements plus complexes avec les bras.

1. Debout, effectuez un pas vers la droite, puis vers la gauche, tout en mimant les lettres de l'alphabet dans les airs avec les bras. Par exemple, pour le A, formez un chapeau pointu avec vos bras, les coudes repliés (voir illustration ci-dessous).

2. Essayez de faire quelques lettres pour commencer. Si vous y parvenez sans vous tromper, ce sera déjà très bien.

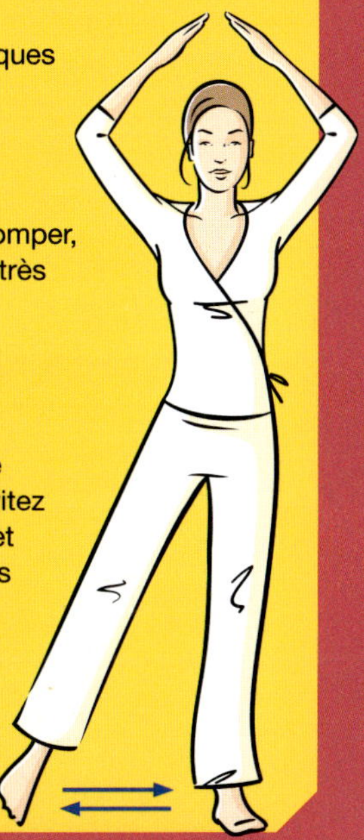

Astuce
Cet exercice plaira à toute la famille. Invitez vos enfants et petits-enfants à participer.

3e jour Trouver le bon équilibre pour une concentration accrue

La position verticale est naturellement instable. Pour maintenir cette posture, notre organisme met en œuvre des procédures complexes commandées par le cervelet, véritable centre de contrôle de l'équilibre. Même si une perte du sens de l'équilibre est inéluctable avec l'âge, il est possible de la ralentir en acquérant de nouveaux réflexes d'équilibration. Ainsi, vous pourrez améliorer également vos capacités mémorielles et vos facultés d'attention.

Oreille interne et cervelet, les garants de votre équilibre

Outre l'organe de l'ouïe, l'oreille interne contient l'organe vestibulaire, ou vestibule. C'est lui qui renseigne en permanence le cerveau sur la position de la tête et sur ses déplacements. Cette cavité est donc à la base du sens de l'équilibre. Le cervelet, quant à lui, commande, grâce à cette transmission d'informations, à la fois les mouvements de la tête et des yeux, et les ajustements de la posture du corps. Il coordonne tous les mouvements musculaires, conscients et inconscients, et contrôle l'équilibre en faisant parvenir des signaux de régulation aux neurones moteurs (qui permettent les mouvements) et à la moelle épinière. Le cervelet reçoit également des messages du tronc cérébral (système nerveux central), qui lui indique l'état de certains récepteurs sur les tendons, les muscles et les articulations. Tous les dix ans, le cervelet subit une réduction de volume de 2 %, qui s'accompagne au fil du temps d'une augmentation des risques de chute.

Ma résolution du jour !

Les yeux fermés, je marche en ligne droite sur 2 ou 3 m, comme sur un fil. Cet exercice peut être rendu plus difficile en disposant de petits obstacles à enjamber sur le trajet.

Des activités physiques d'équilibre pour une meilleure mémoire

Les activités physiques telles que la gymnastique douce, le yoga ou le tai-chi-chuan, grâce à des séries de mouvements d'équilibre, font fonctionner le cervelet et favorisent l'entraînement des comportements réflexes d'équilibration. Par ailleurs, ces activités, impliquant à la fois l'équilibre et la coordination, améliorent notablement les fonctions cognitives relatives à la concentration et à la mémoire et, dans une moindre mesure, celles qui sont liées au raisonnement et à la vision.

Bien que naturels, les exercices d'équilibre sont à pratiquer consciemment. En effet, lorsque vous vous retournez brusquement, vous ne chutez pas grâce à vos centres d'équilibre inconscient, c'est-à-dire un mouvement réflexe. Or les effets du vieillissement sur l'équilibre altèrent principalement cette fonction réflexe inconsciente, tandis que le maintien de l'équilibre conscient est peu affecté par l'âge. Ainsi, paradoxalement, il faut donc être conscient de son équilibre et se mettre volontairement en déséquilibre afin de favoriser, par un nouvel apprentissage, les mouvements réflexes d'équilibration. L'exercice suivant permet de stimuler l'irrigation sanguine de votre oreille interne : assis sur une table, les jambes ballantes, écartez les bras de chaque côté, dans l'axe des épaules ; basculez votre corps du côté droit, de tout son poids, jusqu'à ce que vous sentiez que vous êtes sur le point de tomber, puis revenez lentement à votre position de départ ; faites le même mouvement du côté gauche.

La tangothérapie ou comment allier plaisir et équilibre

Danse très rythmée, le tango vous permet, en virevoltant et en tournant continuellement, de développer, en vous concentrant dessus, votre sens de l'équilibre et du mouvement. De plus, le fait de répéter un mouvement et d'être obligé de vous situer par rapport à votre partenaire exerce aussi votre mémoire. Mais les bienfaits du tango ne s'arrêtent pas là. En vous obligeant à marteler le sol avec les pieds, le tango sollicite l'ensemble de vos muscles et de vos os, ce qui contribue à les raffermir. En outre, il ralentirait l'évolution de l'ostéoporose (perte de la masse osseuse). L'effort musculaire qui vous est demandé, progressif, lent et régulier, renforce le muscle cardiaque et diminue la tension artérielle. Pratiquer la tangothérapie, outre le plaisir que la danse vous apporte, permet de retrouver de l'assurance et réduit les risques de chute.

La planche

Maintenez cette posture une dizaine de secondes sur chaque jambe. Pour parfaire l'exercice, ne pliez pas la jambe posée au sol.

1. Tenez-vous droit. Placez vos bras tendus dans l'axe des épaules.

2. En inspirant, levez la jambe gauche vers l'arrière, à 45°. En expirant, penchez-vous en avant et soulevez la jambe à 90°, pour former une ligne droite avec vos bras, votre buste et votre jambe. Fléchissez légèrement la jambe d'appui de façon à utiliser les muscles stabilisateurs.

3. Pendant toute la durée de l'exercice, respirez profondément et régulièrement. Puis recommencez en prenant appui sur l'autre jambe.

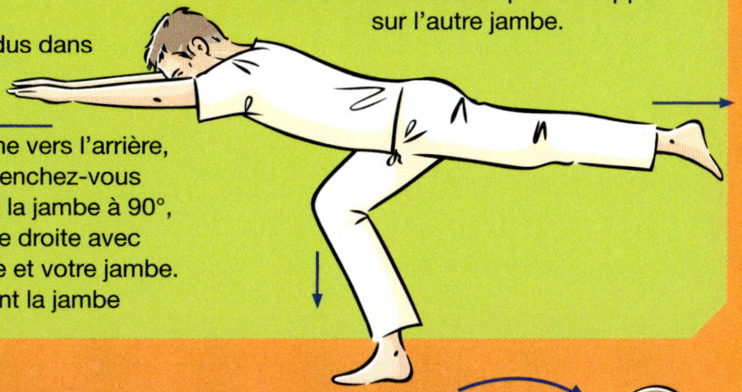

Le flamant

La posture du flamant est idéale pour tester son équilibre. Pour augmenter la difficulté, faites le même exercice les yeux fermés (« flamant aveugle »). Car, en éliminant les repères visuels, vous ferez travailler davantage votre sens de l'équilibre.

1. Tenez-vous debout, les jambes légèrement écartées, les pieds (nus) bien ancrés au sol.

2. Joignez les mains en intercalant les doigts, sauf les index et les pouces, pointés en l'air.

3. Fléchissez le genou droit et, en vous aidant de votre main, placez la plante du pied à l'intérieur de votre cuisse gauche.

4. Pointez les index le plus haut possible en essayant de garder l'équilibre, le dos et la tête parfaitement droits.

5. Maintenez la position 15 à 20 secondes, puis changez de jambe.

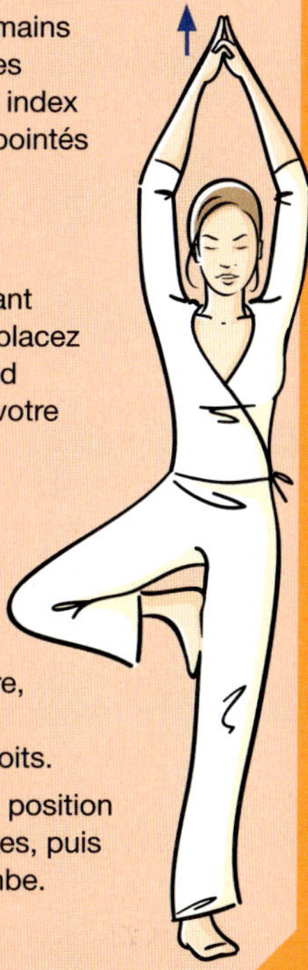

Le balancier

Dix minutes suffisent pour cet exercice qui entretient efficacement votre équilibre. Faites-le régulièrement (3 fois par semaine environ), et vos efforts seront récompensés en quelques mois.

1. Debout, les pieds écartés de la largeur des épaules et les genoux légèrement fléchis, placez vos mains sur vos cuisses.

2. Doucement, basculez le haut du corps vers la gauche, en pliant un peu plus le genou du même côté. Puis basculez votre corps vers la droite, en pliant le genou droit.

3. Effectuez le mouvement 10 fois, lentement et sans à-coups.

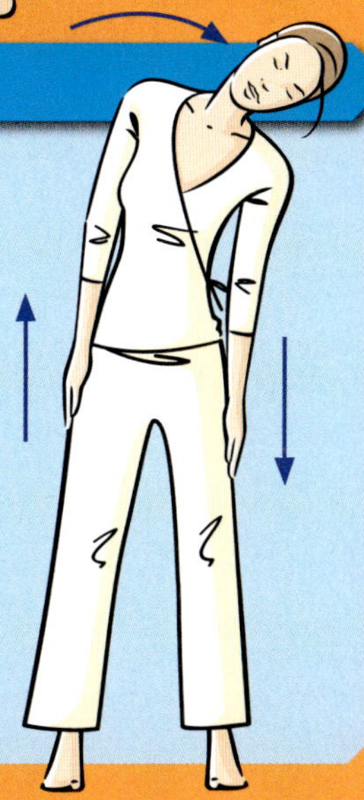

Talons-pointes

Cet exercice consiste à se tenir debout sur la pointe des pieds (ou sur les talons) en essayant de garder le dos bien droit, sans perdre l'équilibre, en prenant appui sur les orteils (ou les talons).

1. Debout, le dos bien droit, placez-vous sur la pointe des pieds.

2. Maintenez la position tout en étirant votre colonne vertébrale vers le haut au maximum.

3. Quand vous avez trouvé votre équilibre, tendez les bras au-dessus de la tête, puis effectuez des mouvements de haut en bas, ou des cercles, au-dessus de votre tête ou sur les côtés.

4. Effectuez cet exercice 1 à 2 min.

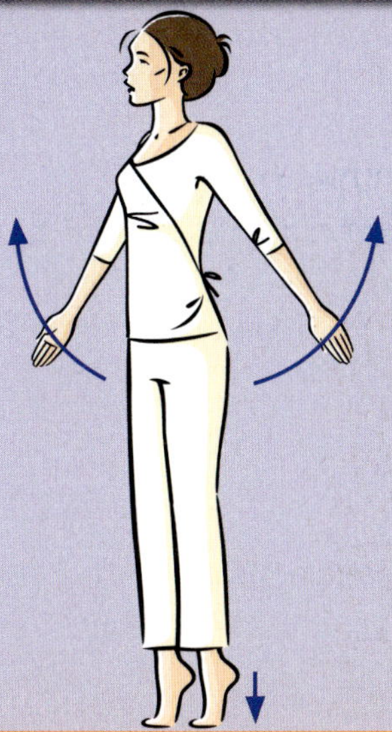

Allez plus loin ! Renforcez l'efficacité de l'exercice en travaillant les yeux fermés. Quand vous vous sentez à l'aise avec l'exercice, vous pouvez essayer de marcher en gardant une belle silhouette droite, les yeux ouverts puis les yeux fermés, en ajoutant progressivement les mouvements de bras. Allez-y à votre rythme, en augmentant la difficulté petit à petit et selon vos capacités.

Variante Faites le même exercice en reportant le poids de votre corps sur les talons (voir illustration à droite).

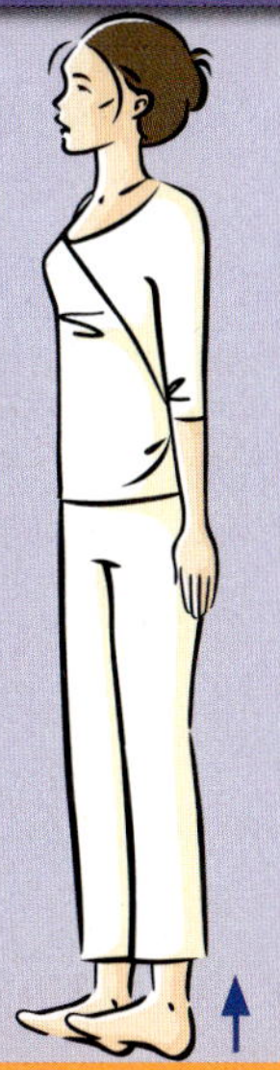

4e jour
Gagner en souplesse pour lutter contre le stress

Le stress que nous subissons chaque jour se traduit par des contractions des tissus musculaires qui raidissent notre musculature et réduisent notre liberté de mouvements. Mais, grâce à des activités d'assouplissement, ce stress et toutes les tensions musculaires qui l'accompagnent pourront être enrayés de façon simple et efficace. De plus, renforcer votre souplesse limitera les risques de blessures ostéo-articulaires et musculaires.

Ma résolution du jour !

Allongé sur le dos, genoux fléchis, les plantes des pieds plaquées l'une contre l'autre, je descends les genoux vers le sol sans forcer 20 à 30 secondes, puis je remonte les genoux. Je répète ce mouvement 10 fois.

Des muscles détendus et des articulations plus mobiles

La souplesse est la qualité physique définissant l'aptitude à atteindre de grandes amplitudes articulaires par étirement des muscles. Les exercices de souplesse et d'étirement contribuent à conserver des muscles détendus et des articulations plus mobiles. Pratiqués chaque jour, ils aident à maintenir une bonne qualité de vie et une plus grande autonomie en vieillissant.

Préalable indispensable à toute activité sportive, les exercices d'assouplissement sont également bénéfiques pour le cerveau. En effectuant des rotations des articulations et des étirements des muscles, on sollicite de nombreuses cellules musculaires d'ordinaire inactives. Ces dernières vont stimuler un grand nombre de cellules cérébrales elles aussi inactives, améliorant ainsi les capacités des fonctions cognitives.

En somme, les mouvements d'assouplissement amélioreront la circulation sanguine dans ces régions sous-utilisées et stimuleront par là même les fonctions cérébrales dédiées à ces régions.

Réduire le stress

Le stress est néfaste pour notre cerveau car, en réponse à un événement stressant (physiquement ou psychologiquement), notre organisme libère un glucocorticoïde, le cortisol, qui lui permettrait de mieux réagir à la situation. Or ce cortisol, qui circule dans tout le corps, altère les fonctions mémorielles et entraînerait une diminution des performances cognitives.

Les activités d'assouplissement telles que le stretching, la gymnastique douce ou la gymnastique aquatique réduisent le stress et le taux de cortisol sanguin, procurant un sentiment de bien-être général. Ces exercices de souplesse renforcent également la coordination neuromusculaire et augmentent la vitesse des impulsions nerveuses, ainsi que la rapidité des réflexes. En assouplissant les articulations et la musculature, ils préservent également des risques de blessures ostéo-articulaires et musculaires. Ces mouvements d'assouplissement, qui concernent toutes les articulations, sont à pratiquer au minimum 2 fois par semaine pendant au moins dix minutes.

Si vous manquez de temps pour vous consacrer à ce type d'exercices, sachez que les tâches quotidiennes (jardiner, nettoyer le sol ou passer l'aspirateur, par exemple) sont elles aussi des activités d'étirement et d'assouplissement !

Les mudras ou le yoga des doigts

Dans la plupart des exercices d'assouplissement, les mains et les doigts ne sont pas sollicités. Or la souplesse des poignets et des doigts a tendance à diminuer avec les années. Les mudras (sceaux ou signes en sanskrit) sont alors tout indiquées pour y remédier. Ce sont des positions rituelles et symboliques des mains pratiquées par les hindous et les bouddhistes, et que l'on retrouve chez les danseurs traditionnels en Inde. La gestuelle complexe des mudras permet d'étirer les muscles de la main et des doigts. Elle est par ailleurs bénéfique à tout le corps et aux différents organes. Elle favorise une meilleure circulation sanguine et diminuerait les symptômes de l'arthrite ou du syndrome du canal carpien (compression du nerf médian du poignet).

Chat et chien

N'avez-vous jamais observé un chat faisant le dos rond et un chien qui s'étire ? Imitez-les ! Cet exercice d'étirement sollicite vos vertèbres l'une après l'autre, de la nuque jusqu'aux reins, et assouplit votre colonne vertébrale.

1. Placez-vous à quatre pattes, les mains au sol dans le prolongement des épaules. Assurez-vous que le poids de votre corps est parfaitement distribué entre l'avant et l'arrière.

2. En inspirant, enroulez-vous, en arrondissant doucement le dos et en rentrant la tête tout en poussant sur les mains pour bien ouvrir les omoplates, jusqu'à vous retrouver en appui sur le bout des doigts.

3. Expirez profondément et redescendez le dos doucement. Étirez-vous vers l'avant en projetant la tête et le torse dans un même mouvement. Basculez le bassin vers l'avant. Répétez 6 à 8 fois, en faisant une pause.

Conseil Rentrez le ventre quand vous faites le dos rond et relâchez-le pour le dos creux.

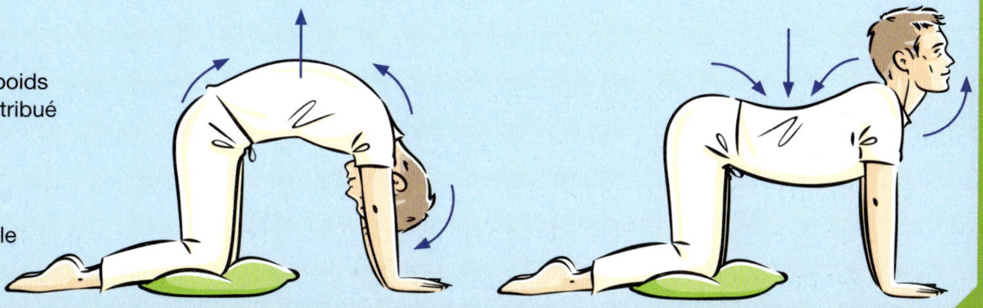

La sirène

Ce mouvement permet d'étirer les muscles abdominaux et dorsaux situés sur les côtes, et le buste.

1. Asseyez-vous, la jambe droite pliée vers l'arrière, la jambe gauche pliée à l'avant.

2. En inspirant, posez la main droite à plat sur le sol et tendez simultanément le bras gauche au-dessus de votre tête, le plus haut possible, pour former un arc. Expirez et faites de même de l'autre côté : main gauche posée au sol et bras gauche au-dessus de la tête.

3. Faites-le 8 fois de chaque côté.

Astuce Placez un coussin sous vos fesses si la position est difficile.

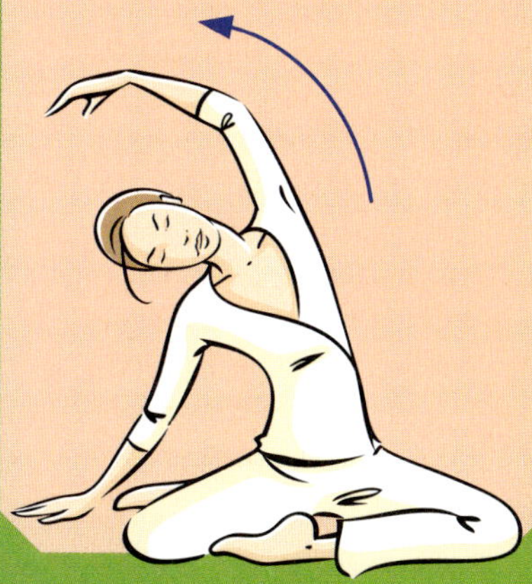

Le salut

Cet exercice consiste à étirer le dos ainsi que les pectoraux. Il permet de se détendre tout en développant sa souplesse.

1. À genoux, posez les fesses près des talons et essayez de tendre les bras le plus loin possible devant vous, les mains au sol et le dos rond.

2. Relâchez bien la tête (pas de tension au niveau de la nuque). Étirez-vous en restant bien dans l'axe, sans pencher sur le côté.

3. Maintenez la position au moins 40 secondes, en essayant de vous étirer un peu plus à chaque nouvelle expiration.

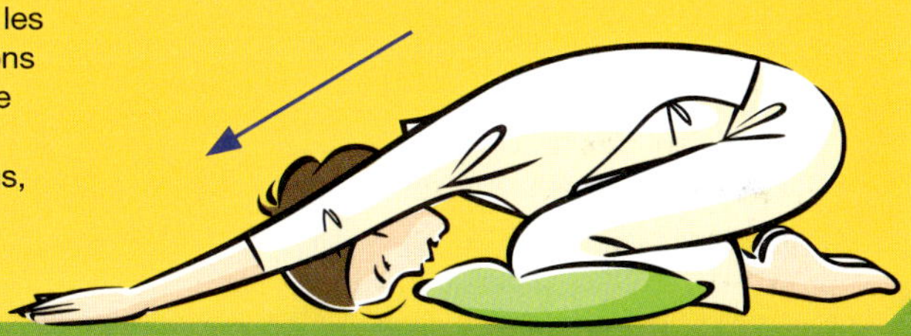

La demi-chandelle

Il s'agit ici d'étirer les ischio-jambiers, muscles très raides chez un grand nombre de personnes sédentaires en raison d'une position assise prolongée.

1. Allongé sur le dos, jambes tendues et pieds pointés, ramenez la jambe droite à 45° vers le buste et saisissez-la avec les mains au niveau du mollet.

2. Inspirez et expirez profondément et régulièrement. À chaque expiration, essayez d'incliner votre jambe un peu plus, jusqu'à sentir un étirement derrière.

Astuce Si vous avez du mal à effectuer cet exercice, pas de panique ! Commencez plus doucement, en gardant les jambes fléchies, puis passez au niveau supérieur en tendant la jambe au sol. Un peu d'entraînement, et vous pourrez effectuer le mouvement sans avoir besoin de plier les genoux.

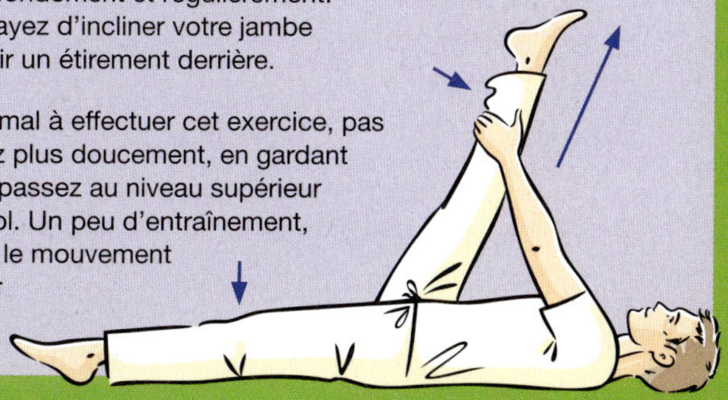

5e jour
Se relaxer pour chasser toutes les tensions

Il va de soi que le cerveau ne peut fonctionner correctement dans la tension. Le stress est une réponse naturelle de l'organisme à une situation difficile, que nous avons du mal à contrôler (danger, conflit, souci…). De fait, nos modes de vie actuels s'avèrent souvent stressants. C'est pourquoi il est important d'apprendre à se détendre. La relaxation permet de gérer le stress et d'en tirer des effets positifs pour le cerveau.

Ma résolution du jour !

Debout, en respirant calmement et profondément, je tends un bras en l'air aussi haut que possible, puis je le laisse retomber mollement le long du corps. Je fais la même chose avec l'autre bras.

La relaxation amène à un état de conscience modifié

Le stress et l'anxiété qu'engendre notre vie quotidienne nous font sécréter du cortisol, une molécule qui altère la mémoire et nuit à nos capacités cérébrales. Les pratiques de relaxation visent à induire un état de détente musculaire et à diminuer le stress et l'anxiété. Les milliards de neurones du cerveau, lorsqu'ils échangent des informations, produisent un influx nerveux cohérent et rythmique, c'est-à-dire qu'ils s'activent plus ou moins ensemble, reviennent au repos, puis s'activent de nouveau, provoquant l'émission de courants électriques très faibles, connus sous le nom d'ondes cérébrales et mesurables par un électroencéphalogramme. Leur rythme varie selon notre activité : éveil, apprentissage, repos, relaxation, sommeil léger, sommeil profond. Durant une séance de relaxation, les ondes cérébrales adoptent un rythme lent appelé alpha. Ce rythme, qui correspond à un niveau de conscience renforcé, amène les deux hémisphères de notre cerveau à se synchroniser. Il s'agit d'un rythme de transition entre l'éveil et le sommeil. Il génère un état de conscience modifié, qui diminue le degré d'attention à certains stimuli sensoriels pour se concentrer sur un seul point.

Les bienfaits de la relaxation sur notre cerveau

Les pratiques de relaxation telles que le yoga, le tai-chi-chuan ou le qi gong ont un grand nombre d'effets bénéfiques sur le cerveau. Certaines études scientifiques ont montré que la partie préfrontale gauche du cortex cérébral, qui constitue le centre des émotions positives, est davantage activée lors d'une séance de relaxation.

À l'inverse, la partie préfrontale droite du cortex, qui, elle, est le siège des émotions négatives et de l'anxiété, est moins mise à contribution au cours de ce type d'exercice. Ainsi, les techniques de relaxation favoriseraient les sentiments positifs et inhiberaient les zones du cerveau associées à l'anxiété et aux idées noires. Les personnes qui savent se relaxer gèrent mieux leur stress. Elles présentent un taux de cortisol plus faible durant les exercices de relaxation, effet qui tendrait à persister après la séance et ralentirait les pertes de mémoire. La relaxation améliore aussi les fonctions cognitives et permet d'être plus performant que la moyenne lors de tests de réaction rapide à des stimuli visuels.

Apprendre à respirer

La chose peut paraître surprenante, mais la plupart d'entre nous ne savent pas respirer naturellement, c'est-à-dire par l'abdomen. En temps normal, notre respiration est contrôlée par le cerveau primaire instinctif, appelé aussi reptilien. Mais elle peut également être gérée par le cortex cérébral et devenir consciente. Voici un exercice très facile pour apprendre à bien respirer. Pour mettre en œuvre cette technique, vous devez être au calme – au moins les premières fois. Pour commencer, expirez par la bouche le plus profondément possible. Puis inspirez par le nez en gonflant le ventre et en comptant entre 2 et 4 secondes. Retenez votre respiration 4 à 6 secondes. Puis expirez par la bouche en dégonflant votre ventre 2 à 4 secondes. Répétez l'enchaînement une dizaine de fois. Lors des inspirations, vous ne devez pas prendre plus d'air que d'habitude, mais respirer plus lentement. Ce ralentissement de la respiration – donc du rythme cardiaque – entraînera une diminution du stress.

Évadez-vous

Cet exercice vous aide à focaliser votre attention sur l'instant présent grâce à une méthode d'autosuggestion. Vous gagnerez ainsi en concentration et améliorerez votre mémoire, tout en chassant les idées noires !

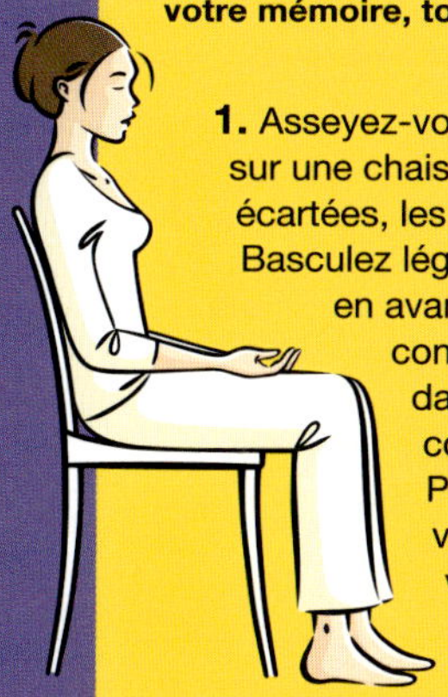

1. Asseyez-vous confortablement sur une chaise, les jambes écartées, les pieds à plat au sol. Basculez légèrement le bassin en avant et calez votre dos contre le dossier, la tête dans l'axe de la colonne vertébrale. Posez les mains sur vos cuisses, paumes vers le haut.

2. Regardez autour de vous, puis fermez les yeux. Visualisez le décor. Essayez de localiser les tensions de votre corps, soyez attentif au rythme de votre respiration.

3. Portez votre attention sur les points d'appui de votre corps sur le siège (cuisses, fesses, dos) et au sol (toute la surface du pied). Laissez votre corps s'appesantir sur la chaise. Relâchez vos muscles et détendez-vous.

4. Respirez plus profondément et plus lentement. Suivez 6 ou 7 fois les indications données à l'étape 2 de l'exercice « Respirez ! » . Visualisez à présent une image de calme.

5. Peu à peu, cette image s'efface. Visualisez le décor qui vous entoure. Dynamisez votre respiration, bougez lentement les pieds, les mains, la tête puis les autres muscles. Étirez-vous et, enfin, ouvrez les yeux.

Respirez !

Cette méthode de respiration est complémentaire de l'exercice précédent : vous devez être bien détendu avant de commencer, afin de concentrer toute votre attention sur votre cerveau.

1. Suivez les consignes du premier exercice jusqu'à l'étape 3.

2. Imaginez que, à l'inspiration, de l'air frais entre par votre narine droite, passe par l'hémisphère droit, se réchauffe en passant dans l'hémisphère gauche, puis ressort par votre narine gauche.

3. Respirez ainsi 3 ou 4 fois, puis inversez, en commençant par la narine gauche. Revenez à une respiration normale et ouvrez les yeux.

Secouez-vous !

Effectuez cet exercice 5 min pour vous débarrasser du stress accumulé dans la journée.

1. Debout, bien droit, fléchissez légèrement les genoux. Vos épaules, vos bras et votre tête sont parfaitement détendus.

2. Secouez tout votre corps, puis remuez les pieds, les jambes, les mains et les bras.

3. Bougez les épaules de haut en bas, ainsi que la tête, d'avant en arrière.

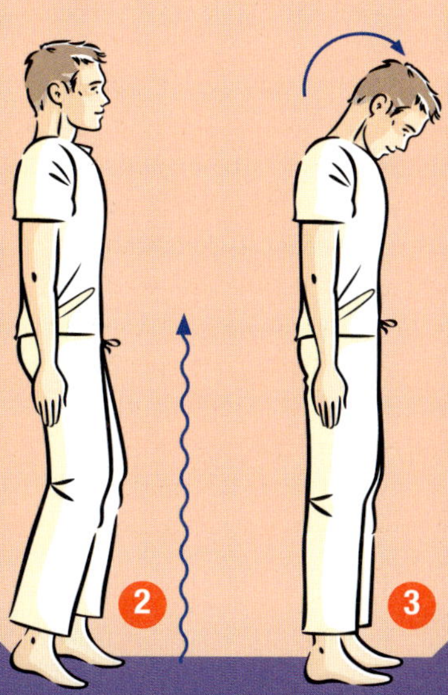

Étirez-vous

Cet exercice contribue à maîtriser et à détendre les nerfs. Ne le faites pas si vous avez des problèmes de dos.

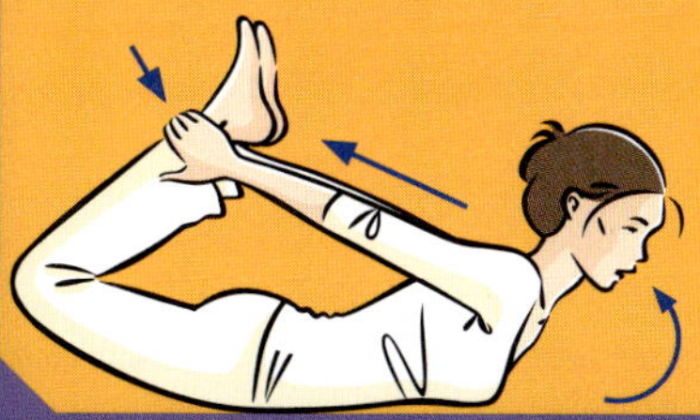

1. Allongez-vous sur le ventre, les bras le long du corps. Repliez les jambes et saisissez vos chevilles. Posez le menton sur le sol et respirez calmement.

2. Redressez le buste en inspirant et, simultanément, décollez les cuisses du sol. Si vous êtes débutant, maintenez la position pendant 5 ou 6 inspirations ; si vous êtes déjà familiarisé avec ce type de posture, essayez de tenir 1 min ou plus. Relâchez lentement.

Laissez-vous bercer

Cet exercice est à réaliser à deux. Il repose sur la confiance en votre partenaire et permet de relâcher la pression.

1. Debout, bien droit, fermez les yeux. Laissez votre partenaire vous basculer lentement d'avant en arrière et de droite à gauche, sans résistance. Faites-lui entièrement confiance : il vous tient et ne vous laissera pas tomber. Faites cet exercice 2 à 3 min.

2. Cette fois, votre partenaire vous pousse vers l'avant, doucement. Résistez, revenez à la position de départ, puis répétez le mouvement, 2 à 3 min.

À plusieurs ! Formez un cercle de 5 personnes. Une sixième se place au centre et se laisse pousser doucement de l'une à l'autre, dans toutes les directions.

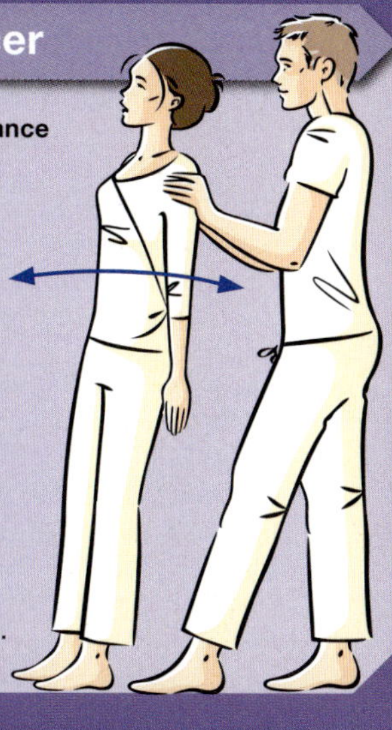

6e jour
Les sports d'endurance : un antidépresseur naturel

Faciles à pratiquer à tout âge, les activités d'endurance sont une vraie cure de jouvence pour l'organisme. Cœur, respiration, muscles et ossature sont renforcés. Ces activités sont également bénéfiques pour le cerveau. En sollicitant une masse musculaire volumineuse, elles stimulent aussi une partie plus grande du cerveau. Résultat : un effet relaxant et un cerveau en meilleure forme.

Prenez soin de votre système cardio-vasculaire

Qualité athlétique essentielle dans la pratique de nombreux sports, l'endurance est la capacité de maintenir un certain niveau d'intensité lors d'un effort prolongé. Les activités d'endurance ont pour objectif d'améliorer le fonctionnement des systèmes cardio-vasculaire et respiratoire – le cœur et la respiration travaillent pour fournir un apport en oxygène suffisant afin de réguler l'intensité durant l'effort.

Des exercices d'endurance favorisent le développement d'un métabolisme aérobie : l'énergie utilisée par les muscles au cours de l'effort est en grande partie fournie par l'oxydation des glucides et des lipides disponibles dans l'organisme. On dit qu'une personne est en métabolisme aérobie si, lors d'un effort d'endurance, elle respire vite mais n'est pas essoufflée. Bien sûr, avec l'âge, la capacité à l'effort diminue, mais il est possible d'en « récupérer » une partie par un entraînement régulier en endurance, dont les bienfaits physiologiques sont indéniables. Pratiquer l'endurance jusqu'à un âge avancé renforce également la musculature et consolide l'ossature. L'augmentation du travail cardio-vasculaire pendant les activités d'endurance permet de réduire les risques d'artériosclérose (vieillissement des artères) et d'hypertension. Elle contribue en outre à une bonne irrigation, et donc à un meilleur fonctionnement du cerveau.

Ma résolution du jour !

Je néglige les ascenseurs et je prends les escaliers ! Ce simple effort facilement réalisable augmente de façon non négligeable le débit de mon cœur ainsi que la capacité de mes poumons.

Un cerveau plus jeune

Les activités physiques d'endurance – telles que la randonnée, le jogging, la natation ou le vélo – sont sans doute les plus bénéfiques pour avoir un cerveau en bonne santé. Pratiquées pendant au minimum dix minutes par jour, elles sollicitent une masse musculaire volumineuse, notamment celle des membres inférieurs, et stimulent donc une partie plus volumineuse du cerveau. D'un point de vue neurophysiologique, les exercices d'endurance provoquent la sécrétion d'endorphines, des hormones de la même famille que la morphine.

Ces hormones ont un effet euphorisant similaire aux effets des antidépresseurs et améliorent l'humeur. Par ailleurs, ces mêmes exercices retardent l'atrophie du cerveau associée au vieillissement, en diminuant la disparition progressive des neurones, comme ceux qui sont liés à l'apprentissage, à la mémoire et aux fonctions cognitives. Elles ont également un effet neuroprotecteur contre les affections neurodégénératives d'origine non génétique, dont fait partie la maladie d'Alzheimer.

La randonnée améliore l'humeur

Si la randonnée réclame davantage d'endurance qu'une marche de courte durée, elle n'en demeure pas moins une activité pratiquement sans danger qui a l'avantage de faire travailler tous les muscles en douceur. Une étude a montré les bienfaits de la randonnée sur le cerveau. Les randonneurs voient leurs symptômes dépressifs diminuer, leur humeur et leur estime de soi s'améliorer.

Côté santé, la randonnée constitue un bon moyen de lutter contre les facteurs de risque cardio-vasculaire, d'améliorer son tonus musculaire ainsi que sa souplesse articulaire. En résumé, c'est une activité adaptée à tous, mais attention tout de même ! Si vous êtes atteint d'arthrose, d'une insuffisance coronarienne ou d'un autre problème cardiaque, de troubles respiratoires graves, d'hypertension artérielle sévère, d'une insuffisance respiratoire ou d'une angine de poitrine survenant au cours de l'effort malgré un traitement, évitez la pratique de la randonnée ou consultez préalablement votre médecin.

D Le promeneur

Cet exercice simple permet de vous échauffer efficacement avant toute activité d'endurance.

1. Tenez-vous debout, bien droit.

2. Marchez sur place, en balançant les bras d'avant en arrière.

3. Effectuez l'exercice 3 à 5 min.

Astuce N'oubliez pas les bienfaits de la promenade. C'est en effet une activité qui, en plus de ne demander aucun équipement spécifique (de bonnes chaussures suffisent), n'est ni coûteuse ni difficile à mettre en pratique. En renforçant les os, elle permet de lutter contre l'ostéoporose.

C Le joggeur

Cet exercice reprend le principe du « promeneur », mais ici il vous faudra monter les genoux, comme si vous couriez.

1. Tenez-vous debout, bien droit, les abdominaux contractés.

2. Montez le genou droit, puis le genou gauche, en vous aidant de vos bras, coudes fléchis, comme vous le feriez pour courir.

3. Effectuez l'exercice pendant 30 secondes.

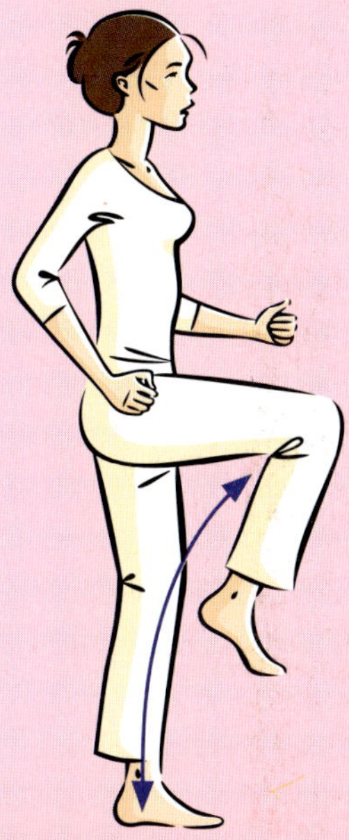

C La grenouille

Effectuez cet exercice après vous être échauffé avec les deux précédents : vous aurez ainsi un petit programme d'endurance, que vous pourrez compléter avec des exercices de renforcement musculaire (p. 341).

1. Tenez-vous accroupi sur la pointe des pieds (talons joints), les genoux repliés contre la poitrine, les mains à plat au sol, les bras dans l'axe des épaules. Assurez-vous de garder la tête dans l'axe du dos.

2. Allongez les jambes vers l'arrière, en effectuant un petit saut. Maintenez vos talons joints et le dos bien droit.

3. Repliez les jambes sous la poitrine, en sautant, pour revenir à la position de départ. Répétez les étapes 1 et 2 pendant 30 secondes.

4. Relevez-vous en tendant les bras vers le ciel, dos bien droit, en frappant des mains.

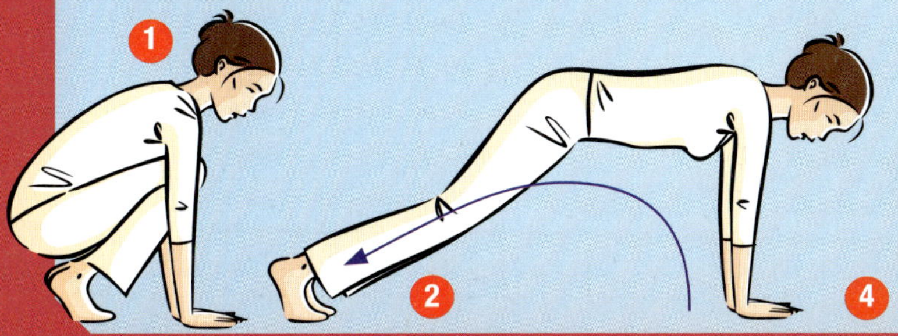

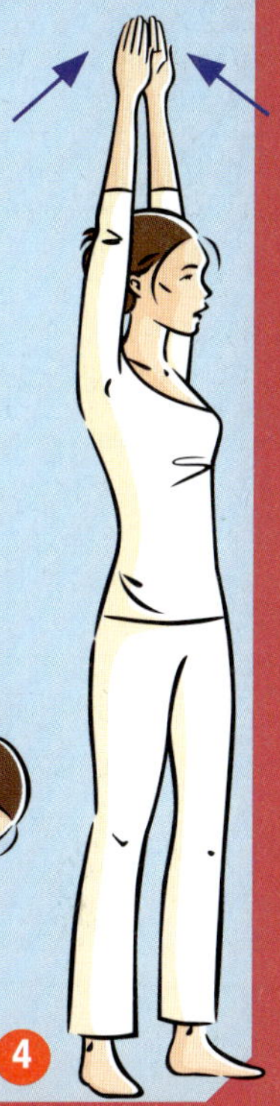

E Le skieur

Ce mouvement fait partie des exercices recommandés à ceux qui veulent se préparer avant de dévaler les pistes de ski. Il est excellent pour renforcer les muscles inférieurs. En musculation, on appelle cet exercice « squat » (s'accroupir, en anglais) ; les athlètes placent alors une barre lestée derrière leur nuque. Voici une version simplifiée, mais tout aussi efficace !

1. Tenez-vous debout, les pieds écartés de la largeur des épaules et bien ancrés dans le sol.

2. Sur une inspiration, fléchissez les genoux, bras tendus devant vous, les mains l'une sur l'autre, paumes vers l'avant, afin de ne pas perdre l'équilibre.

3. Arrêtez le mouvement quand vos jambes sont parallèles au sol. Assurez-vous de garder le dos et la tête bien droits et d'effectuer le mouvement en douceur, sans à-coups ni rebonds. Remontez rapidement, toujours en ayant le dos bien droit.

4. Faites l'exercice une trentaine de fois.

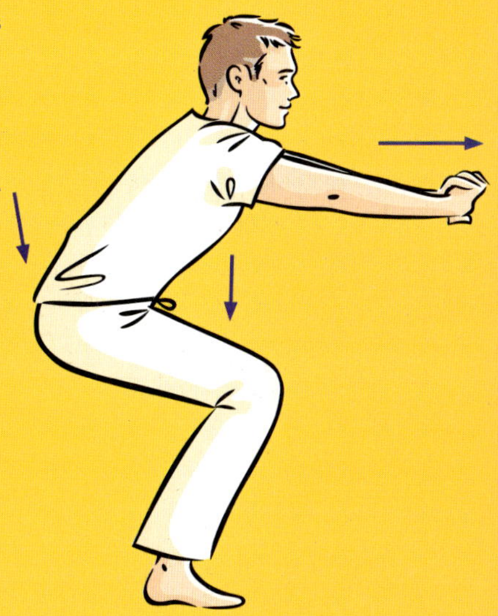

Allez plus loin ! Placez-vous sur un coussin (ou disque) d'équilibre, pour travailler également votre sens de l'équilibre.

7e jour Améliorer sa vitesse de décision et de réaction

Notre vitesse de réaction est un élément très important dans la vie quotidienne. Une seconde supplémentaire avant de réaliser un geste peut avoir de graves conséquences, par exemple lorsqu'on est au volant de sa voiture. Avec l'âge, la vitesse de réaction diminue, en raison d'un allongement de la durée du traitement de l'information par le cerveau. La pratique de jeux de balle rapides, comme le tennis, permet d'améliorer notre vitesse de réaction par la diminution de notre temps de décision.

Ma résolution du jour !

Un bras tendu devant moi, je pose une pièce de monnaie sur le dos de ma main. Je retire rapidement la main, puis je rattrape la pièce avant qu'elle ne touche le sol. Je fais la même chose avec l'autre main.

La vitesse de réaction : détection, traitement, action

La vitesse de réaction est le temps que nous mettons pour réagir à des stimuli extérieurs. Dans la vie quotidienne, ces stimuli sont principalement visuels ou sonores. La vitesse de réaction se décompose en trois temps : détection, traitement et action. La détection est le délai nécessaire pour que le cerveau perçoive les stimuli extérieurs. Elle comprend l'excitation des récepteurs visuels ou sonores et la transmission de l'influx nerveux jusqu'au système nerveux central. Ensuite vient le traitement : le système nerveux central analyse l'information, élabore une réponse motrice adéquate et envoie l'ordre d'exciter le muscle par influx nerveux. Enfin, l'action correspond au déclenchement de l'activité motrice proprement dite. La vitesse de réaction est variable et se situe entre 0,15 et 0,25 seconde pour les stimuli sonores, et entre 0,2 et 0,35 seconde pour les stimuli lumineux. La vitesse de réaction dépend de notre concentration : si le cerveau doit traiter plusieurs tâches en même temps, par exemple conduire en écoutant de la musique, il sera plus lent à réagir si nous devons répondre à un événement imprévu. Mais la vitesse de réaction dépend aussi de l'âge : elle commence à diminuer après 30 ans, surtout en raison d'un allongement de la durée du traitement de l'information.

Entraîner sa vitesse de décision

Le tennis, le tennis de table ou le badminton sont des sports qui impliquent des échanges très rapides. Les mouvements que doit réaliser le corps pour renvoyer une balle lancée à grande vitesse précèdent l'identification consciente de la localisation de la balle dans l'espace ainsi que de sa trajectoire. L'entraînement permet de diminuer le temps de décision et d'augmenter la rapidité de réaction. Les joueurs renforcent ainsi les jonctions synaptiques (zones de contact entre les cellules nerveuses) des circuits impliqués dans le traitement de l'information. À titre de comparaison, les seniors qui pratiquent une activité sportive régulière ont un temps de réaction équivalent à celui de jeunes adultes sans entraînement. De tels sports activent également des neurones du cerveau, les neurones miroirs, stimulés aussi bien quand on fait un mouvement que lorsqu'on observe quelqu'un qui le réalise. Ainsi, quand nous faisons un revers au tennis, nos neurones miroirs s'activent ; même chose quand nous regardons quelqu'un d'autre faire ce geste : nous nous entraînons sans bouger, ce qui nous aide à traiter les informations plus vite par la suite.

Dormir pour augmenter sa vitesse de réaction

L'idée n'est pas nouvelle : pour être au meilleur de sa forme intellectuelle, il ne faut pas être fatigué, ni somnolent. Le sommeil, en plus de reposer le corps, améliore les facultés de jugement, aide à la consolidation de la mémoire, stimule l'humeur, permet de résoudre les problèmes, et… améliore la vitesse de réaction. Une étude menée sur des nageurs a montré que les athlètes pouvaient réduire leur vitesse de réaction de près de 0,1 seconde. Essayez de dormir de sept à huit heures par jour, de vous coucher et de vous réveiller à une heure régulière. Le besoin de sommeil ne change pas avec l'âge, mais il se présente souvent de façon plus fractionnée. Si vous ne parvenez pas à faire une nuit de sept heures, n'hésitez pas à opter pour la sieste afin de compenser une nuit de sommeil plus courte. Le meilleur moment pour faire une sieste se situe entre midi et 15 heures, et elle doit durer de trente minutes à une heure.

Le jeu du miroir

Ce jeu, à réaliser à deux, consiste à reproduire les gestes de l'autre, comme si vous étiez son reflet, et à suivre le rythme ! Si vous êtes celui qui mène l'exercice, suivez votre inspiration et effectuez les gestes qui vous passent par la tête. Vous manquez d'idées ? Voici quelques exemples de mouvements.

1. Tendez les bras devant vous en levant un genou – par exemple, si vous levez le genou droit, l'autre personne doit monter le genou gauche.

2. Les bras le long du corps, pliez les genoux. Complétez ce mouvement en levant un bras devant vous, un autre sur le côté, etc.

Allez plus loin ! Débutez avec des mouvements de jambe ou de bras en restant au même endroit. Combinez ensuite les gestes en vous déplaçant.

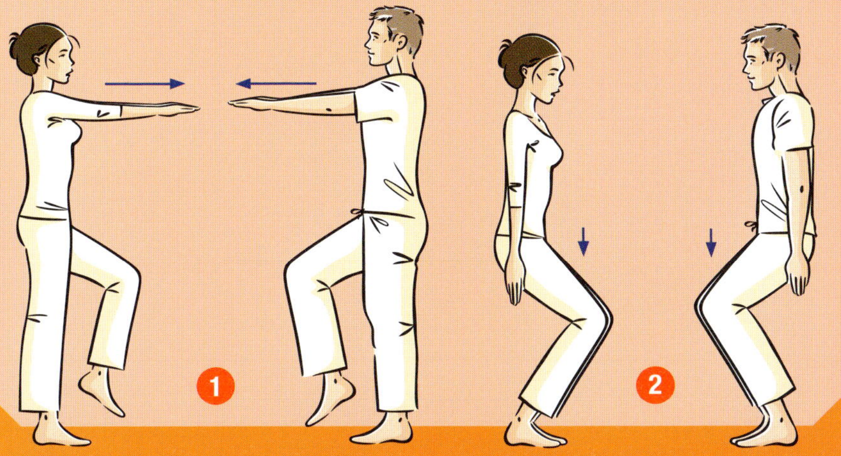

Réflexo-balle

Ce petit exercice plus simple qu'il n'y paraît est idéal pour travailler votre vitesse de réaction.

1. Lancez une balle de tennis de table (ou de tennis) au-dessus de votre tête.

2. Faites un tour sur vous-même et essayez de rattraper la balle quand elle retombe avant qu'elle ne touche le sol.

Variante Effectuez le même exercice, mais en lançant la balle contre un mur. Retournez-vous et essayez de la rattraper avant le deuxième rebond.

Allez plus loin ! Pour compliquer les choses, on peut aussi faire l'exercice les yeux fermés. Ouvrez les yeux quand vous entendez la balle rebondir et rattrapez-la. Vous pouvez également vous contraindre à lancer la balle avec la main droite et la rattraper avec la main gauche, et inversement.

Aérobic

Les mouvements aérobiques favorisent la circulation du sang vers le cerveau, lui apportant l'oxygène dont il a besoin pour bien fonctionner. Ils améliorent la mémoire à court terme, les fonctions cognitives et le temps de réaction. Cette chorégraphie simple de LIA (Low Impact Aerobic), une variante de l'aérobic qui ne nécessite aucun matériel, n'impose ni saut ni impact, et n'est donc pas éprouvante pour les articulations et le dos. En outre, cet enchaînement de pas sollicite votre coordination, votre sens de l'équilibre et votre souplesse. Portez des chaussures adaptées pour maintenir vos pieds et protéger vos chevilles.

1. Faites un grand pas sur le côté avec la jambe droite. Placez la jambe gauche derrière, en croisant. Faites de nouveau un pas vers la droite et ramenez les deux pieds ensemble, serrés : 1 fois à droite, 1 fois à gauche.

2. Faites 3 pas en avant, en débutant par le pied gauche. Ramenez la jambe droite en pointant le pied au sol et en levant le genou devant. Reculez de la même façon, en inversant : commencez par le pied droit et terminez en levant le genou gauche. Accompagnez vos pas de mouvements de bras : en V au-dessus de la tête, croisés devant au niveau de la taille puis écartés sur les côtés.

3. Bras tendus latéralement, levez le genou droit vers le côté et, dans le même temps, pliez le coude gauche, puis inversement. Faites ce mouvement 2 fois de chaque côté, en alterné.

4. Tendez la jambe droite sur le côté en ouvrant les bras, puis touchez votre fesse avec le talon en baissant les bras. Effectuez le mouvement 1 fois à droite, 1 fois à gauche, 2 fois à droite et, enfin, 1 fois à gauche.

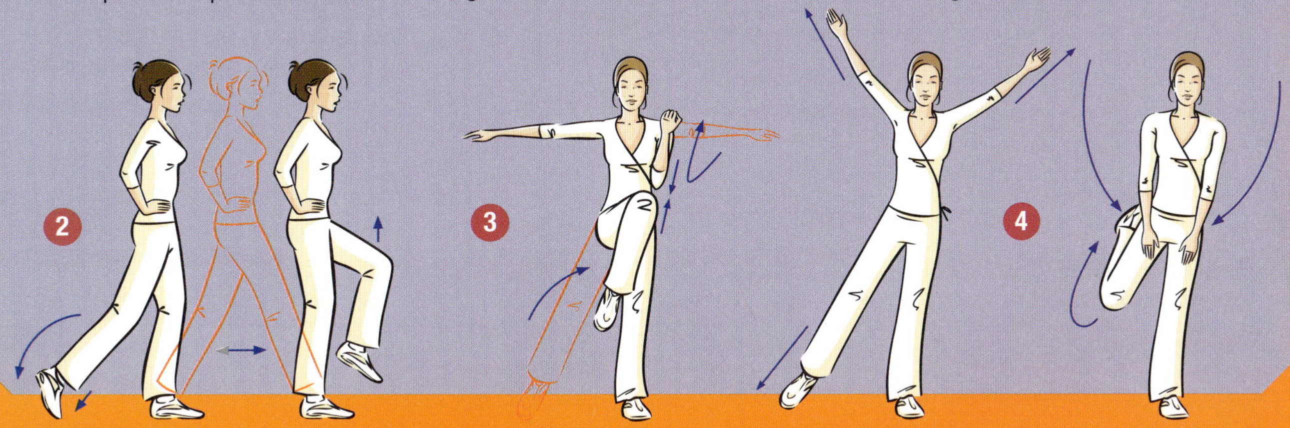

8e jour
Le renforcement musculaire préserve les neurones

La force musculaire, qui diminue avec l'âge, a besoin d'être entretenue si l'on veut rester autonome le plus longtemps possible. En plus de fortifier la masse osseuse et de réduire le risque de diabète ou de maladie cardio-vasculaire, la pratique d'exercices de renforcement musculaire est un excellent moyen de préserver les fonctions cognitives de votre cerveau, pour qu'il demeure au maximum de ses capacités.

Stimulez votre métabolisme

La force musculaire est la capacité des muscles d'exercer une force contre une résistance. Les exercices recourant à la force musculaire produisent des efforts importants, qui génèrent une hyperpression dans le système sanguin, notamment au niveau du cerveau. Ils stimulent le métabolisme et la capacité de l'organisme à brûler des calories, améliorent les capacités physiques et augmentent le tonus musculaire.

D'un point de vue neurologique, l'ordre de contraction est d'abord donné par le cerveau, plus précisément dans le lobe frontal, point de départ du système moteur (coordination musculaire et contrôle des mouvements de la tête et du cou). Cet ordre est ensuite acheminé des neurones moteurs jusqu'aux muscles, sous la forme de signaux électriques. Il existe deux types de neurones moteurs : les neurones moteurs centraux, qui vont du cerveau à la moelle épinière ; et les neurones moteurs périphériques, qui relient la moelle épinière aux muscles. Notre force musculaire dépend de l'état de nos muscles. Or, à partir de 65 ans, celle-ci diminue de 2 % en moyenne tous les ans. Travailler sa force musculaire prévient également la perte de masse musculaire due au vieillissement. Et ce n'est pas tout : vous adopterez une meilleure posture et consoliderez votre masse osseuse, luttant ainsi contre les maladies comme l'ostéoporose (fragilisation des os).

Ma résolution du jour !

– Je monte et descends les étages à pied.
– Je transporte mes courses dans des sacs à bout de bras.
– Je déplace les petits meubles lorsque je passe l'aspirateur.
– Je bêche ou je ratisse mon jardin.

Musclez votre cerveau

Associer activités d'endurance et exercices de renforcement (pompes, abdominaux…) intensifie leur efficacité et leur action bénéfique sur le cerveau. Les études scientifiques concernant les exercices de renforcement musculaire montrent qu'une pratique régulière améliore l'estime de soi et le moral, tandis que l'anxiété et la prévalence de la dépression diminuent chez les sujets prédisposés. En outre, ce type d'activités préserve les neurones, surtout ceux qui sont liés aux fonctions cognitives (acquisition de nouvelles connaissances, mémoire, etc.) ; elles ont également un effet neuroprotecteur contre la maladie d'Alzheimer. Pour un effet optimal, les exercices de force doivent être réalisés 2 fois par semaine sous forme d'exercices utilisant les principaux groupes musculaires, avec 8 à 12 répétitions de chacun des mouvements. En tonifiant vos muscles, vous conserverez plus longtemps votre autonomie fonctionnelle et serez moins sujet aux chutes.

Bien se préparer aux exercices de force musculaire

Les exercices de développement de la force musculaire sont des activités intenses qui requièrent quelques précautions pour éviter de se blesser. Reprendre une activité sportive n'est pas sans risque. Consultez d'abord votre médecin : il vous renseignera précisément sur votre état de santé et pourra vous dire quelles sont les activités à éviter absolument.
Avant de débuter une série de pompes, d'abdominaux ou d'autres exercices de musculation, faites un petit exercice d'échauffement : marchez sur place ou montez et descendez des escaliers. Puis effectuez votre exercice de force. Si la répétition d'un mouvement vous paraît difficile, n'hésitez pas à l'abréger. Si, au contraire, vous y parvenez sans peine, augmentez le nombre de mouvements de chaque série. Reposez-vous deux à trois minutes après chaque exercice. Surtout, respirez pendant l'effort. À la fin de votre séance, faites des étirements pour éviter les crampes. Enfin, ne pratiquez pas ces exercices deux jours de suite et limitez-vous à 2 ou 3 séances par semaine.

La chaise

Cet exercice est excellent pour renforcer les cuisses ainsi que l'articulation des genoux.

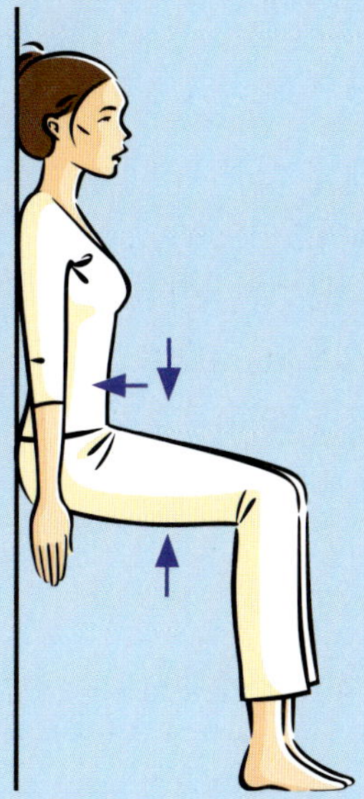

1. Mettez-vous dos au mur, jambes fléchies de façon à avoir les fesses un peu plus haut que les genoux.

2. Maintenez cette position durant 30 secondes, en essayant de laisser le bas du dos, les épaules et la tête collés au mur, sans cambrer. Assurez-vous de garder les genoux dans l'alignement des talons.

Allez plus loin ! Pour renforcer la difficulté (et l'efficacité) de l'exercice, placez vos fesses au même niveau que vos genoux, et maintenez 1 min.

Les pompes

Ce mouvement de base est excellent pour tonifier les pectoraux, les deltoïdes (avant de l'épaule) et les triceps. Un conseil : pour ne pas cambrer le bas du dos, contractez les abdominaux. La version simple de cet exercice est conseillée aux débutants, aux femmes et aux seniors.

1. Placez-vous en appui sur le sol, les genoux posés sur un coussin, les bras tendus, les mains écartées de la largeur des épaules et les pieds croisés.

2. Inspirez et fléchissez les bras en descendant la cage thoracique vers le sol et en étirant les coudes sur les côtés. Gardez le dos bien droit.

3. Expirez à la fin du mouvement. Répétez l'exercice autant de fois que vous le pouvez, sans limite de temps.

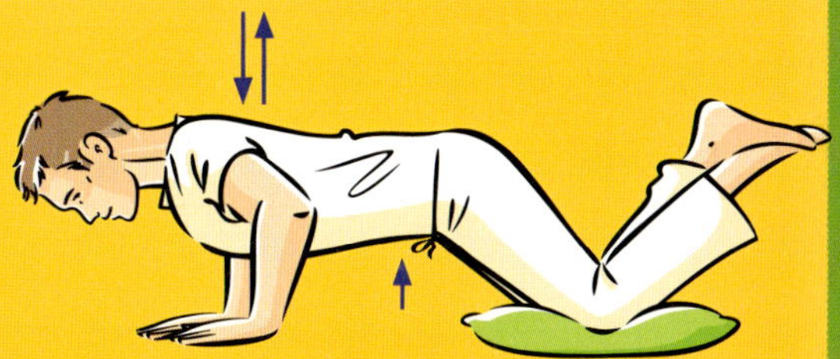

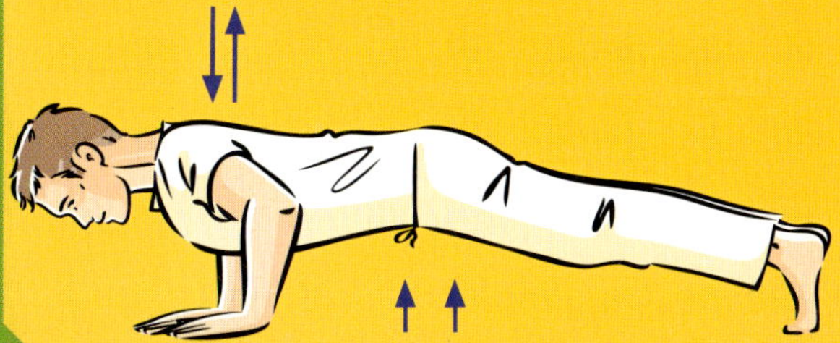

Allez plus loin ! Effectuez le même exercice sans poser les genoux au sol (pompes traditionnelles), toujours avec le dos bien droit.

La cuillère

Ce mouvement muscle le cou, les épaules et la poitrine. Attention ! Ne creusez pas le dos.

1. Allongez-vous à plat ventre (sur un coussin ou une serviette pliée pour soutenir la colonne vertébrale), les bras le long du corps.

2. Tendez les bras vers l'arrière, les paumes tournées vers le sol, ainsi que les jambes, tout en relevant le buste. Maintenez la position 5 à 7 secondes et relâchez.

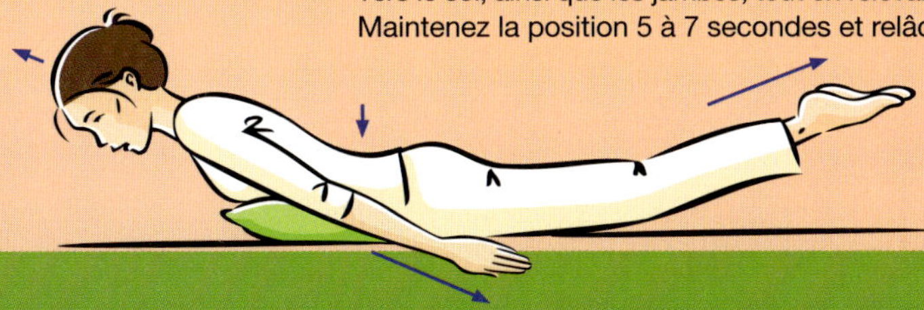

Le pédalo

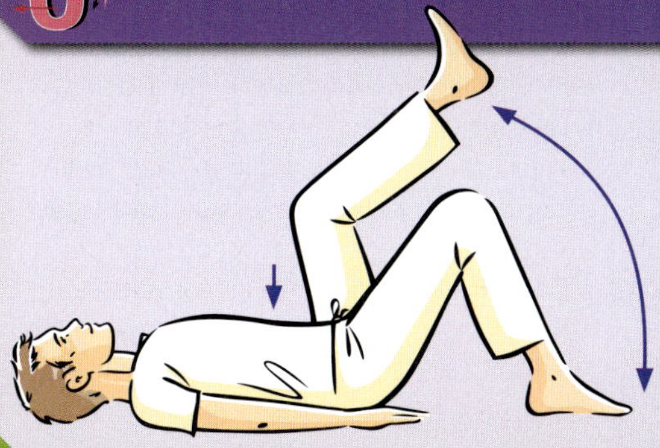

Cet exercice renforce la sangle abdominale. Veillez à bien creuser le ventre pour plaquer les lombaires au sol. Faites des mouvements lents et réguliers.

1. Allongez-vous sur le sol, le dos bien à plat, les bras posés le long du corps et les jambes fléchies.

2. Levez la jambe droite vers la poitrine, puis la jambe gauche, dans un mouvement de va-et-vient, comme si vous faisiez du pédalo.

3. Répétez l'exercice 10 à 30 fois de chaque côté (2 à 4 séries).

Allez plus loin ! Corsez l'exercice en prenant appui sur les avant-bras.

9e jour Renforcer son **acuité visuelle,** c'est bon pour la mémoire

L'acuité visuelle est essentielle à la perception des stimuli externes et à la compréhension du monde qui nous entoure. Avec l'âge, elle tend à diminuer, mais il est possible de l'affûter en pratiquant régulièrement une « gymnastique des yeux ». Les exercices présentés ici feront également du bien à votre cerveau et faciliteront vos activités intellectuelles de mémorisation et de lecture.

Ma résolution du jour !

La tête bien droite et immobile, je tends le bras et trace plusieurs fois dans l'air le symbole de l'infini (∞) et des huit (8) avec l'index, en suivant des yeux le tracé imaginaire. À faire tous les jours, pendant 1 minute.

L'acuité visuelle, haut pouvoir de la rétine

L'aptitude de la rétine à distinguer des détails de loin est appelée acuité visuelle. Élément-clé de l'œil, la rétine est un tissu nerveux tapissant le fond du globe oculaire et qui constitue une des interfaces entre le monde physique et le système nerveux. C'est elle qui assure la netteté des informations visuelles fournies à notre cerveau. Sans acuité visuelle, vous ne pourriez pas lire ce texte. Mais vous pourriez voir, car les yeux disposent également d'une vision périphérique, qui permet de contrôler sur les côtés et d'appréhender l'ensemble d'une situation, même si celle-ci reste globalement floue. L'œil est capable de se mouvoir dans son orbite grâce à ses six muscles oculomoteurs. Comme tout organe, il devient moins performant avec l'âge et voit diminuer tant le nombre de signaux qu'il est capable de percevoir que la rapidité de traitement de ces informations. Les détails perçus ne se dessinent plus aussi nettement et rapidement sur la rétine. L'œil perd de sa sensibilité comme de sa mobilité.

Les jeux vidéo pour affûter sa vision

Quand vous serez lassé de taper dans la balle, vous pourrez toujours continuer à exercer votre acuité visuelle… tranquillement installé dans votre salon. La très sérieuse revue américaine *Psychological Science* affirme en effet que la pratique de jeux vidéo d'action améliore significativement l'acuité visuelle. Une étude d'un mois a montré que les joueurs, en pratiquant une heure par jour, ont amélioré leur acuité visuelle de plus de 20 % dans la zone du champ visuel sollicitée, mais aussi dans le champ périphérique. La raison de ce phénomène est assez simple. Les stimuli visuels sont beaucoup plus nombreux dans les jeux vidéo d'action que dans la vie quotidienne, ce qui oblige le cerveau à s'adapter : il modifie sa façon d'interpréter les informations visuelles et s'entraîne à les analyser plus rapidement. À vos consoles !

Les jeux de raquette, un stimulant hors pair

Le tennis, le tennis de table et le badminton sont des sports qui obligent les yeux à suivre une balle qui se déplace à une vitesse pouvant atteindre 170 km/h. Cette focalisation de l'œil sur un point précis et mouvant développe l'acuité visuelle, renforce et assouplit les six muscles oculomoteurs, et améliore la coordination entre la main et l'œil. Les études montrent que la pratique des jeux de raquette entraîne une mobilité oculaire supérieure à la moyenne, une meilleure sensibilité au contraste, ainsi qu'une meilleure capacité à percevoir les images avec netteté quand les distances varient rapidement. Tous ces sports stimulent le cerveau et lui sont grandement profitables, car il est construit comme un immense réseau : lorsqu'une région est activée régulièrement, les effets se répercutent sur d'autres zones du cerveau, qui en bénéficie alors dans son ensemble.

Ainsi, ces entraînements des muscles oculaires améliorent la mémorisation et les capacités de lecture. Les jeux de raquette permettent également de renforcer la vision périphérique, puisqu'il faut suivre la balle des yeux tout en ayant une vision globale du terrain.

Les exercices de gymnastique oculaire visent, pareillement, à entretenir et à aiguiser l'acuité visuelle.

Les cercles

Le but est ici de bouger les yeux en gardant la tête immobile. Pour plus d'efficacité, installez-vous confortablement devant un mur blanc.

1. La tête bien droite, fixez un point devant vous. Regardez le plus loin possible en haut, en bas, puis à gauche et à droite. Ramenez votre regard au centre.

2. Alternez les mouvements, en portant votre regard sur un point en haut à gauche, en bas à droite, en haut à droite, en bas à gauche, comme pour former une croix avec vos yeux. Ramenez votre regard au centre.

3. Décrivez maintenant de grands cercles dans le sens des aiguilles d'une montre, en essayant de regarder le plus loin possible sur les côtés. Ramenez votre regard au centre. Terminez l'exercice en fermant les yeux durant quelques minutes.

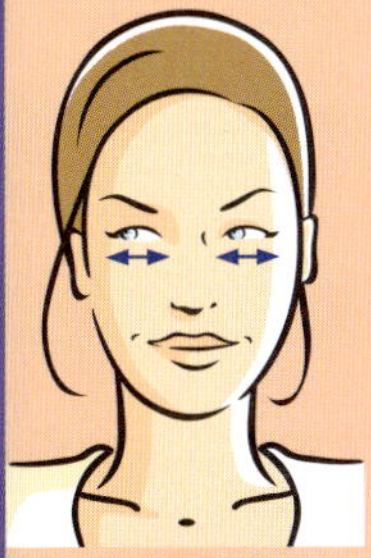

1

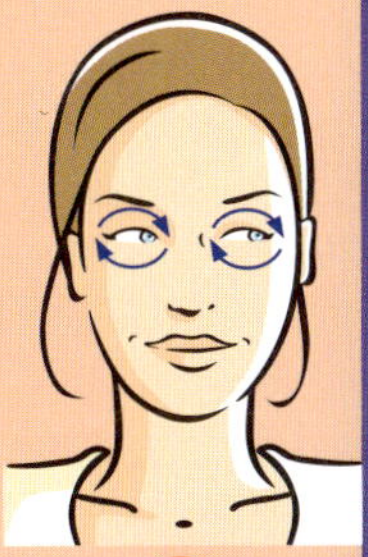

3

Le crayon

La vision binoculaire est indispensable pour percevoir la profondeur et appréhender les distances. Sans elle, difficile de se déplacer ou de saisir un objet avec aisance. L'exercice suivant, réalisé à deux, aide vos yeux à bien fonctionner ensemble.

1. Tenez tous les deux un crayon à la main comme sur le dessin. Chacun à votre tour, déplacez verticalement le crayon à hauteur de poitrine, tandis que votre partenaire essaye de toucher le haut de votre crayon avec le sien.

2. Un simple essai vous permet de comprendre combien une parfaite collaboration des deux yeux est importante. Essayez aussi de faire cet exercice en fermant un œil.

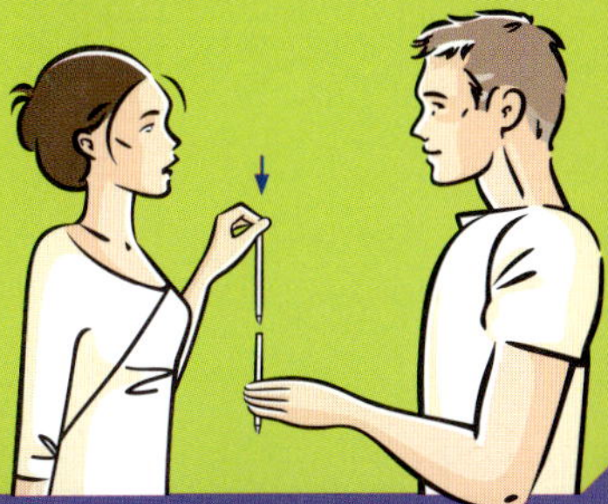

Détente de la nuque

Un mouvement à faire régulièrement pour effacer les tensions dans la nuque et accroître votre acuité visuelle.

1. Assis bien droit, baissez lentement la tête jusqu'à ce que votre menton touche votre poitrine. Maintenez la position quelques instants, puis penchez la tête en arrière. Amenez de nouveau votre menton sur votre poitrine. Répétez 5 à 10 fois.

2. Tournez la tête doucement à droite. Restez ainsi un instant, puis tournez la tête vers la gauche. 5 à 10 fois.

3. Inclinez lentement la tête sur le côté droit, vers votre épaule, sans qu'elle parte vers l'avant. Ne forcez pas : il ne s'agit pas ici d'incliner la tête le plus loin possible, mais de se détendre. 5 à 10 fois de chaque côté.

4. Inclinez la tête en avant. Doucement et sans à-coups, faites-la rouler vers la gauche, en arrière, à droite, puis de nouveau en avant. Si vous y parvenez, décrivez de grands cercles. Ne forcez pas, ce mouvement s'effectue de façon fluide. Faites-le 3 à 5 fois dans chaque direction.

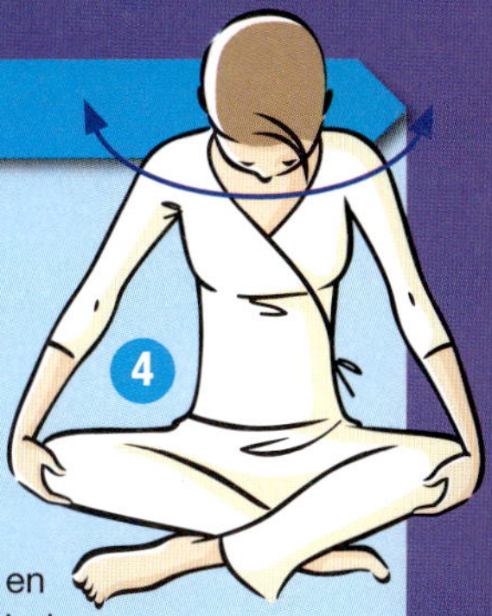

Mise au point

Cet exercice est parfait pour entraîner la capacité d'accommodation de vos yeux, c'est-à-dire leur aptitude à s'adapter en fonction de la distance des objets afin de toujours voir avec la plus grande netteté.

Conseil Complétez cet exercice par celui du palming (voir p. 345).

1. Cachez votre œil droit avec la main droite. Tendez votre main gauche à une certaine distance de votre œil gauche.

2. Fixez votre attention sur un point précis de votre paume gauche, puis rapprochez celle-ci de votre œil gauche : ne bougez plus votre main dès que votre vision devient trouble. Ramenez lentement votre main à sa position de départ et concentrez-vous de nouveau sur le point choisi à l'étape 1.

3. Répétez 5 à 10 fois, puis changez de côté. N'oubliez pas de bien respirer tout au long de l'exercice.

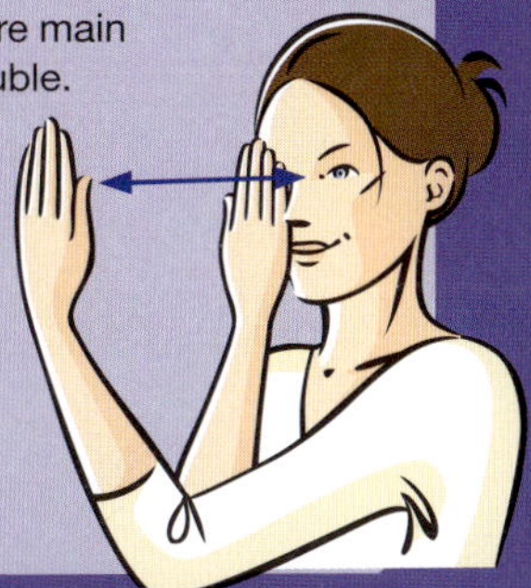

Les lettres

Cet exercice est recommandé aux personnes portant des lunettes depuis des années. Car, derrière des verres correcteurs, les yeux deviennent paresseux.

1. Sans bouger la tête, « écrivez » des lettres avec vos yeux, sans forcer. Ne cherchez pas à réaliser tout l'alphabet en une seule fois. Commencez par 5 à 10 lettres.

2. Faites une pause ou une séance de palming (voir p. 345) après chaque lettre. Respirez bien et poursuivez. Effectuez cet exercice 5 à 15 min.

10e jour
Les massages perfectionnent la faculté d'attention

Après une séance d'activité physique ou une journée stressante, rien ne vaut un bon massage pour se détendre. En effet, en provoquant un échauffement des fibres musculaires et une activation de la circulation sanguine, les massages favorisent l'élimination de l'acide lactique accumulé dans les muscles et responsable des crampes. Mais les massages ne sont pas uniquement bons pour le corps, ils sont également bons pour l'esprit en réduisant le stress, l'anxiété et les symptômes de la dépression tout en renforçant la capacité d'attention.

Ma résolution du jour !

Avec une brosse à cheveux, je me masse la paume des mains 3 à 4 min. Cet exercice est relaxant car la peau située à cet endroit possède de très nombreux récepteurs sensoriels.

Le massage soulage la tension musculaire

Le massage est un ensemble de techniques manuelles – pression, friction, pétrissage… – appliquées aux tissus mous : peau, muscles, tendons et ligaments. Comment fonctionne le massage ? Nous avons dans la peau des milliers de récepteurs sensoriels qui réagissent aux stimuli extérieurs de température, de douleur et de pression, et qui envoient les informations récoltées, via la moelle épinière, au cerveau. Pouvant s'exercer sur l'ensemble du corps ou sur une partie seulement, le massage provoque un échauffement de la peau et des fibres musculaires, et active la circulation sanguine, entraînant une meilleure oxygénation des tissus.

Après un effort physique prolongé, le massage favorise l'élimination par les fibres musculaires de l'acide lactique produit au cours de la fermentation anaérobie. L'acide lactique qui n'est pas éliminé des muscles provoque des crampes. Les massages stimulent aussi les terminaisons nerveuses des tendons et articulations malmenés par l'exercice physique, et leur permettent de se relâcher.

Une attention accrue

Le massage agit de plusieurs façons sur le cerveau. Des études ont pu montrer qu'il réduit l'activité dans le lobe frontal droit du cerveau, qui est normalement plus actif lors d'émotions négatives, et augmente l'activité du lobe frontal gauche, associé à des sentiments positifs. La production par le cerveau de cortisol – une molécule liée au stress et au déclin de la mémoire – diminue, tandis que croît celle d'endorphines, aux propriétés analgésiques et qui sont aussi des antidépresseurs naturels procurant une sensation d'euphorie.

Les massages permettent de chasser le stress, l'anxiété et les symptômes de la dépression. Des électroencéphalogrammes effectués après une série de massages ont également montré que ceux-ci provoquent une amélioration de la vigilance et favorisent une plus grande ouverture d'esprit. Il a été aussi mis en évidence que les massages améliorent la rapidité et la précision dans le traitement des calculs mathématiques. Enfin, ils stimulent la première ligne de défense de notre système immunitaire (la peau, les muqueuses et leurs sécrétions) et nous aident à lutter contre les maladies infectieuses.

Stressé ? Mettez-vous à la réflexologie !

La réflexologie est une technique ancestrale de la médecine traditionnelle chinoise. Elle consiste à masser certaines zones de la plante des pieds ou de la paume des mains. Ces zones sont appelées réflexes. Le traitement par réflexologie se fait par pressions ou massages de ces zones réflexes. Dans la médecine traditionnelle chinoise, le pied est une représentation miniature du corps humain. Certaines zones du pied seraient reliées à des organes, des glandes ou des parties du corps. Il serait donc possible d'agir à distance sur le corps tout entier et d'apporter la détente immédiate de l'esprit en stimulant le pied.
À l'instar de l'acupuncture, la réflexologie est considérée comme une méthode préventive : elle réduirait le stress et les tensions musculaires, et favoriserait la circulation sanguine et lymphatique. Pour ses adeptes, la réflexologie libérerait les facultés d'autoguérison de l'organisme et permettrait ainsi de soulager divers troubles.

Massage du pied

Ce massage de réflexologie des pieds se concentre sur l'extrémité du gros orteil, où se situe le point réflexe du cerveau.

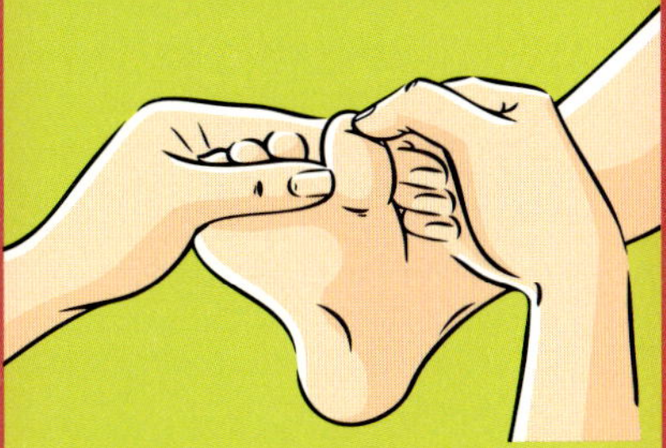

1. Maintenez le pied droit avec votre main gauche et appuyez légèrement sur le dessus du gros orteil avec la partie charnue de votre pouce droit, en le pliant à la jointure – assurez-vous de ne pas toucher la zone massée avec votre ongle.

2. Relâchez la pression, puis faites glisser le pouce vers l'extrémité de l'orteil. Recommencez plusieurs fois, en veillant à ne jamais perdre le contact avec la peau. Cette technique, dite de la chenille, permet d'activer efficacement la zone réflexe du cerveau.

3. Inversez la position des mains et répétez le mouvement sur le gros orteil du pied gauche.

Conseil Vous pouvez utiliser un peu de crème hydratante sur des pieds très secs, mais, attention ! pas d'huile de massage. Une peau glissante rendrait le massage difficile et en réduirait l'efficacité.

Automassage des mains

La réflexologie des mains n'est pas aussi efficace que celle des pieds. En effet, les mains, moins sensibles, sont aussi plus petites ; il est donc plus difficile d'atteindre les points réflexes. Toutefois, ce massage s'avère idéal en autotraitement : on peut le pratiquer, discrètement, à tout moment de la journée.

1. Stimulez votre cerveau en imprimant une pression ferme sur le dessus du pouce droit à l'aide du pouce gauche. Effectuez ce mouvement une dizaine de fois.

2. Répétez l'automassage sur le pouce de la main gauche.

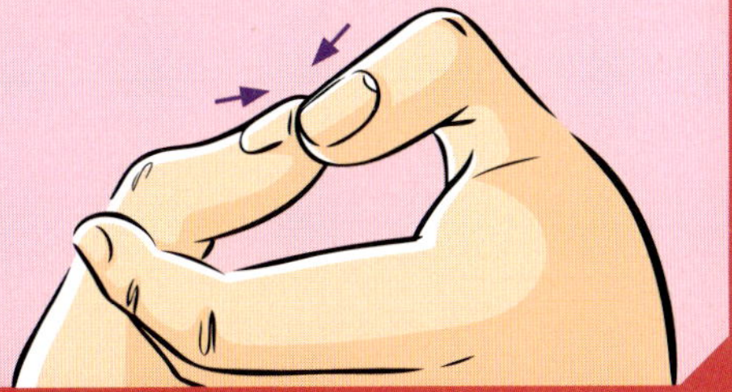

Clarté mentale

Cette technique de massage permet, en seulement 5 min, de soulager les tensions localisées dans le cou, les épaules, le dos et la tête, et responsables de la fatigue et de la confusion mentales. Pratiquez cet automassage à la maison ou sur votre lieu de travail, pendant vos pauses, au moins 2 fois par jour.

1. Asseyez-vous le dos et la tête bien droits. Fermez les yeux. Du bout des doigts, massez vos tempes lentement, en effectuant de petits cercles, 1 min environ. Puis massez de nouveau vos tempes dans le sens inverse, 1 min également.

2. Placez vos mains, doigts croisés et coudes écartés, sur votre nuque. Serrez et rapprochez les paumes l'une de l'autre. Partez de la base du crâne et descendez jusqu'aux épaules en répétant le même geste. Faites ce massage pendant 1 min.

3. Du bout des doigts, massez votre cou, en vous concentrant sur les muscles situés des deux côtés de la colonne vertébrale, de la base du crâne vers les épaules, 1 à 2 min.

4. Mettez votre main droite sur l'épaule gauche en maintenant votre coude droit de la main gauche. Malaxez cette zone dans un mouvement circulaire, 2 min. Évacuez les nœuds avec vos doigts.

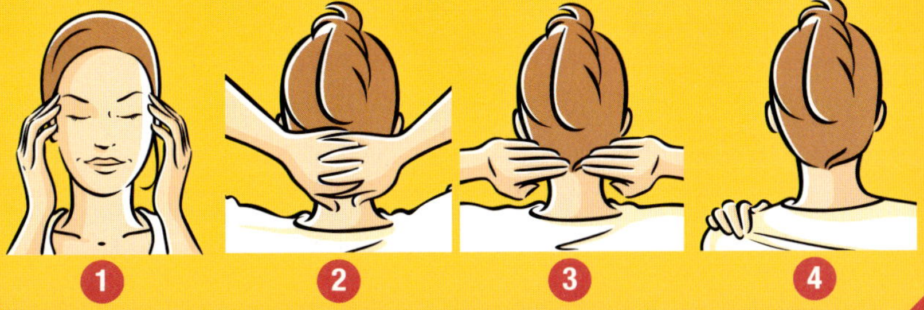

Le palming

Cet exercice permet de reposer les yeux, qui, trop sollicités, peuvent être douloureux, irrités par le manque d'éclairage ou une lumière trop vive (écrans d'ordinateur et de téléviseur). Plusieurs fois par jour, n'oubliez pas de faire une pause en quittant du regard ce que vous êtes en train de faire : profitez-en alors pour faire une séance de palming.

1. Asseyez-vous confortablement, le dos droit, les épaules bien détendues.

2. Posez légèrement les mains en coupe (sans les crisper) sur vos yeux : elles ne doivent pas toucher vos paupières. Les doigts sont posés sur le front, les auriculaires se touchent.

2. Fermez les yeux. Respirez régulièrement et essayez de faire le vide 2 à 3 min.

Conseil Cet exercice peut également s'effectuer en position debout ; il soulagera alors votre dos mis à mal par une station assise prolongée.

Index

Les chiffres en gras (**122**) renvoient aux sujets développés ; les chiffres en italique *(122)*, aux légendes ; les astérisques (209*), aux textes des encadrés ; les chiffres en couleur (**32**), aux jeux, tests et exercices associés aux notions au-dessous desquelles ils se trouvent.

a

b

c

Crédits des illustrations

Abréviations: h = haut, m = milieu, b = bas, g = gauche, d = droite.

Photos

Couverture: c: JUPITER IMAGES/Stock Image/Michel Touraine; g: FOOD COLLECTION. **Pages:** 10 cb: BSIP; 10 bg et bd: BSIP/Collection Photo Researchers.; 11: BSIP; 14: AKG-IMAGES, Paris/Cameraphoto; 14 g et d: JUPITER IMAGES © 2009; 17 bd: BSIP; 17 bd: LOOKATSCIENCES/Patrice Latron; 18 bd: ANDIA.FR/E. Soudan/ Alpaca; 18 bc: COSMOS/DAVID NICHOLLS/SCIENCE PHOTO LIBRARY; 18 h: COSMOS/QUEST/SPL; 20: COSMOS/SPL/Gusto; 28 bc: Rachel BILODEAU; 28 bg: René LORTIE; 29 h: CORBIS/Bettmann; 29 hg: CORBIS/Michael Ochs Archives; 30: BRAND X PICTURES; 30 h: JUPITER IMAGES © 2009; 34 hd: CORBIS/Atlantide Phototravel; 34 bd: JUPITER IMAGES © 2009; 35 h: P. Thompson (1980), *Margaret Thatcher : a new illusion. Perception, 9, 383-384.*; 37: BSIP/Pinon; 40 b: CORBIS/Patrick Guis/Kipa; 46: CORBIS/Bettmann; 48 h, m: JUPITER IMAGES © 2009; 49 bd: CORBIS/Bettmann; 49 h, 50: JUPITER IMAGES © 2009; 51 h: CORBIS/Roland Schlager/EPA; 51 b: GETTY IMAGES/PHOTONICA/Richard Kolker; 54/55: AKG-IMAGES, Paris; 54 bg: CORBIS/©Philadelphia Museum of Art; 54 cd: CORBIS/Gallo Images; 54 bc: JUPITER IMAGES © 2009; 55 bd: Cyril RUOSO; 55 bd: Dominique FONTENAT; 55 c: GETTY IMAGES/Co Rentmeester/Time & Life Pictures; 56 cb: CORBIS SABA/Claudio Edinger © Louise Bourgeois/ADAGP, Paris, 2009; 56 cd: RUE DES ARCHIVES/Pablo Picasso avec *Faune* en céramique © Succession Picasso 2009; 56 hd: RUE DES ARCHIVES/Lebrecht; 57 md: BSIPJames Cavallini; 57 bd, mg: BSIP/Collection Photo Researchers; 57 bg: PHANIE; 58: JUPITER IMAGES © 2009; 59: PHANIE; 61 h: JUPITER IMAGES © 2009; 61 b: RUE DES ARCHIVES/The Granger Collection NYC; 62: JUPITER IMAGES © 2009; 63 bd: GETTY IMAGES/DIGITAL VISION; 63 g: SIPA PRESS; 64: GETTY IMAGES/ICONICA/Michael Brinson; 65: CORBIS; 69 h, 71 h, 73 h, 75 h, 77 h: Christian ADAM; 69 cg, 71 bg, 73 bg, 75 cd, 77 bg, 79: FOOD COLLECTION; 78: BRAND X PICTURES; 81 hd: Christian ADAM; 81 bg: FOOD COLLECTION; 83 bg: BRAND X PICTURES; 83 h, 85 h, 87 cd: Christian ADAM; 85 c: FOOD COLLECTION; 87 hd: PHOTO ALTO/Cirou, Rosenbaum; 89 c: BRAND X PICTURES; 89 bd, 91 h: Christian ADAM; 91 bg: JUPITER IMAGES © 2009; 93 h, 95 h, 97 h, 99 h: Christian ADAM; 93 c, 95 b, 97 c: FOOD COLLECTION; 99 bg: PHOTO ALTO/Jean Blaise Hall; 101 bd, 103 bd: Christian ADAM; 101 cg, 103 c: JUPITER IMAGES © 2009; 105 h: Christian ADAM; 105 bg: FOOD COLLECTION; 108, 111: CORBIS/Bettmann; 117 bg: BRAND X PICTURES; 117 cg: JUPITER IMAGES © 2009; 118 c: CORBIS/EPA/Roland Weihrauch; 118 b: PHOTODISC; 118 h: SRD/J.-P. Delagarde; 119 bg: AFP PHOTO/Jim Watson; 119 hg, 120, 121: JUPITER IMAGES © 2009; 121 hc: © 2009 King Features Syndicate, Inc. ™ Hearst Holdings, Inc.; 130 mg: FOOD COLLECTION; 130 bd: HEMIS.FR/Emilio Suetone; 134: Collection CHRISTOPHE L/affiche du film *Loin d'elle,* de Sarah Polley; 136, 137: JUPITER IMAGES © 2009; 140: Didier PAVOIS; 143: PHOTODISC; 146 h: BRAND X PICTURES 147: AUTHOR'IMAGES; 147: JUPITER IMAGES/© 2009 ; 147 : PHOTODISC; 153: Didier PAVOIS; 154 bg: Collection CHRISTOPHE L; 155, 157, 159: JUPITER IMAGES © 2009; 159 bg: PHOTODISC; 159 cg: STOCKDISC; 162 bd: JUPITER IMAGES © 2009; 163: AFP PHOTO/Rob O'Neal/Florida Keys News Bureau via Getty Images; 167 bg: BSIP/Photo Researchers; 167 bcg: CORBIS/Hulton-Deutsch Collection; 168: Didier PAVOIS; 171: CORBIS/Hulton-Deutsch Collection; 172: « copyright LIBÉRATION »/*Libération* du 11/02/1986, photo Rodriguez/AP/SRD/J.-P. Delagarde; 173: CORBIS/Layne Kennedy; 176: LEEMAGE/Gusman; 179: JUPITER IMAGES © 2009; 180: PHOTODISC; 181: REUTERS/© Reuters Photographer; 182, 187 bg, bbg: JUPITER IMAGES © 2009; 187 bc: DIGITAL VISION; 207: GETTY IMAGES/ALLSPORTS CONCEPTS/Chris Cole; 217, 222: JUPITER IMAGES © 2009; 238: SIGNATURES/ZIR; 239: COLLECTION CHRISTOPHE L; 242 bd: AKG-IMAGES, Paris/Léonard de Vinci, *La Joconde,* huile sur toile, musée du Louvre, Paris; 242 cbd: HEMIS.FR/Mattes; 249: JUPITER IMAGES © 2009; 258: BSIP/Jacopin; 259: THE KOBAL COLLECTION; 260: PRESSE SPORTS/Prévost; 273: JUPITER IMAGES © 2009; 275: SIPA PRESS/Jonathan Hordle/Rex Features; 276 b: CORBIS/Nik Wheeler/Sygma; 277 h: REA/Itay Barshadski/Israel Sun; 277 b: REA/Ludovic; 280 bd: REUTERS/Aung Hla Tun; 280 bg: REUTERS/Finbarr O'Reilly; 282: JUPITER IMAGES © 2009; 283 cd: Didier PAVOIS; 283 bg: FIGARO PHOTO/Sébastien Soriano; 283 ch, 286 bg et c: JUPITER IMAGES © 2009; 286 bd: OREDIA/Alexandre Jacques; 287: CORBIS/KIPA/Catherine Cabrol; 290 cd: AKG-IMAGES, Paris/Pierre-Paul Rubens, *Vénus, Bacchus et Cérès,* v. 1613, huile sur toile/Staatliche Kunstsammlungen, Cassel; 290 bg: CIT'en scène/Pacome POIRIER; 293: JUPITER IMAGES © 2009; 294: PRESSE SPORTS/UweSpeck/Witters; 297: APERÇU/Clément Prioli; 299: SIPA PRESS/Fayolle; 300 hd: © Emmanuelle Thiercelin/fedephoto.com; 300 b: SIPA PRESS/UT/A.P.; 302: JUPITER IMAGES © 2009; 305: REA/Pierre Bessard; 310 bg: Pascal GOETGHELUCK; 311 hd: JUPITER IMAGES © 2009; 312 cg: PILBOX; 312 hg: COSMOS/Alfred Pasieka/S.P.L.; 312 bd, 314: 317 bg: JUPITER IMAGES © 2009.

Dessins

Laurent Audouin: 29 b, 31 b, 112 hd, 114 hg, 138 h, 175 h, 189 hg, 201 bd, 209 b, 211 hg, 212 hd, 222 hd, 241 h, 246; **Delphine Bailly**: 21, 26-27, 32-33, 39, 44, 45, 46, 47 g, 57, 288; **Grégoire Cirade**: 113 bg, 113 md, 240 h, 240 b; **Colman Cohen**: 245; **Bernard Courtois**: 12h, 111, 133, 243 hg, 243 bg, 243 d, 244 h, 244 mg, 244 md, 244 b, 248 hg, 248 hd, 248 mg, 248 md, 315 et les pictogrammes; **Sylvie Dessert**: 10, 11, 13, 15, 16b, 19, 47 d, 132, 168, 253, 314; **Hélène Lafaix**: 327, 329, 331, 333, 335, 337, 339, 341, 343, 345; **Hélène Perdereau**: 12 b, 16-17, 22, 28, 38, 40, 42, 60, 62, 109, 110, 116, 124, 129, 135, 136, 141, 142, 148, 154, 156, 167, 172, 181, 238-239, 242, 252, 257, 259, 262, 272, 276, 278, 281, 289, 292, 296, 298, 302, 308, 310, 313, 318, 320, 323.

Un cerveau tonique pour la vie
est une réalisation de Sélection du Reader's Digest

Première édition
Premier tirage

Achevé d'imprimer : août 2009
Dépôt légal en France : août 2009
Dépôt légal en Belgique : D-2009-0621-97

Impression et reliure : Printer Barcelona

Imprimé en Espagne
Printed in Spain